JN204282

臨床獣医師のための

犬と猫の感染症診療

監修　前田 健　佐藤 宏

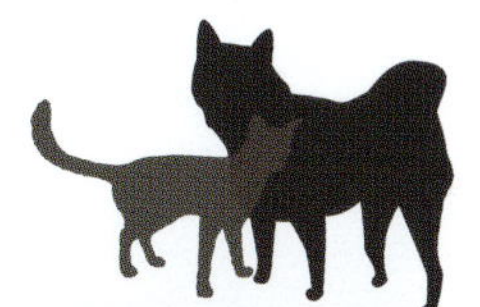

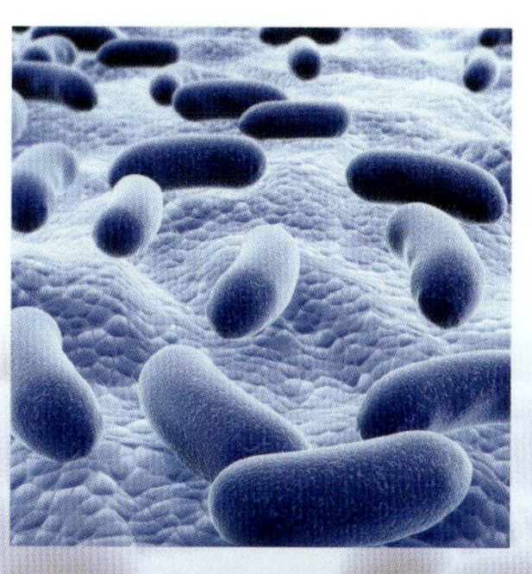

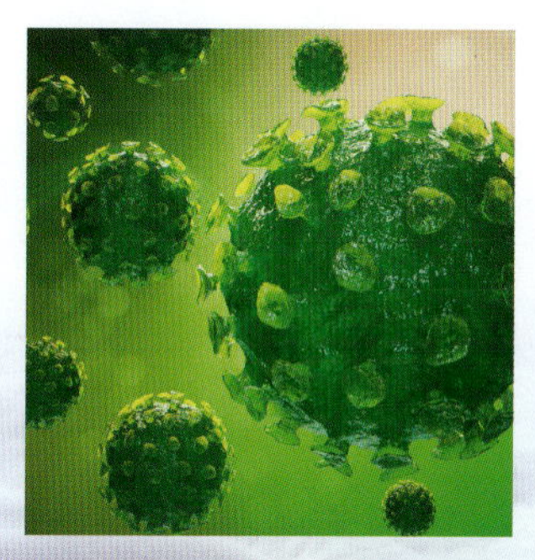

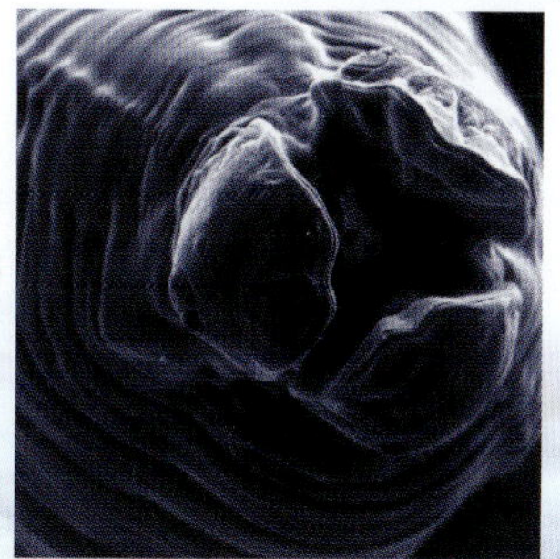

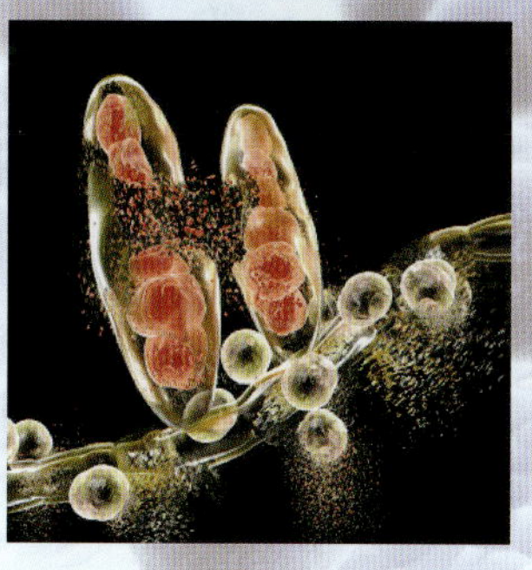

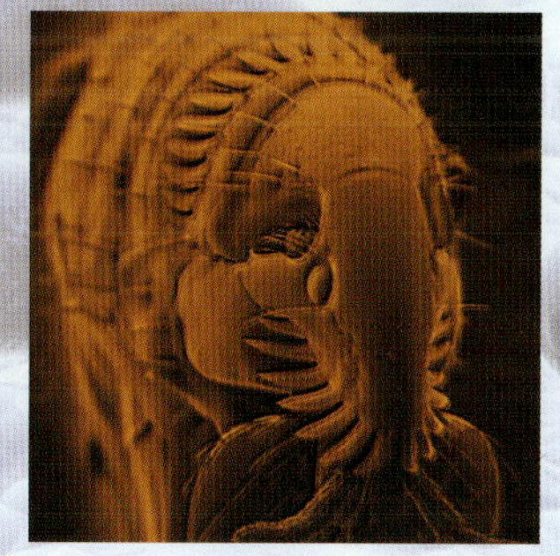

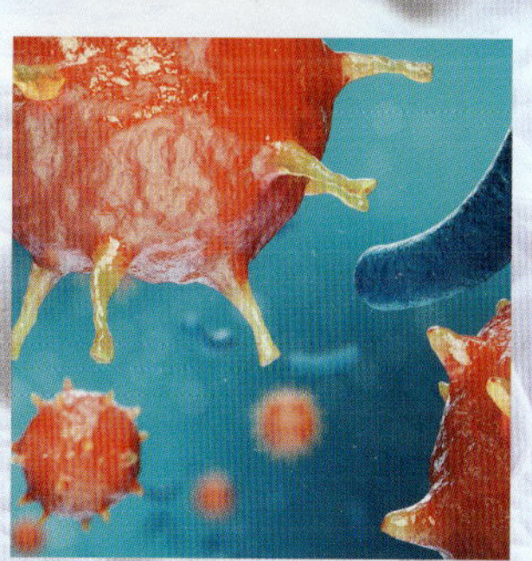

緑書房

ご 注 意

本書中の診断法，治療法，薬用量については，最新の獣医学的知見をもとに，細心の注意をもって記載されています。しかし獣医学の著しい進歩からみて，記載された内容がすべての点において完全であると保証するものではありません。実際の症例へ応用する場合は，使用する機器，検査センターの正常値に注意し，かつ用量・用法等はチェックし，各獣医師の責任の下，注意深く診療を行ってください。また，人用医薬品等を用いた適用外処方の場合においても，各獣医師の責任の下，慎重に使用してください。本書記載の診断法，治療法，薬用量による不測の事故に対して，著者，監修者，編集者ならびに出版社は，その責を負いかねます。

（株式会社 緑書房）

序文

２年ほど前に本書の構想について緑書房の編集者より相談を受けた。犬や猫の臨床に従事する獣医師を対象とした書籍を制作したいとの話であった。日頃犬と猫の感染症を研究する立場として，そのような書籍についての必要性を感じることはあったものの，基礎的な微生物学の成書はすでにあることから，もしこのような構想を実現するのであれば，実際に臨床現場の獣医師にとって役立つ今までにない内容でなければならない。そのため，「専門的であること」「臨床に役立つこと」「読みやすいこと」という３つの条件を満たすものをつくるという目標を立てた。

監修については，私がウイルス，細菌，真菌を担当し，佐藤宏先生が原虫，蠕虫(線虫，吸虫，条虫)，節足動物を担当することとなった。「専門的であること」に関しては，それぞれ日本を代表する専門家に執筆をお願いすることで実現した。いずれも，本来であれば監修をお願いするべき錚々たる先生ばかりである。「臨床に役立つこと」については，臨床経験豊富な小沼守先生(大相模動物クリニック／千葉科学大学)に数々の貴重なアドバイスをいただいた。「読みやすいこと」に関しては，可能な限り図表を多く入れるように工夫し，編集部の村上美由紀氏を中心に丁寧に作画を進めていただいた。また，院内検査キット，外注検査，ワクチンや寄生虫予防・駆除薬の一覧を巻末で紹介しているが，これも臨床獣医師に直接役立つ情報であろう。

本書の執筆期間中の2017年に，マダニ媒介性の感染症である重症熱性血小板減少症候群(SFTS)ウイルスによる猫と犬の発症が認められた。このウイルスは2018年８月現在，猫で50％以上の致死率，犬で25％の致死率というばかりでなく，発症動物と接触した飼い主，獣医師が感染する事態も起きている。このような状況を踏まえ，犬や猫を診察されている獣医師は日頃から感染症の動向を注視し，マダニ予防等の対策を徹底することが強く求められている。そのため，本書にもSFTSウイルスに対する最新情報を加えることとし，さらにその他のマダニ媒介性感染症，院内感染対策，飼い主が実践すべき対策についての情報も盛り込んだ。

本書は，臨床獣医師の感染症診療に総合的に貢献できるものになったと信じている。手元に置いていただき，日常的に活用いただくことを期待している。

2018年秋

前田　健

「臨床獣医師のための犬と猫の感染症診療」と題した本書は，この２年間，多くの執筆者の方々，緑書房の編集部(村上美由紀氏，齊藤真央氏)で工夫を重ねてきたが，遂に上梓できる日を迎えられた。これまでにない，臨床現場で活用できる必携書ができ上がった慶びをかみしめたい。臨床に係わる獣医師の日々の診療や飼い主への説明に際して有用であることを目指し，本書には理解を助けるための豊富なカラー写真と図版が配置されている。執筆の担当を超えて多くの先生に貴重な写真をご提供をいただき，さらにはきれいに整理されたイラストの描画などにも多くのご支援をいただいたことで，本書ならではの視覚的資料を揃えることができた。

監修は，前田健先生がウイルス，細菌，真菌を担当し，私が寄生虫を担当することとなった。寄生虫のセクションでは，原虫，蠕虫(線虫，吸虫，条虫)，節足動物それぞれの分野の専門家に分担執筆していただいた。犬・猫の寄生虫といっても，犬あるいは猫を専らの宿主とする一般的なもの，野生動物がある種の保虫宿主となり，それぞれの飼育環境とのかかわりの中で寄生がみられるもの，特殊な供給態勢の中で特に寄生がみられるものなど様々で，また，国内でも犬や猫の活動圏となる自然環境の違いがその寄生の有無に大きな影響を及ぼしている。そのようなことから一般化した解説が難しい中で，執筆者には，臨床獣医師が個々の事例に合った説明と助言を飼い主へ行えるように，できるだけ多くの情報を書き出していただいた。また，感染経路と生活環を説明したイラストは，情報を整理し理解をサポートするのに大いに役立つことと信じている。一方で日常診療とは必ずしも一致しない諸点や書き及んでいない点もあるかもしれない。それについては，不足する点を指摘いただくとともに，新たな問題を提起いただくことができれば，日常診療を担う現場の獣医師と感染症の専門家である執筆者との有機的な繋がりが生まれ，日本の獣医学がさらなる発展を遂げるきっかけになるかもしれない。

本書は臨床現場だけでなく，将来の臨床現場を担う諸兄諸姉の学習の書としても分かりやすくまとめられている。広くご活用いただければ幸いである。

2018年秋

佐藤　宏

監修者・執筆者一覧（五十音順）

［監修者］

佐藤　宏　SATO Hiroshi（山口大学 共同獣医学部 獣医学科 獣医寄生虫病学研究室）

前田　健　MAEDA Ken（山口大学 共同獣医学部 獣医学科 獣医微生物学教室）

［執筆者］

池　和憲　IKE Kazunori（日本獣医生命科学大学 獣医学部 獣医学科 獣医寄生虫学研究室）……3-3

岩田祐之　IWATA Hiroyuki（山口大学 共同獣医学部 獣医学科 獣医衛生学研究室）……11-1，11-2

岩本久美　IWAMOTO Kumi（京都第一赤十字病院 検査部）……3-6，8-6

宇賀昭二　UGA Shoji（神戸女子大学 看護学部 看護学科）……3-6，8-6

遠藤泰之　ENDO Yasuyuki（鹿児島大学 共同獣医学部 獣医学科 臨床獣医学講座 伴侶動物内科学分野）……7-3

大屋賢司　OHYA Kenji（岐阜大学 応用生物科学部 共同獣医学科 獣医微生物学分野）……7-1

奥　祐三郎　OKU Yuzaburo（鳥取大学 名誉教授）……3-5，8-2，8-5

奥田　優　OKUDA Masaru（山口大学 共同獣医学部 獣医学科 獣医内科学研究室）……2-3

金　京純　KIM Kyeong Soon（鳥取大学 農学部 共同獣医学科 獣医寄生虫病学分野）……3-5，8-5

佐藤　宏　SATO Hiroshi（上掲）……3-8，3-11，8-8，8-11

下田　宙　SHIMODA Hiroshi（山口大学 共同獣医学部 獣医学科 獣医微生物学教室）……1-8，6-8

髙島康弘　TAKASHIMA Yasuhiro（岐阜大学 応用生物科学部 共同獣医学科 獣医寄生虫病学分野）……8-4

高野　愛　TAKANO Ai（山口大学 共同獣医学部 獣医学科 獣医疫学研究室）……4-5

戸田純子　TODA Junko（熊本県 県北広域本部 衛生環境課）……8-2

西垣一男　NISHIGAKI Kazuo（山口大学 共同獣医学部 獣医学科 獣医感染症学研究室）……6-4，6-5

野中成晃　NONAKA Nariaki（宮崎大学 農学部 獣医学科 獣医寄生虫病学研究室）……3-7，3-9，8-7，8-9

長谷川篤彦　HASEGAWA Atsuhiko（東京大学 名誉教授）……5-1，5-2，10-1

星　克一郎　HOSHI Katsuichiro（見附動物病院／日本動物高度医療センター）……3-10，8-10

前田　健　MAEDA Ken（上掲）……1-2

松尾加代子　MATSUO Kayoko（岐阜県飛騨家畜保健衛生所／岐阜大学 客員准教授／山口大学 非常勤講師）……3-8，8-8

松尾智英　MATSUO Tomohide（鹿児島大学 共同獣医学部 獣医学科 病態予防獣医学講座 寄生虫病学分野）……3-2，8-3

松林　誠　MATSUBAYASHI Makoto（大阪府立大学大学院 生命環境科学研究科 獣医学専攻 獣医国際防疫学教室）
…3-1，3-2，8-1，8-3

丸山総一　MARUYAMA Soichi（日本大学 生物資源科学部 獣医学科 獣医公衆衛生学研究室）……7-2

望月雅美　MOCHIZUKI Masami（日本獣医生命科学大学 客員教授）
…1-1，1-3，1-4，1-5，1-6，1-7，6-1，6-2，6-3，6-6，6-7

森田達志　MORITA Tatsushi（日本獣医生命科学大学 獣医学部 獣医学科 獣医寄生虫学研究室）
…4-1，4-2，4-3，4-4，9-1，9-2，9-3

横山直明　YOKOYAMA Naoaki（帯広畜産大学 原虫病研究センター 高度診断学分野）……3-4

度会雅久　WATARAI Masahisa（山口大学 共同獣医学部 獣医学科 獣医公衆衛生学研究室）……2-1，2-2

（所属は 2018 年 9 月現在）

目次

Chapter 7 猫の細菌感染症 265

Chapter 8 猫の内部寄生虫感染症 281

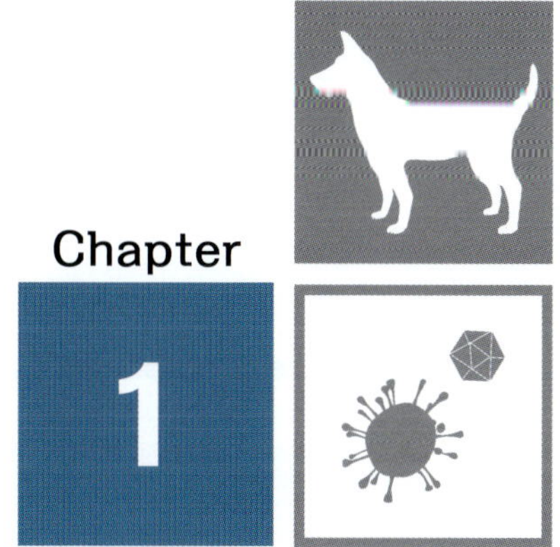

犬のウイルス感染症

1. 狂犬病
2. 犬ジステンパー
3. 犬伝染性肝炎
4. 犬伝染性喉頭気管炎
5. 犬パルボウイルス感染症
6. 犬コロナウイルス感染症
7. 犬パラインフルエンザウイルス感染症
8. 重症熱性血小板減少症候群（SFTS）

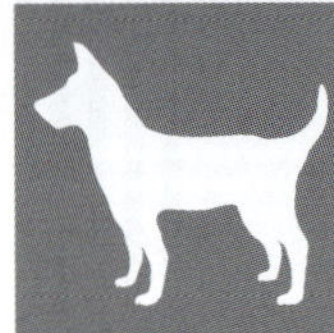
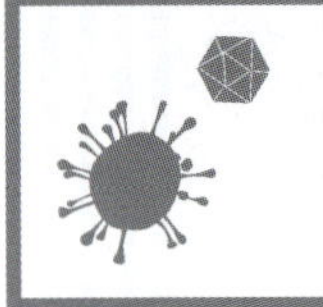

1-1 狂犬病

狂犬病(Rabies)は「人と動物の共通感染症(人獣共通感染症)」としてほぼ世界中で発生している。1958年以降，国内での自然発生はなく，最近は「輸入感染症」としての脅威がクローズアップされている。犬を介して人に伝播する危険性が高いために国内で飼育されている犬はすべて「狂犬病予防法」によって管理されており，狂犬病ワクチンの毎年接種が義務付けられている。犬の生命を守るためだけでなく，伴侶として生活を共有している人類のためでもある。犬と猫を海外から国内に，あるいは国外に移動させる際は「狂犬病に対する医学的管理がなされている」証明が必要である。

▶病原体

モノネガウイルス目 *Mononegavirales*，ラブドウイルス科 *Rhabdoviridae*，リッサウイルス属 *Lyssavirus*，**狂犬病リッサウイルス** *Rabies lyssavirus* 感染による。

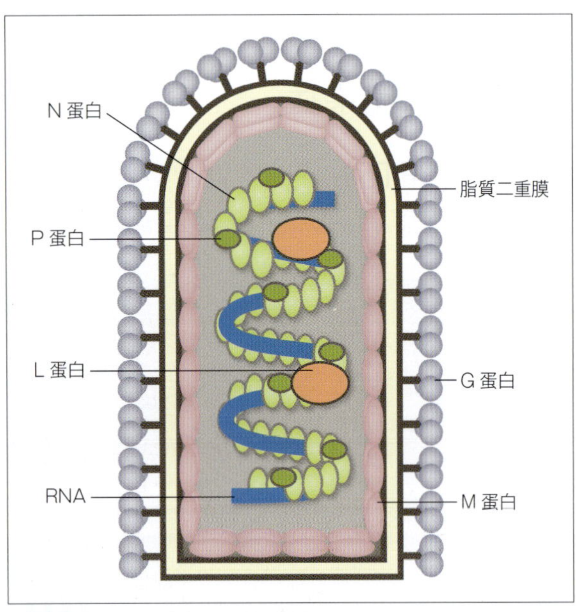

図1 狂犬病ウイルスの模式図

参考文献1より引用・改変

弾丸状の粒子が特徴である(**図1**)。マイナス1本鎖の約12,000塩基からなるRNAウイルスで，ヌクレオ(N)蛋白，リン酸化(P)蛋白，ラージ(L)蛋白，マトリックス(M)蛋白，膜貫通性糖(G)蛋白をコードする5つの遺伝子からなる。RNAはN蛋白と強固に結合し，P蛋白とL蛋白とともにヌクレオカプシドを構成する。その周囲をM蛋白とG蛋白によりつくられるエンベロープで囲まれている。アルコール類などの脂質溶媒，56℃程度の熱，あるいは紫外線などにより短時間で失活する。感染に重要なはたらきをするのはG蛋白で，スパイクの形でエンベロープ上に存在し，細胞の受容体に結合することでウイルス感染が進行する。G蛋白はウイルス中和抗体を誘導するため，ワクチンの主要構成抗原である。ウイルス複製過程の大部分は細胞質内で行われ，ウイルスは細胞質膜から出芽する。ウイルス複製時に，感染性粒子と比較して長さが短い「欠損干渉粒子(DI粒子)」も形成されるのがラブドウイルスの特徴のひとつである。DI粒子は子孫ウイルスを産生しないが，感染性粒子の産生を干渉阻害する。複製を繰り返してウイルス集団のDI粒子の割合が高まってくると，集団としての「感染力」が低下する。

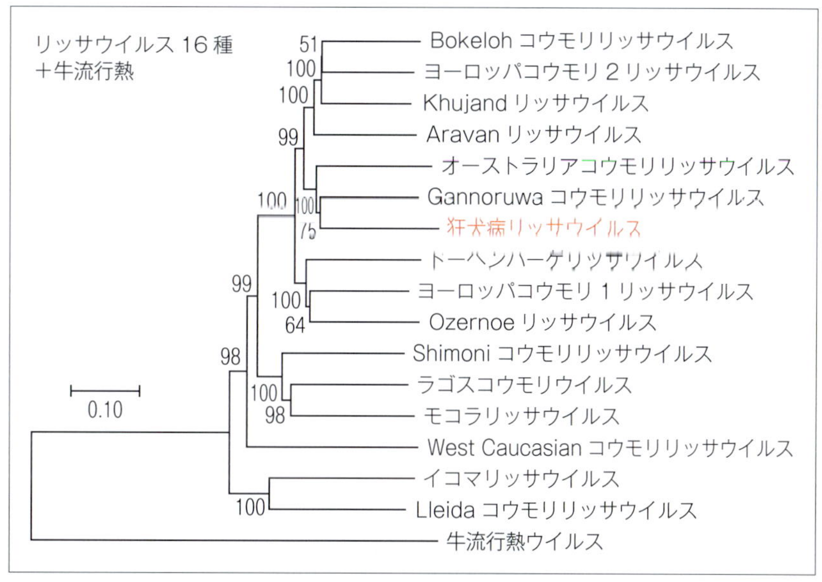

図2 ラブドウイルス科 リッサウイルス属の系統樹

狂犬病以外のリッサウイルス属

昔から知られている狂犬病ウイルス以外に，少なくとも15種の狂犬病ウイルスに遺伝学的に類似したリッサウイルスが世界各地のコウモリから検出されている(**図2**)。感染した人や動物の症状から「狂犬病類似ウイルス」と呼ばれ，「感染症法(感染症の予防及び感染症の患者に対する医療に関する法律)」では4類感染症に「リッサウイルス感染症」として分類し，真性の狂犬病と区別される。

狂犬病類似ウイルスは国内では未検出である。日本で1972年にコキクガシラコウモリ(*Rhinolophus cornutus*)より分離された「Oitaウイルス296/1972」はマウスに脳炎を起こすラブドウイルスで，リッサウイルスとベシキュロウイルス両方の特徴を有していた。

▶疫学

世界の発生状況

「人と動物の共通感染症」としてほぼ世界中で発生している。日本，北欧三国，英国，オーストラリア，ニュージーランド，および太平洋上の島国など島や半島などの地形的特徴を有する国・地域の約10カ国のみが過去10年間未発生の地域として知られる。

平均すると，年間に人で30,000～40,000件，その55％がアジア地域，残りの45％がアフリカ地域で発生している(**図3**)。15分に約1人が狂犬病で死亡し，その40％は15歳以下の子供である。動物では50,000～60,000件とされているが，実際にはその数十倍ではないかと推計されている。

日本と狂犬病

国内では古代から狂犬病らしき病気が存在し，江戸時代には国内に度々侵入して大流行を繰り返していたとされる。狂犬病に関する公式な統計数値は1897年(明治30年)以降で，1923～1925年には約9,000頭の犬が罹患している。1950年(昭和25年)に「**狂犬病予防法**」が制定され，野犬の管理や飼い犬の予防接種が励行されるようになり，1957年の猫の1例を最後に国内の狂犬病は根絶された。しかし，1970年にネパールで野犬に咬まれ帰国後に発症した邦人の1例，2006年11月にはフィリピンで犬に咬まれ帰国した邦人の発症・死亡例が2例つづけて起こっている。現在，狂犬病は**輸入感染症**である。

都市型と森林型

発生形態から，犬を介する都市型(urban rabies)と野生動物を介する森林型(sylvatic rabies)に分類される。都市型は中南米，アフリカ，アジア地域の発生形態で，犬の狂犬病が管理されておらず，人の住環境にいる動物が感染しており，発症動物の咬傷により人へ感染する。そのうち80～99％に犬がかかわっている。森林型はヨーロッパや北米地域の発生形態で，野

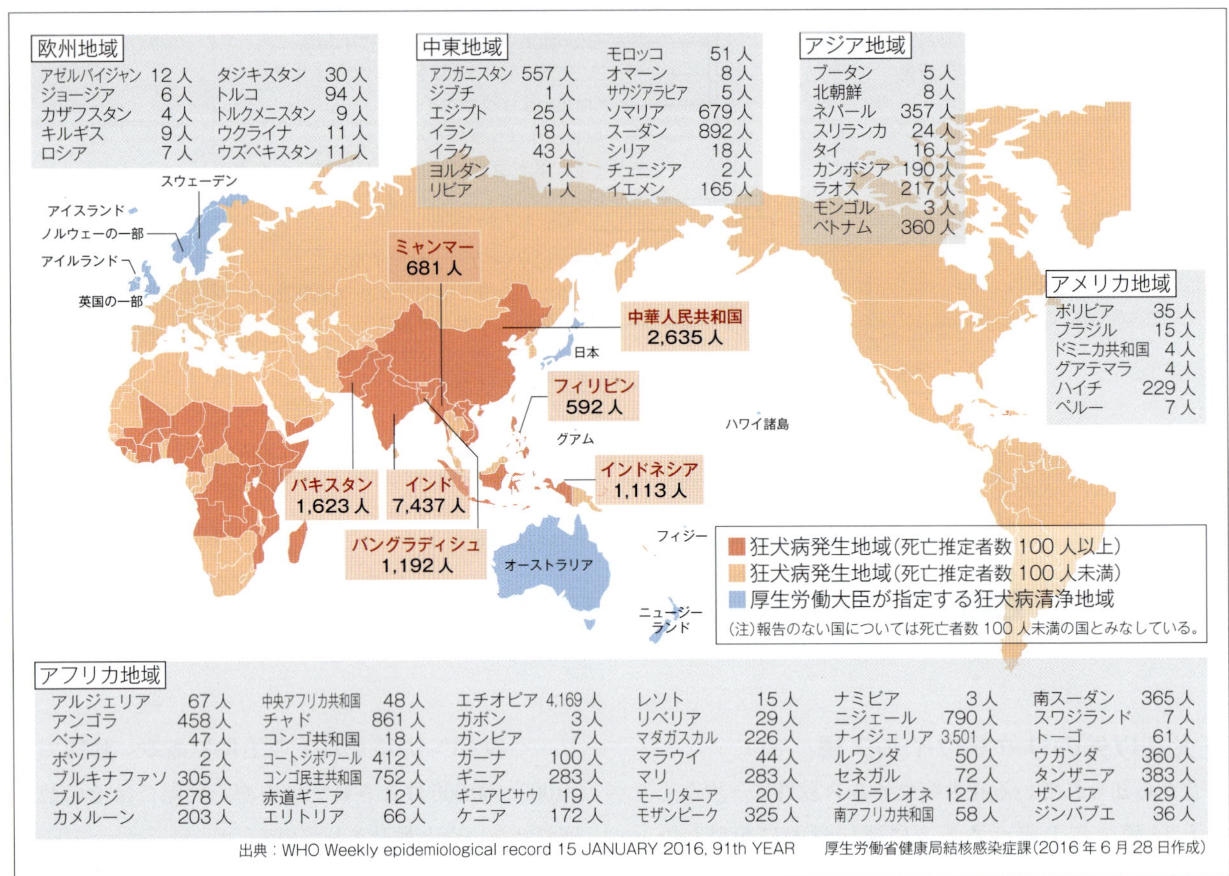

図 3 狂犬病の発生状況(2016)

参考文献２より引用・改変

生動物には狂犬病が存在するが，人の住環境内における犬の狂犬病は管理されている。飼い犬や猫が，野生動物から狂犬病ウイルスを持ち込んでくる(**図４**)。

狂犬病流行の要となっている動物種は犬であるが，国と地域によっては特徴的な病原巣動物が存在する。ヨーロッパではアカギツネ，タヌキ，北米ではアライグマ，スカンク，コウモリ，南部アメリカと中南米では吸血コウモリ，アフリカではジャッカルやマングースが挙げられる。この中でもコウモリの重要性は高い(**図５**)。

狂犬病の基本再生産数(basic reproduction number, R_0：１感染個体が次に平均いくつの個体に感染拡大するかを示す数値)は２前後と推計されている。したがって，十分に宿主動物が生息する地域では，狂犬病を放置すると感染は拡大する。日本で狂犬病が撲滅できた理由の１つとして，野生動物にウイルスが拡散しなかった点が大きい。もし拡散した場合は，野生動物への狂犬病対策には困難が伴う。

▶ 宿主

人を含むすべての哺乳類が感受性である。しかしその感受性には動物種差がある。キツネ，イタチ，オオカミ，コヨーテ，げっ歯類動物の方が，猫，アライグマ，スカンク，ウサギよりも感染・発病しやすい。人，犬，ウマ，ウシは感受性がさらに低い。2000 年の「狂犬病予防法」の改正により，通関する際の検疫対象動物として犬１種に加えて，ウイルス感受性の高い猫，アライグマ，キツネ，スカンクにも拡大している。

▶ 感染経路

特に**犬による咬傷**が主たる侵入経路である。唾液中に含まれるウイルスが直接体内に侵入する。ほかにはウイルスが混入しているエアロゾルによる気道・眼，口からの感染，あるいは胎盤感染，さらには臓器移植による感染などの報告がある。

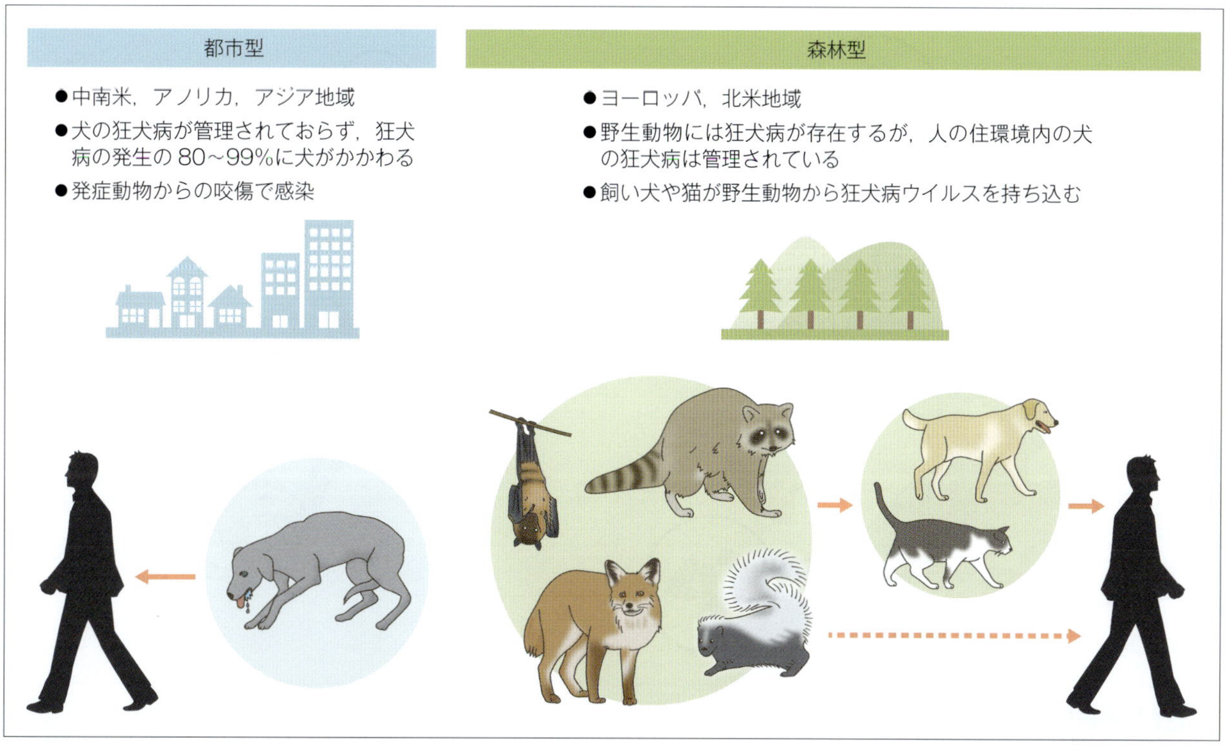

都市型
●中南米，アノリカ，アジア地域
●犬の狂犬病が管理されておらず，狂犬病の発生の80～99%に犬がかかわる
●発症動物からの咬傷で感染
森林型
●ヨーロッパ，北米地域
●野生動物には狂犬病が存在するが，人の住環境内の犬の狂犬病は管理されている
●飼い犬や猫が野生動物から狂犬病ウイルスを持ち込む

図4 発生形態からみた分類（都市型と森林型）

キツネ，タヌキ，コウモリ
犬
オオカミ
キツネ
犬
コウモリ，マングース，犬，
キツネ，ジャッカル
コウモリ
コウモリ，アライグマ，スカンク，
コヨーテ，キツネ
マングース
コウモリ，犬

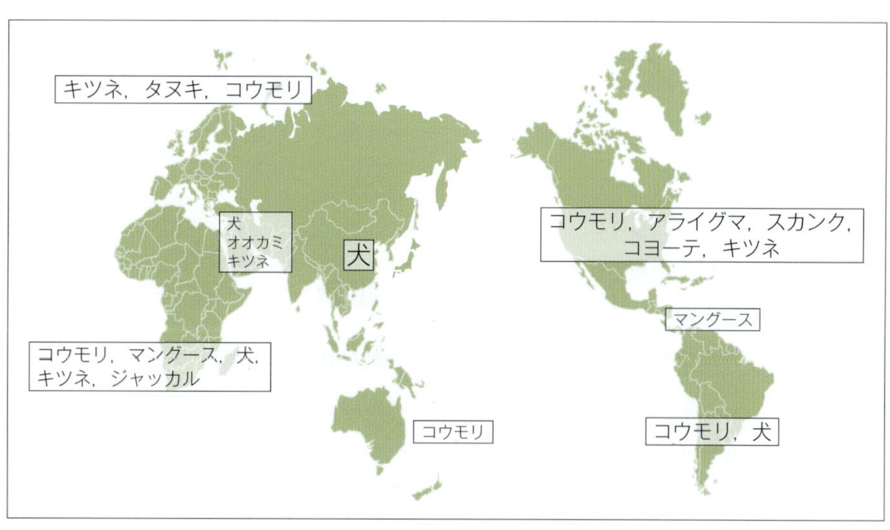

図5 世界における狂犬病および狂犬病関連ウイルスの病原巣動物

参考文献2より引用・改変

▶感染の特徴

1）**潜伏期が長い**（1週間～1.4年間，平均1カ月）。

2）中枢神経系組織にウイルスが到達しないようにすれば致死的ではない。

3）神経症状を発症した人と動物の致死率はほぼ100%である。

▶発症機序

現在，最も支持されている狂犬病ウイルスの体内伝播経路は以下のとおりである（**図6**）。血流を介してはほとんど拡散しないと考えられている。

①侵入部位の非神経細胞で増殖後に，運動神経などの末梢神経組織に侵入する。

②神経軸索流を介して増殖しながら神経を上行する。

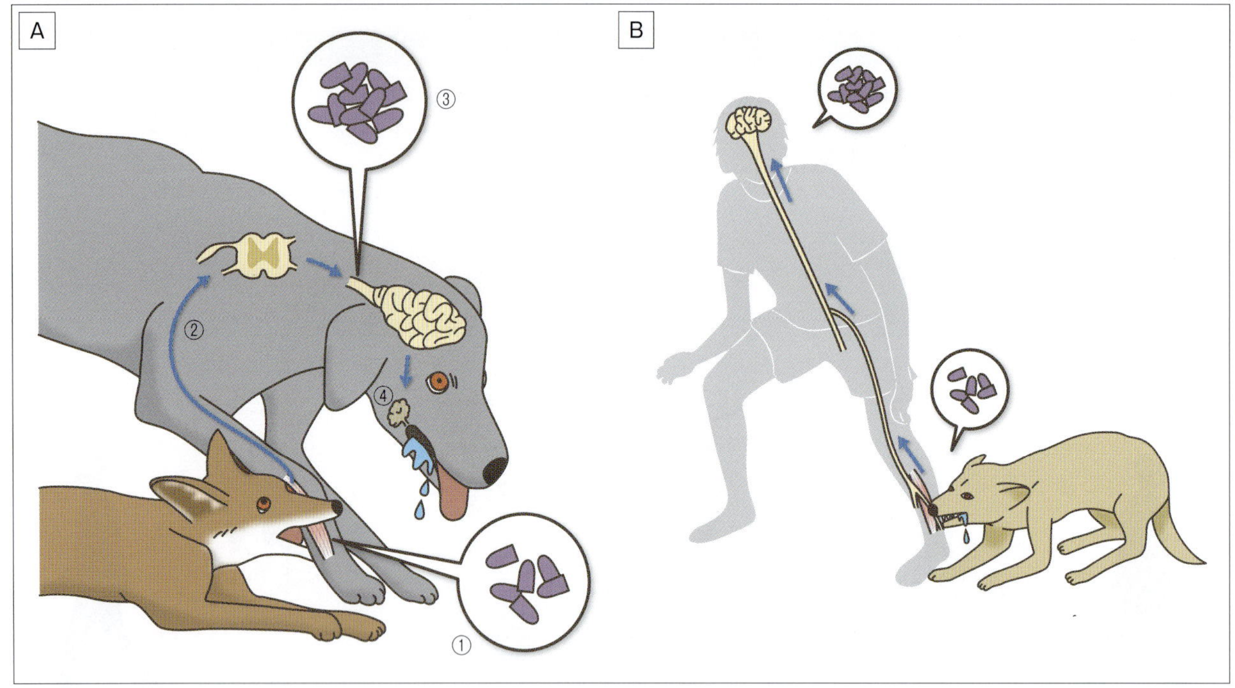

図6 **狂犬病ウイルスの感染経路**
A：野生動物から犬　B：犬から人

そのスピードは一説によると1日に数ミリ～数十ミリメートルである。

③脊髄交感神経節に到達し，脊髄，脳幹，海馬神経細胞等で増殖，中枢神経組織内へ拡散する。ウイルスの複製により主に機能的障害をもたらす。

④発症の数日前には唾液腺に移行，増殖し，ウイルス排出が始まる。人では咽喉頭麻痺による嚥下障害が起き，犬では狂躁状態となり攻撃性が高まる。唾液腺以外にも網膜，角膜，舌，腸，膵臓，副腎，筋肉，皮膚などの神経細胞にもウイルスが拡散する。

▶ 臨床症状

発症した犬の80～85％が**狂躁型**を呈する。残りは麻痺型である。ウシでは麻痺型が多いといわれるが，臨床病型と動物種や感染ウイルス株の遺伝子特性間に関連性はないと考えられている。

典型的な犬の狂犬病（狂躁型）の経過は以下のとおりである。

①潜伏期：1週間～1.4年間，平均1カ月。最初のウイルス侵入部位と中枢神経組織までの距離が離れているほど潜伏期が長い傾向がある。

②前駆期：食欲不振，元気消失，情緒不安定，光を忌避するなどの行動異常が1～2日間つづく。

③発病期：興奮状態が2～4日間つづく。

④麻痺期：意識不明状態が1～2日間つづく。

⑤死亡

▶ 診断

流行地において，ワクチン未接種の動物が発症している場合は狂犬病を疑う。特に，被害を受けた人の速やかな救済のため，人を攻撃したなどの加害動物は捕獲，診断に供する。

加害動物が無症状の場合は少なくても2週間観察し，その間に発症がなければ，たとえ狂犬病ウイルスに感染していても，咬んだ時点では唾液中にウイルスが存在していないとみなすことができる（唾液中へのウイルス排出は，発症の数日～1週間前から始まる）。

病原学的検査

病原学的検査結果に基づき診断する。血中抗体がほとんど上昇しないため，血清学的診断は不向きである。脳組織（圧片標本）の蛍光抗体法による抗原検出直接法はWHOの診断ゴールドスタンダードである。死後室温で3日以内の動物の脳組織，唾液，毛根など

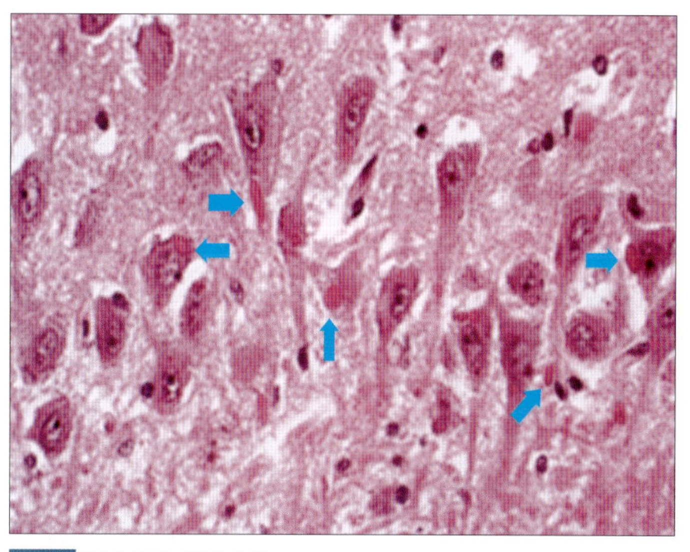

図7 狂犬病ネグリ小体

からウイルス遺伝子を検出する。マウス脳内接種法や神経芽細胞腫由来細胞を用いた細胞培養法によるウイルス分離も可能である。

病理組織学的検査

病理学的診断手技として，ウイルス感染神経細胞に出現する細胞質内封入体(ネグリ小体：**図7**)の証明が有名である。犬での検出率は66～93%といわれている。すべての動物に検出されるわけではないが，検出された場合の意味は大きい。ネグリ小体はアンモン角錐体細胞，プルキンエ細胞，大脳皮質神経細胞などに出現することが多く，好酸性で中に好塩基性小顆粒を含む封入体である。ネグリ小体はウイルスRNAの転写や複製の場所と考えられている。

診断法についてはp391も参照

▶ 治療

動物

発症した動物は治療の対象ではない。

人

人の場合，狂犬病の発生地域において動物に咬まれた，あるいは室内に侵入してきたコウモリの尿に触れたなどのエピソードは狂犬病ウイルスに暴露した可能性が高い。直ちに，最寄りの公衆衛生機関に届け出て，必要な処置(暴露後免疫療法)を受ける。

狂犬病の流行地域においては，動物咬傷にしても，動物との接触方法にしても，日本にいる感覚で不用心・無警戒に対応してはいけない。

暴露後免疫療法

加害動物が狂犬病ではなかったことが判明する前に，「**暴露後免疫**(post exposure vaccination)**療法**」を開始する。γグロブリン製剤とヒト由来2倍体細胞不活化ワクチンを用いたプロトコルを実施する。完遂するのに3カ月必要であるが，ウイルスが中枢神経系に到達するまで時間があるためその間に免疫バリアを構築可能で，本法の有効性は高いと評価されている。北米では，この治療を動物病院勤務者が受ける機会が一番多いようである。

発症後の治療は難しいが，「ミルウォーキー・プロトコル」と呼ばれる免疫+抗ウイルス療法が奏功した事例もある。

▶ 予防

ワクチン

家畜や伴侶動物の狂犬病予防の目的は，動物の感染を減少させ，人への脅威を減らすことにある。もちろんその過程で動物の被害も減少する。動物において感染予防効果を上げるにはワクチン接種による免疫が一番有効である。特に人への狂犬病暴露の99%は犬に起因することから，飼い犬へのワクチン接種は飼い主の義務である。

狂犬病ワクチン

過去には感染ヤギ脳由来不活化ワクチンを犬の予防接種に使用していたが，投与動物におけるアレルギー性脱髄脳炎の副作用のために細胞培養由来(HmLu-1細胞)不活化ワクチンに変更されている。国内で飼育するすべての犬に対し，年1回の接種が法律で義務付けられている。米国では州によっては3年ごとの接種とするところもある。その場合は3年間の免疫持続期間を有する狂犬病ワクチンが使用されている。

国内で市販されているワクチンは猫にも接種可能であるが，国内で猫を飼育するにあたってのワクチン接種義務はない。

ワクチンについてはp414，415も参照

▶犬・猫の出入国に関して

犬や猫と一緒に国外に出かける場合は事前に訪問先の外交機関に問い合わせることを勧める。検査法や証明書発行などは世界同一ではないので先方の事情に合わせなければならない。国によってはレプトスピラ(犬)などに対する抵抗力の証明やマイクロチップによる識別も求められることがある。農林水産省動物検疫所のホームページなども参考に，出入国に関する注意点を予め調べておく必要がある。

一般的な犬等の輸入検疫制度によれば，狂犬病に関してはワクチン接種済み証明書と，0.5国際単位(IU)/mL中和抗体の保有証明書が必要である。ワクチン接種と抗体測定，および証明書発行には時間がかかるので，早めに準備する。

▶あらためて狂犬病予防接種の重要性を考える

現在，日本国内には狂犬病が存在していないのにもかかわらず，狂犬病予防法や家畜伝染病予防法によって動物の管理が徹底されている。特に犬のワクチン接種に関しては議論のあるところであるが，もし，免疫抵抗性のない犬集団に狂犬病ウイルスが侵入してきた場合，病気の感染拡大を阻止することは難しい。狂犬病のR_0が2であるとした場合(前述)，全体の80%以上のワクチン接種率で感染拡大を阻止可能であり，最低でも70%の接種率が求められている。厚生労働省によると平成28年度末の犬の登録頭数は約645万頭，狂犬病ワクチン接種頭数は約460万頭で接種率にして71.4%である。しかし，一般社団法人ペットフード協会のデータによれば平成28年度の国内犬飼育頭数は約987万頭と推計されており，実際の接種率は46.7%と再計算される。日本のように野犬捕獲業務が励行されている地域では，国内にいる犬の全体の30%以上のワクチン接種率で流行の拡大を70%防止できるといわれている。万が一の場合に備えて今後も狂犬病予防法の遵守と徹底が必要であろう。

野生動物間に狂犬病が流行している欧米諸国では，狂犬病の淘汰が難しい状況がつづいている。狂犬病ワクチンの効果は証明されていることから，そのような地域ではワクチンを混入させた「餌ワクチン(bait vaccine)」を野外散布して経口免疫することで群内に免疫動物を誕生させ，個体間のウイルス伝播を断ち切る方法が実施されている。特にアカギツネを病原巣としているヨーロッパ大陸(ドイツ，スイス，フランス，イタリアなど)では効果が確認され，結果として，人の罹患率が激減している。

【参考文献】

1．源宣之．ラブドウイルスと感染症．見上彪 監．獣医微生物学 第2版．文永堂，東京，2004．p239.
2．狂犬病，厚生労働省．http://www.mhlw.go.jp/bunya/kenkou/kekkaku-kansenshou10/(参照 2017-4-13).

(望月雅美)

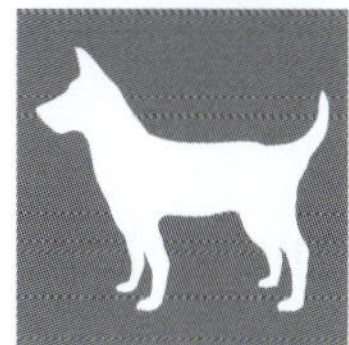

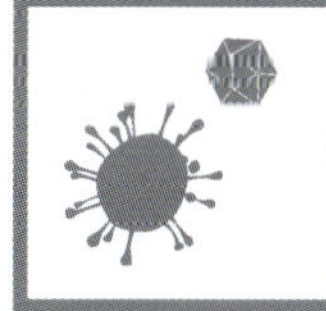

1-2 犬ジステンパー

犬ジステンパー（Canine distemper）は急性感染で発熱，呼吸器症状，消化器症状，眼症状，皮膚症状，神経症状など様々な臨床症状を呈して死亡する例も多い。また，一過性のリンパ球減少症を引き起こし免疫不全となるため，二次感染の予防が重要である。神経症状を呈した場合は予後不良である。野外では，野生動物間で感染が流行しているので，衰弱した野生動物と接触しないよう注意する。犬ではワクチン接種が重要である。

▶病原体

犬ジステンパーウイルス Canine distemper virus, CDV は，モノネガウイルス目 *Mononegavirales*，パラミクソウイルス科 *Paramyxoviridae*，パラミクソウイルス亜科 *Paramyxovirinae*，モルビリウイルス属 *Morbillivirus* に属している。同じモルビリウイルス属には，麻疹ウイルス，牛疫ウイルス，小反芻獣疫ウイルスなどが含まれる（**図1**）。

マイナス1本鎖の約15,700塩基からなるRNAウイルスで，6種類のオープンリーディングフレーム（ORF）※から8種類の蛋白，赤血球凝集素（H），融合（F）蛋白，ヌクレオカプシド（N）蛋白，マトリックス（M）蛋白，リン酸化（P）蛋白，L蛋白と，P蛋白をコードするRNAのフレームシフトにより発現するV蛋白，P蛋白と異なるフレームから発現するC蛋白を発現している（**図2**）。H蛋白とF蛋白はエンベロープ上に存在している。H蛋白はリンパ球表面に

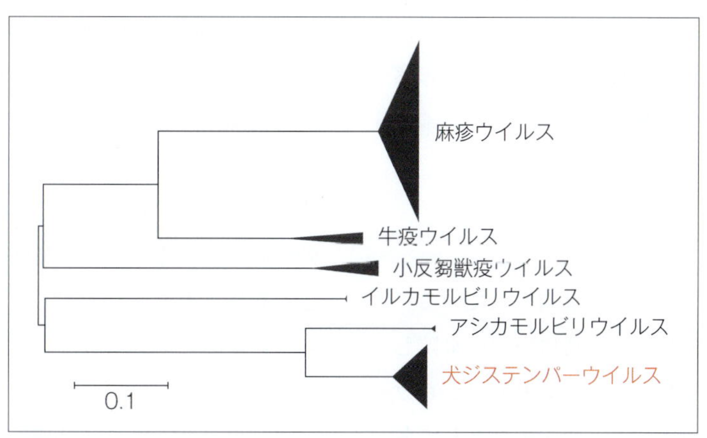

図1 モノネガウイルス目 パラミクソウイルス科 モルビリウイルス属の系統樹

※ オープンリーディングフレーム（open reading frame, ORF）：遺伝子の中に存在する翻訳可能領域（蛋白質に翻訳される可能性のある塩基配列）のこと。

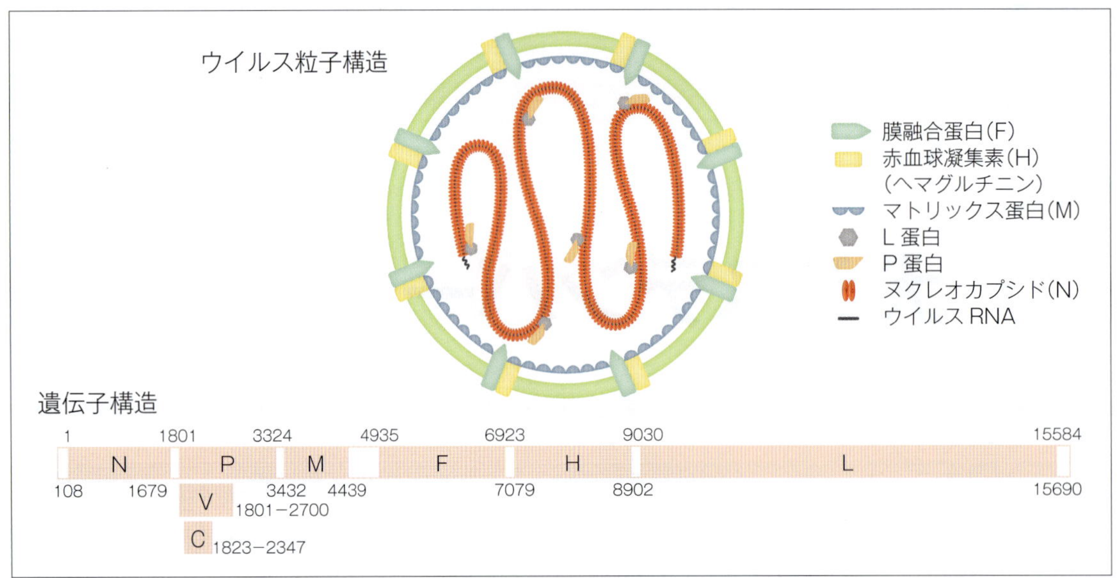

図2 犬ジステンパーウイルス粒子と遺伝子構造の模式図

発現しているSignaling lymphocytic activation molecule(SLAM)や上皮細胞に発現しているNectin-4に結合し，その後，F蛋白による細胞膜との融合により細胞内に侵入する。M蛋白はエンベロープの内側からウイルスの構造を維持している。N蛋白，P蛋白，L蛋白は複合体を形成してウイルスRNAを取り囲み，RNAの転写，ウイルスゲノムの複製に関与している。

ウイルスの感染防御に関与する中和抗体はH蛋白に対する抗体である。血清型は存在せず，ワクチン株に対する中和抗体は，野外株の感染を十分防御できる。麻疹ウイルスや牛疫ウイルスなどとの交差反応がある。

エンベロープを有しているため，様々な消毒薬に感受性が高く，消毒は比較的容易である。

▶ 疫学

犬ジステンパーは世界中で発生が報告されている。日本では2000年の調査において，動物病院に来院した犬の下痢便84サンプル中8サンプル(9.5%)からウイルス遺伝子が検出されている[8]。遺伝子型として各地域ごとに分類できる(**図3**)が，日本・中国・台湾・韓国などのアジア諸国からの主な分離株は遺伝子型Asia-1型に属している。一方，最近では分離報告は少なくなったAsia-2型や，筆者らが新規に見つけた遺伝子型(New Asia type)などもある。また，それぞれの地域で独自にウイルスが進化している。

▶ 宿主

CDVは**宿主域が広い**ことが分かってきた。麻疹ウイルスは人，牛疫ウイルスはウシを中心として感染するのに対して，CDVは犬を中心として，イヌ科動物やネコ科動物以外にも，イノシシやサルにも感染する。特に，近年は犬以外の動物で大規模な流行が報告されている。1993年のセレンゲティ国立公園でライオンが3,000頭中1,000頭死亡した例[9]や，中国においてサル10,000頭が感染しそのうち5～30%が死亡した例[10]など多数報告されている。国内でも，2005年より高知県でハクビシン，タヌキ，アナグマの感染[11]や，2007年からは和歌山県でのタヌキ，イタチでの感染[2,12]などが報告されている。2010年には山口県の動物園におけるトラでの集団発生とともに，1頭の死亡が報告された[13]。飼育フェレットでの流行も報告されている[14]。

▶ 感染経路

CDVの感染経路は，感染動物の呼吸器，糞便，尿中に排出されたウイルスが飛沫核となり感染(**空気伝播**)する。その**伝播力は非常に強い**(**図4**)。

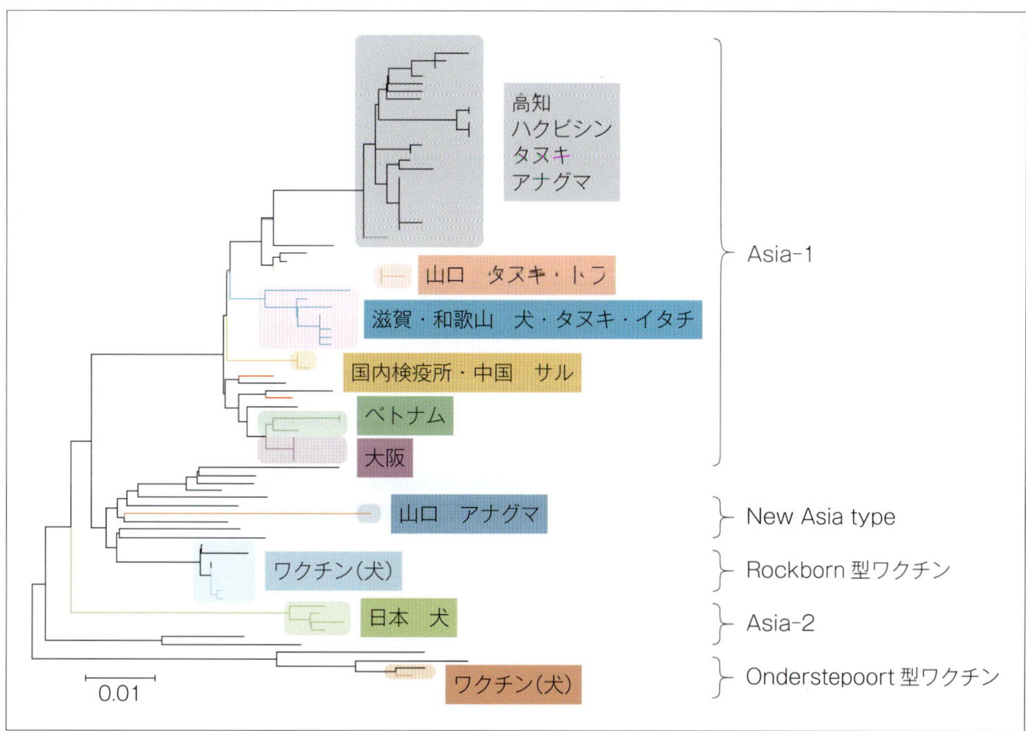

図 3 犬ジステンパーウイルス株間の系統解析

H 蛋白のアミノ酸配列をもとに系統樹を作成

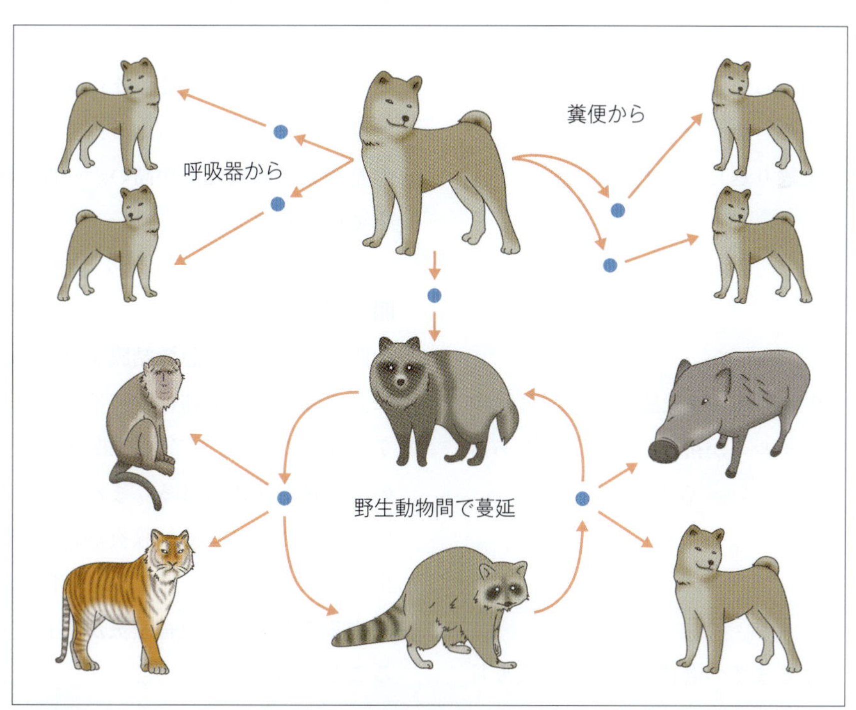

図 4 犬ジステンパーウイルスの感染経路

犬間による糞口感染，呼吸器感染が起こるとともに，野生動物間での食肉目動物を中心とした感染環から他の動物への感染も認められる

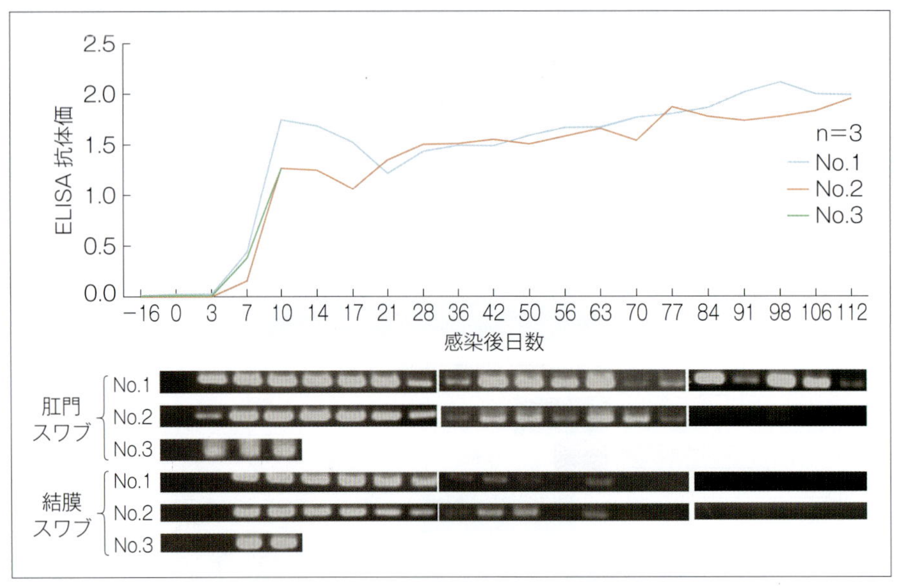

図5 犬ジステンパーウイルスの持続感染
CDV 実験感染後，結膜や肛門から長期間にわたりウイルスが排出されている

CDV のワクチンが存在しなかった時代は，流行地では**4年に1度**，冬〜春にかけて流行するといわれていた。伝播力が高いため，一度流行を経験すると，生き残ったほぼすべての個体が免疫を獲得する。そのため，しばらく流行は起こらないが，流行を経験していない個体の割合が増えると再度流行が起こる。野生動物間でも同様に流行を繰り返している。

▶ 感染の特徴

持続感染

CDV は感染後，半年間以上**持続感染**する。糞便中にも半年間にかけてウイルスが排出されることがある（**図5**）。

▶ 臨床症状

感染してから発症するまでの潜伏期は数日〜数カ月まで様々で，臨床症状も無症状〜重篤なものまで様々である。CDV はリンパ球に感染して全身に移行し，それぞれの臓器で障害を引き起こす。通常，**発熱**（二**峰性**）があり，鼻汁漏出，くしゃみ，結膜炎，食欲減退，**白血球減少**を呈する。自然感染例では内股部に発疹がみられる。白血球の減少により，一時的な免疫不全状態となるため，細菌などの二次感染により症状が重篤になることも多い。一部は，CDV が脳内に侵入し，痙攣発作，震え，後躯麻痺などの神経症状を伴う**ジステンパー脳炎**を認める。神経症状を呈すると予後はきわめて悪く，回復しても後遺症が残ることが多い。皮膚病の**硬蹠症**（こうせき）（**hard pad disease**）として，足蹠と鼻の角質化が認められる例もある。ワクチン未接種の若齢犬では**致死率が高い**。一度感染すると終生免疫を獲得する。

眼症状

眼症状として，**急性結膜炎**は犬ジステンパーの初期に認められる。最初は漿液性の分泌液であるが，発症7〜10日で細菌の二次感染が起こり，膿性・粘液性の分泌物が認められる。また，ウイルスが涙腺組織に感染することにより涙腺炎が起こり，乾性角結膜炎が生じることもある。さらに，CDV が視神経に直接感染することにより視神経炎が生じ，突然視力を喪失することもある。

消化器症状

消化器症状として，感染後10〜20日で嘔吐，軽度なカタル性腸炎，出血を伴う激しい下痢など様々な消化器症状が認められる。また，細菌の二次感染などにより病態はさらに複雑になる。

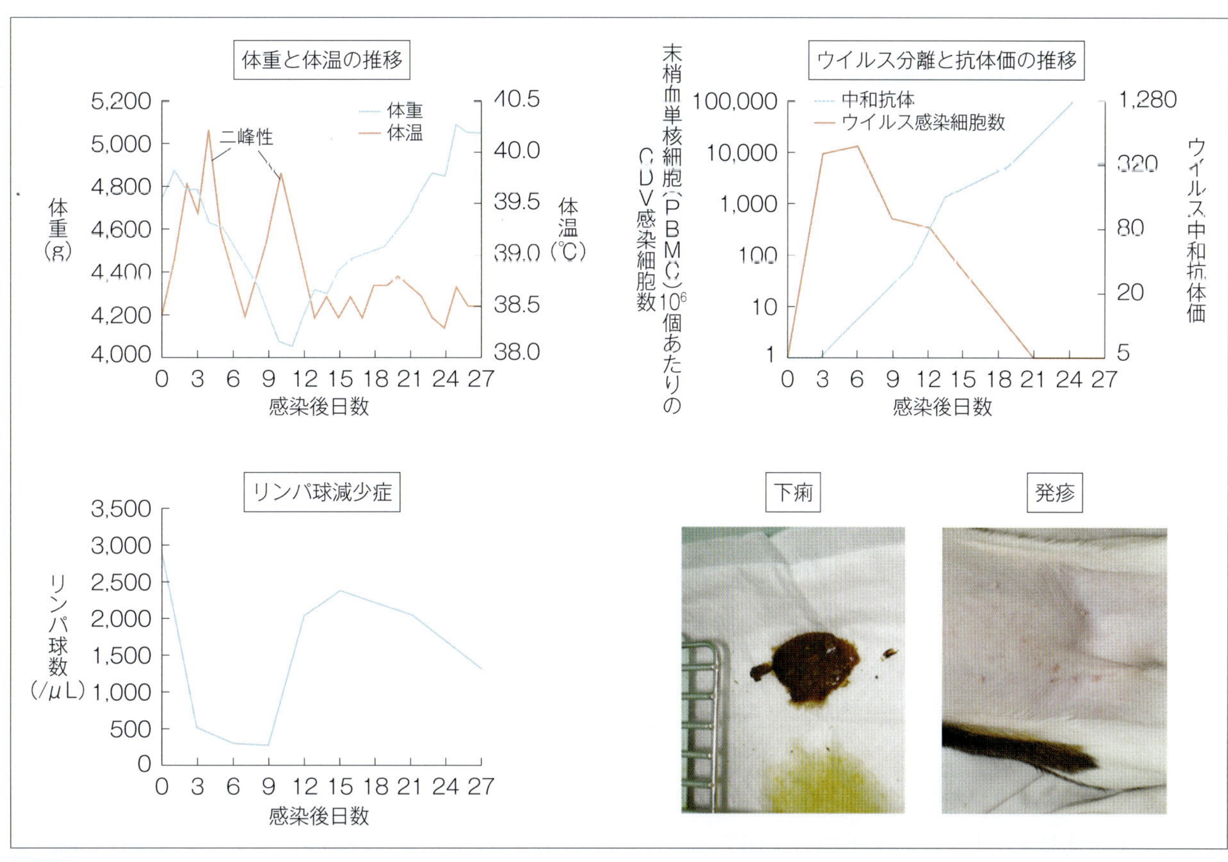

図6 犬ジステンパーの臨床症状

体重減少，二峰性発熱，リンパ球減少症，消化器症状，呼吸器症状，皮膚症状などが認められる。ウイルスはリンパ球に感染して全身に広がる。免疫抑制のために抗体の産生が遅い

神経症状

神経症状として頚部硬直，痙攣発作，運動失調，知覚過敏，歩様異常，斜頚，眼振，感覚異常，脊髄反射異常，不全麻痺，開口異常，側頭筋などの筋萎縮，行動の異常などが認められる。発作の様式は傷害部位により異なるが，側頭葉の灰白質軟化によるチューインガム発作がよく認められる。ジステンパー脳脊髄炎に随伴する，筋の反復性・律動性収縮現象が起こる(チック)。

老齢犬に発生する**老犬脳炎**は進行性の亜急性び漫性硬化性脳脊髄炎で，ワクチン接種犬でも発症することがある。運動失調，中枢性失明，性格変化，痴呆，強迫性運動，旋回，姿勢反応の低下，脊髄反射の異常亢進を特徴とする。

その他

妊娠犬が感染した場合，死流産や胎内および産道感染における神経症状や持続性免疫不全となる。

発育中の若齢犬が感染した場合，歯のエナメル質の低形成による褐色変色が起こることがある。

▶ 診断

診断としては，発熱・リンパ球減少症が顕著である(**図6**)。CRP の上昇も感染の指標とはなるが CDV 感染に特異的ではない。

遺伝子検査

特異的診断としては，結膜・呼吸器・糞便からのウイルス遺伝子の検出が確実である。ただし，持続感染している場合があり，問題となっている症状の本来の原因でない可能性もあるので注意する必要がある(**図5**)。また，生ワクチン接種によりウイルスが検出される場合もあることからワクチン歴を考慮する必要がある。

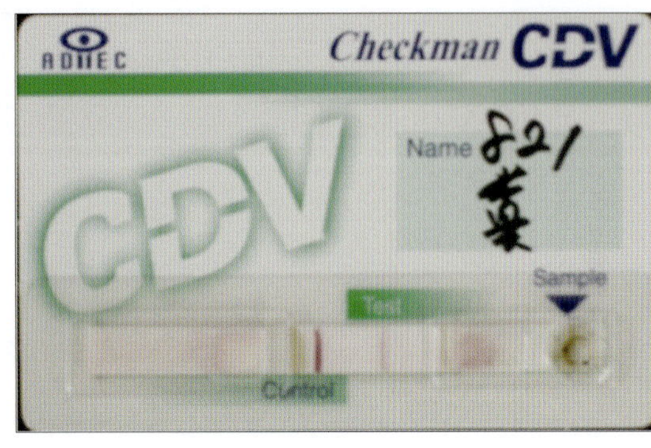

図 7 犬ジステンパーウイルスの抗原検出

抗体検査

血清学的診断では，ペア血清を用いた急性期と回復期でのウイルス中和抗体あるいはELISA抗体，間接蛍光抗体法による抗体の上昇を確認する。また，CDV特異的なIgM抗体の検出も有用である。

抗原検査

抗原診断として，糞便や呼吸器からのウイルス検出が可能である簡易キットが市販されている(**図7**)が，迅速に結果が得られるものの，確定診断には遺伝子検査を行うことを勧める。

診断法についてはp388，391～393も参照

▶ 治療

基本的には対症療法と二次感染対策である。細菌による二次感染の対策として，広域スペクトルの抗菌薬を投与する。ステロイドは炎症反応が認められる慢性症例では有効であるが，急性期での使用はウイルス排除を阻害することから禁忌である。肺炎症状には，去痰薬や気管支拡張薬を投与する。下痢や嘔吐には，止瀉薬や制吐薬の投与，輸液を実施する。眼脂や鼻汁は清拭するとともに，抗菌薬を投与する。十分な水分補給と流動食などを用いた栄養管理を心掛ける。また，CDV感染から回復した犬の血清，あるいはワクチンを頻回投与した犬の血清の投与は症状の軽減に有効なことがある。神経症状の認められる犬にはグルココルチコイドが一時的に効果を示すことがあるが，チックなどには治療法もなく，神経症状が顕著な場合は予後不良であることから安楽死も選択肢の1つである。

ジステンパーによる急性感染症から回復したようにみえても，その後，神経症状を呈して死亡することがある。

▶ 予防

ワクチン

感染防御に重要な細胞性免疫を誘導するために，CDVのワクチンは生ワクチンが基本である。コアワクチンとして，犬パルボウイルス，犬伝染性肝炎，犬伝染性喉頭気管炎予防用のワクチンとともに接種することを勧める。新生犬は母親からの移行抗体により防御されるが，その効果は母親の免疫状態にもよるが1～2カ月程度である。

ワクチンプロトコル

初回免疫処置は，子犬では6～8週齢で接種を開始し，2～4週間間隔で16週齢まで接種，6カ月または1年後に再接種(ブースター)する。ワクチン接種歴が不明の成犬(または16週齢以上の子犬)では通常2～4週間間隔で2回接種する。どちらも初回免疫処置の後は3年以上の間隔で追加接種を行うことが推奨されている。

なお，CDVワクチンを犬以外の動物に接種する際は，動物種により発症する場合があることに注意する。

ワクチンについてはp414，415も参照

本書ではワクチンプロトコルについてWSAVA. GUIDELINES FOR THE VACCINATION OF DOGS AND CATS. 2015を参考としています。実際にはワクチンの製品添付書の使用法，動物の抗体価，健康状態，飼育環境等を考慮し，各獣医師判断の下，診療を行ってください。

隔離と消毒

CDV感染動物の隔離が重要である。ウイルスは環境中の刺激に対して弱く，数日で不活化される。乾燥や消毒薬にも弱いため，十分な消毒と乾燥を心掛ける。

MEMO

「人を含めた身近な動物の感染状況」

- 人での発症は報告されていない。人への感染の可能性はあるが，人は麻疹に対するワクチンを接種しているので犬ジステンパーウイルスによる発症から予防されていると思われる。
- 猫での犬ジステンパーウイルス感染も報告されている[1]が，感染による猫での発症は報告されていない。猫では最近ネコモルビリウイルス感染と尿細管間質性腎炎[17,18]との関連が報告されているが，犬ジステンパーウイルスとの関係は不明である。
- フェレットは犬よりも犬ジステンパーウイルスに対する感受性が高い。症状は犬のものと同様であるが，致死率は高い。犬用のワクチンが使用されているが感受性が高いため，接種する株の選択が重要となる。

【 参考文献 】

1. Ikeda Y, Nakamura K, Miyazawa T, et al. Seroprevalence of canine distemper virus in cats. *Clinical and Vaccine Immunology* 8, 2001, 641-644.
2. Kameo Y, Nagao Y, Nishio T, et al. Epizootic canine distemper virus infection among wild mammals. *Veterinary Microbiology* 54, 2012, 222-229.
3. 前田健．イヌジステンパーウイルスの今．CAP 298，2014，47-50.
4. 前田健．犬のウイルス感染症．岩崎利郎，滝口満喜，辻本元監．獣医内科学第2版，小動物編．文永堂出版，東京，2014，pp610-618.
5. 鈴木絢子，秋山今日子，西尾陽平ら．イヌジステンパーウイルスの最近の流行．山口獣医学会誌(総説)39，2012，1-12.
6. 前田健．野生動物のイヌジステンパーウイルス感染．*Small Animal Clinic* 158，2009，12-19.
7. 前田健，望月雅美，犬ジステンパー—最近分離株と野生動物での流行—．獣医畜産新報 60，2007，747-751.
8. Mochizuki M, Hashimoto M, Ishida T. Recent epidemiological status of canine virl enteric infections and Giardia infection in Japan. *The Journal of Veterinary Medical Science* 63, 2001, 573-575.
9. Roelke-Parker ME, Munson L, Packer C, et al. A canine distemper virus epidemic in Serengeti lions (Panthera leo). *Nature* 379, 1996, 441-445.
10. Qiu W, Zheng Y, Zhang S, et al. Canine distemper outbreak in rhesus monkeys, China. *Emerging Infectious Diseases journal* 17, 2011, 1541-1533.
11. Watabe T, Yoshizawa, M. The outbreak of death frequent occurrence of the wild raccoon dog by infection of canine distemper. (in Japanese) *Environmental diseases* 15, 2006, 11-14.
12. Nakano H, Kameo Y, Sato H, et al. Detection of antibody to canine distemper virus in wild raccoons (*Procyon lotor*) in Japan. *Journal of Veterinary Medical Science* 71, 2009, 1661-1663.
13. Nagao Y, Nishio Y, Shiomoda H, et al. An outbreak of canine distemper virus in tigers (*Panthera tigris*): possible transmission from wild animals to zoo animals. *The Journal of Veterinary Medical Science* 74, 2012, 699-705.
14. Perpiñán D, Ramis A, Tomás A, et al. Outbreak of canine distemper in domestic ferrets (*Mustela putorius furo*). *The Veterinary record* 163, 2008, 246-250.
15. Nakano H, Kameo Y, Andoh K, et al. Establishment of canine and feline cells expressing canine signaling lymphocyte activation molecule for canine distemper virus study. *Veterinary Microbiology* 133, 2009, 179-183.
16. Suzuki J, Nishio Y, Kameo Y, et al. Canine distemper virus infection among wildlife before and after the epidemic. *Journal of Veterinary Medical Science* 77, 2015, 1457-1463.
17. Woo PC, Lau SK, Wong BH, et al. Feline morbillivirus, a previously undescribed paramyxovirus associated with tubulointerstitial nephritis in domestic cats. *Proceedings of the National Academy of Sciences of the United States of America* 109, 2012, 5435-5440.
18. Park ES, Suzuki M, Kimura M, et al. Epidemiological and pathological study of feline morbillivirus infection in domestic cats in Japan. *BMC Veterinary Research* 12, 2016, 228.

（前田　健）

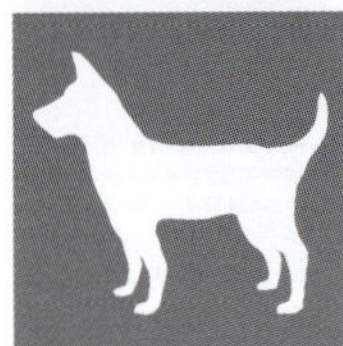

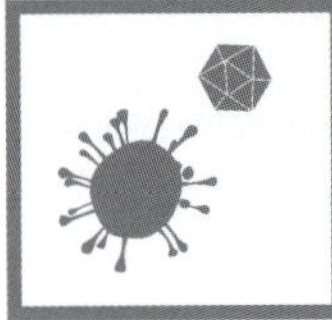

1-3 犬伝染性肝炎

犬伝染性肝炎(Infectious canine hepatitis)は犬アデノウイルス1(Canine adenovirus 1, CAdV-1)による急性の致死性全身感染症である。元気消失，発熱，嘔吐，腹痛，下痢，白血球減少，扁桃腺炎，頚部リンパ節腫脹，腹部圧痛，肝腫大，出血傾向，嘔吐，下痢を特徴とする。子犬の臨床的異常は犬パルボウイルス感染症と区別できない。現在，同じ犬アデノウイルスの2型から作出された生ワクチンの安全性が高いこと，ならびに伝染性肝炎の予防にも有効なことから広く臨床応用され，犬のコアワクチン接種率が高い地域では本病が診断されるのはまれと考えられる。

▶ 病原体

アデノウイルス科 *Adenoviridae*，マストアデノウイルス属 *Mastadenovirus*，犬マストアデノウイルスA種 *Canine mastadenovirus A* に分類される**犬アデノウイルス1** Canine adenovirus 1(CAdV-1)による。

アデノウイルス粒子の模式図を**図1**に示す。直径が70〜90 nmのエンベロープのない正20面体粒子で252個のカプソメアから構成される。カプソメアはヘキソンとペントンから成り，ペントンにはファイバーがある。直鎖状2本鎖の26,000〜45,000塩基対からなるDNAウイルスで，感染初期と後期に発現される蛋白に大別される。13種類の構造蛋白は後期に発現される。ヘキソンとファイバーがウイルスの中和や細胞への感染にかかわっている。ウイルスは許容細胞の核内で複製し，細胞の破壊により遊離していく。感染細胞には核内封入体が形成される。一部のアデノウイルスは非許容細胞を形質転換(transformation)する。

アデノウイルスは体外における抵抗性が比較的強く，室温で数週間生残するが，高湿度と高温下では失活する。また，陽イオン界面活性剤(逆性石けん)であるベンザルコニウム塩化物やベンゼトニウム塩化物で失活する。

犬には抗原性が似たもう1つのアデノウイルス種である犬アデノウイルス2(CAdV-2)が感染する。「伝染性喉頭気管炎」と呼ばれるケンネルコフ(Kennel cough)の病原体の1つである。CAdV-2は肝炎の病原体にはならない。一方，**CAdV-1は呼吸器に感染した場合，ケンネルコフの病原体になる**。

CAdV-1とCAdV-2には共通抗原性があるため，それぞれがつくり出す免疫には交差性がある。両ウイルスはゲノムDNAの特徴(PCR法や制限酵素切断パターン)や中和試験で区別される。

▶ 疫学

古くから知られていた犬の感染症の1つであるが，有効なワクチンの応用により，現在では診断されるケースはまれである。ウイルスが撲滅されたわけではないので，予防接種を怠ると発生する。イタリアでは犬伝染性肝炎が再興していると報告されている[2]。日本での発生状況は正確に把握されていない。

感染源は急性感染犬の尿，糞便，唾液などと，**急性感染回復後のウイルスキャリア犬の排泄物**である。急性感染犬との直接接触よりもウイルスによる飼育環境汚染の方が疫学的に重要である，という見解もある。

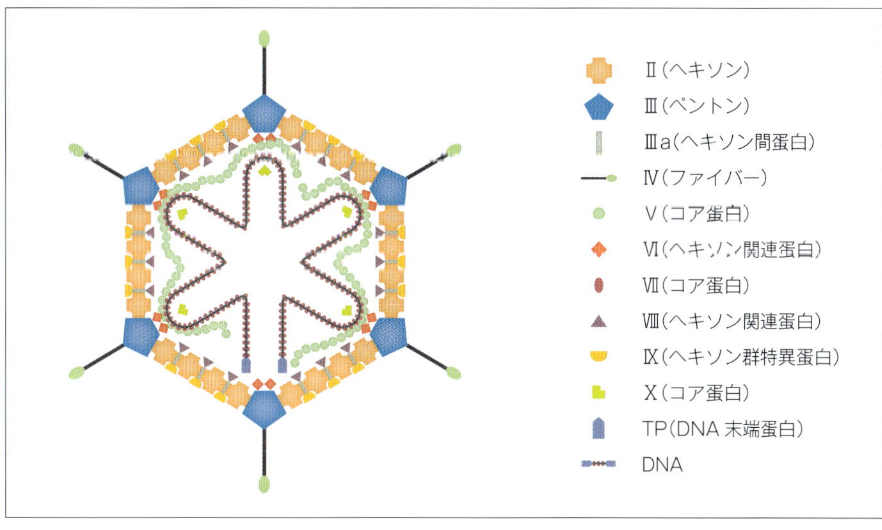

図1 アデノウイルス粒子の模式図

特に**持続性(最長1年くらい)のウイルス尿症**を呈した犬は汚染源になる。

▶宿主

イヌ科動物が主たる宿主となっている。中でも犬，キツネ，オオカミ，コヨーテの感受性が高い。そのほか，イタチ科(スカンク)，アライグマ科(アライグマ)，クマ科(クマ)動物も感染し発病する。

▶感染経路

排泄物中のウイルスに直接接触することで経口・経鼻感染する。

ウイルスは比較的抵抗性が強いので，汚染した器物を介する間接接触による伝播も成立する(**図2**)。

▶感染の特徴

1）抗体を保有していない(予防免疫処置をしていない)子犬の感染は死亡など悲劇的な結末となる。特に犬パルボウイルス感染症との区別がつかない。
2）予防接種の初回免疫処置を行うことで医学的に管理可能である。
3）急性感染から回復した後も，ウイルスは腎臓に残存し，ウイルス尿症を呈して感染源となる。

▶発症機序

CAdV-1感染の経過を**図3**に示す。主たる標的は肝細胞と血管内皮細胞である。経口・経鼻的に侵入した感染ウイルスは扁桃などのリンパ組織へ感染・増殖し，ウイルス血症により全身の臓器(特に肝細胞と，腎臓，眼，リンパ節，骨髄などの細網内皮系細胞)に播種され，二次増殖して細胞を破壊し異常を引き起こす。

▶臨床症状

典型例は免疫のない子犬が呈する甚急性型ないし急性型である。潜伏期は4～7日である。

甚急性型

甚急性型では元気消失，発熱，嘔吐，腹痛，下痢，突然死を特徴とする。実際，中毒と誤診されてしまうことがあるように，臨床的異常を呈する前に死亡することもある。

急性型

急性型では発熱(39～41℃)，白血球減少，扁桃腺炎，頚部リンパ節腫脹，腹部圧痛，肝腫大，出血傾向(鼻出血，下血，注射痕からの出血など)，嘔吐，下痢を特徴とする。

両病型とも臨床症状から犬パルボウイルス感染症と

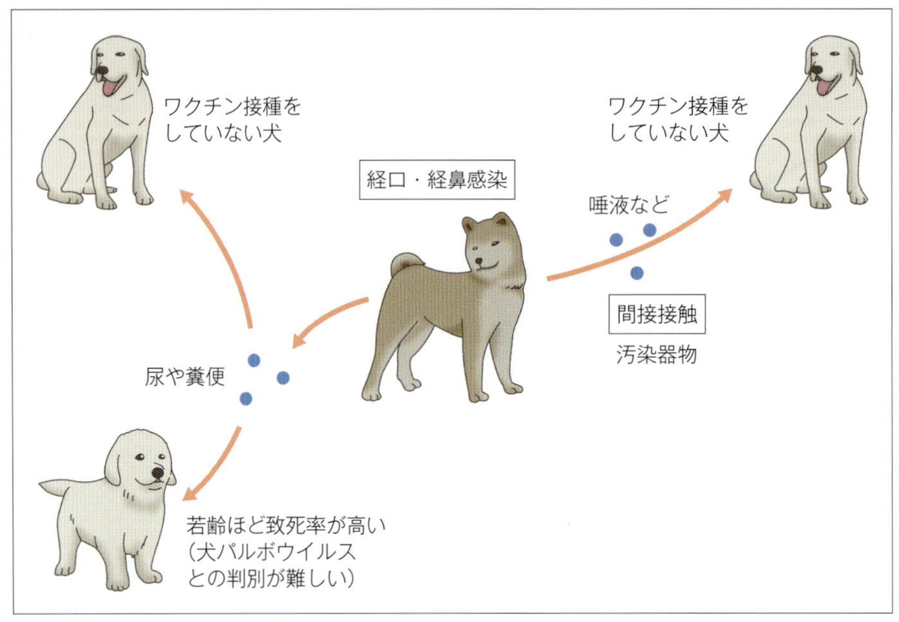

図2 犬アデノウイルス1の感染経路

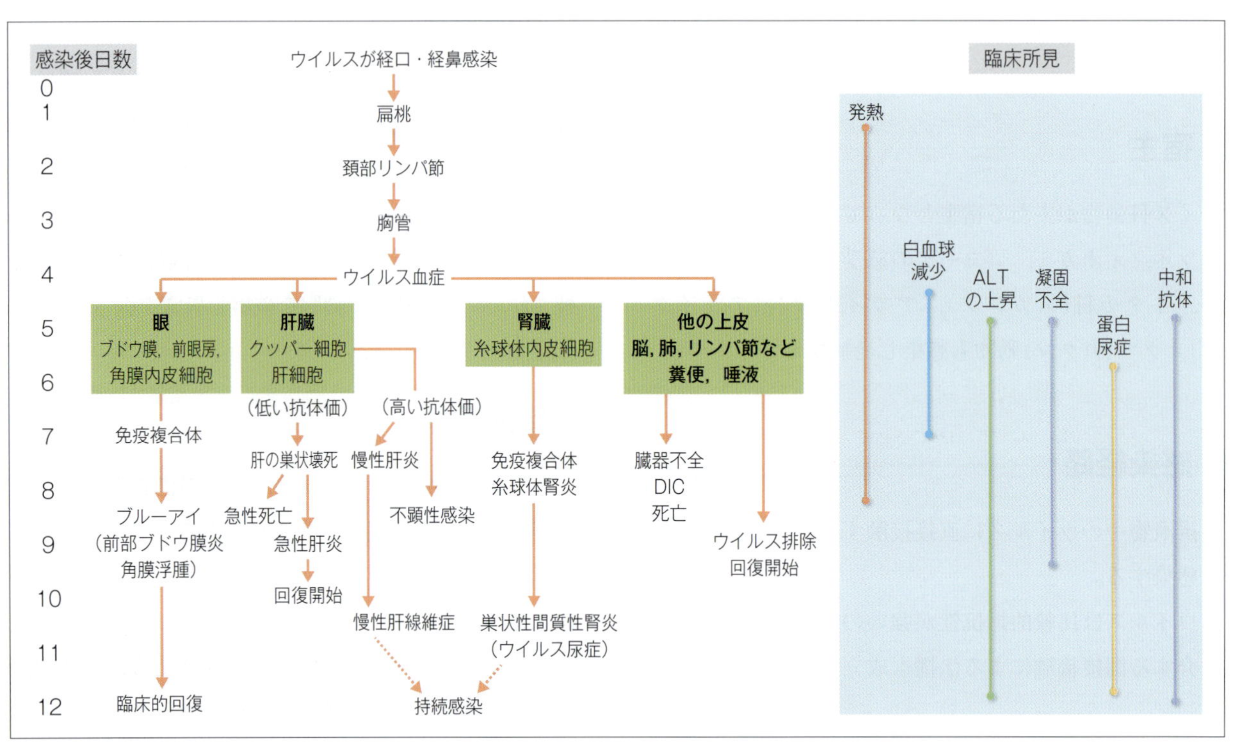

図3 伝染性肝炎の経過

判別することは難しい。致死率は10～30％で，若齢ほど危険である。合併症がなく，免疫応答が十分な場合は５～７日の発病期の後に回復に向かう。

急性劇症肝炎を除き，黄疸はまれである。不完全な免疫，抗体価が16～500倍を有する場合は慢性肝炎や肝線維症の原因となる。

呼吸器病，不顕性感染

高い抗体価（500倍以上）を有する成犬が経口暴露した場合には不顕性感染が起きやすい。しかし，このような抵抗性の犬でもエアロゾルによる気道へのウイルス暴露は呼吸器病の原因となる。

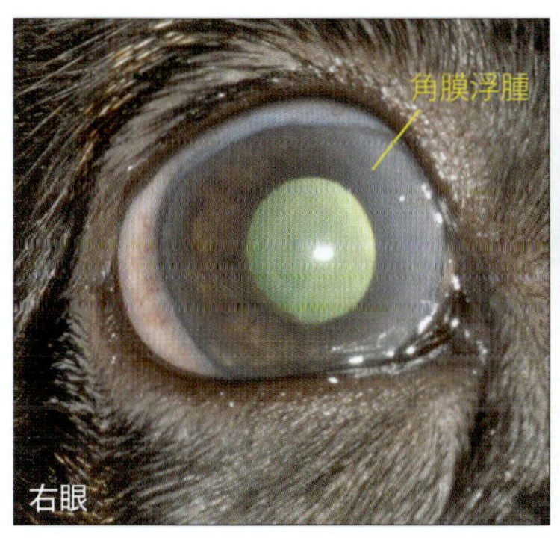

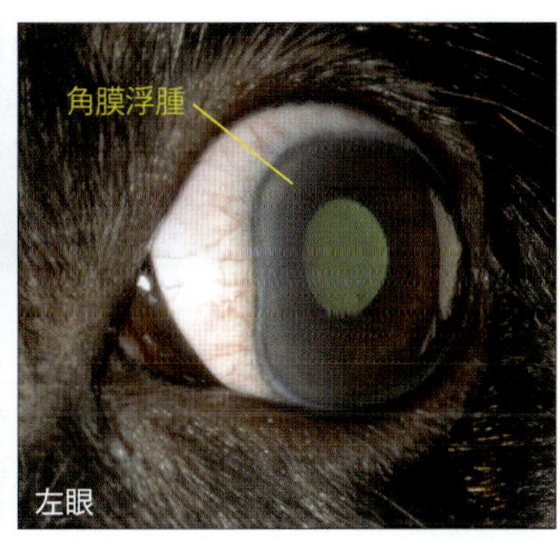

図４ 伝染性肝炎と診断された犬に併発していた眼所見

ジャーマン・シェパード・ドッグ，3カ月齢，雄。ワクチンが未接種であったこと，血清学的検査での抗体の有意な上昇から伝染性肝炎と診断された症例。前房水を用いた抗原や抗体の検査はしていない。両眼の内側に，軽度の角膜浮腫がみられる

画像提供：余戸拓也先生（日本獣医生命科学大学）

中枢神経症状

発生頻度は低いが，方向感覚の喪失，卒中，嗜眠などの中枢神経症状が認められる。犬ジステンパーのような，ウイルスの直接的影響ではなく，肝性脳症，低血糖症，頭蓋内出血，非化膿性脳炎に起因する。

免疫複合体の形成

急性症状消失１～３週間後に，Ⅲ型アレルギー（補体結合を伴った免疫複合体の形成による炎症反応）による「**ブルーアイ**」（前部ブドウ膜炎と角膜浮腫）が20～30％の犬に出現することがある（**図４**）。

▶ 診断

まずワクチン接種歴を調べる。その上で臨床病理学的，病原学的ならびに血清学的に診断する。

血液検査

疾病特異的ではないが，初期にはリンパ球と好中球が減少し，数日後には増多，血小板減少，血液凝固不全，各種肝酵素（血清 ALT など）活性の上昇がみられる。酵素活性は２週間ほどで低下に転じるが，高いままの場合は慢性肝炎の可能性がある。高ビリルビン血症は通常みられない。血液中のアンモニア量の増加や血糖値の低下を確認する。

脳脊髄液検査

脳脊髄液は正常を示すが，単核球数や蛋白量の増加がみられる。出血している場合は加えて色調の変化がみられる。

病理組織学的検査

肝生検による細胞内ウイルス抗原の証明も可能である。病理学的には凍結切片や塗抹標本内のウイルス抗原を蛍光抗体法などの特異染色法で検出できる。

ウイルス分離，遺伝子検査

急性期の咽喉頭スワブ（ぬぐい液），尿，血液などを材料としたウイルス分離や遺伝子診断が実際的である。肝臓からのウイルス分離は混在する核酸複製阻害酵素のため，うまくいかないことがある。分離ウイルスは血清学的に CAdV-1 あるいは CAdV-2 型別をする。

同様に型別可能である PCR による遺伝子診断も応用されている。野外調査や多数検体のスクリーニングに適している。

血清学的検査

血清学的には２～３週間隔のペア血清を用いて，中和試験あるいは血球凝集抑制試験による抗体の有意な上昇の確認にて実施する。

診断法については p388，393，394 も参照

▶ 治療

抗ウイルス製剤はないので臨床症状の軽減を図りながら，患犬の免疫力の活性化を待つ。特に肝機能低下に対する支持療法が必要である。

脱水や低血糖症への対応には５％ブドウ糖加乳酸リンゲル液の輸液，出血防止のための新鮮全血輸血を実施する。

肝性脳症の治療には，①酸性溶液を用いた浣腸などによる腸内の浄化，②カナマイシンやネオマイシンの

表 1 **犬アデノウイルス感染症予防用ワクチンの危険性の比較**
指示書通り，筋肉内や皮下に注入した場合に限って安全である（赤字）

	臨床的異常	
接種経路	CAdV-1 型ワクチン	CAdV-2 型ワクチン
静脈内	発熱，ブドウ膜炎（20%） 尿中へのウイルス排出	発熱，軽度の呼吸器症状 扁桃腺炎
鼻腔内	なし	軽度の呼吸器症状
眼内	ブドウ膜炎（100%）	ブドウ膜炎（100%）
筋肉内／皮下	ブドウ膜炎（0.4%） （株によって）尿中へのウイルス排出	なし

経口投与によるアンモニア産生菌の減数コントロール，③蛋白性食物給餌の制限などを指示する。

▶ 予防

ワクチン

伝染性肝炎のみが臨床的に問題になっていた当初は，CAdV-1 に対する生ワクチンが応用されていた。しかし，CAdV-1 型ワクチン接種犬の 1 %未満に前部ブドウ膜炎やワクチンウイルス排出を伴う間質性腎炎といった副反応が問題となっていた。

その後，発見された呼吸器病原体の CAdV-2 から作出されたワクチンは安全性が高く，かつ伝染性肝炎をも予防することが判明したために，多くの国で CAdV-1 型ワクチンに代わって使われるようになった。**CAdV-2 型生ワクチンは伝染性肝炎と伝染性喉頭気管炎の両方の予防に有効である**※。

両ワクチンの副作用などの比較を**表 1** に示す。安全といわれている CAdV-2 型ワクチンであっても，血流や眼などに直接入れれば副反応が現れるので注意が必要である。指示書通り，筋肉内や皮下に注入した場合に限って安全である。

ワクチンプロトコル

CAdV-2 型ワクチンが入っているコア混合ワクチン，いわゆる 4 種あるいは 5 種混合ワクチンを用いて予防接種をする。

初回免疫処置は，子犬では 6 ～ 8 週齢で接種を開始し，2 ～ 4 週間間隔で 16 週齢まで接種，6 カ月または 1 年後に再接種（ブースター）する。ワクチン接種歴が不明の成犬（または 16 週齢以上の子犬）では通常 2 ～ 4 週間間隔で 2 回接種する。どちらも初回免疫処置の後は 3 年以上の間隔で追加接種を行うことが推奨されている。

CAdV-2 型生ワクチン初回免疫処置の効果（免疫持続期間：duration of immunity，DOI）は 6 年間持続する。もちろん，感染リスクの高い個体は常に抗体を保有させておく方がよい。

ワクチンについては p414，415 も参照

本書ではワクチンプロトコルについて WSAVA GUIDELINES FOR THE VACCINATION OF DOGS AND CATS. 2015 を参考としています。実際にはワクチンの製品添付書の使用法，動物の抗体価，健康状態，飼育環境等を考慮し，各獣医師判断の下，診療を行ってください。

【 参考文献 】

1．Decaro N, Campolo M, Elia G, et al. Infectious canine hepatitis: an "old" disease reemerging in Italy. *Research in Veterinary Science* 83, 2007, 269-273.

（望月雅美）

※　日本ではワクチンに混合されているフラクション（成分）の数ではなく，予防できる病気の数で「○種混合ワクチン」と示す傾向がある。レプトスピラバクテリンの多価ワクチンに関しては論外であるが，犬ジステンパー，犬アデノウイルス 2 型，犬パルボウイルス 2 型の 3 種類が入っているワクチンは，犬アデノウイルス 2 型が伝染性肝炎と伝染性喉頭気管炎の 2 種類の病気の予防に有効なので 4 種混合ワクチンと呼ばれる。

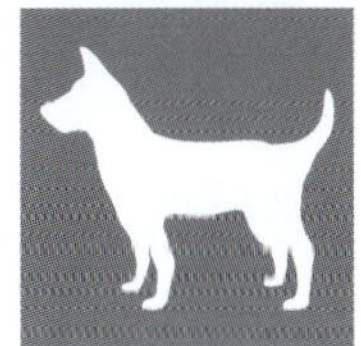

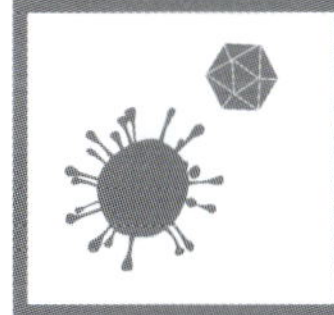

1-4 犬伝染性喉頭気管炎

多くの動物種において上部気道感染症は複数種のウイルスや細菌が混合感染していることが多い。犬においても同様で，それぞれのウイルスや細菌の感染症ごとの類症鑑別は難しく，ケンネルコフ(Kennel cough)と総合的に診断される。その主な病原体の１つに犬アデノウイルス２型がある。本ウイルス単独感染は伝染性喉頭気管炎(Infectious laryngotracheitis)とも呼ばれるが，病状は軽度で特に治療を必要としない。混合感染，特に気管支敗血症菌(*Bordetella bronchiseptica*)の場合は対症療法ならびに支持療法が重要である。生ワクチンによる予防が可能で，同じアデノウイルス種である犬アデノウイルス１型による犬伝染性肝炎の予防にも有効である。

▶ 病原体

アデノウイルス科 *Adenoviridae*，マストアデノウイルス属 *Mastadenovirus*，犬マストアデノウイルスA種 *Canine mastadenovirus A* に分類される**犬アデノウイルス2** Canine adenovirus 2(CAdV-2)による。

犬には抗原性が似たもう１つのアデノウイルス種である犬アデノウイルス１(CAdV-1)が感染する。「犬伝染性肝炎」と呼ばれる犬コアウイルス感染症の病原体である。CAdV-1は気道にも感染し呼吸器病を起こす。一方，CAdV-2は呼吸器だけの病原体であり肝炎の原因にはならない。

CAdV-2とCAdV-1には共通抗原性があるため，それぞれがつくり出す免疫には交差性がある。そのため，現在ではCAdV-2型生ワクチンは伝染性肝炎の予防にも用いられている(CAdV-1と犬伝染性肝炎については「1-3 犬伝染性肝炎」を参照)。

CAdV-2による上部気道感染症は「伝染性喉頭気管炎 Infectious laryngotracheitis」と呼ばれる。呼吸器病，特に上部気道感染症は多くの動物種で複数種のウイルスや細菌が混合感染していることが多い。犬でも同様で，それぞれのウイルスや細菌の感染症ごとの類症鑑別は難しく，**ケンネルコフ**(Kennel cough※1と総合的に診断されている。**表1**にはこれまでの欧米諸国や国内での報告をもとに，ケンネルコフにかかわることが多い病原体を示した。症例によってはさらに他の病原体が加担している場合や，犬ジステンパーウイルスやA型インフルエンザウイルスなどの感染が病状を重くしていることもある。すべての症例に，記載のすべての微生物が感染しているわけではない※2。

▶ 疫学

他の犬と同居をしていない，あるいは接触する機会が少ないなどの家庭内飼育犬がケンネルコフに罹患することは滅多にない。多くはペットショップや一時預かり施設，野犬保護施設，衛生状態の悪い動物病院，外部からの犬の出入りが頻繁なブリーダー施設など，

※1　伝染性気管気管支炎 Infectious tracheobronchitis，犬伝染性呼吸器病 Canine infectious respiratory disease などとも呼ばれる。
※2　犬ジステンパーウイルスや新興してきたH3N8あるいはH3N2亜型のA型インフルエンザウイルスの病原性は強いため，独立した感染症として取り扱われる場合が多い。

表1 ケンネルコフにかかわることが多い病原体

検出されることが多い微生物で，かつ感染実験でそれなりに病原性が証明されているものを「主な病原体(primary agent)」とした。その他の病原体を含めて，それぞれの関与頻度は不明である。検出頻度が一番多いのは犬パラインフルエンザウイルスで，気管支敗血症菌は重症例にかかわっていることが多く，関与する微生物の数が多いほど重症になる。

CAdV-1とCAdV-2はともにケンネルコフ自然発生例から検出され，エアロゾル暴露実験感染で軽微な呼吸器病を起こす。しかし，野外例からの分離率はCAdV-2が圧倒的に多い

主な病原体	
ウイルス	犬パラインフルエンザウイルス5 犬アデノウイルス2型(犬伝染性喉頭気管炎ウイルス)
細菌	気管支敗血症菌(*Bordetella bronchiseptica*)
その他の病原体	
ウイルス	犬ヘルペスウイルス レオウイルス 犬アデノウイルス1型 犬ジステンパーウイルス＊1 犬インフルエンザウイルス(H3N8，H3N2亜型)＊1 犬呼吸器コロナウイルス＊2 犬ニューモウイルス＊2
細菌	レンサ球菌類(特に *Streptococcus equi* subsp. *zooepidemicus*) パスツレラ類 緑膿菌類 大腸菌類 マイコプラズマ類(特に *Mycoplasma cynos*)

＊1 単独感染で強い病原性を示す
＊2 病原性ならびに毒力については詳細不明
赤で示すのは新興病原体

複数の犬が飼育され，かつ短時間に入れ替わるような飼育環境の犬が犠牲となりやすい。常に感受性のある新しい宿主が供給され，それに伴って異なる病原体が各地から持ち込まれるために感染が途切れることはない。多くの場合，犠牲になるのは**若齢の子犬**で，母犬からの隔離，集団生活，食事や行動の制限などがストレスとなり体力がなくなっていることが多い。そのような状態で，正常な成犬であれば何ら問題とならない日和見的な低病原性のウイルスや細菌に侵襲されると，呼吸器病や消化器病など臨床的な問題を起こしやすくなる。この状況は人でも，他の動物でも似通っており「ストレス病」といえよう。その証拠に，そのような環境から解放されれば，何ら特別な治療をしなくても回復する。筆者の経験では，**表1**に示した「主な病原体」が単独で検出されるか，もしくはそのうちの2つの組合わせの検出率が最も多い。一方，少数例であるが，非常に多くの病原体が同一個体の気道だけでなく消化器からも検出される症例を経験している。多頭飼い飼育の中で「弱い者いじめ」にあい，相当なストレスがあったものと想像されるが，このようなケースは子犬死亡例に多い。

▶宿主

宿主は犬である。

▶感染経路

主な感染源は急性感染犬の呼吸器分泌物である。排泄物中のウイルスに直接接触することで経鼻・経口感染する(**図1**)。

▶感染の特徴

1）伝染性喉頭気管炎はCAdV-2の気道局所感染によるケンネルコフの一部である。

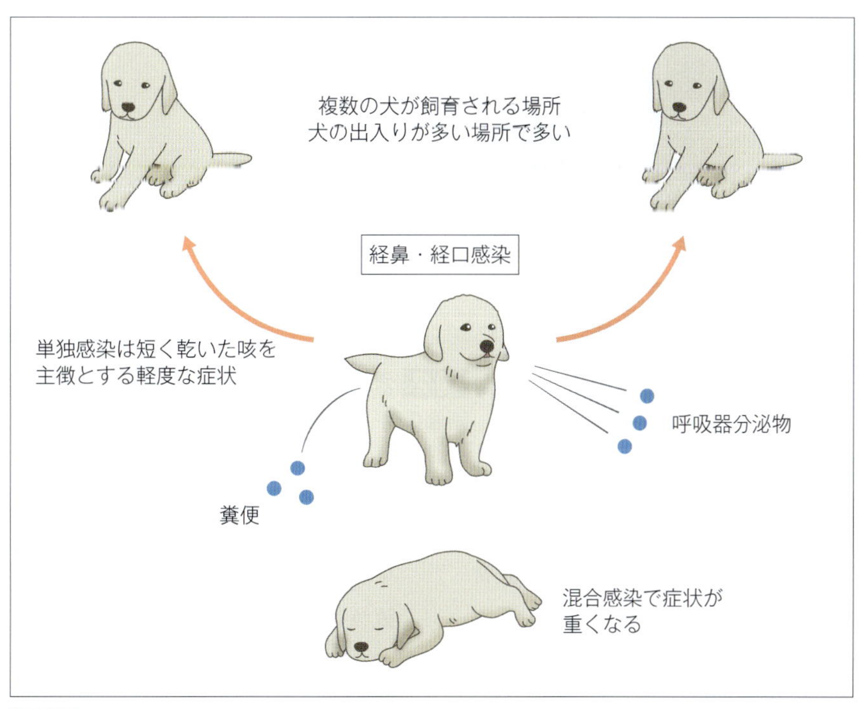

図1 犬アデノウイルス2の感染経路

2）臨床的に他のケンネルコフ病原体による症状と類症鑑別はできない。
3）感染症は自己限定的で2週間前後で収束する。

発症機序

経鼻・経口的に侵入したCAdV-2は気道の粘膜細胞を主な標的とし，鼻甲介，扁桃上皮の巣状壊死や，壊死性気管支細気管支炎などの病変を形成する。ウイルス単独感染の臨床症状は軽微である。

ウイルスは消化管粘膜にも感染するが臨床的異常を示さない。感染後1週間～10日間ほど呼吸器分泌物と糞便中にウイルスが排出される。

臨床症状

CAdV-2に特異的な臨床所見はない。軽度のケンネルコフでは「**短くて乾いた咳**」が唯一の臨床症状で，3～10日間の潜伏期の後に発現する。発咳は運動，触診，興奮，外気温や湿度の変化などで誘発される。その他の異常を認めることは少ない。

病原性の強い犬ジステンパーウイルスやA型インフルエンザウイルスの混合感染は，それらの単独感染症例と類症鑑別するのは難しい。混合感染では子犬はより重度の呼吸器症状(喀痰を伴う発咳，鼻汁排出など)を呈し，発熱や元気消失などの全身症状が顕著になる。重症化し，肺炎などにより死亡する危険性が高まる。

診断

問診

CAdV-2型ワクチンの接種歴を確認する。犬ジステンパーの可能性を否定する材料になる。たとえワクチンの接種歴があったとしても，注射型ワクチンの気道粘膜面における有効性は必ずしも確実ではない。鼻腔内滴下型ワクチンも含めて，前回のワクチン接種から時間が経過している場合は，飼い主から患犬の直近の行動歴を聞き取る。他の犬(感染源)との接触がなければ感染は起きない。接触した可能性があり，突然「短くて乾いた咳」を呈したようであればケンネルコフと診断する。

一般身体検査

症例にもよるが，混合感染があればなおさら，連続的な発咳，漿液性～膿性の鼻汁排出，流涙，眼脂，扁

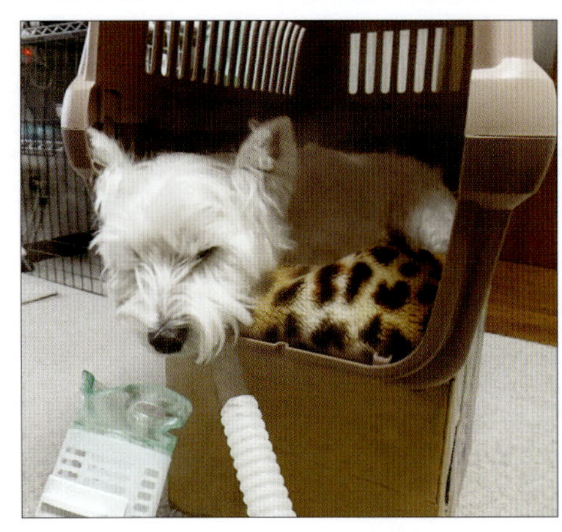

図2 ネブライザー療法
画像提供：城下幸仁先生(犬・猫の呼吸器科)

桃の発赤，さらには下部気道感染の徴候(発熱，異常肺音など)が現れる。**表1**に示したウイルス性因子や細菌性因子は犬の下部気道病原体にもなる。

血液検査，画像検査

ケンネルコフは重症化しない限り，血液検査や胸部X線検査などで異常を検知できることはまれである。

微生物学検査

必要であれば鼻腔や咽喉頭スワブ，あるいは経気管支吸引材料からのウイルス検査，気管支敗血症菌やマイコプラズマの細菌検査を実施する。上部気道には「正常細菌叢」があるので，結果の解釈には注意が必要である。正常犬の気道virome※が確定していないので，例えば，レオウイルスが検出されたとしても病原体としての意義は疑問である。

診断法については p388，394 も参照

▶ 治療

軽度

軽症の場合，治療は不要である。ストレスを軽減するような看護や十分な水分補給は，発咳の軽減や肺炎の防止になる。

咳が酷い場合

咳が酷く罹患犬のみならず同居動物や飼い主の安眠を妨げるほどの場合は，喀痰の伴わない発咳に限って鎮咳薬を指示する。気管支拡張薬(アミノフィリンやテルブタリン)ならびに中枢性鎮咳薬が処方できる。後者では非麻薬性のデキストロメトルファンとブトルファノールの有効性が高い。肺炎を起こしている場合，鎮咳薬は禁忌である。

重度／慢性経過

明らかに軽症のケンネルコフの域を超えた全身症状を呈したり，慢性経過を示す場合は，肺炎の防止と治療のために抗菌薬療法を開始する。特に気管支敗血症菌の管理が重要である。抗菌薬の選択は薬剤感受性試験に基づくが，一般的にはクロラムフェニコール，ゲンタマイシン，カナマイシン，テトラサイクリンなどが処方される。

気道分泌物の軟化や溶解を図るために気管支拡張薬とネブライザー療法が用いられる(**図2**)。顔面マスクや密閉ケージ噴霧器を用いるが，顔面マスクによる抗菌薬溶液(ゲンタマイシンやカナマイシン)の噴霧が有効である。

▶ 予防

ワクチン

非経口投与(注射)型ワクチン

ケンネルコフの予防用にはCAdV-2，犬ジステンパーウイルス，犬パラインフルエンザウイルスに対するワクチンに犬パルボウイルス2型を加えた5種混合

※　virome：特定の器官あるいは環境に存在するすべてのウイルス種のゲノムのこと。

ワクチンが国内で広く使われている。非経口投与(注射)型ワクチンのため，粘膜面での免疫防御が必要なCAdV-2と犬パラインフルエンザウイルスの感染防御には限界がある。**感染防御よりも発病軽減ワクチンとして期待すべき**である。

鼻腔内滴下型ワクチン

一方，局所投与(鼻腔内滴下)型ワクチンが欧米で使用され評価されている。CAdV-2，犬パラインフルエンザウイルス，気管支敗血症菌の混合ワクチンで，局所分泌IgA抗体により感染と発病を阻止し，移行抗体の干渉を受けない。投与後速やかにインターフェロンによる非特異的抗ウイルス効果も期待できる。ただし，免疫持続期間が短いので予防接種のタイミングが大切である。

局所で増殖する生菌の方が効果が高いといわれているが，ワクチン投与犬から排菌されるため人と動物の共通感染症の観点から懸念する向きもある。他の犬との接触機会がほとんどない家庭内飼育犬の日常生活には不要である。欧米では，気管支敗血症菌生ワクチンが使用されている。病原体暴露の危険性がある犬がそれに備えて使用するノンコアワクチンである。

国内でも最近になって鼻腔内滴下型のケンネルコフ予防用ワクチン(CAdV-2と犬パラインフルエンザウイルスの不活化ウイルス，気管支敗血症菌血球凝集素サブユニットの3種混合ワクチン)が市販されている。

ワクチンについてはp414，415も参照

MEMO

「気管支敗血症菌(ボルデテラ菌)について」

- グラム陰性好気性桿菌であるシュードモナス科 *Pseudomonadaceae* に分類されるボルデテラ属 *Bordetella* には，少なくても7種の病原菌が認められている。そのうち *Bordetella bronchiseptica*(気管支敗血症菌)と *B. avium*(七面鳥の呼吸器感染症原因菌)が動物に病原性を示す。人に病原性を示すのは *B. pertussis*(百日咳菌)，*B. parapertussis*(パラ百日咳菌)など4菌種が知られている。気管支敗血症菌は免疫力の低下した人に日和見感染する危険性が指摘されている。

  気管支敗血症菌は微小球桿菌で周毛性の鞭毛を有する。気道粘膜上皮の線毛間に定着する。幼若齢動物と老齢動物が感染し発病(線毛運動障害)する。感染性は高いが致死性は低い。幼若齢に比較して高齢動物は不顕性感染することが多く，保菌動物や感染源となる。

  気管支敗血症菌の感染は，ブタでは萎縮性鼻炎がよく知られ，鼻腔の慢性感染により炎症，鼻甲介・上顎の骨萎縮や変形を引き起こす。犬や猫は鼻汁やくしゃみを伴う呼吸器病を起こす。犬では「ケンネルコフ」，猫では「キャットフル」と呼ばれる呼吸器症候群の主要な病原体である。キャットフルではケンネルコフのように発咳は顕著でないことが多い。感染頻度の高いウイルス感染に本菌が混合感染すると，幼若齢個体では重症化(気管支肺炎)，時に死亡するので，治療と適切な管理が必要である。回復後，犬と猫ともに数週間～数カ月間持続感染し感染源となる。犬と猫の間での伝播も懸念されている。

(望月雅美)

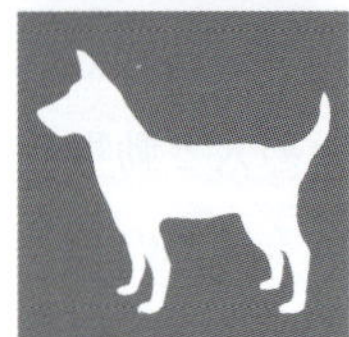

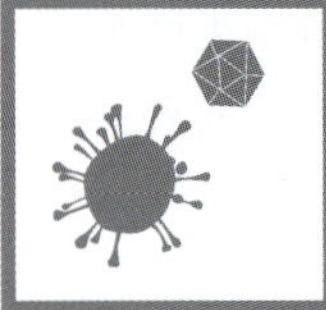

1-5 犬パルボウイルス感染症

犬パルボウイルス感染症(Canine parvovirus infection)は子犬の致死性感染症で，免疫のない子犬は急性ないし甚急性の経過をとる。食欲と元気が消失し，数時間後には嘔吐と多くの場合，出血性の下痢を呈する。下痢の発現後３日以内に85%の症例で汎白血球減少を呈する。発熱と脱水が顕著となる。犬パルボウイルスの感染だけで犬が死亡することはない。感染が引き金になってグラム陰性腸内細菌の二次感染が起こり，それによるエンドトキシン血症を伴う敗血症が素因の「播種性血管内凝固(DIC)」によって死亡することがある。支持・対症療法により致死率は低下する。

▶ 病原体

パルボウイルス科 *Parvoviridae*，パルボウイルス亜科 *Parvovirinae*，プロトパルボウイルス属 *Protoparvovirus* に分類される肉食獣プロトパルボウイルス１種 *Carnivore protoparvovirus 1* の中の**犬パルボウイルス** Canine parvovirus(CPV；一般にCPV-2と呼んでいる)株による。この「株」は亜種(種の下の区分)と捉えて構わない。

60個のカプソメアから構成される正20面体対称の球形ウイルスで，エンベロープを欠く(**図１**)。直径は約25 nmである。自然環境下における抵抗力は強く，有機溶媒や酸・アルカリに抵抗する。多くのウイルスが失活する56℃加熱で長時間感染性を保持する。他のDNAウイルスと異なり直鎖状１本鎖の約5,000塩基からなる。ゲノム転写やDNA複製に必要

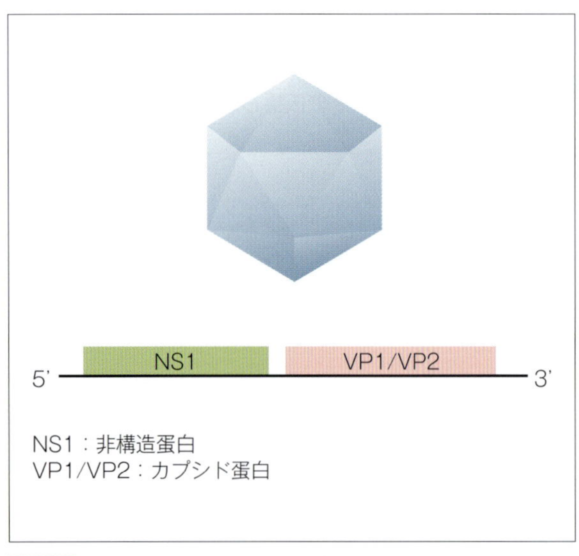

図１ パルボウイルスの粒子構造と遺伝子構造模式図

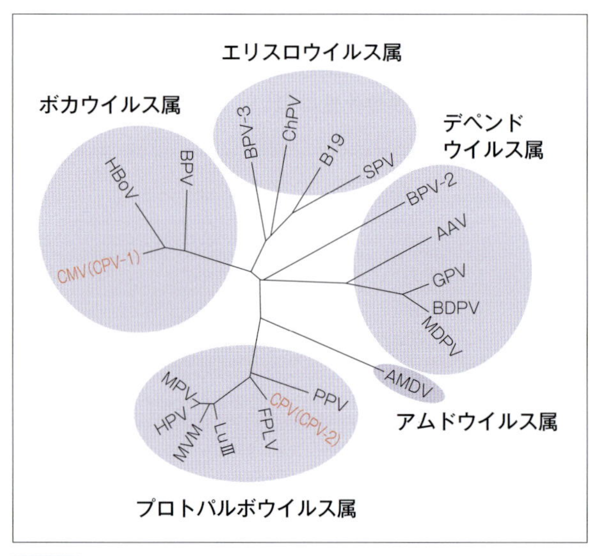

図２ パルボウイルス科 パルボウイルス亜科ウイルスの系統樹

参考文献１より引用・改変

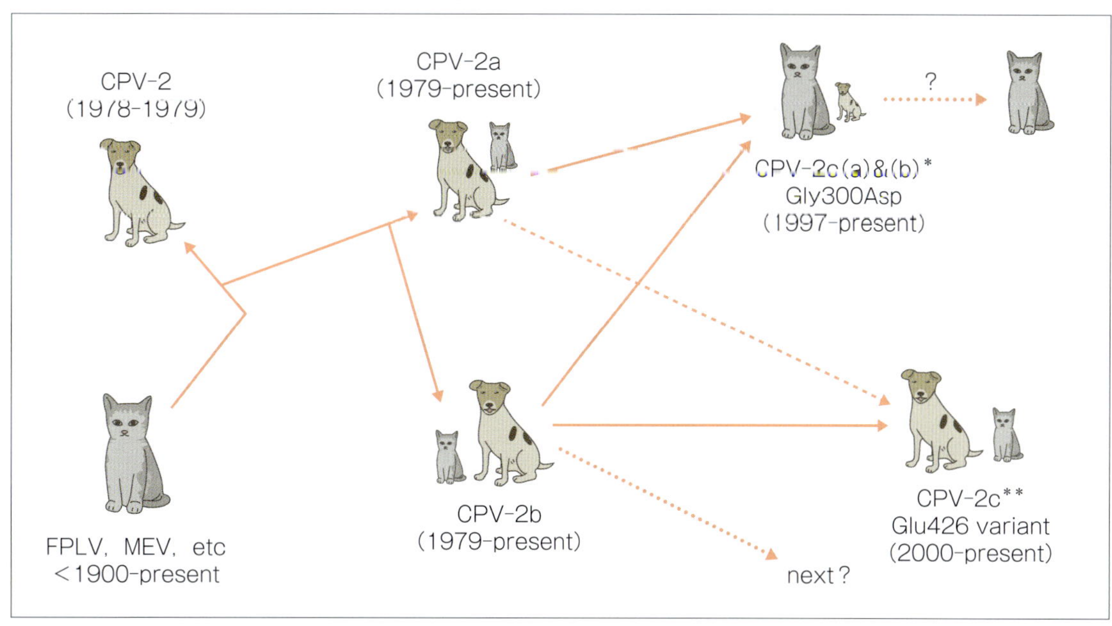

図3 犬パルボウイルスの出現と進化様相

＊ CPV-2b の出現に次いで，ベトナムと台湾の野生ネコ科動物から発見された新抗原型 CPV-2 である(CPV-2c と命名)。CPV-2a と CPV-2b の VP2 蛋白 300 番目のアミノ酸がグリシンからアスパラギン酸に変化(Gly300Asp)している。同様のウイルスが韓国の犬からも検出されている。本 CPV-2c は，よりネコ科動物に感染性が高まっていると考えられている[2,3]。この変異株はさらに CPV-2c(a)と CPV-2c(b)の血清型に識別できる

＊＊ベトナムとイタリアの分離株の中に VP2 蛋白の 426 番目のアミノ酸がアスパラギン(CPV-2a)あるいはアスパラギン酸(CPV-2b)からグルタミン酸に置換された変異株を日本とイタリアの研究グループが見つけ出し，日本の研究者グループが新規に作出したモノクローナル抗体で識別できる新抗原型であることを報告した(Glu426 variant)[4]。その後この抗原型がヨーロッパ地域で大流行し始め，イタリアの研究者たちが“CPV-2c”と命名したために先の CPV-2c(a)&(b)との間で混乱が生じた。しかし世界各地で Glu426-variant が検出されるに至って，現在では CPV-2c と呼称するのが一般的になっている。国内ではこの Glu426 variant は見つかっていない

な機能をコードする NS 遺伝子とカプシド蛋白をコードする VP 遺伝子からなる。ウイルス蛋白には酵素活性はない。

脊椎動物を宿主とするパルボウイルス亜科と昆虫を宿主とするデンソウイルス亜科から成り，パルボウイルス亜科は5つのウイルス属から構成されている(**図2**)。ボカウイルス属には CPV-1 とも呼ばれる肉食獣ボカパルボウイルス1 *Carnivore bocaparvovirus 1* が含まれ，妊娠犬の死流産，新生犬の下痢や呼吸器病の原因となることがある。

エンドサイトーシスにより侵入し，感染細胞の核内で複製が行われる。複製は宿主細胞分裂周期の S 期の細胞機能に依存し，盛んに分裂している感染細胞の DNA 合成酵素を利用する。

肉食獣プロトパルボウイルス

肉食獣プロトパルボウイルス1の中には CPV のほかに，猫汎白血球減少症ウイルス(Feline panleukopenia virus, FPLV)，ミンク腸炎ウイルス(Mink enteritis virus, MEV)，アライグマパルボウイルス(Raccoon parvovirus)が含まれる。犬パルボウイルスは猫汎白血球減少症ウイルスの亜種として登録されている。

これらの亜種ウイルスの進化上の関係は，未だはっきりとは解明されていない。CPV-2 の出現機序としておそらく間違いないと考えられているのは**図3**に示したように，既存の FPLV などから，カプシド蛋白遺伝子変異の蓄積によって，CPV-2 が出現してきたという説明である。米国ではこの FPLV と CPV-2 への進化をつなぐ動物として，アライグマ(とそれに感

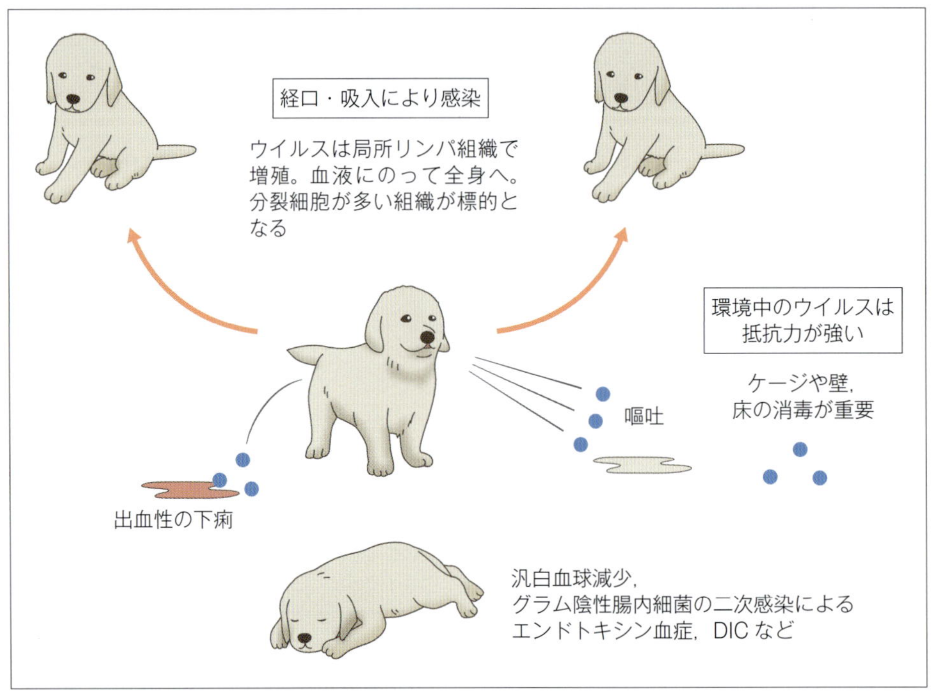

図 4　犬パルボウイルスの感染経路

染していた肉食獣プロトパルボウイルス 1）が候補に上がっている。

犬パルボウイルスの抗原型

CPV は RNA ウイルス並みの高率で変異していると考えられ，CPV-2 新興後すぐに，モノクローナル抗体で識別可能な抗原性が変異した新抗原型の CPV-2a や CPV-2b が出現し，CPV-2 を駆逐して野外の優勢 CPV 株となっている。欧州などではさらに CPV-2c（Glu426 variant）と称する抗原型が流行しているが，世界中で CPV が同じように抗原性を変異し流行しているわけではない。国内では CPV-2b が優勢株である（2012 年時点までのデータ）。また，CPV-2a や CPV-2 も見つかっている。CPV-2 は生ワクチンに由来するものと考えられる。国や地域によって抗原型が異なっており，それも時間とともに変化しているが，CPV-2c 以降には新たな抗原型出現の報告はない。おそらく，研究技術的な問題で新株の抗原性解析ができないのであろう。

抗原型と病原性あるいは毒力との有意な関連性を示す証拠はない。CPV-2 は猫の細胞でも増殖するが，猫は犬のようには感染しなかった。一方，CPV-2a や CPV-2b は犬や犬由来細胞での増殖能力が高まっていくと同時に，逆に猫にも感染するように変化している（**図 3**）。その結果，発症する猫もある。

▶ 疫学

CPV-2 は体外における抵抗力が強いウイルスで，室温で何カ月間も感染性を保持し，通常の身体にやさしい消毒薬では死滅しない。そのため，1 度発生したエリアでは発生が繰り返されることもあることから，塩素系の消毒薬やオートクレーブ消毒が必要である。

特に動物病院やペットショップなどでは，ウイルスが混入した糞便でケージや壁，床などが汚染された場合は，念入りな清掃と消毒が求められる。ノロウイルス対策で使われる手法のように，汚染部に新聞紙やペーパータオルをのせ，その上から家庭用の塩素系漂白剤（ブリーチ，ハイターなど）をかけて 1 時間ほど放置するのがよい（有機物がない場合，10 分以上で死滅）。

▶ 宿主

犬，オオカミ，コヨーテなどのイヌ科動物が自然宿主である。実験的にはフェレット，ミンク，猫なども感

表1 犬と猫のパルボウイルス感染時の年齢と病型

症候群(病型)	動物種	年齢
全身感染症	犬と猫	2～12日齢
白血球減少症／腸炎	犬と猫	2～4カ月齢
腸炎	犬と猫	4～12カ月齢
小脳形成不全	猫	出生2週間前～生後4週間
心筋炎 急性 慢性	犬	 3～8週齢 8週齢以後

染する。野外の汎白血球減少症の猫からも検出される。

▶ 感染経路

感染源は急性感染犬の排泄物(嘔吐物，糞便)中のウイルス，およびそれに汚染した器物である(**図4**)。経口や吸入によるウイルス暴露後，咽頭や消化管上部リンパ組織でCPVは増殖し，血流に侵入していくのが主経路である。

▶ 感染の特徴

1）CPV感染といえば「**下痢症(腸炎型)**」であるが，いわゆるコロナウイルスやノロウイルスなどの下痢症ウイルスとは感染機序が異なり，**全身感染機序**の中で発現する。

2）感染症は典型的な急性ウイルス感染の経過をたどり，血液中に中和抗体が出現すると収束し，再発することもない。したがって非経口(注射)型予防接種で管理ができる。

▶ 発症機序

潜伏期は4～7日間である。典型的な経過は以下のとおりである。

①暴露0～2日目：ウイルスは局所リンパ組織で増殖
②3～4日目：ウイルス血症により全身へ播種
③4～7日目：臨床症状発現
④5～6日目：ウイルス排出最大
⑤5～7日目：中和抗体出現，ウイルス血症は減弱開始
⑥7～10日目：中和抗体最大，その後最低2年間は存続
⑦7～14日目：ウイルス排出は終結

ウイルスは血液中に浮遊しながら全身に播種されるが，ウイルスの複製には宿主細胞側の条件が整う必要がある。パルボウイルスはゲノムを極力小さくして複製できるように進化してきたウイルスであるため，複製に必要な各種酵素蛋白をコードしている遺伝子を保持していない。そのため最低限の遺伝子で複製する工夫をしており，ウイルスDNAゲノムの複製に必要なDNA合成酵素は宿主細胞のものを利用している。宿主細胞が分裂する細胞周期S(DNA合成)期に細胞内で増加するDNA合成酵素を自らのDNAゲノム複製に使用する。つまり**分裂している細胞，分裂細胞が多く含まれる臓器がCPVの標的として選択される**。したがって，感染時に宿主のどの部位がCPVの増殖に好都合なのかが病型を決定する。**表1**には犬と猫の感染時年齢と発現することが多い病型を示した。妊娠時の感染は胎子死や流産の原因にもなっていることが推定される。

以前みられた心筋炎型とは

CPVが新興してきた1979年頃は心筋炎で急死する子犬の症例(**心筋炎型**)が多かった。その後，犬のワクチン接種が広範に行われるようになり高度に免疫された母犬が増え，高い移行抗体を保有する新生犬が増えたために心筋炎症例はほとんど見かけなくなった。若齢時に心筋炎で死亡しなくても，感染の結果，心筋組織に残したウイルス感染の影響が，加齢してから心機能障害として出てくる可能性が論じられている。

一方，この高い移行抗体を保有した子犬が増えるにつれ，混合ワクチンによる犬の初回免疫処置で失敗す

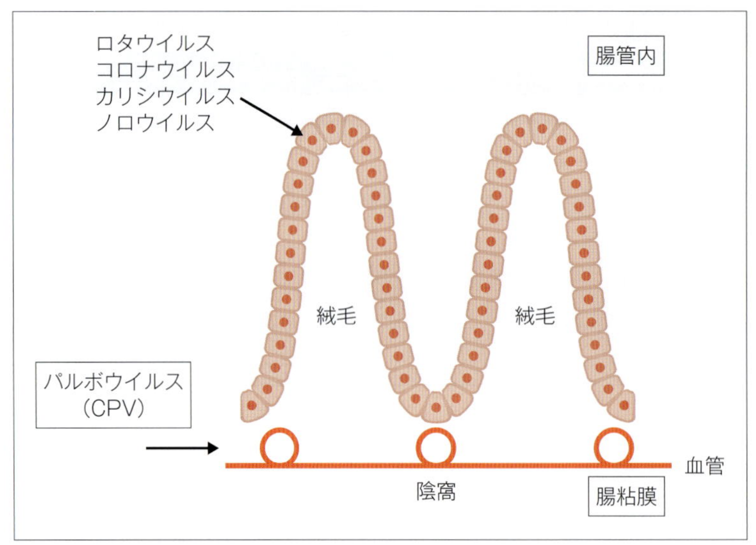

図5 消化器感染ウイルスの標的への到達方法

る例が増加してきた。特にパルボウイルスの移行抗体は長期間残存するため，これまで通りの混合ワクチン接種プログラムで免疫しても，CPV フラクションだけ免疫を付与できない。そこで，後述するように，混合ワクチンのCPV フラクションは強力なものに変更された。

▶ 臨床症状

免疫のない子犬のパルボウイルス感染症の典型例は以下のとおりである。

①急性ないし甚急性経過をとる。

②潜伏期後，食欲・元気消失し，数時間後に嘔吐，多くの場合**出血性の下痢**を呈する。

③下痢の発現後３日以内に85％の症例で**汎白血球減少**を呈する。白血球の減少は，骨髄壊死による産生低下や腸管粘膜炎症部への移動による末梢血中の減少による。

④発熱と脱水が顕著となる。

⑤腸管粘膜の破壊により腸内細菌が侵襲し，エンドトキシンショック〔低体温，**播種性血管内凝固(DIC)**，黄疸〕を起こす。

⑥**幼若齢の子犬では死亡する**(治療例の致死率は７～10％，成犬では１％ほどである)。

⑦６カ月齢以上では軽症あるいは無症候で経過する場合が多い。

子犬の臨床症状発現に影響する因子

子犬のパルボウイルス感染症の臨床症状発現に影響する因子として以下のものがある。

1）すべての年齢の犬が感染するが，１歳齢以下の犬で発病率が高い。

2）臨床症状の激しさを左右する因子として，

　1：移行抗体(～12 週齢頃)

　2：予防接種歴

　3：ストレス(密飼い，衛生状態)

　4：他の消化器病原体の存在(犬コロナウイルス，サルモネラ菌，カンピロバクター菌，クロストリジウム菌，腸内寄生虫など)

　5：ウイルス血症の程度(暴露ウイルスの毒力と暴露量)

3）「Gut stress」。新しい環境に移されてストレスに曝されている子犬は，腸粘膜細胞の入れ替わり頻度(腸陰窩における細胞分裂速度)が低下している。しかし，環境に順応するにつれて一転，食欲が改善すると，腸陰窩における細胞分裂速度が上がり，腸内がCPV の増殖に適した環境になって重症となる。

犬パルボウイルスの標的への到達

図5には動物の下痢症ウイルスの腸管への到達方法を模式的に示した。ロタウイルス，コロナウイルス，カリシウイルス，ノロウイルスなどの下痢症ウイルスは，汚染された食物と一緒になって消化管を下行し小

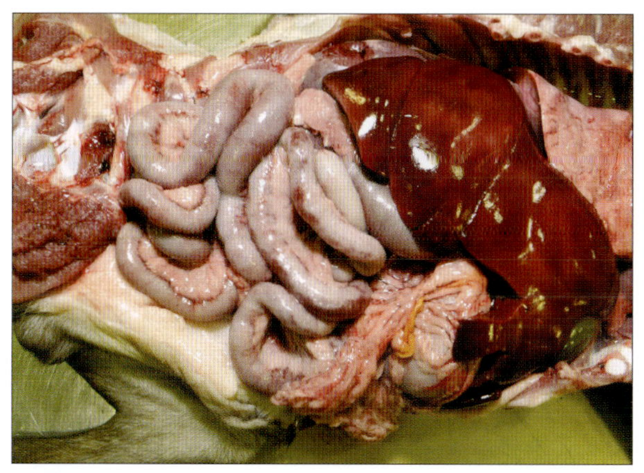

図6 犬パルボウイルス感染症と診断された症例の剖検時肉眼所見
小腸漿膜面には多巣性，ないしは分節性に暗赤色領域が認められ，出血性腸炎と合致した。腸管内は暗赤色で混濁した泥状物にて満たされていた
画像提供：近藤広孝先生(日本大学)

腸に達する。腸絨毛先端の粘膜細胞が感染標的となり絨毛を破壊，正常な消化吸収能を阻害して下痢を起こす。絨毛粘膜細胞の供給源である腸陰窩が感染破壊されることは少ないので，先端が破壊されても通常通りに新しい腸細胞が腸陰窩から供給されてくる。出血も少なく，数日で原状に戻る。

一方，CPV の場合は全身感染の一環として，主にウイルス血症によって小腸に到達する。腸管粘膜で盛んに分裂を繰り返しているのは腸陰窩であるため，CPV の標的となり破壊される。結果として出血と粘膜の破壊が広範に起きて血便が顕著となる(**図6**)。破壊された粘膜からは腸内細菌が侵襲，特にグラム陰性桿菌の侵入感染はエンドトキシンショックの引き金となり，死亡する危険が高まる。CPV 感染だけで犬は死亡することはない。これは CPV 感染が引き金となりグラム陰性腸内細菌の二次感染が起こり，エンドトキシン血症を伴う敗血症を素因とした急性の「**播種性血管内凝固 disseminated intravascular coagulation，DIC**」に陥ることによる。

▶ 診断

ワクチン接種歴を調べる。特に子犬の場合，「ワクチンは接種してあります」という事実は必ずしも「ワクチン免疫で保護されている」ということを意味しない。特に4～8週齢に接種したワクチンは移行抗体のために無効なことが多い。初回免疫処置を済ませてある1歳齢以上の犬の場合とは解釈が異なることに注意が必要である。

まず臨床病理学的に診断する。猫の汎白血球減少症の診断の場合にも当てはまるが，ワクチン未接種の特に幼若齢の個体が突然の発熱，食欲・元気消失，嘔吐・下痢などを呈し，白血球数が 3,000/μL 以下であればパルボウイルス感染症と暫定診断可能である。

抗原検査

確定診断は病原学的に実施する。すべての排泄物(特に糞便)中にウイルスが排出され，容易に検出可能である。市販のイムノクロマトキットや ELISA キットを用いるとよい(**図7**)。ただし，病気の極期では信頼性が高いが，病気の後期になると腸管内に「糞便抗体」が産生され，ウイルス粒子を被覆するために抗原検出キットには反応しなくなる危険性がある。

ウイルス分離，遺伝子検査

細胞培養によるウイルス分離や PCR 法などは専門検査機関に依頼するとよい。

血清学的検査

血清学的にも診断は可能である。中和試験や血球凝集抑制試験による抗体の有意上昇の確認，IgM 抗体活性の検出などで実施できる。

診断については p388，394，395 も参照

▶ 治療

確定診断前から対症療法(補液，輸血，二次感染の防止)を始め，発病後5日目くらいまでの間，すなわち血液中に中和抗体が出現し始めるまでを支持療法も並行してしのぐことができれば，血中抗体の増加に伴い急速に回復が期待できる。

犬のパルボウイルス感染症の治療に「**猫組換えインターフェロン**」が認可されている(**図8**)。初期の適用で効果がある。

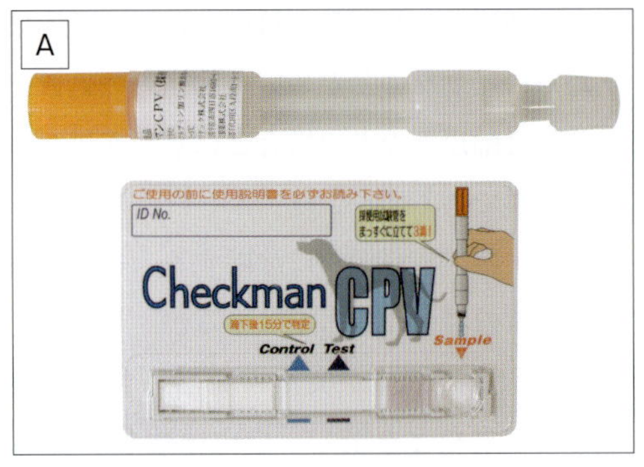

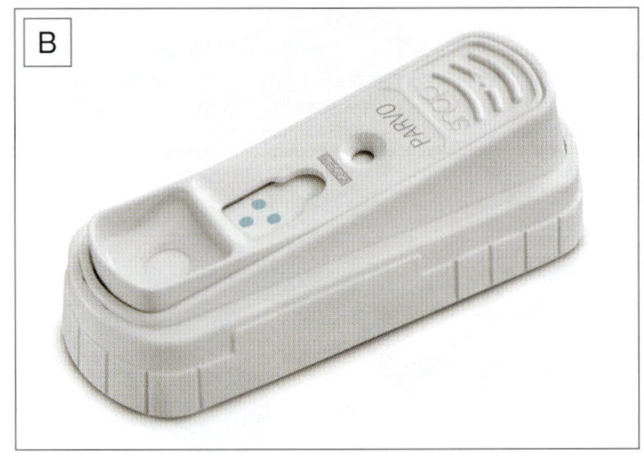

図 7　院内検査キットの一例
A：チェックマン CPV（アドテック㈱／共立製薬㈱）
B：スナップ・パルボ（アイデックス ラボラトリーズ㈱）

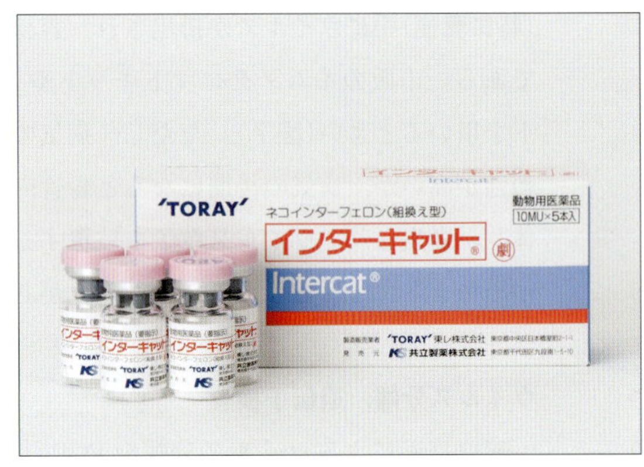

図 8　猫組換えインターフェロン製剤
インターキャット（東レ㈱）

感染性腸炎の基本的な治療

以下に感染性腸炎の治療法の基本を示す。

①脱水，敗血症，アシドーシス，電解質平衡障害の改善を図る。

②消化のよい低脂肪フード（カッテージチーズ／ゆでた鶏肉＋米／市販の低脂肪・蛋白フード）を与える。

③抗菌薬，輸液（＋デキストロース）は基本的に非経口投与する。経口抗菌薬療法は腸内正常細菌叢を破壊するため望ましくない。広域スペクトルの抗菌薬（アンピシリンやゲンタマイシン）を選択する。

④激しい失血，低蛋白血症の場合は，全血あるいは血漿輸血を実施する。供血犬は犬コアウイルスに対して高度免疫してあると好ましい。

⑤吐物や糞便への血液の混入，発熱，白血球減少，ショック，播種性血管内凝固（DIC）などの場合は細菌の二次感染の疑いが強いので，抗菌薬の全身投与を考慮する。

⑥パルボウイルス感染症および犬ジステンパー，サルモネラ感染症では，初期の血清療法が有効である。

▶ 予防

ワクチン

有効性の高い犬パルボウイルス感染症予防用ワクチンが開発されているので，適切に用いれば本病は管理できる。以下は予防接種実施にあたっての注意点である。

1）CPV-2 型を含む各種混合ワクチンを選択する。CPV-2b 型ワクチンも市販されている。ワクチン抗原型の違いによるワクチン効果に関しては議論のあるところであるが，免疫処置直後（のワクチン検定時）には抗原型間に有意な差は認められていない。ワクチンを接種してから数年が経過している場合は，CPV-2 型ワクチンは現行野外株に対して効力が落ちるという指摘もある。

2）高力価の移行抗体が長期存続するため，生ワクチンを複数回接種する。当初開発された CPV ワクチンと異なり，移行抗体による干渉を防いで「免疫空白期間 immunity gap」を縮めるために「高力価低馴化 high titer low passaged」ワクチンが主流になっている。6～8週齢で接種を開始し，2～4週間間隔で16週齢まで接種する。10週齢以下では移行抗体が残存している場合が多いのでワクチン効果は得られないことが多い。そのため，多くの子犬で移行抗体がワクチンを干渉しなくなる14～16週齢時に必ず追加接種するようにプログラムする。特にハイリスクな生活環境，犬の出入りが頻繁な施設などで飼育されている子犬では重要である。

3）7週齢以下の子犬に接種するときはレプトスピラが混合されていないワクチンを選択する（レプトスピラバクテリンの副反応が強いため，実際には幼犬ではできる限り接種しないか，接種するとしたらなるべく11週齢からとすることが望ましい）。

4）6～14週齢間のワクチン接種は，対象犬の免疫空白期間が不明なための「保険」的接種と考えても構わない。特に他の犬と接触する機会が多い子犬は，連続接種することで危険期間の短縮が期待できる。もちろん，分娩時の母犬の血中抗体価が分かれば子犬のワクチン接種時期をピンポイントに推定可能である。

5）6ヵ月または1歳齢のときに再接種（ブースター）して「初回免疫処置」は終了となる。以後は必要に応じて追加免疫をする。3年に一度追加すれば十分である。

6）ワクチン接種歴が不明の成犬（または16週齢以上の子犬）では，通常2～4週間間隔で2回接種する。その後は3年以上の間隔で追加接種を行う。

ワクチンについてはp414，415も参照

本書ではワクチンプロトコルについてWSAVA. GUIDELINES FOR THE VACCINATION OF DOGS AND CATS. 2015を参考としています。実際にはワクチンの製品添付書の使用法，動物の抗体価，健康状態，飼育環境等を考慮し，各獣医師判断の下，診療を行ってください。

消毒

CPVの消毒には**塩素系消毒薬が推奨**される。家庭用ブリーチを30倍に水道水で希釈し（1,800 ppm），（有機物がない場合）10分以上放置すれば死滅する。

【 参考文献 】

1．Ohshima T, Kawakami K, Abe T, Mochizuki M. A minute virus of canines (MVC: canine bocavirus) isolated from an elderly dog with severe gastroenteritis, and phylogenetic analysis of MVC strains. *Veterinary Microbiology* 145, 2010, 334-338.

2．Ikeda Y, Mochizuki M, Naito R, et al. Predominance of canine parvovirus (CPV) in unvaccinated cat populations and emergence of new antigenic types of CPVs in cats. *Virology* 278, 2000, 13-19.

3．Ikeda Y, Nakamura K, Miyazawa T, et al. Feline host range of canine parvovirus: recent emergence of new antigenic types in cats. *Emerging Infectious Diseases* 8, 2002, 341-346.

4．Nakamura M, Tohya Y, Miyazawa T, et al. A novel antigenic variant of canine parvovirus from a Vietnamese dog. *Archives of Virology* 149, 2004, 2261-2269.

（望月雅美）

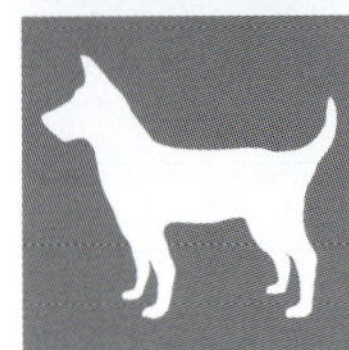

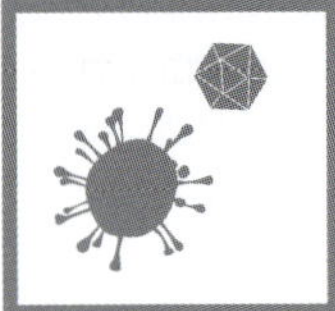

1-6 犬コロナウイルス感染症

犬コロナウイルスは基本的に消化器病原体で，特に1歳齢以下の子犬の下痢症ウイルスである。小腸の絨毛先端の円柱上皮に感染し細胞を破壊することで，消化吸収を阻害する。嘔吐と下痢を主徴とし，多くの場合は局所感染で短期間に収束するが，獲得免疫が弱いために再感染しやすい。犬パルボウイルス2型の混合感染を受けると，生死にかかわる感染症となる。病状軽減を目的としたワクチンが開発されている。欧州の一部の国では致死する危険性もある全身感染を起こす「汎親和性」犬コロナウイルス株が検出されている。

▶ 病原体

ニドウイルス目 *Nidovirales*，コロナウイルス科 *Coronaviridae*，コロナウイルス亜科 *Coronavirinae*，アルファコロナウイルス属 *Alphacoronavirus* に分類されるアルファコロナウイルス1種 *Alphacoronavirus 1* に分類される**犬コロナウイルス** Canine coronavirus(CCoV)による。

コロナウイルスは直径が100～140 nmのほぼ球形のウイルスで，粒子表面にドアのノブ状のスパイクが存在する(**図1**)。ゲノムは直鎖状の1本鎖RNAで27,000～32,000塩基からなる。RNAとヌクレオ(N)蛋白からなるヌクレオカプシドは，らせん状構造を示す。その周囲をスパイク(S)，メンブレン(M)，エンベロープ(E)蛋白で構成されるエンベロープが被覆する。ウイルス種によってはさらに別種の蛋白が存在している。ウイルスは宿主細胞上の受容体にS蛋白を介して結合し侵入する。S蛋白はウイルス感染のほか，中和抗原性や病原性にも関与する重要な蛋白である。ウイルス複製は細胞質内で行われ，細胞質内小胞へ出芽，エキソサイトーシスにより細胞外へ放出される。

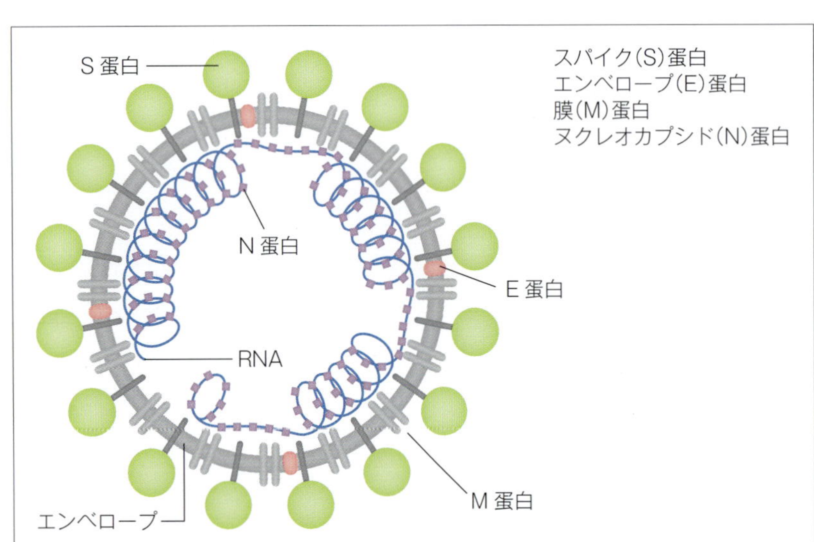

図1 コロナウイルスの粒子構造模式図
参考文献1より引用・改変

表1 犬と猫に関連するコロナウイルス

コロナウイルス亜科
アルファコロナウイルス属
アルファコロナウイルス1…犬コロナウイルス，猫コロナウイルス
ベータコロナウイルス属
ベータコロナウイルス1…犬呼吸器コロナウイルス

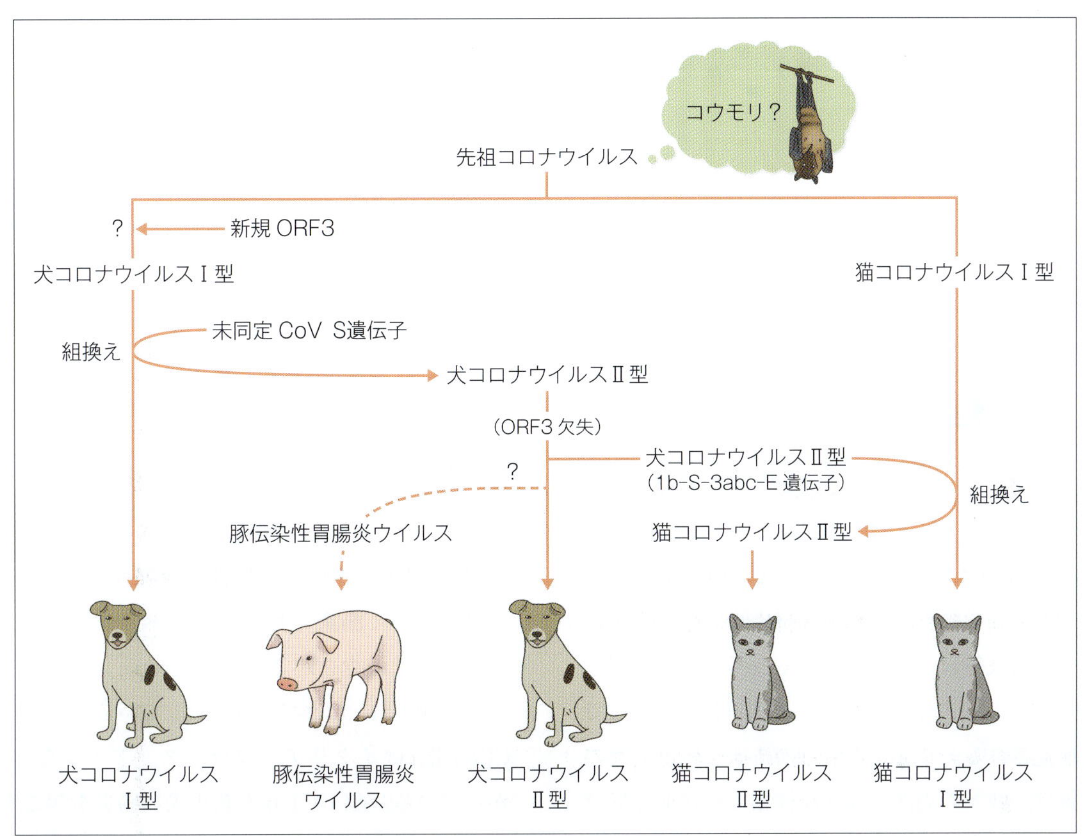

図2 アルファコロナウイルス1の進化と相互関係

アルファコロナウイルス1

アルファコロナウイルス1は既存種の豚伝染性胃腸炎ウイルス(Transmissible gastroenteritis virus of swine, TGEV)，猫コロナウイルス(Feline coronavirus, FCoV)およびCCoVの3種をまとめてつくられた統合的なウイルス種名である(**表1**)。CCoV，TGEV，およびFCoVの主要レプリカーゼ(複製酵素)1abドメインの配列相同性が96％以上あるため，アルファコロナウイルス1とされている。アルファコロナウイルス1の同種基準相同率※は90％以上である。

図2には，今から10年ほど前に仮説された，アルファコロナウイルス1のCCoV，TGEV，FCoVの遺伝学的関係とウイルス出現機序を示した[2]。一部不明な点も残されており，その後に修正あるいは補強するデータもあるとは思われるが，宿主の異なる3種のウイルスの関係を知ることができる。大元はコウモリに由来するであろう先祖コロナウイルスである。それから進化を始めて，ユニークなORF3を獲得した

※ 同種基準相同率：類似のウイルス種が同じか否かを決めるひとつの基準で，特定の遺伝子の塩基配列の相同性をもって判断している。アルファコロナウイルスの場合，「レプリカーゼ1abドメインの一致率が90％以上ある場合，同種とみなす」という基準が国際ウイルス分類委員会(ICTV)によって設けられている。

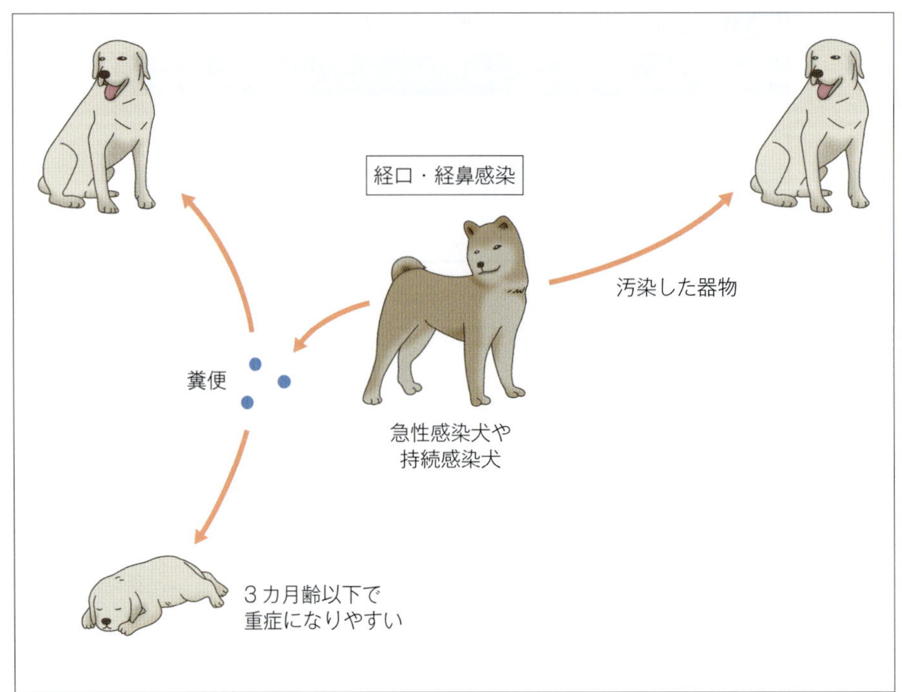

図３ 犬コロナウイルスの感染経路

CCoV I（本来のという意味でＩ型）とFCoV I をもとにして，犬や猫の腸管内での混合感染時に起きる遺伝子組換えや欠失等により，現在のCCoV I 型とⅡ型，FCoV I 型とⅡ型，およびTGEVが出現し進化してきたと推定される。なお，これらの遺伝子組換え等の進化現象は，我々の周囲で様々な様相で現在進行形でも起きていると考えられる[3]。

CCoV I 型とⅡ型について

CCoV I 型とⅡ型はスパイク(S)遺伝子の違いにより分類されており，血清学的に区別される。野外ではＩ型とⅡ型は混合感染していることが多い。

国際ウイルス分類委員会(ICTV)では非公認であるが，CCoV Ⅱ型はスパイク(S)遺伝子レベルでさらに亜型のⅡaとⅡbに細分されている。S遺伝子の最初の300アミノ酸はN-terminalドメイン(NTD)と呼ばれ，ウイルスの腸管向性を決めている。ⅡaはCCoV本来のNTDを，ⅡbはTGEV-likeのNTDを有している。すなわち，ⅡbはCCoVとTGEVの組換えの結果出現したものと考えられている。さらにCCoV Ⅱのゲノムをベースにして，CCoV I あるいはFCoV I のNTDに類似したNTDを保有している組換えウイルスをCCoV Ⅱcとするような提案もある[4]。

CCoV Ⅱaはさらに病原性と組織向性により，小腸を標的として腸炎を起こす「classical」と，全身感染性で白血球減少を起こす「pantropic」(汎親和性)の２つの生物型に分けて論じられている。汎親和性のCCoV Ⅱaはイタリア，フランス，ドイツなどで見つかっている。CCoV Ⅱbも新生犬に腸炎を起こす。

▶ 疫学

感染源は急性感染犬や持続感染犬の糞便中のウイルス，およびそれに汚染した器物である(**図３**)。

犬を多頭飼育している施設では，ウイルスが持ち込まれると短期間に感染が広がり維持されやすい。したがって，飼育犬の一部が陽性であれば残りのすべての犬が感染していると考えて構わない。年齢や犬種に関係なく感染する。国内の犬の最大半数程度はCCoVに暴露していると推定される。特に１歳齢以下の下痢症例の半数以上にかかわっているとの報告もある[5]。

ウイルスは体外では比較的早期に失活する。有機溶媒，界面活性剤，熱で容易に不活化される。

宿主

犬およびコヨーテなどのイヌ科動物が宿主である。猫も感染する。

感染経路

主な感染経路は経口感染である。経鼻感染も起きる。

感染の特徴

1）年齢や犬種にかかわらず感染が起きやすい。
2）小腸における局所感染で，全身感染は起きにくい。
3）臨床的異常は水様性の下痢と嘔吐で，**3カ月齢以下の子犬で重症になりやすい**。特に野外では犬パルボウイルス2型(CPV-2)との**混合感染**が多く，死亡する子犬も増えてくる。
4）感染によって惹起される免疫は不十分であり，再感染が起きやすい。
5）これらの情報のほとんどはウイルス分離可能な一部のCCoVⅡに関するもので，ウイルス分離が難しいCCoVⅠについてはデータがない。すなわち，CCoV感染症の全体像についての理解は遅々としている。

発症機序

ウイルスは消化管を下行して小腸の上部2/3に分布する絨毛上部の成熟円柱上皮細胞に感染し，破壊する。潜伏期は1～5日間である。

ウイルス血症による全身への広がりは，汎親和性CCoVを例外として起きない。

野外ではCPV-2との混合感染が多く，特に3カ月齢以下の子犬で症状が激しくなる。CCoVによる腸絨毛細胞の破壊は腸陰窩細胞の分裂を促すため，CPV-2の増殖が増強され病状が重くなる(「1-5犬パルボウイルス感染症」も参照)。

大腸粘膜や腸間膜リンパ節が感染することがあるが，その場合は臨床的な異常は起きないと考えられている。

混合感染がない場合は数日間～1週間の下痢の後，腸管粘膜面に分泌される局所産生IgA抗体によりウイルスの拡散が抑制され回復に向かう。血液中の中和抗体活性は7～10日目には検出できる。糞便中へのウイルス排出は最長4週間ほどつづく。

臨床症状

CCoVによる腸炎の症状はほとんどの場合，軽微である。短い潜伏期の後，突然の下痢が始まり，時に嘔吐を伴って脱水状態になる。下痢は水様性である。元気と食欲が消失し，発熱はまれである。血液検査では異常所見は認められないのが普通である。

下痢は1週間ほどで回復するが，3～4週間ほど持続したり，一度回復した後に再発する症例もある。幼若犬を例外として死亡することはまれで，予後は良好である。

下痢便中に血液が混入していたり，発熱や白血球減少を伴う場合は，他の病原体，特にCPV-2の関与や汎親和性CCoVの感染を疑う。

汎親和性CCoVについて

1）基本的にはCPV-2感染の症状と類似する。人のSARS(重症急性呼吸器症候群)や猫の伝染性腹膜炎に類似する病型(肺胞の損傷，線維素性滲出物，マクロファージ感染など)もあるようである。
2）高熱，出血性胃腸炎，神経症状，リンパ球減少などが顕著で，報告例に共通するのは「白血球減少症」である。
3）ウイルス分離はうまくいかないことが多いが，ウイルス遺伝子や抗原が，肺，リンパ節，肝臓，脾臓，腎臓，膀胱，脳などに検出されている。
4）汎親和性CCoVの遺伝子マーカーは見つかっていない。

診断

症状から病因を確定するのは難しい。下痢とともに白血球減少が認められればパルボウイルス性の原因が強く疑われる。

確定診断は病原学的あるいは血清学的に行う。

遺伝子検査

通常は確定診断不要であるが，CCoVⅠ型はウイルス分離ができないので，病原学的診断には遺伝子検出が適している。下痢便を専門検査機関に依頼する。前もってサンプルの採取法や検体の送付法などを確認しておく。

血清学的検査

血清学的にはペア血清を用いて，中和試験やELISA法で抗体の有意上昇を確認する。CCoVⅡ株しか用いることができないため応用には限界がある。

診断法については p395，396 も参照

▶ 治療

下痢症の対応としての対症療法と支持療法を行う（「1-5 犬パルボウイルス感染症」を参照）。

▶ 予防

ワクチン

生あるいは不活化ワクチンが市販されている。しかしながら，ワクチン株にClassical CCoVⅡaを用いた非経口投与型のワクチンであるため，粘膜局所感染を防御する能力が低く，またCCoVⅠには効果がないと考えられている。感染防御性ではなく病状軽減を目的としたノンコアワクチンである。

ワクチンについては p414，415 も参照

環境整備

感染しないような環境整備や衛生管理を徹底する。特に新生犬は，母犬とともにほかの犬から3カ月齢まで隔離することも感染を防ぐ1つの方法である。

【参考文献】

1．田口文広．コロナウイルスと感染症．見上彪 監．獣医微生物学 第3版．文永堂，東京，2011．p260.
2．Lorusso A, Decaro N, Schellen P, et al. Gain, preservation, and loss of a group 1a coronavirus accessory glycoprotein. *Journal of Viology* 82, 2008, 10312-10317.
3．Terada Y, Matsui N, Noguchi K, et al. Emergence of pathogenic coronaviruses in cats by homologous recombination between feline and canine coronaviruses. *PLoS One* 9, 2014, 0106534.
4．Licitra BN, Duhamel GE, Whittaker GR. Canine enteric coronaviruses: emerging viral pathogens with distinct recombinant spike proteins. *Viruses* 6, 2014, 3363-3376.
5．Soma T, Ohinata T, Ishii H, et al. Detection and genotyping of canine coronavirus RNA in diarrheic dogs in Japan. *Research in Veterinary Science* 90, 2011, 205-207.
6．Erles K, Toomey C, Brooks HW, et al. Detection of a group 2 coronavirus in dogs with canine infectious respiratory disease. *Virology* 310, 2003, 216-223.
7．Mitchell JA, Brooks HW, Szladovits B, et al. Tropism and pathological findings associated with canine respiratory coronavirus (CRCoV). *Veterinary Microbiology* 162, 2013, 582-594.

MEMO

「犬呼吸器コロナウイルスについて」

- 犬呼吸器コロナウイルス（Canine respiratory coronavirus，CRCoV）はベータコロナウイルス属*Betacoronavirus*のベータコロナウイルス1種*Betacoronavirus1*に分類される。10数年ほど前の英国で，呼吸器病を呈した犬群から分離された[6]。CRCoVの起源は不明である。その後の疫学調査で日本や韓国，欧米諸国など世界各地の犬に広範に感染していることが明らかにされ，ケンネルコフの二次病原因子とみなされている。特に高密度飼育の環境で流行しやすい。細胞培養で分離が難しいコロナウイルス種であるため病原性や抗原性の解析は遅れているが，気道向性で鼻孔や気管の粘膜，付属リンパ節に感染して炎症や線毛の破損が起きる[7]。臨床的には軽度の発咳を主徴とする。中和抗原性は単一であると考えられている[7]。ウイルスは糞便中には排出されないため，病原検査にはケンネルコフに一般的に用いられる上部気道分泌物や経気管支吸引物を材料にしたRT-PCR法による遺伝子診断が望ましい。CRCoV感染症に特異的な治療法はない。ケンネルコフに対する一般的治療法に準じる。ワクチンは不要である。

（望月雅美）

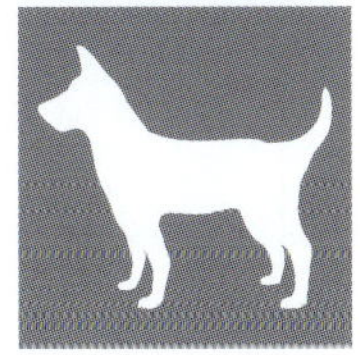
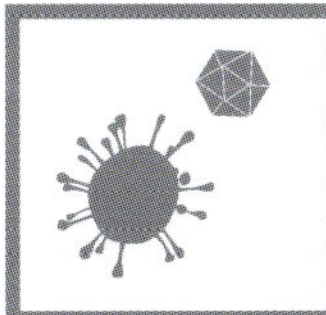

1-7 犬パラインフルエンザウイルス感染症

犬パラインフルエンザ(Canine parainfluenza)ウイルスは犬の呼吸器病であるケンネルコフの病原体の1つで，野外ケンネルコフ症例に高頻度に検出されるウイルスである。実験感染では軽度，短期間の微熱や漿液性鼻汁などの発現をみる。野外では，おそらく本ウイルス感染の結果，気道上皮粘膜が破壊されることが他の病原体の二次感染を容易にしているのであろう。細菌の混合感染により，臨床的に必要と判断された場合は治療する。ワクチンが入手できるので，必要であれば使用する。

▶病原体

モノネガウイルス目 *Mononegavirales*，パラミクソウイルス科 *Paramyxoviridae*，ルブラウイルス属 *Rubulavirus* に分類される哺乳類ルブラウイルス5 *Mammalian rubulavirus 5* による。別名**パラインフルエンザウイルス5** Parainfluenza virus 5 (PIV 5)といわれる。

PIV 5は以前，Simian virus 5 (SV 5)といわれていたウイルスで，遺伝学的に類似したウイルスが犬だけでなく，サル，ブタ，人などから分離されている(**図1**)。また，猫やハムスター，モルモットにもPIV 5あるいは非常に類似したウイルスが感染しているとされている。

由来宿主を明確にして混乱を防ぐために，犬からPIV 5を分離した場合は，canine PIV 5 (株名)，例えば，筆者らの分離株の場合，CPIV 5 (98/005)と科学論文などには記載し論じるよう提案されている(ここではCPIVと表記する)。

犬パラインフルエンザウイルス(CPIV)

CPIVは犬の呼吸器病である**ケンネルコフの病原体の1つ**として認識されている。健康犬であればCPIVに全身感染することはない。また，ケンネルコフ以外の特定疾病との因果関係を示す証拠はないことから，本稿ではCPIVの気道感染に関することのみを述べる(ケンネルコフ全般については「1-4 犬伝染性喉頭気管炎」を参照)。

▶疫学

CPIVは呼吸器病原体として米国で発見され，1975年には国内でもウイルスの存在が確認された。その後の国内外の疫学調査では，ケンネルコフの症例から検出される頻度が最も高いウイルス種として報告されている。野外のケンネルコフ症例に高頻度で検出されることから，病因子として重要視されてきた。

急性感染している犬の気道分泌物中に1～2週間ほど排出され，周囲の動物はエアロゾルで暴露する。

▶宿主

PIV 5の宿主は犬，サル，ブタ，人である。CPIVが犬以外の人を含む動物に感染しているかどうかは不明である。

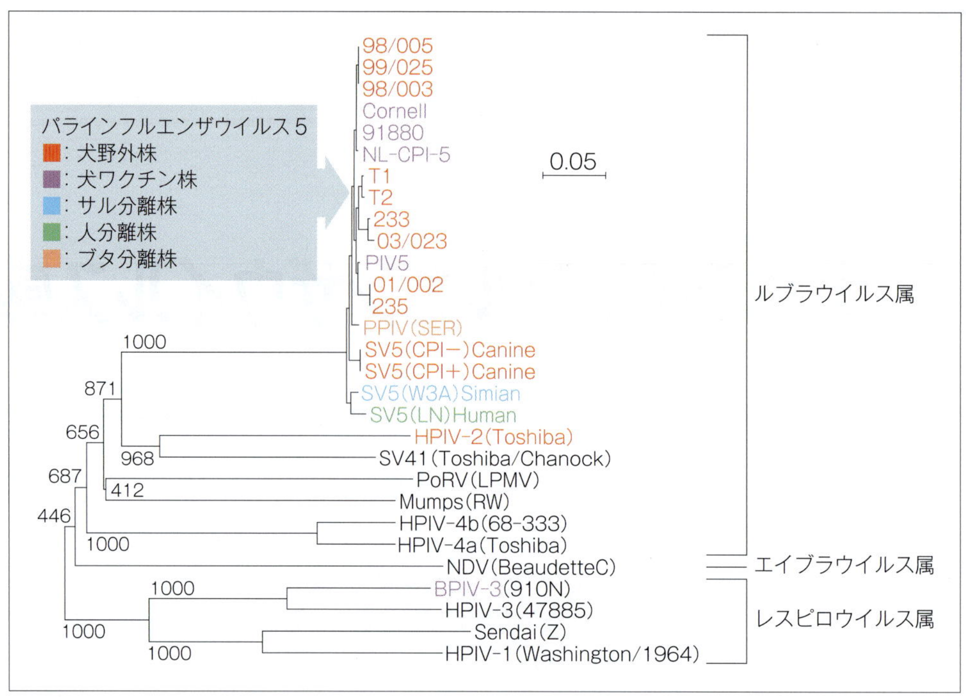

図1 パラインフルエンザウイルスの分子進化系統樹（HN遺伝子）

▶ 感染経路

感染源は急性感染犬の呼吸器分泌物である。くしゃみや発咳によりエアロゾルになったCPIVは近くの犬の気道に吸入され，上部気道粘膜に感染する（**図2**）。一部は局所リンパ節に感染を広げるが，その後，ウイルス血症へと進むことはまれである。

▶ 感染の特徴

1）ほぼ上部気道に限定した感染である。
2）ほとんど臨床症状は示さない。
3）CPIVの増殖による気道上皮粘膜の破壊が，病原性の弱い他の微生物の混合感染を助長する。

▶ 発症機序

経鼻的に侵入したCPIVは鼻腔，気管や気管支の粘膜細胞を主な標的とし感染増殖する。その結果として，粘膜損傷が局在する他の微生物の侵襲を容易にし，呼吸器病発現へとつながるものと考えられている。

健常な個体では全身感染は起きない。

▶ 臨床症状

CPIV単独感染の臨床症状は軽微で特異的な臨床所見はない。実験感染では，1～2日間の軽微な発熱や漿液性鼻汁の排出などが観察されるか，無症状で経過した。野外感染例のほとんどは他の微生物との混合感染によって臨床症状が発現し，ケンネルコフと診断されている。

▶ 診断

臨床病理学的に鑑別できるポイントがないので，犬の上部気道感染症にCPIVがかかわっているかどうかの確定は病原学的あるいは血清学的に行う。

ウイルス分離，遺伝子検査

鼻汁，咽喉頭スワブを材料に犬由来細胞を用いてウイルス分離を行う。しかし，時間と手間，そして何より術者の技量に左右されることから，PCR法が汎用されている。例えばHN（血球凝集素－ノイラミニダーゼ）遺伝子（**図1**）を標的に特異的断片を増幅する。いずれにしても専門検査機関に依頼することになるので，犬アデノウイルス2型，犬ジステンパーウイ

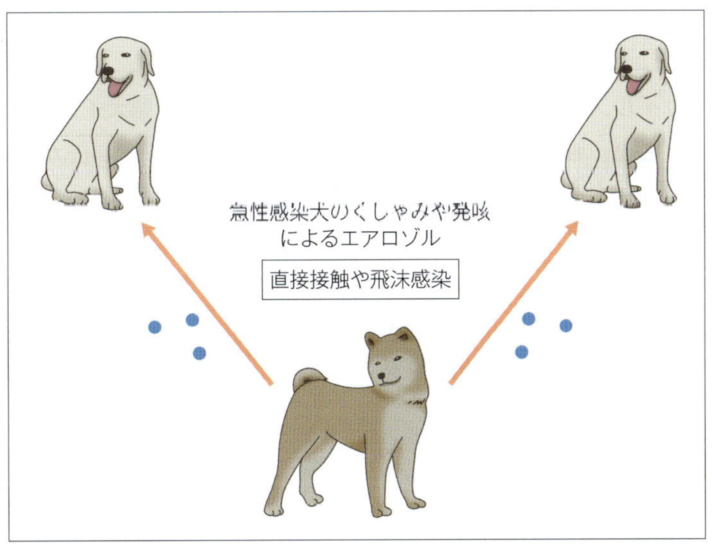

図2 犬パラインフルエンザウイルスの感染経路

ルス，気管支敗血症菌の検査も同時に依頼するのが好ましい。

血清学的検査

血清学的にはペア血清を用いて中和試験や血球凝集抑制試験で行う。試験と結果の解釈にあたってはワクチン接種歴の確認が必要である。

診断法については p396 も参照

▶ 治療

「1-4 犬伝染性喉頭気管炎：治療」を参照。

▶ 予防

ワクチン

「1-4 犬伝染性喉頭気管炎：予防」を参照。非経口投与（注射）型ワクチンと鼻腔内滴下型ワクチンが応用可能である。

CPIV のワクチンは古くから，犬のコアウイルス感染症である犬ジステンパーと犬伝染性肝炎の混合ワクチンに，また近年では犬パルボウイルス感染症も加えた，いわゆる5種混合ワクチンの1成分として使われてきた。しかし，CPIV 感染の場合，血液中に免疫を準備しても CPIV が局所感染する気道粘膜面での効能には限界があることから，全身感染型のコアウイルス感染症予防用ワクチンと一緒に非経口的に免疫する従来の方法は見直す必要がある。加えて CPIV 感染症そのものに予防接種が必要かどうかの議論も必要である。

ワクチンについては p414，415 も参照

【 参考文献 】

1. Horimoto T, Gen F, Murakami S, et al. Serological evidence of infection of dogs with human influenza viruses in Japan. *Veterinary Record* 174, 2014, 96.
2. Chen Y, Zhong G, Wang G, et al. Dogs are highly susceptible to H5N1 avian influenza virus. *Virology* 405, 2010, 15-19.
3. Crawford PC, Dubovi EJ, Castleman WL, et al. Transmission of equine influenza virus to dogs. *Science* 310, 2005, 482-485.
4. de Morais HA. Canine influenza: risks, management, and prevention. *Veterinary medicine* 101, 2006, 714.
5. Song D, Kang B, Lee C, et al. Transmission of avian influenza virus (H3N2) to dogs. *Emerging Infectious Diseases* 14, 2008, 741-746.
6. Voorhees IEH, Glaser AL, Toohey-Kurth KL, et al. Spread of Canine Influenza A (H3N2) Virus, United States. *Emerging Infectious Diseases* 23, 2017.

MEMO

「犬のインフルエンザウイルス感染症について」

- 犬では，これまでA型，B型，およびC型インフルエンザウイルスに感染することが長い間文献的に知られており，最近の国内での血清疫学調査でも立証されている[1]。人のインフルエンザウイルスが犬に伝播している可能性が高い。しかしながら，犬はインフルエンザウイルスに感受性が低いらしく，臨床上特に問題にされることはなかった。かつ，例えば高感受性のフェレットと比較して，公衆衛生上の人への感染源としての重要性は低いと考えられていた。しかし，最近になって犬とインフルエンザウイルスとの関係は大きく様変わりしている。高病原性鳥インフルエンザウイルス(H5，H7亜型)，ウマから種間伝播したらしい米国の犬インフルエンザウイルス(H3N8亜型)，ニワトリから種間伝播した韓国の犬インフルエンザウイルス(H3N2亜型)，さらにはブタから新興したパンデミック2009ウイルス(H1N1亜型)と，「インフル騒動」に巻き込まれ，一部の国では犬においても診断が必要な下部気道疾患病原体になりつつある。

- 少数例ではあるが，高病原性鳥インフルエンザウイルス発生地域では犬の感染死亡例の報告がある。犬に対する毒力は株によって差があるらしい[2]。
　犬の気道感染症であるケンネルコフ(Kennel cough)は非致死性感染症であるが，2004年1月，米国フロリダ州で強毒ケンネルコフが発生した(出血性肺炎を伴う場合の致死率：1～5%)[3]。原因は馬インフルエンザAウイルス(H3N8亜型)の種間伝播と考えられた。その後ウイルスが犬に馴化しながら(犬インフルエンザウイルス：A/canine/Florida/2003)拡散伝播し，ほぼ全米に感染が拡大している。同様の事例は2002年9月のイングランドでも発生していた。2007年にはオーストラリアで馬インフルエンザが流行した際に犬への伝播が起きているが，その後の犬間の感染拡大は起きなかった。表にはH3N8亜型犬インフルエンザウイルス感染の特徴をまとめた[4]。
　一方，少し時を遅くして韓国と中国で比較的致死性の強い鶏由来犬インフルエンザウイルス(H3N2亜型)が発生流行している[5]。このウイルスはその後，東南アジア地域に拡散するとともに，北米大陸へも侵入し感染拡大している[6]。

- 日本国内においては，少なくても現在のところ獣医臨床上問題となるようなH3N8亜型とH3N2亜型犬インフルエンザウイルス感染症例は出ていない。前述のような事例を鑑みると，未だ発生がないのが不思議である。しかし，米国や韓国からの犬の移動に伴う犬インフルエンザウイルス侵入の危険性は今後も懸念される。H3N8亜型犬インフルエンザウイルスワクチンが米国内では臨床応用されているが，日本国内には利用できるワクチンはない。高病原性鳥インフルエンザウイルスへの対策としては，病原巣(発生のあった養鶏場や野外で死亡している野鳥)に犬を近づかせないことが肝要である。
　人医療で使われているA型インフルエンザウイルス共通の簡易検査キットが小動物臨床にも応用可能であるが，その必要性はほとんどない。

- 今のところ，人の間で流行する季節性インフルエンザウイルスやパンデミック2009ウイルス(H1N1亜型)の人への感染源としての犬の重要性は低く，H3N8亜型およびH3N2亜型犬インフルエンザウイルスも，その流行地域において人の健康上の脅威にはなっていないらしい。しかし変異しやすいウイルス故に先は読めない。

表　H3N8亜型犬インフルエンザの特徴

1)犬種に感受性の差はみられない
2)感染率はほぼ100%
3)2～5日の潜伏期
4)発症率は80%(20%くらいは無症候感染)
5)症状：基本的にケンネルコフ様(鼻汁排出，発咳)，重症例では高熱(40～41℃)，呼吸促迫，気管炎，気管支炎，気管支肺炎，気道粘膜出血。甚急性例(グレーハウンド)では胸腔や呼吸器官の出血を伴って急死
6)斃死率：ハイリスク犬群では～5%，通常飼育犬では1%以下(?)
7)診断：抗体検出，RT-PCR(鼻腔のスワブ)
8)治療：気管支肺炎には積極的な抗菌薬療法(第一世代セファロスポリン)，脱水の防止
9)抗ウイルス薬：タミフル(リン酸オセルタミビル)は犬インフルエンザ治療薬として未評価
10)ワクチン：不活化ウイルスワクチンが2009年米国で上市
11)公衆衛生：馬インフルエンザウイルス(H3N8亜型)が過去40年間以上にわたって人に感染していないことから，犬インフルエンザウイルスも人には感染しない(?)

(望月雅美)

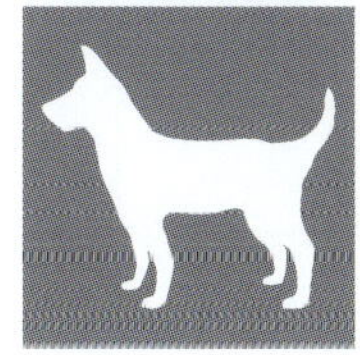

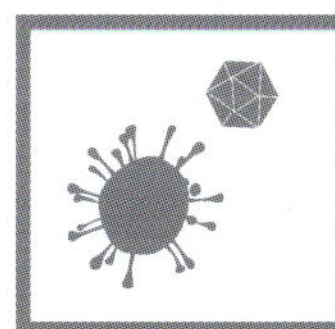

1-8 重症熱性血小板減少症候群(SFTS)

犬におけるSFTSウイルスの感染および発症は2017年に初めて報告された。これまでの発症例は少ないが，症状は人と類似しており，発熱，消化器症状，血小板減少，白血球減少などが認められる。発症した犬では血液や糞便からウイルスが検出されており，獣医療従事者はその取り扱いには十分な注意が必要である。本稿では人での感染事例や対応法を解説した上で，犬については現在分かっていることを紹介する。

▶病原体

重症熱性血小板減少症候群(SFTS)ウイルス Severe fever with thrombocytopenia syndrome virusは，ブニヤウイルス目 *Bunyavirales*，フェヌイウイルス科 *Phenuiviridae*，フレボウイルス属 *Phlebovirus* に属する。**マダニ媒介性の人獣共通感染症**である。フレボウイルス属のウイルスは，主に蚊やマダニなどの節足動物によって媒介される。同じフレボウイルス属には蚊媒介性人獣共通感染症であるリフトバレー熱ウイルスが含まれる[1]。

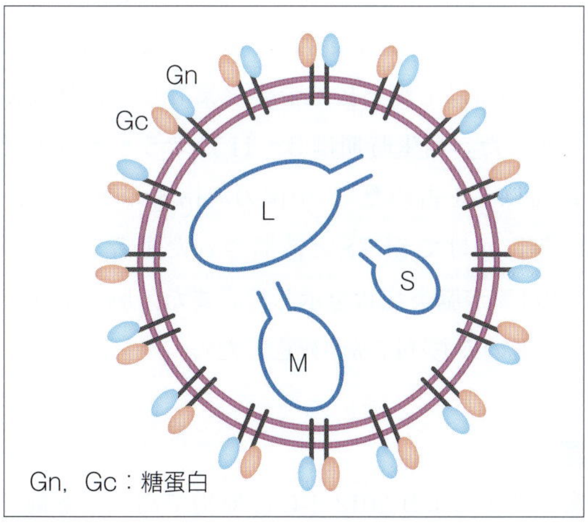

図1 SFTSウイルス粒子の構造模式図

SFTSウイルスはL，M，Sの3分節に分かれたマイナス鎖RNAをゲノムとし，エンベロープを有する約110 nmのウイルスである。他のブニヤウイルスと同様に3分節すべてにおいてRNAは3' 末端の塩基配列が5' 末端の配列と相補的になっており，およそ30～50 bp長のパンハンドル(フライパンの柄のような)構造を示す[2,3](**図1**)。

エンベロープを有しているため，様々な消毒薬に感受性が高く，消毒は比較的容易である。具体的な消毒・拡散防止方法に関しては「治療」の項を参照。

▶疫学

人における疫学

日本国内

2012年秋，国内初の人での発症例が報告された。海外渡航歴のない山口県在住の50代の女性が発熱(39.2℃)，倦怠感，嘔吐，黒色便を呈して入院した。血液検査所見では血小板数(8.9×10^4/mm^3)および白血球数(4.0×10^2/mm^3)の顕著な低下がみられた。また，AST，ALT，LDH，CKの高値が認められた。血液凝固系の異常，フェリチン(>40,000 μg/L)の顕著な上昇も観察された。尿検査では蛋白尿，血尿が観察されている。胸部および腹部CT検査では右腋窩リンパ節の腫大および両側性の腎腫大が認められた。骨

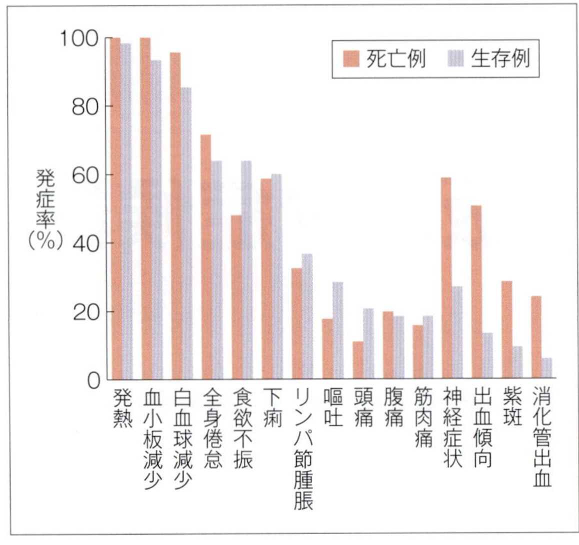

図2 SFTS 発症患者の臨床症状（死亡例と生存例の比較）
感染症発生動向調査：2016 年2月 24 日現在報告数より

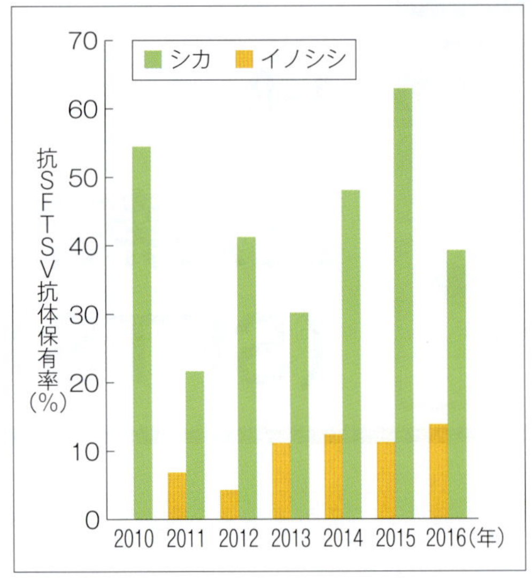

図3 山口県のシカとイノシシの抗 SFTSV 抗体保有率

髄穿刺検査ではマクロファージによる血球貪食像(hemophagocytosis)を伴う低形成髄の所見を認めた。入院翌日に肉眼的血尿および多量の黒色便を呈し，入院３日目に全身状態が不良となり死亡した。患者血清を用いてアフリカミドリザル由来の Vero 細胞およびネコ胎子由来の fcwf-4 細胞でウイルス分離を試みたところ，両細胞で５日以内に細胞変性効果(CPE)が確認され，次世代シークエンサー(遺伝子の塩基配列を高速で読み出す装置)により SFTS ウイルスの分離が確認された。また，病理組織学的検査において，腋窩リンパ節，頚部リンパ節，骨髄，肝臓，脾臓より SFTS ウイルスの抗原が検出された[4]。

この症例を受けて，国内では 38℃以上の発熱と消化器症状(嘔気，嘔吐，腹痛，下痢，下血のいずれか)を呈し，血液検査所見で血小板減少($1.0 \times 10^5/mm^3$ 未満)，白血球減少($4.0 \times 10^3/mm^3$ 未満)および血清酵素(AST，ALT，LDH のいずれも)の上昇がみられ，集中治療を要する，もしくは要した，または死亡した者(他の感染症や他の病因が明らかな場合は除く)を対象として SFTS ウイルスに対する感染症発生動向調査が行われている[4](**図2**)。その結果，西日本を中心として 2018 年１月 31 日現在までに，合計 318 名の患者が報告されており，そのうち 60 名が死亡した。

中国

2006 年秋，安徽省(あんきしょう)にて発熱，白血球，血小板減少などの症状を呈した患者が 14 名報告された。この症状はヒト顆粒球アナプラズマ症(HGA)の症状に類似していたことから，当初同感染症との診断がなされていたが，病原体が検出されることはなかった。その後，2009 年に河南省(かなんしょう)で HGA を疑われた患者から初めて SFTS ウイルスが分離されたことにより，2006 年の安徽省の事例が見直され，SFTS の流行であったことが明らかとなった[5,6]。これまで，中部を中心として 12 省で SFTS の発生が報告されている。2011，2012 年の２年間で，患者数は計 2,047 名(男性 955 名，女性 1,092 名，うち 129 名死亡)報告された。年齢は１～90 歳齢(中央値は 58 歳齢)，死亡患者の年齢中央値は 64 歳齢で回復者とくらべ有意に高かった。患者の 80％以上が山岳地帯の農業もしくは林業従事者であった。発生時期は３～11 月で５～８月の発生が 75％以上を占めた[7]。中国の河南省の 2011 年から 2013 年にかけて SFTS と診断された患者 538 名のうち，19.1％が脳炎症状を示した。また，脳炎症状を示した患者のうち 44.7％が死亡した[8]。

韓国

遡り調査により 2012 年に江原道(こうげんどう)で高熱，下痢，食欲不振症状を呈し死亡した患者が，SFTS ウイルス感

表1 和歌山県の動物における抗SFTSV抗体保有率

動物種	検査頭数	陽性数	陽性率
アライグマ	2,742	673	24.5%
タヌキ	595	48	8.1%
イノシシ	95	4	4.2%
シカ	13	1	7.7%
アナグマ	122	22	18.0%
ハクビシン	53	7	13.2%
イタチ	20	2	10.0%
サル	29	5	17.2%
ウサギ	4	1	25.0%
キツネ	2	0	0%

染によるものだったことが分かっている[9]。その後，2013年には35名の患者が報告され，2012年の患者と合わせると，うち47.2%(17/36)が死亡した。患者は80%が50歳齢以上で，70%が農業従事者であった。地域別では，忠清北道（ちゅうせいほくどう），忠清南道（ちゅうせいなんどう），江原道といった南韓国での報告が86%を占めていた[10]。また，患者が報告された地域のフタトゲチマダニの0.46%がSFTSウイルス遺伝子陽性であった[11]。

米国

2009年に原因不明の高熱，血小板減少，白血球減少，肝機能障害などを呈したミズーリ州の患者2名の白血球から，2012年に米国疾病管理予防センターがイヌマクロファージ由来のDH82細胞を用いて新種のフレボウイルスを分離した。このウイルスはHeartland virusと命名され，系統学的にSFTSウイルスと近縁であり，症状もSFTSと類似している[12]。Heartland virusは*Amblyomma americanum*というSFTSウイルスも媒介するキララマダニ属のダニが媒介しているとされている[13]。

動物における疫学

日本国内

2010年以降に山口県で捕獲されたシカとイノシシのSFTSウイルスに対する抗体の保有率を調査した結果，2010年にはすでにシカの半数がSFTSウイルスに感染していたことが示されている(**図3**)。一方，イノシシの抗SFTSV抗体保有率は低いが，10%程度が陽性となっている。シカでの抗SFTSV抗体保有率の全国調査の結果，山口県以外に，東京都に隣接した中部地方，関東地方のシカにSFTSウイルスの感染が起こっていることが判明した。イノシシの抗SFTSV抗体保有率の調査では，四国地方の一部の県についてはシカでは陽性が認められていないが，イノシシでは陽性が認められている。シカだけではなく，地域によってはイノシシが重要な保有動物となっているのかもしれない。さらに，患者発生地域である和歌山県において様々な野生動物におけるSFTSウイルス感染状況を調査したところ，アライグマで24.5%(673/2,742)，タヌキで8.1%(48/595)が抗体陽性を示し，ほかにも同地域のイノシシ，シカ，アナグマ，ハクビシン，サルがSFTSウイルスに感染していた(**表1**)。和歌山県のアライグマについて採材年別に陽性率を比較すると，2013年以降に急激にSFTSV抗体保有率が上昇し，2016年には50%近くまで上昇していた。タヌキでも同様の傾向が認められている。以上のことから，少なくとも同地域ではSFTSウイルスの感染が拡大していることが示唆された。さらに同地域のアライグマの血清からSFTSウイルス遺伝子の検出を試みたところ，全体で2.4%のアライグマが血液中にウイルスを保有していることが判明した。月別では2月と3月以外のすべての月でウイルス保有アライグマが存在しており，SFTSウイルスの患者発生時期ならびにマダニの活動時期と一致していた。そのほか，サルやシカからもウイルス遺伝子が検出されている。

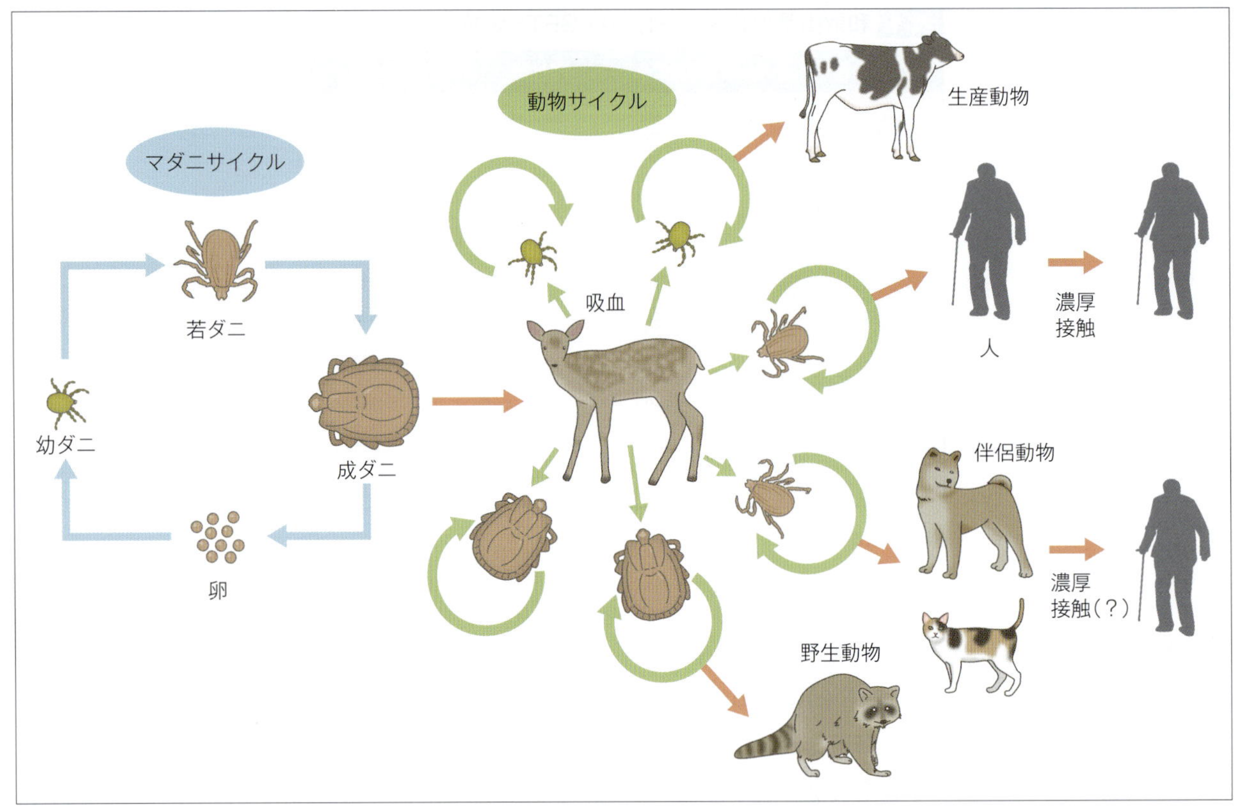

図4 重症熱性血小板減少症候群(SFTS)ウイルスの感染経路

中国

患者発生地域の動物においてはヤギ(75～95%)，ヒツジ(70%)，ウシ(0～60%)，犬(38～52%)，ニワトリ(1～47%)が，地域差はあるものの高い抗体陽性率を示し，ほかにもブタやハリネズミが抗体陽性となっている[14-18]。遺伝子もヒツジ，ウシ，犬，ブタ，ニワトリから検出されている[18]。

米国

ミズーリ州の野生動物および伴侶動物においてHeartland virusに対する中和抗体陽性率を調査した結果，アライグマで42.6%，ウマで17.4%，オジロジカで14.3%，犬で7.7%，オポッサムで3.8%が陽性であった。一方で，鳥類では陽性個体は確認されなかった[19]。また，ミズーリ州の北に位置するミネソタ州のウシ(15.5%)，ヤギ(10.9%)，ヒツジ(12.5%)，オジロジカ(11.8%)，エルク(18.0%)からSFTSウイルスに対する抗体が検出されている[20]。

▶宿主と感染経路

SFTSウイルスの感染環には，マダニ個体の中でSFTSウイルスを伝播する**マダニサイクル**，そしてマダニが野生動物を刺咬することで感染し，さらにほかのマダニに伝播する**動物サイクル**が存在する(**図4**)。

マダニサイクル

前述のとおり，SFTSウイルスはマダニ媒介性ウイルスであり，媒介マダニとしてこれまでに明らかとなっているのはフタトゲチマダニ，キチマダニ，タカサゴキララマダニで，人や動物が感染マダニに刺咬されることで感染するとされている[10,21]。

SFTSウイルス感染犬の周辺で捕集されたすべてのステージのフタトゲチマダニがウイルスを保有していたことから，SFTSウイルスはマダニのすべてのステージで維持されていることが証明された。また，飽血雌成ダニが産んだ卵および卵から孵化した幼ダニからも同様にウイルスが検出されており，SFTSウイルスは垂直伝播することが明らかとなっている。以上のことより，1匹のSFTSウイルス保有雌成ダニより多くのSFTSウイルス保有マダニが誕生することが示唆される。

動物サイクル

中国の流行地では，ヤギ，ヒツジ，ウシなどの反芻獣がSFTSウイルスの感染率が高いといわれている。山口県における調査においても，反芻獣であるシカにおいて抗体保有率が高いことが示されている。SFTSウイルス保有マダニに刺咬された動物はウイルスに感染する。ウイルスに感染した動物（ほぼすべての動物？）の血液中にウイルスは存在する。その結果，ウイルス保有動物（特に野生動物）に同時に咬着しているすべてのマダニがSFTSウイルスを含む血液を吸うことで，SFTSウイルス陽性になる。それらウイルス保有マダニは飽血後，動物から落ちて脱皮あるいは産卵することにより次のステージに進み，草むらなどで次の動物を待つようになる。このように1頭のウイルス保有動物から大量のウイルス保有マダニが生じるサイクルを動物サイクルという。

マダニサイクルと動物サイクルにより，大量のウイルス保有マダニが生じてくる。これらウイルス保有マダニが，人，生産動物，伴侶動物，動物園動物，野生動物を刺咬し，SFTSウイルスを伝播する。

人ー人感染

中国・韓国ではSFTS患者との濃厚接触により，家族，医師，納棺師などの感染が報告されている[22]。

犬ー人感染

2017年に飼育犬がSFTSを発症した。その飼い主に聞き取り調査をした結果，飼い主も似たような症状を呈して，病院に通院していたことが判明した。その病院の医師に問い合わせた結果，臨床症状および血液検査からSFTSが強く疑われること，また，国立感染症研究所による検査により血清に抗SFTSV IgM抗体が検出されたことからSFTSを発症していることが明らかとなった。発症犬との濃厚接触があったこと，マダニの刺咬歴がないこと，発症時期などから総合的に判断して，犬から人への感染が生じたものと判断された。感染ルートは明らかではないが，犬からの咬傷がないことから発症犬との濃厚接触による感染が強く疑われる。

▶犬におけるSFTSウイルス感染

2013年に行われた犬における抗SFTSV抗体保有状況の全国調査の結果，山口県，宮崎県，熊本県で抗SFTSV抗体を保有した飼育犬が確認された。また，山口県の1動物病院に来院した136頭の飼育犬を調査した結果，136頭中5頭（3.7％）が抗SFTSV抗体を保有しており，2頭（1.5％）からSFTSウイルス遺伝子が検出された。これは過去にSFTSウイルスに感染，または動物病院に来院した際にウイルスを血液中に保有していたことを意味している。これら抗体・遺伝子陽性の犬の中にSFTS様症状を呈したものはいなかった。さらに，親子でSFTSを発症した家庭で飼育されていた2頭の飼育犬について調査した際には，犬に多数のフタトゲチマダニが咬着しており（**図5**），犬小屋の周りには多数のマダニおよび飽血マダニが存在していた。これら2頭の犬は，SFTSウイルス遺伝子陰性で症状も認められなかったが，抗SFTSV抗体は陽性であった。また，体表のマダニ，周辺のマダニの多くがSFTSウイルス陽性であった。

これらの結果から，犬がSFTSウイルスに感染すること，そしてその多くは不顕性感染であることが示された。

犬におけるSFTS発症初めての報告

2017年に初めて犬におけるSFTS発症が報告された（前述の「犬－人感染」の症例）。2017年6月に徳島県の犬が食欲廃絶を主訴として動物病院に来院し，**発熱，白血球減少，血小板減少，肝酵素上昇，**CRP上昇が認められた。それほど症状が悪くないため通院治療が行われ回復した。その後の診断で，急性期のIgM抗体と遺伝子検出，回復後のIgG抗体の上昇が確認され，SFTSと確定診断された（**図6**）。その後の調査で，同居犬2頭のうち1頭が抗SFTSV抗体を保有していることが判明した。また，聞き取り調査により，飼い主も犬の発症後数日してSFTSを発症していることが疑われ，後の診断でIgM抗体の保有により感染が確定している。

このことから犬もSFTSを発症すること，犬から人へ何らかの方法で感染したことが明らかとなった。

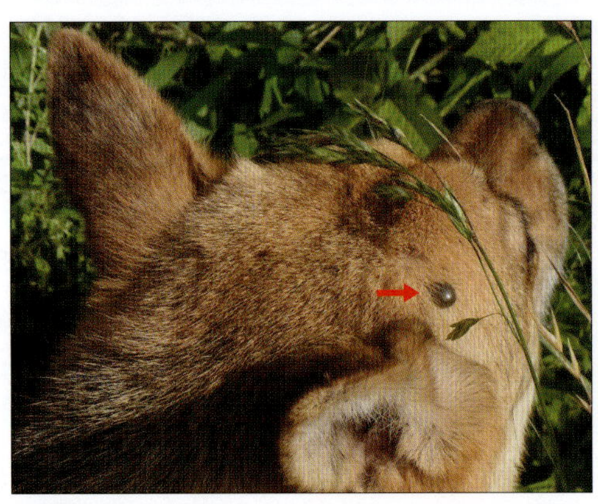
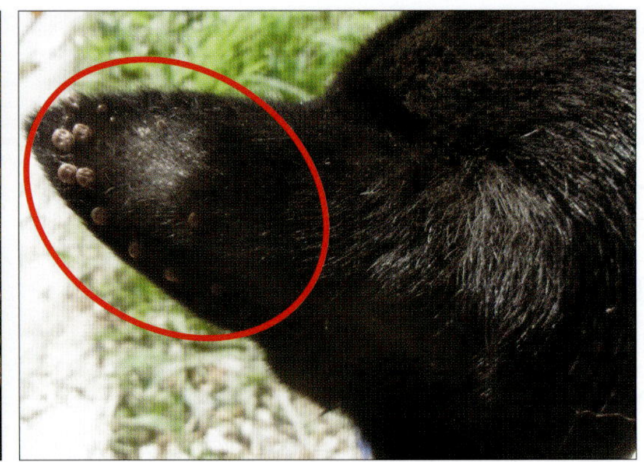

図5 親子でSFTSを発症した患者が飼育する２頭の犬に咬着したフタトゲチマダニ

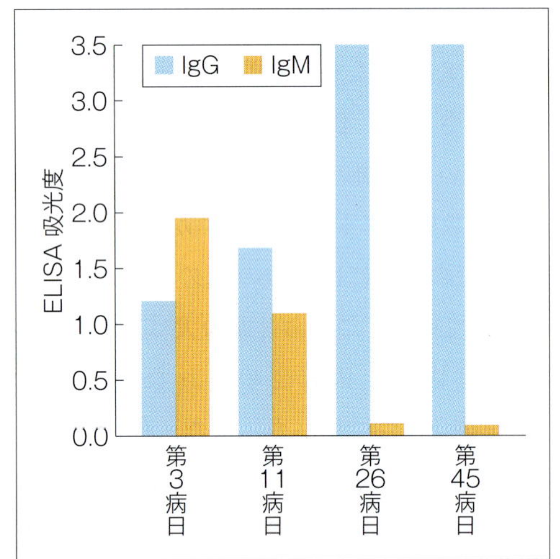

図6 発症犬の抗体価の推移

診断

診断は発症した**時期，地域，マダニの刺咬歴，臨床徴候，血液検査所見（血小板減少，白血球減少）**に基づいて行う[23]。SFTSウイルス感染初期の臨床徴候は特異的ではないため，確定診断には必ず実験室診断を行わなければならない。バベシア症など他のマダニ媒介性感染症や，白血球減少を伴う感染症や疾病との鑑別が重要である（**表2**）。

遺伝子検査

特異的診断としては，糞便，口腔スワブ，血液からのウイルス遺伝子の検出が確実である。SFTSウイルスの実験室診断において迅速かつ特異性，感度ともに高い方法はRT-PCRによる遺伝子検出である。通常のRT-PCRとくらべて感度，特異性が高く，コンタミネーションが少なく，迅速に診断できるReal-time PCRの系もすでに開発されている[24,25]。また，４種類のウイルス性出血熱（SFTSウイルス，ハンターンウイルス，ソウルウイルス，デングウイルス）を同時に検出することが可能なReal-time PCRの系も開発されている[26]。

抗体検査

血清学的診断では，ペア血清を用いた急性期と回復期におけるウイルス中和試験，あるいはELISA法による抗体の上昇を確認する。

ELISA法による急性期におけるIgMの上昇，回復期におけるIgGの上昇を確認するのが最も簡便で有用である。SFTSウイルス感染により高ウイルス血症は検出されるが，検出される期間は比較的短いため，その際は特異的抗体の検出が診断には不可欠である。直近のSFTSウイルス感染はIgM抗体の検出またはIgG抗体の有意な上昇を検出することで診断される（**図6**）。

抗体の検出にはウイルス中和試験がゴールドスタンダードとされるが，実験手技が煩雑であり，生きたウイルスを使用する必要があるため特定の研究機関しか実施することができない。そのため，安価で簡便なELISA法が開発され，疫学的調査に用いられている[16]。また，金コロイドを用いた迅速かつ簡便な抗体診断系が開発されている[27]。

抗原検査

国内ではウイルス分離にはバイオセーフティーレベル３（BSL-3）の実験室が必須であるため，一般的な診

表2 犬や猫でSFTSが疑われるとき

- 発熱（39℃以上）
- 白血球減少症（5,000/μL以下）
- 血小板減少症（10×10⁴/μL以下）
- 入院を要するほど重症である（自力採餌困難など）
- 上記のような症状を示す既存のウイルス（パルボウイルスなど）の感染や疾病が否定される

断には不向きである。Vero細胞，Vero E6細胞，L929細胞，DH82細胞，fcwf-4細胞に感染することが分かっているが，細胞変性効果（CPE）はVero E6細胞，DH82細胞，fcwf-4細胞でしか認められない[2, 4, 5]。ウイルスは早ければ2～5日で分離できるが，CPEが明瞭でない，または全くない場合が多いので，電子顕微鏡観察もしくは遺伝子検出を行い確定する必要がある[5, 23, 28]。

治療

現在，犬における**SFTSウイルスに対する治療薬は存在しない**。対症療法を行うべきである。人のSFTS患者とほぼ同様の症状を示すので，**表3**の人における症状管理が一部適応できると思われる。人においては絶対安静，流動または半流動食，十分な水分補給が推奨されており，特に低ナトリウム血症の際は電解質および水分のバランスに注意する必要がある。細菌や真菌による二次感染を引き起こした場合は適切な抗菌薬を投与する。

抗ウイルス薬のひとつであるリバビリンは，人においてフェヌイウイルス科のリフトバレー熱ウイルスやクリミア・コンゴ出血熱ウイルスを含む複数のウイルスの治療薬として承認されている[29, 30]。しかし，リバビリンは*in vitro*でウイルスの活性を阻害することが明らかとなっているものの，実際の臨床における効果については不明な点が多く，SFTSウイルスに対して高い治療効果は期待できない。獣医師がSFTSウイルス感染動物から咬傷や掻傷を受けた際に使用を検討してもよいかもしれないが，処方可能な病院は限定的である。

隔離と消毒

SFTS発症動物に遭遇した場合は，行政や研究機関に相談する。SFTS発症動物は基本的には入院させる。入院させない場合，SFTSウイルスが野外で広がる，特に飼い主が暴露するリスクがある。入院後はほかの動物と隔離し，さらに，診察・ケアをする獣医師および看護師は個人防護具を着用する。排泄物，汚物にはウイルスが大量に含まれている可能性があるので，0.5％次亜塩素酸ナトリウムで消毒する。その際は，飛散を防ぐために，おむつなどで覆った後に，次亜塩素酸ナトリウムで処理し，決して直接触ることがないように処理しなければならない。

予防

ワクチン

現在，感染性クローンの作製に英国と中国の研究グループが成功しており[31]，人医療においてワクチン開発や治療法の開発が今後進められると考えられるが，現状ではSFTSウイルスに対するワクチンは存在しない。

マダニからの防御

人における対策

上述のとおり，ワクチンは開発段階であり，現状では媒介するマダニの刺咬を可能な限り防ぐことが，SFTSウイルスの感染予防に最も効果的である。マダニの刺咬を防ぐために以下の点に注意する。

①マダニの生息場所には可能な限り近付かない。野生動物が出没する場所や道端の草むら，畑などにマダニは生息している。

②野外では，可能な限り肌の露出を少なくし，長袖，長ズボン，手袋などを着用する。また，なるべく明るい色の服を着用することで，黒・濃い茶色をしているマダニを早期に発見できる。

③マダニによる吸血を防ぐためにディートやイカリジンが含まれる忌避剤が有効である。商品によって有

表3 主な症状と管理(人で推奨されているもの)
国立国際医療研究センターの重症熱性血小板減少症候群(SFTS)診療の手引き(改訂版)より引用・改変

症状	管理	備考
発熱	アセトアミノフェン	出血傾向を増悪させる可能性があるため，アスピリンや非ステロイド性抗炎症薬は避ける
頭痛	アセトアミノフェン	出血傾向を増悪させる可能性があるため，アスピリンや非ステロイド性抗炎症薬は避ける
悪心・嘔吐	制吐薬，点滴	
下痢	ロペラミド，点滴	
息切れ，呼吸困難	酸素投与	
消化器出血	輸血	DIC の評価
意識障害	気道確保	脳症との合併の評価

※アセトアミノフェンは動物では副作用が発現しやすく，特に猫では使用禁忌であることに注意が必要である

効成分の濃度と効果に違いがあるので，使用には注意が必要である。

動物における対策

マダニ駆除薬

各種マダニ駆除薬が獣医師向けに販売されている。特に，患者発生地域の犬・猫には処方をすすめるべきであるが，前述したように全国的にSFTSウイルスは存在しているので，西日本に限定するのではなく全国の犬・猫にマダニの駆除薬は処方すべきである。これは犬・猫を守るだけでなく，飼い主や獣医師を守ることにつながることと意識する必要がある。また，マダニの活動が盛んになる3～12月にかけて積極的に処方すべきであるが，マダニは地域によっては通年捕集されるため，通年の処方がよりよいと考えられる。

外部寄生虫駆除薬についてはp430～437も参照

ブラッシングとマダニの除去

マダニはすぐには咬着せず体表を歩き回っているため，散歩後のブラッシングも有効である。室内飼育犬に関しては，マダニを室内へ持ち込まないためにも，室外でのブラッシングが重要である。マダニが咬着しているのを発見しても慌てず，獣医師に相談するのがよい。獣医師は咬着したマダニを注意深く取り除くとともに，その後の健康管理に注意するように飼い主に伝えて，経過を観察し，**表2**の項目に合致した場合は確定診断を研究機関に依頼することが重要である。

MEMO

「2017年に初めて伴侶動物から人への感染が報告された重症熱性血小板減少症候群(SFTS)」

- 2017年にSFTSウイルスの伴侶動物から人への感染が初めて報告されたが，その感染経路については不明な点が多い。過度に恐怖心を抱く必要はないが，このようなウイルス感染症があるということをしっかり認識して，飼育・診察などを行っていくことが重要である。
  現在，ワクチンや治療法については各国の研究機関が開発を進めていると思うが，それらが確立されていない現状では，診断法の充実化，国内外におけるウイルスの感染環や分布を把握することが重要であると考える。

【参考文献】

1．Matsuno K, Weisend C, Kajihara M, et al. Comprehensive molecular detection of tick-borne phleboviruses leads to the retrospective identification of taxonomically unassigned bunyaviruses and the discovery of a novel member of the genus phlebovirus. *Journal of Virology* 89, 2015, 594-604.
2．Yu XJ, Liang MF, Zhang SY, et al. Fever with thrombocytopenia associated with a novel bunyavirus in China. *New England Journal of Medicine* 364, 2011, 1523-1532.
3．Liu S, Chai C, Wang C, et al. Systematic review of severe fever with thrombocytopenia syndrome: virology, epidemiology, and clinical characteristics. *Reviews in Medical Virology* 24, 2014, 90-102.
4．Takahashi T, Maeda K, Suzuki T, et al. The first identification and retrospective study of Severe Fever with Thrombocytopenia Syndrome in Japan. *Journal of Infectious Diseases* 209, 2014, 816-827.
5．Xu B, Liu L, Huang X, et al. Metagenomic analysis of fever, thrombocytopenia and leukopenia syndrome (FTLS) in Henan

Province, China: discovery of a new bunyavirus. *PLOS Pathogens* 7, e1002369, 2011.

6. Liu Y, Li Q, Hu W, et al. Person-to-person transmission of severe fever with thrombocytopenia syndrome virus. *Vector Borne and Zoonotic Diseases* 12, 2012, 156-160.
7. Ding F, Zhang W, Wang L, et al. Epidemiologic features of severe fever with thrombocytopenia syndrome in China, 2011-2012. *Clinical Infectious Diseases* 56, 2013, 1682-1683.
8. Cui N, Liu R, Lu QB, et al. Severe fever with thrombocytopenia syndrome bunyavirus-related human encephalitis. *Journal of Infection* 70, 2015, 52-59.
9. Kim KH, Yi J, Kim G, et al. Severe fever with thrombocytopenia syndrome, South Korea, 2012. *Emerging Infectious Diseases journal* 19, 2013, 1892-1894.
10. Yun SM, Lee WG, Ryou J, et al. Severe fever with thrombocytopenia syndrome virus in ticks collected from humans, South Korea, 2013. *Emerging Infectious Diseases journal* 20, 2014, 1358-1361.
11. Park SW, Song BG, Shin EH, et al. Prevalence of severe fever with thrombocytopenia syndrome virus in Haemaphysalis longicornis ticks in South Korea. *Ticks and Tick-borne Diseases* 5, 2014, 975-977.
12. McMullan LK, Folk SM, Kelly AJ, et al. A new phlebovirus associated with severe febrile illness in Missouri. *New England Journal of Medicine* 367, 2012, 834-841.
13. Savage HM, Godsey MS Jr, Lambert A, et al. First detection of Heartland virus (Bunyaviridae: Phlebovirus) from field collected arthropods. *American Journal of Tropical Medicine and Hygiene* 89, 2013, 445-452.
14. Cui F, Cao HX, Wang L, et al. Clinical and epidemiological study on severe fever with thrombocytopenia syndrome in Yiyuan County, Shandong Province, China. *American Journal of Tropical Medicine and Hygiene* 88, 2013, 510-512.
15. Zhao L, Zhai S, Wen H, et al. Severe fever with thrombocytopenia syndrome virus, Shandong Province, China. *Emerging Infectious Diseases journal* 18, 2012, 963-965.
16. Jiao Y, Zeng X, Guo X, et al. Preparation and evaluation of recombinant severe fever with thrombocytopenia syndrome virus nucleocapsid protein for detection of total antibodies in human and animal sera by double-antigen sandwich enzyme-linked immunosorbent assay. *Journal of Clinical Microbiology* 50, 2012, 372-377.
17. Ding S, Yin H, Xu X, et al. A cross-sectional survey of severe fever with thrombocytopenia syndrome virus infection of domestic animals in Laizhou City, Shandong Province, China. *Japanese Journal of Infectious Diseases* 67, 2014, 1-4.
18. Niu G, Li J, Liang M, et al. Severe fever with thrombocytopenia syndrome virus among domesticated animals, China. *Emerging Infectious Diseases journal* 19, 2013, 756-763.
19. Bosco-Lauth AM, Panella NA, Root JJ, et al. Serological Investigation of Heartland virus (Bunyaviridae: Phlebovirus) exposure in wild and domestic animals adjacent to human case sites in Missouri 2012-2013. *American Journal of Tropical Medicine and Hygiene* 92, 2015, 1163-1167.
20. Xing Z, Schefers J, Schwabenlander M, et al. Novel bunyavirus in domestic and captive farmed animals, Minnesota, USA. *Emerging Infectious Diseases* 19, 2013, 1487-1489.
21. Zhang YZ, Zhou DJ, Qin XC, et al. The ecology, genetic diversity, and phylogeny of Huaiyangshan virus in China. *Journal of Virology* 86, 2012, 2864-2868.
22. Gong Z, Gu S, Zhang Y, et al. Probable aerosol transmission of severe fever with thrombocytopenia syndrome virus in southeastern China. *Clinical Microbiology and Infection* 21, 2015, 1115-1120.
23. Liu Q, He B, Huang SY, et al. Severe fever with thrombocytopenia syndrome, an emerging tick-borne zoonosis. *Lancet Infectious Diseases* 14, 2014, 763-772.
24. Li Z, Cui L, Zhou M, et al. Development and application of a one-step real-time RT-PCR using a minor-groove-binding probe for the detection of a novel bunyavirus in clinical specimens. *Journal of Medical Virology* 85, 2013, 370-377.
25. Sun Y, Liang M, Qu J, et al. Early diagnosis of novel SFTS bunyavirus infection by quantitative real-time RT-PCR assay. *Journal of Clinical Virology* 53, 2012, 48-53.
26. Li Z, Qi X, Zhou M, et al. A two-tube multiplex real-time RT-PCR assay for the detection of four hemorrhagic fever viruses: severe fever with thrombocytopenia syndrome virus, Hantaan virus, Seoul virus, and dengue virus. *Archives of Virology* 158, 2013, 1857-1863.
27. Wang X, Zhang Q, Hao F, et al. Development of a colloidal gold kit for the diagnosis of severe fever with thrombocytopenia syndrome virus infection. *BioMed Research International* 2014, 2014, 530621.
28. Goldsmith CS, Ksiazek TG, Rollin PE, et al. Cell culture and electron microscopy for identifying viruses in diseases of unknown cause. *Emerging Infectious Diseases journal* 19, 2013, 886-891.
29. Debing Y, Jochmans D, Neyts J. Intervention strategies for emerging viruses: use of antivirals. *Current Opinion in Virology* 3, 2013, 217-224.
30. Tasdelen Fisgin N, Ergonul O, Doganci L, et al. The role of ribavirin in the therapy of Crimean-Congo hemorrhagic fever: early use is promising. *European Journal of Clinical Microbiology & Infectious Diseases* 28, 2009, 929-933.
31. Brennan B, Li P, Zhang S, et al. Reverse genetics system for severe fever with thrombocytopenia syndrome virus. *Journal of Virology* 89, 2015, 3026-3037.

（下田　宙）

犬の細菌感染症

1. ブルセラ病
2. パスツレラ症
3. レプトスピラ症

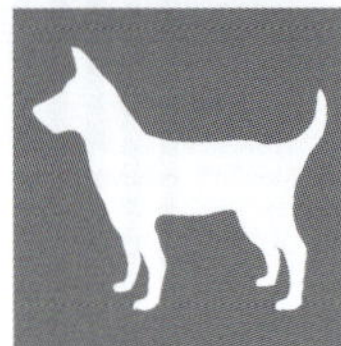

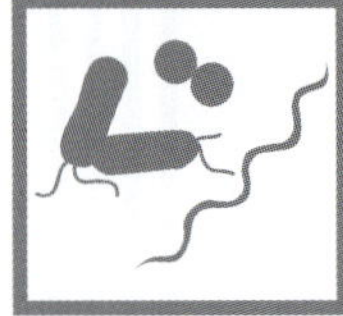

2-1 ブルセラ病

ブルセラ病はブルセラ属菌によって引き起こされる人獣共通感染症である。犬における本病の特徴的病変は子宮および胎盤にみられ，不妊，死産および流早産が引き起こされる。しかし，感染した犬の多くは無症状のまま長期間菌を保有し，新たな感染源となる。人における症状は多様で，波状熱，悪寒，筋肉痛，関節痛，違和感および食欲減退などである。犬由来のブルセラ属菌による人への感染も報告されており，忘れてはならない感染症である。

▶ 病原体

ブルセラ属 *Brucella* は主たる宿主に基づいて，*Brucella abortus*（ウシ），*Brucella melitensis*（ヤギ），*Brucella suis*（ブタ），*Brucella canis*（犬）などの6菌種に分類されていた（**表1**）。種間での生化学的，遺伝学的類似性が高いことから，現在では1菌種（*B. melitensis*）にまとめられている。しかし，病原性や宿主特異性が異なることから，混乱を避けるために旧学名の使用も認められている。本稿では旧学名をそのまま用いることとした。

ブルセラ属菌のうち，犬への感染は *B. canis*，*B. abortus*，*B. melitensis*，*B. suis* が知られており，最初の事例は1931年，*B. suis* の感染が報告されている[1]。犬のブルセラ病の原因菌はほとんどの場合 *B. canis* であり，1966年に Carmichael によって分離さ

表1 ブルセラ属菌の主な自然宿主と疾病

ブルセラ（*Brucella*）属は主な宿主に基づいて，*B. abortus*（ウシ），*B. melitensis*（ヤギ），*B. suis*（ブタ），*B. canis*（犬）などの6菌種に分類されていた。しかし，種間での生化学的，遺伝学的類似性が高いことから，現在では1菌種（*B. melitensis*）にまとめられている

	菌種	宿主	疾病	
			動物	人
従来の6菌種	*B. abortus*	ウシ	流産と精巣炎	波状熱
	B. melitensis	ヤギ，ヒツジ	流産	マルタ熱
	B. suis	ブタ	流産，精巣炎，関節炎，脊椎炎	波状熱
	B. ovis	ヒツジ	精巣上体炎，散発的流産	－
	B. canis	犬	流産，精巣上体炎および不妊	波状熱
	B. neotomae	サバクウッドラット	マウスに高い感受性	－
新たな菌種	*B. pinnipedialis*	アザラシ，アシカ	繁殖障害，神経障害など	不明
	B. ceti	クジラ，イルカ	繁殖障害，神経障害など	不明
	B. microti	ユーラシアハタネズミ	不明	不明

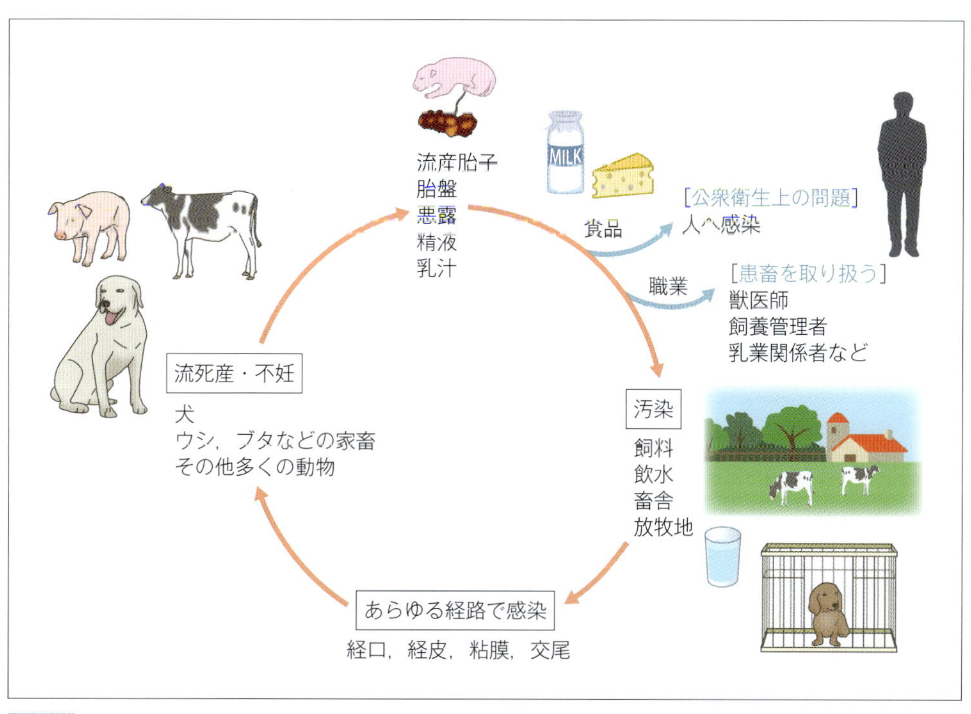

図 1 ブルセラ属菌の感染経路

れた[2]。それ以来，ブルセラ病は犬の繁殖・飼育において多大な経済的損失を招いていることで知られている。

B. canis はグラム陰性，好気性，無芽胞，非運動性の短桿菌で，ブルセラ培地，血清加 TSA 培地などに 37℃で発育し，菌の増殖に炭酸ガスを必要としない。発育はやや遅く，3～5 日で直径 1.0～1.5 mm の半透明のコロニー(集落)を形成する。人への感染例も報告されているが，**波状熱**※のような重篤な例はまれである。

▶疫学

B. canis 感染の疫学調査は世界各地で行われている[3]。米国において *B. canis* が分離された後，日本においてもビーグル犬の繁殖施設で流産胎子から *B. canis* が検出され，本症の存在が確認された。その後，感染はメキシコ，アルゼンチン，ドイツなどでも確認され，広く世界のイヌ科野生哺乳動物にも存在することが明らかにされた。訓練所，ペットホテル，実験動物施設の汚染は感染を急速に拡大する。日本では 2011 年の全国的疫学調査において，動物病院に来院した犬の血清サンプル 1,158 中，35 サンプル(3.0％)が抗体陽性と判定された[4]。

▶宿主

各菌種にはそれぞれ通常の自然宿主があるが，これらの自然宿主からほかの動物および人に感染する。宿主は家畜だけではなく，野生の反芻類(バイソン，水牛，ジャコウウシ，シカ，カモシカ，ヒツジなど)，肉食獣(オオカミ，キツネ，クマ，ヤマネコなど)，げっ歯類(ウサギ，ネズミなど)に幅広い感染がある[5]。近年，従来から知られていた菌種以外にも海棲哺乳類，ユーラシアハタネズミなどから新たな菌種が分離されている。

▶感染経路(図 1)

動物のブルセラ病の自然感染は経口，経皮，交尾，粘膜感染など**すべての経路で成立**する。動物間のみならず，感染動物から人への感染もほぼ同様の経路によって感染する。動物の流産胎子，胎盤，悪露，精

※　波状熱：有熱期と無熱期が交互に繰り返される。

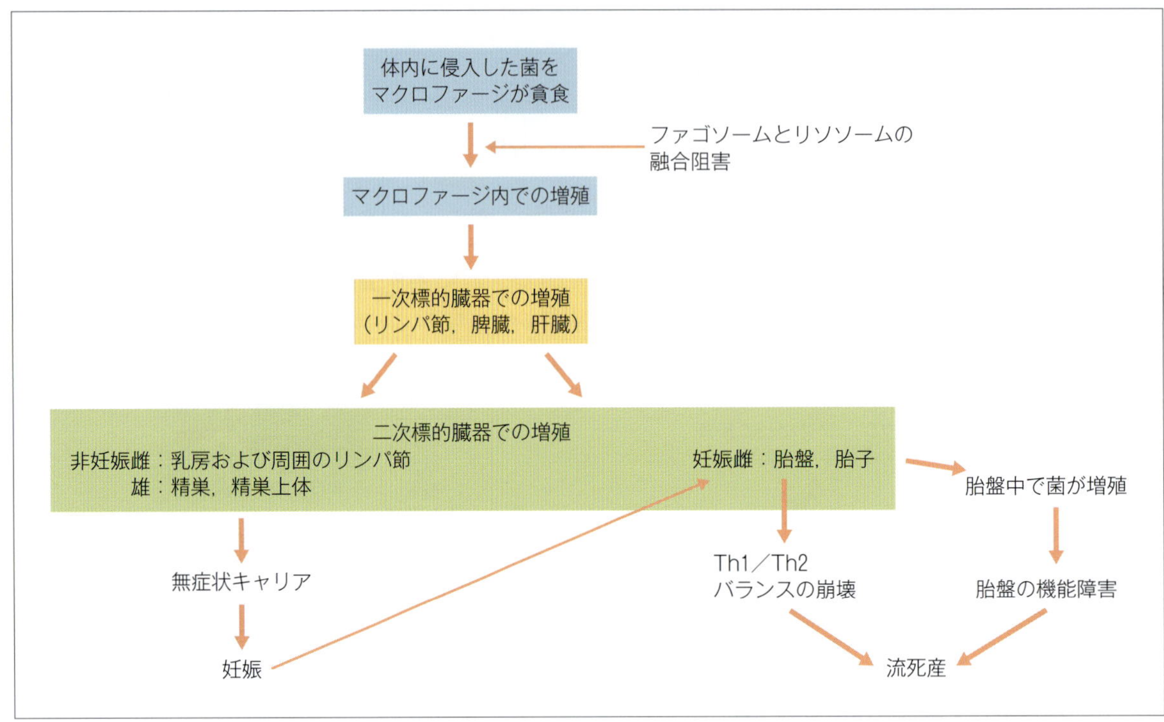

図2 ブルセラ病の発病機序

液，乳汁に大量の菌が存在し感染源となる。直接流産患畜を取り扱う機会のある獣医師，飼養管理者，乳業関係者などの感染例がある（**図1**）。

B. canis の主要な感染経路は交尾感染であると考えられるが，経口および経皮感染などすべての経路で感染が成立する。本病の感染は，汚染した飼料，飲水などを健康な犬が摂取したり，流産後の子宮からの悪露が犬舎の床に流れ，これが同居の犬に付着することによって感染する。ある報告では，同性の感染犬と非感染犬を同じ犬舎で飼育しても非感染犬への感染は認められなかった[6]。しかし，別の報告では，同性の犬においても感染犬と同居した非感染犬の発症が認められており[7]，状況により様々な感染様式が存在するものと考えられる。感染犬の尿には *B. canis* が混入していることが報告されており，犬のブルセラ病の自然感染において，尿も注意が必要である[7,8]。

▶ 感染の特徴

本菌は**細胞内寄生菌であり，マクロファージ内で菌が増殖することが特徴**である。マクロファージのような貪食細胞は，病原体あるいは死細胞などの異物を取り込み，消化する機能を有する。これは細胞性免疫の最初のステップであり，取り込まれた異物がファゴソームに包まれ，このファゴソームとリソソームが融合することによって成立する。ところが，ブルセラ属菌を含むいくつかの細胞内寄生菌はこのマクロファージによる消化を回避するためにファゴソームとリソソームの融合を阻止し，その後，細胞内で増殖することができる。あるいはファゴソームとリソソームが融合したとしても，その中で消化されずに耐えて生き残ることができる。このメカニズムは未だ不明な点が多いが，感染成立のための重要な現象であると考えられる。

病原因子：VirB 蛋白質群

ブルセラ属菌はⅣ型分泌機構（VirB 蛋白質群）と呼ばれる病原因子を保有しており，この変異株ではマクロファージ内増殖能を欠くことが明らかとなっている[9]。このブルセラ属菌の VirB 蛋白質群は *Agrobacterium tumefaciens* の T-DNA※分泌に関与する VirB 蛋白質群と相同性があり，病原因子を分泌している可

※　T-DNA：伝達性 DNA。病原性に関与する種々の因子を含んでいる。

能性が考えられている。しかし，分子機構の詳細は不明な点が多い。すなわち，ブルセラ属菌の病原因子およびブルセラ病の発症機構はほとんど明らかにされていない状況である。

ブルセラ属菌の体内での増殖と分布

体内に侵入した *B. canis* はマクロファージに貪食されるが，これによる消化を回避し細胞内で増殖する。感染初期では菌は広く全身に分布しているが，後期では乳房およびその周囲のリンパ節に限局する傾向が認められる。

妊娠動物が感染した場合，他の臓器に比較して胎盤および胎子において菌の増殖がみられる。胎盤中の栄養膜細胞（胎盤の中でも主要な機能をもつ細胞）において多数の菌の増殖が観察され，栄養膜細胞の機能が菌の感染によって阻害されることが流産の一誘因となっていると考えられる。この栄養膜細胞を介して菌が胎子に感染する。

また，胎子は母体にとって異物である。免疫拒絶反応を抑制し妊娠を維持するために，母体内では Th2 サイトカインが優位になっている。通常，宿主となる動物には，ブルセラ属菌の感染に応答して Th1 が誘導されることで菌の細胞内増殖を阻害し，病態の進行を抑える機構が存在する。妊娠動物の場合も同様に菌の感染によって Th1 が優位になり，母体の Th1/Th2 のバランスが崩れることにより流産が起こるのではないかと言われている（**図2**）。

▶ 臨床症状

感染した犬の多くは，無症状のまま長期間菌を保有する。最初に菌に暴露されてから約 3 週間で菌血症になり，その後，菌は標的臓器である生殖器系の組織へ移行し，数カ月～数年は菌を排出しつづける。

雄犬の症状

雄の場合，菌は前立腺，精巣上体などで増殖する。精液中に菌が含まれるため，感染拡大の原因となる。感染後 2 カ月間は高濃度の菌が精液中に含まれ，その後も数年間は低濃度の菌を含む精液を排出しつづける。この間，犬に明確な症状は認められない。

雌犬の症状

犬舎内において流産した雌は，感染を広げる危険性が非常に高い。流産後，4～6 週間程度，子宮からの分泌物の排出がつづく場合がある。流産時に排出される胎盤組織および体液には大量の菌が含まれている[8]。*B. canis* は感染した雌の乳汁の中にも含まれており，垂直伝播の原因となっている[10]。

▶ 診断

犬のブルセラ病では，血中に抗ブルセラ抗体が存在するということは，ブルセラ属菌の持続感染を意味している。したがって，ブルセラ病の診断には血清学的検査法が使用されるのが一般的である。

血清学的検査

試験管凝集反応が主に用いられている。希釈血清に，凝集反応用菌液を 0.5 mL ずつ加えて混合したものと，別途用意した標準混濁管を，50℃の恒温槽内に 24 時間静置する。希釈血清の凝集度と濁度とを標準混濁管と比較し，希釈血清の凝集度を肉眼的に判定する。血清希釈倍数が 160 倍以上で 50％凝集を示す血清を陽性とする（**図3**）。検査は通常，検査機関や大学などの研究機関へ依頼して行う。

診断法については p388，396，397 も参照

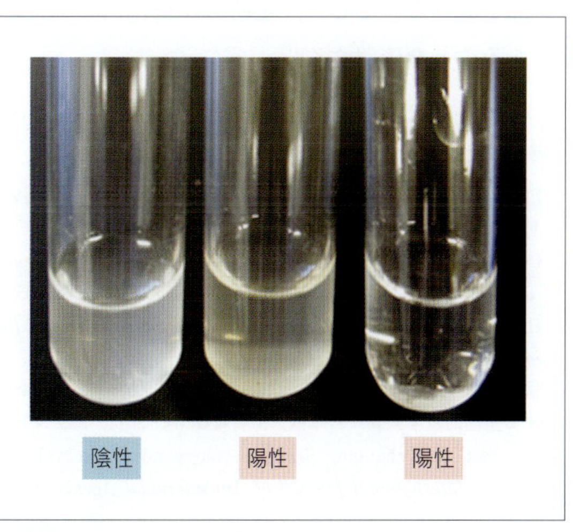

図3 犬のブルセラ病の血清学的診断法（試験管凝集反応）

表2 犬における抗菌薬療法について

単剤では再発の可能性が高いため，2剤併用が原則とされている（テトラサイクリン系＋アミノグリコシド系またはリファンピシン）

テトラサイクリン系の例		アミノグリコシド系またはリファンピシンの例
●ドキシサイクリン：25 mg/kg，1日1回，経口投与，4週間 ●ミノサイクリン：12.5 mg/kg，1日2回，経口投与，4週間 ●テトラサイクリン：30 mg/kg，1日2回，経口投与，4週間	＋	●ストレプトマイシン：20 mg/kg，1日1回，筋肉内投与／皮下投与，2週間（1週目と4週目に投与） ●ゲンタマイシン：2.5 mg/kg，1日2回，筋肉内投与／皮下投与，2週間（1週目と4週目に投与），あるいは5 mg/kg，1日1回，筋肉内投与／皮下投与，2週間（1週目と4週目に投与） ●リファンピシン：5 mg/kg，1日2回，経口投与，4週間

▶治療

家畜のブルセラ病については家畜伝染病予防法で対策が取られているため，治療は行わず患畜は淘汰する。しかし，**犬のブルセラ病は法的に何ら規制はないことから，治療あるいは殺処分が選択肢として考えられる。**抗菌薬を用いた治療（**表2**）は，一定の効果があるとされているが，長期にわたる投薬と経過観察を実施する必要がある。また，再発する例も多いとされる。

去勢・不妊手術は排菌源を除去することになるため，治療・予防に有効であると考えられる。

▶予防

ワクチンは開発されておらず，確立した予防法はない。新しい犬を導入する際に，血清学的検査を行い感染の有無を確認してから飼育を開始するなど，検疫の徹底を図ることで予防する。未検疫の犬とは接触および交配を避ける。そして，定期的に抗体検査を行い陰性であることを確認する。

MEMO

「ブルセラ病は人ではどのような症状を示すのか」

- 急性あるいは亜急性の熱性疾患であり，特異的な症状はなく倦怠感，食欲不振，疲労などが認められる。波状熱がほとんどの患者にみられるが，インフルエンザの症状に類似しているため，症状のみでの診断は困難である。適切な治療を行わなければ，この症状が数週間～数カ月つづくこともある。急性型から慢性型に移行することがある。慢性型は長期間における症状の継続，あるいは治療後に再発した場合に認められ，慢性疲労症候群に類似した症状を示す。発熱以外の症状としては，関節炎，髄膜炎などが知られている。感染症法で4類感染症とされ，全数把握対象疾患である。

【 参考文献 】

1．Plang JF, Huddleson IF. *Brucella* infection in a dog. *American Veterinary Medical Association* 79, 1931, 251-252.
2．Carmichael LE, Kenney RM. Canine abortion caused by *Brucella canis*. *American Veterinary Medical Association* 152, 1968, 605-616.
3．Hollett RB. Canine brucellosis: outbreaks and compliance. *Theriogenology* 66, 2006, 575-587.
4．橘理人，小林菜苗，猪熊壽，ほか．犬の *Brucella canis* 感染に関する全国的疫学調査．日本獣医師会雑誌 64，2011，559-561.
5．Pappas G. The changing *Brucella* ecology: novel reservoirs, new threats. *International Journal of Antimicrobial Agents* 36, 2010, Suppl 1 : S8-11.
6．Carmichael LE, Kenney RM. Canine brucellosis: the clinical disease, pathogenesis and immune response. *American Veterinary Medical Association* 156, 1970, 1726-1734.
7．Serikawa T, Muraguchi T, Yamada J. et al. Long-term observation of canine brucellosis: excretion of *Brucella canis* into urine of infected male dogs. *Jikken Doubutsu* 30, 1981, 7-14.
8．Serikawa T, Muraguchi T, Nakao N, et al. Significance of urine-culture for detecting infection with *Brucella canis* in dogs. *Japanese Journal of Veterinary Science* 40, 1978, 353-355.
9．Sieira R, Comerci DJ, Sanchez DO, et al. A Homologue of an operon required for DNA transfer in *Agrobacterium* is required in *Brucella abortus* for virulence and intracellular multiplication. *Journal of Bacteriology* 182, 2000, 4849-4855.
10．Pollock RVH. Canine brucellosis: current status. *The Compendium on continuing education for the practicing veterinarian* 1, 1979, 255-267.

（度会雅久）

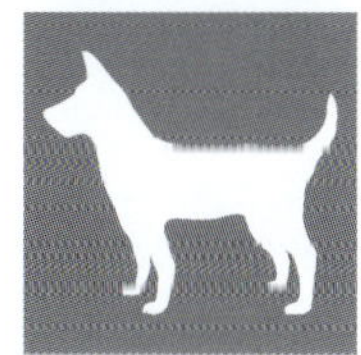

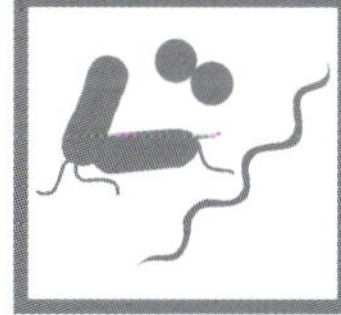

2-2 パスツレラ症

パスツレラ症はパスツレラ属菌によって引き起こされる人獣共通感染症である。犬や猫の場合，感染していても明確な症状を示さない場合がほとんどである。まれに猫同士の争いによる咬傷や掻傷により，皮膚化膿症となる。人では，犬および猫の咬傷や掻傷により，局所感染および呼吸器系感染が引き起こされる。犬・猫の口腔内における常在率が高く，伴侶動物由来の感染症として重要である。

▶ 病原体

パスツレラ属 *Pasteurella* は，グラム陰性，通性嫌気性，非運動性の短桿菌で，しばしば多形性を示す。両端染色性(二極染性)を示し，新鮮分離菌の多くは莢膜をもつ。血液またはヘマチン加培地でよく増殖する。寒天培地上で直径1～2mmの灰白色半透明のコロニー(集落)を形成する。時には粘稠度の高いムコイド状のコロニーとなる。

パスツレラ症の原因には十数菌種のパスツレラ属菌が関与するとされているが，ほとんどの症例は *Pasteurella multocida* である。そのほか，*Pasteurella canis*，*Pasteurella dogmatis*，*Pasteurella stomatis* が原因となる(**表1**)。

▶ 疫学

パスツレラはフランスの細菌学者ルイ・パスツール(Louis Pasteur)が1880年に家禽コレラの原因菌として本菌を分離したことから，パスツールの名に因んで命名された。パスツレラ属菌は犬や猫をはじめとして，ハムスター，ウサギなど一般的に飼育されている動物の口腔，鼻腔内および爪に常在する。*P. multocida* の保菌率は，犬の口腔で55～75%，猫の口腔で60～97%，猫の爪で20%と高率であることが報告されている[1]。これらのことから，他の人獣共通感染症とくらべ，人に感染する危険性が高いと考えられる。近年，犬や猫は人と生活域を共有し身体的接触をするなど，人とより緊密な関係になっており，パスツレラ属菌の犬や猫から人への感染が増加している[2,3]。

表1 パスツレラ属菌と主要な宿主

菌種	主な宿主
P. multocida	犬や猫を含む哺乳類，鳥類，人
P. canis	犬，子牛，人
P. dogmatis	犬，猫，人
P. stomatis	犬，猫，人

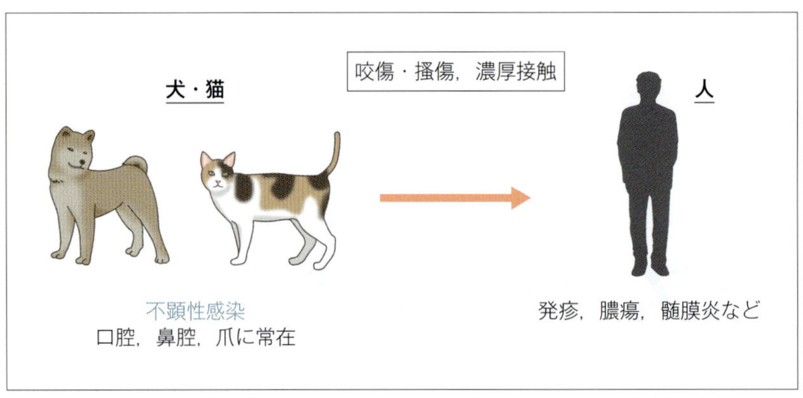

図 1 パスツレラ属菌の感染経路

▶ 宿主

パスツレラ属菌は各種哺乳動物および鳥類に広く存在する。パスツレラ症の主要原因菌とその主な宿主を**表 1** に示した。伴侶動物ではほとんどの場合，不顕性感染であるが，猫の皮膚化膿巣の 40～58％からパスツレラ属菌が分離されたことから，猫にも病変が形成され，そこから人に感染することも示唆されている[1]。

▶ 感染経路

動物間の感染は経気道，経口感染と考えられている。パスツレラ属菌は犬や猫などの伴侶動物の口腔，鼻腔内および爪に常在することから，人は咬傷や掻傷により感染する（**図 1**）。動物との過剰な接触および飛沫による呼吸器系の感染もある。

▶ 感染の特徴

本菌は犬や猫では病原性が低いが，種々の動物で一次病原体として敗血症を引き起こし，一次あるいは二次病原体として肺炎などの呼吸器系感染症を起こす原因となる。血清型は菌の病原性に関係があると考えられている。莢膜は宿主細胞の食菌作用に抵抗し，宿主組織への付着に関与する。このため，莢膜保有株は非保有株にくらべ病原性が高い。*P. multocida* の産生する皮膚壊死毒素（dermonecrotic toxin，DNT）はブタの萎縮性鼻炎の病原因子である。

▶ 臨床症状

動物の症状

犬，猫では無症状，不顕性感染が主である。

一方で，ウシの出血性敗血症および肺炎，ヒツジ，ヤギの敗血症と肺炎，ブタの肺炎と萎縮性鼻炎，家禽コレラ，ウサギのスナッフル（鼻性呼吸）などを引き起こすことが知られており，獣医領域で問題となっている。

人の症状

犬，猫の咬傷や掻傷による**創傷感染**では，創傷部位の発疹，腫脹，疼痛がみられる。その後，局所に感染して膿瘍，蜂窩織炎，リンパ節炎を起こす。創傷が深部まで達した場合，骨髄炎まで発展することがある。

創傷感染以外では**呼吸器系感染**が多い。高齢者や慢性気管支炎などの基礎疾患を有する場合，重症化する。

▶ 診断

犬や猫では常在していることから，診断のための菌検出は意味がない。

菌の分離培養（人）

人において診断する場合は，菌の分離培養を行う。羊血液寒天培地，BTB 寒天培地，マッコンキー寒天培地などを用いて菌の分離培養を行う。チョコレート寒天培地上のコロニー性状は *Haemophilus influenzae* に類似しているが，*H. influenzae* は血液寒天培地に発育しないため，鑑別が可能である。また，*Acinetobacter* 属菌はオキシダーゼテストで陰性を示し，*P.*

multocida の陽性と容易に鑑別できる。

血清学的検査，遺伝子検査(人)

血清学的診断法およびPCRなどを用いた遺伝学的な診断法は普及していない。

治療

犬・猫における治療

抗菌薬の投与による治療を行う。セファロスポリン系薬，フルオロキノロン系薬などが用いられる。国内の動物病院に来院した動物から分離されたパスツレラ属菌について薬剤感受性を調べたところ，ほとんどの抗菌薬に感受性であったと報告されている[4]。

予防

犬，猫では常在菌であるため，菌を体内から完全に排除することは難しい。他の動物では，不活化ワクチンを用いて予防している国もある。

人への感染予防策としては，犬，猫を寝室に入れないようにするなど，過剰な接触を避けるようにする。犬，猫が原因で感染の可能性があれば医師に相談する。

MEMO

「最近話題となっている犬・猫－人の感染症」

- カプノサイトファーガ・カニモルサス感染症

犬や猫の口腔内に常在している細菌である。人への感染経路はパスツレラ症と類似している。報告されている患者数がきわめて少ないことから，まれにしか発症しないと考えられる。発熱，倦怠感，腹痛，吐き気，頭痛などの症状がみられる。重症例では敗血症や髄膜炎を引き起こし，死亡するケースも報告されている。

- コリネバクテリウム・ウルセランス感染症

ジフテリア菌の類縁菌で，主に家畜などの動物の常在菌である。ジフテリア菌はジフテリア毒素を産生し，これが組織に傷害を与え，ジフテリアと呼ばれる呼吸器疾患を引き起こす。ウルセランス菌はこの毒素をもっておらず本来病原性はほとんどないが，まれにジフテリア毒素を産生するウルセランス菌が存在し，毒素産生菌がジフテリア様の症状を引き起こす。犬・猫から人への感染が報告されている。

【 参考文献 】

1．澤田拓士．パスツレラ感染症．人獣共通感染症 改訂版．医薬ジャーナル社，大阪，2011，pp290-294.
2．荒島康友，池田忠生，熊坂一成，ほか．1992～2001 の 10 年間の本邦における *Pasteurella* spp. の分離状況．獣医畜産新報 57，2004，667-668.
3．荒島康友，熊坂一成，土屋俊夫，ほか．本邦における *Pasteurella multocida* の分離状況．感染症学雑誌 67，1993，791-794.
4．木村唯，嶋田恵理子，宮本忠，ほか．動物病院における伴侶動物のパスツレラ感染症発生状況と治療成績．日本獣医師会雑誌 67，2014，761-766.

（度会雅久）

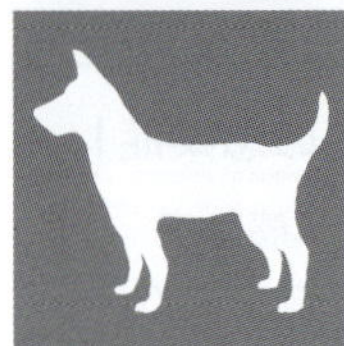

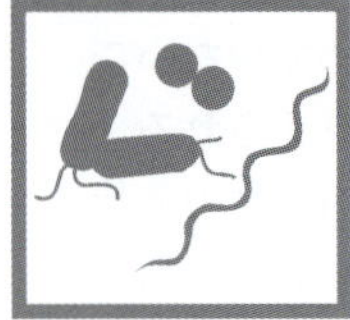

2-3 レプトスピラ症

レプトスピラ症は病原性レプトスピラ感染に起因する細菌性人獣共通感染症である。自然界における保菌動物はげっ歯類をはじめとする野生動物であり，それら動物の尿に含まれるレプトスピラに汚染された土壌や水に接触した動物が，経皮的に感染することが多い。発症した犬は急性の肝不全，腎不全を起こし，しばしば致死的である。また，回復後には人や他の動物への新たな感染源となる可能性があるため，注意が必要である。予防にはワクチン接種が有効であるが，異なる血清群のワクチンは有効ではないとされる。日本では犬のレプトスピラ症は家畜伝染病予防法により届出伝染病に指定されている。

▶病原体

病原体は ***Leptospira interrogans*** sensu lato であり，スピロヘータ目 *Spirochaetales*，レプトスピラ科 *Leptospiraceae*，レプトスピラ属 *Leptospira* に分類されるグラム陰性，好気性，らせん状の細菌である。

L. interrogans は犬ばかりではなく，人をはじめとするほとんどすべての哺乳類に感染する[1]。一方，主に土壌から分離される非病原性のレプトスピラは *L. biflexa* sensu lato と総称される（**図 1**）。*L. interrogans* sensu lato は免疫学的な性状から 250 以上の血清型に分類され，異なる血清群（serogroup，抗原性の似た血清型のグループ）のワクチンは基本的には予防に有効ではないとされることから，**血清型による分類法が臨床的には重要**であると考えられる。一方，臨床症状の重症度は単純な血清型による分類と必ずしも一致せず，流行する血清型には地理的な偏りが認められる。

動物のレプトスピラ症は家畜伝染病予防法の届出伝染病であり，その対象となる血清型はポモナ Pomona，カニコーラ Canicola，イクテロヘモリジア（イク

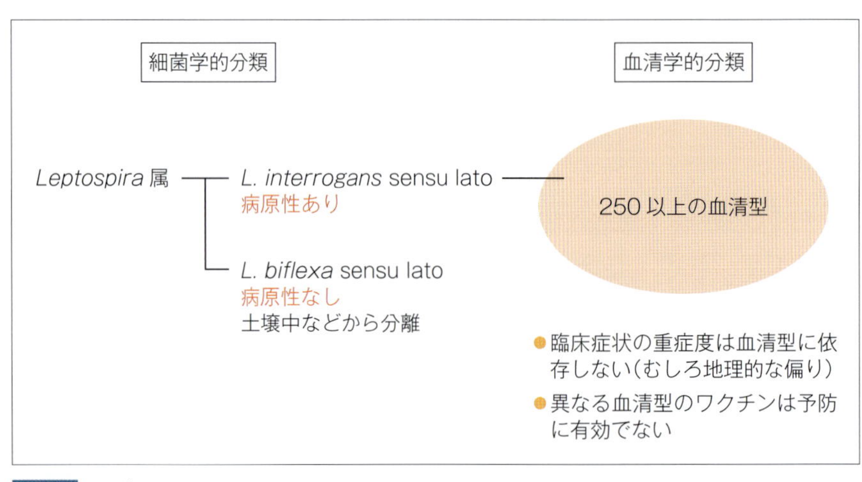

図 1 レプトスピラの分類

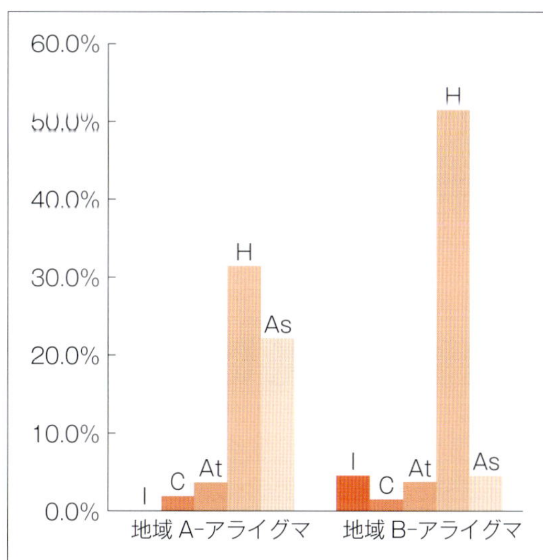

図2 野生アライグマの血清中レプトスピラ抗体陽性率
MAT 抗体価※≧80 かつ最も高い抗体価を示した血清型の割合を地域（A：大阪府，B：兵庫県）別に示す
※顕微鏡下凝集試験（microscopic agglutination test，MAT）
I：Icterohaemorrhagiae　C：Canicola　At：Autumnalis
H：Hebdomadis　As：Australis

テロヘモラジー）Icterohaemorrhagiae，グリポティフォーサ（グリッポチフォーサ）Grippotyphosa，ハージョ Hardjo，オータムナーリス Autumnalis，オーストラーリス Australis の 7 血清型である。

▶疫学

レプトスピラ症は世界中で発生が認められる**人獣共通感染症**である。家畜伝染病予防法に基づく国内の届出状況では，犬では 2007～2015 年の間に毎年 20～52 頭，ウシでは 2007 年に 2 頭，2014 年に 1 頭，ブタでは 2007 年に 6 頭，2011 年に 2 頭の届出があった（農林水産省「監視伝染病の発生状況」より）。しかし届出の対象となっているレプトスピラの血清型が限られているため，この数字は過小評価されている可能性がある。実際，2007 年 8 月～2011 年 3 月に実施された国内の 10 県を対象とした犬レプトスピラ症の調査では，届出対象となっていないヘブドマディス Hebdomadis が最も多く（57.6％），次いでオーストラーリス（20.3％），オータムナーリス（15.3％）であったと報告されている[2]。また，国内における人のレプトスピラ症の発生は 2007 年 1 月～2016 年 4 月で 30 都府県 258 件報告されている（厚生労働省「感染症法に基づく医師の届出：感染症発生動向調査」より）。

▶宿主

レプトスピラはネズミなどの野生哺乳動物の腎臓に保菌されていることから，尿中に排出され，土壌や水を汚染する。筆者らの調査では，大阪府と兵庫県の野生化したアライグマの血清からヘブドマディスとオーストラーリスに対する抗体が検出され（**図2**），腎臓からはレプトスピラの遺伝子が検出された。このことから，野生アライグマも自然界におけるレゼルボア（reservoir）の 1 つとなっている可能性が強く示唆される[3]。

▶感染経路・感染の特徴

前述のように保菌動物の尿に含まれるレプトスピラが土壌や水を汚染する。レプトスピラは湿った土壌や淡水中で数カ月間死滅しないとされ[4]，汚染された土壌や水に，傷を介した経皮的・経粘膜的，あるいは経口的に接触した動物が偶発的に発症する（**図3**）。そのため，台風などの河川の増水後に保菌動物の生息域から環境中にレプトスピラが広がり，秋を中心に発生が多く認められる。

▶発症機序

感染しても症状を呈さない不顕性感染も多いとされる。甚急性感染では，ショック状態となり急死することがある。体内に侵入したレプトスピラは初期には血液中に検出される（**図4**）が，その後，血中からは消失し，肝臓や腎臓などの臓器で増殖することで症状を示すようになる。結果として，発症して動物病院に来院する犬はしばしば肝不全と腎不全を呈しており，レプ

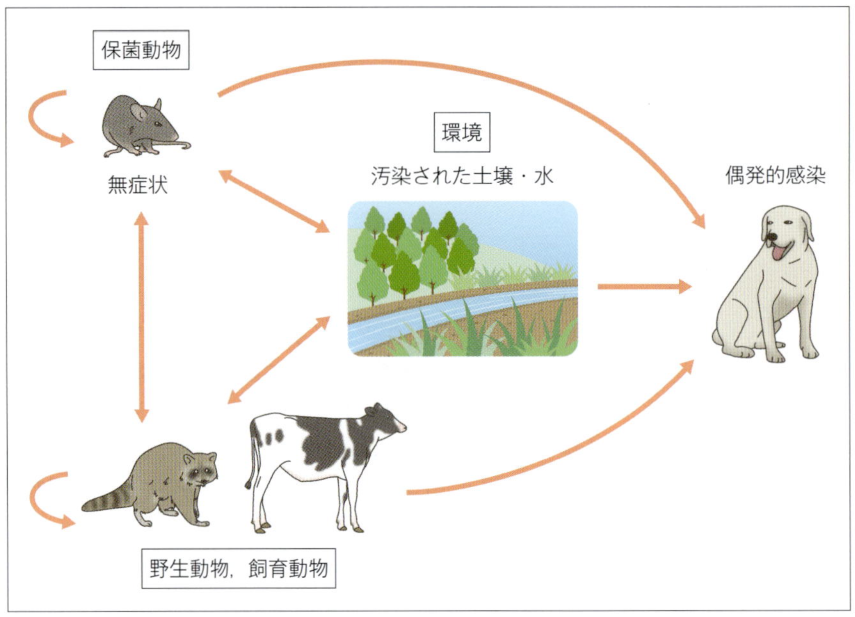

図3 レプトスピラの感染経路

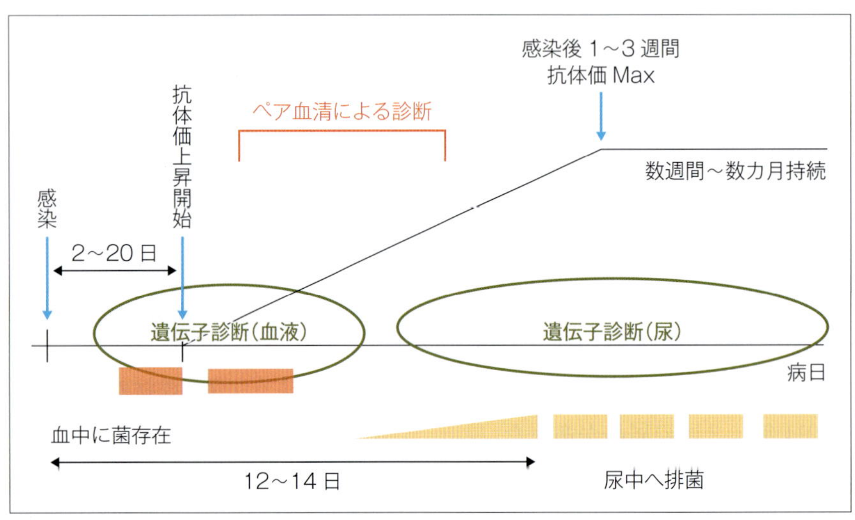

図4 抗体価測定による診断と遺伝子診断の概念

・感染初期には抗体は産生されていないため，抗体価測定のみでは診断が困難である
・感染初期には全血を材料とする遺伝子検査で，腎不全の認められる時期には尿を材料とした遺伝子検査で陽性となることもあるが，陰性であっても本症を否定できない
・1週間以上間隔をあけたペア血清を用いて抗体価を測定することが理想的である

トスピラは尿中にも間欠的に排菌されるようになる。

治療が成功し回復した犬も，数カ月～数年間(あるいは一生)は間欠的に尿中にレプトスピラを排菌することがあり，新たな感染源となる可能性がある。

▶ 臨床症状

多くの症例は**黄疸**を呈し，元気消失，食欲不振，発熱や嘔吐などの非特異的な症候が認められる。**急性腎不全**によって多尿または無尿となっている症例もある。時に炎症に起因する**播種性血管内凝固**(DIC)の続発による出血傾向や，**全身性炎症反応症候群**(SIRS)による多臓器不全に移行し**死に至ることも多い**[5]。

近年，**レプトスピラ肺出血症候群**(leptospiral pulmonary haemorrhage syndrome，LPHS)と呼ばれる急性レプトスピラ症による肺出血を伴う致死的な呼吸不全が，犬を含む様々な動物種で報告されている[6,7]。日本における犬のLPHSの報告は認められていないが，レプトスピラ症が疑われる場合には胸部X線を撮影することが推奨される。

診断

血液検査，画像検査

高ビリルビン血症，肝酵素(ALP，ALT，AST)の上昇，BUNとCreの上昇(時に腎不全が認められない症例もいる)が認められる。

X線検査や超音波検査では腎臓の大きさが正常〜腫大しており，急性腎不全が示唆される。

遺伝子検査

全血や尿を材料とするPCRを用いた遺伝子検査で陽性であればレプトスピラ感染を確定できるが，血清型は分類できない。また，血中への出現は感染初期に限られること，尿中への菌体の排出も間欠的である可能性があるため，陰性であっても本症を否定できない(**図4**)。

血清学的検査

MAT法(microscopic agglutination test，顕微鏡下凝集試験)による血清中のレプトスピラ抗体の証明が診断と血清型の同定に有用である。特に1〜2週間程度間隔をあけたペア血清による抗体価上昇の確認が理想的であるが，その前に死亡することも多い。また，レプトスピラワクチンの接種によっても抗体が検出されることがあるため，抗体価の解釈には注意が必要である。

診断法についてはp397，398も参照

治療

症例を用いた大規模臨床研究に基づく根拠には乏しいが，一般的に治療は抗菌薬療法(ストレプトマイシン6.25 mg/kg，1日1回，またはアンピシリンやアモキシシリン11〜22 mg/kg，1日2回)を中心に行われる。この際，レプトスピラが体内で急速に死滅すると，死滅した細菌が特に尿細管などに炎症や閉塞を引き起こし腎障害を増悪させる可能性があるため，治療開始初期には抗菌薬を低用量で用いる方がよいと考える獣医師もいる。また，多くの症例で補助療法として静脈輸液を行う必要がある。

寛解が得られ肝機能が改善したら，ドキシサイクリン(5 mg/kg，1日2回，経口投与，3週間)を投与し，尿中へのレプトスピラの排菌を防ぐ。尿が出つづける症例では回復が期待できるが，乏尿・無尿となった場合には斃死する。

回復した場合でも，人獣共通感染症の観点から感染源となる可能性を飼い主にインフォームする必要がある。また，回復した約半数の症例は1年以上にわたり腎機能が低下しているとの報告もあり，定期的なモニターが必要である[8]。

予防

レプトスピラは，野生動物の生息域とその近くの淡水域や湿った汚染土壌で感染する可能性が高いことから，そのような地帯に入る可能性がある犬(猟犬や森林地帯を散歩する犬など)にはワクチンの接種が推奨される。前述のように異なる血清群(血清型)のワクチンは予防効果に乏しいため，生活する地域で流行が予想される血清群(血清型)を含むワクチンを選択するべきである。子犬では8週齢以降に初回接種し，その2〜4週後に2回目の接種を行う。成犬における初回免疫処置では，2〜4週間隔で2回接種する。初年度の2回の基礎免疫獲得のためのワクチン接種後は，年1回のワクチン接種が推奨されている。ワクチン接種後15週間で多くの犬で抗体が検出されなくなるという報告があり[9]，年2回以上のワクチン接種が推奨されることもあるが，抗体が検出されなくなっても1年以上の予防効果があったとする報告もある[10]。レプトスピラ症の発生が秋頃を中心に認められることを鑑みると，地域に流行する血清型のワクチンを晩春に接種することが推奨される。

ワクチンについてはp414，415も参照

本書ではワクチンプロトコルについてWSAVA.GUIDELINES FOR THE VACCINATION OF DOGS AND CATS. 2015を参考としています。実際にはワクチンの製品添付書の使用法，動物の抗体価，健康状態，飼育環境等を考慮し，各獣医師判断の下，診療を行ってください。

MEMO

「消毒法について」

- レプトスピラは水の中や湿度の高い環境では長期間生存可能であるが，熱，乾燥，各種消毒薬には弱く，一般的な消毒法（次亜塩素酸ナトリウム，ヨード剤，逆性石けんなど）で消毒可能である。

「人の症状について」

- 最も多いのはインフルエンザに類似した感冒（かんぼう）様の症状である。重症の場合には黄疸，出血，腎不全なども認められる。

「退院後の注意点」

- 回復した犬の尿中には，数カ月〜数年間は病原菌が含まれる可能性があるため，手袋を着用するなど直接手を触れないように注意する。

「同居犬への対応」

- 発症した犬と同じ生活環境にあるため，同様に感染している可能性も考えられる。念のためにドキシサイクリンを投与（10 mg/kg，1日1回，経口投与，3週間）することが推奨される。

【 参考文献 】

1. Bharti AR, Nally JE, Ricaldi JN, et al. Leptospirosis: a zoonotic disease of global importance. *The Lancet Infectious Diseases* 3, 2003, 757-771.
2. Koizumi N, Muto MM, Akachi S, et al. Molecular and serological investigation of Leptospira and leptospirosis in dogs in Japan. *Journal of Medical Microbiology* 62, 2013, 630-636.
3. 和田優子，藤﨑由香，前田健，ほか．大阪府および兵庫県の２地域における野生アライグマと犬のレプトスピラ抗体保有状況調査．日本獣医師会雑誌 63，2010，707-710.
4. Alexander AD, Evans LB, Baker MF, et al. Pathogenic leptospiras isolated from Malaysian surface waters. *Applied Microbiology* 29, 1975, 30-33.
5. Mastrorilli C, Dondi F, Agnoli C, et al. Clinicopathologic features and outcome predictors of Leptospira interrogans Australis serogroup infection in dogs: a retrospective study of 20 cases (2001-2004). *Journal of Veterinary Internal Medicine* 21, 2007, 3-10.
6. Kohn B, Steinicke K, Arndt G, et al. Pulmonary abnormalities in dogs with leptospirosis. *Journal of Veterinary Internal Medicine* 24, 2010, 1277-1282.
7. Major A, Schweighauser A, Francey T. Increasing incidence of canine leptospirosis in Switzerland. *International Journal of Environmental Research and Public Health* 11, 2014, 7242-7260.
8. Kis I, Schweighauser A, Francey T. Long-term outcome of dogs with acute kidney injury. Proceedings of ACVIM Forum, New Orleans, 2012.
9. Martin LE, Wiggans KT, Wennogle SA, et al. Vaccine-associated leptospira antibodies in client-owned dogs. *Journal of Veterinary Internal Medicine* 28, 2014, 789-792.
10. Klaasen HL, Molkenboer MJ, Vrijenhoek MP, et al. Duration of immunity in dogs vaccinated against leptospirosis with a bivalent inactivated vaccine. *Veterinary Microbiology* 95, 2003, 121-132.

（奥田　優）

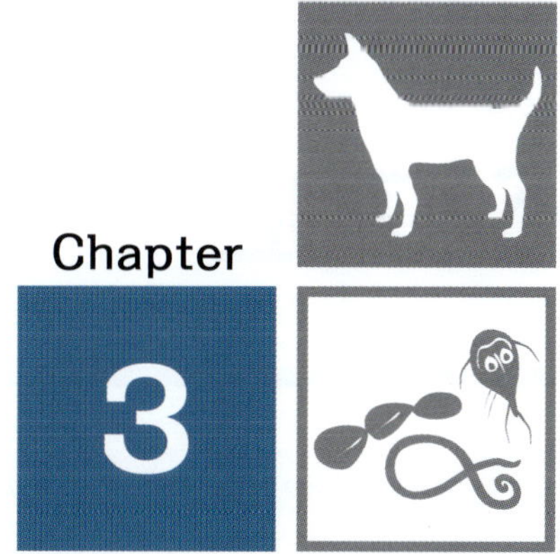

犬の内部寄生虫感染症

1. ジアルジア症
2. コクシジウム症／クリプトスポリジウム症
3. ネオスポラ症
4. バベシア症
5. 吸虫症（肝吸虫症／メタゴニムス症／肺吸虫症）
6. 瓜実条虫症／マンソン裂頭条虫症
7. エキノコックス症
8. 回虫症
9. 鉤虫症
10. フィラリア症
11. その他の線虫症

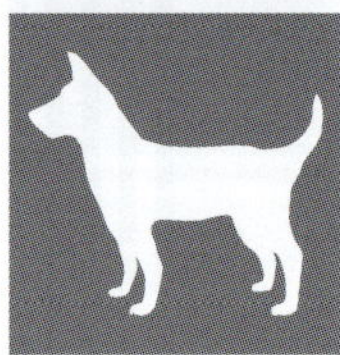

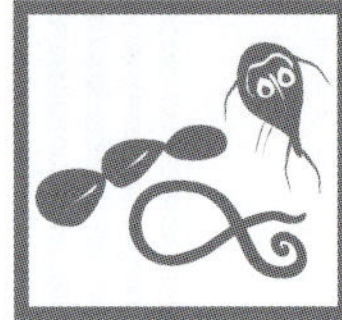

3-1 ジアルジア症

ジアルジア症は特に子犬で感染率が高く，重度寄生で水様性の下痢を呈するのが特徴である。小腸粘膜に原虫が吸着し，脂肪の吸収阻害（脂肪性下痢），それに伴う脂溶性ビタミンの欠乏を起こす。さらに食欲不振，体重減少など，吸収不良性症候群を呈する。ただし，成犬，子犬ともに感染しても症状を示さない場合もある。繁殖施設や販売施設などが感染の場となる場合が多い。糞便とともに排出される嚢子が感染源となる。嚢子は薬剤や環境に対する抵抗性が強いため，飼育舎などの適切な衛生対策，また感染犬の早期の隔離と治療が必要となる。

▶病原体

分類と宿主

ジアルジアは，肉質鞭毛虫門に属する原虫で，日本を含め世界的に広く分布する。ジアルジアはいくつかの種に区別されるが，犬に寄生する種は ***Giardia intestinalis*** である。本種は，*Giardia lamblia* や *Giardia duodenalis* とも呼ばれてきたが，いずれも *G. intestinalis* と同義語である。ジアルジアは，和名では**ランブル鞭毛虫**と呼ばれている。

G. intestinalis は遺伝子解析により現在，８種類の遺伝子型，つまり Assemblage A～H に分類されている。それぞれの遺伝子型と主な宿主を**表 1**[1, 2]に示す。犬では，Assemblage A，B，C，そしてDが検出されている。特に Assemblage A とBは人からも検出されているため，人獣共通に感染性を有する遺伝子型であると考えられている。ちなみに，人のジアルジア症は，1999 年から施行された「感染症法」で，届出が義務付けられた５類感染症（全数把握対象）に指定されている。ただし，世界的に Assemblage A や B が犬から検出されている例は少ない。したがって，Assemblage C と D が，犬に固有の遺伝子型である可能性が示唆されている。これらの遺伝子型は，原虫の形態のみからでは鑑別できず，正確な同定には PCR などによる遺伝子解析が必要である。

表 1 *G. intestinalis* の遺伝子型と主な宿主

遺伝子型	主な宿主（検出例）
A	人，犬，猫，ウシ，ブタ，ウマなど多くの動物種
B	人，犬，ウシ，ブタ，ウマなど多くの動物種
C	犬（ブタ，ウシなど）
D	犬（ウシ，キツネなど）
E	ウシ，ヒツジ，ブタ，ウマなどの家畜動物
F	猫（まれにブタなど）
G	ラット，マウス
H	ハイイロアザラシ，カモメ

形態

G. intestinalis の形態は，栄養型（**図 1**）と嚢子型（シスト，**図2**）からなる。

栄養型

栄養型は，洋梨状で前部は丸いが，後部は伸びて尖っている。この栄養型は，２個の核を有し，１対の中央小体があり，左右対称に前端から後端にかけて４

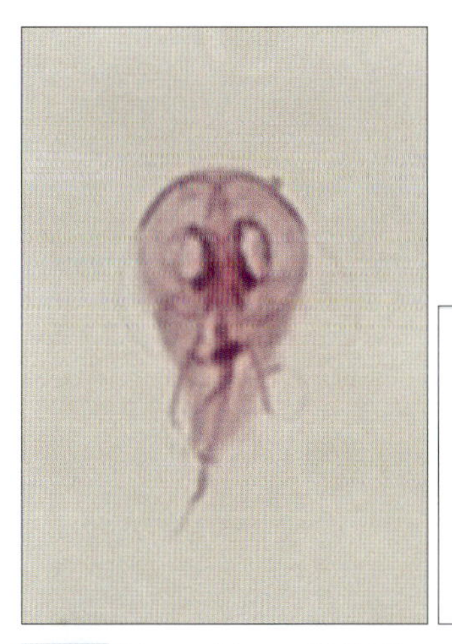

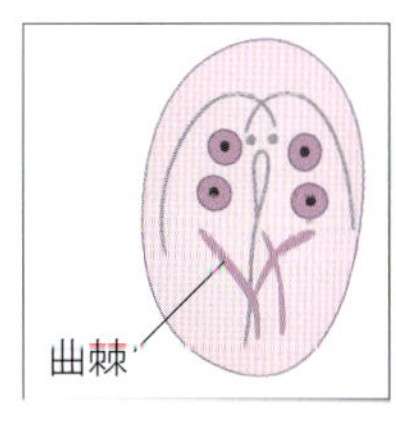

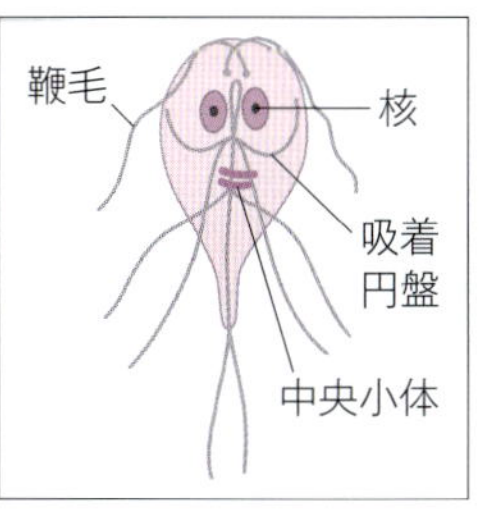

図 1 ジアルジアの栄養型
犬から検出されたジアルジアの栄養型［ギムザ染色］
イラストは参考文献３より引用・改変

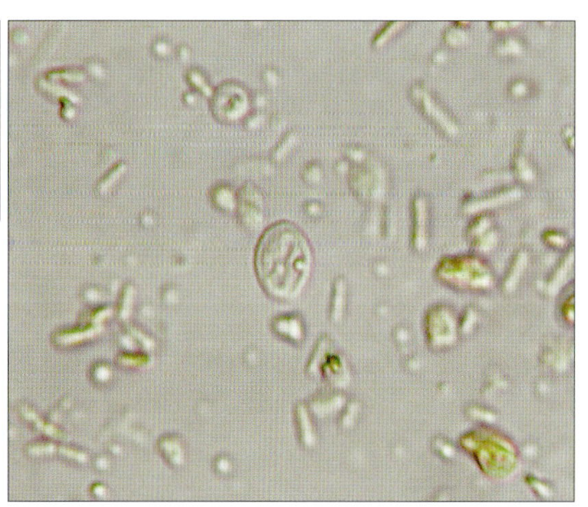

図 2 ジアルジアの囊子型(シスト)
犬から検出されたジアルジアの囊子［ヨード染色］
イラストは参考文献３より引用・改変

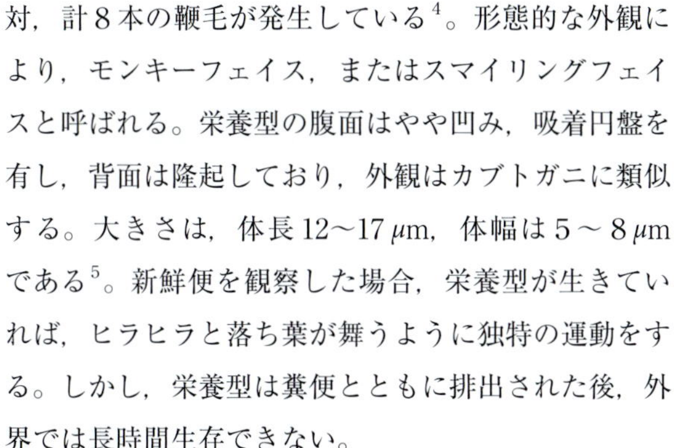

対，計８本の鞭毛が発生している[4]。形態的な外観により，モンキーフェイス，またはスマイリングフェイスと呼ばれる。栄養型の腹面はやや凹み，吸着円盤を有し，背面は隆起しており，外観はカブトガニに類似する。大きさは，体長 12～17 μm，体幅は５～８ μm である[5]。新鮮便を観察した場合，栄養型が生きていれば，ヒラヒラと落ち葉が舞うように独特の運動をする。しかし，栄養型は糞便とともに排出された後，外界では長時間生存できない。

囊子型(シスト)

囊子は大きさが８～12×５～10 μm の楕円から卵円形で，成熟した場合は内部に４つの核と曲棘(きょくし)を有する[5]。

▶ 疫学

国内ではいくつかの調査報告がある。2015 年の報告では，12 の犬の繁殖施設における 573 頭の検査において，１歳齢未満の犬で 61.0％，１歳齢以上では 19.8％であり，施設間では０～60.0％と陽性率に差がみられている[6]。この施設間の差は，糞便処理を含む飼育管理状態の違いとみられる。また，ペットショップ，そして動物病院に来院した犬での調査では，前者で 23.4％(３カ月齢未満)[7]，後者では１～６カ月齢で 40.7％，１歳齢以上で 5.8％の陽性率[8]であった。若齢犬において高率に感染している傾向にある。

海外においては，犬での検出率は 10％前後とされている。しかし，国内の状況と同様に，飼育環境などにより陽性率に大きな幅がある[9]。

▶ 感染経路と生活環(図 3)

G. intestinalis の感染は，糞便とともに排出された成熟囊子を経口的に摂取することによる。囊子の外界における**抵抗性は強く**，宿主体外でおおよそ２週間，また水分のある状態では数カ月生存できる。一般に使用される消毒薬(塩素など)にも抵抗性を有するが，**乾燥や高温には弱い**。囊子は飲料水や食物などに混入し経口感染するため，本原虫は水系感染症としても重要である。栄養型は外界では数時間で死滅するが，実験的には新鮮な栄養型の経口摂取で感染が成立している[10]。

宿主に摂取された囊子は，小腸内で脱囊する。脱囊した虫体は，栄養型と同様の形態であるが，まだ小さい。この後，腸管上皮に吸着して２分裂を繰り返し増殖する。場合により，これらの栄養型は胆管内にも寄生する[5]。しかし，いずれの場合も組織の深層に侵入することはない。小腸下部に移動した栄養型は囊子を形成し，糞便とともに排出される。

囊子を経口摂取してから糞便内に囊子が排出されるまでの期間は，おおよそ１～２週間とされる。囊子の排出は数カ月つづくとされるが，その間に排出される囊子数には変動があり，全く排出がみられない時期もある。

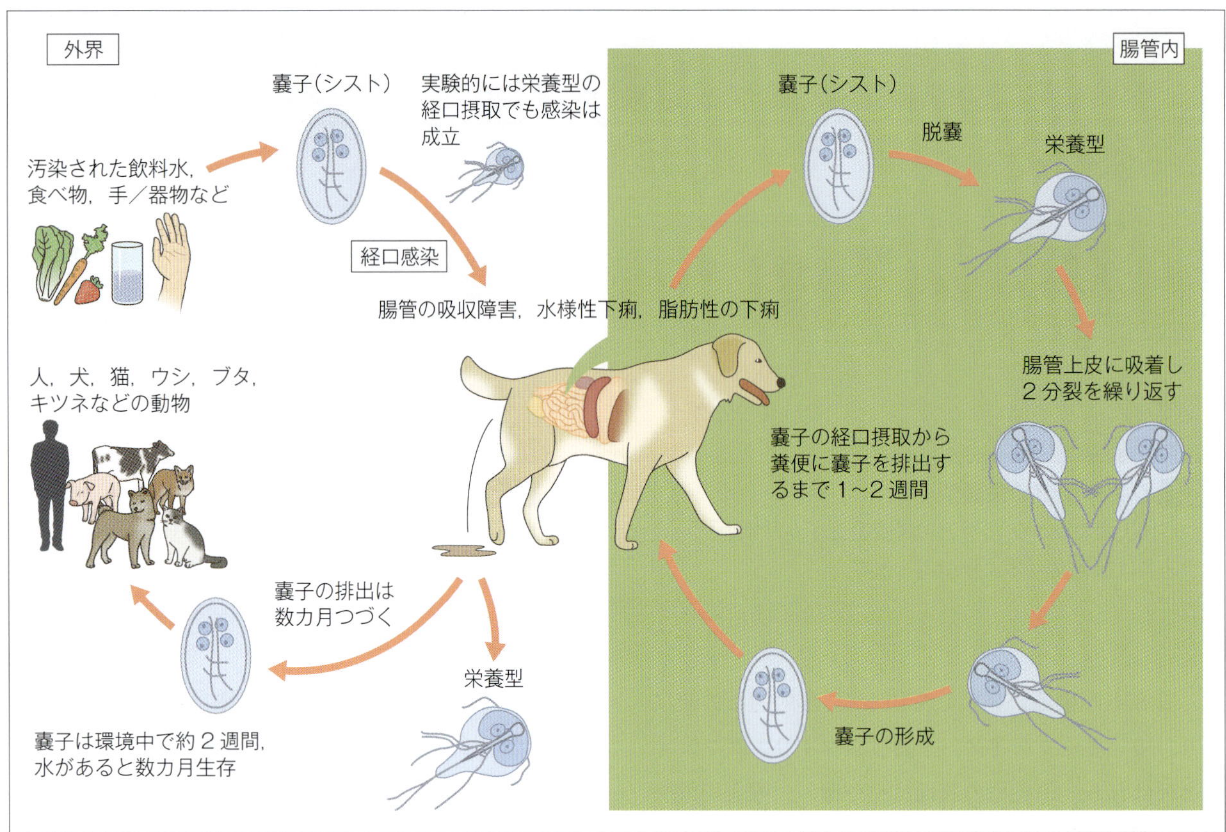

図 3 ジアルジアの感染経路と生活環
参考文献 14 より引用・改変

▶ 臨床症状

特に成犬では感染しても症状を呈さず**不顕性感染となる場合も多いが，子犬では症状が出やすい**。症状は，水様性，脂肪性の下痢である。小腸上部で脱囊した栄養型が腸管上皮に吸着し，粘膜面を覆うことで，吸収阻害，特に脂肪の吸収が阻害される。これに伴い，脂溶性ビタミンであるビタミン A の欠乏を引き起こす[4]。鉄分の吸収阻害により貧血が生じることがある。また，その他の成分の消化吸収も阻害されるため，栄養障害が生じる場合もある。下痢の症状以外には，体重減少，食欲不振などの吸収不良性症候群，また，腹痛などがみられる場合もある。栄養型が胆管や胆囊内に侵入した場合は，肝機能の異常，肝炎や胆囊炎様の症状を呈する。いずれの症状も重度寄生により発症する場合が多く，寄生する虫体数と相関する。

しかしながら，ジアルジア感染による下痢発症メカニズムは，完全に解明されていない。ジアルジアの寄生による粘膜表面の傷害により，リパーゼなどの消化酵素活性が低下することが示唆されている。また，ジアルジア感染により，宿主の腸内細菌叢が乱れることで，慢性の消化管機能障害を起こすことも考えられている。ジアルジアは，一度感染しても再感染する。これは，虫体が細胞内に侵入しないことから，獲得免疫の誘導が強く惹起されないためと推測される[11]。

▶ 診断

直接塗抹法(栄養型の検出)

診断は，基本的には糞便中の虫体を検出することによる。ジアルジアに感染し，下痢症状を呈する犬の便からは栄養型が，通常便からは囊子が検出されることが多い。栄養型の検出は，排出から長時間経過していない新鮮便を用いて直接塗抹法を実施する。つまり，糞便懸濁液をスライドガラス上で観察する。栄養型が生きていれば，ヒラヒラと舞うように運動する様子がみられる[3]。また，便をスライドガラスに塗抹し，ギムザ染色やハイデンハイン鉄ヘマトキシリン染色を

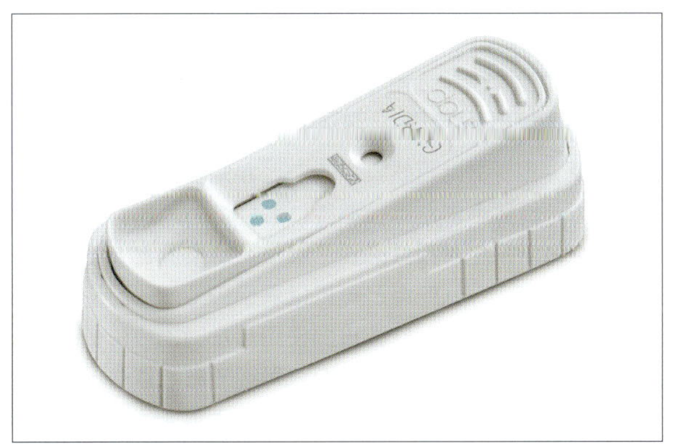

図4 院内検査キットの一例
スナップ・ジアルジア(アイデックス ラボラトリーズ㈱)

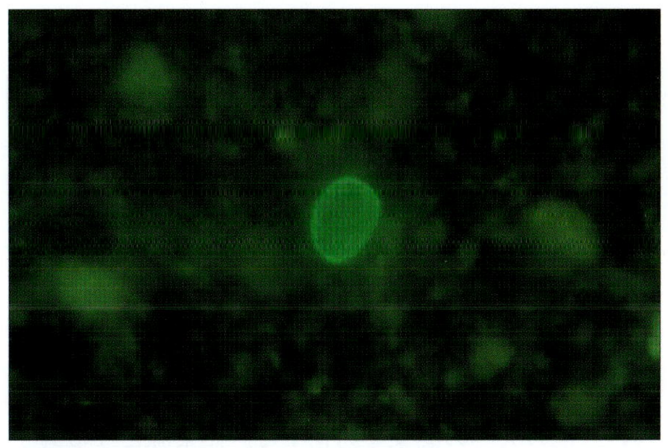

図5 蛍光抗体法(ジアルジアの嚢子)
緑色の蛍光を発する色素で標識された特異抗体による染色

表2 犬におけるジアルジア症の治療薬

ニトロイミダゾール系	
メトロニダゾール	12.5～32.5 mg/kg，1日2回，5～8日，経口投与
チニダゾール	50 mg/kg，1日1回，3日間，経口投与
ベンズイミダゾール系	
フェンベンダゾール	50 mg/kg，1日1回，3日間，経口投与
アルベンダゾール	25 mg/kg，1日2回，2日間，経口投与

行ってもよい。染色をすれば，栄養型原虫の形態の細部が確認できる。

沈澱法・浮游法(嚢子の検出)

一方，嚢子は無色であるため直接塗抹法では検出が難しい。そのため，ホルマリン・エーテル法(MGL法)による沈澱法やショ糖などによる浮游法により嚢子を集め，ヨード染色(ヨードを少量滴下する)を行って観察する。後者のショ糖による浮游法では，嚢子は少し凹んだような形態で観察される。前述のとおり嚢子は常に便中に排出されているとは限らないことから，検査は複数回実施するのが望ましい。

抗原検査

近年は簡便なELISAキットが販売されている(**図4**)。ELISAキットは，栄養型および嚢子の虫体抗原を検出するものであり，糞便検査による虫体の検出よりも感度が高いとされている。

蛍光抗体法

実験室レベルでの検査にはなるが，特異抗体を用いた蛍光抗体法(**図5**)も有用である。

遺伝子検査

特異的遺伝子検出キットなども市販されている(ジアルジア検出試薬キット：栄研科学㈱，Cycleave RT-PCR *Giardia*(18S rRNA)Detection Kit：タカラバイオ㈱)。PCRによる遺伝子解析では，塩基配列の決定，またはPCR-RFLP法などによりAssemblageを決定できる。

診断法についてはp156～158，388，400，403も参照

▶治療

治療薬としては，2系統の薬剤がある。ニトロイミダゾール系薬剤としてメトロニダゾール，チニダゾール，またベンズイミダゾール系薬剤のフェンベンダゾール，アルベンダゾールがある[8,13](**表2**)。これらの薬剤は栄養型に対して作用する。いずれの場合も，1クールの投与で駆虫を完了することが難しく，副作用の発現を考慮し，複数回の投与が必要な場合があ

る。また，症状が激しい場合は対症療法を行う。

内部寄生虫駆除薬については p418〜423 も参照

▶ 予防

基本的には，早期発見と治療が中心となる。また，複数頭の飼育下では，感染犬を速やかに隔離，治療を行い，他の犬への感染を防止する。感染源となる囊子は外界で長期間生存できるため，感染犬から排出された囊子を含む糞便，またはこの糞便に汚染された飼育環境が感染源となる。囊子が付着した犬の被毛やハエなどの衛生動物によっても伝播し，これらも感染源となる。そのため，飼育環境を衛生的に改善し，飲み水や餌が糞便により汚染されるのを防止する。子犬の体はシャンプーなどで洗い，清潔に保つ[11]。囊子は薬剤に対しても強い抵抗性を有するため，可能であれば飼育舎やその付近は熱消毒および十分に乾燥させ，囊子を殺滅する。

MEMO

「環境からの再感染対策について」

- ジアルジアは再感染することが知られているため，投薬中または投薬後においても，飼育環境中の清浄化対策は必要となる。感染源となる囊子(シスト)は乾燥と熱には弱いので，部屋や大きなケージなどは数日間使用しないようにし，十分に乾燥させる。また，可能であればケージやサークルは熱湯やスチームで消毒する。感染犬の被毛にも囊子が付着しているため，まずは，通常のシャンプーでよく洗い，十分にすすぐ。さらに，市販の逆性石けんでは 1 分間の作用で囊子は失活するといわれている。逆性石けんの推奨濃度で特に肛門周囲の被毛を 3〜5 分間洗浄するのがよい[9]。ただし，逆性石けんは皮膚や粘膜に刺激性を有するため，長時間や繰り返しの使用は避ける。投薬中であっても感染犬からは感染源となる囊子が排出されている場合があるため，同居する犬がいる場合は，陰転するまで隔離する必要がある。

「治療薬の選択と有効性について」

- 過去，犬のジアルジア症にはメトロニダゾールが広く使用されてきた。良好な成績が示されてはいるが，神経障害の可能性や耐性を有する原虫の報告もある。フェンベンダゾールは，犬以外に猫にも使用可能であり，安全性が高いとされている。諸外国では，フェンベンダゾールが第一選択薬となっているようである。国内では，フェンベンダゾールのプロドラッグであるフェバンテルを有効成分に含むドロンタールプラス錠(バイエル薬品㈱)が入手可能である。いずれの薬剤においても，1 クールの投与後，陰転しているかどうかは検査をする必要がある。もし完全に駆虫できていない場合には，再度，投与を実施する必要がある。ただし，再感染を防ぐためにも同時に飼育環境中の衛生対策も実施しなければならない。

【参考文献】

1. Ryan U, Cacciò SM. Zoonotic potential of *Giardia. International Journal for Parasitology* 43, 2013, 943-956.
2. Heyworth MF. *Giardia duodenalis* genetic assemblages and hosts. *Parasite* 23, 2016, 13.
3. 内田明彦，野上貞雄，黄鴻堅，著．図説 獣医寄生虫学．メディカグローブ，大阪，2006.
4. 石井俊雄，今井壯一．改訂 獣医寄生虫学・寄生虫病学(1) 総論／原虫．講談社，東京，2007，165-168.
5. 寄生虫病学共通テキスト編集委員会．獣医学教育モデル・コア・カリキュラム準拠 寄生虫病学．緑書房，東京，2014，30-32.
6. Itoh N, Kanai K, Kimura Y, et al. Prevalence of intestinal parasites in breeding kennel dogs in Japan. *Parasitology Research* 114, 2015, 1221-1224.
7. Itoh N, Itagaki T, Kawabata T, et al. Prevalence of intestinal parasites and genotyping of *Giardia intestinalis* in pet shop puppies in east Japan. *Veterinary Parasitology* 176, 2011, 74-78.
8. 伊藤直之，兼島孝，佐伯英治，ほか．日本全国の一般家庭で飼育されている犬および猫における消化管内寄生虫の調査．動物臨床医学 19，2010，41-49.
9. 佐伯英治．小動物臨床からみたジアルジアおよびジアルジア症．動物の原虫病 23，2008，1-9.
10. Rosa LA, Gomes MA, Mundim AV, et al. Infection of dogs by experimental inoculation with human isolates of *Giardia duodenalis*: clinical and laboratory manifestations. *Veterinary Parasitology* 145, 2007, 37-44.
11. Carranza PG, Lujan HD. New insights regarding the biology of *Giardia lamblia. Microbes Infect* 12, 2010, 71-80.
12. 伊藤直之，村岡登，青木美樹子，ほか．子犬における ELISA によるジアルジア抗原の検出状況．日本獣医師会雑誌 57，2004，579-582.
13. 伊藤直之．犬のジアルジア感染．日本獣医師会雑誌 66，2013，701-708.
14. Esch KJ, Petersen CA. Transmission and epidemiology of zoonotic protozoal diseases of companion animals. *Clinical Microbiology Reviews* 26, 2013, 58-85.

（松林　誠）

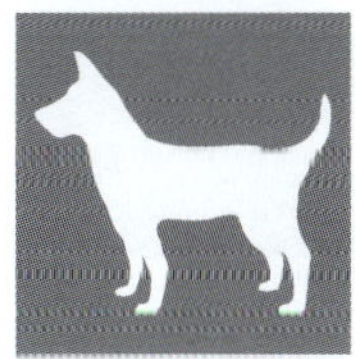

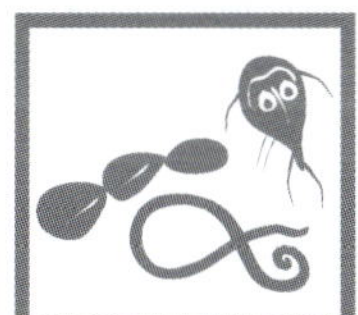

3-2

コクシジウム症／クリプトスポリジウム症

コクシジウム症

犬のコクシジウム症はシストイソスポーラ *Cystoisospora* 属（従来，イソスポーラ *Isospora* 属と分類されてきた）原虫の腸管上皮寄生により引き起こされる。オーシストサイズの違う２種，すなわち，大型種の *C. canis*（＝*Isospora canis*）および中型種の *C. ohioensis*（＝*Isospora ohioensis*）が原因となる（**図１**）。本属の原虫は感染犬の糞便中に排出されるオーシストの経口摂取により感染し，小腸に寄生して下痢などの消化器症状を呈する。そのため，多頭飼いなどの群内での感染，特に重篤になりやすい幼犬における感染には注意が必要である。また，固有宿主の犬も含め，げっ歯類などの非固有宿主体内で消化管外に被鞘虫体（ユニゾイト）として寄生する場合があるため，このような待機宿主の摂取による感染も起こり得る。

▶ 病原体

詳細については後述するが，アピコンプレックス門の分類体系は大きく変わりつつある。犬のコクシジウム症を引き起こす旧称イソスポーラは，シストイソスポーラに再分類され，家畜・家禽のコクシジウム症の原因となる各種アイメリアとの類縁性よりも，住肉胞子虫（*Sarcocystis* 属）との類縁性が強いことが明らかになった。

当初，食肉目共通に寄生するコクシジウムは糞便中に排出されるオーシストのサイズによって大型種，中型種，小型種の３種であると考えられていた。しかしながら，トキソプラズマ原虫のオーシストの形態が明らかになったことから再検討され，大型種および中型種がイソスポーラ原虫に，小型種はトキソプラズマ原虫やネオスポラ原虫等に分類されていった。さらに近年になって，イソスポーラ原虫からシストイソスポーラ原虫へと再分類された。

また，宿主特異性についても検討された結果，現在では犬および猫に寄生するものは別種と考えられており，それぞれに元の大型種と中型種に相当する２種の寄生が認められることが明らかとなった。犬に寄生す

C. canis （旧称：*I. canis*）	*C. ohioensis* （旧称：*I. ohioensis*）
32～42×27～33 μm	19～27×18～23 μm
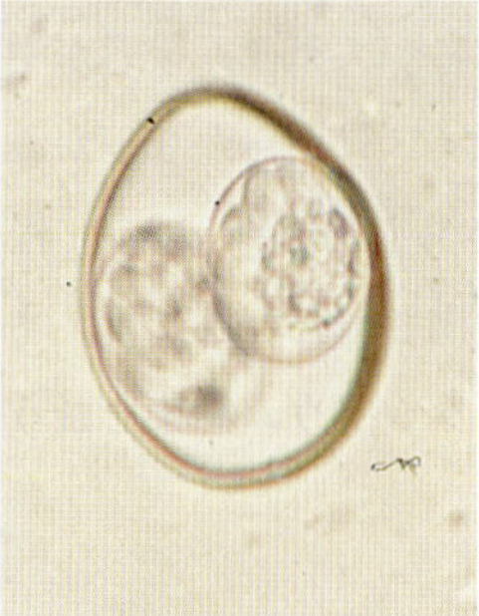	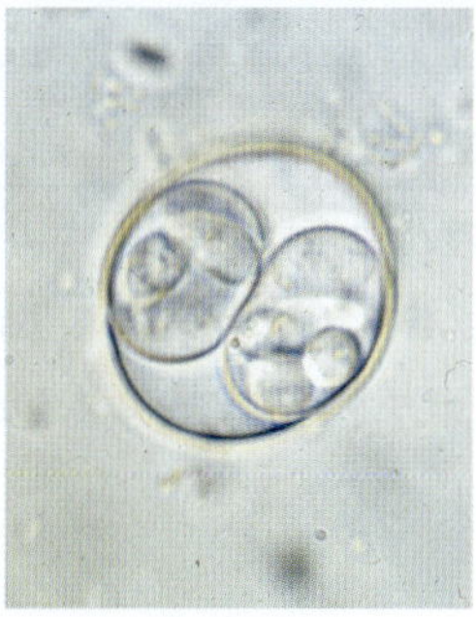

図１ 犬寄生性シストイソスポーラ属原虫のオーシストの大きさと成熟オーシスト

表 1 アピコンプレックス門分類体系と主要な属の位置付け

アピコンプレックス門　Apicomplexa
コノイド綱　Conoidasida
コクシジウム亜綱　Coccidiasina（=Coccidia）
真コクシジウム目　Eucoccidiorida
アイメリア亜目　Eimeriorina
アイメリア科　Eimeriidae
アイメリア属　*Eimeria* spp.　家畜・家禽などのコクシジウム症
イソスポーラ属　*Isospora* spp.　野鳥や両生類などのコクシジウム症
サルコシスチス科　Sarcocystidae
サルコシスチス亜科　Sarcocystinae
シストイソスポーラ属　*Cystoisospora* spp.　（=旧名称 *Isospora* 属）　犬・猫，人などのコクシジウム症
サルコシスチス属　*Sarcocystis* spp.　各種動物の住肉胞子虫症
トキソプラズマ亜科　Toxoplasmatinae
トキソプラズマ属　*Toxoplasma* … *Toxoplasma gondii*　猫，各種動物のトキソプラズマ症
ネオスポラ属　*Neospora* …*Neospora caninum*　犬，各種動物のネオスポラ症
アデレア亜目　Adeleorina
ヘパトゾーン科　Hepatozoidae
ヘパトゾーン属　*Hepatozoon* spp.　各種動物のヘパトゾーン症
グレガリン亜綱 Gregarinasina（=Gregarinia）
＊クリプトスポリジウム属　*Cryptosporidium* spp.　各種動物のクリプトスポリジウム症
無コノイド綱　Aconoidasida（=Haematozoa）
住血胞子虫目　Haemosporida
ロイコチトゾーン科　Leucocytozoidae
ロイコチトゾーン属　*Leucocytozoon* spp.　家禽のロイコチトゾーン症
プラスモディウム科　Plasmodiidae
プラスモディウム属　*Plasmodium* spp.　人，各種動物のマラリア
ピロプラズマ目　Piroplasmorida
バベシア科　Babesiidae
バベシア属　*Babesia* spp.　犬，各種動物のバベシア症
タイレリア科　Theileriidae
タイレリア属　*Theileria* spp.　各種動物のタイレリア症

る *Cystoisospora* 属としては ***Cystoisospora canis***（旧称：*Isospora canis*）および ***Cystoisospora ohioensis***（旧称：*Isospora ohioensis*）の 2 種が知られており，これらは猫には感染しない。前者が大型種，後者が中型種に相当し，オーシストのサイズに明らかな差がみられる（**図 1**）[1]。**これらよりさらに小型の 10 μm 程度（1/3〜1/2）のオーシストが検出されたときには，ネオスポラをはじめとする他のコクシジウム感染を疑う**ことになる。

アピコンプレックス門の新たな分類体系

獣医学・医学領域で重要な多くの原虫類が含まれるアピコンプレックス門の分類体系が大きく変わりつつある。従来は家禽，犬・猫をはじめとした各種動物に腸コクシジウム症を引き起こす種はアイメリア科のアイメリア（*Eimeria* 属）とイソスポーラ（*Isospora* 属）と学び，中間宿主での組織寄生性をもつ *Isospora* 属類縁種として住肉胞子虫（*Sarcocystis* 属）やトキソプラズマ（*Toxoplasma* 属）を覚えた。また，クリプトスポリジウム（*Cryptosporidium* 属）も特異な位置付けのコクシジウムとして理解されてきた。しかし，分子系統学的研究の進展に伴い，アピコンプレックス門原虫のスポロゾイトの頭端超微構造コノイド（conoid）の有無や，オーシスト内の微小構造スチーダ小体（Stieda

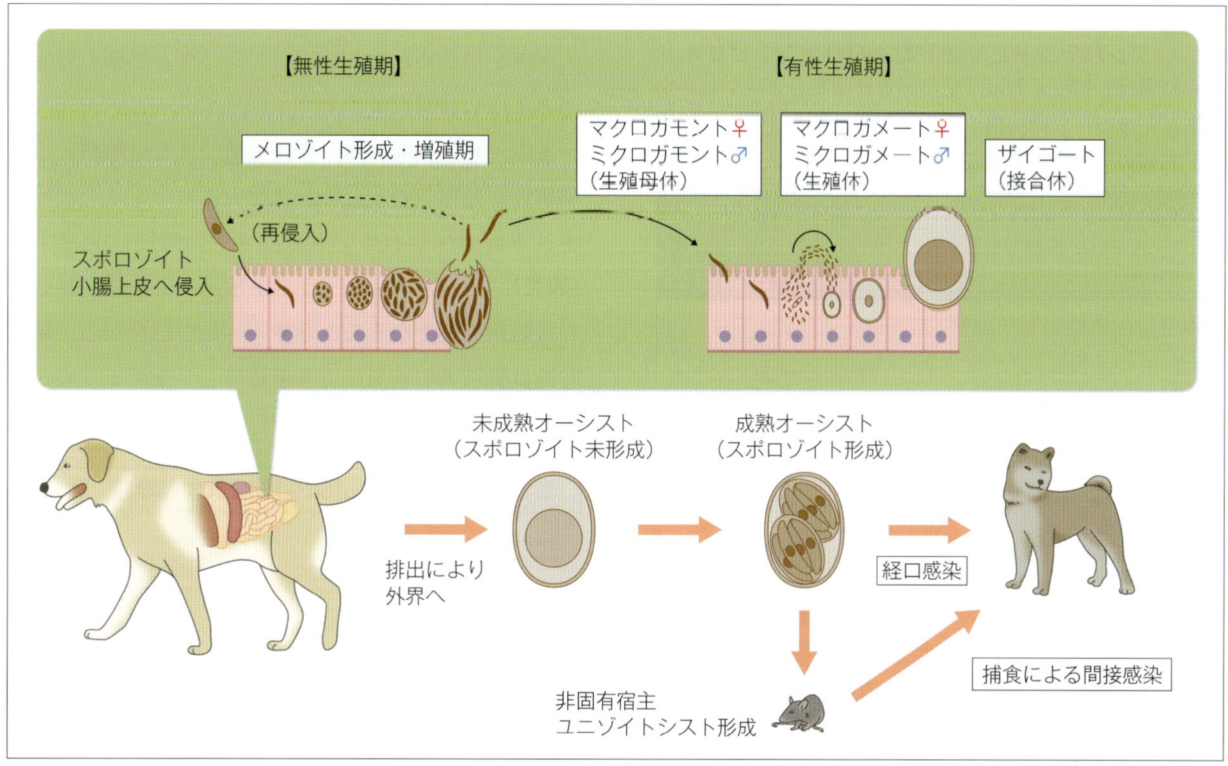

図2 シストイソスポーラ属原虫の感染経路と生活環

body）の有無が分子系統分類と一致することが判明し，**表1**に示すように従来の理解とは大きく変わった分類体系が定着しつつある。特に，獣医学で馴染みの深いイソスポーラが2つの属に分割され，人や犬・猫のコクシジウム症の原因種など主要種が入るシストイソスポーラ（*Cystoisospora* 属）と，野鳥や両生類などに寄生する種が入るイソスポーラ（*Isospora* 属）となった。クリプトスポリジウムはコクシジウムの仲間から外され，グレガリン類との深い類縁性が指摘されている（**表1＊**）。

▶ 疫学

世界中に分布し，国内における疫学調査の報告は少ないが，全国的に普通にみられる[2,3]。

▶ 宿主

固有宿主である犬，およびイヌ科の動物。げっ歯類などの非固有宿主にも感染し，それらは待機宿主となる。

▶ 感染経路と生活環

感染犬の糞便中に排出された未成熟オーシストは内部に単細胞を容れているが，外界の好適な環境において1～2日間で2個のスポロシストとそれぞれに4個，計8個のスポロゾイトを形成し，これを**経口摂取**することで感染（直接感染）する。また，直接感染が主たる感染経路と考えられているが，このオーシストを摂取したげっ歯類など，待機宿主体内で形成された被鞘虫体（ユニゾイト）を捕食によって摂取することでも感染（間接感染）は成立する（**図2**）。

▶ 感染の特徴

C. canis，*C. ohioensis* ともに感染・発症は幼犬に多い。シストイソスポーラ原虫は固有宿主である犬の場合，通常は小腸粘膜に寄生する。しかしながら，非固有宿主および固有宿主の犬であっても消化管を突破して組織内に侵入し，特にリンパ節や脾臓などにおいてユニゾイトシスト（被鞘虫体1個を収容）として宿主体内に存在することがある。

表2 犬寄生性シストイソスポーラ属原虫2種のプレパテントピリオドおよびパテントピリオド

プレパテントピリオドは，感染犬糞便由来のオーシストを摂取した場合と，待機宿主体内に形成されたユニゾイトシストを摂取した場合で異なる

	C. canis（旧称：*I. canis*）	*C. ohioensis*（旧称：*I. ohioensis*）
プレパテントピリオド		
オーシスト摂取	9～11日	7～8日
ユニゾイトシスト摂取	8日	6～7日
パテントピリオド	8～9日	9～10日

プレパテントピリオドとパテントピリオド

感染からオーシスト排出までの期間であるプレパテントピリオド，およびオーシスト排出期間であるパテントピリオドを**表2**に示す。プレパテントピリオド，パテントピリオドを経て耐過した犬は自然治癒する。体内に形成されたユニゾイトシストは一定期間残存すると考えられるが，それによる症状は明らかではなく，またオーシストの排出もないため捕食されない限り感染源となることもない。

▶ 臨床症状

C. canis，*C. ohioensis* ともに濃厚感染で下痢の症状がみられる。特に *C. ohioensis* では幼犬の場合，ときに粘血を混じる下痢となり，致死的なケースもある。他の感染症同様，幼若な場合，もしくは健康状態が悪い個体の場合は重篤化することもあるため要注意となる。

▶ 診断

糞便検査（直接法，浮游法）

確定診断には直接法，もしくは浮游法による糞便検査でオーシスト検出を行う。オーシストの形態は2種間でまずサイズが異なり，形状は卵円形ないしは類円形で類似しているが，*C. canis* のオーシストは一端がやや尖っている（**図1**）[1]。治療薬など対処は同様であるため，臨床現場で種の鑑別を必要とするケースは少ないであろう。ただし，「病原体」の項で述べたとおり，より小型のオーシストが検出されたときにはネオスポラをはじめとする他のコクシジウム感染の可能性があるため注意を要する。

また，感染後間もない無性生殖による増殖期に特に病原性が発揮されるため，糞便中にオーシストが検出される前のプレパテントピリオドの時期に発症する（**表2**）。そのため，オーシスト検出による確定診断前の対処が必要となることも多い。しかしながら，確定診断は感染犬の摘発による予防にもつながるため行った方がよい。

診断法についてはp156～158，403も参照

▶ 治療

犬の *Cystoisospora* 属原虫によるコクシジウム症の治療には，従来，サルファ剤であるスルファモノメトキシン（ダイメトン）やスルファジメトキシン（アプシード）が使用されてきた。これらは一般的に25～50 mg/kg/dayで1週間程度の連続投与後，検査にて効果を確認し，追加投与の要否を判断する必要がある。近年は単回投与で効果が認められるトルトラズリル（バイコックス：10～20 mg/kg，経口投与）が使用されている。幼犬の場合は低用量での投与も考慮する。ただし，トルトラズリル単剤であるバイコックスは牛用または豚用として流通しているため効能外使用となり，飼い主の承諾を得て投与することになる。犬用としては消化管寄生性の線虫類（回虫，鉤虫，鞭虫）に効果のあるエモデプシドとトルトラズリルの合剤（プロコックス：0.5 mL/kg単回経口投与）も目的に応じて選択可能である。ただし，プロコックスは2週齢未満または0.4 kg未満の犬には使用不可である。また，*MDR1* 遺伝子変異をもつ恐れのあるコリーやその系統の犬種はエモデプシドへの忍容性が低いため，使用を避けることが望ましい。

内部寄生虫駆除薬についてはp418～423も参照

▶ 予防

ワクチンは確立されておらず，積極的な予防は行われていない。しかしながら，糞便由来のオーシストが

感染源であるため，まずは感染犬の摘発とその糞便の処理を適切に行う必要がある。

コクシジウム類に共通の特徴として，感染の程度にもよるが，糞便1g中に10^5～10^6個台のオーシストが含まれることもある。一方で，ごく少数のオーシストでも十分な感染源になることに留意しなければならない。オーシストの抵抗性は強く，アルコールや消毒剤などの薬剤による処理は効果が低いため，殺滅には煮沸などの加熱処理が重要である。また，多頭飼育においてはオーシスト排出が終了するまで隔離することによって，他の個体への蔓延を防ぐ。

MEMO

「人には感染するのか」

- 犬に寄生する*Cystoisospora canis*, *Cystoisospora ohioensis*は人には感染しない。

「投薬は即効性があるのか」

- 投薬に即効性はないが，オーシスト排出数の抑制や排出期間の短縮という効果が期待される。

※オーシスト排出前に下痢を発症するため，対症療法も考慮に入れる必要がある。一定期間のオーシスト排出の後に自然治癒する疾病なので，期間をおいて糞便検査を行うことも有効である。

【参考文献】

1．Lappin MR. Update on the diagnosis and management of *Isospora* spp. infections in dogs and cats. *Topics in Companion Animal Medicine* 25, 2010, 133-135.
2．浅野妃美，岩下栄一，浅野隆司，ほか．1979年および1991年の栃木県における犬の腸管内寄生虫の分離状況．感染症学雑誌 66，1992，1449-1453.
3．山本徳栄，近真理奈，斉藤利和，ほか．埼玉県内のイヌおよびネコにおける腸管寄生虫類の保有状況．感染症学雑誌 83，2009，223-228.
4．石井俊雄．犬・猫のコクシジウム．獣医寄生虫学・寄生虫病学1総論／原虫．講談社，東京，1998，pp76-81.
5．今井壯一．犬猫のコクシジウム．最新 家畜寄生虫病学．朝倉書店，東京，2007，pp18-19.
6．寄生虫病学共通テキスト編集委員会．イソスポーラ．獣医学教育モデル・コア・カリキュラム準拠 寄生虫病学．緑書房，東京，2014，pp44-45.

（松尾智英）

クリプトスポリジウム症

犬のクリプトスポリジウム症は，症状や疫学情報など未だ不明な点は多い。しかし，犬からは固有種とされる*Cryptosporidium canis*のほかに，人獣共通種である*Cryptosporidium parvum*の検出報告がある。現在のところ諸外国においてのみ犬から*C. parvum*の検出例があるが，*C. parvum*は人やウシにおいて難治性の下痢症を引き起こすため，今後も注視する必要がある。現在のところ有効な治療法はない。

▶病原体と宿主

クリプトスポリジウムは，アピコンプレックス門，*Cryptosporidium*属に属する原虫である。日本を含め世界的に広く分布し，**犬，猫以外に，人を含む多くの脊椎動物の消化管に寄生する**。クリプトスポリジウムには多くの種が存在するが，犬に寄生するものは，***Cryptosporidium canis***と***Cryptosporidium parvum***が知られる。前者の*C. canis*は主に犬で検出されるが，海外では免疫不全の人からの検出も報告されている[1]。この*C. canis*については，詳細は不明ではあるが，犬での病原性は低いと考えられている。後者の*C. parvum*は宿主特異性が低く，人を含む様々な哺乳類に感染する人獣共通種である。本種は，病原性が強く，人の集団下痢症の原因となり，感染症法の**5類感染症**（全数把握対象）に指定されている。また，この*C. parvum*は，特に子牛において致死性の下痢症の原因としても重要である[2]。

▶感染経路と生活環

感染はオーシストの経口摂取による。オーシストは

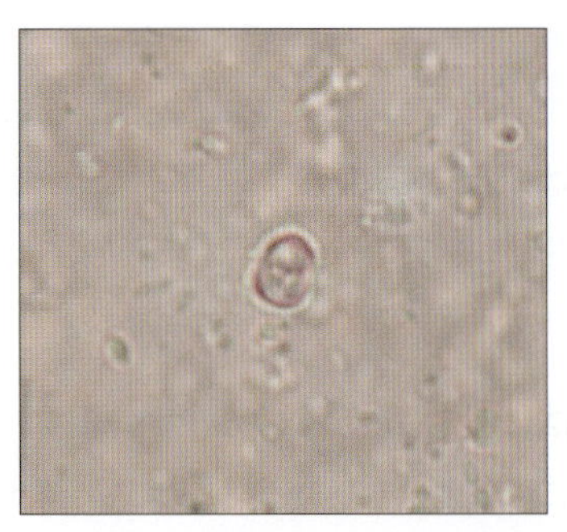

図3 クリプトスポリジウムのオーシスト
犬の糞便から検出されたクリプトスポリジウムのオーシスト。ショ糖浮游法により検出

約5μmの短楕円形(**図3**)で，この内部にはスポロゾイト4個と，液胞と顆粒からなる球状の残体が1個包蔵されている。オーシストが摂取された後，腸管内でスポロゾイトが脱嚢し，消化管粘膜に侵入する。寄生部位は主に小腸であり，上皮細胞の微絨毛に寄生する。細胞質内で増殖することはない[2]。無性生殖後，有性生殖にて増殖し，オーシストを形成する。この時点でオーシストは成熟しており，すでに内部にスポロゾイトを形成し，感染性を有している。このため，一部の壁の薄いオーシストは腸管内で脱嚢し，再び上皮細胞に感染する(**自家感染**という)。したがって，シストイソスポーラなどのコクシジウム類のように，糞便とともに排出され，外界でスポロゾイトを形成する発育ステージはない(**図4**)。

▶ 疫学

犬におけるクリプトスポリジウム感染について，国内での報告は少ない。2010年の報告では，ペットとして飼われていた犬で3.9%[4]，また2014年の報告では，ペットの犬で7.2%，動物病院に来院した犬で18.4%，ペットショップの犬で31.6%の陽性率と報告されている[5]。いずれも遺伝子解析により種が同定されており，すべて*C. canis*である。未だ不明な点が多いが，今のところ，感染と糞便性状との間に関連は認められておらず，年齢や飼育状況(室内，室外)にも有意な差はみられていない。世界的には，まれに犬から*C. parvum*が検出されている[6,7]。日本国内では，犬以外(人やウシなど)で*C. parvum*の感染が報告されているため，人と犬との間で感染が起きる可能性は完全に否定できず，今後も注視する必要がある。

▶ 臨床症状

犬での臨床症状については不明な点が多いが，下痢などの症状を示さない犬でもオーシストが検出されており，病原性は低いと考えられる。前述のとおり*C. parvum*が犬から検出された例は限られるが，本種が人やウシに感染した場合は，激しい水様性の下痢が1～2週間つづくのが特徴である。

▶ 診断

診断は糞便中のオーシストを検出する。**オーシストは直径約5(3.7～5.9)μmときわめて小さく**，通常の直接塗抹での検出は難しい[8]。そのため，オーシストの検出は，キニヨン抗酸菌染色を行うか，クリプトスポリジウムのオーシストに特異的に反応する蛍光抗体を用いた検出キット(EasyStain：BTF社)が市販されているので，これを用いることもできる(**図5**)。ショ糖浮游法による検査でも検出は可能であるが，オーシストが小さいため，他の夾雑物との鑑別など，検出には熟練を要する。上述した*C. canis*と*C. parvum*は，オーシストの形態のみから種を鑑別することはできず，正確な同定はPCRによる遺伝子解析を行う。

診断法についてはp156～158，400も参照

▶ 治療

有効な治療方法はない。犬に限らず，下痢などの症状が出た場合は，必要に応じて対症療法を行い，自然治癒を待つ。通常では1～2週間程度で自然治癒するが，免疫能が低下している場合は症状が長引くか，難治性となる。

▶ 予防

基本的には，感染犬の早期発見と隔離である。感染犬の糞便には多量のオーシストが含まれ，これが感染源となる。オーシストは外界で感染性を有した状態で長期間生存可能であり，各種薬剤にも耐性をもつ。た

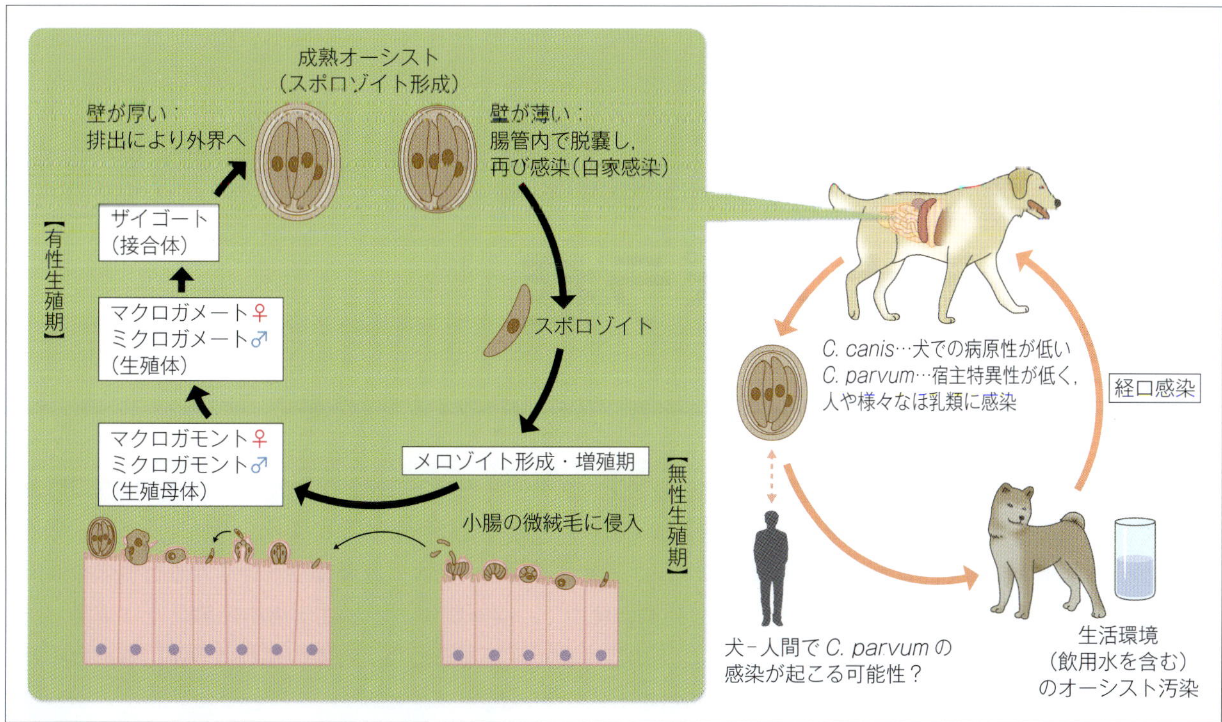

図 4 クリプトスポリジウムの感染経路と生活環
参考文献3を参考に作成

だし，乾燥と高温には弱い。これらの特徴はジアルジアのシストに類似し，予防はジアルジア感染対策に準ずる。

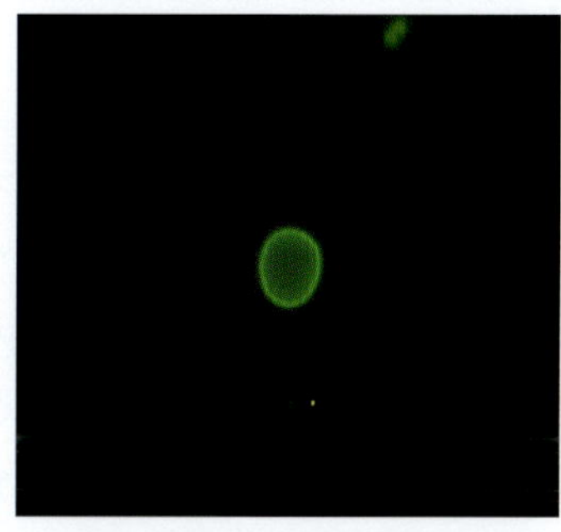

図 5 クリプトスポリジウムのオーシスト（蛍光染色像）
緑色の蛍光を発する色素で標識された特異抗体による染色

【 参考文献 】

1．Bouzid M, Hunter PR, Chalmers RM, et al. *Cryptosporidium* pathogenicity and virulence. *Clinical Microbiology Reviews* 26, 2013, 115-134.
2．寄生虫病学共通テキスト編集委員会．獣医学教育モデル・コア・カリキュラム準拠 寄生虫病学．緑書房，東京，2014，pp30-32.
3．Shan Lv, Li-Guang Tian, Qin Liu, et al. Water-Related Parasitic Diseases in China. *International Journal of Environmental Research and Public Health* 10, 2013, 1977-2016.
4．Yoshiuchi R, Matsubayashi M, Kimata I, et al. Survey and molecular characterization of *Cryptosporidium* and *Giardia* spp. in owned companion animal, dogs and cats, in Japan. *Veterinary Parasitology* 174, 2010, 313-316.
5．Itoh N, Oohashi Y, Ichikawa-Seki M, et al. Molecular detection and characterization of *Cryptosporidium* species in household dogs, pet shop puppies, and dogs kept in a school of veterinary nursing in Japan. *Veterinary Parasitology* 200, 2014, 284-288.
6．Giangaspero A, Iorio R, Paoletti B, et al. Molecular evidence for *Cryptosporidium* infection in dogs in Central Italy. *Parasitology Research* 99, 2006, 297-299.
7．Simonato G, Frangipane di Regalbono A, Cassini R, et al. Copromicroscopic and molecular investigations on intestinal parasites in kenneled dogs. *Parasitology Research* 114. 2015, 1963-1970.
8．石井俊雄 著．今井壯一 編．改訂 獣医寄生虫学・寄生虫病学（1）総論／原虫．講談社，東京，2007，pp165-168.

（松林　誠）

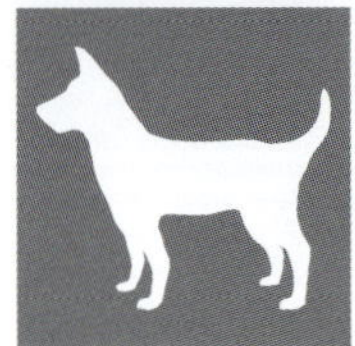

3-3 ネオスポラ症

犬のネオスポラ症は，シスト形成コクシジウムに属する偏性細胞内寄生性原虫 *Neospora caninum* の感染による原虫病である。通常，本原虫感染犬は無症状であるが，様々な臨床症状を示す多くの例外がある。感染雌犬からの同腹犬すべて，またはその同腹犬の一部が多発性神経炎，筋炎，筋萎縮症を伴った進行性の後肢麻痺を示すことが多い。成犬の感染例では免疫抑制薬の使用で，脳脊髄炎，限局性皮膚小結節または潰瘍，肺炎，腹膜炎，あるいは心筋炎を起こすことがある。本症は進行性であるため，治療の遅れは予後に悪影響を及ぼす。子犬に臨床徴候が現れたら直ちに治療を開始する必要がある。

▶ 病原体

ネオスポラ属 ***Neospora caninum*** は，アピコンプレックス門 Apicomplexa，サルコシスチス科 Sarcocystidae に属する組織シスト形成コクシジウム類の一種で，1988 年に新種記載された偏性細胞内寄生性の原虫である[1]。人獣共通病原体としてよく知られた *Toxoplasma gondii* に形態的，生物学的に類似し，以前は混同されていた可能性が高い。*Neospora* 属には *Neospora caninum* とウマに脊髄炎を起こす *Neospora hughesi* が属するが，犬に対する病原性に関与するのは *N. caninum* である[2]。

▶ 疫学

日本を含めた世界中で，ネオスポラ原虫(*N. caninum*)の分布が確認されている。日本においては，2008 年の北海道から沖縄県までの 30 都道府県の調査で 10.4％の抗体陽性率であった[3]。本症ではウシにおける地方性と流行性伝播パターンが，農場内と周囲の犬の存在とその数に深く関係し，犬とウシの感染間には緊密な関係があると言われている。1998 年の調査では，ウシの牧場内とその周辺の犬の抗体陽性率は 31.3％で，都市部で飼育されている犬の 7.1％よりも陽性率が高いことが報告されている[4]。一方，海外では抗体価陽性の猫の存在も証明されているが，現在まで臨床症状を示した個体は報告されていない[5,6]。野生のシカ類における高い抗体価の存在も証明されている[7]。イヌ科動物と反芻動物の間の生活環が本症の疫学的に重要である。

▶ 宿主

終宿主はイヌ科動物である。終宿主として現在報告されているイヌ科動物は犬，コヨーテ，ハイイロオオカミ，ディンゴである。

一方，中間宿主には野生動物を含む多くの哺乳動物が含まれ，またイヌ科動物も中間宿主としての役割を果たす。中間宿主として重要なのはウシを代表とする草食動物である[8]。

▶ 感染経路と生活環

ネオスポラ原虫の生活環は類似原虫であるトキソプラズマ原虫(*T. gondii*)のそれに類似している。本種の宿主への感染ステージは 3 種類存在する(**図1～3**)。

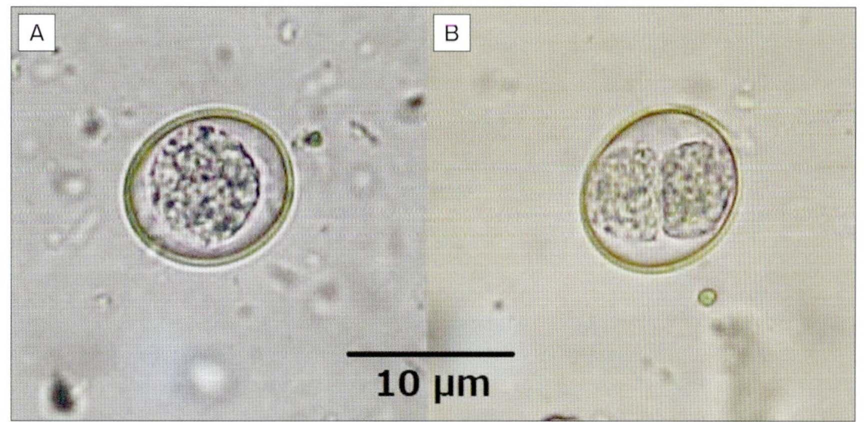

図 1 ネオスポラ原虫と思われるオーシスト

A：糞便とともに排出直後の未成熟オーシスト

B：外界で細胞分裂を開始した未成熟オーシスト

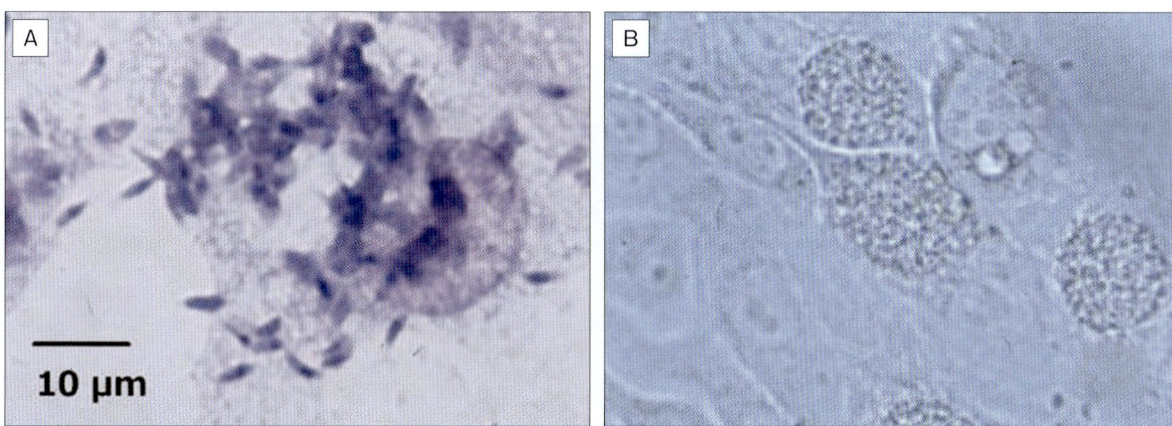

図 2 培養細胞におけるネオスポラ原虫

A：タキゾイト　B：ターミナルコロニー（内容はタキゾイト）

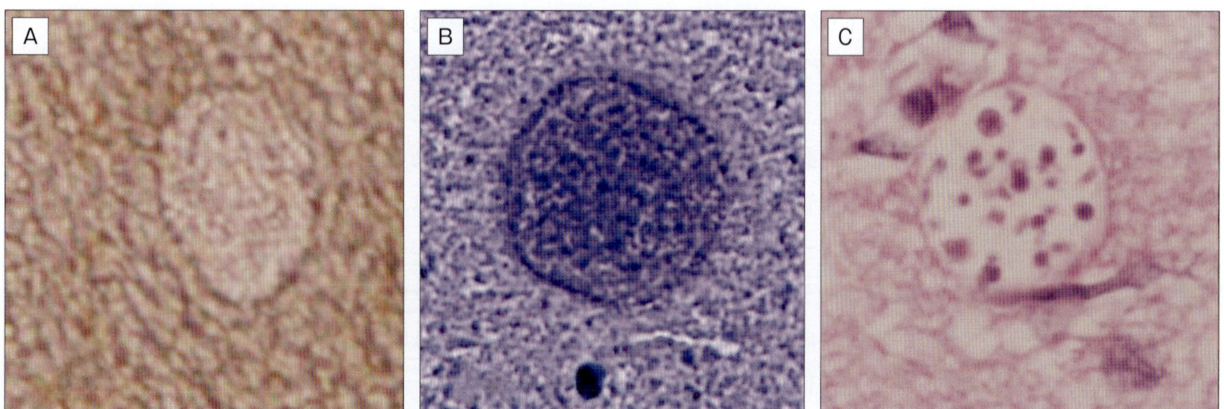

図 3 ジャンガリアンハムスターの脳内におけるネオスポラ原虫のシスト

A：生鮮生標本　B：脳乳剤標本［ギムザ染色］　C：脳薄切標本［HE 染色］

トキソプラズマ原虫のシストにくらべてシスト壁が厚いことが特徴である

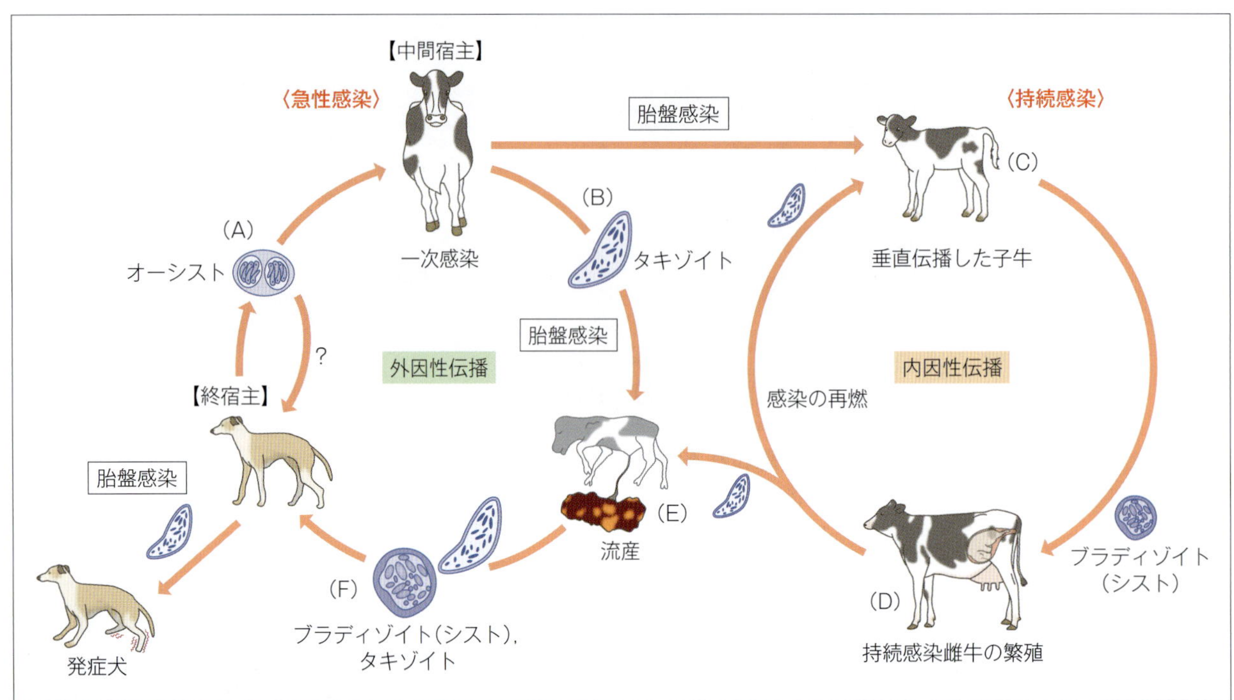

図4 ネオスポラ原虫の感染経路と生活環
(A) 終宿主である犬が排出したオーシストを中間宿主であるウシが経口摂取
(B) 胎盤を通して雌牛から胎子へ垂直伝播
(C) 垂直伝播した子牛体内で，タキゾイトからブラディゾイトへステージ変換し，組織内でシストを形成
(D) シストを保持した雌牛が妊娠すると，ブラディゾイトがタキゾイトへ再活性によりステージ変換し，胎盤を通過し，胎子へ伝播
(E) ブラディゾイトからタキゾイトへの再活性の結果，流産，あるいは正常に出産しても先天的に感染した子牛の誕生となり，その後，神経系に異常を生じることがある
(F) 流産胎子あるいは感染胎盤を終宿主である犬が摂食することで生活環が完成
参考文献15より引用・改変

まず，唯一の外界型である**オーシスト**，中間宿主の組織寄生性の急増虫体の**タキゾイト（ターミナルコロニー）**，そして同様に緩増虫体の**ブラディゾイト（シスト）**である。

感染経路としては，終宿主のイヌ科動物へは上記3種類のいずれかが経口的に感染し，腸管上皮細胞に侵入後そこで有性生殖を行い，未成熟オーシストの形で糞便とともに排出される。未成熟オーシストは外界でスポロゾイトを形成して感染性をもつ成熟オーシストとなる。また，イヌ科動物を含む中間宿主は，3種の感染ステージのいずれかを経口的に摂食後，腸管上皮細胞内でタキゾイトにステージ変換し，種々の移動システム（白血球移動システム）を介して全身の諸臓器に移動し，急速な虫体増殖を繰り返す。一方で，宿主が抵抗性を獲得すると，急速な増殖から緩除な増殖に切り替わり，ブラディゾイトへステージ変換することでシストを形成し，長期にわたり組織内に被嚢する。また犬での本症発症では，雌犬の妊娠期間中の感染，あるいはすでに感染し被嚢しているシストが妊娠をきっかけに再活性化し，タキゾイトの形で胎盤を通過，胎子へ先天性感染を起こす（**図4**）。

犬への感染は，本症によるウシの流産胎子や胎盤などの汚染組織の経口摂取による。また，他の犬の排出したオーシストの経口摂取によって感染することも考えられるが，証明はされていない。

▶感染の特徴

終宿主および中間宿主ともに垂直伝播（胎盤感染）がある。犬に重篤な臨床症状を惹起するのは垂直伝播による先天性感染によるものである[2, 9]。中間宿主での垂直伝播は流産を引き起こすことがある。

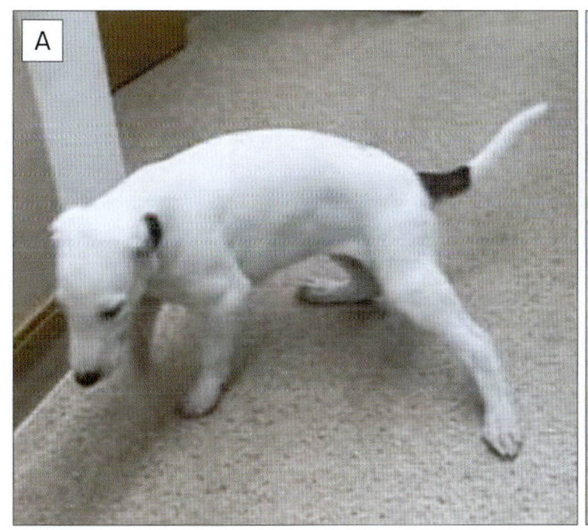

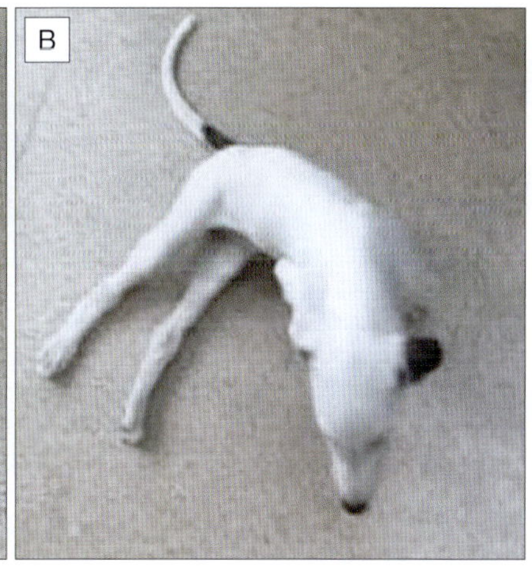

図5 ネオスポラ原虫感染により臨床症状を示した犬

症例はグレーハウンド

A：生後5週齢…腰を揺するような歩行を呈した

B：生後7週齢…大腿部の筋萎縮と後肢の過伸展に発展した

▶臨床症状

犬におけるネオスポラ原虫の感染は，通常は無症状であるが，臨床症状を示すことも決して少なくない。様々な臨床症状が認められ，最も多いのは感染雌犬からの同腹犬すべて，またはその同腹犬の一部が生後6カ月以内に**多発性神経炎，筋炎，筋萎縮症を伴った進行性かつ上行性の過伸展を伴う後肢麻痺**を示すことである（**図5**）。また，心筋炎，嚥下障害，潰瘍性皮膚炎，肺炎，肝炎の発症も数例報告されている。成犬では免疫抑制薬を使用した場合，免疫が抑制されるために感染が増悪し，脳脊髄炎，限局性皮膚小結節または潰瘍，肺炎，腹膜炎，あるいは心筋炎を起こすことがある。グルココルチコイドや他の免疫抑制薬，さらに弱毒生ワクチンの接種なども発病の引き金になるかもしれない[10,11]。

血液学および生化学的所見は非特異的である。しかし筋炎ではクレアチンキナーゼ（CK）とアスパラギン酸アミノトランスフェラーゼ（AST）活性の上昇がある。蛋白濃度の増加や，単球，リンパ球，好中球，まれに好酸球からなる軽度の混合性炎症細胞の細胞増加症を含む脳脊髄液の異常も認められ，脳脊髄液中に虫体が認められることもある[11]。

▶診断

病理検査

確定診断は脳脊髄液または組織中の原虫の検出に基づくが，困難な場合が多い。筋肉硬結部位などからの生検組織の病理組織学的検査および免疫組織学的検査によって非化膿性炎症を証明し，原虫の存在が明らかになれば他の原虫と区別できる可能性もある（**図6**）。

遺伝子検査

生検組織ならびに脳脊髄液からの原虫遺伝子のPCRによる検出は有用である[12]。遺伝子検査は大学などの機関で実施しており，筆者の所属する日本獣医生命科学大学獣医寄生虫学研究室でも検査可能である。

血清学的検査

間接蛍光抗体法（**図7**）やELISA法による血清学的検査も行われている。臨床症状を示した犬は発症していない犬にくらべて，高い抗体価を保有していることが多い[11]。ネオスポラ症に対する診断用検査キットとして「MegaFLUO NEOSPORA caninum（MEGACOR Diagnostik社）」などがあるが，蛍光顕微鏡などが必要となるため，限られた機関でのみ使用可能である。いずれにしても診断には大学等の診断が行える機関への相談が必要となる。

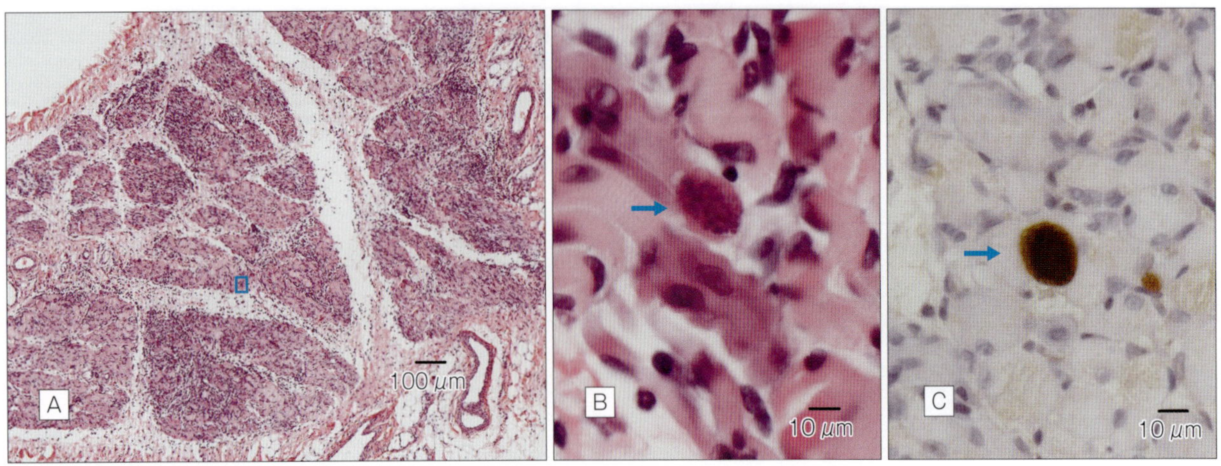

図 6 ネオスポラ原虫の集塊

N. caninum 感染により臨床症状を示したグレーハウンド犬（図 5 の症例）生検結果

A：大腿部四頭筋の硬結部の筋炎［HE 染色］

B：A の四角形の部分。筋線維間にみられたネオスポラ原虫シスト［HE 染色］

C：抗 NcSAG 1（タキゾイト由来抗原）単クローン性抗体を用いた免疫染色像。免疫染色に陽性（茶色）を示したネオスポラ原虫ターミナルコロニー（タキゾイトの集合体）

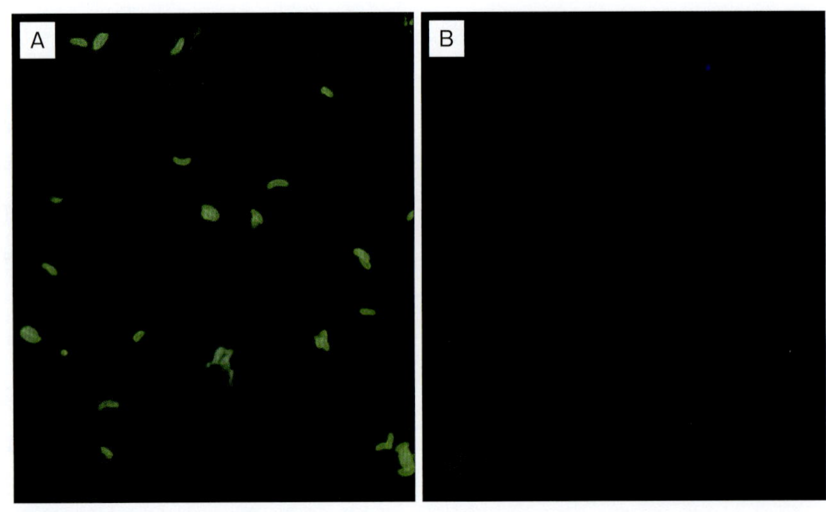

図 7 間接蛍光抗体法によるネオスポラ原虫の検出

A：特異抗体による陽性像　B：陰性対照像

表 1 ネオスポラ原虫に対し治験レベルで効果が報告されている投薬法

参考文献 11，14 を参考に作成

	投薬内容	投薬期間
1	トリメトプリム・スルファジアジン（15 mg/kg，1 日 2 回，経口投与） ＋ ピリメタミン（1 mg/kg，1 日 1 回，経口投与）	4 週間 （状態によりさらに長期間）
2	トリメトプリム・スルファジアジン（15 mg/kg，1 日 2 回，経口投与） ＋ クリンダマイシン（10 mg/kg，1 日 3 回，経口投与）	4 週間 （状態によりさらに長期間）
3	クリンダマイシン（9 週齢まで 75 mg/head → 13 週齢まで 150 mg/head，1 日 2 回，経口投与）	6 カ月間

糞便検査(浮游法)

臨床症状を示した犬は通常，オーシストを排出しない。オーシスト排出期間は，犬が感染動物の組織を摂取した後わずか数日のみと短い。オーシストの大きさは通常のコクシジウムの1/4〜1/2倍の大きさ(10〜12 μm)しかなく，しかも近縁の *Hammondia heydorni* のオーシストと区別がつかない。したがって通常の浮游法でネオスポラ原虫のオーシストを見つけて診断することは難しい。対策として糞便内オーシストを対象としたPCRによる遺伝子検査が有効である[13]。

診断法についてはp400も参照

▶ 治療

ネオスポラ症に対する有効な治療薬は開発されていない。治験レベルでは各種サルファ剤や抗菌薬の有効性が報告されている。効果が認められた投与法を**表1**に示す[11,14]。

筋萎縮と硬直を伴った後肢不全麻痺のような重度の臨床症状が出現した場合や，治療が遅れた場合は，本症が進行性疾患であることから予後に大きな悪影響を与える。子犬に臨床徴候が現れたら**直ちに治療を開始する**必要がある。

▶ 予防

現在，具体的な予防法は確立されていない。しかし**生肉の供与などの回避**は感染リスクを軽減させる。また，牧場内および周辺では，犬の糞便で汚染された飼料の家畜への給餌の回避，家畜および野生動物の汚染胎盤を犬が摂食することの阻止も感染リスク軽減の対策の1つとなることから，衛生管理が重要となる[11]。

一方，**臨床症状を示した子犬の出産を経験した雌犬や，抗体価を有する雌犬を交配に供さないことや**，高い抗体価を有する犬への免疫抑制薬の投与の回避もリスクを軽減させる手段となる[11]。

（池　和憲）

【 参考文献 】

1. Dubey JP, Carpenter JL, Speer CA, et al. Newly recognaized fatal protozoan disease of dogs. *Journal of the American Veterinary Medical Association* 192, 1988, 1269-1285.
2. Dubey JP. Review of *Neospora caninum* and neosprosis in animals. *Korean Journal of Parasitology* 41, 2003, 1-16.
3. Kubota N, Sakata Y, Miyazaki N, et al. Serological survey of *Neospora caninum* infection among dogs in Japan through species-specific ELISA. *Journal of Veterinary Medical Science* 70, 2008, 869-872.
4. Sawada M, Park CH, Kondo H, et al. Serological survey of antibody to *Neospora caninum* in Japanese dogs. *Journal of Veterinary Medical Science* 60, 1998, 853-854.
5. Dubey JP, Lindsay DS, Lipscomb TP. Neosprosis in cats. *Veterinary Pathology* 27, 1990, 335-339.
6. Spencer JA, Higginbotham MJ, Blagburn BL. Seroprevalence of *Neospora caninum* and *Toxoplasma gondii* in captive and free-ranging nondomestic felids in the United States. *Journal of Zoo and Wildlife Medicine* 34, 2003, 246-249.
7. Omata Y, Ishiguro N, Kano R, et al. Prevalence of *Toxoplasma gondii* and *Neospora caninum* in sika deer from eastern Hokkaido, Japan. *Journal of Wildlife Diseases* 41, 2005, 454-458.
8. Donahoe SL, Lindsay SA, Krockenberger M, et al. A review of neosporosis and pathologic findings of *Neospora caninum* infection in wildlife. *International Journal for Parasitology: Parasites and Wildlife* 4, 2015, 216-238.
9. Dubey JP. Recent advances in *Neospora* and neosporosis. *Veterinary Parasitology* 84, 1999, 349-367.
10. Dubey JP, Lindsay DS. A review of *Neospora caninum* and neosporosis. *Veterinary Parasitology* 67, 1996, 1-59.
11. Lyon C. Update on the diagnosis and management of *Neospora caninum* infections in dogs. *Topics in Companion Animal Medicine* 25, 2010, 170-175.
12. Ishigaki K, Noya M, Kagawa Y, et al. Detection of *Neospora caninum*-specific DNA from cerebrospinal fluid by polymerase chain reaction in a dog with confirmed neosporosis. *Journal of Veterinary Medical Science* 74, 2012, 1051-1055.
13. Hill DE, Liddell S, Jenkins MC, et al. Specific detection of *Neospora caninum* oocysts in fecal samples from experimentally-infected dogs using the polymerase chain reaction. *Journal of Parasitology* 87, 2001, 395-398.
14. Dubey JP, Vianna MCB, Kwok OHC, et al. Neosporosis in beagle dogs: clinical signs, diagnosis, treatement, isolation and genetic characterization of *Neospora caninum*. *Veterinary Parasitology* 149, 2007, 158-166.
15. Guido S, Katzer F, Nanjiani I, et al. Serology-Based Diagnostics for the Control of Bovine Neosporosis. *Trends in Parasitology* 32, 2016, 131-143.

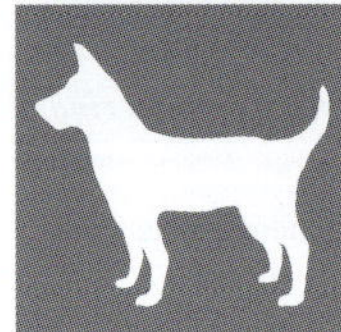

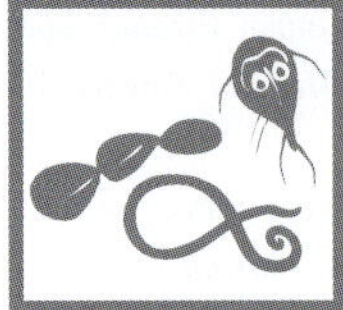

3-4 バベシア症

犬バベシア症(canine babesiosis)は，マダニによって媒介されるバベシア原虫が宿主の赤血球に感染・増殖することで引き起こされる。原因となる原虫種は，犬を宿主とする *Babesia gibsoni* と *Babesia canis* である。日本では，*B. gibsoni* が九州～東北地方に，また *B. canis vogeli* が沖縄に分布している。病因は赤血球破壊による溶血性貧血で，粘膜の蒼白と発熱が主症状となる。治療薬としてジミナゼン・アセチュレートが使われる。本症はマダニを駆除することで予防する。

▶ 病原体

犬バベシア症は，**マダニ**によって媒介されるバベシア原虫が宿主の赤血球に感染・増殖することで引き起こされる。原因となる原虫種は，バベシア科の犬を宿主とする ***Babesia gibsoni*** と ***Babesia canis*** である。主に *B. gibsoni* は環状卵型の小型ピロプラズム(約 3.2×1.0 μm)，*B. canis* は洋梨型の大型ピロプラズム(約 5.0×2.4 μm)を赤血球内に形成する(**図 1**)。ピロプラズムとは，赤血球内で検出されるバベシアの発育期の名称である。*B. canis* は 3 亜種(*canis*，*rossi*，*vogeli*)に細分類され，日本(沖縄)でみられるものは最も病原性が低いとされる *B. canis vogeli* である。

▶ 疫学

B. gibsoni はアジア，エジプト，北米に分布する。一方の *B. canis canis* はヨーロッパ，アジア，*B. canis rossi* はアフリカ，*B. canis vogeli* は世界中に広く分布する。日本では，*B. gibsoni* が九州～東北地方に，また *B. canis vogeli* が沖縄に分布している。

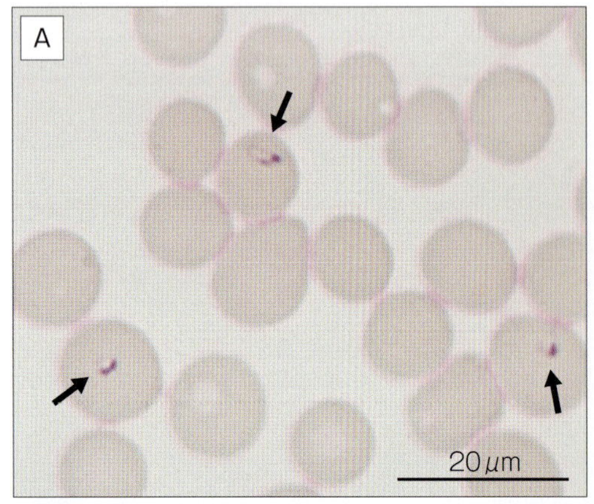

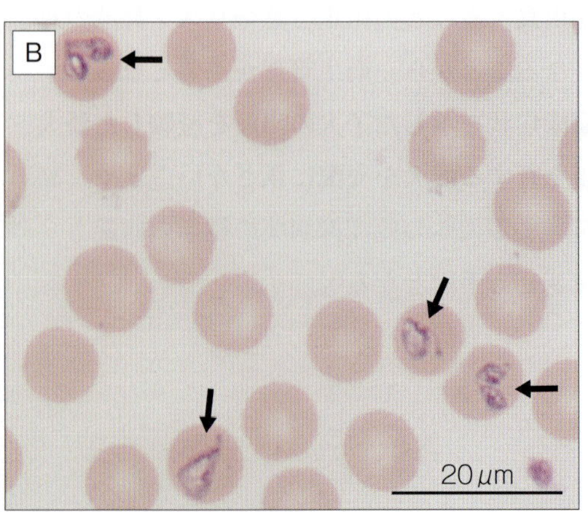

図 1 犬バベシア症の原因となる *B. gibsoni*(A)および *B. canis*(B)

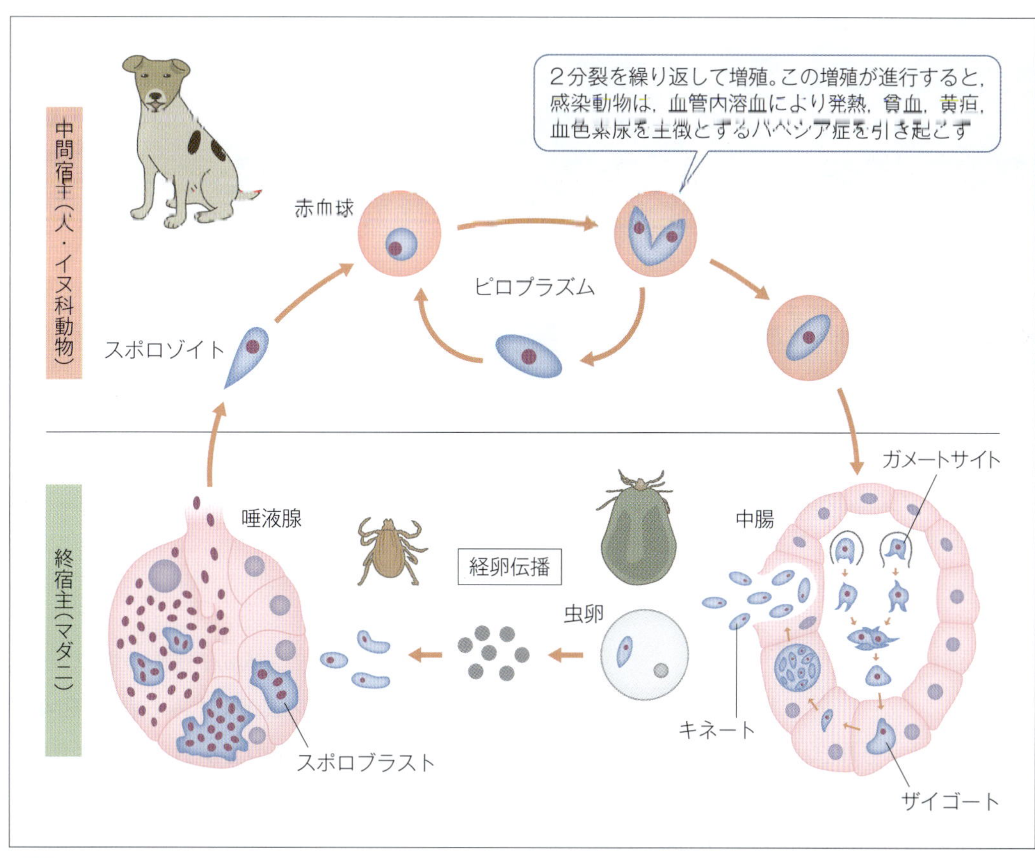

図2 犬バベシアの生活環

▶宿主と生活環

犬およびイヌ科の野生肉食獣を宿主とする。各年齢ならびに各品種の犬に感染する。感染マダニの吸血の際に，唾液とともにスポロゾイト期の原虫が侵入し，赤血球内に寄生してピロプラズム（メロゾイトとも呼ぶことがある）になる（**図2**）。侵入したピロプラズムは2分裂を繰り返して増殖する。この増殖が進行すると，感染動物は，血管内溶血により発熱，貧血，黄疸，血色素尿を主徴とするバベシア症を引き起こす。

雌マダニに取り込まれたピロプラズムの一部は中腸内でガメートサイトとなり，接合（有性生殖）して発育し，中腸細胞内でザイゴートを経て多数のキネートとなる。中腸を出たキネートはマダニのヘモリンフ[※1]，筋肉，マルピーギ管[※2]で無性増殖し，卵巣を経て虫卵内へ侵入する。キネート期の原虫は産卵後に孵化したマダニの中腸内で増殖，唾液腺細胞に移行しスポロブラストを経て，スポロゾイトを形成すると考えられる。バベシアでみられる虫卵を介した次世代マダニへの伝播様式を**経卵伝播**（transovarial transmission）という。*B. gibsoni* の感染源となるマダニの発育期が，幼ダニ，若ダニ，成ダニのいずれであるのかは特定されていない。一方の *B. canis* では，経卵伝播に加えて，**経発育期伝播**（transstadial transmission）[※3]も成立するため，すべての発育期が感染源になると考えられる。

バベシアは，赤血球では無性生殖で，マダニ体内では有性生殖と無性生殖で増殖する。すなわち，犬バベシアの終宿主はマダニであり，犬は中間宿主となる。

※1　ヘモリンフ：節足動物や軟体動物など開放循環器系動物の体液のこと。閉鎖循環器系をもつ脊椎動物の血液に相当する。組織と直接接触して栄養や代謝物を交換するとともに，自然防御にかかわる血球が含まれている。
※2　マルピーギ管：節足動物などでみられる単細胞層の管状構造で，分岐した遠位端はヘモリンフに浸り，近位端は消化管に通じている。電解質や代謝物を排泄し浸透圧を調節する機能をもつ。
※3　経発育期伝播（transstadial transmission）：幼ダニ，若ダニが吸血後それぞれ若ダニ，成ダニへと脱皮し，新たな宿主に寄生した際に原虫を媒介する伝播様式をいう。

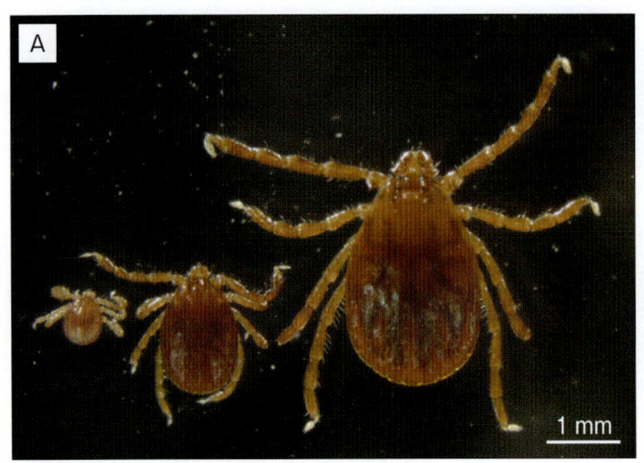

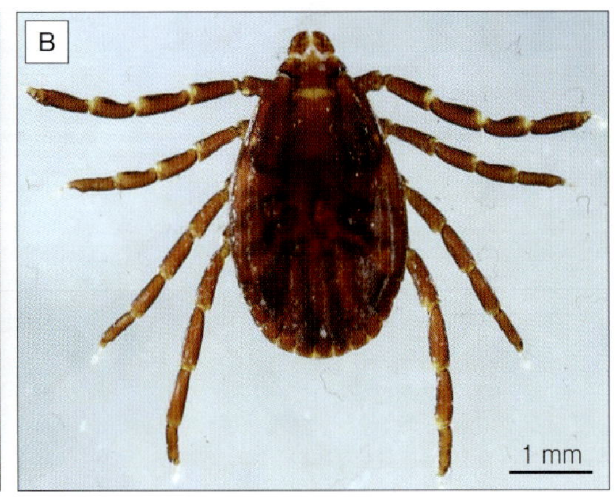

図3 犬バベシアを媒介するマダニ
A：フタトゲチマダニ。左から幼ダニ，若ダニ，成ダニ　B：クリイロコイタマダニの成ダニ
画像提供：白藤梨可先生，猪熊壽先生（帯広畜産大学）

感染経路

主な媒介マダニは，それぞれ3宿主性の**フタトゲチマダニ** *Haemaphysalis longicornis*（**図3A**）と**クリイロコイタマダニ** *Rhipicephalus sanguineus*（**図3B**）が知られている。一般的には，**原虫を保有するマダニの吸血を介して宿主動物に感染**する。一方で，輸血や闘犬でみられる咬傷など，血液を介した直接接触による伝播も報告されている。実験的に，母犬から直接胎子に伝播する胎盤感染も証明されている。

感染の特徴

バベシアは耐過してもなお，長期にわたり持続感染することが多く，耐過犬はマダニを介した他個体への感染源（キャリア）となる。

臨床症状

病因は赤血球破壊による溶血性貧血で，粘膜の蒼白（**図4A**）と発熱が主症状となる。症状の重症度は，感染した犬バベシアの病原性や宿主の免疫力の強弱に依存する。

潜伏期は2～4週間とされている。急性期の症状として，貧血と発熱に加えて，黄疸，血色素尿，脾腫，血小板減少症，腎不全，代謝性アシドーシス，低血圧性ショックなどがみられ，しばしば元気消失，食欲低下，体重減少を伴う。削痩，衰弱した幼犬や老犬での死亡率は高い。*B. gibsoni* 感染の場合，血色素尿はまれで，ビリルビン尿がよくみられる（**図4B**）。日本国内では，*B. gibsoni* の方が *B. canis* より病原性は強いとされる。

診断

血液塗抹染色標本の観察

マダニの付着歴と再生性貧血を確認する。顕微鏡下で血液塗抹染色標本を観察し，赤血球に寄生した犬バベシアのピロプラズムを検出する。ただし，原虫数が少なく困難な場合もある。

遺伝子検査

高感度で正確な種同定にはPCR法が有効である。

その他

そのほか血清学的診断法として，間接蛍光抗体法やELISA法が知られている。

診断法についてはp400，401も参照

治療

抗原虫薬

世界的に**ジミナゼン・アセチュレート**（3.5～5 mg/kg，1～3回：各投薬期間は2～3週間あける，筋肉内投与）とイミドカルブ（5～7 mg/kg，1回，筋肉内投与）

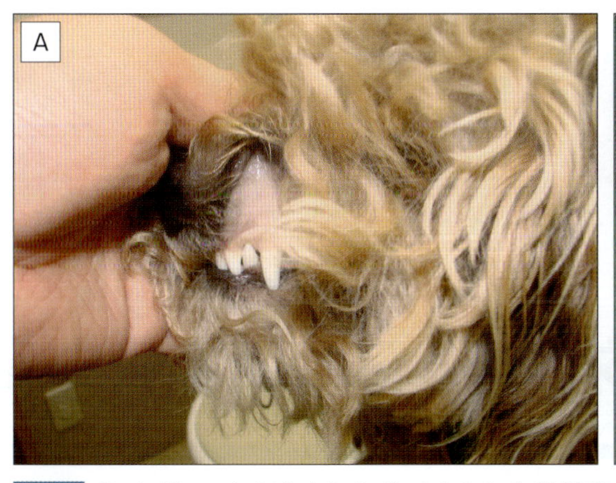

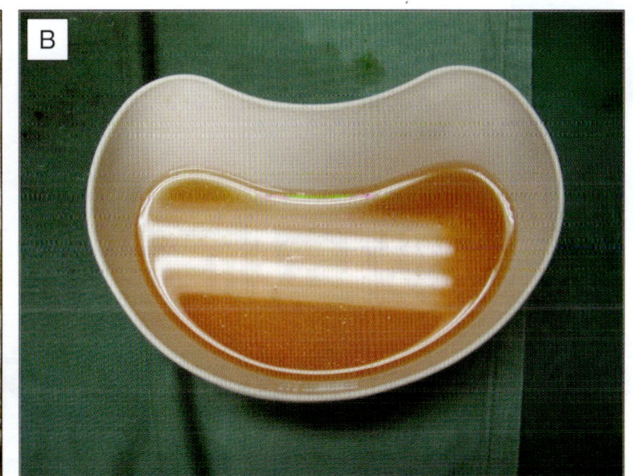

図4 犬バベシア症を発症した犬でみられた粘膜蒼白とビリルビン尿
画像提供：白永伸行先生（シラナガ動物病院）

が広く使われている。メトロニダゾール，クリンダマイシン，アトバコン，アジスロマイシンによる抗原虫作用の報告もある。

ジミナゼン・アセチュレートは副作用（疼痛，腫脹，下痢，嘔吐，神経症状など）が知られており，その使用はリスクを伴う。抗コリンエステラーゼ薬と同時に使用してはならない。

対症療法

貧血と脱水に対する輸血や輸液などの対症療法や，アシドーシスの治療も重要になる。

免疫抑制処置には注意

感染犬へのステロイドや免疫抑制薬の使用，脾臓の摘出には注意が必要である。原虫寄生率を増加させ，病状を悪化させることがある。また，耐過犬の場合は再発を招く。

▶ 予防

マダニの駆除で予防する。流行地では，薬浴やスポット剤の投与，ならびに犬舎および周囲敷地への殺虫剤の定期的撒布が望ましい。ヨーロッパでは *B. canis* のワクチンがある。

外部寄生虫駆除薬についてはp430～437も参照

MEMO

「抗原虫薬で原虫を完全に駆除できるか」

- 治療薬は動物の体内から原虫を完全には除去できない場合がある。

「犬への感染リスクが高い場所はどこか」

- 山地，牧野，林野，草地，原野の隣接地，それらを開発した宅地や公園など，イヌ科動物とマダニの間で犬バベシアの生活環が成立していると思われる場所で犬を運動させた場合，本バベシアに感染することが多い。

【 参考文献 】

1．岩崎利郎，滝口満喜，辻本元 監．日本獣医内科学アカデミー編．獣医内科学 第2版 小動物編．文永堂，東京，2014.
2．Barr SC，Bowman DD 編．長谷川篤彦 監．小動物臨床のための5分間コンサルト診断治療ガイド 犬・猫の感染症と寄生虫病．インターズー，東京．2007.
3．小野憲一郎，今井壯一，多川政弘 ほか．イラストでみる犬の病気．講談社，東京，1996.
4．南哲郎，藤永徹 編．獣医住血微生物病．近代出版，東京，1986.
5．寄生虫病学共通テキスト編集委員会．獣医学教育モデル・コア・カリキュラム準拠 寄生虫病学．緑書房，東京，2014.
6．板垣博，大石勇 監．今井壯一，板垣匡，藤崎幸藏 編．最新 家畜寄生虫病学．朝倉書店，東京，2007.
7．石井俊雄 著，今井壯一 編．改訂 獣医寄生虫学・寄生虫病学（1）総論／原虫．講談社サイエンティフィク，東京，2007.
8．内田明彦，黄鴻堅 著．図説獣医寄生虫学．メディカグローブ，青森，2011.
9．明石博臣，大橋和彦，小沼操 ほか．動物の感染症 第3版．近代出版，東京，2011.

（横山直明）

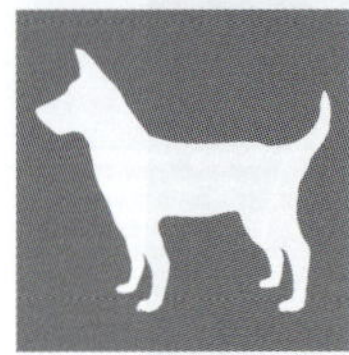
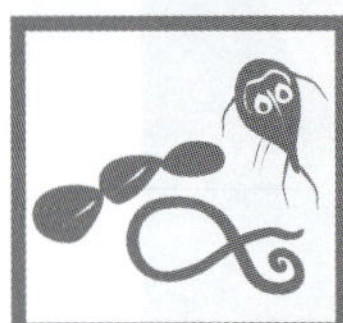

3-5 吸虫症
(肝吸虫症／メタゴニムス症／肺吸虫症)

犬・猫に寄生する吸虫は一般的に病原性は低く，臨床症状を示さないことが多い。また，終宿主での宿主特異性は低いものが多く人獣共通感染症として知られているが，犬・猫から直接，人に感染するわけではない。予防は，感染源となる中間宿主(淡水魚，カエルなど)や待機宿主(ヘビ)の摂食を防ぐことであり，特に猫では完全な室内飼育でない限り予防は困難である(猫の吸虫症については「8-5 吸虫症(壺形吸虫症)」を参照)。

肝吸虫症

▶ 病原体

本症は，後睾(こうこう)吸虫目 Opisthorchiida，後睾吸虫科 Opisthorchiidae に属する**肝吸虫** *Clonorchis sinensis* 成虫の胆管への寄生によって引き起こされる。

成虫は扁平な柳葉状であり，長さは5～20 mm，幅2～5 mm である(**図1A**)。

▶ 疫学

肝吸虫は中国，韓国，日本，台湾，ベトナムおよびロシアに分布し，かつて日本では東北地方～九州地方に至るまで広く流行がみられた。しかし，第1中間宿主であるマメタニシ(絶滅危惧Ⅱ類)の分布域が激減したことに伴い，日本国内では肝吸虫症の流行地は縮小

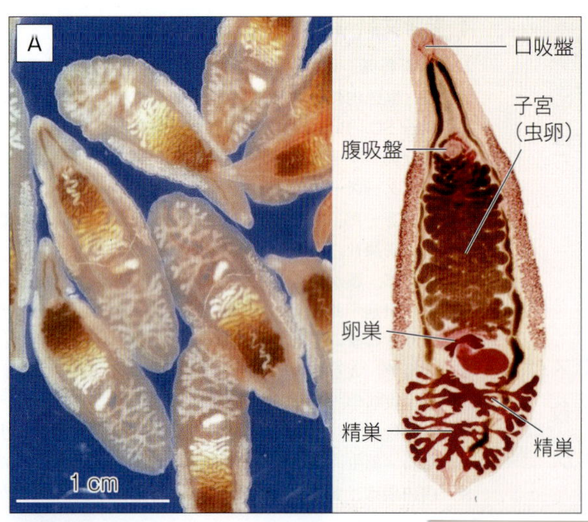

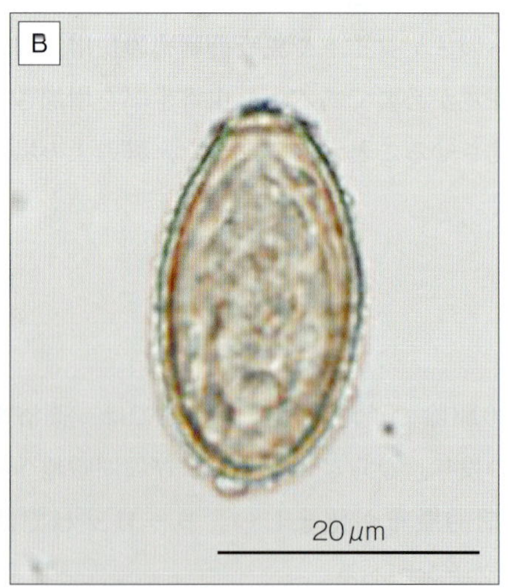

図1 肝吸虫
A：成虫
B：虫卵。長径は約30 μm と小型である。上方に卵蓋がみられ，その縁が卵殻から突出し，また卵殻の表面は亀甲模様をとることからスムースではない。これらの特徴は *Metagonimus* 属吸虫(横川吸虫や高橋吸虫など)の虫卵との鑑別点になる
画像提供：杉山広先生(国立感染症研究所)

表1 肝吸虫の宿主

終宿主	イタチ，人，犬，猫，ブタ，ネズミ
第1中間宿主	マメタニシ
第2中間宿主	淡水魚 …モツゴ，モロコ，タナゴ，ヒガイ，ウグイ，コイ，フナ，ワカサギ

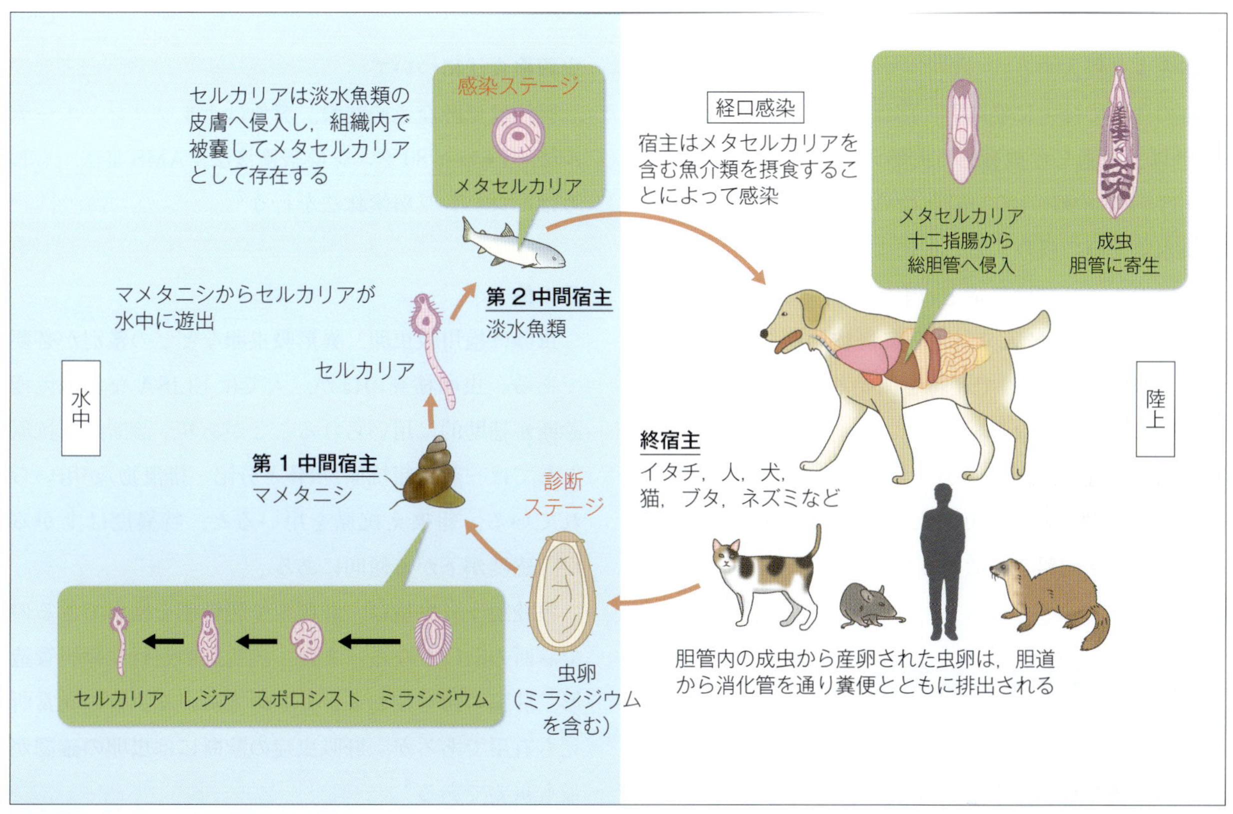

図2 肝吸虫の感染経路と生活環

した[1]。かつての肝吸虫症の主な流行地としては，岡山県，琵琶湖湖畔，利根川，吉野川流域，宮城県が知られている。流行地のイタチからは比較的高率に肝吸虫が検出され，その食性からも重要な自然界の保虫宿主と考えられる[2]。

国内の犬・猫における流行状況は，1960年以前のものでは岡山県の猫45.6％（97/213），石川県加賀平野の猫40.3％（324/805糞便検査），岡山県の野犬20.6％（26/126），霞ヶ浦周辺の野犬19.5％（88/451），東京都の野犬4.3％（7/160），神戸市の野犬0.6％（3/450）について報告されている。一方，1970年以降の猫の調査では，ほとんど本種は検出されておらず，肝吸虫の検出された調査でも兵庫県0.4％（1/259糞便検査），大阪府6.1％（12/198），関東地方5.5％（5/91），埼玉県0.9％（1/106）と感染率は低く，さらに犬の調査でも広島県の福山で3.4％（17/500糞便検査）から検出されているのみである[1-3]。

▶宿主

イタチ，人，犬，猫，ブタ，ネズミなどが主たる終宿主であり，成虫はこれらの動物の胆管に寄生するが，十二指腸や膵管からもまれに検出される[1]。

肝吸虫の**第1中間宿主はマメタニシ**，**第2中間宿主は様々な淡水魚**で，特に，モツゴ，モロコ，タナゴ，ヒガイ，ウグイ，コイ，フナ，ワカサギなどが重要である[4]（**表1**）。

▶感染経路と生活環（図2）

終宿主の胆管内に寄生する成虫から産卵された虫卵（内部にミラシジウムを含む）は，胆道から消化管を通って，糞便とともに体外に排出される。

糞便から水中に出た虫卵は，第1中間宿主であるマメタニシに経口摂取される。この巻貝の消化管内でミラシジウムが孵化し，貝体内に侵入する。その後，スポロシスト，レジアへと発育・無性生殖を行い，最終的に多数のセルカリアを産出する。セルカリアはマメタニシから水中に遊出し，第2中間宿主の淡水産魚類へ体表より侵入する。

魚の体内では主に筋肉，一部は皮下組織に移動し，20日以上経過して被嚢し，成熟メタセルカリア(大きさ135～145×90～100 μm)となる[4]。終宿主はこれらの淡水魚を経口摂取することにより感染する。

メタセルカリアは終宿主の十二指腸で脱嚢し，15～48時間で総胆管に入り，さらに肝内の胆管枝に達する。感染後23～26日で産卵を開始し，糞便中に虫卵がみられるようになる。

成虫の寄生期間は数カ月～数年で，猫では12年以上の例が確認されており，人でも10年以上の感染歴をもつ患者が記録されている[1]。

▶ 臨床症状および病原性

軽度感染が普通で，通常は無症状である。犬・猫における詳細な症状は不明である。

寄生部位の胆管において機械的な刺激を与え，カタル性炎症，上皮の剥離，胆管壁の肥厚を伴う上皮の腺腫様の増殖を引き起こし，重症例では肝硬変となる。観察される病理組織学的所見は，総胆管の拡張，小胆管の増生(偽胆管形成)，胆管壁の線維性肥厚，胆管上皮細胞の腺腫様増殖，リンパ球集積，肝細胞の変性，肝小葉間構造の乱れ，胆汁のうっ滞，肝硬変などである[5, 6]。人では上腹部の痛み，下痢，浮腫，肝腫大，黄疸や腹水がみられる。

病害の程度は，感染虫体数と感染期間，さらに動物種により異なる。犬と猫では胆管癌の発生も報告されている[6]。再感染防御については顕著ではなく，容易に再感染する。

▶ 診断

虫卵の検出

肝吸虫症の診断には，虫卵の確認が最も重要である。糞便もしくは十二指腸ゾンデで採集した胆汁から虫卵を検出する。

虫卵は，小型(27～32×15～17 μm)，黄褐色で，内部にミラシジウムを含む。小蓋と卵殻の接する部分が突出し，陣笠(じんがさ)様を呈し，卵殻表面には網目模様がある(**図1B**)。

虫卵検査法について

胆汁は単純な遠心沈澱，糞便はホルマリン・エーテル法，Tween 80クエン酸緩衝液法，AMS Ⅲ法，もしくはセロハン厚層塗抹法を行う[7]。

その他

虫卵は横川吸虫卵，異形吸虫卵などとの鑑別が必要である。虫卵検査のほか，人ではELISAなどの免疫診断が補助的に用いられることがあり，診断用の抗原としては一般に粗抗原(虫体と分泌・排泄物)が用いられている。組換え抗原を用いると，特異度は上がるが，感度が下がる傾向にある。

腹腔鏡や肝生検は，肝硬変や胆管癌を検出できるので診断の助けとなる。また，内視鏡的逆行性膵胆管造影，肝臓の超音波およびCT画像による胆管の異常所見も有用であるが，肝吸虫症の診断には虫卵の確認が最も重要である[8]。

診断法については p156～158，403 も参照

▶ 治療

プラジクアンテル 40 mg/kgの単回経口投与が有効と報告されている。

内部寄生虫駆除薬については p418～423 も参照

▶ 予防

犬・猫への感染予防には，生の淡水魚を食べさせないことが肝心である。イタチやネズミなどの野生動物における伝播は，マメタニシの生息地では継続していると推測され，これらの流行地においては飼い主への注意喚起が必要である。

メタゴニムス症（横川吸虫／高橋吸虫／宮田吸虫）

▶ 病原体

本症は，後睾（こうこう）吸虫目 Opisthorchiida，異形吸虫科 Heterophyidae に属する**横川吸虫** *Metagonimus yokogawai* および，その近縁種である**高橋吸虫** *Metagonimus takahashii*，**宮田吸虫** *Metagonimus miyatai* の成虫が小腸に寄生することによって引き起こされる。

成虫はゴマ粒状，3種とも同じような大きさで，体長 1.0～1.6 mm，幅 0.4～0.7 mm である（**図3**）。

▶ 疫学

メタゴニムス症は日本を含む極東，東南アジアなどから報告されている。*Metagonimus* 属の3種とも，

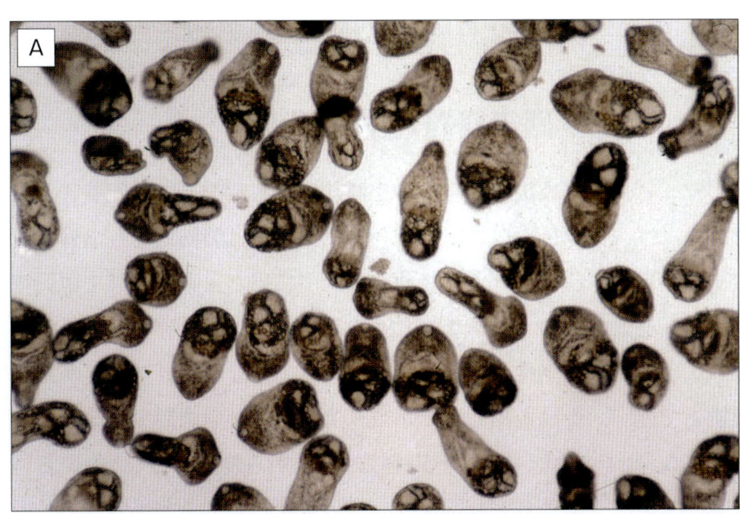

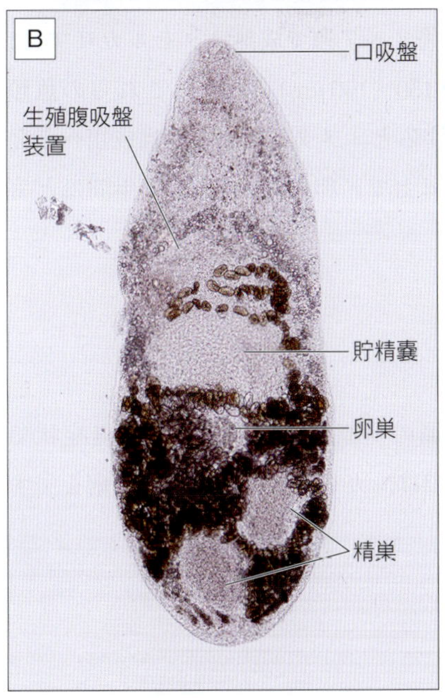

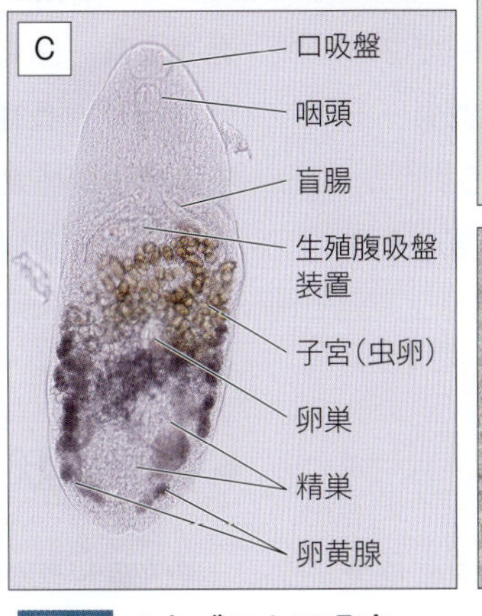

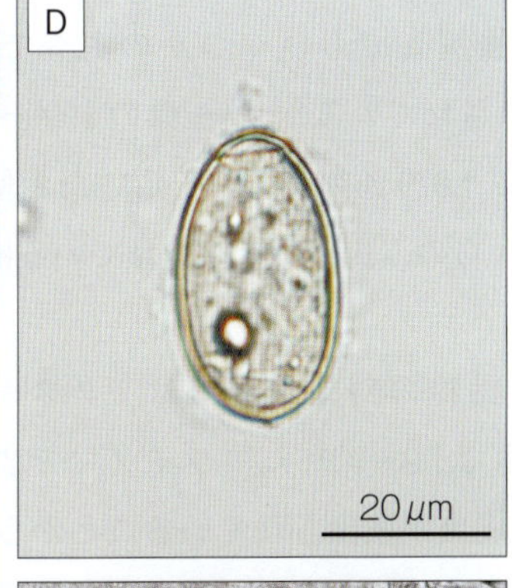

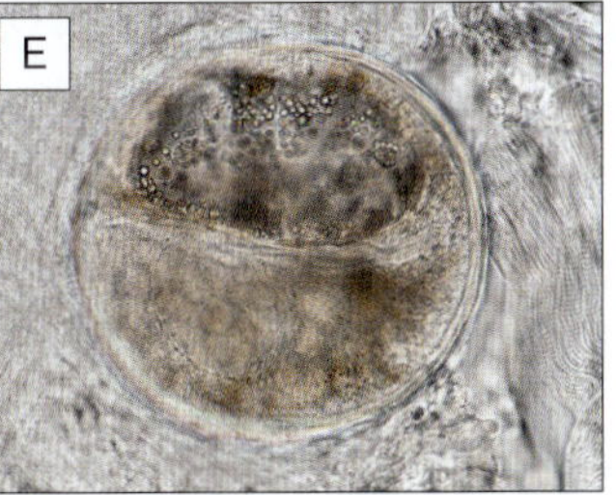

図3 メタゴニムス吸虫

A：実験感染で回収した横川吸虫の成虫。メタセルカリアをマウスに経口投与し，小腸から成虫を回収した。同一条件で同じ期間にわたり発育しても，成虫の大きさにはばらつきがみられる

B：横川吸虫成虫

C：高橋吸虫成虫
　BとCは同一倍率で示している。たまたま虫体サイズの違いが顕著であるが，基本的には種間で虫体のサイズに大きな差はない

D：高橋吸虫の虫卵
　メタゴニムス属吸虫3種の虫卵は互いによく似ている。正楕円形で，一端に卵蓋をもつ（この写真では上方にみられる）

E：シラウオの魚鱗直下の筋組織に被嚢する横川吸虫のメタセルカリア

画像提供：A, D 杉山広先生（国立感染症研究所），B, C, E 爲政草平先生（山口大学）

表2 メタゴニムス(横川吸虫／高橋吸虫／宮田吸虫)の宿主

	横川吸虫	高橋吸虫	宮田吸虫
終宿主	人，犬，猫，キツネ，タヌキ，ハクビシン，アライグマ，テン，イタチ，ドブネズミ，カワネズミ，トビ，カモメ，トラツグミ，ゴイサギ	左に同じ	左に同じ
第1中間宿主	カワニナ	左に同じ	左に同じ
第2中間宿主	淡水・汽水魚 …アユおよびウグイ	淡水・汽水魚 …ウグイ，オイカワ，カワヒガイ，カワムツ，コイ，ムギツク，モツゴ，ドジョウ，シラウオ，ボラ，スズキ	淡水・汽水魚 …ウグイ，オイカワ，カワムツ，アユ

第1中間宿主はカワニナ，第2中間宿主は様々な淡水・汽水魚であり(**表2**)，日本国内ではほぼ全土に分布すると考えられる[9,10]。

1970年以降のいくつかの国内の犬の調査では，*Metagonimus* 属吸虫は1.2～6.9%から検出されている。また，猫の剖検調査でもいくつかの調査では1.8～14.7%から検出されている[3]。埼玉県の1999～2007年の犬905頭，猫1,079頭の直腸便を用いた糞便検査では，1頭の猫からのみ虫卵が発見されているにすぎない[11]。

一方，野生動物の剖検調査では，タヌキで2～13.5%，キツネで7.9～93%，アライグマで22%，トビで36%から成虫が検出されていることから[9,12,13]，野生動物においてはごく普通に寄生しているものと思われる。

▶宿主

魚を食べるような動物や鳥類が終宿主となる。日本では，人，犬，猫のほかに，キツネ，タヌキ，ハクビシン，アライグマ，テン，イタチ，ドブネズミ，カワネズミ，トビ，カモメ，トラツグミ，ゴイサギなどから成虫が検出されている[9,14]。

第1中間宿主はカワニナ，第2中間宿主は様々な淡水・汽水魚である。横川吸虫はアユおよびウグイ，高橋吸虫はウグイ，オイカワ，カワヒガイ，カワムツ，コイ，ムギツク，モツゴ，ドジョウ，シラウオ，ボラ，スズキ，宮田吸虫はウグイ，オイカワ，カワムツ，アユに，それぞれ特異的に寄生するといわれている[9,15,16](**表2**)。

▶感染経路と生活環(図4)

成虫は終宿主の小腸に寄生し，そこで産卵された虫卵(内部にミラシジウムを含む)は糞便とともに外界へ排出される。糞便から水中に出た虫卵は，第1中間宿主のカワニナに食べられた後，腸内で孵化し，貝体内で無性生殖を行いセルカリアとなる。カワニナから水中に遊出したセルカリアは，第2中間宿主の淡水・汽水魚(約14科50種)の体表から侵入する[17]。魚においては8～9割がウロコに被嚢し，メタセルカリアへと発育する。感染後3～7週で成熟メタセルカリア(ほぼ球形で，長径150～160 μm)になる。これらの魚類を終宿主が捕食すると，メタセルカリアは成虫へと発育，1～2週間ほどで産卵を開始し[9]，1年間ほど寄生する。

▶臨床症状

Metagonimus 属の病原性は弱く，通常は無症状である。重度感染では，カタル性腸炎による下痢を呈する[18,19]。

▶診断

糞便検査

ホルマリン・エーテル法，もしくはAMS Ⅲ法で虫卵を検出し，虫卵の形態をもとに行う。

小型の虫卵で，他の異形吸虫との形態的な鑑別は困難であるが，肝吸虫卵とは小蓋の形態や卵殻表面構造の違いで鑑別が可能である。

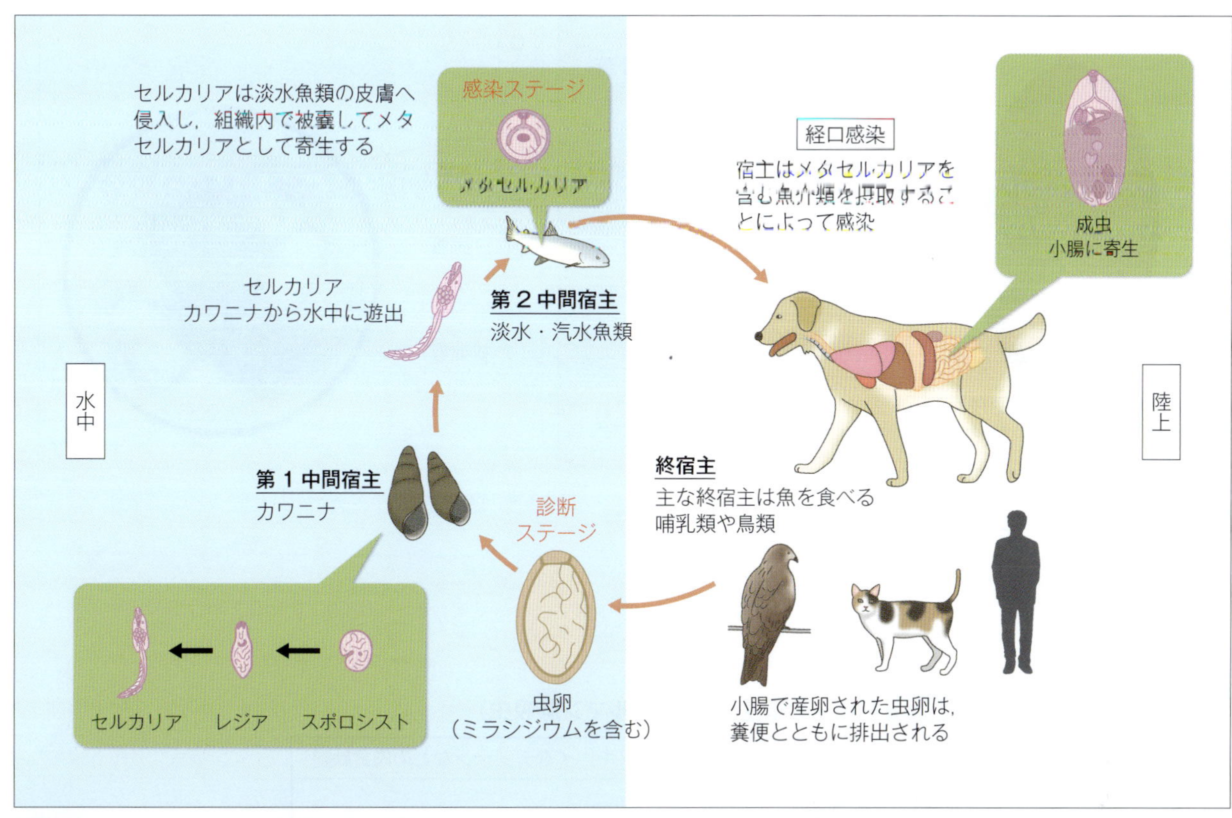

図４ メタゴニムスの感染経路と生活環

虫卵の大きさは，横川吸虫と宮田吸虫はほぼ同じで 25～32×15～18 μm，高橋吸虫はやや大きく 29～36×18～22 μm である[10]。

診断法については p156～158，403 も参照

▶ 治療

プラジクアンテル 40 mg/kg の単回経口投与。

内部寄生虫駆除薬については p418～423 も参照

▶ 予防

予防は，淡水・汽水魚を生で与えないこと，捕食機会を与えないことが肝心であるため，動物の係留，室内飼育などが必要である。

肺吸虫症

▶ 病原体

本症は，斜睾（しゃこう）吸虫目 Plagiorchiida，肺吸虫科 Troglotrematidae の ***Paragonimus* 属吸虫（肺吸虫）**の幼若虫および成虫による肺実質への寄生と，肺への移行中の傷害によって引き起こされる。国内の犬・猫では，**ウェステルマン肺吸虫** *Paragonimus westermani* と**宮崎肺吸虫** *Paragonimus skrjabini miyazakii*[20] が重要と考えられる。

ウェステルマン肺吸虫には，２倍体（両性生殖型）と３倍体（単為生殖型）が存在する。成虫はコーヒー豆状で分厚く，その大きさは虫齢や宿主の種類によって差がある。体長 7.0～12.0 mm，幅 4.0～8.0 mm である（**図５A**）。

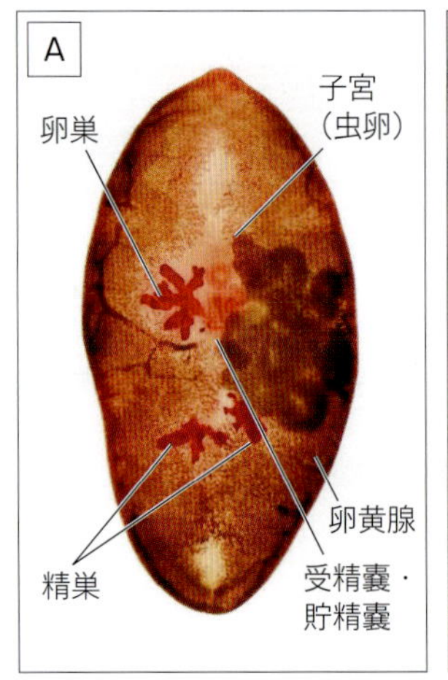

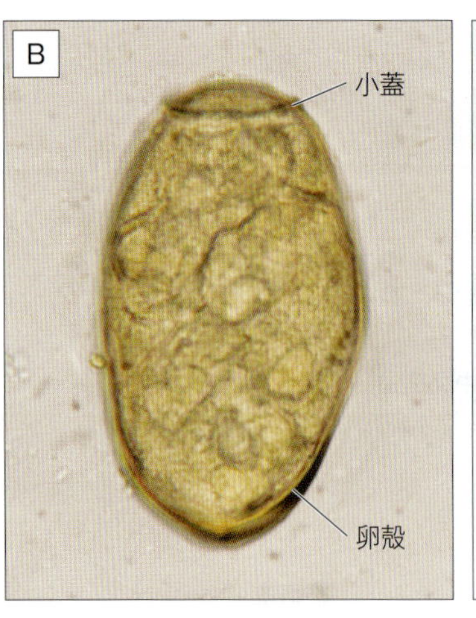

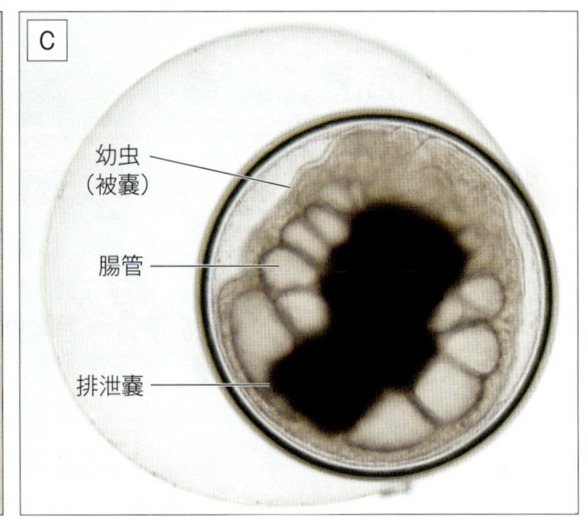

図 5 **ウェステルマン肺吸虫**
A：成虫（2倍体）　B：虫卵　C：メタセルカリア
画像提供：杉山広先生（国立感染症研究所）

表 3 **肺吸虫の宿主（ウェステルマン肺吸虫）**

終宿主	人，犬，猫，タヌキ，イタチ，テンなどの肉食動物
第1中間宿主	カワニナ
第2中間宿主	サワガニ，モクズガニ，アメリカザリガニ
待機宿主	第2中間宿主を捕食したイノシシ，ネズミ

▶ 疫学

Paragonimus 属吸虫は様々な野生動物から見つかっており，分布は世界的であるが，特にアジアに多くの種が存在する[21]。国内においてウェステルマン肺吸虫および宮崎肺吸虫は，北海道を除く全国に分布する。

犬・猫の肺吸虫感染率はかなり低いと推測されるが[3]，人や犬への感染源としてイノシシ肉が注目され，宮崎県の猟犬における肺吸虫寄生状況を調べた調査では，糞便内虫卵検査で50％（10/20），抗体検査で85％（17/20）の陽性結果が報告されている[22]。

▶ 宿主

ウェステルマン肺吸虫の終宿主は人，犬，猫，タヌキ，イタチ，テンなどの肉食動物で，**第1中間宿主はカワニナ，第2中間宿主はサワガニ，モクズガニ，アメリカザリガニ**である。これら第2中間宿主を捕食したイノシシ，ネズミなどが待機宿主となる（**表3**）。

宮崎肺吸虫の終宿主は人，犬，猫，タヌキ，イタチ，テン，イノシシなどである。第1中間宿主はホラアナミジンニナ，ミジンツボ，第2中間宿主はサワガニである。

▶ 感染経路と生活環（図6）

成虫は，終宿主の肺実質に虫囊を形成して寄生する。虫囊内に産卵された卵は，瘻管から出て気管へ移行し喀血や喀痰とともに排出される。動物の場合，喀痰は喀出されるよりも嚥下されることが多く，虫卵は糞便とともに外界へ排出される。虫卵は，水中でミラシジウムが形成され孵化する。ミラシジウムは第1中間宿主のカワニナに侵入し，スポロシスト，レジアを経てセルカリアとなる。肺吸虫のセルカリアは尾が非常に短く，運動性は鈍い。セルカリアは，第2中間宿主の淡水産カニ類に経口的あるいは経皮的に侵入し

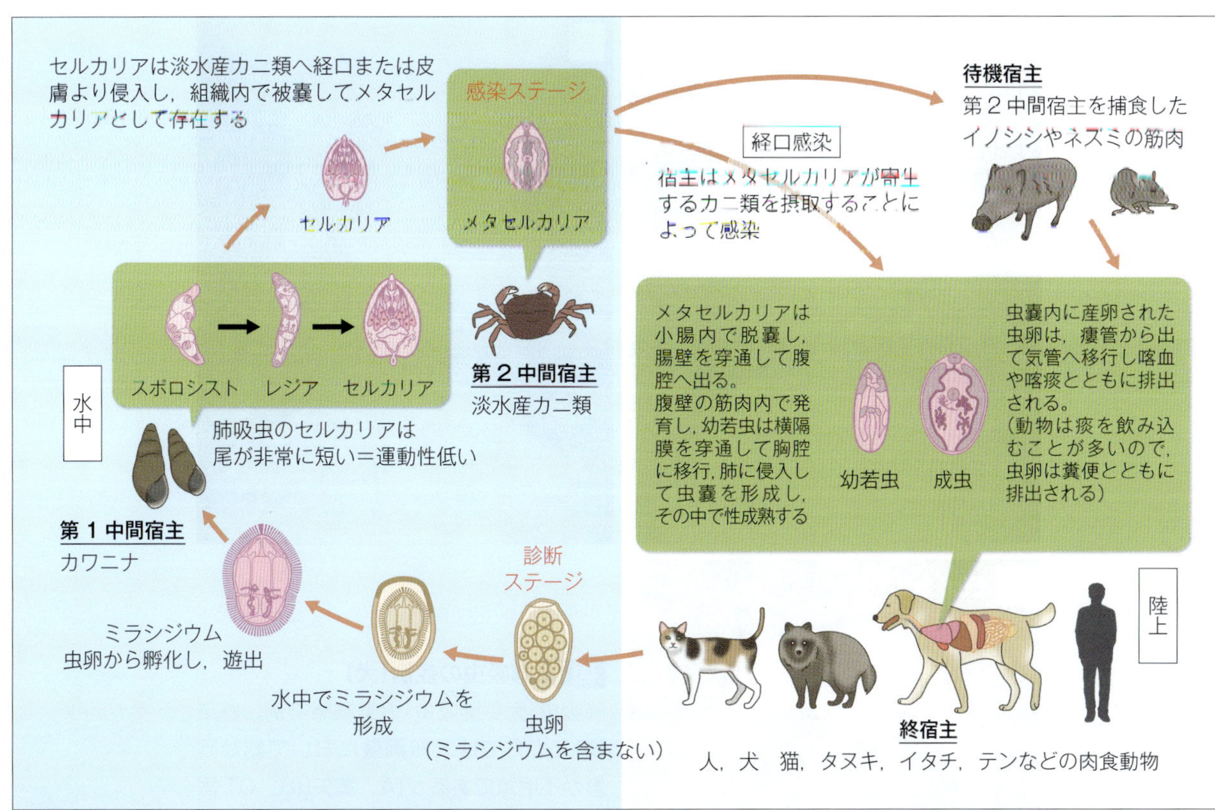

図６ ウェステルマン肺吸虫の感染経路と生活環

て，鰓，肝臓，筋肉などで被嚢してメタセルカリアとなる[23, 24]。これらのカニ類を終宿主が捕食すると，メタセルカリアは小腸内で脱嚢し，腸壁を穿通して腹腔へ出て，腹壁の筋肉内で発育する。一定の発育を終えた後，幼若虫は横隔膜を穿通して胸腔に移行，肺に侵入して虫嚢を形成し，その中で性成熟する。このように，感染してから産卵開始まで２カ月ほどかかる[22, 23]。

▶ 臨床症状

幼若虫が横隔膜を穿通するため，出血し，胸腔への出血により死亡することがある。自然感染例では，肺実質および胸膜への傷害と胸腔リンパ節の腫脹が知られている[21]。発咳，血痰，呼吸障害が起こるが，無症状なことも多い。

▶ 診断

糞便検査

界面活性剤を添加した上で行うホルマリン・エーテル法※もしくはAMS Ⅲ法などで虫卵を検出し，虫卵の形態をもとに行う。

虫卵は淡黄褐色で左右不対称な逆卵円形，広い小蓋をもつ。ウェステルマン肺吸虫では，その反対側の卵殻は厚くなり，宮崎肺吸虫では卵殻の厚さはほぼ一定である。虫卵の大きさは，ウェステルマン肺吸虫は54～96×38～61 μm（**図５B**），宮崎肺吸虫は61～82×37～52 μmである。

その他

糞便検査と併せて，ELISA法などの免疫学的診断法や，結節状の虫嚢を検出する画像診断法（胸部X線検査やCT検査）も有力である（**図７，８**）。

診断法についてはp156～158，403も参照

※　他種寄生虫卵の効率的集卵法であるホルマリン・エーテル法を原法そのままで実施すると，肺吸虫卵は鏡検対象である沈渣ではなく，エーテル糞便層に集まり，検出できなくなる。それを改善するため，界面活性剤を添加して操作する。

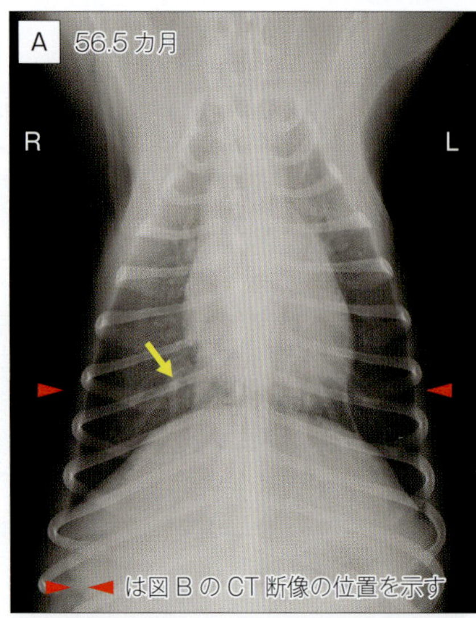

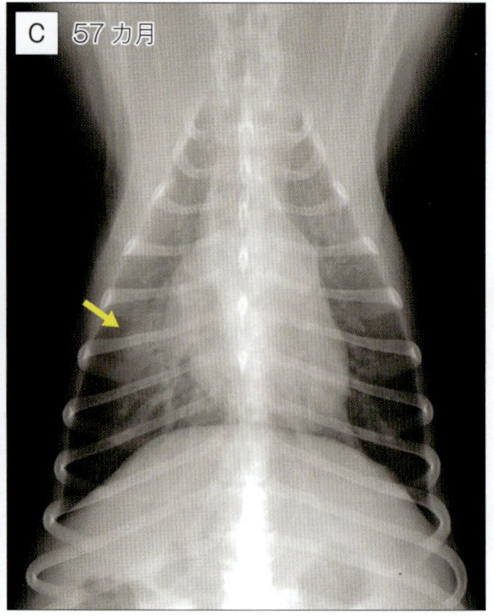

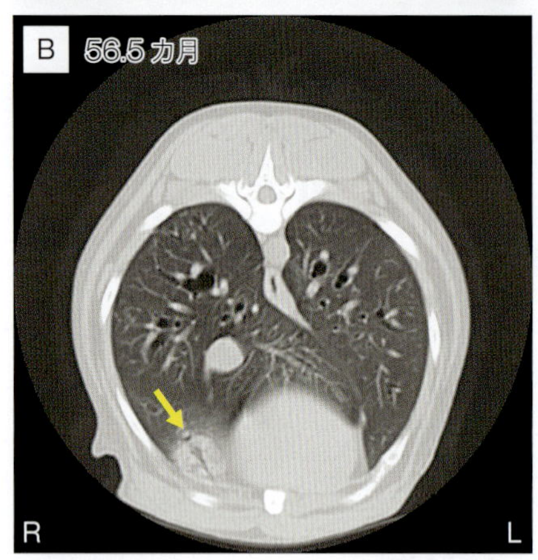

図 7　肺吸虫の症例（犬）

肺吸虫（大平肺吸虫）の実験感染例。感染 56.5 カ月では X 線画像において結節陰影が不明瞭であるが（A：黄矢印），CT 画像では結節が明瞭に認められる（B：黄矢印）。感染 57 カ月では X 線画像でも結節が確認された（C：黄矢印）

画像提供：浅沼武敏先生（宮崎大学），
佐藤裕之先生（宮崎大学）

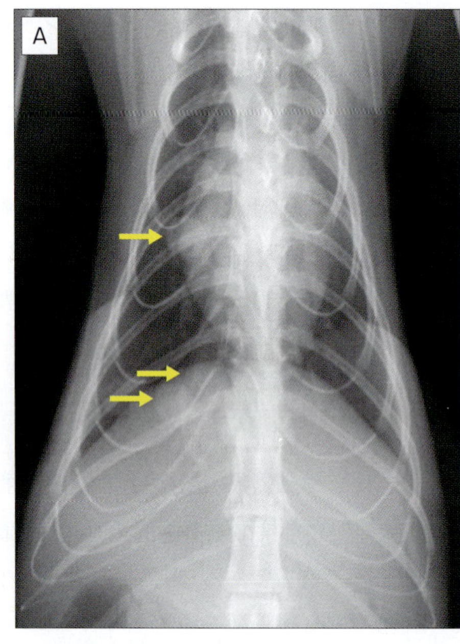

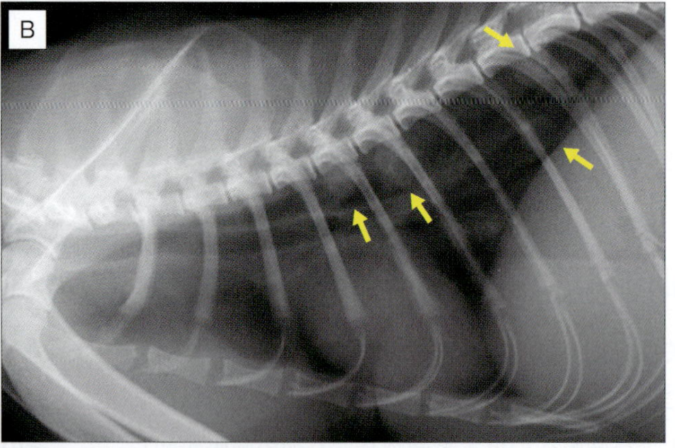

図 8　肺吸虫の症例（猫）

保護された猫の症例。流涎，咳を認めていた。X 線検査を実施したところ，肺野に球状の陰影が複数確認された（A，B：矢印）。血液検査では特筆すべき異常は認めなかった。肺腫瘍や深在性真菌症を疑ったが，糞便検査で多数の肺吸虫卵が認められ，流涎中にも同様の虫卵が確認されたことから，肺吸虫症と診断された。治療はプラジクアンテル 30 mg/kg の皮下投与を行った。高知大学医学部にて宮崎肺吸虫と確認された

画像提供：穴井直博先生（アミール動物病院）

▶ 治療

プラジクアンテル 25 mg/kg，1日3回，経口投与，2日間が有効と報告されている。

内部寄生虫駆除薬についてはp418～423も参照

▶ 予防

予防は，中間宿主や待機宿主の生食を避けることが肝心である。

【参考文献】

1. 小宮義孝，鈴木了司．肝吸虫の分布と疫学．日本における寄生虫学の研究 第2巻．森下薫，小宮義孝，松林久吉 編．目黒寄生虫館，東京，1962，pp347-392.
2. 長花操，初鹿了，清水泉太，ほか．岡山県における肝吸虫症の疫学的研究(5)保虫宿主の調査成績．寄生虫学雑誌 33，1984，1-6.
3. 板垣博，深瀬徹．わが国の犬猫にみられる寄生蠕虫とその感染状況．動薬研究 35，1985，23-39.
4. 宮崎一郎，藤幸治．シナ肝吸虫．図説人畜共通寄生虫症．九州大学出版会，福岡，1988，197-208.
5. 吉村裕之，大森康正．肝吸虫(*Clonorchis sinensis*)の生物学的ならびに病理学的研究 II 小動物への感染実験．寄生虫学雑誌 21，1972，222-229.
6. Rim HJ. Clonorchiasis. In: Steele, JH ed. CRC handbook series in zoonoses. Boca Raton, CRC Press, 1982, pp17-32.
7. Rim HJ. Clonorchiasis: an update. *Journal of Helminthology* 79. 2005, 269-281.
8. Hong ST, Yoon K, Lee M, et al. Control of clonorchiasis by repeated praziquantel treatment and low diagnostic efficacy of sonography. *The Korean Journal of Parasitology* 36, 1998, 249-254.
9. 斎藤奨．メタゴニムス－1960年以降の研究－．日本における寄生虫学の研究 第7巻．大鶴正満，亀谷了，林滋生 編．目黒寄生虫館，東京，1999，pp205-215.
10. Saito S, Chai JY, Kim KH, et al. *Metagonimus miyatai* sp. nov. (Digenea: Heterophyidae), a new intestinal trematode transmitted by freshwater fishes in Japan and Korea. *The Korean Journal of Parasitology* 35, 1997, 223-232.
11. 山本徳栄，近真理奈，斉藤利和，ほか．埼玉県内のイヌおよびネコにおける腸管寄生虫類の保有状況．感染症学雑誌 83，2009，223-228.
12. 内田明彦，内田紀久枝，川上泰，ほか．東京都および神奈川県に生息するタヌキにおける蠕虫類の調査．日本獣医師会雑誌 52，1999，715-721.
13. 森嶋康之．北海道における多包条虫 *Echinococcus multilocularis* の動物疫学．北海道大学博士論文．2000.
14. 川中正憲，杉山広，坂本京子，ほか．霞ヶ浦地方のシラウオに寄生する横川吸虫メタセルカリアの調査．Clinical parasitology 13，2003，132-135.
15. 赤羽啓栄，小島荘明，内川公人，ほか．滋賀県高島郡における横川吸虫症の疫学的研究1 カマラによる集団駆虫成績と第2中間宿主琵琶湖産小アユのメタセルカリア寄生状況．寄生虫学雑誌 29，1980，189-194.
16. 長澤和也，新田理人．広島県産淡水・汽水魚類の寄生虫目録(1925-2012年)．広島大学総合博物館研究報告 4，2012，59.
17. 伊藤二郎．メタゴニムスおよび其の他の異型吸虫類．日本における寄生虫学の研究 第3巻．森下薫，小宮義孝，松林久吉 編．目黒寄生虫館，東京，1966，pp171-237.
18. Lee JB, Chi JG, Lee SK, et al. Study on the pathology of metagonimiasis in experimentally infected cat intestine. *Kisaengchunghak Chapchi* 19, 1981, 109-129.
19. Kang SY, Cho SY, Chai JY, et al. A Study On Intestinal Lesions Of Experimentally Reinfected Dogs With *Metagonimus Yokogawai. Kisaengchunghak Chapchi* 21, 1983, 58-73.
20. Blair D, Agatsuma T, Watanobe T. Molecular evidence for the synonymy of three species of *Paragonimus, P. Ohirai Miyazaki*, 1939, *P. iloktsuenensis Chen*, 1940 and *P. sadoensis Miyazaki et al.*, 1968. *Journal of Helminthology* 71, 1997, 305-310.
21. Bowman DD, Hendrix CM, Lindsay DS, et al. Trematodes of the lungs. In: Feline Clinical Parasitology. Iowa State University Press, 2002, pp163-178.
22. Nakano N, Kirino Y, Uchida K, et al. Large-group infection of boar-hunting dogs with *Paragonimus westermani* in Miyazaki prefecture, Japan, with special reference to a case of sudden death due to bilateral pneumothorax. *Journal of Veterinary Medical Science* 71, 2009, 657-660.
23. Shimazu T. Experimental completion of the life cycle of the lung fluke, *Paragonimus westermani*, in the laboratory. Jpn. *Journal of Parasitology* 30, 1981, 173-177.
24. Shibahara T. The route of infection of *Paragonimus westermani* (diploid type) cercariae in the freshwater crab, *Geothelphusa dehaani. Journal of Helminthology* 65, 1991, 38-42.

（金　京純，奥　祐三郎）

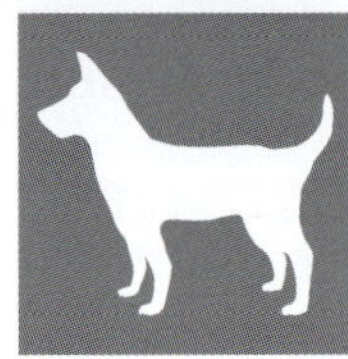

3-6 瓜実条虫症／マンソン裂頭条虫症

瓜実条虫症

本症は瓜実条虫の感染によって引き起こされる。感染数が少ない場合は症状がみられないことも多いが，重症になると嘔吐，下痢，腸炎ほか様々な臨床症状が現れる。瓜の種の形をした片節が肛門から這い出し瘙痒感を誘発するため，犬座姿勢で肛門を地面に擦りつける動作がみられることもある。また肛門付近に付着した本虫の片節を飼い主が見つけることで本症が発覚することもある。シスチセルコイド（擬嚢尾虫）の寄生したノミやハジラミを介してまれに人にも感染し，人獣共通感染症の原因となるため，犬に寄生する本虫の駆虫に加え，犬および人の生活環境を衛生的に保つことが感染防止のためには大切である。

▶ 病原体

本症は円葉目 Cyclophyllidea，二孔条虫科 Dipylidiidae に属する**瓜実条虫** *Dipylidium caninum* の感染により引き起こされる[1-3]。犬での感染が一般的であり，英語では dog tapeworm と呼ばれる。標準和名は瓜実条虫（別名：犬条虫）であるが，これは虫体後部の成熟片節や受胎片節の形状が瓜の種のような形をしていることが関係している（**図１**）。

成虫の体長は 10～70 cm 程度と小形であり，小腸に寄生する（**図２**）。片節数も 100 個を少し超える程度である。寄生数が多い場合には個々の虫体長は短い。

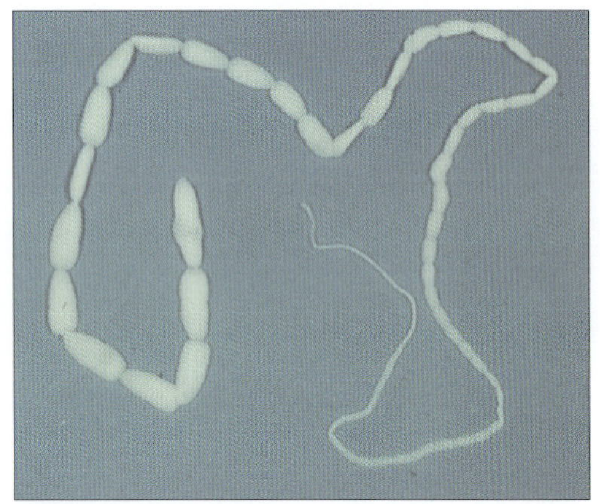

図１ 瓜実条虫の成虫
虫体後部の成熟片節や受胎片節の形状が特徴

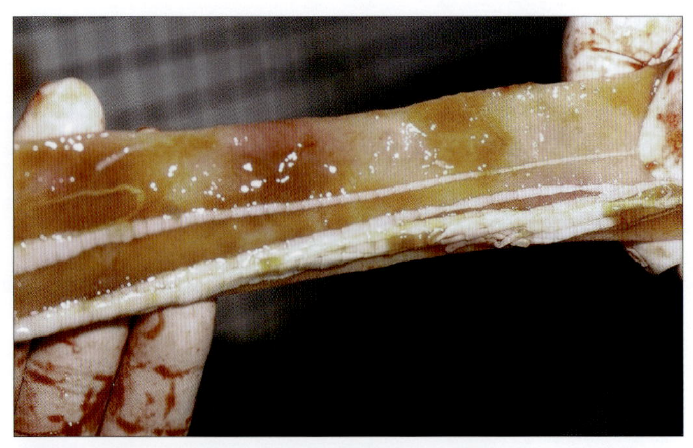

図２ 小腸内に寄生している瓜実条虫の成虫
右端が小腸上部（片節の台形をした形から判断）

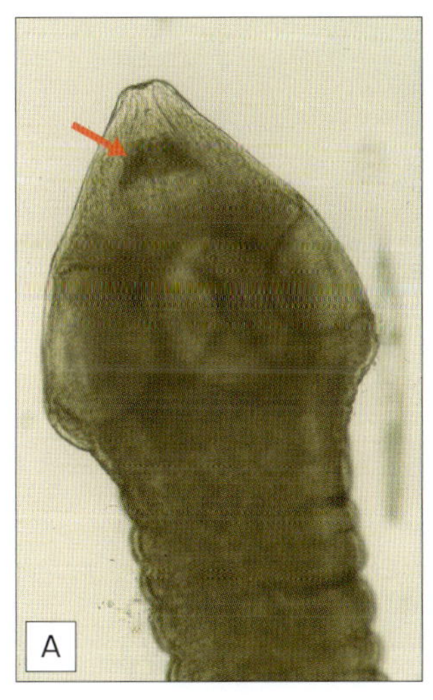

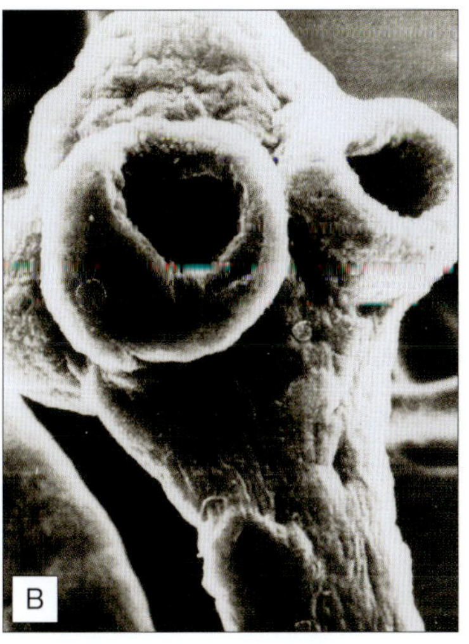

図3 瓜実条虫の成虫の頭節
A：光学顕微鏡像　B：走査型電子顕微鏡像
頭節には４個の吸盤が確認できる。光学顕微鏡でみる額嘴は頭節の中に陥入しており，額嘴外面を囲んで密生する鉤は先端部周辺に黒い塊（A：矢印）として集積しており明瞭でない。このように，生きた虫体では額嘴は可動性をもち，寄生時には翻転して，吸盤とともに腸管壁への固着に用いられる

顕微鏡を用いて観察すると，虫体の頭部には円葉目の特徴である４個の吸盤と１個の額嘴（がくし）（伸縮自在の突起物であり，その表面にはバラの棘状をした40～50本の鉤が３～４列に並んでいる）が認められる（**図３**）。肉眼での観察では，虫体の先端部にある頭節の吸盤が若干，膨らんでみえる。成熟片節や受胎片節の幅は２～３mm，長さは８～10mmの白色で，２組の雌雄生殖器を備え，２つの生殖孔が片節中央部の両側に位置するのが特徴である。排出直後の片節では活発な伸縮運動が認められる。

本種は消化管内で産卵しないため，糞便検査で虫卵が検出されることはまれである。

▶ 疫学

世界各地の犬に普通に寄生することが知られている。例えば，ハワイ州で85%，イリノイ州で39%，ケニアで30%，コロンビアで20%との報告がある。本種は犬以外にも多くの野生食肉類を宿主とし，まれにサルや人にも寄生する。**日本国内の犬にも広く寄生しており，その有病率は猫よりも高く，過去に行われた15の調査結果を単純に平均すると，34%（１～66%）となる**[4]。兵庫県の捕獲犬の調査では，本種の寄生率は25%であり，犬糸状虫（*Dirofilaria immitis*, 57%），犬鞭虫（*Trichuris vulpis*, 44%）に次いで高かったと報告されている[5]。本種はマンソン裂頭条虫と種間競合関係にあり，その有病率はマンソン裂頭条虫の有病率が高い農村部では低く，都市部の有病率が高い傾向がある（理由については猫の「8-6 瓜実条虫症／マンソン裂頭条虫症」を参照）。

▶ 生活環（図４）

イヌ科やネコ科の多くの哺乳動物が終宿主となる。まれにサルや人からも成虫が検出されることがある。瓜実条虫の受胎片節は終宿主の糞便に混じって，あるいは自力で外界に出た後，体外で活発な伸縮運動を行うが，そのときに片節内の卵嚢（10～25個程度の虫卵が嚢内に包蔵されたもの）が押し出される（**図５**）。**円葉目に属する本種は，子宮孔をもたないため宿主の消化管内で産卵できず，受胎片節をバラバラに排出することで虫卵を拡散する。**押し出された片節内の卵嚢や虫卵を中間宿主のノミやハジラミなどの幼虫が摂食すると，これら中間宿主の消化管内でオンコスフェア（六鉤幼虫）が孵化する。本種の中間宿主は１つである。オンコスフェアは腸管を経て偽体腔に移行し，ノミなどの宿主が成虫に変態してもそのままの状態で寄生して，約２週間で吸盤および額嘴をもったシスチセルコイド（擬嚢尾虫）になる。シスチセルコイドの寄生したノミやハジラミが終宿主の犬に経口摂取されると，終宿主の小腸壁に固着し，２～４週間程度で成虫となる。

▶ 感染経路

犬が毛繕いの際にノミやハジラミを誤って取り込

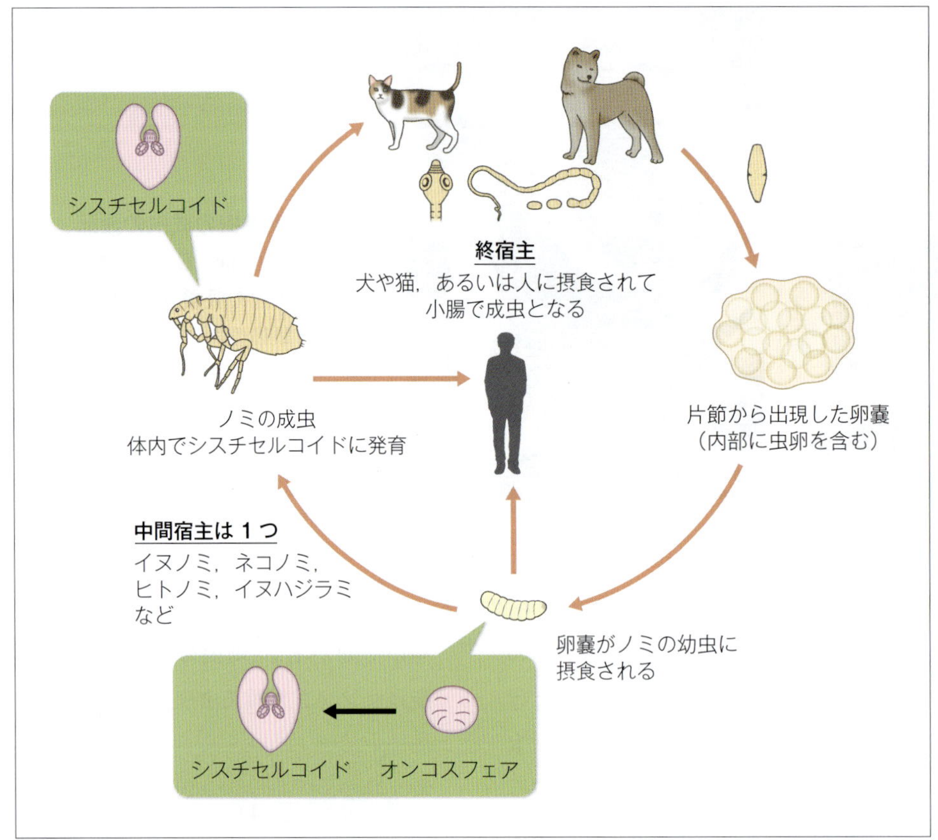

図４ 瓜実条虫の感染経路と生活環

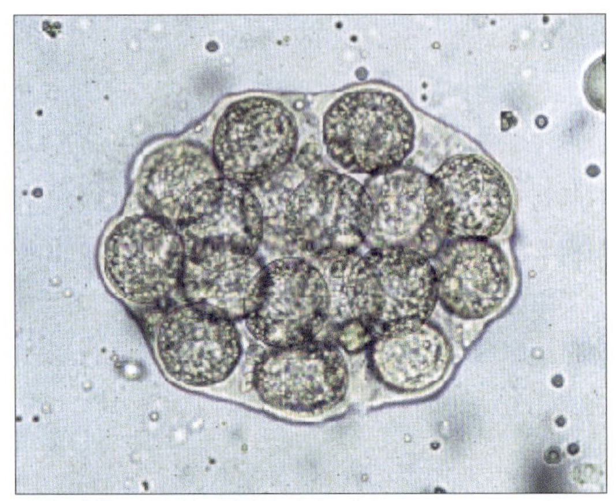

図５ 瓜実条虫の卵嚢
卵嚢内には円形の虫卵が認められる。虫卵内に包蔵されているオンコスフェアの鉤は明瞭でない

み，それらの体内に寄生したシスチセルコイドを飲み込むことで経口感染する。

▶臨床症状

無症状の場合が多いが，多数寄生を原因とする重症例では，削痩，嘔吐，下痢，食欲亢進，痙攣，あるいは腸炎がみられることがあり，幼犬の場合では死亡することもある。小腸の中部から下部に寄生し，成虫は多数の鉤をもった額嘴を粘膜深くに挿入して組織を破壊するので，寄生数が多いと出血がみられることもある。

頻繁に受胎片節が肛門から這い出し，片節が肛門部に付着することで局所を刺激する。犬は肛門の瘙痒感から，**犬座姿勢をとり肛門を地面に擦りつける動作**がみられることもある。

▶診断

糞便中へ排出された片節の観察

糞便中あるいは肛門周囲の皮膚や毛に付着した片節を確認することにより診断する。排出された受胎片節は活発に運動するため，飼い主が感染に気付きやすい。新鮮な受胎片節の形状は本種の標準和名の由来である**瓜の種状**であるが(**図１**)，体外に排出された片節は短時間のうちに乾燥し，その形態が変化する(米粒状となる）ため，排出直後の新鮮な片節を観察することが前提となる（2組の雌雄生殖器を確認すること）。本種の受胎片節の形状は有線条虫 *Mesocestoides* spp. のそれに類似であるとされているが，有線条虫の片節は生殖器を1組しかもたないことや，生殖孔が腹面に開口していることなどで区別できる[6,7]。

虫卵の観察

通常，糞便内に虫卵が排出されることはないため，糞便とともに排出された受胎片節内の虫卵を観察して診断する。卵嚢内の虫卵は直径 30〜60 μm の球状であり（**図5**），ほぼ無色の薄い卵殻を有し，中にオンコスフェアが観察される。

その他

これら以外にも，肛門の瘙痒感を理由とする犬座姿勢も本種の感染を想起させる行動となる。

診断法については p156〜158，403 も参照

▶ 治療

薬物治療に関しては条虫類全般に共通する（後述の犬のマンソン裂頭条虫症の項を参照）。

内部寄生虫駆除薬については p418〜423 も参照

▶ 予防

感染源となる外部寄生虫のノミやハジラミの駆除（予防のための定期的な駆除薬の投与）が最も効果的な予防法である。ノミは成虫期以外の卵，幼虫，および蛹（さなぎ）の各時期には，寄生生活ではなく動物の周辺環境で自由生活を送っている。したがって，ケージや寝床の周辺の掃除など犬の飼育環境を清潔に保つこと，さらには糞便の処理を適切に行うことなども重要である。本種の有病率は野良犬では高いものの，寄生虫の駆除を行うなど衛生状態のよい環境で飼育されている飼育犬では低いと報告されている。

▶ 人への感染予防

本種は**人獣共通感染症**の原因となり人にも感染するが，人はこれ以上ほかの宿主に感染を広げられない終末宿主（dead-end host）であるため，その後の感染拡大は生じない。寄生数が少なくても人に消化器症状や神経症状がみられることがあるので，その取り扱いには注意を要する。世界中では今日までに 120 例程度の人体症例が報告されているが，日本国内における症例数は 10 数例程度とその数は限られている。感染例は小児に多く，その約 1/3 は生後 6 カ月以下の乳児である。これらの場合，母親が糞便中の片節に気付き受診して明らかになる例が多い[1,2]。

人への感染は，犬に舐められた，あるいは犬に触れた際に，犬の口の周りや舌に付着したノミのシスチセルコイドを経口摂取することで発生する。予防には，節度をもってペットと接することや，ペットに触れた後の手洗いの励行などが大切である。

MEMO

「瓜実条虫の感染による幼小児の症状」

- 瓜実条虫の人の感染例は上述のとおり幼小児に多い。症状として特記すべきものはないが，時に下痢や腹痛を認める場合がある。虫体は幼小児の小腸内で成虫にまで成長するため，片節がおむつの中にほぼ毎日排出されるのが特長である。

【 参考文献 】

1．獣医臨床寄生虫学編集委員会．獣医臨床寄生虫学．文永堂出版，東京，1985，pp391-394.
2．宮崎一郎，藤幸治．図説人畜共通寄生虫症．九州大学出版会．1988，pp525-531.
3．Flynn RJ. Parasites of Laboratory Animals. Iowa State University Press, 1973, pp167-169.
4．及川弘，塩田恒三．イヌ・ネコの寄生虫学実践入門．山水書房，埼玉，1992，pp106-108.
5．宇賀昭二，水野不二男，松村武男，ほか．兵庫県下における捕獲犬の寄生蠕虫類について．寄生虫学雑誌 31，1982，407-413.
6．Garcia LS. Diagnostic Medical Parasitology. Washington DC, Amer Society for Microbiology, 1996, pp377-379.
7．Price DL. Procedure Manual for the Diagnosis of Intestinal Parasites. CRC press Boca Raton Ann Arbor London Tokyo, 2017, pp100-119.

マンソン裂頭条虫症

本症はマンソン裂頭条虫の感染によって引き起こされる。本種の成虫が終宿主である犬の小腸に寄生していてもほとんどが無症状であり，たとえ症状が出たとしても消化障害，食欲不振，食欲亢進，異嗜，下痢，腹痛，あるいは栄養不良程度である。肛門の瘙痒感から肛門を地面に擦りつける動作をすることもある。また，まれではあるが犬が中間宿主／待機宿主となった場合，主に皮下の脂肪組織からプレロセルコイドが検出されることもある。本症は人獣共通感染症であるが，犬から人へ直接感染することはない。

▶ 病原体

本症は擬葉目 Pseudophyllidea，裂頭条虫科 Diphyllobothriidae に属する**マンソン裂頭条虫** *Spirometra erinaceieuropaei* の感染により引き起こされる[1]。世界各地で同様の寄生虫がみられていたが，それらがすべて同一種かどうかについては議論が分かれ，過去に *Diphyllobothrium erinacei*，*Diphyllobothrium mansoni*，あるいは *Spirometra erinacei* と様々な種名が用いられてきた。

成虫は犬の小腸に寄生しているが，猫に寄生するものと同種である。一見，広節裂頭条虫とよく似ているとされているが，はるかに小型で，長くても1～2m程度である（**図6**）。虫体の頭部は棍棒状であり，頭部の両側には擬葉目に特徴的な1対の吸溝を有するが，虫体の生死，あるいは圧平標本などの作製条件によってきわめて多様な形態を示すため，慣れないと吸溝の確認は容易ではない（**図7**）。虫体後部の成熟片節や受胎片節の形状は，長さよりも幅が広い横長状である。片節腹面中央部には生殖孔が認められる。子宮も片節の中央部に位置しており，色調などにより容易にその存在を肉眼で確認できる（**図6，8**）。子宮の末端には子宮孔がつづき，片節腹面中央部に開口しており，**宿主の消化管内で産卵する**。

▶ 疫学

本種は南北アメリカ，ヨーロッパ，アジア，オーストラリア，さらにはアフリカに至るまで世界中に広く分布している[1,2]。アメリカ大陸には，本種によく似た *Spirometra mansonoides* という種が分布していることが知られている。日本でも全国的に広く分布して

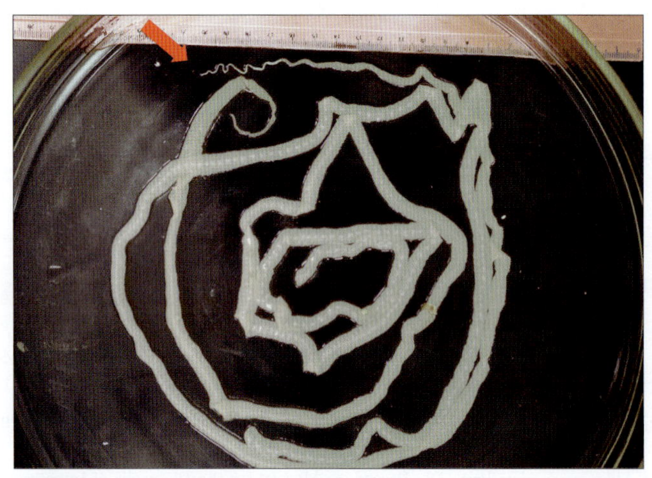

図6　マンソン裂頭条虫の成虫
犬から回収した成虫。左上部に位置する虫体の先端は頭節（矢印）であるが，特記すべき形態上の特徴はみられない。その後につづく横長の片節には，その中央部に色調の異なる子宮が白い点として認められる

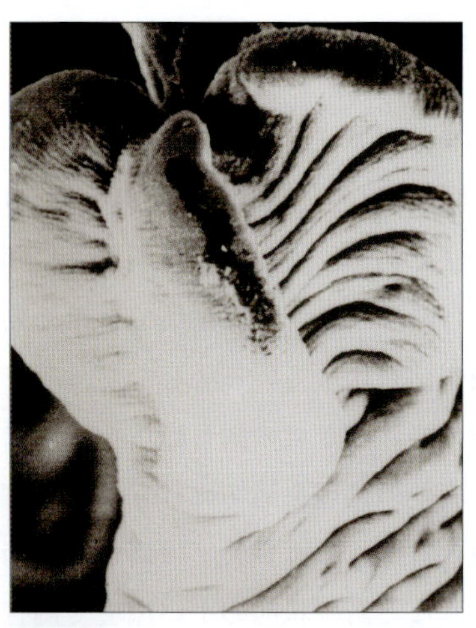

図7　マンソン裂頭条虫の頭節
走査型電子顕微鏡による観察。頭節の背面と腹面に1対の吸溝が存在する

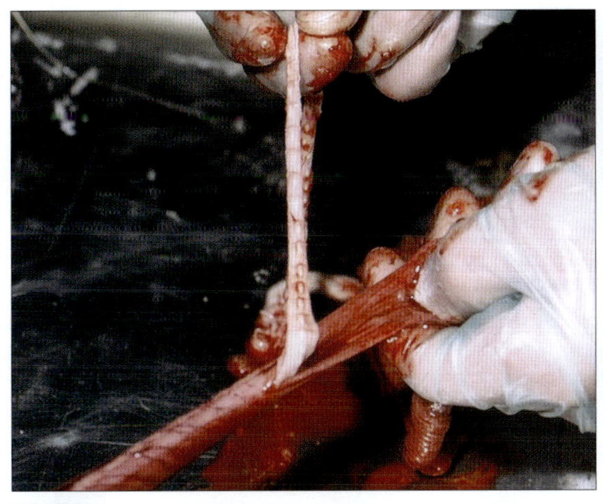

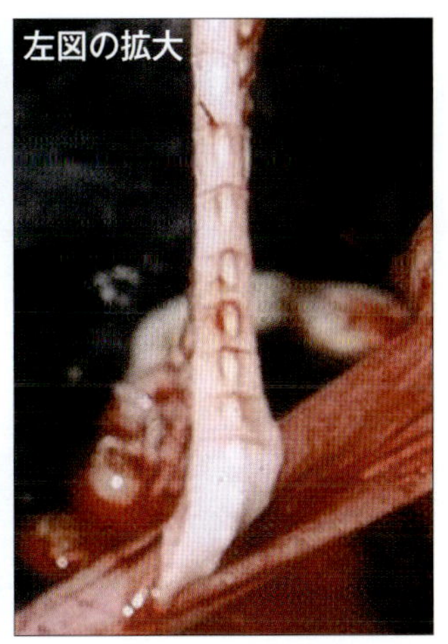

図 8 マンソン裂頭条虫の成虫(犬から回収中)
実験的にプレロセルコイドを感染後 14 日目の虫体。この時点ですでに虫卵の排出は認められている。片節中央に白く浮き出ている塊状構造が，虫卵が充満した子宮である

いるが，**犬の有病率は高くても 10%程度**(多くの疫学調査結果では 1～2%)と，**猫の有病率よりは低い**という報告がされている[3]。大阪で実施された捕獲犬の糞便検査によると，本種の寄生率は 3%であり，犬回虫(*Toxocara canis*, 25%)，犬鞭虫(*Trichuris vulpis*, 8%)につづく有病率であったという結果が得られている[4]。

感染は主に中間宿主のカエルや待機宿主のヘビなどを摂食して発生することが多いため，農村部と比較して都市部に住む犬の有病率は低い傾向がある(理由については猫の「8-6 瓜実条虫症／マンソン裂頭条虫症」の稿を参照)。

▶ 生活環(図 9)

終宿主はイヌ科やネコ科などの各種動物のほかに，イタチ科など広い範囲の動物であるとされている。これらのうち，**医学／獣医学の観点から重要な保虫宿主は犬と猫**と考えられるが，まれに人も終宿主となることがある。

これら終宿主の小腸内に寄生した成虫から産出された虫卵が糞便とともに環境中へ排出される。この時点で虫卵は未熟であり，その卵内容は 1 個の卵細胞と多数の卵黄細胞で構成されている(**図 10**)。虫卵が水中で成熟すると，虫卵内に形成されたコラシジウム(有繊虫)が孵化して水中に泳ぎだす。その後，このコラシジウムが第 1 中間宿主であるケンミジンコなどの橈(かい)脚類(あしるい)に摂食されると，プロセルコイドとなる。さらにこのケンミジンコが第 2 中間宿主である両生類(カエル)，爬虫類(ヘビ)，鳥類(キジ，ニワトリなど)，あるいは哺乳類(犬，猫，イタチ，イノシシ，人など)に摂食されると，その体内でプレロセルコイド(マンソン孤虫)が形成される。犬，猫，あるいは人などの終宿主がこれら第 2 中間宿主を摂食した場合，終宿主の小腸壁で成虫となり，感染後 7～10 日目から虫卵を排出し始める。

本種においては，終宿主と中間宿主の区分がきわめて曖昧である。その理由は，本種の宿主特異性が厳密でないからだと考えられる。例えば，犬や猫の消化管からは成虫が認められるだけでなく，まれにそれらの皮下からプレロセルコイドも認められることがあるため，マンソン裂頭条虫にとって犬や猫は終宿主であると同時に中間宿主であるということになる。このように 1 つの動物が終宿主と中間宿主を兼ねるという現象は，一部の寄生虫を除きあまり一般的ではない(猫の「8-6 瓜実条虫症／マンソン裂頭条虫症」の稿を参照)。

プレロセルコイドが感染したカエルをヘビが捕食した場合，この幼虫はヘビの体内では発育することなく生存しつづけ(**図 11**)，最終的にこのヘビが犬に摂食されると成虫にまで発育する。この場合，ヘビは待機宿主と呼ばれる。

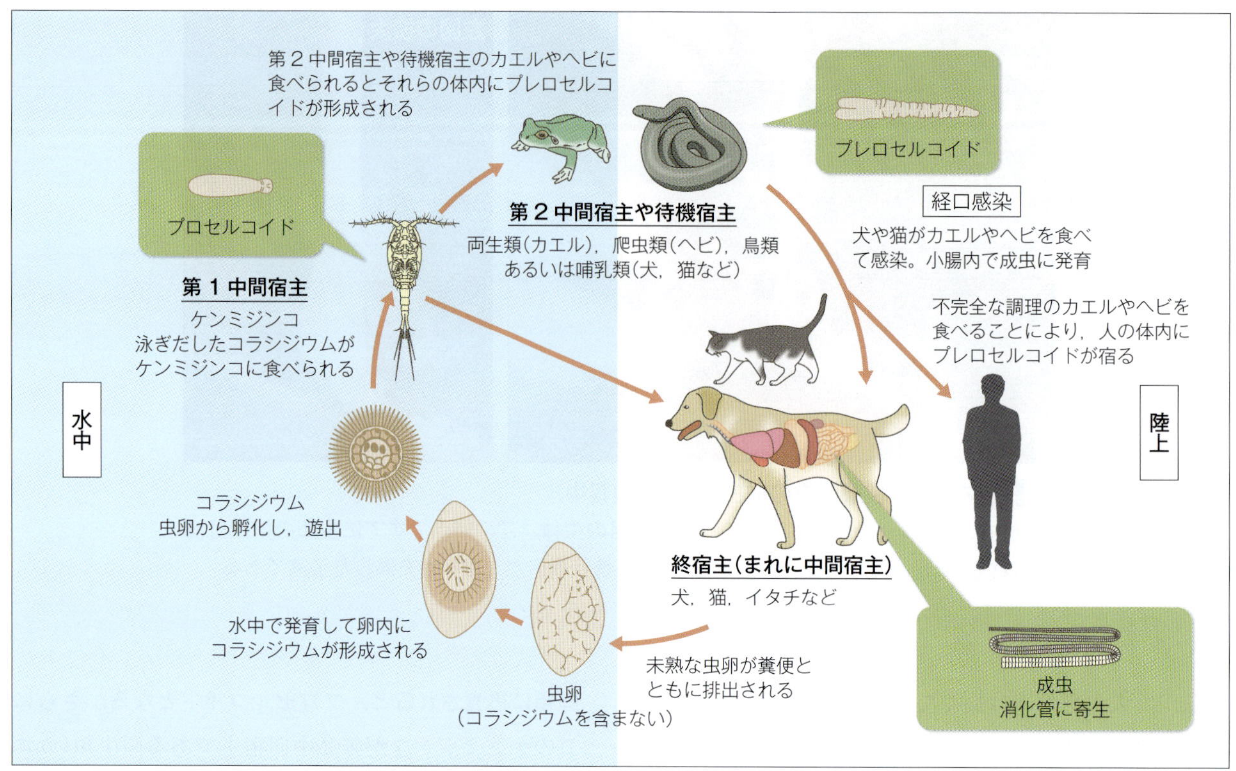

図９ マンソン裂頭条虫の感染経路と生活環

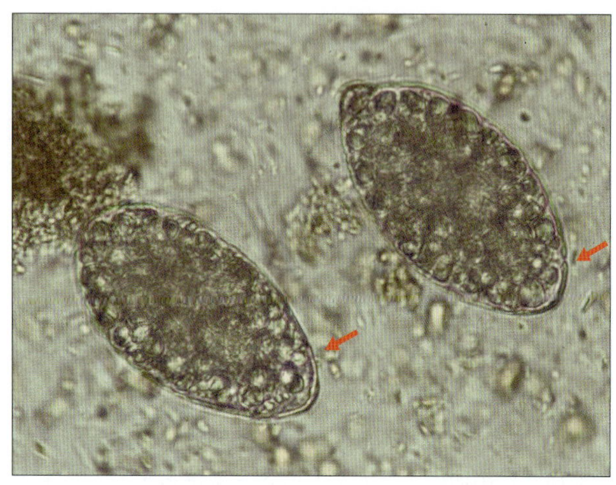

図10 マンソン裂頭条虫の虫卵

虫卵の形態は，両端が尖った左右非対称の楕円形を呈する。卵内容は１個の卵細胞と多数の卵黄細胞からなる。虫卵は小蓋を有するが(図はいずれも下側)，慣れないと確認が難しい。観察のポイントは，卵殻をみると切れている箇所(矢印)がみえることである

▶感染経路

犬を含む種々の動物が感染する場合，以下に示す３つの経路がある。

①**水を飲んで感染**…ケンミジンコなど第１中間宿主に感染したプロセルコイドを経口摂取

②**カエルなどを食べて感染**…第２中間宿主に感染したプレロセルコイドを経口摂取

③**ヘビなどを食べて感染**…待機宿主に感染したプレロセルコイドを経口摂取

通常①のケースでは，動物が第２中間宿主として寄生される場合であり，プロセルコイドから発育したプレロセルコイドが消化管外に脱出して移行し，動物の皮下および筋肉中に寄生する(猫の「8-6 瓜実条虫症／マンソン裂頭条虫症」を参照)。犬や猫の場合では，まれに成虫にまで発育するという報告もある。

②の場合は主に動物が終宿主として寄生される場合であり，感染したプレロセルコイドのほとんどは消化

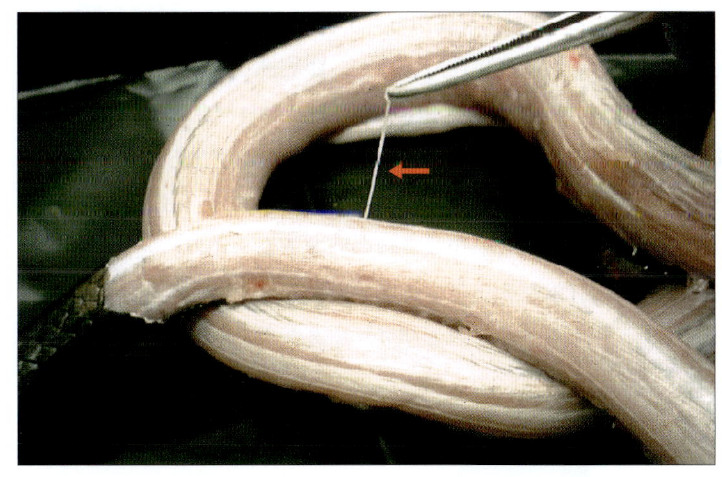

図 11 マンソン裂頭条虫のプレロセルコイド(ヘビから回収中)
日本国内に生息しているヘビのほとんどに複数のプレロセルコイド(矢印)が寄生していると考えられる。形態的には犬や猫に寄生しているものとは全く異なり，白い神経組織あるいは筋のようにみえる(猫の「8-6 瓜実条虫症／マンソン裂頭条虫症」を参照)

管内で成虫となる。

③の場合，通常は②と類似の発育を行うが，まれに感染したプレロセルコイドが成虫にまで発育せずそのままの状態で動物の皮下組織などに留まる場合がある。

▶ 臨床症状

成虫が小腸に寄生していても，無症状のことが多い。症状を認めても消化障害，食欲不振，食欲亢進，異嗜，下痢，腹痛，あるいは栄養不良などがみられる程度である。寄生数が多くなると腸閉塞を起こす例も報告されている。**肛門の瘙痒感から，犬座姿勢をとり，肛門を地面に擦りつける動作**がみられることもある。きわめて例外的ではあるが，犬や猫の皮下組織などからプレロセルコイドが検出されることがあるが，この場合には皮下の局所的な病変が認められる。

▶ 診断

糞便検査による虫卵の観察

擬葉目に属する虫体の場合，比較的産卵数が多いため直接塗抹法によって検査することも可能であり，最も推奨される方法である。虫卵(**図 10**)は淡黄褐色で，大きさは55〜75×30〜45 μm。形態的には，**卵殻の左右の湾曲が不均等で左右非対称を呈し，両端がやや尖った楕円形である。一端に小蓋をもつ**が，他の虫卵のようにあまり明瞭でないため，注意しないと見落としてしまう。顕微鏡を用いて観察する虫卵の卵内容は未熟で，卵細胞と多数の卵黄細胞からなるが，虫卵内のどれが卵細胞であるのかを特定するのは難しい(**図 10**)。卵殻には多数の濃淡の模様がみられる。

糞便中に排出された虫体の観察

擬葉目に属する本種の場合，糞便中には数個の受胎片節が連なったまま(片節が連なったものをストロビラ strobila と呼ぶ)排出される場合が多く，瓜実条虫の片節が1個1個バラバラになって排出されるのとは異なる。肉眼的観察では，淡黄白色を呈する幅1 cm程度の片節や，片節の中央部に小塊状をなした子宮が確認できる。さらに顕微鏡による観察では，片節の正中線上に開口している生殖孔と，らせん状に巻いている子宮が確認できる。ただし，確定診断を行うためには，子宮(**図6，8**)から虫卵を取り出して上述した形態的特徴を確認する方法が簡便である。

皮下組織より回収したプレロセルコイドの観察

犬が中間宿主となった場合には皮下組織にプレロセルコイドが寄生しているため，これを回収して診断を行う。しかし，確定診断のためには感染実験や遺伝子診断が必要となる。犬や猫，あるいは人から回収されるプレロセルコイドの形状(猫の「8-6 瓜実条虫症／マンソン裂頭条虫症」を参照)は**図 11** に示したヘビのものとは形状が異なり，かなり肉厚である。

診断法については p156〜158，403 も参照

▶ 治療

薬物治療に関しては，条虫類全般に共通する。フェンベンダゾール(50 mg/kg，経口投与，3日連続)，プラジクアンテル(25 mg/kg，経口投与，単回)，プラジクアンテル：50 mg／パモ酸ピランテル：144 mg／フェバンテル 150 mg(1錠/10 kg，経口投与，単回)，あるいはエプシプランテルなどが知られている。予防薬としてプラジクアンテルあるいはエプシプランテルなどが用いられるが，4週齢未満の幼犬には使用しない。

犬が中間宿主／待機宿主となった場合には，患部よりプレロセルコイドを外科的に摘出する。

内部寄生虫駆除薬については p418～423 も参照

▶ 予防

ドッグフードの使用など，食事の管理により第1・第2中間宿主の経口摂取を防ぐことで感染を予防する。すなわち，河川水や井戸水からの第1中間宿主の摂食を避けること，あるいは第2中間宿主となる野生の両生類，爬虫類，鳥類，および哺乳類の摂食を防ぐことが重要である。

▶ 人への感染予防

本種は**人獣共通感染症の原因**となる。**人は犬から直接感染することはない**が，調理が十分にされていないプレロセルコイドが寄生した第2中間宿主や待機宿主(人がカエルやヘビを生食するケース)を摂食することで感染する。人では，プレロセルコイドが体内を移動して皮下組織(鼠径部，腹部，眼部など)に腫瘤をつくる(**マンソン孤虫症** sparganosis mansoni)。通常，無痛性，瘙痒性であるが，眼周囲などでは痛みがあり，血液検査では白血球や好酸球の軽度の増多がみられる[6]。例外的に人の小腸に成虫が寄生した場合，軽い消化器症状(腹痛など)がみられることもある。しかし，この場合の症状は特に問題とならない。人体寄生例は日本を含め東アジアに多いが，その報告は北米，オーストラリアおよびアフリカと世界中で散発している[1]。

MEMO

「サナダムシとは」

- サナダムシは条虫の俗名である。その形状が真田紐(さなだひも)に類似していることに由来するが，最近では真田紐といっても若い人には十分に理解されない場合が多い。英語では tapeworm(テープ様の虫)という。人の感染例が多い無鉤条虫や広節裂頭条虫などはまさに真田紐状ではあるが，瓜実条虫の場合は真田紐状とは言い難い。

【 参考文献 】

1. 獣医臨床寄生虫学編集委員会．獣医臨床寄生虫学．文永堂出版，東京，1985，pp386-388.
2. Flynn RJ. Parasites of Laboratory Animals. Iowa State University Press, 1973, pp568-601.
3. 宮崎一郎，藤幸治．図説人畜共通寄生虫症．九州大学出版会．1988，pp435-443.
4. Kimura A, Morishima Y, Nagahama S, et al. A coprological survey of intestinal helminthes in stray dogs captured in Osaka prefecture, Japan. *Journal of Veterinary Medical Science* 75, 2013, 1409-1411.
5. Barr SC, Bowman DD. Canine and Feline Infectious Diseases and Parasitology. Hoboken, New Jersey, Wiley-Blackwell, 2011, pp487-491.
6. 高橋優三 編．基本人体寄生虫学．医歯薬出版，東京，2000，p65.

(宇賀昭二，岩本久美)

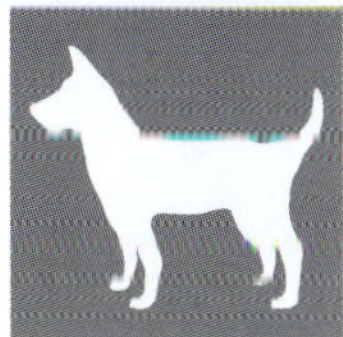

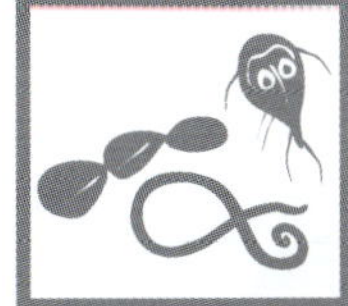

3-7 エキノコックス症

エキノコックス症は，サナダムシの仲間（条虫）である人獣共通寄生虫のエキノコックスによって引き起こされる病気である。犬は人への感染源動物（終宿主）となり，人が感染すると肝機能障害を主徴とする致死性の疾病が惹起される。日本には多包条虫のみが分布・定着しているため，本稿では主に多包条虫について解説する。本虫は「感染症の予防及び感染症の患者に対する医療に関する法律（感染症法）」で４類感染症に分類され，獣医師が犬のエキノコックス症を診断した場合には届出の義務が生じる。日本国内では，北海道のみに分布すると考えられていたが，本州においても北海道からの移動犬や野犬の感染が見つかっており，北海道外でも注意が必要である。

▶ 病原体

世界的に重要なエキノコックスは，単包条虫 *Echinococcus granulosus*※と**多包条虫** *Echinococcus multilocularis* の２種で，日本に分布・定着しているのは多包条虫である。終宿主で発育する多包条虫の成虫は片節数３～５個程度の小さな条虫で，最終片節内に200～300個の虫卵を形成する（**図１**）。終宿主糞便中に排出される虫卵は，長径約30 μmの楕円形で，内部に六鉤幼虫（オンコスフェア）を含有し，すでに感染性をもつ（**図２**）。

中間宿主で発育する多包条虫の幼虫は多包虫と呼ばれ，層状被膜（角皮層，クチクラ層とも呼ばれる）と胚芽層の２層が外層を形成し，内部は包液で満たされる。多包虫は最初，小さな包虫に発育するが，その後，新しい包虫が出芽するように増殖・発育する。やがて，それぞれの包虫内に繁殖胞がいくつか形成され，繁殖胞内に原頭節がいくつか形成される（**図３**）。１個の虫卵に由来する原頭節の数は数百万個に及ぶこともある。

▶ 疫学

多包条虫は主要な終宿主がアカギツネであることから，アカギツネの分布域に重なる形で北半球に広く分布する。日本では北海道でその生活環が維持されており，北海道における最近のキツネの寄生率は30～40％前後を推移している[2]。キツネのほかに，犬，猫，タヌキにおいて成虫の寄生が確認されており，野犬を含む犬の解剖調査では寄生率１％，糞便を材料とした飼育犬の調査では寄生率0.4％と報告されている[3]。

北海道での主要な中間宿主はエゾヤチネズミで，このほかに，ヒメネズミなどの小哺乳類，ブタ，ウマ，動物園の霊長類での幼虫感染が，また人では毎年10～20名程度の新規患者が報告されている[2, 4]。北海道外においても人の患者が見つかっており，さらにブタや犬における感染が報告されている[2, 5, 6]。

一方，単包条虫は全世界的に分布し，人の患者数は多包条虫による患者数よりも多い。日本ではその生活環は維持されていないと考えられている。しかしなが

※　現在，単包条虫は５種に細分類されており，新しい文献では細分類された種名が用いられている[1]。

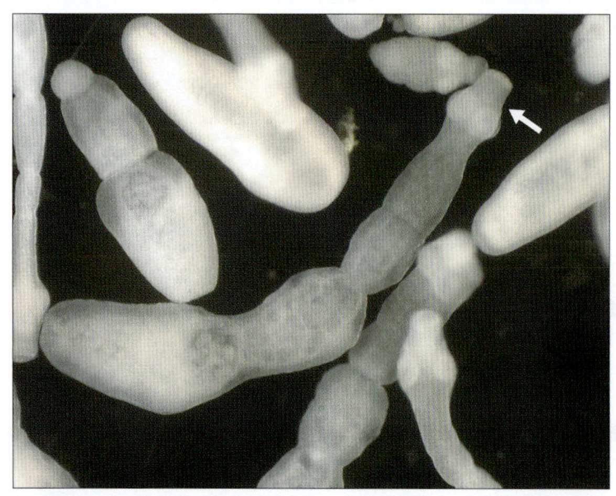

図1 実体顕微鏡下の多包条虫の成虫
頭節（矢印）には吸盤と額嘴が備わる

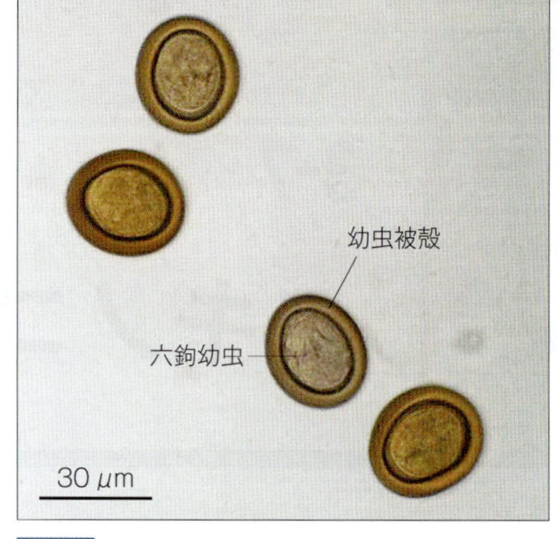

図2 多包条虫の虫卵
褐色で厚い幼虫被殻をもち，中に6本の小鉤をもつ六鉤幼虫（オンコスフェア）がみられるのが，エキノコックスを含めたテニア科虫卵の特徴である

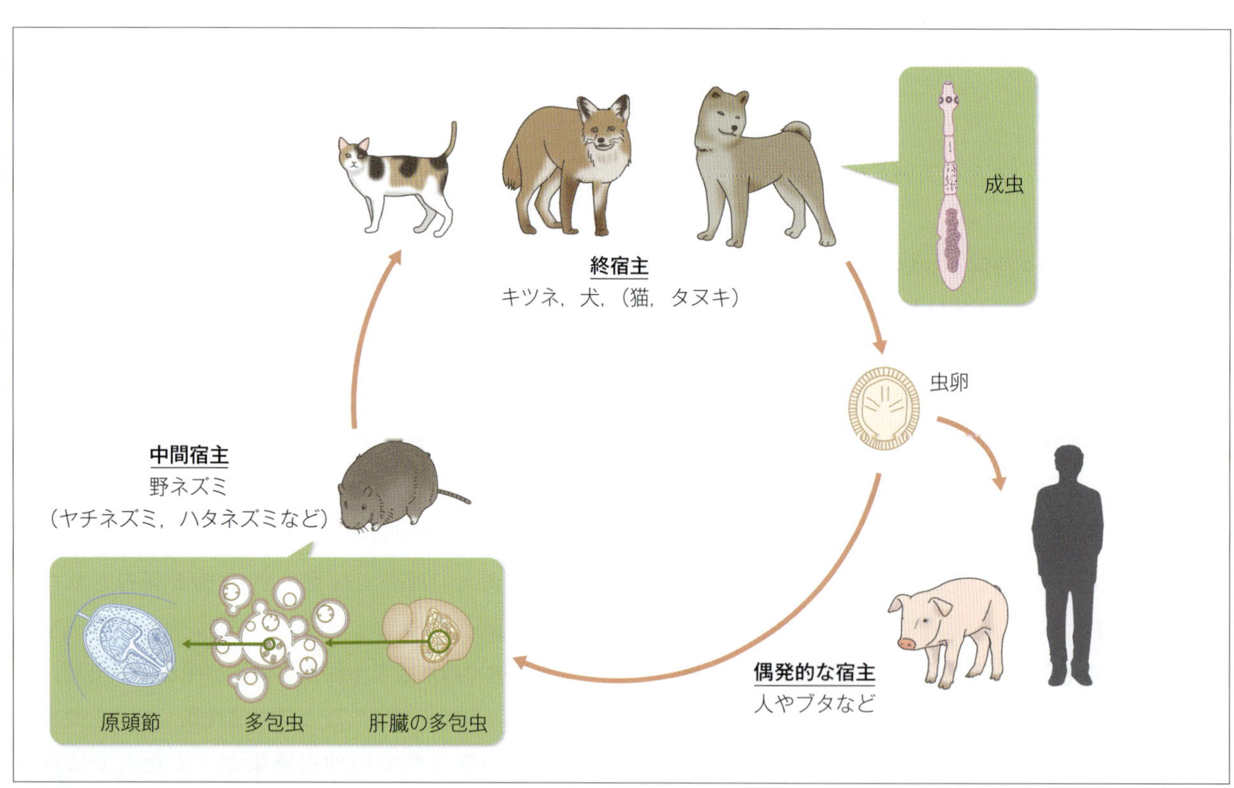

図3 多包条虫の感染経路と生活環

ら，食肉衛生検査所では，オーストラリアから生体輸入され日本で肥育されたウシにおける感染が継続的に検出されており，犬などの終宿主への感染を防ぐために感染臓器の適切かつ厳格な処理が求められている[7]。また，流行地由来の輸入犬が感染している可能性もあるので注意を要する。

▶宿主

多包条虫の主な終宿主はアカギツネであるが，犬は

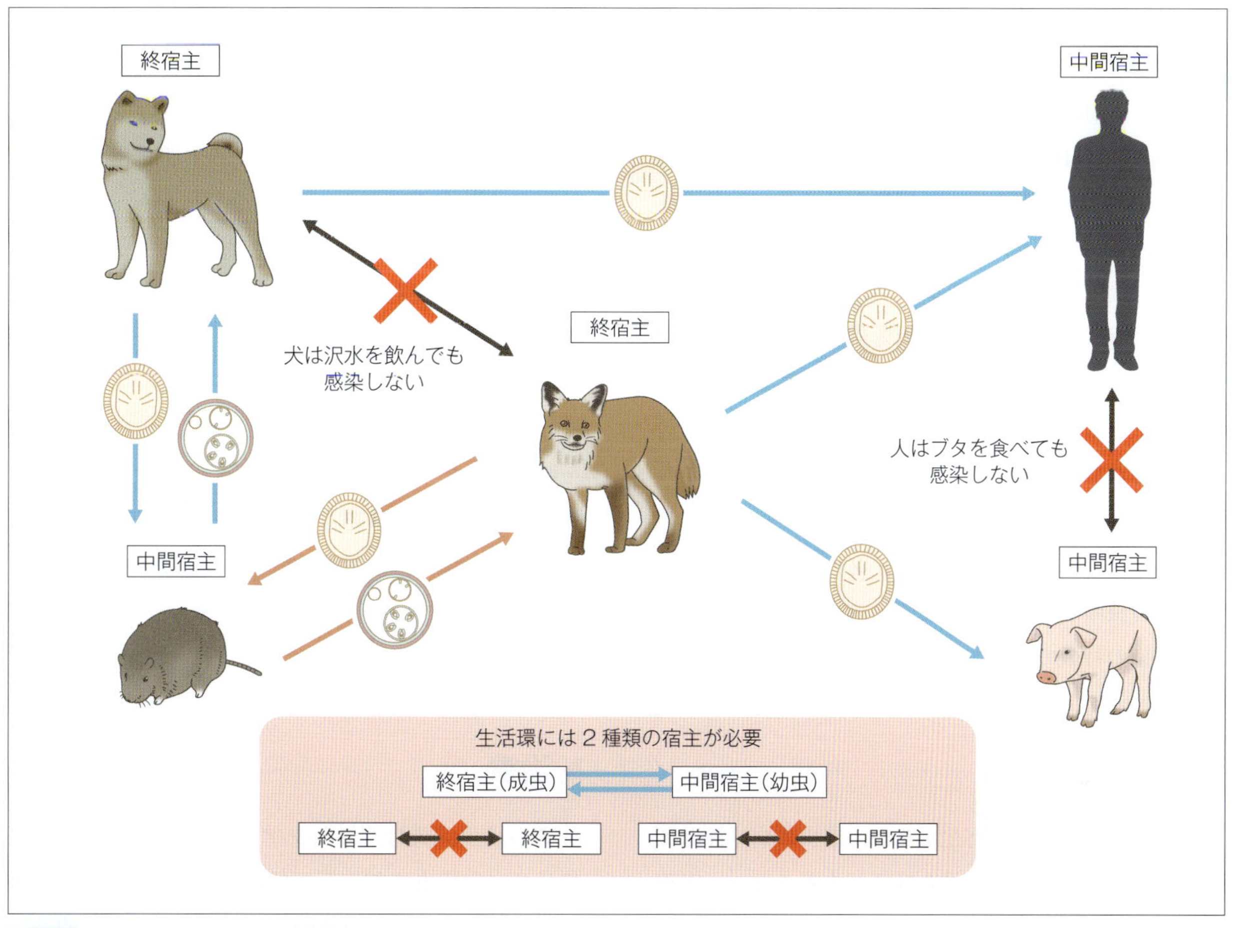

図４ エキノコックスの動物間の伝播

キツネと同様に好適な終宿主となる。猫やタヌキでも成虫の感染が見つかっているが，これらの動物から見つかる成虫は概して発育不良である。しかしながら，猫から虫卵が検出された事例もあるため注意を要する[8]。

多包条虫の主な中間宿主はヤチネズミ，ミカドネズミやハタネズミなどの野ネズミである。人を含む多種の動物が虫卵を摂取して感染し中間宿主となるが，これらの動物においては包虫の発育は悪く，通常は原頭節の形成にまで至らない。

▶ 感染経路と生活環（図３，４）

多包条虫は，本来キツネを終宿主，野ネズミを中間宿主とする寄生虫で，捕食者－被食者関係を利用して伝播する。成虫はキツネの小腸に寄生し，キツネの糞便とともに虫卵が排出され，その虫卵が野ネズミに食べられると野ネズミの主に肝臓に幼虫（多包虫）が寄生する。キツネが感染した野ネズミを捕食すると次世代の成虫が小腸で発育する。プレパテントピリオドは約４週間である。パテントピリオド（虫卵排出期間）は半年程度と考えられるが，排出虫卵数は感染後１～２カ月をピークに徐々に減少する[9]。

エキノコックスの生活環では，犬はキツネと同じく終宿主の役割を果たし，人への感染源となる虫卵を排出する。人は虫卵を偶然食べることによって感染する。

▶ 感染の特徴

終宿主である犬が感染するには，中間宿主である野ネズミを摂食する必要がある。したがって，本虫の感染を疑う対象は野ネズミを食べる可能性のある犬となる。よって，放し飼いされている犬はもちろん対象となるが，北海道では，散歩時に拾い食いの癖のある犬の感染例，大きな公園で一時的に放されていた犬の感染例，さらには，同居猫が捕獲して持ち帰った野ネズミを食べて感染したと考えられる事例が報告されており[3]，野ネズミを食べる可能性については熟慮する必要がある。

なお，中間宿主を必要とするエキノコックスの感染経路については，飼い主に十分な理解が得られていないようで，キツネから犬への感染が起こり，犬が感染すると人と同じように肝臓や肺に病変が形成されると誤解している人が多い(**図4**)[10]。したがって，飼育犬のエキノコックス感染を心配する飼い主には，エキノコックスの生活環について十分な説明が必要である。

また，野ネズミ体内では多数(時に数十万～数百万)の原頭節が形成されており，犬では1匹の野ネズミの摂食により多数の成虫が寄生する。そのため，プレパテントピリオドを経た感染後1～2カ月目には，非常に多くの虫卵が終宿主の糞便中に排出されることも本虫の感染の特徴である。

▶ 臨床症状

犬の小腸には成虫が寄生するが，成虫の病原性はほとんどなく，たいていの場合は症状を示さない。実験感染では，普通の固形便に加えて粘液の塊が排出されたり，下痢をすることが観察されている。

なお，人が感染した場合は，肝臓などで幼虫(多包虫)が何年間も徐々に発育しつづけ，幼虫寄生を受けた肝臓やその他の臓器の機能障害を起こし，治療しないと死に至ることがある。

▶ 診断

犬の検査には，糞便内虫卵検査，糞便内抗原検査，あるいはPCR法による遺伝子検査(糞便DNAおよび虫卵DNA検査)が用いられる[11]。

糞便検査

浮遊法による糞便内虫卵検査は最も手軽な方法であるが，エキノコックスの虫卵(**図2**)はテニア属条虫(胞状条虫，豆状条虫，猫条虫など)の虫卵と形態的に区別ができないため，確定診断には大学や国立感染症研究所などの研究機関の協力を得て虫卵DNAの検査が必要となる。ただし，多包条虫のプレパテントピリオドは約4週間であるので，感染後4週間以内の検査では虫卵を検出できない。

抗原検査

糞便内抗原検査は*Echinococcus*属に特異的な抗原に結合するモノクローナル抗体(EmA 9)を用いたELISA法など多くの方法があり，虫卵排出前の感染動物の診断が可能である[12]。かつて検査キットも市販されていたが現在は販売されておらず，民間企業(環境動物フォーラムや実験動物中央研究所)が依頼ベースで検査を実施している。

その他

時に，エキノコックスの成虫が糞便とともに出てくる例もあるが，成虫は非常に小形(長さ1～5mm程度)の白色の虫体で，顕微鏡を用いた鑑別が必要となる。

診断法についてはp156～158，401，403も参照

▶ 治療

犬の成虫感染は**プラジクアンテル**5mg/kgの経口投与で完全駆虫できる。ただし，駆虫後の糞便に，死滅虫体とともに人への感染源となる虫卵が比較的多く排出されるので，糞便の処理には細心の注意が必要である。犬の排便状況により異なるが，通常は駆虫薬投与後2日目までに大部分の虫卵が排出されると考えられる。ただし，盲腸などに停滞した虫卵がその後に出てくる可能性も否定できない。**虫卵は熱に弱い**ため，熱湯あるいは焼却処分することもできるが，感染性廃棄物として処理するのが望ましい。

内部寄生虫駆除薬についてはp418～423も参照

▶ 予防

犬に野ネズミの摂食機会を与えないように飼育管理を行う必要がある。犬の飼い主へのアンケート調査において，約4分の1の飼い主が自分の犬とネズミとの接触(遊ぶ，追いかける，食べる)を観察しており[3]，飼い主への予防対策の指導時には，犬の飼育方法におけるネズミとの接触機会について十分に情報を得る必要がある。番犬や猟犬など，野ネズミを食べる機会をなくすことができないような場合は，定期的に駆虫薬を与えることも予防法として考えられる。

MEMO

「犬を連れて北海道を旅行した，あるいは犬を連れて北海道から移住してきたが，エキノコックスの感染が心配…」

- 犬はエキノコックスに感染した野ネズミを食べて感染するので，北海道を旅行したときに，あるいは北海道に住んでいるときに，犬に野ネズミを食べる機会があったかどうかを確認する。もし，そのような機会があった場合（例えば，キャンプをしているときに放してしまって森の中に入っていったなど）には検査を実施するべきだが，多包条虫のプレパテントピリオドを考慮して適正な検査を行う必要がある。

「犬がキツネを追いかけていたが，感染は大丈夫か」

- 犬もキツネもエキノコックスの生活環の中では終宿主の役目を果たす。したがって，たとえキツネが感染していても，キツネから犬に感染することはない。

【参考文献】

1. Nakao M, Lavikainen A, Yanagida T, et al. Phylogenetic systematics of the genus *Echinococcus* (Cestoda: Taeniidae). *International Journal for Parasitology* 43, 2013, 1017-1029.
2. 八木欣平，浦口宏二，作井睦子．ブタのエキノコックス症 —その検出の疫学的重要性—．獣医寄生虫学会誌 13，2014，46-53.
3. Nonaka N, Kamiya M, Kobayashi F, et al. *Echinococcus multilocularis* infection in pet dogs in Japan. *Vector-borne and Zoonotic Diseases* 9, 2009, 201-206.
4. Yamano K, Kouguchi H, Uraguchi K, et al. First detection of *Echinococcus multilocularis* infection in two species of nonhuman primates raised in a zoo: A fatal case in *Cercopithecus diana* and a strongly suspected case of spontaneous recovery in *Macaca nigra*. *Parasitology International* 63, 2014, 621-626.
5. Kimura M, Toukairin A, Tatezaki H, et al. *Echinococcus multilocularis* detected in slaughtered pigs in Aomori, the northernmost prefecture of mainland Japan. *Japanese Journal of Infectious Diseases* 63, 2010, 80-81.
6. 野中成晃．我が国のエキノコックス症と感染源対策．獣医疫学雑誌 18，2014，150-152.
7. Guo ZH, Kubo M, Kudo M, et al. Growth and genotypes of *Echinococcus granulosus* found in cattle imported from Australia and fattened in Japan. *Parasitology International* 60, 2011, 498-502.
8. Nonaka N, Hirokawa H, Inoue T, et al. The first instance of a cat excreting *Echinococcus multilocularis* eggs in Japan. *Parasitology International* 57, 2008, 519-520.
9. Matsumoto J, Yagi K. Experimental studies on *Echinococcus multilocularis* in Japan, focusing on biohazardous stages of the parasite. *Experimental Parasitology* 119, 2008, 534-541.
10. Nonaka N, Kamiya M, Oku Y. A vague understanding of the biology and epidemiology of echinococcosis by dog owners in Hokkaido, an endemic island for *Echinococcus multilocularis* in Japan. *Journal of Veterinary Medical Science* 71, 2009, 105-107.
11. Conraths FJ, Deplazes P. *Echinococcus multilocularis*: Epidemiology, surveillance and state-of-the-art diagsostics from a veterinary public health perspective. *Veterinary Parasitology* 213, 2015, 149-161.
12. Nonaka N, Iida M, Yagi K, et al. Time course of coproantigen excretion in *Echinococcus multilocularis* infections in foxes and an alternative definitive host, golden hamsters. *International Journal for Parasitology* 26, 1996, 1271-1278.

（野中成晃）

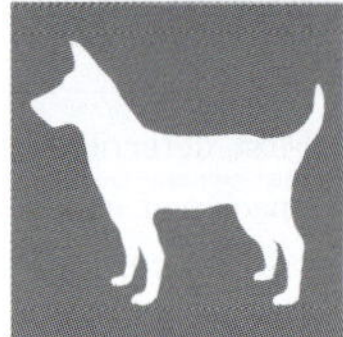

3-8 回虫症

回虫症は，回虫科トキソカラ属の比較的大きな線虫の腸管感染によって引き起こされる。犬では犬回虫が重要であるが，犬小回虫の感染もみられる。犬回虫は母犬からの胎盤感染により子犬では普通に感染がみられるが，年齢抵抗性があるので成犬では虫卵の排出はまれとなる。糞便とともに外界に排出直後の虫卵には感染性はないが，湿潤で適温の外界では２～３週間で感染性をもつ幼虫形成卵となる。幼虫形成卵は固有宿主である犬に感染するばかりでなく，非固有宿主である様々な動物（人を含めた哺乳類・鳥類）に感染し，その全身組織で被嚢する。このような動物肉を食することで犬での感染が起こり，人でも感染が起こる。生活環境中の幼虫形成卵，あるいは被嚢幼虫を含む食肉を食した人でトキソカラ症と呼ばれる幼虫移行症が問題となるので，犬回虫卵を含む糞便を放置しないことが重要である。

▶病原体

犬回虫 *Toxocara canis* は，回虫目 Ascaridida，回虫科 Ascarididae に属する比較的大形の線虫である。

虫体は白～淡黄色の厚い外皮（クチクラ）で覆われ，そのままでは消化管や子宮などの内部構造はよくみえない。体長は雄虫で 4～10 cm，雌虫で 5～18 cm 程度，頭端部に３個のよく発達した口唇をもち，頸部には横条（おうじょう）と呼ばれる横筋の入った頸翼（けいよく）が観察される（**図１**）。犬回虫では，頸翼の幅は狭く長いことが特徴で，横条の間隔は粗い。雄の尾部に交接嚢はなく，短い突起を認める。交接刺は左右２本で，同形同大，長

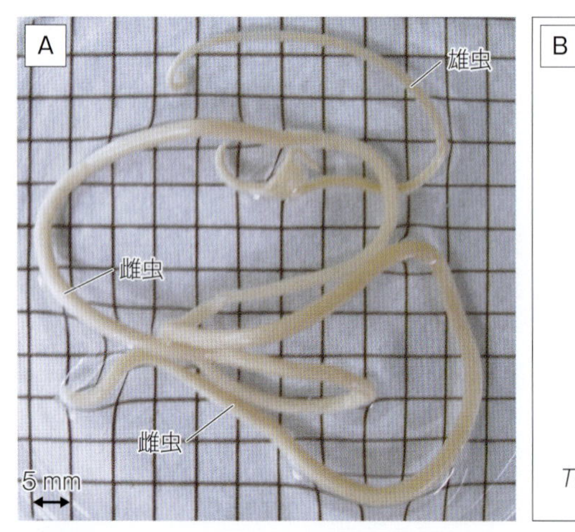

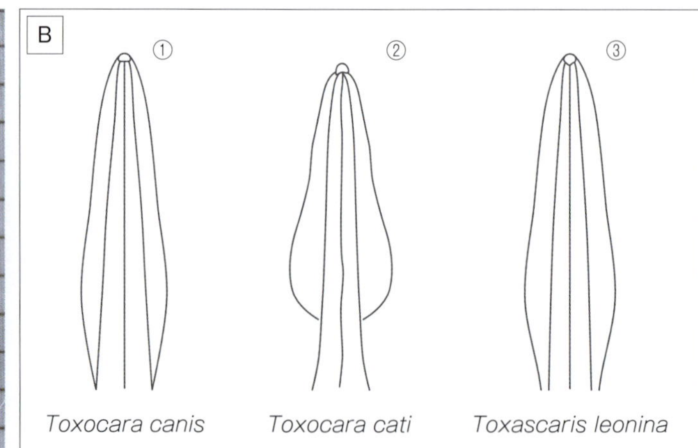

図１ 犬回虫の肉眼像と頭側端の模式図
A：犬回虫の雄虫および雌虫
B：①犬回虫（*Toxocara canis*），②猫回虫（*Toxocara cati*），③犬小回虫（*Toxascaris leonina*）の頭側端模式図。頸翼の違いで種の鑑別が可能である

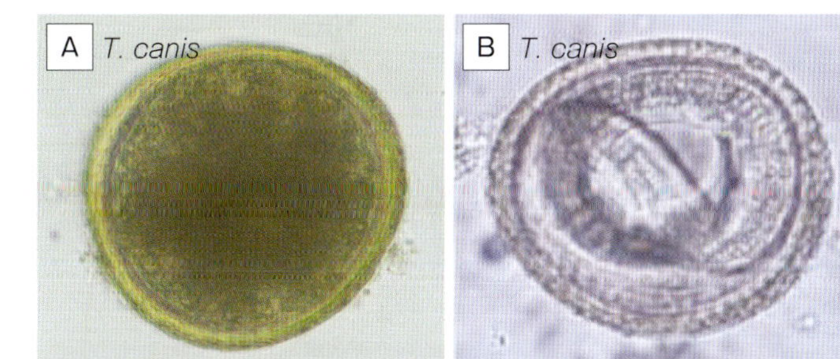

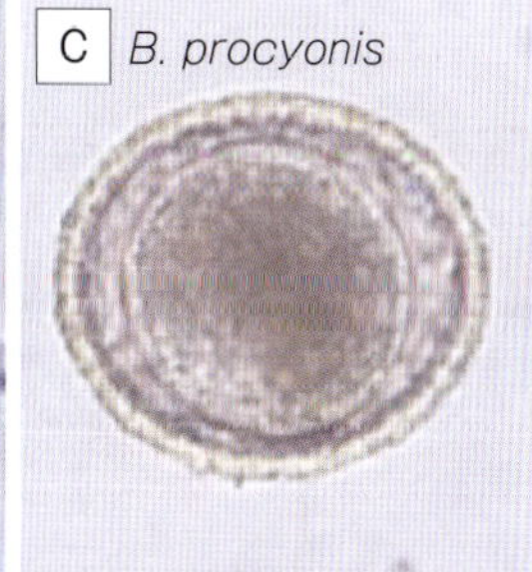

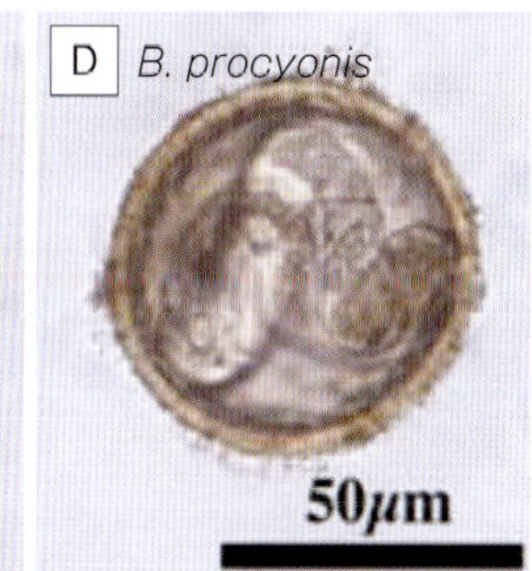

図2 犬回虫卵とアライグマ回虫卵の光学顕微鏡像

A：犬の新鮮便の犬回虫卵。糞便とともに排出された直後の虫卵は単細胞である。卵殻表面はゴルフボールの表面のように多数のピットがみられる

B：犬回虫の幼虫形成卵。適温・適湿の外界で3～4週間経つと，幼虫を包蔵する感染力をもった幼虫形成卵となる

C：アライグマの新鮮糞便にみられたアライグマ回虫(*Baylisascaris procyonis*)の虫卵

D：外界で発育を遂げたアライグマ回虫の幼虫形成卵

犬回虫や猫回虫などの *Toxocara* 属回虫卵と，*Baylisascaris* 属などの他属の回虫卵は，卵殻で区別できる。糞便とともに排出された直後には感染性はないが，適温・適湿で2～3週間以上放置されることで，感染性をもつ幼虫形成卵となる。人を含めた様々な動物に感染して幼虫移行症を引き起こす原因となる

さは0.75～1.3 μmである。雌の陰門は虫体の前1/4程度の位置に開口し，ここから虫卵を産出する。

虫卵は，70～90×60～80 μmで，**特徴的な蛋白膜**をもち(**図2**)，回虫以外の虫卵と容易に区別できる。

▶ 疫学

世界的に分布しており，国内の犬にも普通にみられる。これまで国内で報告されている犬回虫の糞便検査での虫卵陽性率は，埼玉県の保護収容犬906頭の調査で12.5％(113頭)，年齢別にみると1歳齢未満の犬では42.1％，1歳齢以上では6.2％であった[4]。大阪の収容犬212頭における調査では，25％(53頭)が陽性，うち5カ月齢未満の犬では34.9％であった[5]。子犬での虫卵陽性率が高いことは，後述する「感染経路と生活環／感染の特徴」に記した年齢抵抗性のためと考えられる。販売を目的とした全国各地の繁殖施設およびそこから購入直後の1～6カ月齢の犬で4.8％(6/124頭)[6]，販売前の子犬(平均44日齢)で5.9％(90/1,535頭)[7]と報告されている。また，国内各所の動物病院を受診した一般家庭飼育犬2,365頭の調査では，10.6％(250頭)から犬回虫卵が検出されている[8]。飼育環境によって感染率は大きく異なると考えられるが，全国的に犬回虫の感染は一般的である。どこで生まれた子犬であっても感染している可能性があるため，子犬期の駆虫とその後の定期的な駆虫が重要である。

人での幼虫移行症(トキソカラ症)

犬回虫は，猫回虫とともに人に**幼虫移行症**を引き起こすことがある(後述のコラム「トキソカラ症」を参照)。犬や猫の糞便を放置したり，散歩時に犬自体を離すことで，環境中に犬回虫卵を拡散し，犬のみならず人への感染機会を増加させる可能性があることに注意が必要である。

▶ 宿主

犬およびイヌ科動物。

▶ 感染経路と生活環／感染の特徴

虫卵を経口摂取するだけで中間宿主を介さない直接発育が成り立つが，実際には非常に複雑な生活環を営む。

終宿主である犬から排出されたばかりの虫卵には感染力はなく，外界で発育し虫卵内に**感染幼虫(第3期幼虫)**が形成されて，初めて感染可能になる。虫卵は12℃以上の湿潤な環境で発育を開始し，温度条件にもよるが，およそ2～3週間程度で感染幼虫が形成された幼虫形成卵になる。**外界に排出された虫卵の環境抵抗性は強く**，条件によっては何年も生きつづける。消

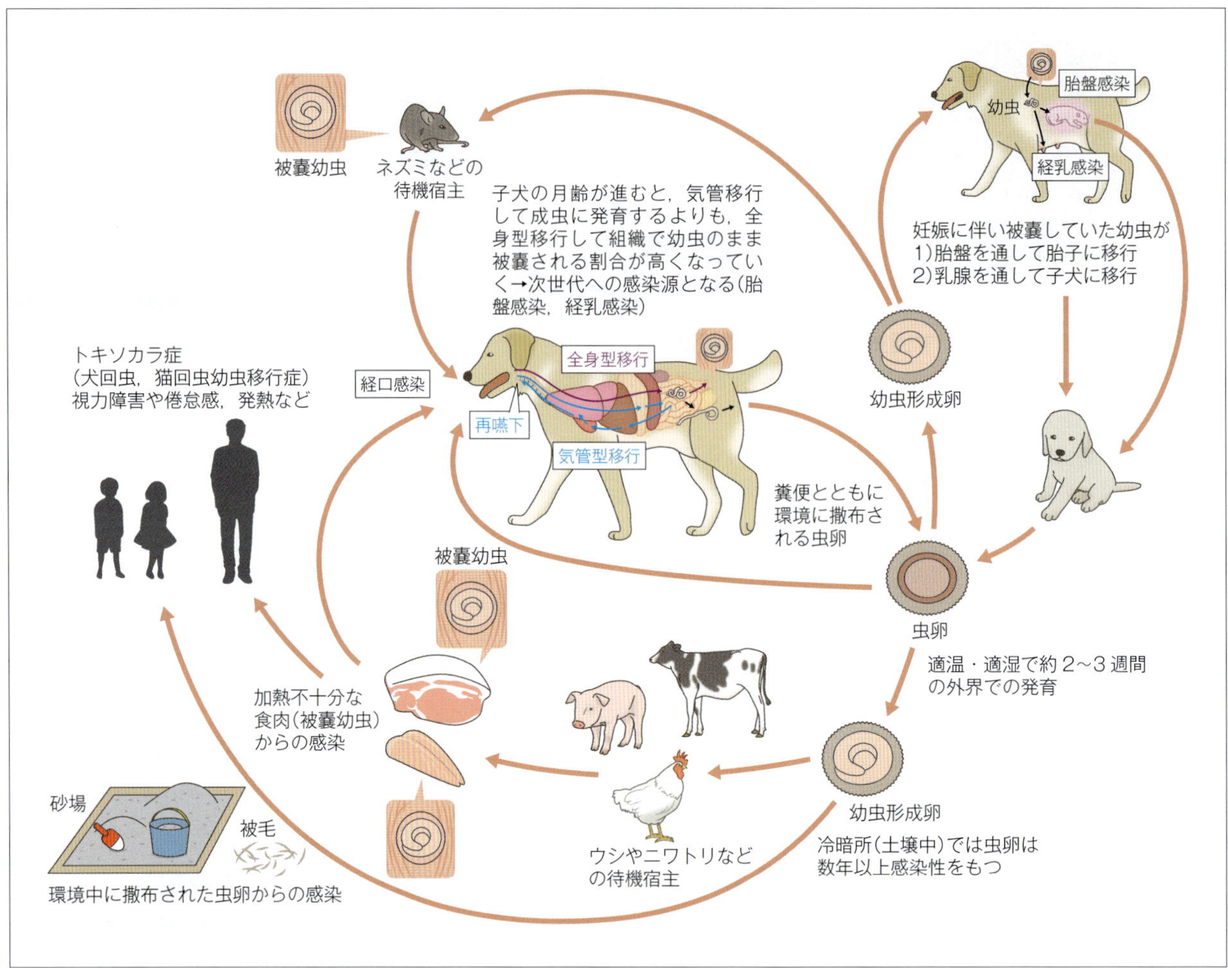

図3 犬回虫の感染経路と生活環

毒薬などの様々な薬品にも強い抵抗性を示すため，ホルマリン固定した虫体であっても，虫卵は活性を維持している可能性があり，十分な注意が必要である。最終的には小腸に寄生し成虫となって虫卵を排出するが，そこに至るまでには以下に記すような**体内移行型**と感染経路をとる(**図3**)。

気管型移行

生後2～3カ齢の子犬に経口摂取された犬回虫卵は，小腸内で孵化し，幼虫は腸壁のリンパ管からリンパ節，門脈系の静脈に入り，肝臓へ移動する。この頃の虫体の長さは約400 μm程度である。その後，肝臓から後大動脈，心臓を経て肺にたどり着き，ある程度成長した後(体長約900 μm)，気管支から気管，咽頭を経て(再嚥下)，胃に移動する。胃にしばらく留まった後にようやく小腸へと到達し，成虫となる。虫卵排出は，感染後4～5週で起こる。**感染しても虫卵が排出されるまでの期間は，当然ながら糞便検査では診断できない。この期間をプレパテントピリオドと呼ぶ。**

全身型移行

子犬の月齢が進むと，気管に移行する幼虫数は徐々に減少し，大部分が第3期幼虫のまま大循環に乗り，全身へと移行する。全身の筋肉や臓器にたどり着いた幼虫は発育を休止し，感染力を保持したまま**被嚢**する。一部の第3期幼虫は，そのまま腸管から排出され，他の犬への感染源となることも知られている。

年齢抵抗性

子犬では虫卵の経口摂取により気管型移行による小腸での成虫感染が成立するが，約6カ月齢を過ぎた犬では全身型移行が主体となり，腸管内に成虫の寄生がみられなくなる。前述の疫学の項にも記したように，成犬とくらべ子犬では虫卵陽性率が著しく高い。ただし，成犬に全く成虫が寄生しないわけではなく，宿主側の条件によっては虫卵を検出する例もある。

胎盤感染

感染歴のある雌犬が妊娠すると，全身型移行により体内に分布し休眠していた第３期幼虫の一部が再活性化し，組織を離れる。再活性化した幼虫は，妊娠約６週目に胎盤を介し，胎子の肝臓へ侵入する。出生後，幼虫は子犬の肝臓から気管型移行により小腸へ到達し，成虫となる。この場合のプレパテントピリオドは，生後３週間程度である。なお，新生子犬体内でもすべての幼虫が成虫になるのではなく，全身型移行を行う幼虫もいる。母犬体内においても，休眠中のすべての幼虫が一度に再活性化するのではなく時期を違えるが，これは次の発育機会を待つ生存戦略とも考えられる。

経乳感染

妊娠末期や授乳中の雌犬では，再活性化した幼虫は乳汁中に移行し，哺乳期の子犬に感染する。子犬へ感染後，約５週で虫卵が排出される。感染母犬の乳汁は人への感染源にもなるので，子供などが犬・猫の乳汁を舐めないよう注意が必要である。ペットを触った後の手洗いの重要性の１つとして，飼い主に説明するとよいだろう。

待機宿主

幼虫形成卵を経口摂取したイヌ科動物以外の非固有宿主体内では成虫にはなれないため，幼虫は全身の臓器に入り込み，全身型移行と同様に感染力を保持したまま被嚢し，発育を休止する。これらの動物を終宿主である犬が捕食すれば，感染環が再び回りはじめる。人の幼虫移行症の原因としても，待機宿主として犬回虫に感染したウシ，ニワトリなどに由来する食肉の生食が重要視されてきている(後述のコラム「トキソカラ症」を参照)。

▶ 発症機序

胎子期に重度の感染を受けた場合，子宮内で死亡することもあるとされるが，自然感染での実態は明らかではない。子犬における小腸内での成虫寄生では，腸壁への咬着などはないものの，大型虫体の接触による腸粘膜損傷などが起こる。小型犬種では，消化管も細いため，症状が出やすいことも考えられる。また，消化管内の食糜を横取りされるため，栄養不良に陥り，発育や代謝が阻害される。

▶ 臨床症状

小腸への成虫寄生により，嘔吐や下痢，発育不良，腹部膨満，異嗜，貧血，削痩などが現れる。虫体の吐出や多数寄生での腸閉塞も知られている。消化管に潰瘍などの病変がある場合には，穿孔し腹膜炎を起こすこともある。よほど重篤でなければ，血液検査所見には異常がみられないことが多い。吐出虫体を気管型移行中の第３期幼虫であるなどと書いたインターネット上の情報もあるが，その時期の幼虫は１mmにも満たないことから，飼い主が虫を吐いたと気付いて動物病院にもってきた時点で，それは第３期幼虫ではないだろう。

幼虫が体内の様々な臓器に迷入や異所寄生することによって，神経症状や黄疸など，その部位に応じた不特定の症状がみられることもある。しかしながら，臨床現場でこのような症例に遭遇し，診断に至るケースはほとんどないと思われる。

▶ 診断

糞便検査による虫卵検出を行う。直接塗抹法，浮游法，ホルマリン・エーテル法などで検出可能である。

浮游法

ショ糖液を用いた浮游法は時間が経っても虫卵の変形が少なく，結晶の析出がない。そのため，診察が立て込んでいても後で観察しやすい。

加温した水道水 780 mL にショ糖 1 kg を溶かすと比重 1.26 程度の浮游液ができる。カビや発酵防止にフェノールやホルマリンを適宜加えておくとよい。

年齢抵抗性があるため，虫卵を排出するのは子犬の時期であるが，成犬であっても免疫力の低下などの条件が重なれば虫卵を検出することがある。育子期の母犬は子犬の肛門を舐めたり，糞便を口にすることもあるので，子犬由来の虫卵がそのまま母犬の糞便から検出されることもある。

診断法については p156～158，403 も参照

▶ 治療

現時点では国内での犬への適応が認可されていない薬剤も含め，イベルメクチン，エプリノメクチン（未認可），エモデプシド，モキシデクチン，パモ酸ピランテル，フェバンテルなどが犬回虫の駆虫に有効である。フィラリア予防薬として定期的に投与される駆虫薬に回虫駆除作用を謳う製剤も多く販売されているため，飼育環境に応じて適宜選択するとよい。これら駆虫薬の多くは体内移行中の幼虫には効果が低いが，エプリノメクチン，エモデプシド，モキシデクチンは移行中の幼虫にも高い効果が認められている。

内部寄生虫駆除薬については p418～423 も参照

▶ 予防

定期的な駆虫が有効である。排出直後の虫卵には感染力がないため，環境中の糞便を放置せず，清掃を頻繁に行うことが大切である。環境中の虫卵は低温や薬剤には抵抗性であり，条件が良ければ，1年ほど生存している。一方で乾燥や高温には弱く，50℃以上で3分以内に死滅するとの報告もある[12]。飼育環境すべてを高温処理するのは非現実的であるが，食器などであれば熱湯に浸漬することで殺卵可能である。

【 参考文献 】

1. 石井俊雄．回虫科．改訂 獣医寄生虫学・寄生虫病学 2 蠕虫他．石井俊雄著，今井壯一 編．講談社サイエンティフィク，東京，2007，pp281-296.
2. 薄井萬平．回虫．獣医臨床寄生虫学 小動物編．獣医臨床寄生虫学編集委員会．文永堂，東京，1995，pp82-88.
3. 斎藤康秀．回虫症．最新家畜寄生虫病学．今井壯一，板垣匡，藤崎幸藏 編，板垣博，大石勇 監．朝倉書店，東京，2007，pp185-193.
4. 山本徳栄，近真理奈，斉藤利和，ほか．埼玉県内のイヌおよびネコにおける腸管寄生虫類の保有状況．感染症学雑誌 83，2009，223-228.
5. Kimura A, Morishima Y, Nagahama S, et al. A coprological survey of intestinal helminthes in stray dogs captured in Osaka prefecture, Japan. *Journal of Veterinary Medical Science* 75, 2013, 1409-1411.
6. 伊藤直之，村岡登，佐伯英治，ほか．繁殖施設由来の若齢犬における消化管内寄生虫の調査．動物臨床医学 19，2010，25-28.
7. 鬼頭克也，丹羽理恵，久世拓史，ほか．子犬の民間健康管理施設における消化管内寄生虫の検出状況．日本獣医師会雑誌 57，2004，181-185.
8. Itoh N, Kanai K, Tominaga H, et al. *Giardia* and other intestinal parasites in dogs from veterinary clinics in Japan. *Parasitology Research* 109, 2011, 253-256.
9. Knaus M, Baker CF, Reinemeyer CR, et al. Efficacy of a novel topical combination of fipronil, (S)-methoprene, eprinomectin and praziquantel against adult and larval stages of *Toxocara cati* in cats. *Veterinary Parasitology* 202, 2014, 34-39.
10. Wolken S, Böhm C, Schaper R, et al. Treatment of third-stage larvae of *Toxocara cati* with milbemycin oxime plus praziquantel tablets and emodepside plus praziquantel spot-on formulation in experimentally infected cats. *Parasitology Research* 111, 2012, 2123-2127.
11. von Samson-Himmelstjerna G, Epe C, Schimmel A, et al. Larvicidal and persistent efficacy of an imidacloprid and moxidectin topical formulation against endoparasites in cats and dogs. *Parasitology Research* 90, 2003, Suppl 3 : S114-115.
12. 宇賀昭二．公園砂場におけるトキソカラ属線虫卵の汚染の現状と対策．動薬研究 49，1994，6-14.
13. Akao N, Ohta N. Toxocariasis in Japan. *Parasitology International* 56, 2007, 87-93.
14. 釜井莉佳，松尾加代子，後藤判友，ほか．牛におけるトキソカラ属回虫およびブタ回虫幼虫に対する抗体保有状況調査．獣医寄生虫学雑誌 13，2014，1-6.
15. 中村（内山）ふくみ．国内におけるトキソカラ症の実態．モダンメディア 61，2015，374-382.
16. 山本徳栄．食品媒介によるトキソカラ症．日本食品微生物学会雑誌 31，2014，1-12.
17. 吉田彩子，丸山治彦．人獣共通感染症としての動物由来回虫症．獣医寄生虫学雑誌 13，2014，21-26.
18. Taira K, Saeed I, Permin A, et al. Zoonotic risk of *Toxocara canis* infection through consumption of pig or poultry viscera. *Veterinary Parasitology* 121, 2004, 115-124.
19. 平健介．鶏肉に寄生するネコ回虫幼虫の人への感染リスク．獣医寄生虫学雑誌 13，2014，27-32.

MEMO

「トキソカラ症」

- 人での犬回虫 *Toxocara canis*，猫回虫 *Toxocara cati* の幼虫移行症をトキソカラ症と呼ぶ。非固有宿主である人に取り込まれたトキソカラ幼虫が体内を移行することで，様々な症状を引き起こす。人への感染は，幼虫形成卵の経口摂取のほか，待機宿主として筋肉，内臓に幼虫が被嚢した家畜，家禽肉，野生鳥獣肉の生食(不完全加熱含む)によって起こる。以前は砂場の犬・猫の糞便汚染からの小児の感染が問題視されていたが，近年では鳥刺しや牛のたたきなどに潜む幼虫による大人の感染が増加している。ニワトリでの感染実験では，犬回虫では肝臓に多く幼虫が移行し，猫回虫では筋肉に分布する幼虫が多いと報告されている[18, 19]。レバ刺しでは犬回虫，刺身やたたきでは猫回虫に感染する機会が多いのかもしれない。

- 主な病態としては，内臓型，眼型，神経型に分けられる。内臓型では，主に肺と肝臓に病変が確認される。肺であれば，咳，喀痰，胸痛，呼吸困難など，肝臓であれば，腹部不快感，腹痛，発熱，倦怠感などの非特異的な症状がみられることがある。末梢血の好酸球は通常上昇するが，必発ではない。眼型では，飛蚊(ひぶん)症，眼痛，充血，羞明(しゅうめい)などを主訴とし，迷入部位によって網膜周辺部の腫瘤やブドウ膜炎が生じる。好酸球の上昇は伴わないことが多い。神経型はまれではあるが，好酸球性髄膜炎，脳炎，脊髄炎，てんかんなどの中枢神経型と神経根炎や顔面神経麻痺などの末梢神経型が報告されている(図)。

- 診断は，患者背景と臨床所見，免疫学的血清診断などを組合わせ，総合的に判断する。生検材料から幼虫そのものが検出された例もあるが，きわめてまれなケースであろう。いずれも特徴的な症状を呈するわけではないので，類症鑑別で他の疾患を否定してようやくトキソカラ症を疑うという経過をとるケースが多く，診断に至らない潜伏症例も数多く存在していると思われる。

　知識をもつことで予防は可能であるため，日頃より動物に向き合う獣医師が周囲へ啓発すべき感染症の１つである。その他の病態や治療については，参考文献を参照いただきたい。

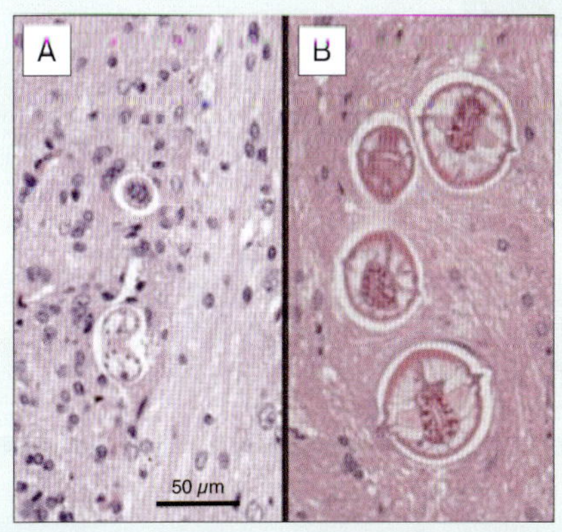

図 スナネズミ脳組織での実験的回虫幼虫移行症

A：犬回虫　B：アライグマ回虫

体内移行する幼虫は，犬回虫では体幅約 23 μm，アライグマ回虫では体幅約 80 μm と大きく違う。幼虫サイズの違いは，網脈絡膜や脳組織に侵入した場合の破壊力の違いとして部分的には反映される。なお，本写真で示した組織では組織破壊像や炎症像はみられない

（松尾加代子，佐藤　宏）

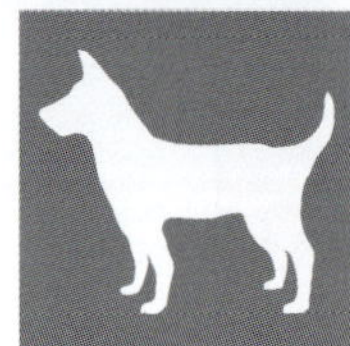

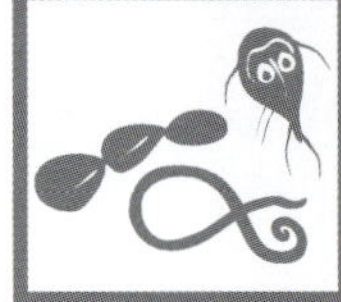

3-9 鉤虫症

鉤虫症は鉤虫科に属する線虫の感染によって引き起こされる疾病で，原因虫として日本では犬鉤虫が重要である。消化管における鉤虫の吸血活動に起因する貧血が主要症状で，犬鉤虫症の病型は，生後間もない子犬への経乳感染による甚急性型，感受性の高い若齢個体などでの多数感染による急性型，および少数感染による慢性型に分けられる。人獣共通寄生虫であり，人に皮膚幼虫移行症（皮膚爬行症）を引き起こす。

▶病原体

鉤虫類は鉤虫科に属する線虫で，犬に寄生する主なものは，**犬鉤虫** *Ancylostoma caninum*，体長：雄8～12 mm，雌15～20 mm（**図1**），ブラジル鉤虫 *Ancylostoma braziliense*，体長：雄6～8 mm，雌7～10 mm，セイロン鉤虫 *Ancylostoma ceylanicum*，平均体長：雄8.1 mm，雌10.5 mm，狭頭鉤虫 *Uncinaria stenocephala*，体長：雄5～9 mm，雌7～12 mmの4種である。このほか，アメリカ鉤虫 *Necator americanus* がまれに寄生する。これらの鉤虫類は口腔がよく発達し，口の周囲にクチクラ（表皮）が変形した切板（せつばん）がある。さらに *Ancylostoma* 属は切板に歯を有し，犬鉤虫は3対，ブラジル鉤虫とセイロン鉤虫は大小2対の歯をもつ（**図2**）。また，これらの鉤虫の雄は発達した交接嚢を有し（**図3**），その形態学的特徴は種同定の指標となる[1, 2]。

鉤虫類の成虫は本来白色であるが，吸血により腸管に血液を蓄え，赤～暗赤色の腸管が透けてみえる（**図4**）。

虫卵の大きさは60×40 μm程度（ブラジル鉤虫は長径が80 μm程度），無色楕円形で，卵殻が薄く，糞便中への排出時に数個～十数個の分裂した細胞を含む（**図5**）。

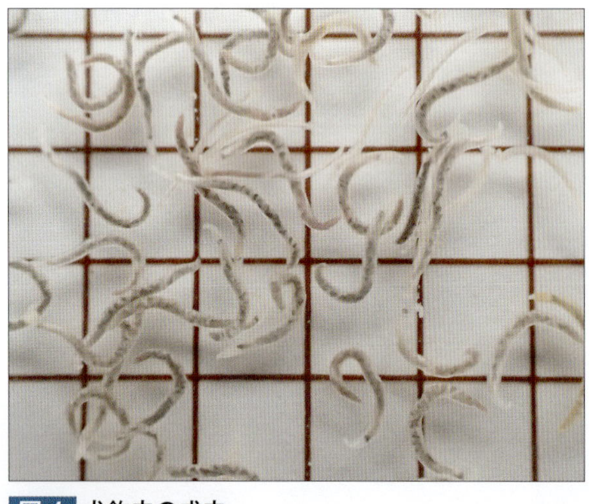

図1 犬鉤虫の成虫

▶疫学

犬鉤虫は日本全土に分布する普通種で，世界各地に分布する。ブラジル鉤虫は東南アジア，アフリカ，南北アメリカに分布するが日本ではみられない。セイロン鉤虫は南アメリカ，東アジア，東南アジアに分布し，日本では沖縄，奄美で報告がある[3]。狭頭鉤虫は北アメリカ，ヨーロッパ，東アジアの温帯から低温地帯に分布し，日本では犬の報告はないが北海道のキツネで見つかっている[4, 5]。

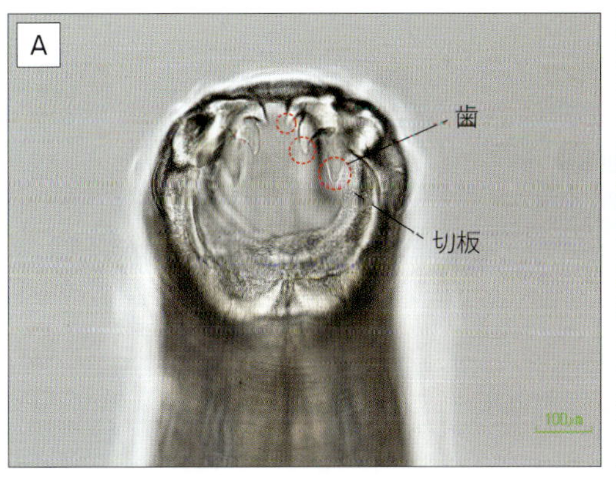

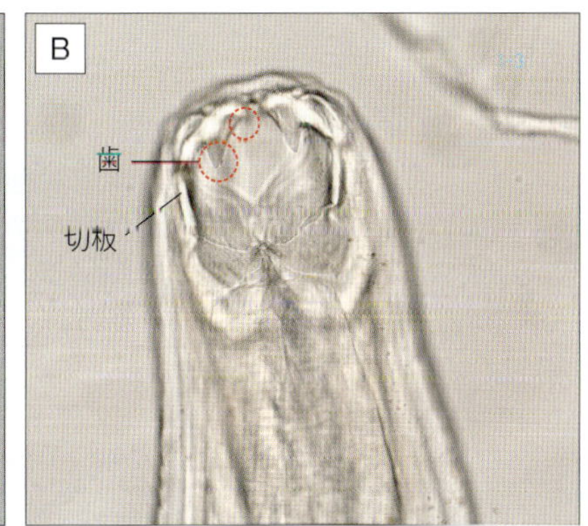

図2 鉤虫の頭部
A：犬鉤虫　B：セイロン鉤虫
犬鉤虫は切板に3対(A)，セイロン鉤虫は大小2対の歯をもつ(B)

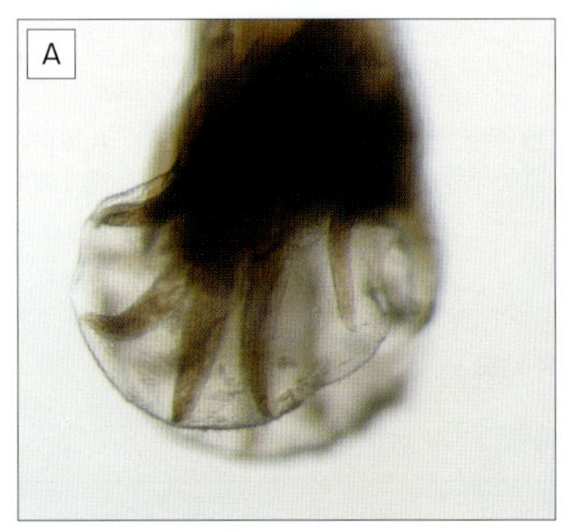

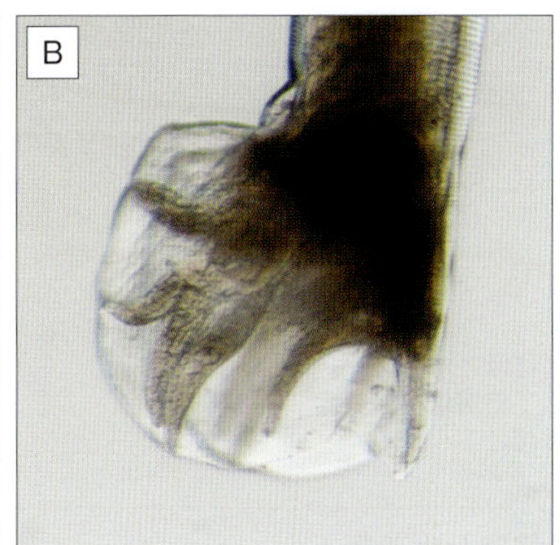

図3 鉤虫の交接嚢(側面像)
A：犬鉤虫　B：セイロン鉤虫

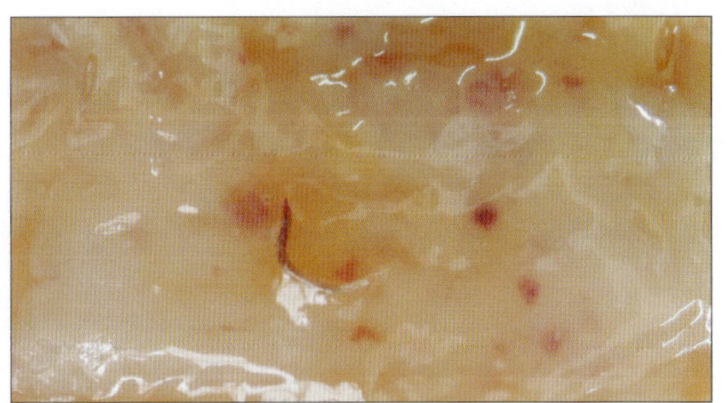

図4 犬の腸管に寄生する犬鉤虫と出血斑

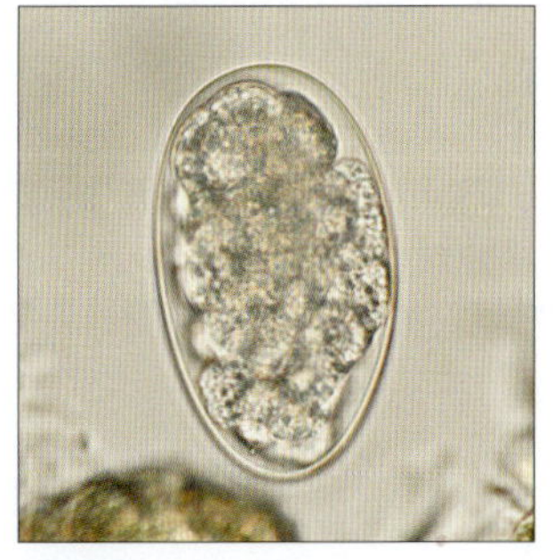

図5 犬鉤虫の虫卵

▶宿主

犬鉤虫の主な宿主は犬で，まれに猫に寄生する。ブラジル鉤虫の主な宿主は犬と猫で，まれに人においても成虫が寄生する。セイロン鉤虫の主な宿主も犬と猫で，野生動物や人にも寄生する。狭頭鉤虫は fox hookworm と呼ばれ，キツネのほか，犬，猫に寄生する。

▶感染経路と生活環(図6)

糞便中に排出された虫卵は高温・多湿の条件下で速やかに発育し，約半日～1日で第1期幼虫となり孵化する。幼虫は外界の微生物などの有機物を摂取して発育し，2回の脱皮を行って感染力をもつ**第3期幼虫(感染幼虫)**となる。ただし，感染幼虫は脱皮した殻を脱がず第2期幼虫の表皮で覆われた被鞘幼虫である[1]。

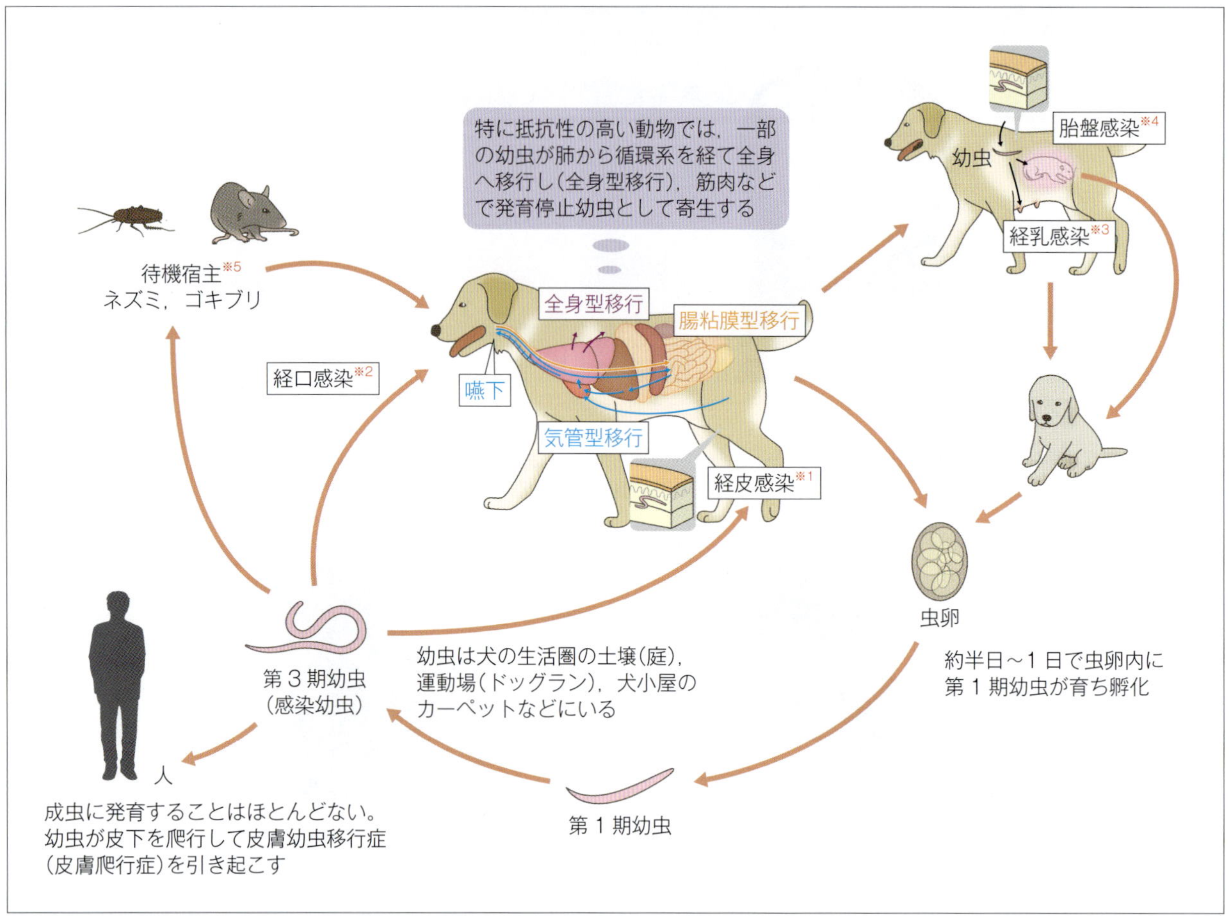

図 6　犬鉤虫の感染経路と生活環

※1　経皮感染

【気管型移行】

感染幼虫が皮膚から侵入し，リンパ行性／血行性に心臓を経て肺に移行する。その後，幼虫は肺の毛細血管から肺胞腔へ出て，気管を上行し，咽頭へ到達，嚥下されて消化管へ移行し，小腸で成熟する

※2　経口感染

【腸粘膜型移行】…若齢で感受性の高い犬

食物や水とともに嚥下された幼虫が消化管内で脱皮し，胃腺や腸陰窩に侵入して発育，その後，腸管腔に戻って成虫となる

【気管型移行】…抵抗性の高い犬

摂取した幼虫が口腔粘膜を含む消化管粘膜から侵入し，気管型移行を行って成虫に発育する経路もある

※3　経乳感染

出産前に幼虫が再活性化して乳腺へ侵入し，哺乳中の幼犬に経口感染する

※4　胎盤感染

妊娠中に再活性化した幼虫が胎盤を通過し，胎子に先天的に感染する場合がある

※5　待機宿主の捕食

犬が待機宿主を捕食した場合，幼虫が腸粘膜型移行あるいは気管型移行を行って，腸管に成虫として寄生する

鉤虫類の宿主への**感染経路は多岐にわたり**，5通りに分けられるが，鉤虫種により主要な感染経路が異なる。以下に犬鉤虫の感染経路について概説する[1]。

犬鉤虫の感染経路

経皮感染

感染幼虫が皮膚から侵入し，リンパ行性または血行性に心臓を経て肺に移行する。その後，幼虫は肺の毛細血管から肺胞腔へ出て，気管を上行し，咽頭へ到達，嚥下されて消化管へ移行し，小腸で成熟する。これを**気管型移行**と呼ぶ。経皮感染時のプレパテントピリオドは約4週間であり，パテントピリオドは数カ月間～2年間程度である[6]。

経口感染

感染幼虫を含む水や食物を経口摂取した場合，2通りの体内移行を行う。

食物や水とともに嚥下された幼虫が消化管内で脱皮し，胃腺や腸陰窩に侵入して発育，その後，腸管腔に戻って成虫となる。これを**腸粘膜型移行**と呼び，若齢で感受性の高い犬において認められる。この場合のプレパテントピリオドは約2週間である。

一方，摂取した幼虫が口腔粘膜を含む消化管粘膜から侵入し，**気管型移行**を行って成虫に発育する経路もあり，主に抵抗性の高い動物での主要経路となる。

〈全身型移行〉

犬の体内に侵入した幼虫すべてが成虫になるわけではなく，特に抵抗性の高い動物では，一部の幼虫が肺から循環系を経て全身へ移行し（**全身型移行**），筋肉などで**発育停止幼虫**として寄生する。発育停止幼虫は，後述する経乳感染や胎盤感染の原因となるほか，その他の何らかの刺激により再活性化して成虫への発育を開始する[7]。

経乳感染

発育停止幼虫をもつ雌犬では，出産前に幼虫が再活性化して乳腺へ侵入し，哺乳を開始した幼犬に経口感染する。主に母犬の妊娠期最終2週目に幼虫が再活性化して乳腺へ移行する[6]。なお，子犬に経乳感染した幼虫は腸粘膜型移行を行って成虫となる。

胎盤感染

妊娠中に再活性化した幼虫が胎盤を通過し，胎子に先天的に感染する場合がある。ただし，若齢動物への感染ルートとしては経乳感染が主要経路である。

待機宿主の捕食

マウス，サル，猫などが待機宿主となることが知られており，感染幼虫がこれらの待機宿主に感染すると全身型移行を行い，筋肉内に発育停止幼虫として寄生する。発育停止幼虫をもつ犬も待機宿主の1つである。また，感染幼虫はゴキブリ体内でも長期間生存する。犬がこれらの待機宿主を捕食すると，幼虫が腸粘膜型移行あるいは気管型移行を行って，腸管に成虫として寄生する。

犬鉤虫以外の鉤虫類の感染経路

犬鉤虫以外の鉤虫類については，ブラジル鉤虫の主要な感染経路は経皮感染，セイロン鉤虫と狭頭鉤虫の主要な感染経路は経口感染と考えられている[8]。また，狭頭鉤虫は経乳感染や胎盤感染は行わない。

なお，犬鉤虫とブラジル鉤虫が**人に感染した場合，成虫に発育することはほとんどなく，幼虫が皮下を爬行して皮膚幼虫移行症（皮膚爬行症）**を引き起こす。一方でセイロン鉤虫は人においても成虫感染することが知られている。

▶感染の特徴

鉤虫類による犬への病害は，感染虫種や寄生数，感染経路，鉤虫類の発育段階，および犬の感受性（年齢）によって大きく異なる。

貧血

鉤虫類は吸血性であり，腸管寄生期に貧血を引き起こすことが鉤虫症の特徴である。吸血量は鉤虫種によって異なり，1虫体あたり犬鉤虫では0.08～0.20 mL，ブラジル鉤虫では0.001 mL，セイロン鉤虫では0.01 mL，狭頭鉤虫では0.0003 mLである[1,9]。また，鉤虫類は頻繁に吸血箇所を変更し，さらに吸血に際し抗凝血成分を分泌するため，鉤虫が移動した後も吸血箇所からの出血がつづき，貧血を助長する。鉤虫が寄生した小腸粘膜は肥厚し，充血，腫脹，点状出血，および潰瘍を伴うカタル性の炎症が認められる(**図4**)。

皮膚炎，臓器機能障害など

経皮感染時には虫体の侵入に起因する皮膚炎が，気管型／全身型移行した場合には幼虫の通過により，肺などの臓器機能障害が起こる。

▶ 臨床症状

犬の鉤虫症の病型は３型に大別できる[1, 6]。

1．甚急性型

生後間もない子犬にみられ，経乳感染に起因する。犬鉤虫では50〜100虫体の感染で致死的となる。典型的な例では，生後１週間目は健康だった子犬が，生後２週間目に健康状態が急激に悪化する。虫体による吸血と腸管での出血により貧血が起こる。可視粘膜蒼白，暗赤色の軟〜水様性下痢を認める。

虫卵は感染後16日目まで検出されないので，発症時の診断には症状のみが頼りである。予後不良の場合が多い。

2．急性型

感受性の高い幼若犬が一度に多数の感染を受けた場合にみられる。時に成犬でもみられる。初期には食欲亢進，次第に食欲不振となり，削痩，下痢，粘血便，貧血などの症状を呈し，腹痛により挙動が落ち着かなくなり背弯姿勢をとることがある。さらに衰弱すると膿・粘液性の眼脂や顎凹部・下腹部の浮腫がみられ，心悸亢進・呼吸困難となって，ついには虚脱に陥る。これらの症状は虫卵排出４日前頃からみられる。また，多数の幼虫が気管型移行をした場合は肺炎症状を呈することがある。適切な治療がなされなければ予後は不良となることがある。

3．慢性型

寄生虫体の数が少ない鉤虫症の一般的な病型。軽度の貧血を呈するが，顕著な臨床症状を欠く。糞便中への虫卵の排出がみられる。

▶ 診断

症状

幼若犬に**貧血，粘血便(タール便)を伴う下痢**，発育不良，浮腫などの症状が認められる場合は本症を疑う。

糞便検査(浮遊法)

鉤虫感染を実証するためには糞便検査による虫卵の検出が有効であるが，甚急性型や急性型では発症初期には虫卵が検出されないことがあるので注意を要する。虫卵の検出には，浮遊法による集卵法が効果的である。

糞便培養，遺伝子検査

日本国内で犬から鉤虫卵を検出した場合，寄生種は犬鉤虫の可能性が高いが，より正確に種を同定するためには，糞便培養による第３期幼虫の形態学的同定，あるいは虫卵や幼虫のDNAを利用した遺伝子同定を行う必要がある。輸入犬の検査時には日本に分布していない鉤虫類も鑑別に入れるべきである。

診断法についてはp156〜158，403も参照

▶ 治療

パモ酸ピランテル，フェバンテル，フェンベンダゾール，ミルベマイシンオキシム，イベルメクチン，モキシデクチンなどの様々な市販抗線虫薬が有効である[1, 6]。ただし，オーストラリアではピランテル製剤に耐性をもつ犬鉤虫の存在が報告されている[12]。なお，成虫を駆虫しても，その駆虫された成虫の代わりを担うべく発育停止幼虫が再活性化して腸管へ出て成虫となる現象が知られており，見かけ上駆虫薬が効かないという状況が生まれる[7]。このような場合，駆虫薬の長期間頻回投与を余儀なくされる。

内部寄生虫駆除薬についてはp418〜423も参照

▶ 予防

感染源への対策

前述したように感染経路は多岐にわたるが，感染源

は，感染犬の糞便中に排出される虫卵に由来する環境中(待機宿主を含む)の感染幼虫と，母犬に寄生する発育停止幼虫の２つに大別できる。本症に対する対策を実施する場合，前者は感染犬の駆虫および環境中からの感染源の除去，後者は子犬の感染診断と駆虫を主とした子犬の健康管理および母犬の発育停止幼虫に対する対策が肝要となる。

環境の浄化

環境の浄化策としては，感染犬の摘発と駆虫および隔離，糞便中に排出された虫卵から感染幼虫が育つまでのタイムラグを考え糞便処理を頻繁に行うこと，犬のケージや飼育部屋の床の洗浄による感染幼虫の除去やコンクリート化による乾燥状態の保持が有効である。

母犬における発育停止幼虫に対して

発育停止中の幼虫に対する有効な薬剤はない。しかしながら，妊娠後期から授乳期に再活性化する幼虫をターゲットとして，周産期に駆虫薬を投与することで子犬への垂直伝播を防ぐことができる。イベルメクチン(0.5 mg/kg，経口投与)の出産４～９日前，およびその 10 日後の２回投与[10]，あるいは問題が深刻な場合にはフェンベンダゾール(50 mg/kg，経口投与)の妊娠 14 日目から哺乳 14 日目までの毎日投与が有効である[11]。

MEMO

「最近の日本での発生率について」

- 最近の日本での犬の鉤虫感染率は，近年の調査報告を鑑みるに，地域差を考慮して 0.5%～5% 程度ではないかと思われる。筆者の経験では，特に猟犬での感染率は高い。犬糸状虫の予防薬と消化管内寄生虫駆虫薬の合剤の普及が鉤虫の感染率の抑制に効を奏していると考えられる。

【参考文献】

1．斎藤康秀．４．３鉤虫症，４線虫類，Ⅲ蠕虫類．板垣博，大石勇 監，今井壯一，板垣匡，藤崎幸藏 編．最新家畜寄生虫病学，朝倉書店，東京，2007，pp145-151.

2．薄井萬平．２鉤虫，４線虫類，Ⅰ犬猫の寄生虫．新版 獣医臨床寄生虫学編集委員会 編．新版 獣医臨床寄生虫学 小動物編．文永堂出版，東京，1995，pp88-94.

3．吉田幸雄，岡本憲司．鹿児島県の野犬に寄生している鉤虫とくにセイロン鉤虫について．寄生虫学雑誌 21，1972，328-332.

4．Yamaguti S. Studies on the helminth fauna of Japan. Part 43. Mammalian nematodes. Ⅳ. *Japanese journal of zoology* 10, 1943, 427-454.

5．森嶋康之，塚田英晴，松尾加代子，ほか．札幌周辺および知床のキタキツネの腸管内寄生蠕虫の調査(中間報告)．第 45 回日本寄生虫学会・日本衛生動物学会 北日本支部合同大会．1998 年 10 月 23 日 日立情報プラザ仙台，仙台市．

6．Bowman DD. Family Ancylostomatidae, Superfamily Ancylostomatoidea, Ohylum Nematoda, Chapter 4 Helminths In: Georgis' Parasitology for Veterinarians 10th ed. Elsevier, 2013, pp179-186.

7．Schad GA, Page MR. *Ancylostoma caninum*: adult worm removal, corticosteroid treatment, and resumed development of arrested larvae in dogs. *Experimental Parasitology* 54, 1982, 303-309.

8．Yoshida Y, Okamoto K, Chiu J-K. Experimental infection of man with *Ancylostoma celanicum* Looss, 1911. *Chinese Journal of Microbiology and Immunology* 4, 1971, 157-167.

9．Traub RJ. *Ancylostoma celanicum*, a re-emerging but neglected parasitic zoonosis. *International Journal for Parasitology* 43, 2013, 1009-1015.

10. Stoye M, Meyer O, Schneider T. The effect of ivermectin on reactivated somatic larva of *Ancylostoma caninum* Ercolani 1859 (Ancylostomidae) in the pregnant dog. *Zentralbl Veterinamed B* 36, 1989, 271-278.

11. Burke TM, Roberson EL. Fenbendazole treatment of pregnant bitches to reduce prenatal and lactogenic infections of *Toxocara canis* and *Ancylostoma caninum* in pups. *Journal of the American Veterinary Medical Association* 183, 1983, 987-990.

12. Jackson R, Lance, DM, Townsend K, et al. Isolation of anthelmintic resistant *Ancylostoma caninum*. *New Zealand Veterinary Journal* 35, 1987, 215-216.

(野中成晃)

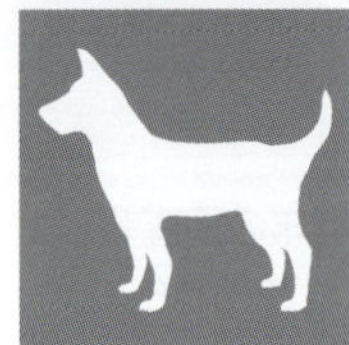

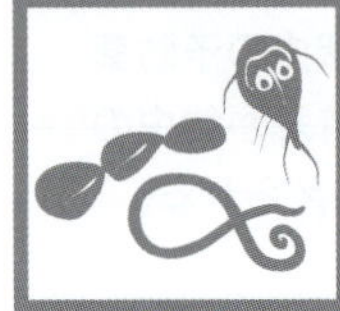

3-10 フィラリア症

犬のフィラリア症は犬糸状虫の感染に伴う寄生虫疾患である。蚊の吸血によって感染が起こり，感染には季節性があるものの，地球温暖化や都市部のヒートアイランド現象などで感染の機会は拡大している。犬糸状虫は最終的には肺血管内に寄生するため主病変は肺血管に形成されるが，病変は全身に及ぶ。特に肺高血圧による右心不全によって臨床徴候が認められることから，循環器疾患としての側面が強い。感染によって引き起こされた病変は不可逆的であり，重度感染犬の予後は不良である。一方，有用な予防薬開発によって安全かつ確実な予防が可能であるため，感染期間における予防が重要である。

▶病原体

犬のフィラリア症は，糸状虫上科 Filarioidea のオンコセルカ科 Onchocercidae に属する**犬糸状虫** *Dirofilaria immitis* の感染によって引き起こされる寄生虫疾患である。

犬糸状虫は狭い組織間隙や脈管内に寄生するため，細くて長いそう麺状を呈し，色は乳白色である。肉眼的に特筆される特徴はなく，雄の尾部はコイル状に数回巻いており，雌(25～30 cm)は雄(12～18 cm)より大きい(**図1**)。卵胎生を特徴とし，終宿主に寄生する雌虫の子宮内で卵は孵化し，宿主の血中にミクロフィラリア(体長 300 μm，体幅 6 μm)を産出する[1]。

▶疫学

フィラリア症は熱帯，亜熱帯，温帯に多く，アジア，オセアニア，中東，アフリカ，南ヨーロッパ，南北アメリカなど，感染は世界中で確認されている[1]。ベクターである蚊の媒介が必要であるため，生息域である河川や沼地など水辺の周辺が濃厚に感染を引き起こすものの，保虫宿主と伝播に好都合な気候条件が両

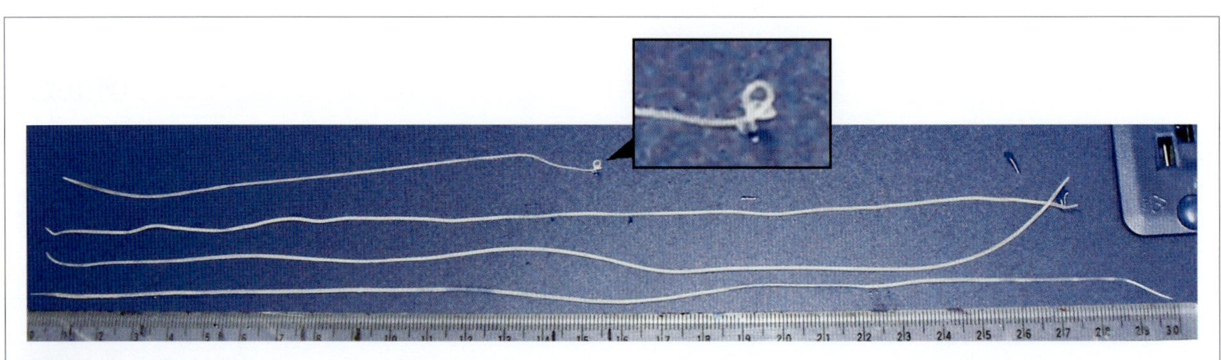

図1 犬糸状虫の成虫
心臓内に寄生していた成虫。雄は雌よりも小さく，尾部はコイル状に巻いている

方備わっている場所があれば，どこでも伝播は可能である。蚊の発生および蚊の体内での犬糸状虫幼虫の発育には一定の環境温度が必要であり，平均日中温度が14℃を下回ると蚊体内での幼虫の成熟が中断される。近年では，世界的な地球温暖化や都市部のヒートアイランド現象により寒冷期でも蚊の体内で幼虫が発育しやすい環境がつくられ，伝播可能な季節が長引く結果を招いている[2]。

日本は全国的に感染が報告されており，1998 年の報告では，全国的に高い感染率が報告されている[3]。しかし，マクロライド系予防薬の開発と獣医師による予防の徹底によって感染率は低下しており，1999〜2001 年および 2009〜2011 年の東京都の保護施設における犬糸状虫抗原陽性率をみると，46％から 23％に半減している[4]。

▶ 宿主

犬糸状虫はイヌ科動物を好適宿主とし，犬やコヨーテ，キツネなどの野生のイヌ科動物を終宿主とする。また，トドなどの海獣類やフェレットなどにも成虫の寄生が認められる[1,3]。猫は感受性宿主であるものの，犬にくらべると犬糸状虫の成虫感染に対する抵抗性が強い（猫の「8-10 フィラリア症」を参照）。

ベクター：蚊

ベクターとして蚊の媒介が必要であり，感染犬の末梢血中のミクロフィラリアを蚊が吸血し，ミクロフィラリアは蚊の体内で 2 回脱皮した後，蚊の吸血を介して新たな感染を起こす。日本に生息している蚊は約 120 種いるものの，ほとんどは犬糸状虫の媒介能力をもたない。日本においてベクターとなることが確認されているのは約 16 種のみである。特に媒介能力が高い蚊としてはトウゴウヤブカ *Aedes togoi*，中等度の種としてシナハマダラカ *Anopheles sinensis*，媒介能力は低いが生息数が多いことから重要な種としてアカイエカ *Culex pipiens pallens*，ヒトスジシマカ *Aedes albopictus* などが挙げられる。これらの種は日本全土に生息しており，犬糸状虫のベクターとして重要な役割を果たしている[3,5]。

▶ 感染経路と生活環

フィラリア症は，感受性動物と蚊によって生活環が維持されている（**図2**）。

犬糸状虫に感染している犬や他の動物種から，血流中の**ミクロフィラリア**と呼ばれる第 1 期幼虫（L1）を蚊が吸血に際して取り込む。蚊に取り込まれたミクロフィラリアは，中腸を介してマルピーギ管に移動する。マルピーギ管内で 10〜14 日で 2 回脱皮して**第 3 期幼虫（L3）**に成長し，マルピーギ管を破り口吻まで移動し感染力をもつようになる。ミクロフィラリアが蚊の体内で成熟する日数は環境気温に依存しており，28℃ で 10 日間，18℃ で 30 日間を要し，**平均気温が 14℃ 未満では成熟できない**。

感染蚊が犬を吸血することで L3 幼虫が皮下組織に侵入すると，数日（3〜4 日）以内に脱皮し，第 4 期幼虫（L4）になる。L4 は皮下の脂肪組織や筋組織を移動しながら，最終的には脱皮して**未成熟虫**になり（45〜65 日），末梢静脈に侵入し血流に乗って肺動脈に到達する。未成熟虫はさらに 4〜5 カ月かけて成熟し，**成虫になる**[6]。

犬では未成熟虫の多くが成虫になり，その後 5〜7 年間生存する。また，体内で完全な成熟を遂げられず全身系静脈への進入に失敗することがあり，移行中の虫体は異所（筋肉内，腹腔内，脳内，眼球内など）に迷入する[7,8]。

▶ 感染の特徴

病態生理

未成熟虫が肺動脈に到達すると，数日で血管病変の形成が始まる。肺動脈内における成虫の存在，肺動脈の増殖性内膜病変，および死滅虫体や血栓による塞栓病変，肺動脈反応性の低下は**肺高血圧症**を誘発する[2,9,10]（**図3**）。

肺高血圧症

成虫が寄生した肺動脈では血管内皮細胞が剥離し，活性化した白血球および血小板の血管壁への付着を引き起こす。その結果，様々な刺激因子の作用により，血管中膜から遊走した平滑筋細胞が内膜で増殖することで絨毛状増殖が生じる。内膜の絨毛状増殖は，肺動

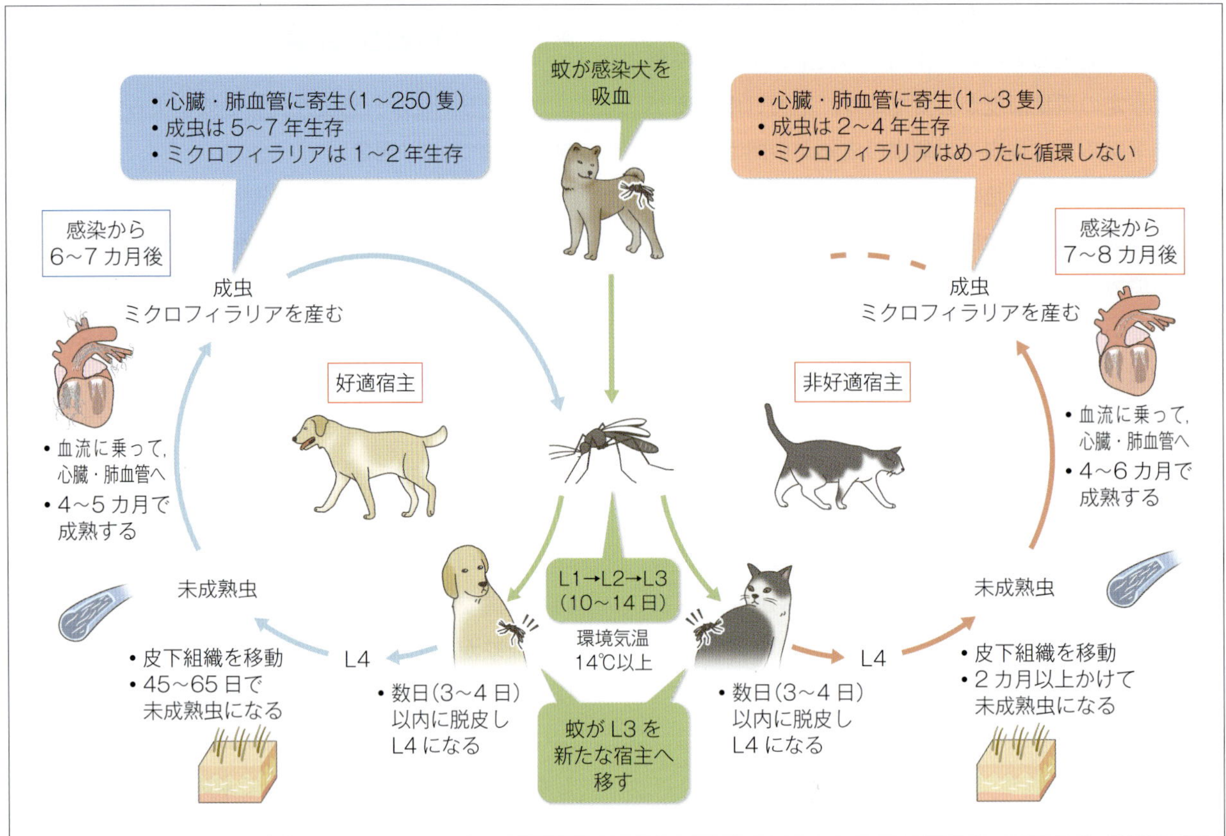

図2　犬糸状虫の感染経路と生活環

犬糸状虫はイヌ科動物を好適宿主として生活環を形成する

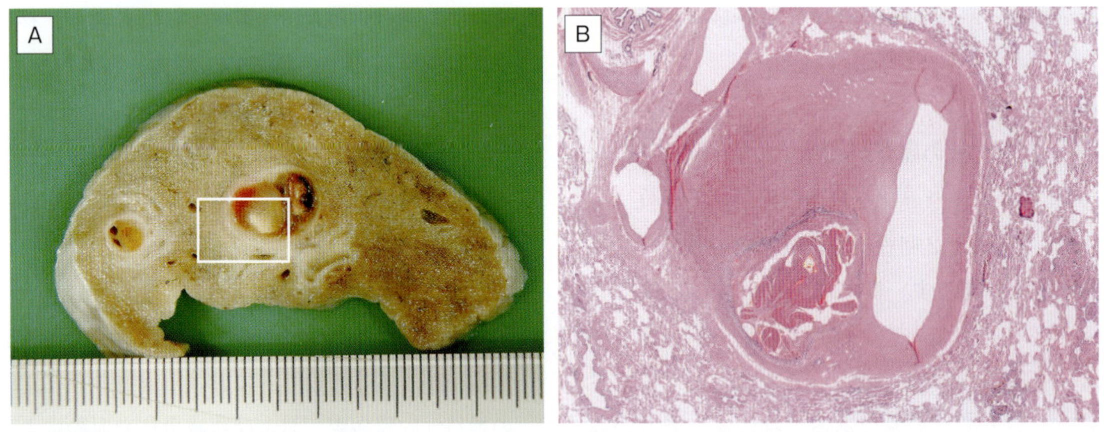

図3　陳旧化した肺血管塞栓病変

A：肺割断面　B：拡大像［HE 染色］

肺血管には死滅虫体を核に血栓が形成されており，完全に器質化され，硝子化した線維性結合組織によって置換されている

画像提供：町田登先生（東京農工大学）

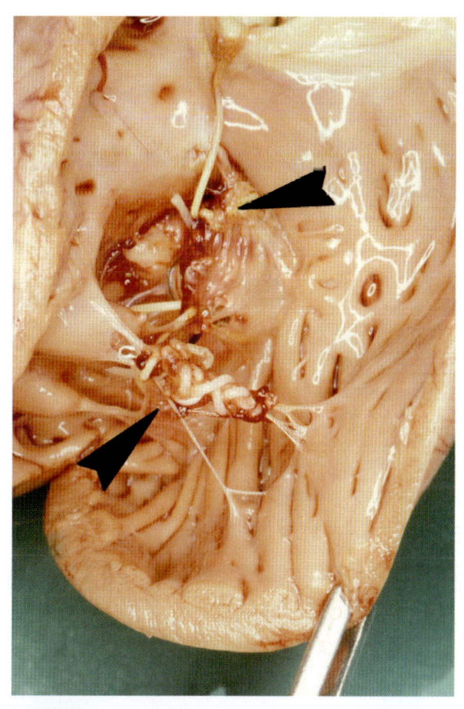

図4 犬の三尖弁に絡みついた犬糸状虫
三尖弁および腱索に成虫が絡みついたため(矢頭)，少数寄生にもかかわらず大静脈症候群を呈していた
画像提供：町田登先生(東京農工大学)

表1 フィラリア症の重症度評価
参考文献2より引用・改変

軽度	臨床徴候が認められないか，軽度の発咳が認められる程度である
中等度	臨床徴候として発咳，運動不耐性，肺音の異常が検出される
重度	臨床徴候として発咳，運動不耐性，呼吸困難，心音および肺音の異常，肝腫大の触知が認められる。また，脳への血液供給不足による一過性の意識消失(失神)や腹水貯留がみられる。予後は悪く，死の危険が迫っている
大静脈症候群	血色素血症および血色素尿に付随した重度の嗜眠・虚脱が突然発症する

脈の内腔を狭小化し，さらなる血管内皮の傷害と増殖をもたらす。また，寿命などによって死滅した虫体はより強い宿主反応を誘発し肺病変を悪化させ，血栓とともに塞栓病変を形成する。内膜の絨毛状増殖と塞栓病変によって血管の末端が切り落とされたような形態となる。これによる肺血管抵抗の増大は，肺動脈近位の拡張や蛇行を引き起こす[9]。

慢性的な肺高血圧症は右心不全の原因となり，右心不全による肝うっ血は肝障害と肝硬変を惹起させる。さらに，免疫複合体の沈着とミクロフィラリア抗原が腎糸球体障害を引き起こす[11]。

ボルバキアの免疫反応への関与

犬糸状虫に対する免疫反応については，虫体内に存在する線虫共生細菌ボルバキア *Wolbachia pipientis* の関与が指摘されている[12]。ボルバキアは菌体成分としてエンドトキシンを含むため，犬糸状虫が死滅する際にエンドトキシンが放出され，ショックを含む様々な症状を引き起こすと考えられている。

大静脈症候群

成虫は肺後葉の肺動脈に寄生する傾向がある。しかし，寄生数の増加とともに心臓内へと寄生範囲が広がり右心房内まで拡大すると，右室流出路，三尖弁，大静脈の閉塞を来すことがある。これが引き金となり複雑な病態を呈し，血色素血症および血色素尿に付随した重度の惰眠・虚脱を“突然”発症するが，これを**大静脈症候群**という。また，少数寄生でも死滅虫体による肺動脈の塞栓病変が心拍出低下を引き起こした場合，虫体が右心房内に移動し大静脈症候群を発症する(**図4**)。

▶臨床症状

運動時の呼吸困難，易疲労性，失神，発咳，喀血，息切れ，体重減少が特徴的な臨床症状である。しかし，早期または軽度の症例では身体検査所見に異常は認められない。病態の進行とともに全身状態は悪化し，頻呼吸や呼吸困難，頚静脈の怒張や拍動，腹水貯留などの右心不全徴候が認められるようになる。

犬では臨床症状をもとに重症度を分類し，治療方針および予後の指標としている[2](**表1**)。

▶診断

血液検査

好酸球増多症，好塩基球増多症あるいは単球増多症の存在は，フィラリア感染を疑う所見となるものの，必発所見ではなく罹患犬の50%未満でみられる。溶血に起因する軽度の再生性貧血が30%未満の症例に

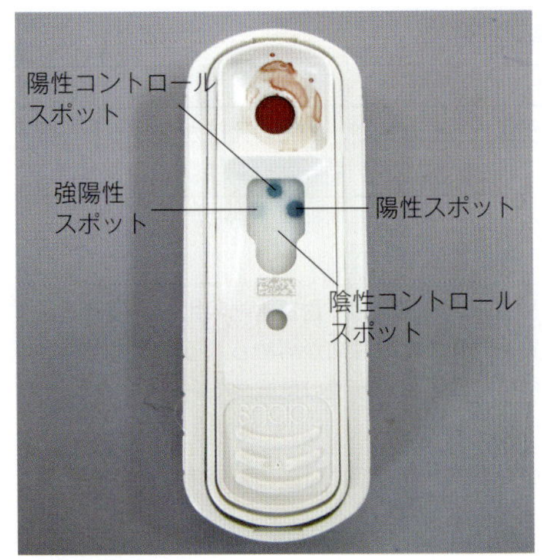

図5 犬糸状虫抗原検査キット
成熟雌虫が産生する物質を抗原として検出する。キットによっては血中抗原濃度を判定することで寄生数を半定量的に測定できる。写真のアイデックス ラボラトリーズ㈱のスナップ・ハートワーム RT は，抗原濃度の上昇により中央ウェルの左部分が青く染まる

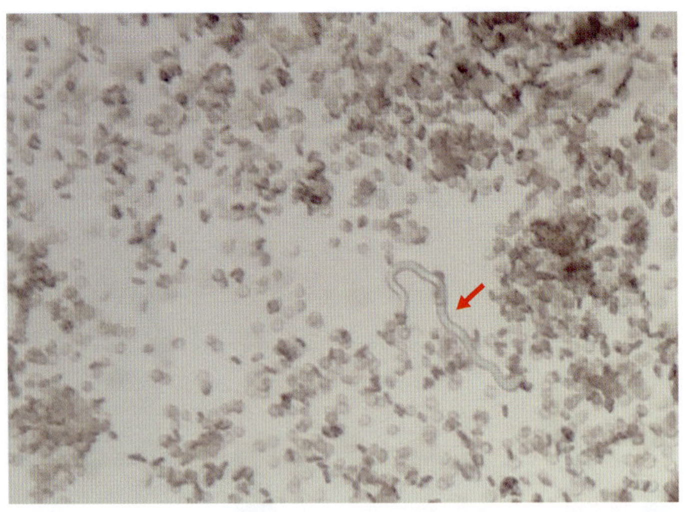

図6 直接法によるミクロフィラリア像
D. immitis のミクロフィラリア（矢印）は直進せずにその場で運動する傾向がある

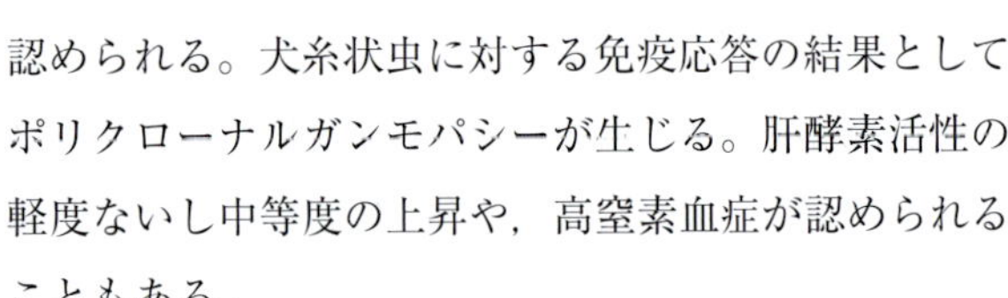
認められる。犬糸状虫に対する免疫応答の結果としてポリクローナルガンモパシーが生じる。肝酵素活性の軽度ないし中等度の上昇や，高窒素血症が認められることもある。

尿検査

蛋白尿は 20〜30％の罹患犬に出現し，特に病態の進行した症例に認められる。重度症例では低蛋白血症が認められる[9]。

抗原検査

犬のスクリーニング検査として推奨されており，犬の診断においてゴールドスタンダードである。雌成虫の生殖管から分泌される抗原を検出するため，感染初期もしくは雄虫の単性寄生の場合はほとんど検出できない。院内検査キットが市販されており，特異度はほぼ 100％で感度も高い（**図5**）。感染初期には抗原検査は陰性となることから，L3 伝播から 180 日以降の感染が検出可能といえる。

ミクロフィラリア検査

ミクロフィラリア検査は，末梢血中のミクロフィラリアを検出する検査法である（**図6**）。新鮮血の塗抹検査やヘマトクリット管法※1に比較してミリポアフィルター※2やノット変法※3による集虫法は検体の量が多いため検出力が上がる。しかし，いずれの検査法もミクロフィラリア血症を示さない**オカルト感染**例（後述の「MEMO」のコラム参照）では検出できない。しかしながら予防薬投与前にミクロフィラリア血症の有無を確認することは，投薬による思わぬ副反応を回避するために重要である。

胸部 X 線検査

胸部 X 線検査はフィラリア症を発見するというよりも，疾患の重症度を評価するために実施する。臨床症状をもとにした分類（**表1**）とともに，症例の病態評価を分類し治療方針を決定する[2]。軽度の症例では明

※1　ヘマトクリット管（遠心）法：抗凝固処理ヘマトクリット管に被検血液を入れて血球分離に準じて遠心し，バフィーコート層と血漿層の境界部で活発に運動するミクロフィラリアの有無を鏡検する方法。
※2　フィルター集虫法：0.5％炭酸ナトリウム液（溶血用液）9 mL を容れた遠心管に被検血液 1 mL を加えてよく混和し，20〜30 分間静置する。この溶血液をディスポーザブル注射器に容れ，ミリポアフィルター（直径 25 mm，孔径 8 μm）ホルダーを装着，ゆっくりと濾過し，フィルターに付着したミクロフィラリアの有無を鏡検する方法。鏡検に際してはメチレンブルー染色する。
※3　ノット変法：2％ホルマリン液 10 mL（溶血用液）を容れた遠心管に被検血液 1 mL を加え，1,500 rpm で 5 分間遠心し，沈渣について等量の 0.1％メチレンブルー液を滴下染色しミクロフィラリアの有無を鏡検する方法。

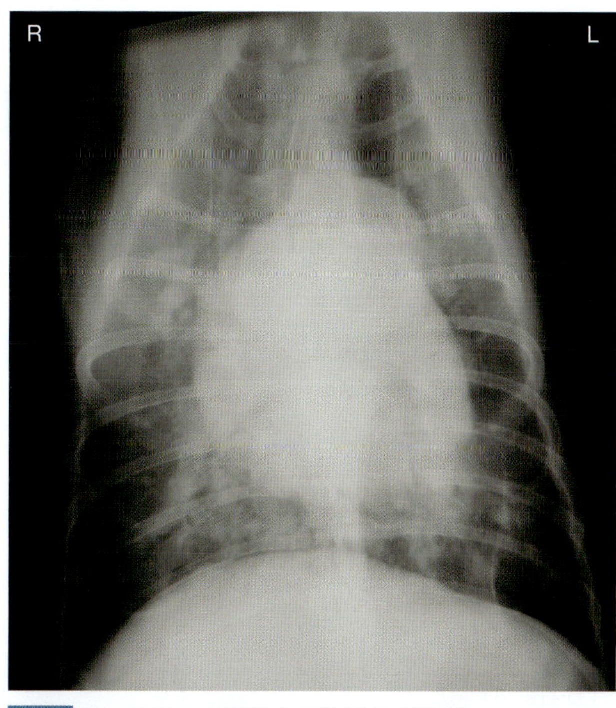

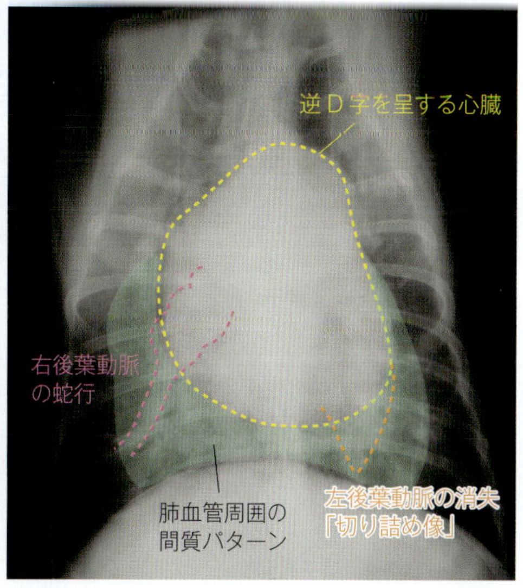

図7 フィラリア症罹患犬の胸部X線画像

VD像。右心房，右心室および肺動脈起始部の拡大により，心臓は「逆D字」状を呈している。右後葉動脈は蛇行し，左後葉動脈は途中から消失し「切り詰め像」を呈しており，肺血管周囲の間質パターンが認められる

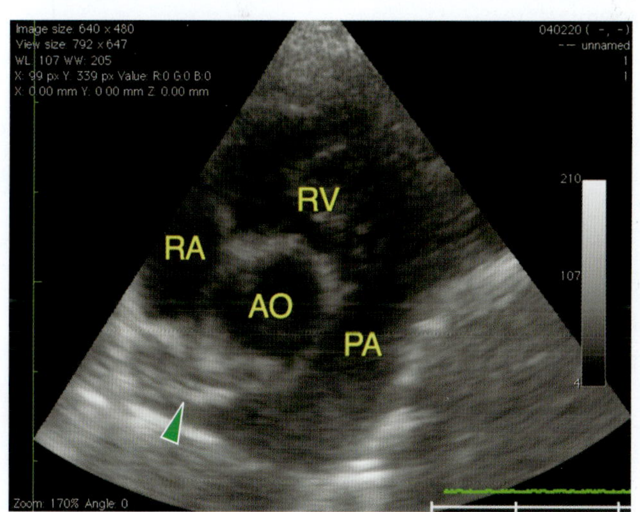

図8 成虫が寄生している犬の心エコー画像

右傍胸骨大動脈弁レベル短軸像において肺動脈は遠位方向で拡大が認められる。肺動脈内にエコー輝度の高い平行線として虫体(矢頭)が描出されている

AO：大動脈　PA：肺動脈　RA：右心房

RV：右心室

らかな異常は認められないことが多いが，病態の進行とともに，末梢部の切り詰め像を伴った肺動脈の拡張および蛇行や，肺動脈基部の突出，右心系の拡大が認められるようになる。肺高血圧の亢進に伴って後大静脈の拡張が出現する。また，肺血管の変化は後葉動脈に最も出現し，肺血管周囲の間質パターンや肺胞パターンを伴うことが多い[13](**図7**)。

心エコー図検査

心臓および肺動脈基部に存在する成虫は，エコー輝度の高い2本の平行線として描出される(**図8**)。また，右心房や大静脈内に成虫を確認することで，大静脈症候群を速やかに診断することができる。肺高血圧症の進行とともに肺動脈の拡張，右心室壁の肥厚，右心室および右心房の拡大，心室中隔の左心方向への扁平化などを検出する[13]。

診断法については p389，402 も参照

表2 メラルソミンを用いた治療プロトコル（American Heartworm Society が推奨する治療方針）
参考文献２より引用・改変

病日	治療
第０日（初診）	犬糸状虫症の診断と確認 ・抗原検査陽性を再度確認するか，ミクロフィラリア検査を実施 ・臨床徴候が認められ，抗原検査陽性症例ではミクロフィラリア検査を実施
	運動制限開始 ・飼い主に症状を明確に説明し，厳格に運動制限を実施する
	臨床症状が認められる場合 ・適切な治療と看護を実施し，状態を安定させる ・プレドニゾンの処方 第１週：0.5 mg/kg，１日２回 第２週：0.5 mg/kg，１日１回 第３～４週：0.5 mg/kg，１日おき
第１日	犬糸状虫予防薬の投与 ・ミクロフィラリア血症が認められる場合，予め抗ヒスタミン薬とグルココルチコイドを投与し，アナフィラキシーのリスクを減らす ・投与後８時間は注意深く観察する
第１～28 日	ドキシサイクリンの投与（10 mg/kg，１日２回，４週間） ・死亡虫体による病態悪化の軽減効果 ・犬糸状虫伝播の防止効果
第 30 日	犬糸状虫予防薬の投与
第 60 日	犬糸状虫予防薬の投与
	第１回目メラルソミン投与（2.5 mg/kg，筋肉内投与※）
	・プレドニゾンの処方 第１週：0.5 mg/kg，１日２回 第２週：0.5 mg/kg，１日１回 第３～４週：0.5 mg/kg，１日おき
	さらに運動制限を強める ・ケージレスト／リードによる繋留
第 90 日	犬糸状虫予防薬の投与
	第２回目メラルソミン投与（2.5 mg/kg，筋肉内投与※）
第 91 日	第３回目メラルソミン投与（2.5 mg/kg，筋肉内投与※）
	・プレドニゾンの処方 第１週：0.5 mg/kg，１日２回 第２週：0.5 mg/kg，１日１回 第３～４週：0.5 mg/kg，１日おき
	最終的なメラルソミン投与から６～８週間は運動制限を継続
第 120 日	ミクロフィラリア検査 ・陽性の場合，ミクロフィラリア血症の治療のためドキシサイクリンを 30 日間処方し，４週後に再検査
第 271 日	メラルソミン投与完了から６カ月後に抗原検査実施

※メラルソミンは静脈内投与，皮下投与は行わない

表３ マクロライド系薬剤の長期投与（メラソルミンを用いた治療プロトコルの代替法）

- イベルメクチン予防量の毎月連続使用
- ドキシサイクリン（10 mg/kg，１日２回，４週間）を３～４カ月ごとに投与
- 厳格な運動制限
- ６カ月ごとに抗原検査を実施し，「陰性」結果が２回連続で得られるまで治療を継続

▶治療

犬におけるフィラリア症治療の目標は，治療による合併症を最小限に抑えながら犬の臨床状態を改善し，あらゆるステージの犬糸状虫(ミクロフィラリア，各期幼虫，未成熟虫および成虫)をすべて駆除することである。

成虫駆除前に臨床症状が認められる犬

成虫駆除前に臨床症状が認められる犬においては，駆除後の合併症を避けるため，適切な治療を実施し状態を改善させる必要がある。そのため，必要に応じてステロイド，利尿薬，血管拡張薬や強心薬の投与，輸液療法を開始する。

内科的治療

内科的な成虫駆除においては，死滅した虫体は肺動脈の末梢部で急激な血栓塞栓症を引き起こし，微熱，発咳，喀血，右心不全の悪化，さらには死の危険を伴う。したがって成虫駆除に先立ち，犬の重症度を判定して治療法を選択する必要がある。胸部X線検査による心臓および肺の評価が有用であり，臨床症状と合わせて評価する[2](**表1**)。

メラルソミンを用いた治療プロトコル

American Heartworm Societyでは治療プロトコルを発表しており，本法では，メラルソミン，犬糸状虫予防薬，ドキシサイクリン，ステロイドを組合わせて行う(**表2**)。**メラルソミン**は1回目の投与から1カ月後に連日2回投与する「3回投与法」を推奨しており，安全性と成虫駆除効果の向上を図っている[2,15-17]。しかしながら，メラルソミンは国内での販売が終了しており，国内における成虫駆除薬の入手は困難である。

マクロライド系薬剤の長期投与

予防量の**マクロライド系薬剤**を毎月連続的に使用することで未成熟虫や成虫の寿命を縮めることが報告されている。急激ではなく，徐々に犬糸状虫を殺すことが可能である。したがって，メラルソミン投与による肺血栓塞栓症が致命的となる症例においては有効な手段となる。ただし，虫体の年齢が高くなるほど死滅までに時間がかかり，その間も感染は持続し肺血管病変が進行するため，メラルソミンによる成虫駆除の代替手段として考えるべきである[2]。

近年，イベルメクチンに加えボルバキアに対してドキシサイクリンを併用することで，早期に成虫駆除効果が得られることが報告されている[18]。さらには，ドキシサイクリンで治療された犬のミクロフィラリアは成虫まで発育ができないため，耐性系統選抜の危険性を減らすことができると考えられている。

以上より，メラルソミン投与の代替法としては，イベルメクチン予防量の毎月連続使用に加え，**ドキシサイクリン**(10 mg/kg，1日2回，4週間)を3～4カ月ごとに投与する方法を検討すべきである[2,15,16]。投与期間中は厳格な運動制限を守り，6カ月ごとに抗原検査を実施し，「陰性」結果が2回連続で得られるまで治療を継続する(**表3**)。

外科的治療

肺動脈内寄生虫体に対する摘出術

肺動脈内に寄生する虫体を，X線透視下または心エコーガイド下で，フレキシブルアリゲータ鉗子を用いて摘出する(**図9**)。肺動脈塞栓症の危険性が高い犬では，成虫駆除療法を実施する前に本法で物理的に摘出することで，生存率および回復程度を向上させることが期待できる[19]。

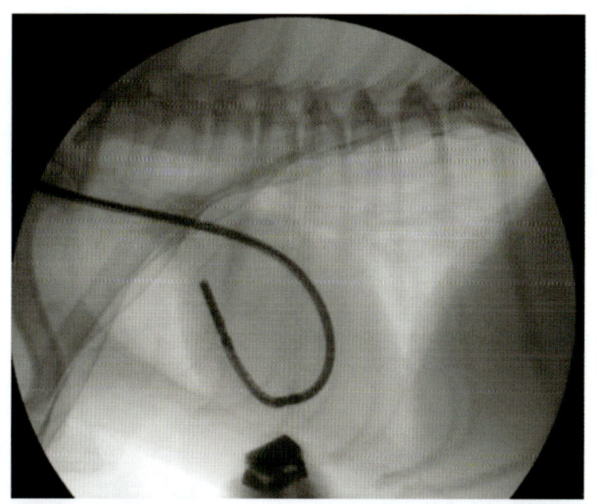

図9 フレキシブルアリゲータ鉗子を用いた虫体摘出術
X線透視装置を用いて頚静脈から肺動脈内へフレキシブルアリゲータ鉗子を挿入している。肺動脈内に寄生する成虫を摘出する

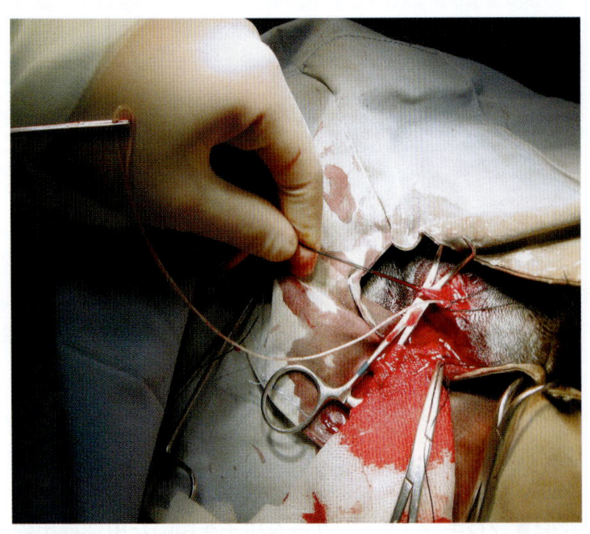

図 10 **大静脈症候群の症例における虫体吊り出し術**
頚静脈から硬性のアリゲータ鉗子を用いて，右心房内に寄生する虫体を摘出している

表 4 **犬糸状虫症予防薬の成分**

マクロライド系
アベルメクチン系
イベルメクチン，セラメクチン，エプリノメクチン
ミルベマイシン系
ミルベマイシンオキシム，モキシデクチン

大静脈症候群に対する治療

大静脈症候群は濃厚感染例の一部に急性に発症し，致死的な病態である。本症候群は迅速に虫体を摘出する必要があり，右心房内と三尖弁口部の虫体を外科的に摘出する。この「虫体吊り出し術」は軽度の鎮静と局所麻酔下で実施し，頚静脈からアリゲータ鉗子やフレキシブルアリゲータ鉗子を挿入して虫体を摘出する(**図 10**)。虫体が摘出されなくなるまで繰り返し操作を実施し，手術がうまくいくと心雑音が消失(または減弱)し，血色素尿も改善する[2,16,19]。

▶ 予防

予防に関しては，本疾患の治療が困難なことから重要である。

予防薬の投薬期間

国内では全国的に屋内外を問わず予防が必要であり，感染が起こる時期(蚊の活動開始時期)の 30 日後までに予防を開始し，感染終了の時期(蚊の姿がみられなくなる)の 30 日後まで継続する。毎年，予防薬の初回投与前には抗原検査およびミクロフィラリア検査を実施する。これにより前年の予防が確実に行われたかを確認するとともに，ミクロフィラリア血症を呈した犬への不用意な予防薬投与を回避することができる。

予防薬の通年投与も推奨されており，これは製剤によっては，犬糸状虫以外の腸管あるいは外部寄生虫を予防できること，飼い主の投与し忘れを防止する効果を期待できるためである[2]。

予防薬の種類

予防にはマクロライド系の薬剤(**表 4**)が販売されており，L3 および L4 を殺滅するため毎月投与する。国内では錠剤，チュアブルタイプ，スポット剤など様々な剤形で販売されており，モキシデクチンを含有する徐放製剤では，皮下投与によって 12 カ月の予防効果がある。

マクロライド系の薬剤は，フィラリア症を安全かつ事実上 100％予防することができるにもかかわらず，現在でもなお感染率の高い地域が存在する。2012 年に全国の動物病院を対象に行ったアンケート調査では，犬のフィラリア症の予防率が 80％以上と回答した獣医師は 33.5％にすぎず，約半数は予防率を 60～79％と回答しており，予防が十分でないことが明らかとなっている[14]。

犬糸状虫の予防薬については p424～429 も参照

【 参考文献 】

1．板垣博，大石勇 監．犬，猫の糸状虫症．最新家畜寄生虫病学．朝倉書店，東京，2007，pp185-195.
2．American Heartworm Society 2014 Guideline. Current canine guidelines for the prevention, diagnosis, and management of heartworm (*Dirofilaria immitis*) infection in dogs. https://www.heartwormsociety.org/images/pdf/2014_AHS_Canine-Guidelines.pdf.
3．影井昇．人犬糸状虫症とその日本における感染の現状．日本獣医師会雑誌 41，1988，621-629.
4．Masaaki Oi, Souichi Yoshikawa, Yasuaki Ichikawa, et al. Prevalence of *Dirofilaria immitis* among shelter dogs in Tokyo, Japan, after a decade: comparison of 1999-2001 and 2009-2011. *Parasite* 21, 2014, 10.
5．福本晋也，吉村文．蚊から見た犬フィラリア症．Small Animal Clinic 155，2009，4-9.
6．Kittleson MD，Kienle RD 著．局博一，若尾義人 監訳．犬糸状虫感染と感染症（犬糸状虫症）．小動物の心臓病学―基礎と臨床―．インターズー，東京，2003，pp445-486.
7．福永尚輝，森田剛仁，澤田倍美，ほか．*Dirofilaria immitis* の迷入により大脳に出血・壊死を呈した犬の1例．日本獣医師会雑誌 58，2005，751-754.
8．早崎峯夫．―面白い寄生虫の臨床（Ⅶ）―寄生虫の小径～犬フィラリアの前眼房迷入～．日本獣医師会雑誌 66，2013，520-526.
9．Ware WA 著．町田登 訳．犬糸状虫症．犬と猫の循環器病学．インターズー，東京，2014，pp424-449.
10．北川均，佐々木栄英，西飯直仁，ほか．犬糸状虫症．日本獣医師会雑誌 67，2014，597-602.
11．Paes-de-Almeida EC, Ferreira AM, Labarthe NV, et al. Kidney ultrastructural lesions in dogs experimentally infected with *Dirofilaria immitis* (Leidy, 1856). *Veterinary Parasitology* 113, 2003, 157-168.
12．Bazzocchi C, Genchi C, Paltrinieri S, et al. Immunological role of the endosymbionts of *Dirofilaria immitis*: the Wolbachia surface protein activates canine neutrophils with production of IL-8. *Veterinary Parasitology* 117, 2003, 73-83.
13．星克一郎．肺高血圧症に挑む．犬糸状虫症による肺高血圧症．Info VETS 155，2012，23-28.
14．鬼頭克也．“いまさら”ではない犬の犬糸状虫症　全国の動物病院におけるアンケートからみえてきたこと～診断，治療そして予防の実際～．CLINIC NOTE 83，2012，10-16.
15．星克一郎．“いまさら”ではない犬の犬糸状虫症　新たな治療プロトコール．CLINIC NOTE 83，2012，24-29.
16．星克一郎．発作を起こす心疾患．犬糸状虫症および肺高血圧症．Veterinary Circulation 1，2012，47-54.
17．星克一郎．犬糸状虫 症例編．詳しく説明できますか？　内部・外部寄生虫の駆除薬．CAP 295，2014，93-99.
18．MaCall JW, Genchi C, Kramer L, et al. Heartworm and *Wolbachia*: therapeutic implications. *Veterinary Parasitology* 158, 2008, 204-214.
19．鈴木啓介，星克一郎．インターベンション．犬糸状虫症．Veterinary Circulation 5，2016，55-61.

MEMO

「抗原検査とミクロフィラリア検査は必ず併用すべきか」

- スクリーニング検査としては検出感度に優れた抗原検査をベースとするべきであるが，抗原陽性の犬には特にミクロフィラリア検査も実施するべきである。ミクロフィラリア血症は抗原検査陽性の結果を裏付けるとともに，患犬が犬糸状虫の感染源であることを立証する。また，ミクロフィラリア寄生数の多い犬については，予防薬投与によるミクロフィラリア駆除によって重篤な副反応が発生する場合があることから，ミクロフィラリア検査は思わぬ副反応を回避するために重要である。

「ミクロフィラリア検査の注意点：オカルト感染，定期出現性」

- ミクロフィラリア検査は循環血中のミクロフィラリアを検出するが，以下の点も考慮に入れ検査を実施するべきである。

［オカルト感染］

成虫が感染しているものの，循環血中にミクロフィラリアが存在しない状態。少数の感染や感染犬にマクロライド系予防薬がすでに投与されている場合にはミクロフィラリアの産出が抑制される。

［定期出現性］

1日のうち特定の時間に末梢血中にミクロフィラリアが集中する現象。日周期性の一種であり，中間宿主である蚊の活動時間に合わせ夜間に末梢血中に集中すると考えられている。

（星　克一郎）

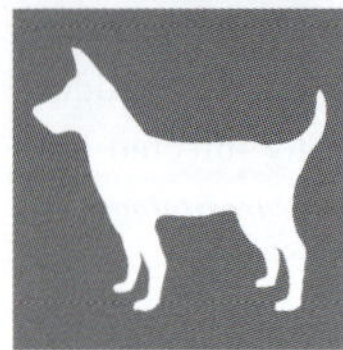

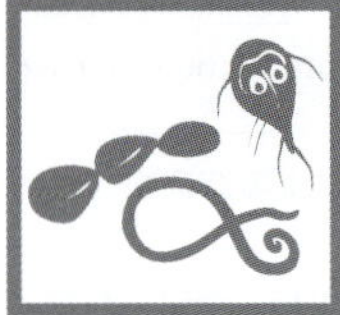

3-11 その他の線虫症

本稿では，犬において比較的まれに遭遇する犬肺虫 *Filaroides hirthi*，糞線虫 *Strongyloides stercoralis*，東洋眼虫 *Thelazia callipaeda*，血色食道虫 *Spirocerca lupi*，犬鞭虫 *Trichuris vulpis* と種々の毛細線虫（気管寄生の *Eucoleus aerophilus*，胃や小腸寄生の *Aonchotheca putorii*，膀胱寄生の *Pearsonema plica*，*Pearsonema feliscati*）について述べる。

病原体

犬肺虫

犬肺虫 *Filaroides hirthi* は，肺胞内実質もしくは気管壁に結節をつくって寄生する小型の線虫で，雌虫が15 mm 程度，雄虫が3～5 mm 程度である。

糞線虫

糞線虫 *Strongyloides stercoralis* は，直接感染する土壌媒介線虫で，長さは3 mm 程度，体幅は30 μm と細く小さい。犬や人の小腸に寄生するが，寄生期は雌虫のみで単為生殖し，糞便内にはラブジチス型幼虫が検出される。

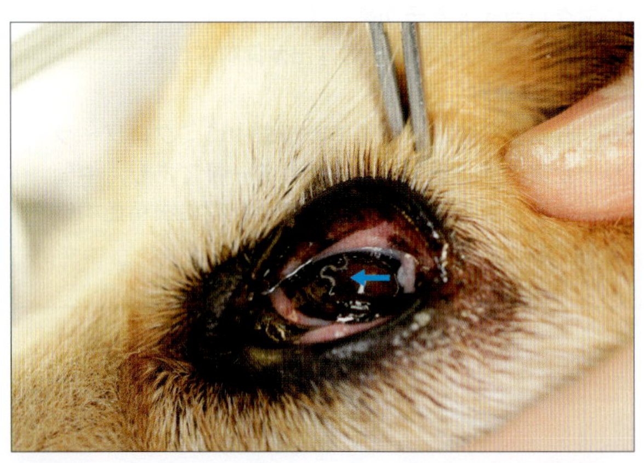

図1 犬の結膜嚢に寄生する東洋眼虫（矢印）の逸出
東洋眼虫はメマトイが中間宿主となり媒介する。夏季に活発に活動し，樫や栗などの樹液にも集まっている。雄メマトイは動物や人の涙を吸うのを好み，感染機会をつくる。猫でも寄生症例は多い
画像提供：小出和欣先生（小出動物病院）

東洋眼虫

結膜嚢に寄生する東洋眼虫 *Thelazia callipaeda* は，乳白色半透明な細長い小さな線虫で，雌虫9～18 mm，雄虫7～13 mm である（**図1**）。

血色食道虫

血色食道虫 *Spirocerca lupi* はイヌ科動物の食道壁，胃壁に結節をつくり，その内部に寄生する。雌虫は5～8 cm，雄虫は3～5 cm で，体幅はそれぞれ約1.2 mm あるいは約0.8 mm，ピンク色の比較的大きい線虫である。

犬鞭虫，毛細線虫

大腸寄生の犬鞭虫 *Trichuris vulpis* と種々の毛細線虫（犬では，気管寄生の *Eucoleus aerophilus*，胃や小腸寄生の *Aonchotheca putorii*，膀胱寄生の *Pearsonema plica* もしくは *Pearsonema feliscati* の寄生症例が散発する）は，無ファスミッド亜綱に分類される。これらの虫体は特異な食道，すなわちスティコソームをもつのが1つの特徴である（**図2**）。

鞭虫は細長い体前部を大腸粘膜に穿孔させて寄生し，内腔に残る体後部は顕著に太いことから，鞭（ムチ）に例えて命名されている。体後部が太く白色で糸

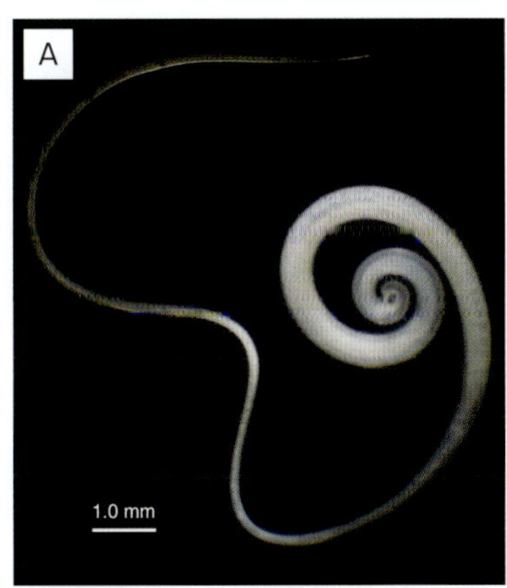

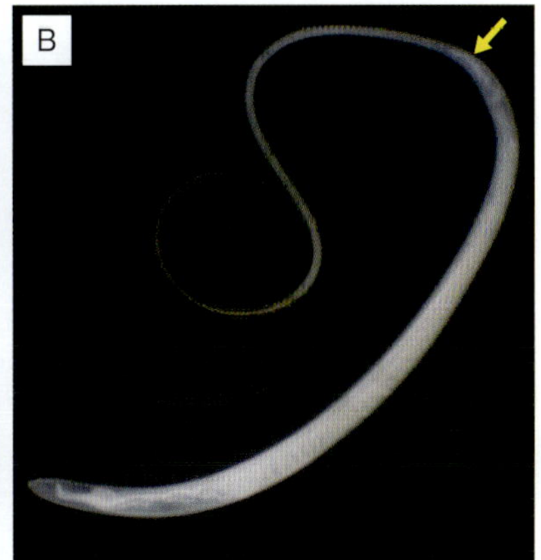

図2 犬鞭虫の成虫
A：雄虫　B：雌虫
鞭虫と毛細線虫は基本的に同様の虫体構造をもつ。両者を分ける基準は，虫体の前部と後部の比率にある。鞭虫では細い前部と太い後部が明確に区別される。一方の毛細線虫では，前部と後部の太さの違いがほとんどない。両者とも細くて長い虫体前部には，スティコソームと呼ばれる細胞を数珠状につなげた食道部が占める。雌虫矢印で示した部位に産卵孔が位置し，この付近まで食道がつづき，腸へとつながる。雄・雌ともに体後部の大部分は生殖器官が占める（A，B）。尾端が屈曲するのが雄虫の特徴でもある（A）

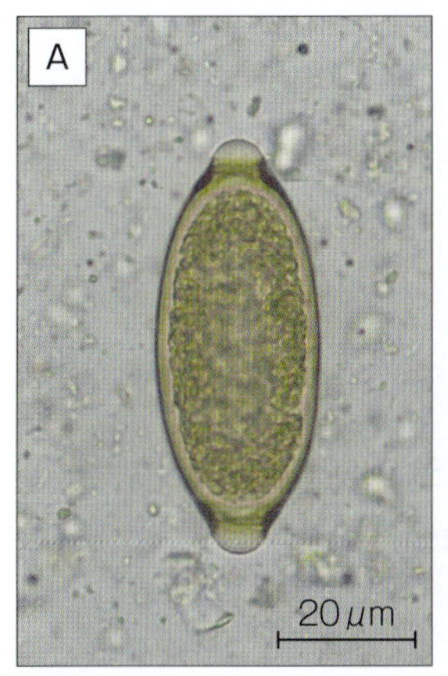

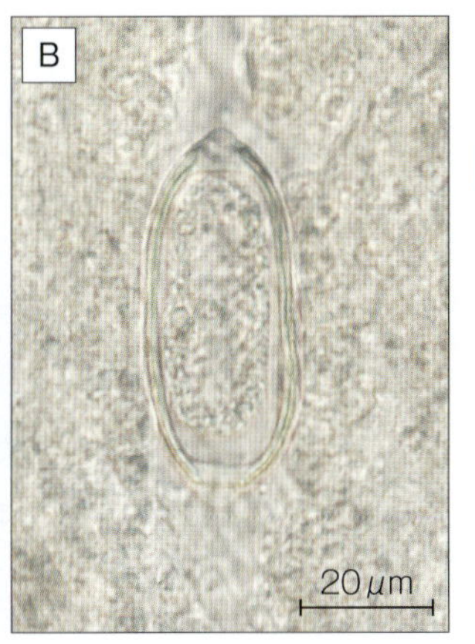

図3 鞭虫卵（A）と毛細線虫卵（B）
鞭虫卵と毛細線虫卵はよく似ている。レモン形，提灯形，ビア樽形と形容されるように，両端がくびれて栓様構造をもつ。新鮮便にみられる虫卵では，内部は細胞が占めて充満している。外界で細胞分裂して，感染性をもつ幼虫形成卵となる。毛細線虫では，直接発育して終宿主に感染するか，中間宿主（ミミズなど）に感染して発育し終宿主に感染する（間接発育）かは，種により異なる
画像提供：小出和欣先生（小出動物病院）

屑片のようにみえ，細い体前部も含めると雌虫 50～70 mm，雄虫 40～50 mm である。

毛細線虫は体前部と体後部とで体幅に大きな差はなく，産毛のように小さく細い白色もしくは半透明な虫体である。種により虫体サイズは違うが，雌虫で20～35 mm，雄虫で 15～24 mm 程度である。

鞭虫と毛細線虫の虫卵は，レモン型あるいは提灯（ちょうちん）型で両端に栓様構造をもつのが特徴である（**図3**）。

▶ 疫学

上述した線虫類は世界的に分布しており，日本国内の犬での寄生にも遭遇する。

犬肺虫

犬肺虫寄生は，北米大陸からの輸入犬での寄生に特に気をつける。

糞線虫

糞線虫は，熱帯や亜熱帯の高温多湿な地域での飼育犬で感染率が高いが，温帯では犬の繁殖施設で感染し，生涯感染していることもしばしばである。糞線虫卵は産卵された腸壁で孵化し，体内に侵入して自家感染を引き起こし，外界に出ることなく感染が繰り返さ

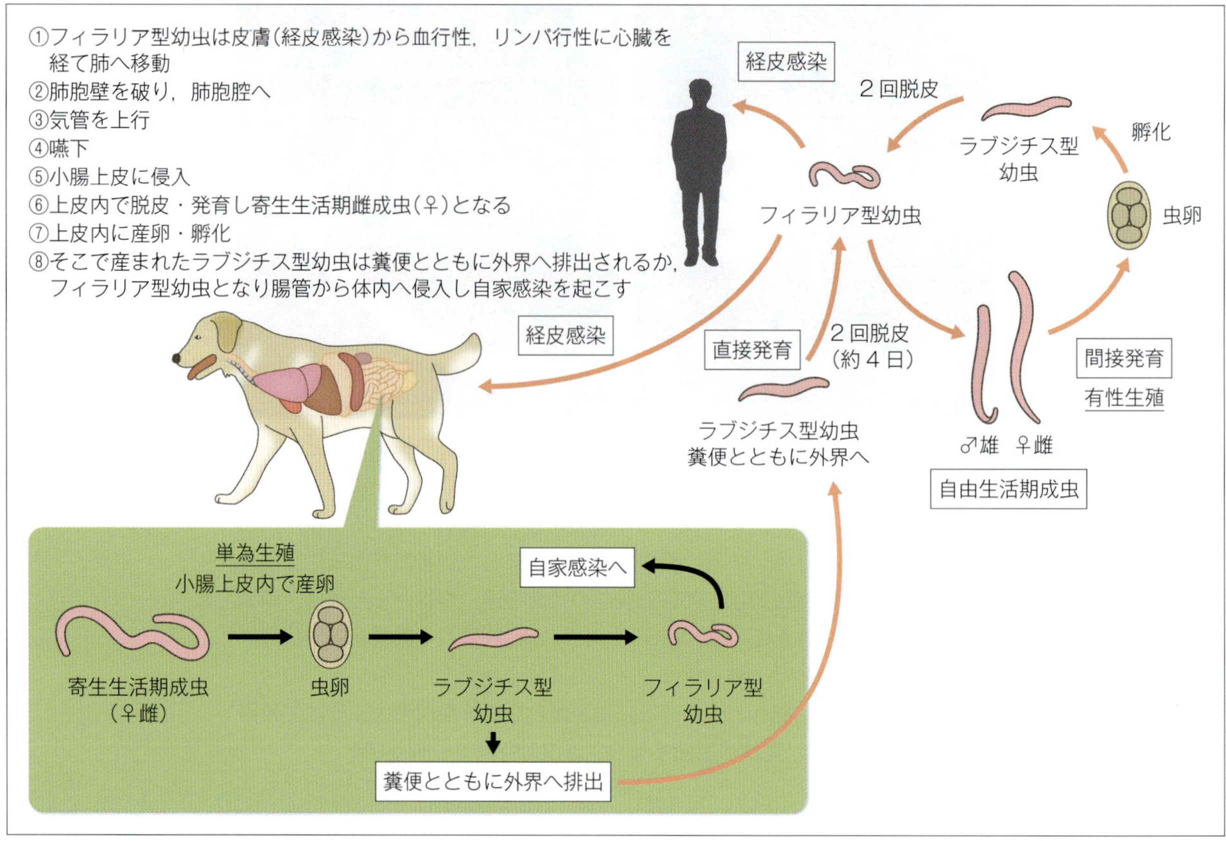

図4　糞線虫の感染経路と生活環

れる。通常の免疫状態では自覚症状もなく穏やかに生涯感染が推移するが，免疫機能が低下することで寄生虫体数が激増して発症に至ることもある。

東洋眼虫

東洋眼虫は，東北中部以南の国内に広く分布する。媒介者がメマトイであることから，自然環境に恵まれた地域で寄生症例が多い。

血色食道虫

血色食道虫の国内での感染例はごくまれであるが，海外でも特にアフリカ大陸では重度の感染が問題となっている。

犬鞭虫，毛細線虫

鞭虫と毛細線虫は土壌媒介性線虫で直接発育し，外界に出た虫卵は数週間で感染性をもつ。ただし，毛細線虫の一部の種はミミズなどの中間宿主を必要とする(肉食動物の気管寄生の *E. aerophilus* や，膀胱寄生の *P. plica* や *P. feliscati* は，ミミズ類を中間宿主として利用する間接発育のため，中間宿主の利用が可能な環境で感染が起こる)。

▶ 宿主

犬およびイヌ科動物。ただし，糞線虫，東洋眼虫，犬鞭虫は人への感染も起こす。

▶ 感染経路と生活環／感染の特徴

犬肺虫

寄生部位である肺胞組織で雌虫が産出した虫卵はすでに第1期幼虫が形成されており，これが糞便とともに外界に出る。糞便内の幼虫が経口的に感染し，腸管粘膜から血流を介して6時間後には肺に到達する。プレパテントピリオドは5週間程度で，犬の繁殖施設で幼犬が感染すると推測されている。

糞線虫(図4)

寄生期は単為生殖し，雌虫が産出した虫卵は寄生部位である腸粘膜で孵化して，ラブジチス型幼虫として糞便とともに外界に出る。2回脱皮して，約4日で

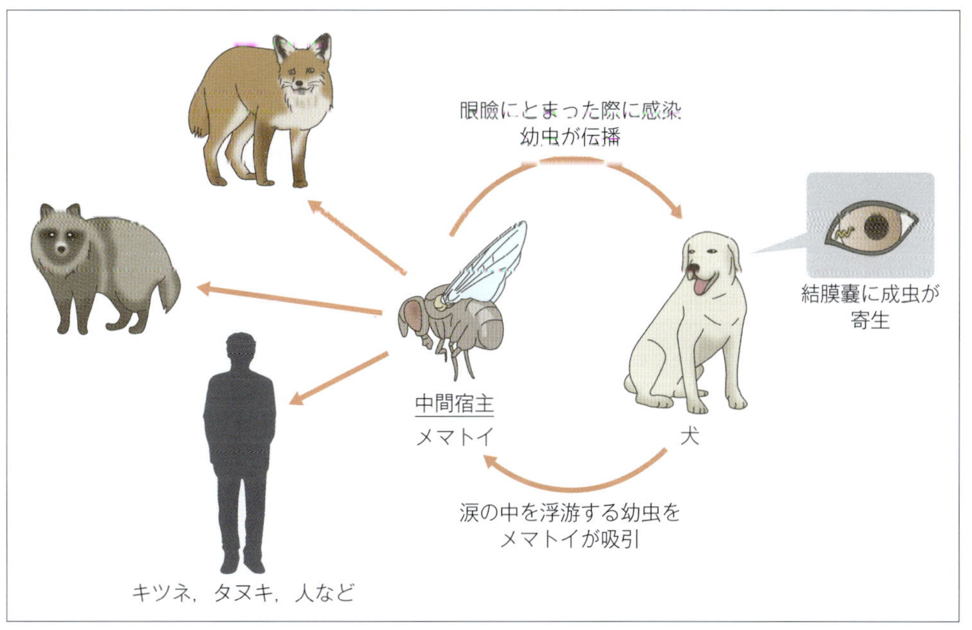

図5 東洋眼虫の感染経路と生活環

フィラリア型幼虫となり経皮感染するか，自由生活期の雌雄成虫となって有性生殖し産卵する。これらの虫卵は孵化してラブジチス型幼虫からフィラリア型幼虫へと発育して経皮感染の機会をうかがう。前述のとおり，産卵後に腸粘膜で虫卵から孵化した一部の幼虫が，体内へと侵入して気管型移行ののちに小腸に到達し，成虫として寄生する自家感染が繰り返される。そのため，1度感染すると生涯寄生となる。

熱帯・亜熱帯の高温多湿の環境では自然環境下で伝播が起こり，温帯では犬の繁殖施設での感染がしばしば確認されている。

東洋眼虫(図5)

結膜嚢などに寄生し，雌成虫の子宮内で幼虫形成卵となり，産卵直後に孵化して涙の中を浮游する。これを吸引した中間宿主メマトイの体内で感染幼虫となり，2～3週間後以降にメマトイが犬の眼瞼にとまった際に移行して寄生部位で発育・成長する。

血色食道虫(図6)

長楕円の独特の虫卵が産出されるが，その内部にはすでに幼虫が形成されている。これを取り込んだ糞食性甲虫が中間宿主となり，その体内で孵化後，被嚢して第3期幼虫に発育する。イヌ科動物が第3期幼虫を経口的に摂取すると，胃壁から侵入し体内移行して大動脈壁に達し，感染後90～100日には最終寄生部位の食道壁に移動する。成虫は食道壁に肉芽腫性結節をつくるが，結節から食道へと瘻管がつながるため，産出された虫卵は消化管へと排出されて糞便とともに外界に出る。プレパテントピリオドは4～6カ月である。

犬鞭虫(図7)

土壌媒介線虫であり，外界に出た未発育虫卵は適湿適温で3～5週間かけて幼虫形成卵となり，経口感染する機会をうかがう。終宿主に取り込まれた幼虫形成卵は小腸上部で孵化して，幼虫は粘膜に侵入し10日間程度発育した後，腸管腔内へ出て盲腸まで下行して成虫へと発育する。プレパテントピリオドは10～12週間程度である。

毛細線虫(図8)

糞便とともに外界に出た毛細線虫卵は，適湿適温であれば2週間ほどで幼虫形成卵となり，終宿主に経口的に取り込まれて感染する(直接発育と呼ぶ)。あるいは気管寄生の *E. aerophilus* や，膀胱寄生の *P. plica* や *P. feliscati* のように，中間宿主であるミミズにいったん取り込まれて幼虫として発育した後に，終宿主に経口的に感染する(間接発育と呼ぶ)。胃や小腸寄生の *A. putorii* であれば消化管内に留まるが，気管や膀胱寄生種では小腸壁から体内に侵入して，血行性に最終寄生部位まで体内移行する。プレパテントピリオドは，気管寄生種や消化管寄生種で5～7週間程度，

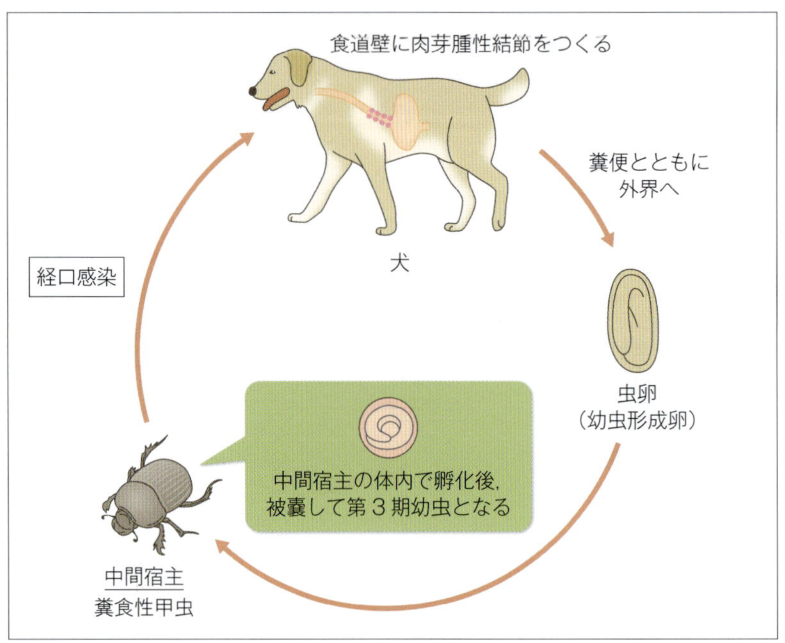

図 6　血色食道虫の感染経路と生活環

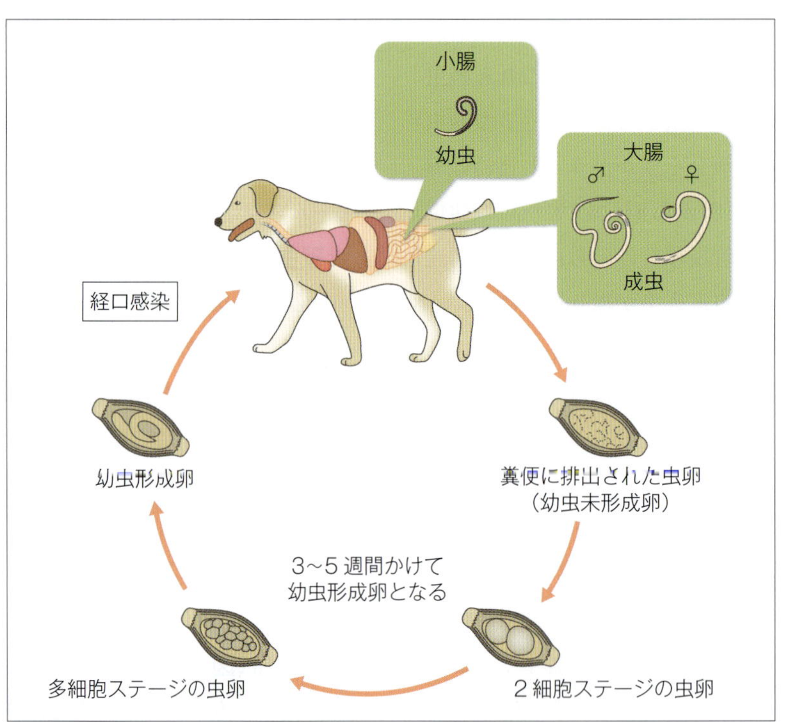

図 7　犬鞭虫の感染経路と生活環

膀胱寄生種では９週間程度とされている。

▶ 臨床症状

重度の感染でなければ，特に臨床症状はみられない。東洋眼虫は急性結膜炎を引き起こし，結膜充血や羞明（しゅうめい）がみられる。慢性化すると角膜炎や眼瞼周囲炎を引き起こす。

▶ 診断

寄生成虫の検出

結膜嚢寄生の東洋眼虫は，寄生する成虫を検出する。

糞便検査による幼虫／虫卵の検出

犬肺虫，糞線虫は糞便検査により幼虫を検出する。血色食道虫，鞭虫，消化管もしくは気管寄生の毛細線

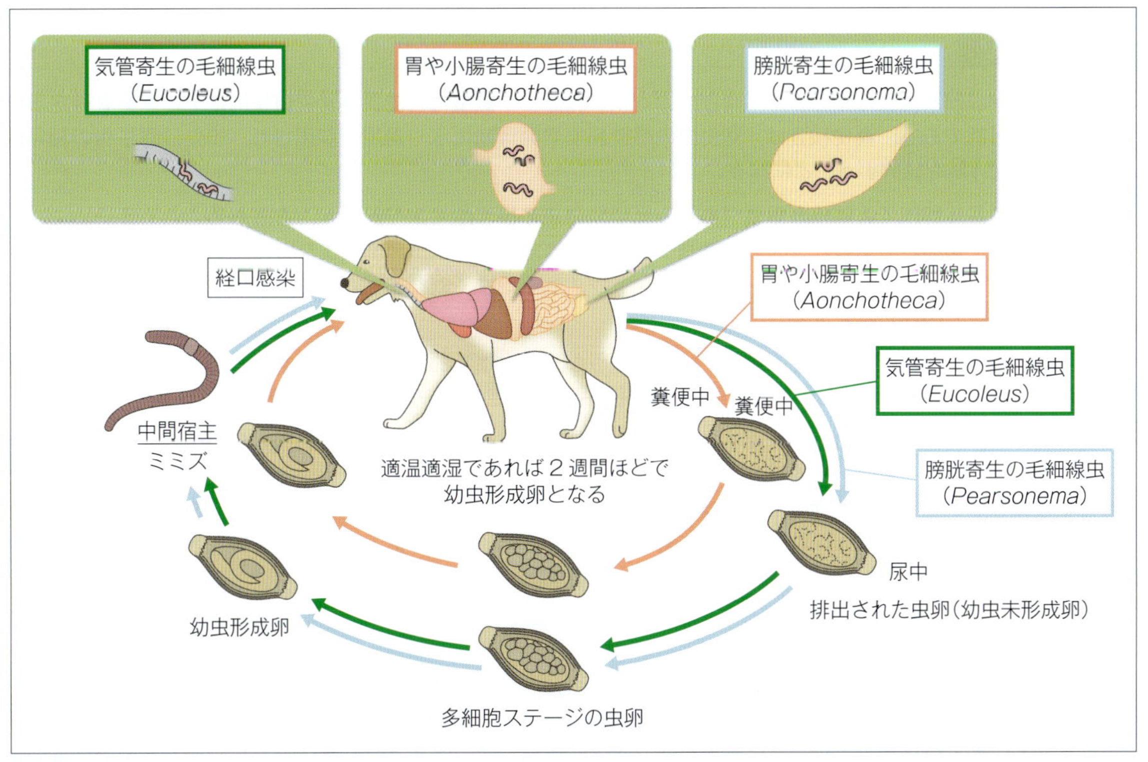

図 8 毛細線虫の感染経路と生活環

虫は糞便検査により虫卵を検出する。

尿検査による虫卵の検出

膀胱寄生の毛細線虫については，尿を遠心した沈渣内の虫卵の検出を行う。

幼虫の移動軌跡の観察

糞線虫については，濾紙培養法や寒天平板培養法(寒天を広げたシャーレの中央に微量の糞便を置き，28℃で数日放置すると幼虫の移動に伴う蛇行の軌跡が肉眼でも確認できる)によるフィラリア型幼虫の検出方法の診断感度が高く，また，確定診断としても有用である。

診断法については p156～158，403 も参照

▶ 治療

イベルメクチンやチアベンダゾールが有効である。

内部寄生虫駆除薬については p418～423 も参照

▶ 予防

土壌媒介線虫では，飼育環境を清浄に保つために犬小屋やケージを小まめに清掃し乾燥に努める。

土壌に生息するミミズを中間宿主とする気管や膀胱寄生の毛細線虫，糞食性甲虫を中間宿主とする血色食道虫については，中間宿主の摂食機会をもたせないようにする。

東洋眼虫については，中間宿主であるメマトイが多い自然環境に近づかないことが予防となる。

【 参考文献 】

1. 今井壯一，板垣匡，藤崎幸藏 編．最新家畜寄生虫病学．朝倉書店，東京．2007.
2. Anderson RC. Nematode parasites of vertebrates: their development and transmission. CAB International, 1992.

(佐藤　宏)

糞便検査

- 消化器系や呼吸器系臓器の粘膜上皮や管腔内に寄生する原虫や蠕虫は，糞便検査で直接的にその感染を確定診断することが可能である。糞便検査は，寄生虫の感染部位や発育期により適用が制限され，また，寄生虫の種類により効果的な方法を選択することになる。
- 糞便検査では最終段階での鏡検が重要であり，光学顕微鏡の操作法により診断が左右されることも多いので，その習熟も必要である。原虫のオーシストや嚢子，あるいは栄養型，蠕虫卵や幼虫などの生鮮材料の観察ではコンデンサあるいは絞りを適切に操作し，適度のコントラストをつけて観察する。最初は弱拡大で探し，細部を観察するときに強拡大(400倍)にする。
- 最近では形態学的な診断に加えて，遺伝子検査のような分子生物学的な手法で診断を確定させることも必要となる場合も多いので，予測される診断を念頭に，材料の保存や固定あるいは調整にも配慮する。
- 検査では，人獣共通感染症の原因となる病原体を扱っている可能性を考え，糞便の取り扱いには注意して検査者の安全を確保するとともに，検査器具や器材の汚染を防ぐことも重要である。検査を終えた後の手洗い，残った糞便や使用器材のうち可能なものは煮沸消毒し，また，機器やベンチは清潔に保つ。ベンチの汚染を防ぐために，広めに新聞紙などを広げ，検査終了時に丸めて汚染面を内側に折り込み，ナイロン袋などに密封して焼却処分するなど工夫する。

1．直接塗抹法(生鮮標本)

下痢便や粘血便には原虫の栄養型がみられることもあるが，栄養型は温度の変化にきわめて弱く，すぐに死滅して検出が難しくなる。排泄直後に観察するか，保温しておいた材料を検査すると効率よく検出される。嚢子やオーシスト，あるいは虫卵の検出では糞便の変質や細菌増殖を防ぐために行われる冷却保存が，原虫の栄養型検出においては逆効果となることに留意が必要である。感染の盛期には原虫の嚢子やオーシスト，産卵数の多い蠕虫(例えば回虫や裂頭条虫など)については虫卵が検出できる簡便法でもある。

①下痢便や粘血便についてはよく観察し，粘液や血液があれば，その部分を含めて検査材料とする。
②生理食塩水を1～2滴スライドガラスに載せる(栄養型の検出を考える場合には室温を考慮し，必要に応じて温める)。楊枝の先で検査材料を取り，スライドガラス上の生理食塩水とよく混和し，カバーガラスをかける。混和した検査材料の量に見合ったサイズのカバーガラスを用いて，糞便材料がカバーガラスからはみ出さないようにする。
③プレパラート標本を新聞紙の上に置いたときに，下の活字が読める程度の濃度に調整すると鏡検が行いやすい。また，栄養型検出にあたっては，顕微鏡加温装置が市販されているので，必要に応じて用いることで検出精度が確保できる。
④原虫の栄養型を認めたら，ハイデンハイン鉄ヘマトキシリン染色，あるいはトリクローム染色を行い，種の同定をする。あるいは，培養法や分子生物学的な手法での診断へすすむ。

- **嚢子の観察：ヨード染色**
  嚢子はヨード染色での形態確認も有用である。ヨード染色では，②で用いる生理食塩水の代わりにヨード液を用いて，糞便材料を混和することで実施できる。
- **オーシストや虫卵の観察**
  オーシストや虫卵については，鏡検による診断で十分なことがほとんどである。オーシストについては，4%重クロム酸カリ液にて糞便を保存し(25～27℃程度)，2日～数日後に観察すると胞子形成が進み，種の確定がより信用性をもつ。すなわち，生鮮材料に検出されるオーシストは単細胞であり，オーシストのサイズとその壁構造のみに頼った種同定になるが，胞子形成を進めることで，オーシストの内部にスポロシストやスポロゾイトが形成されるので，形態学的な特徴付けが多項目について確認可能である。

2．虫卵沈澱法と虫卵浮游法

糞便に含まれる原虫の嚢子やオーシスト，蠕虫卵(ここでは一括して虫卵と呼ぶ)は必ずしも数が多いとは限らないので，直接塗抹法では検出できないことも多い。食物残渣としての糞便とこれら虫卵との比重の差を利用した集卵法を用いることで，検出率は向上する。糞便より軽い虫卵に用いられるのが虫卵浮游法であり，比重に差のない虫卵や重い虫卵に用いられる集卵法が虫卵沈澱法である。適用となる虫卵はおおよそ表のとおりである。

虫卵沈澱法	嚢子，回虫不受精卵，吸虫卵，条虫卵など
虫卵浮游法	オーシスト，鉤虫卵や円虫類の虫卵，鞭虫卵など

虫卵沈澱法と虫卵浮游法はそれぞれにいくつかの方法が区別され，動物種や目的となる寄生虫により使い分ける。集卵法で用いる検査材料については，糞便の腐敗と細菌増殖による虫卵変性を防ぐために冷蔵保存する。ただし，確定診断に糞便培養法が適用となる鉤虫卵や糞線虫幼虫については，冷蔵により死滅率が上がるため10℃程度で保存する。

● **虫卵沈澱法：ホルマリン・エーテル(MGL)法**

①試験管に糞便 1 g を入れ，10 mL の水を少量ずつ加えながらよく攪拌し，糞汁をつくる。糞便を取り，攪拌棒として使うのに割り箸が便利である。

②10 cm 角程度のガーゼを用意し，スピッツ管に載せたロート上に被せ，そこに糞汁を流し込んで濾過する。濾液はスピッツ管の 8 割程度の高さに収め，遠心機にかけやすくする。

③ 2,000 rpm，2 分間程度の遠心を行い，スピッツ管を逆さにして上清部分を捨てる。軽度の遠心により微粒子が上清に残って捨てられ，目的とする虫卵が沈渣として効率よく検出できることを原理としているので，強い遠心を行うことは無意味である。

④沈渣の残ったスピッツ管の 4～5 割程度の高さを目安に 10%ホルマリン液を加えて，よく攪拌する。30 分程度放置して固定する。

⑤最終的にスピッツ管の 8～9 割の高さを目安に，エーテルを加える。試験管の口を親指の腹で閉じ，30 秒間激しく震盪する。空気バブルが糞内容の細かな食物繊維などに付き，比重を軽くすることで遠心後に除去できるという原理である。混和が目的ではないので，震盪法が最終的な検出率に大きく影響する。

⑥ 2,000 rpm，2 分間程度の遠心を行う。上部よりエーテル層，浮上した糞便層，ホルマリン層，沈渣に分かれる。糞便層は粘着性があり管壁に密着しているので，竹串などで管壁から切り放し，上清(上部 3 層)を捨てる。綿棒などで管壁を拭い，管壁に残った上清が沈渣に混入しないようにする。

⑦沈渣に適度に水を加え，ピペットで吸い出した沈渣液をスライドガラス上に載せて，カバーガラスをかけて鏡検する。嚢子の場合，水に代えて沈渣にヨード液を垂らしてもよい(ヨード染色)。核壁とグリコーゲン顆粒が染め出されて，嚢子の観察が容易となる。

＊肺吸虫卵は遠心後も糞便層にその大部分が残り，沈渣にはほとんど虫卵が検出されない。肺吸虫症を考える場合には，界面活性剤で検査材料を処理しつつ本沈澱法を行って沈澱層に虫卵を検出するか，糞便層を検査することで虫卵検出を行うなど工夫が必要となる。

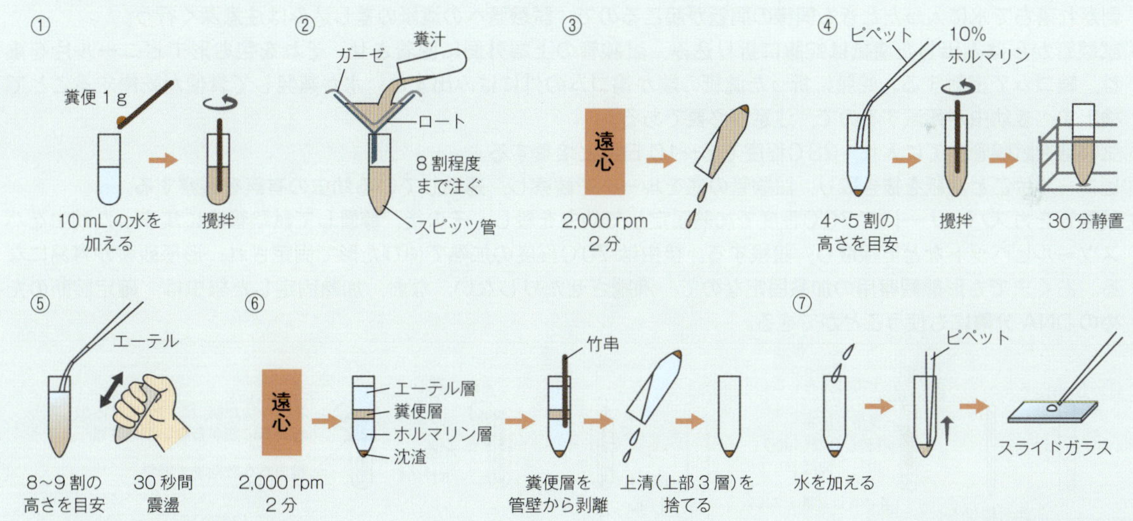

● **虫卵浮游法：ショ糖浮游法**

比重 1.20 の飽和ショ糖液は，上白糖 100 g を水 115 mL に溶かして室温で常備しておく。糞汁の調整と遠心は虫卵沈澱法に記した①～③とほぼ同じである。スピッツ管の代わりに，丸底の試験管を用いる。

④試験管内の沈渣に 3 mL 程度の飽和ショ糖液を注ぎ，よく攪拌する。そこに飽和ショ糖液を上端近くまで注ぐ(遠心することを考慮して，9 割ぐらいまでの高さに収めた方が無難である)。

⑤ 2,500 rpm，5 分間程度の遠心を行う。遠心せずに④で用意した試験管に上端までさらに飽和ショ糖液を注いで静置する方法もあるが，遠心浮游法の方が虫卵の回収率は高い。

⑥遠心した試験管を試験管立てに直立させ，管の上端をやや超す程度まで飽和ショ糖液を満たして，そこにカバーガラスを気泡が入らないように載せて 30 分間静置する。あるいは，試験管の上端から盛り上がるように飽和ショ糖液を加え(表面張力による液面盛り上げ)30 分間静置した後に，カバーガラスを液面に接着させて液表面に

集まった虫卵を付着させ，スライドガラス上に載せて鏡検する。

＊虫卵浮游法には，飽和食塩水法，飽和硫酸マグネシウム水溶液法もあるが，飽和ショ糖液は粘稠なのでより検出率が高いとされる。

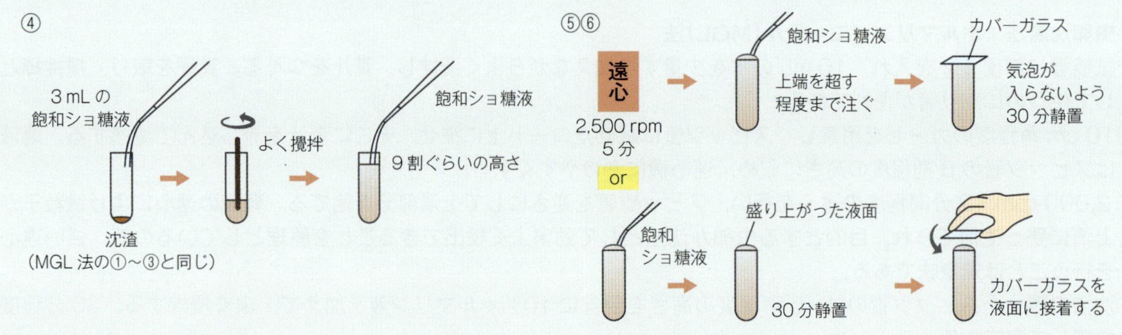

3．糞便培養法

鉤虫卵や各種円虫類などは，虫卵では種の診断に限界がある。また，糞線虫はラブジチス型幼虫が糞便内に観察されるが，その確定にはフィラリア型幼虫の確認が望ましい。自由生活線虫の混入などの可能性を排除するためである。犬や猫など植物繊維が少ない糞便は濾紙培養法あるいは寒天平板培養法にて実施できる。

● 濾紙培養法

①やや厚い濾紙を幅 3 cm，長さ 22 cm に切る。幅 3 cm の中央で折れ目が付くように半分に折り畳む。

②開いた濾紙の内側にヘラを使って糞便を塗布する。試験管に投入する下方 4 cm 程度には糞便を塗布せず，また，試験管から塗布部分がはみ出さないように，適度な範囲で広く塗布する。塗布した糞便が剥がれないように，均一に伸ばす。

③試験管に蒸留水（水道水）を 4 mL 程度入れ，糞便を塗布した濾紙を半開きの状態で差し込む。糞便塗布面が水につかないようにする。濾紙面の糞便が水に入ると，細菌増殖で幼虫の検出が難しくなる。また，濾紙面の糞便が剥がれ落ちて水に入ったときも同様の問題が起こるので，試験管への濾紙の差し込みは注意深く行う。

④試験管からはみ出した濾紙は蛇腹に折り込み，試験管の上端外側に密着させ，それを包む形でビニール片を重ね，輪ゴムで密封する。蛇腹に折った濾紙の端が輪ゴムの外にはみ出すと，水が蒸発して糞便が乾燥することで検出すべき幼虫が死滅するので，注意が必要である。

⑤試験管を試験管立てに入れ，28℃程度で 5〜10 日ほど培養する。

⑥ビニール片ごと濾紙を抜き取り，試験管の底をルーペで観察し，運動している幼虫の有無を観察する。

⑦試験管をガスバーナーにて 70℃程度で加熱固定して幼虫を殺し，その後，静置して試験管底に集まった幼虫をパスツールピペットなどで採取し，鏡検する。線虫は 70℃程度の加熱で伸びた形で固定され，形態観察が容易になる。あくまでも形態観察用の加熱固定なので，沸騰させたりしない。なお，加熱固定した線虫は，確定診断のための DNA 分離にも使うことができる。

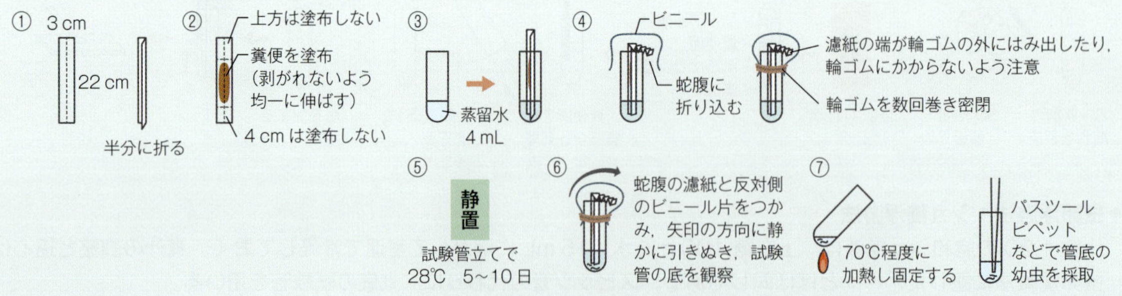

● 寒天平板培養法

①シャーレ内に 3〜5％の普通寒天を適度の厚さをもつように流し込み，放置して固める。

②シャーレ内の寒天中央部上に糞便約 2 g を載せ，水分の蒸発を防ぐように蓋をして，28℃程度で数日間培養する。

③糞便内に幼虫がいると，糞塊から出た幼虫が寒天上を蛇行して這い，その足跡が寒天上に残るので，高感度の検出法となる。

（佐藤　宏）

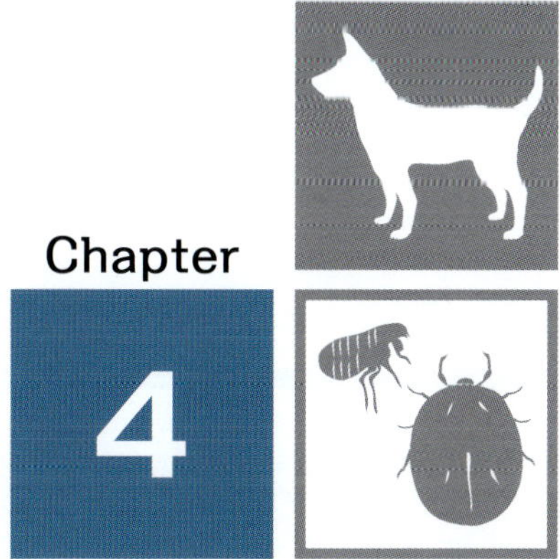

犬の外部寄生虫感染症

1. 疥癬
2. 耳ダニ感染症
3. ニキビダニ症
4. ノミ感染症
5. マダニ寄生と媒介性疾患

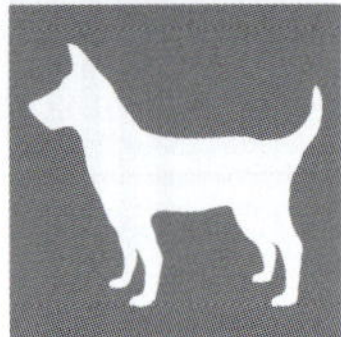
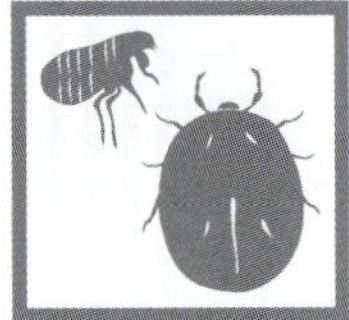

4-1 疥癬

0.4 mm ほどのダニが皮膚内に潜り込み，非常に強い痒みを伴う皮膚炎を引き起こす。患部を強く掻くことで皮膚が損傷して二次感染を起こしたり，痒みのストレスから食欲減退や元気消失に至る。症状が強いもののダニの検出率が低いため，しばしば誤診による誤った治療で症状の悪化を招くことがある。時に皮膚の角化が亢進すると同時にダニが異常増殖する特別な病態（角化型疥癬）を示すことがあり，その場合，人を含む他の動物への強力な感染源となる。

▶ 病原体

分類

疥癬（かいせん）は広義には小型のダニが皮膚に感染して重度の皮膚病変を形成する疾患を指し，いくつかのダニが原因となり得るが，狭義の疥癬を引き起こすのは，無気門類（現在はササラダニ亜目コナダニ団とも呼ばれる）ヒゼンダニ科 *Sarcoptes* 属のダニである。宿主ごとに若干の相違が認められることもあるが，現在のところ形態学的には *Sarcoptes* 属には**センコウヒゼンダニ** *Sarcoptes scabiei* 一種のみが存在すると考えられている。しかし宿主動物ごとに宿主特異性があることから，変種（variation）が設定されており，例えば人由来のものを *S. scabiei* var. *hominis*，犬由来のものを *S. scabiei* var. *canis* などと呼ぶことがある。

形態

毛や脚を除いたダニの体長は，雌成ダニで 0.4 mm，

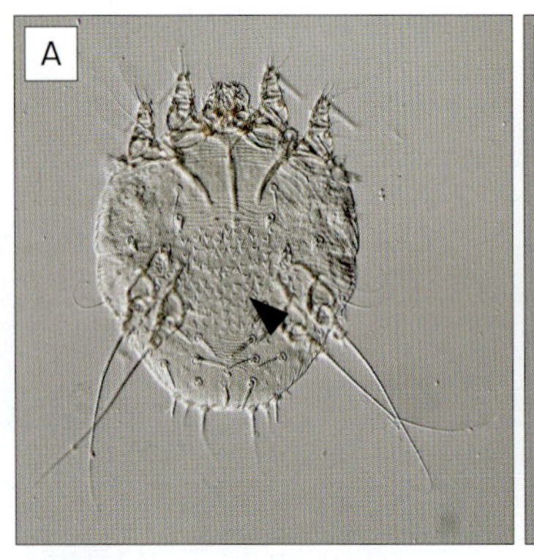

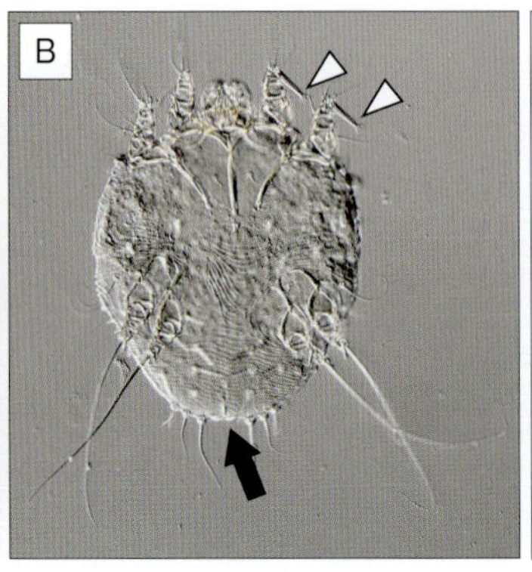

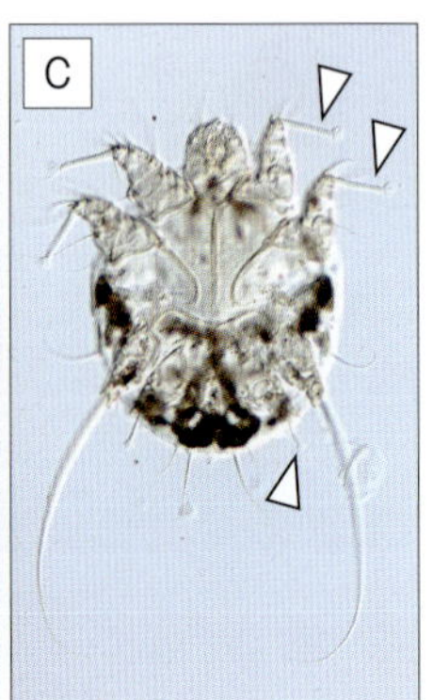

図 1 センコウヒゼンダニ

A：雌成ダニ背側面に合焦した写真。背面の一部が三角形の棘突起で覆われる（矢頭）

B：雌成ダニ腹側面に合焦した写真。第一および第二脚の先端に爪間体をもつ（矢頭）。体後縁部に肛門が開口する（矢印）

C：雄成ダニ腹側面に合焦した写真。第一，二および第四脚の先端に爪間体をもつ（矢頭）

雄成ダニで0.3 mmほどで，扁平な球状の体を有し，その表面は細かな指紋状の溝に覆われる。また，背側中央やや後方は小さな三角形の棘突起で覆われる（**図1**）。腹側辺縁近くに短い脚をもつが，雌では第一脚と第二脚，雄ではそれに加えて第四脚先端に，各々太く短い2本の爪の間から派生する，折りたたみ可能な「爪間体（そうかんたい）」と呼ばれる単節の棒状構造をもち，さらにその先端に吸盤（肉盤）をもつ（**図2**）。ダニは皮膚角質層内に掘ったトンネル（**図3**，疥癬トンネル：後述）内部で生活するが，そこでは爪間体を腹側にたたんで短い脚とその先端の爪をトンネル内壁に突き立てて移動する一方，トンネル外の歩行では床面に脚が届かないために爪間体を伸ばして脚の長さを補い，その先端の吸盤も利用して移動する。雌成ダニの第三，四脚および雄成ダニの第三脚先端には爪間体がなく，代わりに長い剛毛が派生する（**図1**）。

ごくまれに，猫の「9-1 疥癬」で解説するネコショウセンコウヒゼンダニ *Notoedres cati* が犬に寄生することがある。

▶ 疫学

日本を含む世界中に分布する。国内では，キツネ，タヌキおよびイノシシなどで重度センコウヒゼンダニ感染個体がたびたび認められる。これら重篤な疥癬である角化型疥癬（後述）に罹患した野生動物が，人家近くに残飯や庭先飼育の犬の餌を求めて現れる。近年の研究では，タヌキから犬への感染が起こり得ることが示されており[1]，野生タヌキの出没する土地では犬への感染に注意が必要である。

▶ 宿主

相互感染実験から動物ごとに宿主特異性が存在するとされている[2]が，少なくともタヌキと犬の相互感染は起こり得る[1]。また由来宿主動物が異なる場合でも，ダニは人を含む動物の皮膚表面に到達すると，繁殖はしないものの角質にトンネルを掘って穿孔し，病害を引き起こすことがある（後述の「感染の特徴」を参照）。

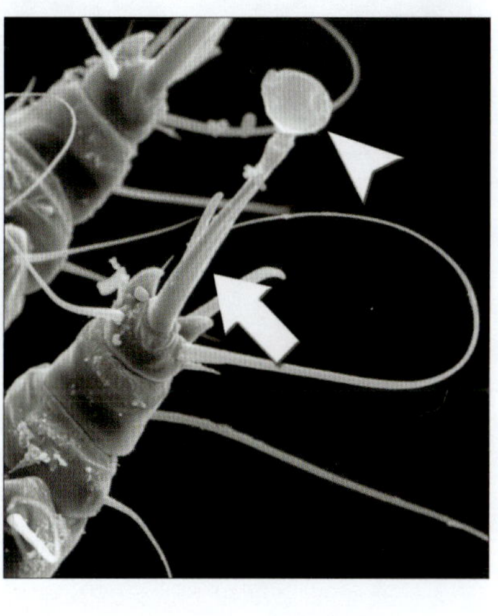

図2 センコウヒゼンダニ第二脚先端部の走査型電子顕微鏡像
脚先端の太く短い2本の爪の間から腹側に折りたたむことができる爪間体（矢印）が伸び，その先端に吸盤（矢頭）を備える

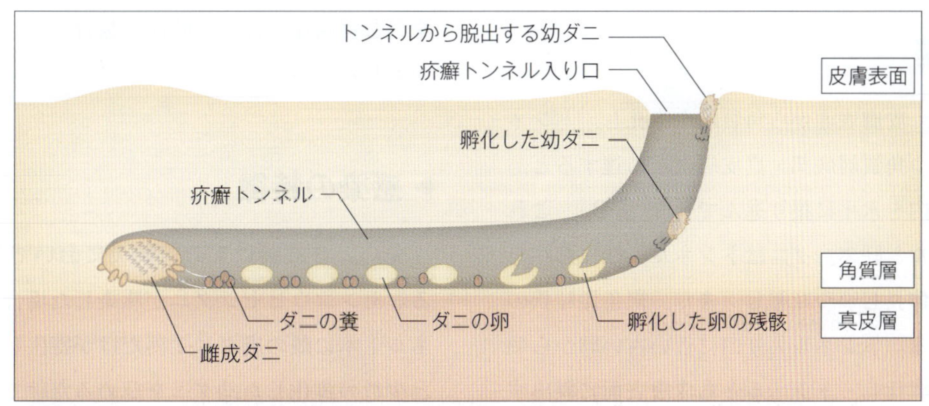

図3 疥癬トンネルの模式図

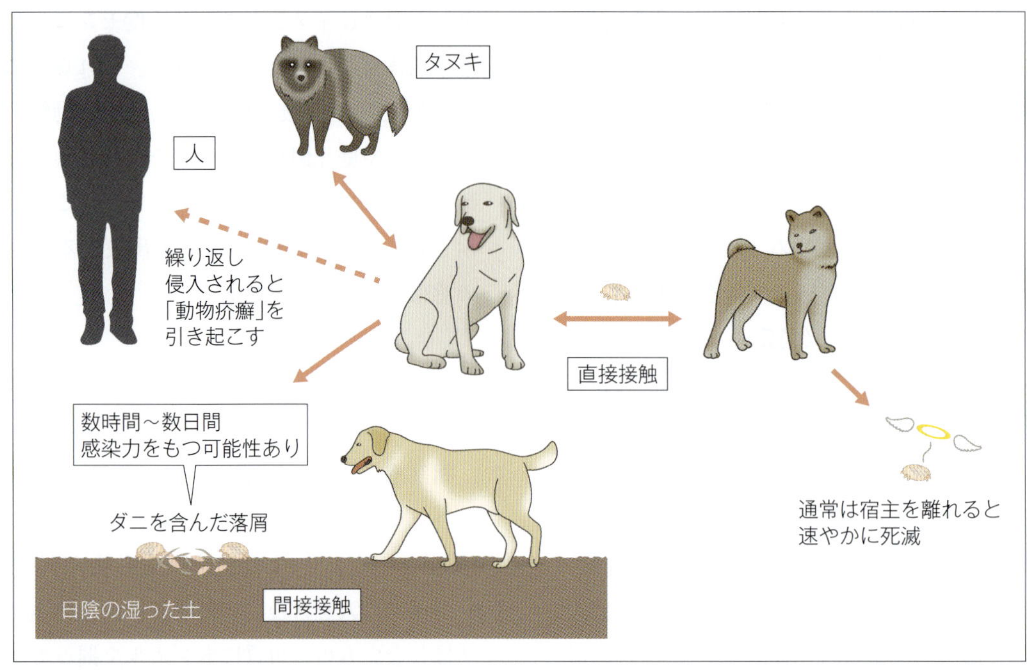

図4 センコウヒゼンダニの感染経路

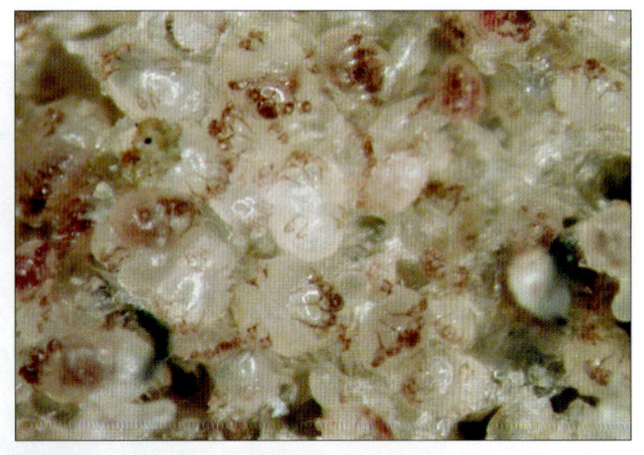

図5　角化型疥癬で高度に肥厚した痂皮の裏側
きわめて多数のダニが集簇して寄生している

▶感染経路

雌成ダニは，皮膚表面から角質層を穿孔し，トンネルを形成しつつ角質層底部・真皮層直上に達すると，以降は角質層内を水平に掘り進んで行く（**図3**）。これを**疥癬トンネル**と呼ぶ。ダニはトンネル先端に存在してトンネルを伸長しつつ産卵し，また，褐色顆粒状の糞便を排泄する。トンネル入り口に近い古い卵から順次，幼ダニが孵化し，トンネルから皮膚表面に脱出する。犬では角質層が薄いため，疥癬トンネルは明瞭ではない。幼ダニ，および脱皮した第一若ダニ，および第三若ダニは，皮膚表面を徘徊しつつ毛包漏斗部に侵入するほか，各々が角質層に穿孔する能力をもつ（第二若ダニのステージは存在しない）。雄成ダニは雌成ダニを求めて移動し，皮膚表面で交尾が行われる。後に，雌成ダニは角質層に穿孔し，そこで産卵する。卵が発育・孵化してダニが成長し次世代の卵を産むまでの期間は，条件にもよるがおよそ3週間程度とされている。

主な感染経路は直接接触による伝播と考えられる（**図4**）。ダニは乾燥に弱く，一般的には宿主を離れると速やかに死滅するが，条件によっては3週間近く生存し得る。そのため，直接接触がなくても感染が成立する可能性があり，例えば日陰の湿った土の上のダニを含む落屑（らくせつ）などは，数時間～数日間感染力を保持するかもしれない。

▶感染の特徴

発症は2歳齢以下の若齢犬において多く認められる。センコウヒゼンダニが感染した場合，通常はトンネル1本に雌の成ダニ1匹だけが寄生し，ほかには卵と少数の孵化した幼ダニを認めるだけである。これを「**通常疥癬**」と呼ぶ。これに対して原因は不明なものの，ダニの繁殖力が高まってトンネル内に多数のダニが生息するようになることがある。このとき皮膚の角化が異常亢進し，角質層の肥厚によってダニの生息域が拡大する結果，さらに寄生ダニ個体数が増加する。この病態を「**角化型疥癬**」と呼ぶ。慢性疾患，免疫不全などが原因と考えられているが，局所ないし全身性のステロイド投与が引き金となることもある。角化型疥癬は宿主動物あたりの寄生ダニ数が通常疥癬にくらべ3桁以上の域にまで増加することもあり，感染源としてのリスクは計り知れない(**図5**)。

ダニは動物種が異なっても皮膚に穿孔することがあるため，診断がつかないまま感染動物と飼い主が濃厚な接触をつづけた場合，動物から人にダニが移行して皮膚角質層に穿孔することがある。このときダニは短期間で死滅するものの，その死骸は，皮膚のターンオーバーにより角質層全層が更新されるまで異物として皮膚内に存在しつづけることとなる。ダニの侵入を繰り返し受けた人はダニに感作されているので，ダニの増殖がなくとも結果的に皮内のダニ死骸を原因とした皮膚炎が持続する。これを「**動物疥癬**」と呼ぶ。

▶臨床症状

初発病変は**頭頚部，胸腹部の腹側，肘部および膝部に認めることが多く，顔面部，特に耳介辺縁部**から発症しやすい。

通常疥癬

少数寄生の「通常疥癬」の場合，当初の病変部はダニ穿孔部に限局される。病変部は発赤し，水疱，小結節および痂皮を形成し，症状の進行により皮膚の肥厚，脱毛，落屑を呈する(**図6**)。通常，**非常に強い痒みを伴う**ため，強く掻いたり体を擦りつける結果として，病変周辺部位を含め皮膚を損傷して二次感染から膿皮症に至るほか，ストレスによる食欲低下や発育遅延も起こり得る。免疫機能が未発達な段階の子犬や，加齢性，疾患継発性の免疫低下状態，あるいは免疫抑制薬投与中においては症状が顕在化せず，結果として感染源になることがある。

角化型疥癬

通常疥癬が「角化型疥癬」に移行すると，場合によっては痒みを伴わなかったり，痒みの程度が弱かったりすることがある。角化亢進により皮膚は肥厚し皺襞化することもあり，脱毛と多量の落屑を認める(**図7**)。膿皮症が重篤化して敗血症を呈することもある。

▶診断

浅部皮膚掻爬検査

病変部位の掻爬試験が標準的な検査法である。ダニは角質層内に留まるので，角質層全層をメス刃や鋭匙で掻き取って鏡検する(**図8**)。ミネラルオイルを使用する場合は，予め皮膚に少量のオイルを滴下してから掻爬することで回収率が向上する。

通常疥癬の場合にはダニの検出は困難で，検出率は50%未満ともいわれており，病変部位は可能な限り多くの箇所を検査する。ダニ虫体以外にも，ダニの脱皮殻，卵，孵化した後の卵殻，あるいはダニの糞などのダニ関連構造物の検出も診断的意義が高い(**図9**)。落屑が多い場合には標本の透過性を改善するために掻爬物を20% KOH(水酸化カリウム)やDMSO(ジメチルスルホキシド)加KOHと混和して鏡検する場合があるが，この場合ダニの糞は溶解しやすいため，疥癬を強く疑う場合はこうした透過剤を使用しない方がよい。患部に透明粘着テープを貼付した後に剥がし，ス

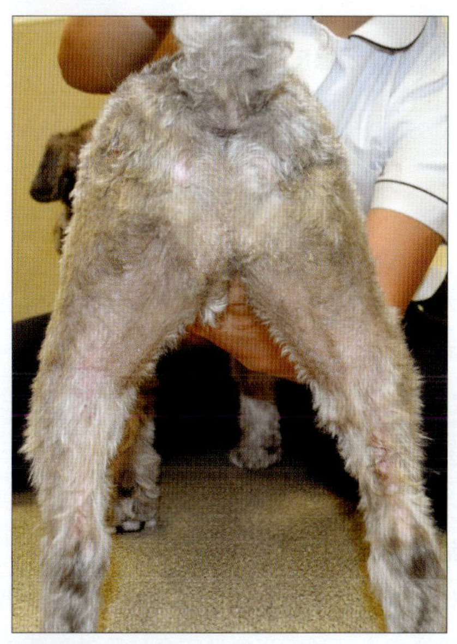

図6 **通常疥癬**
画像提供：百田豊先生
(日本獣医生命科学大学)

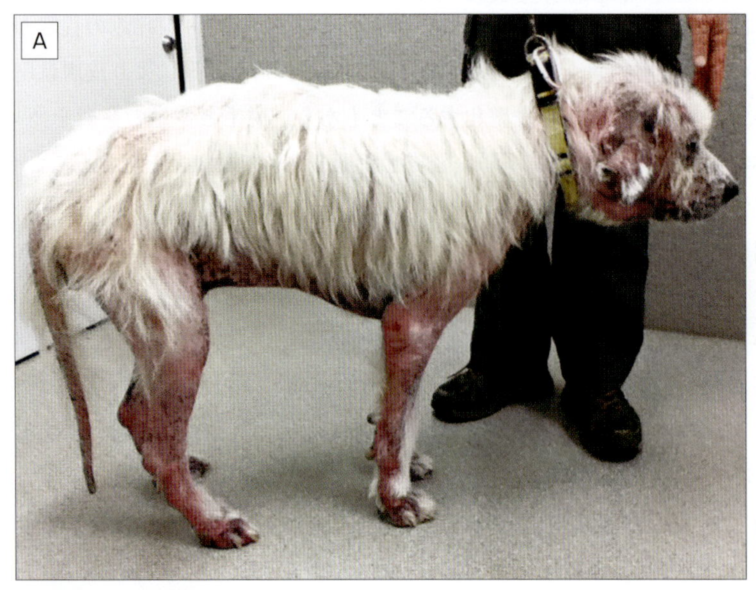

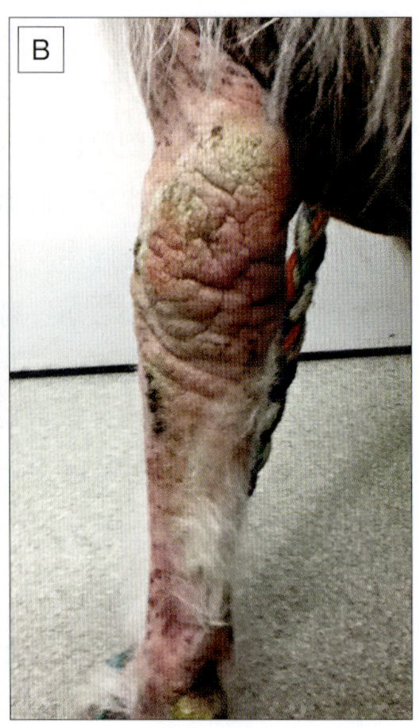

図 7 角化型疥癬
A：重度疥癬の犬の全身像　B：重度疥癬の犬の前腕部にみられた角化領域
画像提供：百田豊先生（日本獣医生命科学大学）

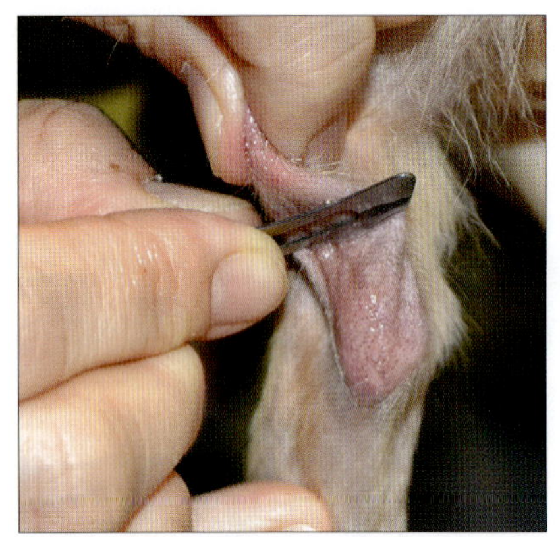

図 8 浅部皮膚掻爬検査
画像提供：百田豊先生
（日本獣医生命科学大学）

ライドガラスに貼付して鏡検してもダニを検出できることがある。また，耳介部を擦ることで後肢が無意識に動く反射行動（**耳介－後肢反射**）は，疥癬において比較的特異性が高い。

診断的治療

鏡検によりダニないしダニ関連構造物が検出できなかった場合でも，通常疥癬は完全に除外診断できず，臨床像として疥癬が疑われる場合には診断的治療を行う。すなわち，後述の薬剤治療を実施して症状の改善をみた場合には疥癬であったと判断する。通常はアベルメクチン系薬剤により治療するが，現在はその耐性ダニが認められているため[3]，投与薬剤への反応が思わしくなく，かつ疥癬の疑いが依然存在する場合には，第二の診断的治療として作用機序の異なる薬剤（例えばフィプロニルやイソオキサゾリン系薬剤）を使用した上で疥癬を除外診断すると確実である。

その他

海外では血清学的検査法が実用化されているが，日本国内では現在のところ利用できない。

角化型疥癬の診断

角化型疥癬ではダニが大量に寄生するので，浅部皮膚掻爬検査やセロハンテープ押捺標本検査により容易にダニを検出できる。

診断法については p403 も参照

▶ 治療

国内では疥癬治療薬として犬で認可されている薬剤はなく，使用にあたっては飼い主に適応外処方であることを十分説明する必要がある。薬剤を使用するにあ

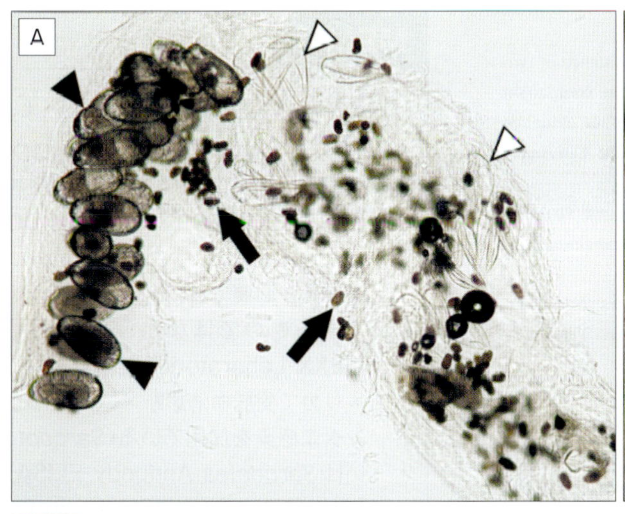

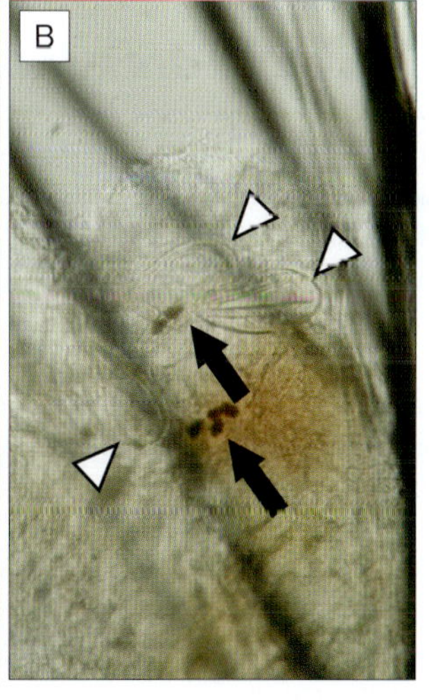

図 9　ダニ虫体以外の診断材料

A：摘出した疥癬トンネル。卵(黒矢頭)と孵化した卵の残骸(白矢頭)。褐色の顆粒はダニの糞(黒矢印)

B：掻爬物(臨床材料)。孵化した卵の残骸(白矢頭)とダニの糞(黒矢印)

たり角質除去効果をもつシャンプーの事前使用が効果的である。また二次感染治療として抗菌薬を投与する。

マクロライド系薬剤

現在の第一選択薬はアベルメクチン系薬剤であり，特にイベルメクチンの200～400 μg/kg，2週に1回の皮下投与を2回，または同量を1週間隔で3回，経口投与が標準的に使用されてきた。この場合，コリー系犬種や秋田犬などで多く認める *MDR1* 遺伝子変異が存在すると中毒を起こし得るので，予め遺伝子検査を行い変異が明らかな場合は禁忌であり，そうでない場合でも他犬種を含め，神経系の副作用に留意して低用量から開始すべきである。ダニ検査において1週間隔で2回連続陰性となるまでは投薬を継続すべきであるが，治療への反応が悪い場合には別系統の薬剤(イソオキサゾリン系やフェニルピラゾール系薬剤など)への切り替えを考慮する。

ノミ予防薬として販売されているモキシデクチンあるいはセラメクチンのスポット剤は，海外ではともに犬の疥癬治療薬として認可を受けており，常法に従い1回ないし2回投与する。検査結果によっては追加投与を行う。これらは国内でも犬への投与自体は認可を受けている薬剤であり，コンプライアンスの観点から安心感が高い。

イソオキサゾリン系薬剤

イソオキサゾリン系薬剤も有効であり，ノミ・マダニ予防量を基本として，アフォキソラネルは常法に従い3回[4]，フルララネルは同じく1回投与する[5]。検査結果を受けて必要に応じ追加投与を行うが，治療への反応が悪い場合には別系統の薬剤への切り替えを考慮する。

フェニルピラゾール系，ジアミド系薬剤

フィプロニルのスプレー剤3 mL/kg，2週間隔での3回の全身投与も有効である[6]。アミトラズの患部への塗布も有効であるが，副作用や施用の手間を鑑み，他の治療法が充実してきた近年はあまり使用されない。

外部寄生虫駆除薬については p430～437 も参照

▶ 予防

疥癬が疑われる動物との接触を断つとともに，そうした動物が接触したり，落屑が存在する可能性がある場所に動物を近づけない。同居犬がいる場合には発症が認められなくても同時に治療を行う。罹患犬の行動圏は徹底的に清掃するとともに，十分乾燥させる。角化型疥癬の場合には，その動物の敷布などはビニール袋に二重に密閉して廃棄するのが望ましい。

【 参考文献 】

1. Matsuyama R, Yabusaki T, Kuninaga N, et al. Coexistence of two different genotypes of *Sarcoptes scabiei* derived from companion dogs and wild raccoon dogs in Gifu, Japan: The genetic evidence for transmission between domestic and wild canids. *Veterinary Parasitology* 212, 2015, 356-360.
2. Arlian LG, Runyan RA, Estes SA. Cross infectivity of *Sarcoptes scabiei*. *Journal of the American Academy of Dermatology* 10, 1984, 979-986.
3. Terada Y, Maruyama N, Ikemura H, et al. *Sarcoptes scabiei* var. *canis* refractory to ivermectin treatment in two dogs. *Veterinary Dermatology* 21, 2010, 608-612.
4. Beugnet F, deVos C, Liebenberg J, et al. Efficacy of afoxolaner in a clinical field study in dogs naturally infested with *Sarcoptes scabiei*. *Parasite* 23, 2016, 26.
5. Taenzler J, Liebenberg J, Roepke RKA, et al . Efficacy of fluralaner administered either orally or topically for the treatment of naturally acquired *Sarcoptes scabiei* var. *canis* infestation in dogs. *Parasites & Vectors* 9, 2016, 392.
6. Curtis CF. Use of 0.25 per cent fipronil spray to treat sarcoptic mange in a litter of five-week-old puppies. *Veterinary Record* 139, 1996, 43-44.

MEMO

「疥癬の血清学的検査法について」

- 10年以上前から海外ではセンコウヒゼンダニの血清診断用ELISAキットが販売されていたが(SARCOPTES-ELISA 2001 DOG, Imovet sarcoptesなど)，これらの実施には特殊な検査装置が必要であり，一般病院内で容易に実施できるものではなかった。しかし近年は，IDEXX Laboratories社がヨーロッパおよびアメリカで受託血清診断メニューにセンコウヒゼンダニ感染を加えている(*Sarcoptes* IgGあるいは*Sarcoptes* Antibody ELISA)。センコウヒゼンダニの血清診断では，犬のアレルギーの原因として知られる屋内ダニ(ハウスダストマイツ)の抗原と交差反応性がみられることから，検査結果の特異性が問題視されてきたが，IDEXX Laboratories社の検査説明にはそうした交差反応を示さないと記されている。今後，日本でもこの検査が導入されれば，特異性の高い血清診断が行えるようになるかもしれない。

（森田達志）

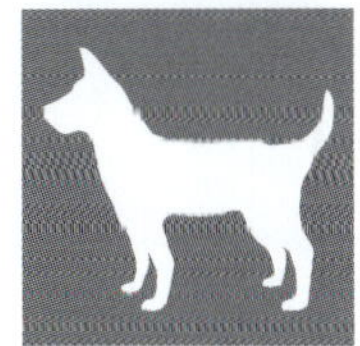

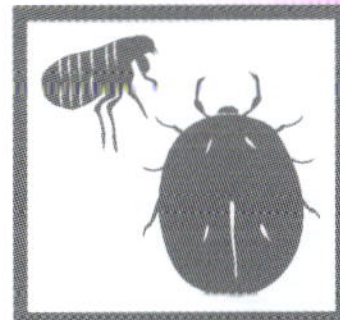

4-2 耳ダニ感染症

ミミヒゼンダニは無症状のまま犬の耳道奥深くに生息していることがあり，細菌や真菌の感染による外耳炎を悪化させる可能性がある。治療への反応が悪い外耳炎では，本症の検査も併せて行うのが望ましい。

▶ 病原体

分類と形態

ミミヒゼンダニ *Otodectes cynotis* は，無気門類（現在はササラダニ亜目コナダニ団とも呼ばれる）ヒゼンダニ科に属し，形態学的にはセンコウヒゼンダニに似るが，脚は太く長く，また肢端には短い爪間体（そうかんたい）とその先に吸盤をもつ。雄成ダニのみすべての脚先端に吸盤をもつが，それ以外のステージでは前２対の脚にだけ吸盤をもち，そのほかの脚には２本ずつの長い剛毛をもつ（**図１A～C**）。雌成ダニの第四脚は発達が悪く痕跡的であり，成虫にもかかわらず脚が３対しかないようにみえることがある（**図１A**）。雄成ダニ体後部腹側面には明瞭な１対の吸盤（copulatory suckers）がある（**図１B**）。

卵は粘液とともに産み出されるため，外耳道内面や耳垢に固定された状態となる（**図１E，F**）。孵化した六脚の幼ダニは，脱皮して第一若ダニとなり，さらに発育して第二若ダニになる（**図１B**）。この段階まで雌雄差はみられない。第二若ダニは尾端に２つの突起をもつが，雄成ダニは第二若ダニに近づき，その尾端の吸盤で第二若ダニの尾端の突起を把持する。把持された場合の第二若ダニは，雄成ダニに運搬される形で発育する（**図１D**）。第二若ダニが発育して脱皮したとき，雄成ダニが現れた場合には各々別行動をとる一方，雌成ダニが現れた場合には速やかに交尾が行われ，雌はその雄の精子を使って産卵する。ライフサイクルは条件にもよるが，およそ３週間程度で完成する。

軽度感染の場合は鼓膜近くの耳道に生息するとされるが，感染が**重篤化するにつれ耳道入り口付近まで生息域を拡大**し，さらには宿主動物の頭部，背部，あるいは尾部体表を徘徊する個体も認められる。

温度がおよそ13℃，相対湿度がおよそ70％の環境では宿主から離れて10日間以上生存する。

▶ 疫学

日本を含む世界中に分布する。犬，猫，フェレットおよびキツネから得られたミミヒゼンダニは，形態学的および分子生物学的に同一種とみなされており，おそらくはミミヒゼンダニは宿主が異なっても１種のみしか存在しないと考えられている。すなわち食肉類の動物同士の接触や行動圏の重複により，相互感染が起こり得る。日本における疫学調査では犬1,151頭のうち3.5％で耳道内にダニ寄生が確認されているが，屋外飼育犬よりも屋内飼育の若齢純血犬種，特にブリーダーやペットショップの犬で感染率が高い傾向が示されている[1]。

▶ 宿主

食肉類の動物全般が宿主となり，犬のほか，猫，フェレット，あるいは野生の食肉類が感染源となる。１症例のみではあるが，人の感染例も報告されてお

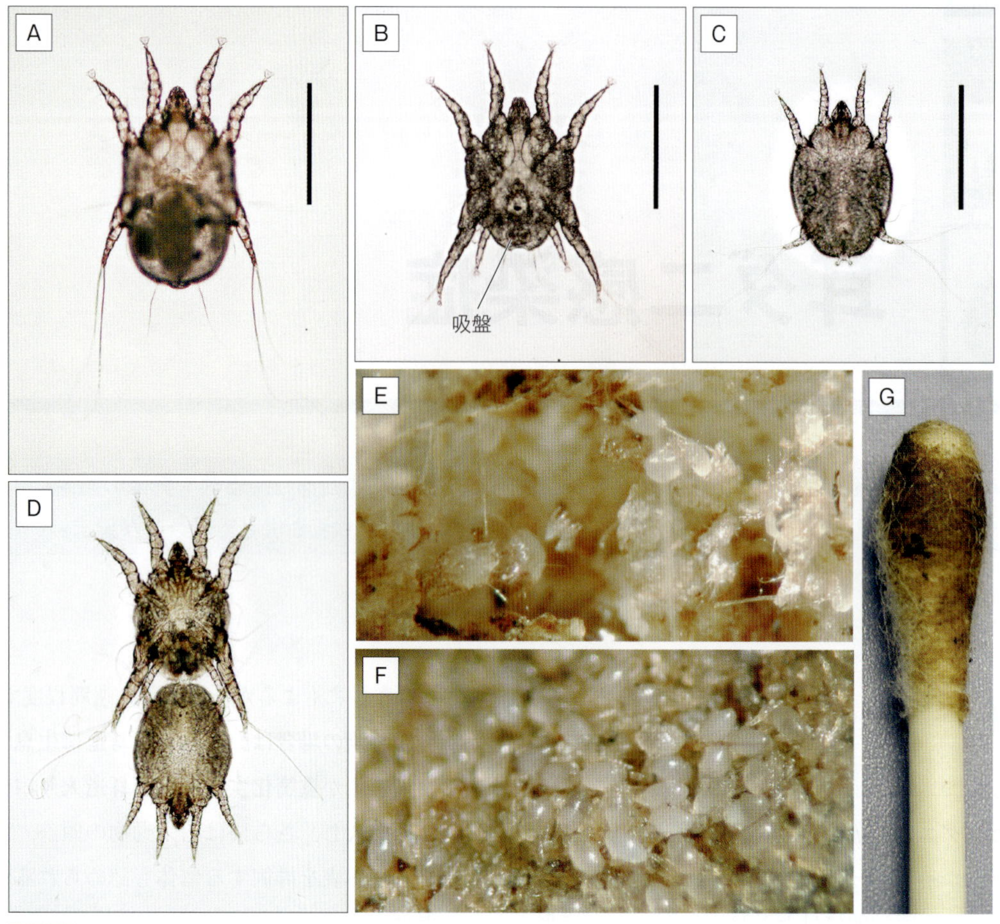

図1 ミミヒゼンダニ
A：雌成ダニ　B：雄成ダニ　C：第二若ダニ　D：第二若ダニを把持している雄成ダニ
E：耳垢に生息するダニ（卵を含む各種発育ステージを認める）　F：多数の卵を含む耳垢
G：耳垢を採取した綿棒
A～C スケール＝30 μm

り[2]，人獣共通感染症としての認識も求められる。

▶ 感染経路

動物の頭部のみに留まらず，体表同士の接触でも感染し得る。また，ミミヒゼンダニは宿主から離れても数日単位で環境中で生存可能なため，動物の体から**脱落した耳垢片，ダニの付着した被毛などが感染源となる**ことから，感染動物の行動圏全般に感染リスクがある（**図2**）。

▶ 感染の特徴

ダニは組織内に侵入せず皮膚の刺咬も行わないため，**軽度感染では無症状**である。しかし，感染は持続することから他個体への感染源となるため，ブリーダー，動物販売者，あるいは多頭飼育者は，予防的に治療薬投与を行うことが望ましい。

▶ 臨床症状

おそらくはダニの唾液や排泄物により宿主が感作され，外耳道に炎症が起こると考えられる。軽度感染では症状を示さないか，ときおり耳を痒がる程度に留まる。感染の重篤化により痒みは強くなり，耳道内に**茶褐色の耳垢**が形成される（**図1G**）。外耳炎の進行で耳道粘膜の肥厚から耳道閉塞に至ることもある。重症例では斜頚や旋回行動も認められる。垂れ耳の犬種では，強い痒みで頭を振って耳をぶつけてしまうことで，耳血腫が形成される。

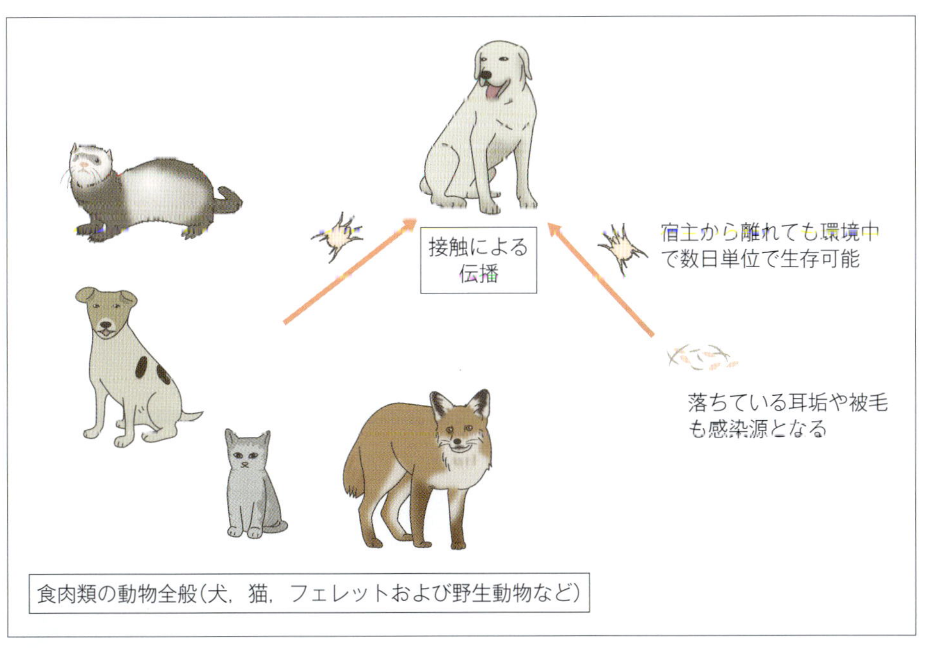

図2 ミミヒゼンダニの感染経路

細菌類や真菌類の二次感染により症状は悪化し，特にマラセチアの感染により独特の甘い臭気が発生する。

▶ 診断

耳鏡検査，耳垢の顕微鏡検査

耳鏡により耳道内で動くダニを検索する。耳鏡検査の結果にかかわらず，耳垢の顕微鏡検査によりダニおよび卵の検出を試みる。

浅部皮膚掻爬検査

耳周辺の皮膚に病変がある場合，浅部皮膚掻爬検査によってダニを検出できる。

▶ 治療

感染動物は隔離する。多頭飼育の場合は，無症状の感染同居動物（食肉類の動物全般）が感染源になることもあるので，治療は全頭同時に行うべきである。ダニの殺滅と同時に抗菌薬投与により二次感染をコントロールする。耳道内に耳垢が存在する場合は，薬剤投与の前に十分な耳道洗浄を行う。

国内でミミヒゼンダニ感染に対して認可を受けている薬剤はセラメクチンのスポット剤のみであるが，モキシデクチンのスポット剤は海外では認可を受けており，1回ないし2回の投与で治癒が期待できる。フィプロニルのスポット剤の1回投与も有効とされている。また副反応に注意する必要があるが，大動物用アベルメクチン注射剤（イベルメクチン，ドラメクチンあるいはモキシデクチン）の耳道内直接少量滴下も有効である。経口タイプのノミ・マダニ予防薬として市販されているイソオキサゾリン系薬剤も用法に従った投与2回（フルララネルは1回）により高い治療効果を示すことが報告されている。

外部寄生虫駆除薬についてはp430～437も参照

▶ 予防

感染リスクのある動物には予防的投薬を行う。

【 参考文献 】

1. 伊藤直行．犬におけるミミヒゼンダニの寄生状況．獣医皮膚科臨床 6，2000，33-35.
2. Heyning JV. Otitis externa in man caused by the mite *Otodectes cynotis*. *Laryngoscope* 87, 1977, 1938-1941.

（森田達志）

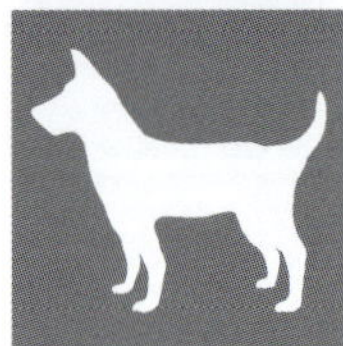
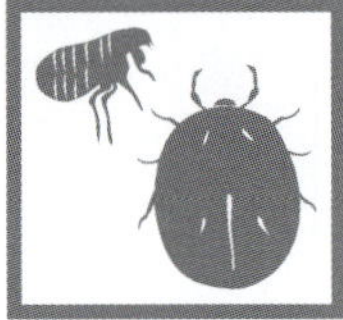

4-3 ニキビダニ症

ニキビダニは皮膚の常在生物であり，幼犬では発症しても一過性の部分脱毛を認める程度で軽快するが，何らかの要因により病態が悪化すると薬剤の治療効果が得られにくく，数カ月単位の治療が必要となる。かつては治療に反応せずしばしば重篤化し，場合によっては安楽死さえ検討される疾患であったが，近年は治療法の発達によって以前より格段に治療成績が向上している。成犬での発症の多くには基礎疾患が存在し，治療が複雑化する。

▶ 病原体

分類

ニキビダニ症を引き起こすのは，前気門類（現在はケダニ亜目とも呼ばれる）ニキビダニ科 *Demodex* 属のダニである。

分類学が未熟であった過去には，小型のダニの多くが「いわゆる小さなダニ」を意味する「*Acarus*」属に分類され，それを受けて「アカルス」ないし「アカラス」が病原体名として慣用的に使用された結果，*Demodex* 属ダニによる皮膚疾患が「アカルス（またはアカラス）症」と呼ばれた。一方，面皰（めんぽう）（ニキビ）に一致して本ダニが検出されることが多いことから「ニキビダニ」の名が使用され，それによる疾患は**ニキビダニ症**と呼ばれる。しかし，いわゆるニキビを伴わない *Demodex* 属ダニによる病変〔例えば幼犬の部分脱毛や人の酒（しゅ）さ（顔面の毛細血管炎による赤ら顔状態）〕も知られていることから，ダニの主な寄生部位に由来する「毛包虫」および「**毛包虫症**」という名称を妥当とする立場もある。ところが *Demodex* 属の中には皮脂腺をより好んで寄生したり，皮膚表面に生息する種も存在することから，この名称も必ずしも適切とはいえず，本疾患の和名はこれらが入り交じって使用される状況にある。

犬に寄生する *Demodex* 属ダニとしては，古くからイヌニキビダニ ***Demodex canis*** が知られてきたが，明らかにこれよりも大きい〔特に後胴体部が長い（後胴体部については後述）〕タイプのダニや，逆に後胴体部が短縮した小型のダニの存在が知られていた。それらのうち大きいタイプのダニは，後胴体部長以外にも定性的な形態学的特徴をもつことから *Demodex injai* として 2003 年に新種記載された[1]。一方，小型のダニは，後胴体部が短いことを除けば *D. canis* との明瞭な形態学的差異が認められず，これを種の記載報告がないままに *Demodex cornei* と呼ぶことがある[2]。*D. canis* と *D. injai* は毛包あるいは皮脂腺で認められる一方，小型のダニは体表からのみ検出されるという特徴がある。しかしながら，原則 *D. canis* と同時感染であること，虫体が変形しており柔らかい後胴体部に短縮した形跡があること，体が透明で菲薄であり死後変化ともみられること，一部の報告を除き雄個体が認められないことなどから，*D. canis* が本来の寄生部位から脱出して体表面で変形した可能性も示唆されている。そうした議論がある中，2018 年に Izdebska と Rolbiecki は，これらすべてを網羅せず手元の標本をもとにして *D. cornei* を新種として記載した[3]。これとは別に，外耳炎原発で全身性ニキビダニ症に至った症例にて，後胴体部は短いものの *D. canis* より幅

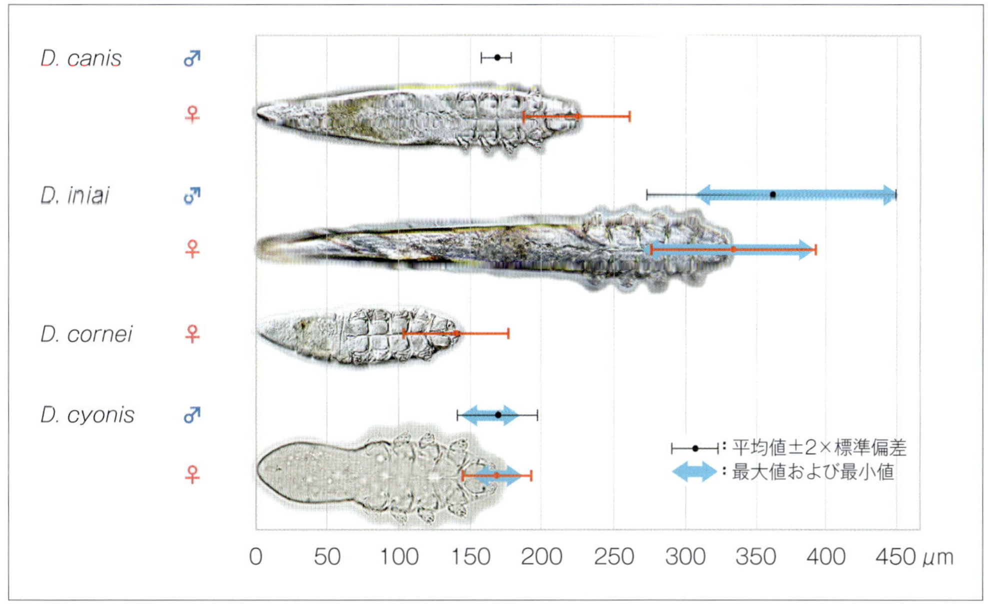

図1 犬由来ニキビダニ各種の体長比較
より頻繁に検出され得る雌個体写真を並べて示す

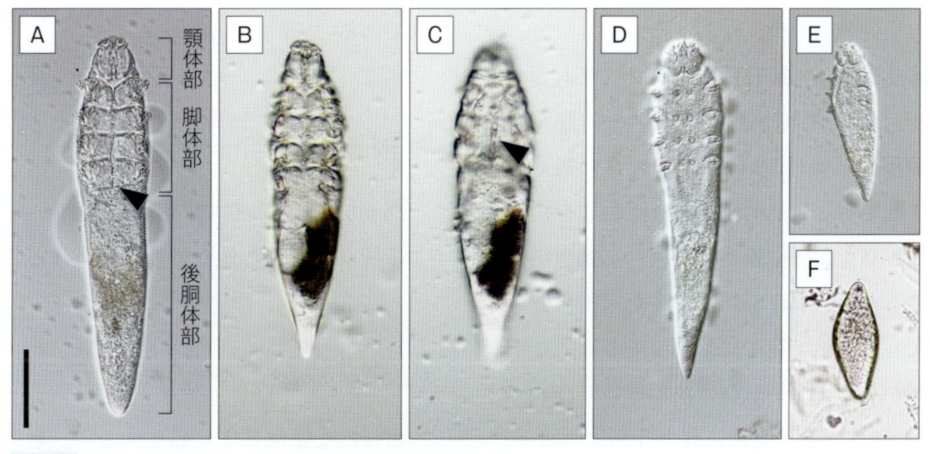

図2 イヌニキビダニ(*D. canis*)の発育ステージ
A：雌成ダニ 腹側面(矢頭：陰門)　B：雄成ダニ 腹側面
C：雄成ダニ 背側面(矢頭：交接刺)　D：第二若ダニ 腹側面(脚付け根の基節が不明瞭)
E：幼ダニ(脚は3対で基節が不明瞭)　F：卵
A～F スケール＝50 μm

のある，ずんぐりとした体型のダニが単独で見出された[4]。その各部計測値に加え，Opisthosomal organと呼ばれる部分の構造がこれまでに犬で報告されたいずれの種とも明らかに異なることから，新たに *Demodex cyonis* として2018年に新種記載された[5]。したがって，犬に寄生する *Demodex* 属のダニは *D. canis*, *D. injai*, *D. cornei* および *D. cyonis* の4種が検出され得る(**図1**)。

形態

形態は寄生様式に特化して細長い。その体制は，口器である「顎体部」につづき，多くのダニではまとめて「胴体部」となるところが，脚部が占める「脚体部」と，その後方に伸びる「後胴体部」に明瞭に区分され，あたかも昆虫の頭部・胸部・腹部のような外観を示す(**図2A**)。雌成ダニは腹側面正中の脚体部直後に縦に開口するスリット状の陰門をもつ一方，雄成ダ

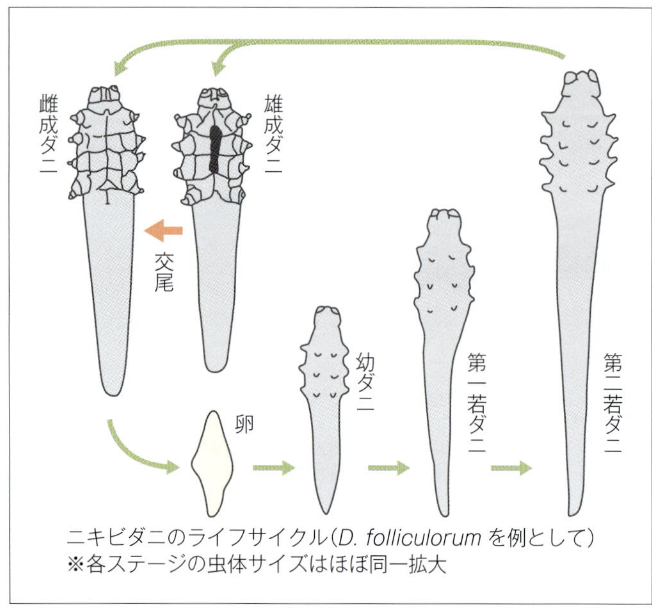

図3 ニキビダニのライフサイクル

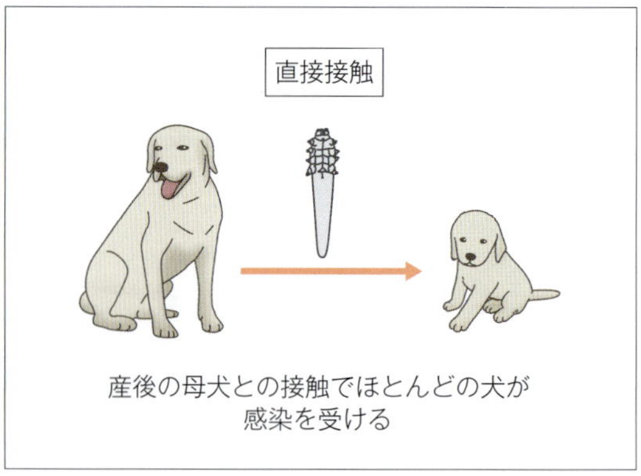

直接接触

産後の母犬との接触でほとんどの犬が感染を受ける

図4 犬由来ニキビダニの感染経路

ニは脚体部背側正中に開口する生殖孔から体内後方に伸びる屈折性の交接刺をもつ。

ニキビダニは前気門類に属し，同類のツツガムシやツメダニと同じく針状の突き刺すタイプの口器をもつ。発達した唾液腺と直径1 μm 以下の非常に細く長い食道をもつことから，体外消化を行い流動物を摂取している可能性が高く，細胞膜を突き刺して細胞内容物を摂取しているともいわれている。また，消化管は食道が腸管に入った直後で盲端に終わっており，肛門をもたないことから，栄養摂取量は決して多くないであろうことがうかがえる。それに伴い平時のエネルギー代謝も低いと思われる。

雄成ダニは雌成ダニと交尾し，雌成ダニが特徴的な虫卵を産出する(**図2F，3**)。卵から3対6脚の幼ダニが孵化し，脱皮して再び3対6脚の第一若ダニとなる。さらに脱皮すると4対8脚の第二若ダニとなる。幼ダニや若ダニは，脚の派生する脚体部に基節が発達しておらず(**図2D，E**)，脚体部の腹側に石畳状の基節が発達する成ダニ(**図2A**)とは明瞭に区別できる。

▶ 疫学

上述の犬に寄生する *Demodex* 属のダニは，すべて日本で認められる。最も一般的なのは *D. canis* であり，次いで *D. injai* が単独ないし *D. canis* と混合して全身から検出される。*D. cornei* と *D. cyonis* はまれである。

▶ 宿主

Demodex 属のダニは宿主特異性が高く，犬に寄生する種が人を含む他の動物に感染することはない。

▶ 感染経路

直接的な接触により感染する。一般的には産後の母犬との接触でほとんどの犬が感染を受けると考えられている(**図4**)。

幼若期のダニは運動器の発達が悪く，毛穴から脱出して他の個体の毛包内に侵入できるのは，少なくとも第二若ダニ期以降，おそらくは成ダニが中心になると思われる。

▶ 感染の特徴

Demodex 属のダニは，一般には病原性が低く，特定の条件が調った場合にのみ発症する**日和見感染**病原体と考えられている。その一方で感染率は高く，詳細な検査を行えば，ほぼすべての動物に感染していると考えられている。

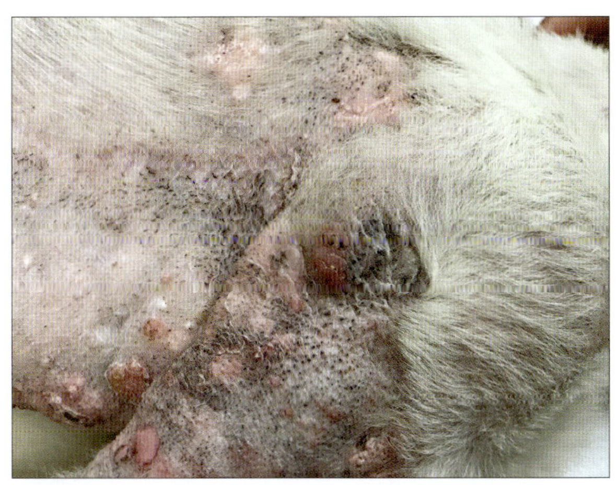

図5 全身性ニキビダニ症犬の腹部から後肢側面
脱毛や炎症性皮膚病変のほかに，毛包一致性の色素沈着を認める

臨床症状

病態発生機序は明らかになっていないが，日和見感染として何らかの宿主側要因の存在が示唆されている。様々な臨床症状を示し得るため，脱毛や皮膚炎を認めた場合には，鑑別診断候補として本症を常に念頭に置く必要がある。初発時の年齢から**若齢発症型**と**成年発症型**の２つに類別でき，また病変の大きさから**局所型**と**全身型**に分けることができる。

若齢発症型

犬種にもよるが，おおむね１歳半以内に発症するものを指す。純血犬種での発生が多い。眼や口の周囲をはじめとする頭頚部あるいは四肢の限局性脱毛が初期症状となることが多い。脱毛は瘙痒や肉眼的炎症を伴わないことも多く，無処置のまま自然治癒することもある。一方で一部の症例では脱毛領域の拡大，落屑(らくせつ)の発生，あるいは二次感染を含む皮膚炎症状の進行をみる。症例の多くは治療に反応し，成長とともに治癒することが多いが，全身型に移行して治療が長期化することがある。

局所型と全身型の定義は厳密なものではないが，初発病変が，例えば頭部全体に拡大したり，２肢以上の複数箇所に病変を認めた場合には，全身型とみなすことが多い。

成年発症型

初発年齢が４歳齢以上のものを指す。皮膚疾患単体の場合もあるが，内分泌疾患や免疫を抑制する薬剤治療などに続発して発症することも多く，その場合は治療が複雑化する。全身型でかつ重篤となることが多く，治療への反応はしばしば思わしくない。脱毛，毛包一致性の色素沈着，鱗屑(りんせつ)形成，あるいは紅疹などが認められ，さらに二次感染により滲出物，痂皮，膿疱やせつを形成し，強い瘙痒や疼痛から動物は強いストレスを受ける(**図5**)。

診断

成年発症型の場合は，基礎疾患の存在を想定し，内科的病因，特に内分泌疾患の検索を行う必要がある。

確定診断は顕微鏡による皮膚材料からのダニの検出によるが，偶発的に検出されただけの可能性もあるため，ダニが一次的病因と判断する際には，成ダニだけでなく虫卵や幼若ダニの鑑別・検出も併せて行う。すなわち，ダニの増殖状況を評価するため，また治療への反応を経時的に評価するためにも，「卵」，幼ダニから第二若ダニまでの「幼若ダニ」および「成ダニ」とを識別し，これら３者の比率をおおまかに記録するのが望ましい(後述の「MEMO」のコラムも参照)。

深部皮膚搔爬検査

検査材料採取の最も基本となるのが**深部皮膚搔爬検査**である。ダニを検出したい皮膚を毛包内容を絞り出すような形でつまみ上げ，ダニが寄生するであろう毛包根部まで到達するように鋭匙やメスの刃等で皮膚を深く搔爬し，搔爬物を鏡検する。搔爬物を鏡検するにあたり，検査材料の透明化を期して KOH(水酸化カリウム)溶液ないし DMSO(ジメチルスルホキシド)加 KOH 溶液を滴下して鏡検することもあるが，ダニの運動性を検査の手がかりとするためにはミネラルオイルのみを滴下して鏡検するのがよい。

毛検査(抜毛検査)

深部皮膚搔爬検査は検出率の高い優れた検査ではあるものの，採材部分の出血が避けられず侵襲が大きいことから，それとくらべて動物にストレスを与えにくい毛検査が行われることも多い。毛検査は特に眼の周囲や四肢端の検査では有用である。毛検査は決して検出率の高い方法ではないため，それを補うべく採取する被毛の量と採取部位は極力多く確保すべきであり，またおおまかであっても定量的検査を期するなら，ある程度一定した量の被毛を採取する。

セロハンテープ押捺標本検査

深部皮膚掻爬検査と同程度の検出率をもつ方法として，セロハンテープ押捺標本検査が報告されている[6]。これは患部に透明粘着テープを貼り付け，その部分の毛包内容を粘着面に絞り出すようにマッサージした後に被毛の派生方向にテープを剥がし，それをスライドガラスに貼付して鏡検する方法である。これまでの報告は発症犬における比較検証であり，軽度感染での検出率については不明である。

上述の検査法により膿皮症，マラセチア症，あるいは皮膚糸状菌症などが鑑別されるが，治療への反応が思わしくない場合には，診断が困難な皮膚疾患との鑑別のために皮膚生検を行うことがある。

診断法については p403 も参照

▶ 治療

成年発症型の場合には，基礎疾患の治療も併せて，あるいは優先して行う必要がある。ダニの殺滅に加え，抗菌薬投与による二次感染のコントロールも重要となる。皮膚環境改善のため，症状に応じ脂質除去系および角質除去系のシャンプーも効果がある。

殺ダニ剤

現在はアベルメクチン系薬剤が主に使用されているが，歴史的にはジアミド系薬剤のアミトラズが使用されてきたほか，近年はイソオキサゾリン系薬剤も使用されつつある。**いずれの薬剤も国内では効能外使用となる**ことから，飼い主への事前説明が求められる。

マクロライド系薬剤

アベルメクチン系薬剤としてはイベルメクチン200〜600 μg/kg の連日経口または皮下投与，あるいはドラメクチン 600 μg/kg の週 1 回皮下または経口投与が行われる。ただし，*MDR1* 遺伝子変異犬への投与は禁忌となるため，可能であれば事前に遺伝子検査を行うほか，いずれの薬剤も第 1 回投与時は 50 μg/kg 程度から開始して神経系への副作用の有無を見極めつつ増量していく必要がある。ミルベマイシン系治療薬であるミルベマイシンオキシムも有効であるが，0.5〜 2 mg/kg で連日経口投与が必要となるため，治療費は高額となる[7]。モキシデクチンのスポット剤は，海外ではニキビダニ症治療薬として認可されており有効であるが，本来の月 1 回投与よりも毎週投与でより効果が高まる。しかし，それでもイベルメクチンの連日経口投与にくらべると効果が劣ることがある[8]。

ジアミド系薬剤

アミトラズは米国では本症向けに認可されている治療薬であるが，日本国内では効能外処方となる。アミトラズをダニ寄生部位に十分到達させるためには事前の準備が必要である。すなわち，中長毛犬種は毛刈りを行い，痂皮は除去し，毛包内の脂質成分をシャンプーにより洗い流した上で皮膚を乾燥させてから外用する。0.025％に希釈し，２週に１回，スポンジなどを用いて十分量を全身の皮膚に塗布する。足先は小容器にアミトラズを入れて浸すように施用する。流涎，沈うつ等の副作用が強く現れた場合には，アチパメゾールの投与が有効である。チワワやポメラニアンでは中毒が起こりやすいので原則使用しない。本剤は施用者にも中毒症状を引き起こす可能性があるので，手袋とマスクを着用し，換気に十分注意して使用する。効果が認められない場合，薬用量を 0.05〜0.1％に増加したり，施用間隔を１週ごとに短縮することがあるが，副作用への十分な配慮が必要となる。

アベルメクチン系薬剤およびアミトラズによる治療は，ダニが検出されなくなってからも少なくとも１カ月以上治療を継続する必要がある。

イソオキサゾリン系薬剤

近年，ノミ・マダニ予防薬であるイソオキサゾリン系薬剤の常法どおりの投与でニキビダニ症に高い効果が認められている。すなわち，アフォキソラネルは毎月１回の投与で３カ月後に[9]，３カ月間の効能をもつフルララネルは１回の投与で２カ月後に[10]，各々完全なダニの殺滅が認められ，いずれも同時に比較したモキシデクチンスポット剤の効果を上回った。私信ではあるが，フルラララネルの投与により，治療に反応しがたい肢端に形成された重度の病変を伴う症例も軽快しているようで，今後の症例の蓄積が待たれる。

外部寄生虫駆除薬については p430～437 も参照

▶ 予防

予防法として一般的に受け入れられている方法はないが，ノミ・マダニ予防薬の一部のものは常用量で治療効果を示すことから，好発犬種（シー・ズー，マルチーズ，ウェルシュ・コーギー，ウエスト・ハイランド・ホワイト・テリアなど）での使用は一定の予防効果が期待できる。

MEMO

「顕微鏡検査におけるニキビダニ感染の評価」

- ニキビダニ感染状況を顕微鏡検査で評価する場合，ダニをステージ別に計数するのが望ましいと本文に記した。ここではその具体例について示す。抜毛の量は各病院でルール化し，ある程度一定にしてその中で比較すれば良いが，なるべく多い方が正確性は高い。目安は被毛 50 本程度，あるいはカバーガラス全面が被毛で覆われる程度である。もともと抜毛法での定量の正確性は低いので，厳密に被毛量を合わせる必要はないものの，検査被毛量があまりに大きく変動すると定量の意味を成さない。ちなみに，ダニの増殖がなければ検出されるダニのステージは成虫だけとなり，また治療により毛包内ですでに死亡している個体は菲薄で透明に変化し，運動性を示さない。

【 参考文献 】

1. Desch CE, Hillier A. *Demodex injai*: A new species of hair follicle mite (Acari: Demodecidae) from the domestic dog (Canidae). *Journal of Medical Entomology* 40, 2003, 146-149.
2. Miller WH, Griffin CE, Campbell KL. Parasitic Skin Disease. In: Miller WH, Griffin CE. Mullar & Kirk's Small animal Dermatology 7 th ed. Elsevier, 2013, pp284-342.
3. Izdebska JN, Rolbiecki L. The status of *Demodex cornei*: description of the species and developmental stages, and data on demodecid mites in the domestic dog Canis lupus familiaris. *Medical and Veterinary Entomology* 32, 2018, 346-357.
4. Ohmi A, Kiwaki A, Seki A, et al. Otitis externa and dermatitis associated with small demodectic mites in a dog. In: Proceedings, 14th Annual Congress of the Japanese Society of Veterinary Dermatology, 11-13 March 2011, Yokohama, Japan (In Japanese), p98.
5. Morita T, Ohmi A, Kiwaki A, et al. A new stubby species of demodectic mite (Acari: Demodicidae) from the domestic dog (Canidae). *Journal of Medical Entomology* 55, 2018, 323-328.
6. Pereira AV, Pereira SA, Gremião IDF, et al. Comparison of acetate tape impression with squeezing versus skin scraping for the diagnosis of canine demodicosis. *Australian Veterinary Journal* 90, 2012, 448-450.
7. Carlotti DN, Bourdeau P, Guaguere E, et al. Therapy of generalized demodicosis with variable oral doses of milbemycin oxime in 88 dogs. In: Kwochka KW, Willemse T, Von Tscharner C, eds. Advances in Veterinary Dermatology. Butterworth Heinemann, Oxford, 1998, pp583-584.
8. Patersona TE, Halliwella RE, Fieldsb PJ, et al. Canine generalized demodicosis treated with varying doses of a 2.5% moxidectin + 10% imidacloprid spot-on and oral ivermectin: Parasiticidal effects and long-term treatment outcomes. *Veterinary Parasitology* 205, 2014, 687-696.
9. Beugnet F, Halos L, Larsen D, et al. Efficacy of oral afoxolaner for the treatment of canine generalised demodicosis. *Parasite* 23, 2016, 14.
10. Fourie JJ, Liebenberg JE, Horak IG, et al. Efficacy of orally administered fluralaner (Bravecto™) or topically applied imidacloprid/ moxidectin (Advocate®) against generalized demodicosis in dogs. *Parasites and Vectors* 8, 2015, 187.

（森田達志）

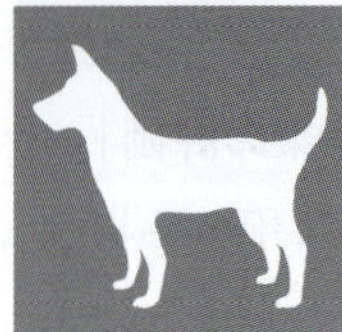

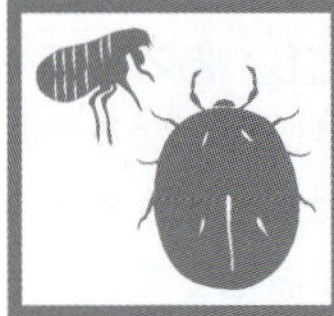

4-4
ノミ感染症

ノミの感染による明らかな症状をみないまま，いつの間にか飼育環境がノミに汚染され，次世代のノミが多量に発生することが多い。そのような状況ではノミの駆除は困難となる。環境が汚染されると，犬や猫の動物以外に飼い主やその家族も刺咬を受けることになる。また，ノミは人獣共通感染症の媒介者になる可能性もある。外出する機会のある犬は，ノミの感染予防を行うことが望ましい。

▶病原体

分類

ノミ類は完全変態の無翅（むし）昆虫であり，ノミ目（隠翅（いんし）目）に属する。その祖先は，蚊，ハエあるいはアブなどのハエ目（双翅（そうし）目）昆虫と共通であり，例えば吸血装置のポンプなどは蚊のそれと類似の構造をもっている。祖先は翅をもっていたが，寄生生活に適応するため後天的にそれを捨て去り，その代わりに宿主への到達手段として独特の跳躍機構を獲得したと考えられている。犬に寄生するノミは，主に**ネコノミ** *Ctenocephalides felis* と**イヌノミ** *Ctenocephalides canis* であるが，そのほかヒトノミ，鳥類寄生性のノミ（ニワトリフトノミなど），および哺乳動物（主にげっ歯類）寄生性のノミを含めると日本国内には70種ほどが分布するとされ，それらが偶発的に感染する可能性がある。

形態

茶褐色左右扁平，体長2 mmほどの成虫の姿はすでによく知られている。ネコノミとイヌノミは，ともに *Ctenocephalides* 属に分類されるが，これらの成虫は，特徴的な剛毛列である頭部下縁の「頬棘櫛（きょうきょくしつ）」と，前胸後縁の「前胸棘櫛（ぜんきょうきょくしつ）」を有し，かつ頬棘櫛は背線と平行に派生している（**図1**）。これら両構造をもたないノミが検出された場合，それはネコノミ・イヌノミ以外の種であり，感染を繰り返すようであれば専門機関に同定を依頼して感染源を推定し対策する。

吸血前は雌雄ともにほとんど大きさが変わらないも

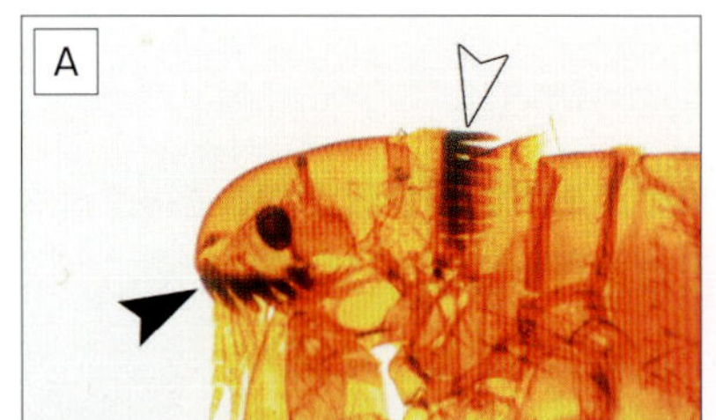

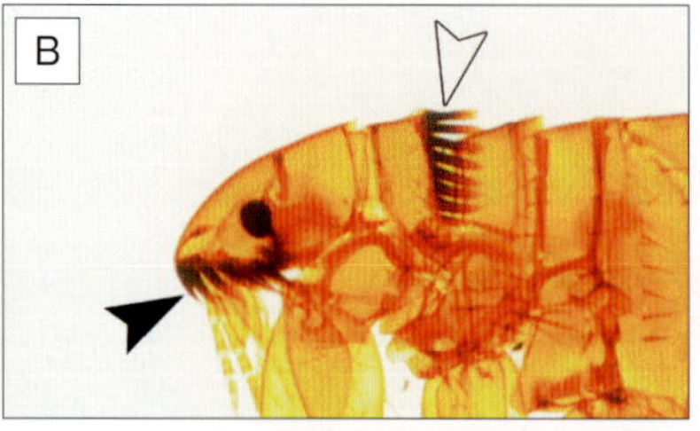

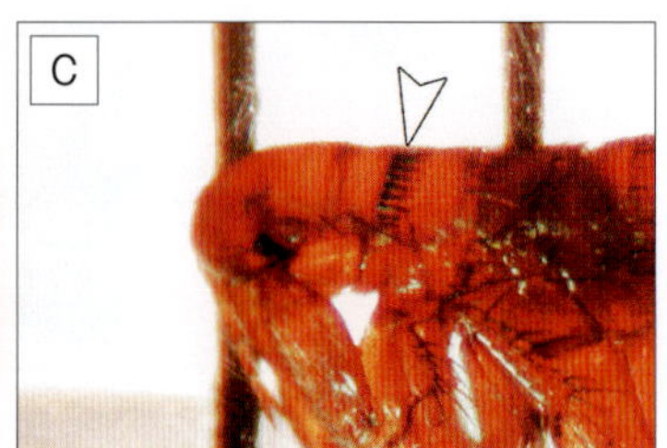

図1 イヌノミ（A）とネコノミ（B）とヤマトネズミノミ（C）
A，B：透過標本体前部　C：人家生息アライグマから得られたヤマトネズミノミ無処理標本
黒矢頭は頬棘櫛，白矢頭は前胸棘櫛を示す。ヤマトネズミノミには頬棘櫛がない。イヌノミは前頭部が突出し頬棘櫛の1本目の棘がほかより短いが，ネコノミは前頭部が直線的で頬棘櫛の長さはすべてほぼ同長である

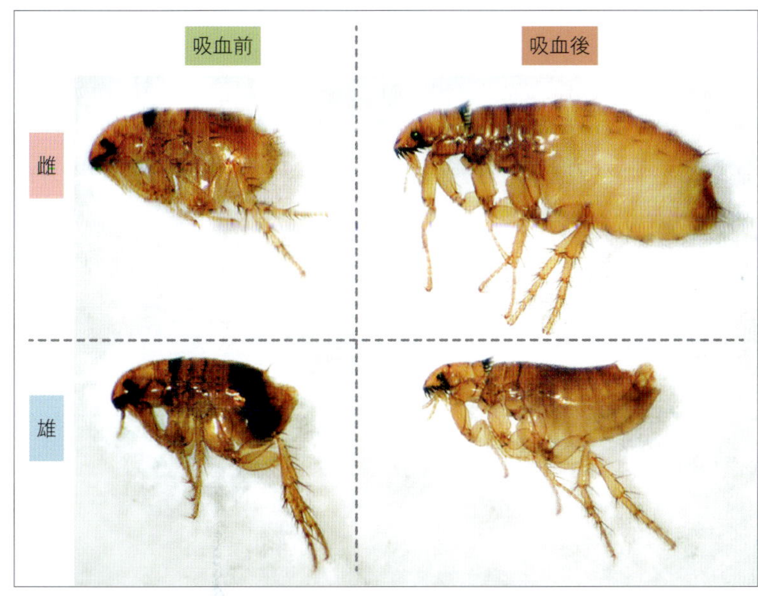

図2 ネコノミの雌雄成虫
雌ノミ(上)と雄ノミ(下)の，吸血前(左)および吸血後(右)の状態。雌ノミは吸血により体長が大幅に増加するが，雄ノミの体長変化はわずかである(ノミの夫婦の所以)

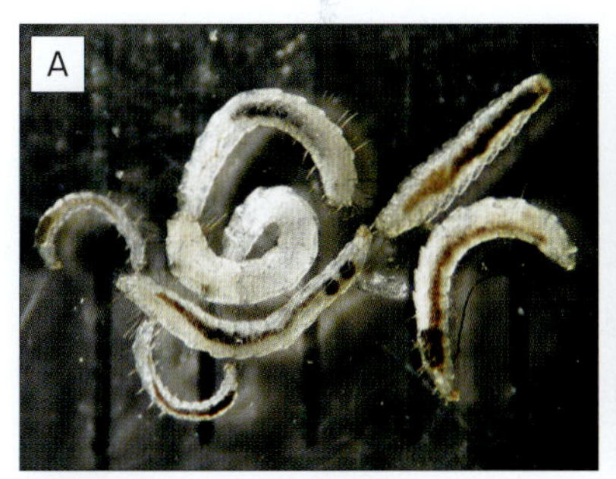

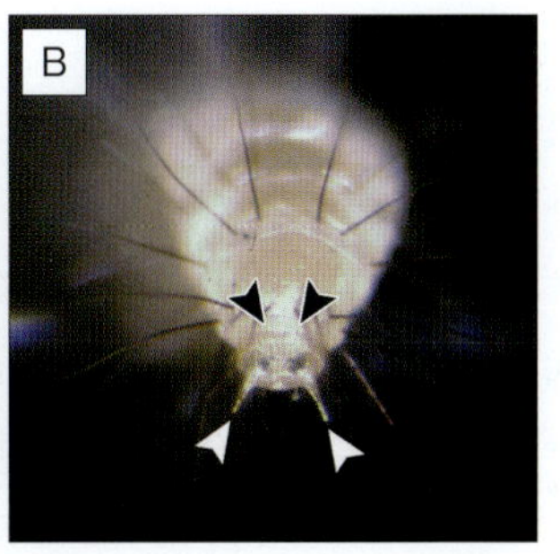

図3 ネコノミの幼虫
A：幼虫の外貌［背景の目盛りは1 mm］
B：ネコノミ幼虫尾端の拡大。特徴的な尾突起(白矢頭)と剛毛列(黒矢頭)を認める

図4 ネコノミの卵(白色顆粒)と糞便(暗赤色顆粒)

のの，雌ノミは吸血して生殖器系が発達すると腹部が膨化して体長が1.5倍ほどにもなり，背線が丸くなる。この状態の雌ノミはすでに盛んに産卵をしていると判断される。雄ノミは吸血しても体長変化はわずかであるが，背線は直線状ないしはやや反る(**図2**)。

ノミは完全変態の昆虫であるため，幼虫の形態は，その姿が広く知られている成虫とは全く異なる。また，その生息場所が宿主動物から離れていることもあり(後述)，見逃される傾向があるため注意が必要である。飼い主が飼育環境中の幼虫を発見して持ち込むこともあるので，獣医師はそれを正しく同定できなければならない。**幼虫は体長2～5 mmほどの疎らな剛毛が派生する無脚のウジ虫**であり，脱皮直後，あるいは蛹になる前の第3期幼虫は白色であるが，多くは環境中に分散しているノミ成虫糞便(主成分は血液)を餌としているため，消化管が透けて赤黒くみえる(**図3A**)。幼虫の尾端部には全ステージで特徴的な尾突起と剛毛列(**図3B**)が存在するため，類似幼虫との鑑別に利用できる。**蛹は長径5 mmほどの繭の内部に形成**される。**卵は白色で，長径0.5 mmほどの滑らかな長円形**であり(**図4**)，宿主体上の雌ノミから産み出されたそのほとんどは体表から環境中に落下する。

▶疫学

犬に寄生するノミ類は，国内に限ればその多くがネコノミであり，ほかに頻度はやや低下するがイヌノミがみられる。前述したように，まれに鳥類や野生哺乳類由来種の寄生を認めることもある。かつては一般的であったヒトノミは，現在の日本ではまずみられない。

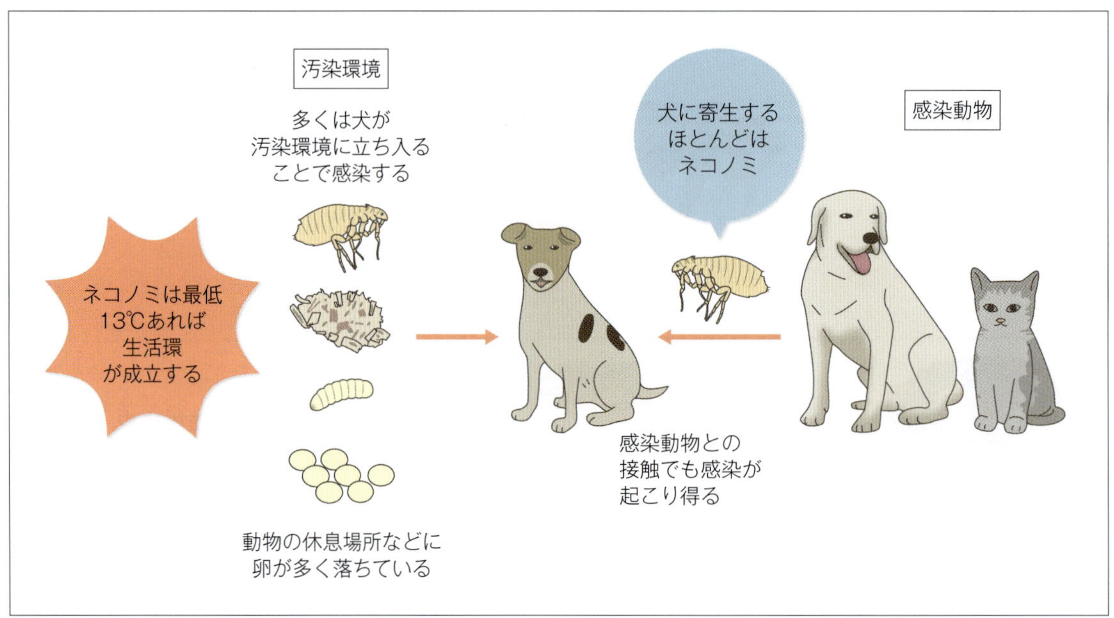

図５ ノミの感染経路

ネコノミとイヌノミは，日本全国の都市部，郊外を問わず分布する。地域猫（野良猫）は無症状のままノミ寄生を受けていることが多く，その行動圏に次世代の感染源となる卵を撒布している。室内飼育犬であっても野外活動や散歩中に偶発的に感染を受け，屋内にノミの発育環を持ち込む可能性があり，マンションの高層階であっても家屋内でノミが大発生することがある。

▶ 宿主

犬に寄生する主な種であるネコノミおよびイヌノミ成虫は，犬を含む中型の哺乳動物が好適な宿主である。ウシに寄生し貧血を引き起こした例がある。人やげっ歯類のような小型哺乳類に一時的に寄生して吸血することがあるが，その場合，寄生は持続しない。

▶ 感染経路

感染は**ノミ汚染環境への犬の立ち入り**によるものが主であるが，**ノミ感染動物との接触**による成虫の感染も起こり得る（**図５**）。

ノミの生活環

ノミ成虫は雌雄ともに犬の体表に寄生し，寄生直後から吸血して２日後には産卵を開始する。ノミは宿主動物が目覚めている間はグルーミング行動の回避に多くの労力を割いており，吸血，交尾，産卵などの行動は宿主動物が休息している間に行われることが多い。そのため，産み出された卵は，犬の休息場所周辺により多く落下する。

卵は環境条件にもよるが早ければ１日で孵化し，幼虫はより暗く，より低い場所を求めて移動する。幼虫は環境中の有機物を餌として発育するが，ノミの卵が落下する場所には，同時にノミ成虫の糞便が多量に落下している。ノミ成虫は１日に体重の 15 倍の血液を摂取するが，ほとんど消化吸収しないまま，顆粒状，数珠状，あるいは渦巻き状の糞として排泄する（**図４**）。落下した糞便は幼虫の発育に必須の餌となる。幼虫の発育には少なくとも湿度 50％以上が必要であり，湿度 30％以下では死滅する。幼虫は５～11 日間で２回の脱皮の後，口から粘着性の糸を吐いて周辺のゴミなどをまといながら繭を形成し，その中で蛹となる（**図６**）。蛹の時期は最短１週間程度で完了して成虫となるが，外界からの刺激がなければ繭から脱出せず，６カ月は飲食のないまま感染チャンスを待つ。適切な温度，湿度，二酸化炭素，あるいは一定の圧力などが加わると羽化し，宿主を求め跳躍して取り付く。上述のとおり動物の休息場所に多くの卵が落下することから，蛹もそこに多く形成されており，動物が休息する際に羽化要件が満たされて再感染が起こる。

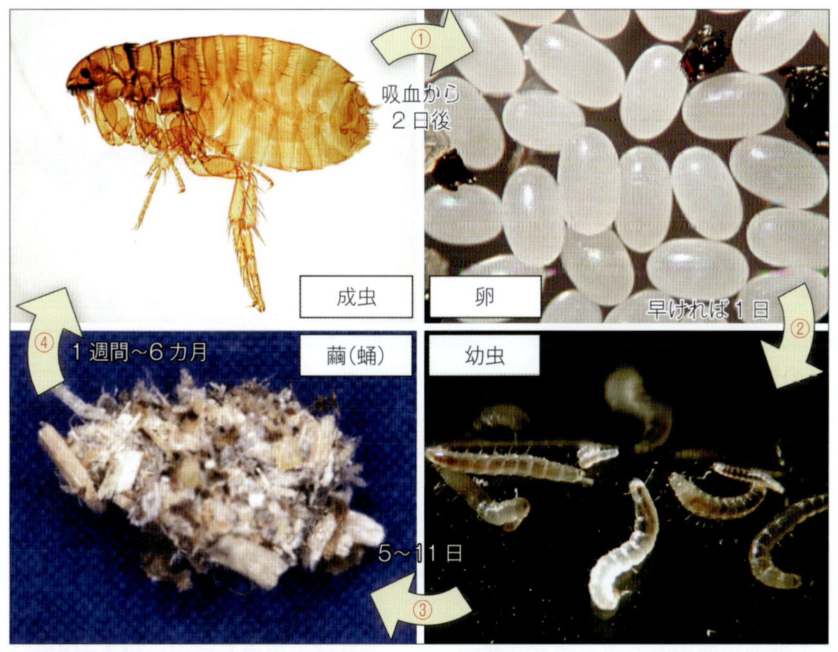

図６ ネコノミの生活環

①ノミ成虫は雌雄ともに犬の体表に寄生し，寄生直後から吸血して２日後には産卵を開始する
②卵は早ければ１日で孵化する
③成虫の糞便が幼虫の餌となる。幼虫の発育には湿度 50%以上が必要であり，湿度 30%以下では死滅する。幼虫は５～11 日間で２回の脱皮の後，口から粘着性の糸を吐いて周辺のゴミなどをまといながら繭を形成し，その中で蛹となる
④蛹は最短１週間程度で成虫となるが，外界からの刺激がなければ繭から脱出せず，６カ月は飲食のないまま感染チャンスを待つ。適切な温度，湿度，二酸化炭素，あるいは一定の圧力などが加わると羽化し，宿主を求め跳躍して取り付く

ノミ寄生を受けた地域猫や野生動物の休息場所周辺は汚染領域と考えるべきであり，ノミ幼虫が発育し得る草むら，日陰で湿り気のある土や砂がある地面，落ち葉の積もった場所などは，散歩コースとして感染リスクが高い。**ネコノミは最低 13℃あれば生活環が成立する**とされている。

ネコノミの成虫は宿主からほぼ離れずに寄生しつづけるが，濃厚な接触があると他動物に移動することがある。

▶ 感染の特徴

雌のネコノミは，いったん寄生に成功すると１匹あたり１日に最大約 30 個もの卵を産むとされており，わずか“ひとつがい”のノミの寄生を受けただけで，犬の生活環境中に数百～千匹以上の次世代のノミが発生する可能性がある。寄生ノミ個体数が少ないと動物が症状を示さないことも多く，結果として次世代のノミが次々と環境で発生して指数関数的な環境の汚染を招く。

ネコノミ成虫が人に感染した場合，多くは一刺ししただけで脱落する。しかし生活環境が汚染されていると次々と新規の寄生を受けるため，同居家族は反復して刺咬を受け，重篤な皮膚炎を呈することがある。

▶ 臨床症状

直接的害

ノミ成虫の刺咬による直接的な瘙痒に加え，刺咬時に注入されるノミの唾液成分に対する感作が成立するとアレルギー性皮膚炎が起こる。これを**ノミアレルギー性皮膚炎**(flea allergy dermatitis，FAD)と呼ぶ。刺咬部位局所の皮膚炎のほか，全身性の発赤や遠隔部位の脱毛が生じることもある。感作が強い場合，１匹のノミに１度刺咬されただけで全身性の症状が現れることもある。

小さな動物に重度のノミ寄生が長期間つづくと，鉄欠乏性貧血となる。

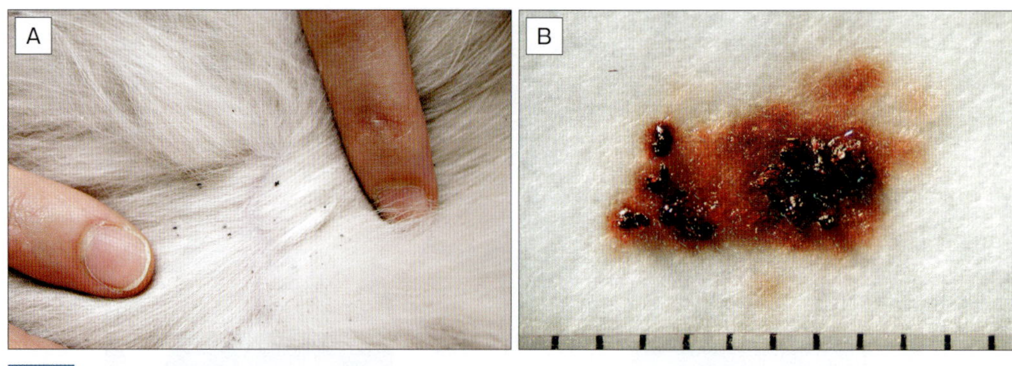

図７ ノミの糞

A：宿主動物の被毛根元に黒色顆粒として認められるノミの糞

B：濡らした紙上で溶血するノミの糞［目盛りは１mm］

間接的害

犬の赤血球に寄生し貧血の原因となるヘモプラズマ類（*Mycoplasma haemocanis*；以前は *Haemobartonella canis* と呼ばれた，およびその近縁種）を媒介し得る[1]。そのほか，ハジラミとともに瓜実条虫の媒介者になる。西南諸島では犬の皮下や結合組織などに寄生する糸状虫の一種である *Dipetalonema reconditum* の媒介者でもある[2]。また，国内の人獣共通感染症としては感染者数が多いと考えられている *Bartonella henselae* による猫ひっかき病の媒介者として重要である[3]。そのほか発疹熱リケッチアの媒介者でもあり[4]，さらに日本では現在問題にならないがペスト菌の重要な媒介者であることから，輸入動物寄生性のノミには注意が必要である。

▶ 診断

ノミ成虫の検索

宿主体表上のノミ成虫を検索する場合，ノミ取りクシを用いる。時間をかけた丁寧な作業が必要となるが，小型短毛犬種以外では必ずしも効率的ではない。

ノミ糞の検索

一方，多量に排泄されるノミの糞便の一部は宿主被毛の根元に貯留していることが多いため，これを診断に利用する。すなわち，新聞紙などの大きな紙を広げてそこに動物を立たせ，毛を根元から逆立てるようにブラッシングを行うと体表のノミの糞が落下する。これを集め，濡らして軽く絞ったキッチンペーパーなどの上に広げると，乾燥血液が主成分である**ノミの糞であれば，溶血して赤い染みが広がる（図７）**。

ノミの卵，幼虫などの検索

室内飼育の場合は，動物の休息場所周辺やクレート内にノミの卵や幼虫が検出されるので，異物を認めた場合にはセロハンテープなどで採取し，持参してもらう。それをルーペや顕微鏡で観察し，前述のノミ幼虫の特徴の有無を観察する（顕微鏡の接眼レンズが取り外せる場合，逆向きに保持して対象物に近づけると10倍のルーペ代わりとなる）。

▶ 治療

皮膚炎の治療を行うとともに，原因となるノミ成虫感染を迅速かつ完全にコントロールする。

皮膚炎の治療

皮膚炎に対しては症状に応じ，抗炎症薬を局所あるいは全身性に投与する。

殺ノミ剤，シャンプーによるノミの駆除

現在寄生しているノミ成虫に対しては，ノミ予防薬と呼ばれる殺ノミ剤の投与が最も有効である。シャンプーも一定の効果があり，界面活性剤の長時間暴露でノミは窒息死するため，殺ノミ成分を含まなくても時間をかけ丁寧に行うと駆除に有効である。

感染犬の生活環境中には，感染の機会をうかがって待機しているノミがおそらく多数存在しており，再感染

する可能性が高い。そのため後述の「予防」の項にある「環境対策」に準じ再感染防止を行うとともに，感染予防薬の継続的投与が必要である。

予防

ノミ成虫対策

宿主体表上に取り付いたノミが産卵を開始する前に速やかに殺滅すべきである。犬，猫，あるいは野生動物等が出入りし，一定以上の湿度が保たれノミ幼虫が隠れることができる場所は，すべて汚染の可能性があると考えるべきである。散歩道の草むら，ノミ予防していない犬が出入りする可能性のあるドッグラン，地域猫が出入りする庭先などは感染リスクが高い。また動物病院やトリミング施設での感染も皆無ではない。そうしたリスクを完全に回避することは困難であり，わずかでもノミ感染の可能性がある犬は感染予防薬を有効期間が途切れないよう投与すべきである。

予防薬の投与

現在，予防を目的とした持続性のある優れた殺ノミ剤が多数開発され，予防薬として販売されているので，その定期的投与により予防が可能である。有効性は相応に高いものの，新薬であっても市場に投入した直後から薬剤耐性が認められることもあるため，飼い主に完全な予防薬は存在しないことを説明して注意を促すとともに，病院には作用機序の異なる薬剤を複数常備すべきである。

予防薬の剤形

剤形については，現在は経口剤，スポット剤およびスプレー剤が主流となっているほか，シャンプー，粉剤，首輪なども入手可能である。またマダニ，犬糸状虫あるいは消化管内寄生性線虫の感染予防成分との合剤も複数市販されており，飼い主のニーズに合わせて適宜使い分ける。有効成分については，現在もメーカーによる精力的な開発と新剤投入がつづいており入れ替わりが激しいため，本稿では割愛する。

外部寄生虫駆除薬については p430～437 も参照

環境対策

薬剤耐性株の発生，予防薬投与の不備などにより，ノミ成虫感染を受ける可能性があるため，万一の感染に備え飼育環境を整えておくことが望ましい。

すなわち，宿主体表上から落下した卵やノミの餌となるノミの糞が環境中に留まらないように動物の休息場所を整え，こまめに清掃を行う。幼虫の発育には一定以上の湿度が必須であることから飼育環境の乾燥が有効であるが，家屋内では部屋中心部の湿度が低くても，微小環境に目を向けると局所的に湿度の高い領域があり，そうした場所でノミが発生することがある。例えば新築マンションのコンクリート壁は数年にわたり水分を排出しつづけるため，ペットサークルや家具は壁からやや離して設置するなどの配慮が必要となる。可能であればカーペットや畳を取り除き，換気を心がけ，必要なら乾燥機設置などを行う。

庭先飼育の場合，敷地内への地域猫の出入り対策を行う必要がある。

MEMO

「ノミの糞」

- ゴミとノミの糞の判別方法は本文に述べたが，もし手元にルーペがあるならば糞を拡大して観察してほしい。もしトグロを巻いていたら，それは現在盛んに産卵している雌ノミの糞である。これを認めた場合，動物体表の成虫対策のほかに，環境で発育中の感染予備軍対策も重要となる。

【 参考文献 】

1. Lappin MR. *Bartonella* spp. と *Haemobartonella* spp. に重点を置いて考える犬と猫のベクター媒介性疾患. 佐伯英治 監訳，田中孝之 訳. 2009. Canine Vector-Borne Disease Symposium. http://www.cvbd.jp/html/pdf/symposium-3.pdf.
2. 石井俊雄. 糸状虫類. 改訂・獣医寄生虫学・寄生虫病学. 講談社サイエンティフィク，東京，2007，pp383-401.
3. 丸山総一. 猫ひっかき病(Cat-scratch disease). 猫感染症研究会. http://www.jabfid.jp/disease/Pages/cat_scratch.aspx.
4. Petri WA. 発疹熱(翻訳). 2012. MSD マニュアルプロフェッショナル版. http://www.msdmanuals.com/ja-jp/ プロフェッショナル /13-感染性疾患 / リケッチアとその近縁微生物 / 発疹熱.

（森田達志）

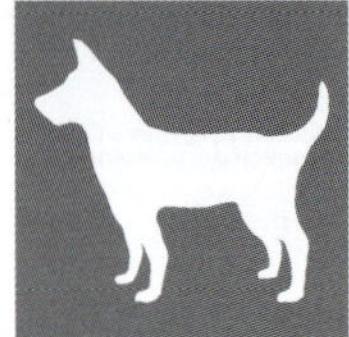

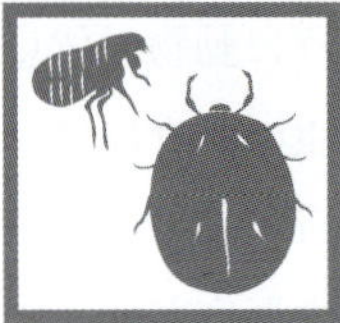

4-5 マダニ寄生と媒介性疾患

マダニはダニ類の中でも比較的大型で，成長や産卵のため脊椎動物の血液を栄養源として利用する吸血性の節足動物である。マダニ寄生は，動物に貧血や皮膚症状などの直接的な病害を引き起こすほか，マダニが病原体を保有していた場合，動物はマダニ媒介性感染症に罹患するリスクがある。マダニ寄生を予防するためには，予防薬とともにブラッシングなどの日々のケアが重要である。

▶ マダニの形態学的な特徴

マダニはクモの仲間であるため，歩脚が計８本ある（４対）。しかし，幼ダニの歩脚は２本少ない３対である。**図１**に主要な部位名を示す。

▶ マダニの分類

現在，日本国内には６属 40 種以上のマダニが生息しており，このうち約 10 種が犬や猫へ寄生する[1-3]。形態学的および遺伝系統学的な分類により，外皮が硬いマダニ科と外皮が柔らかいヒメダニ科に分けられる。マダニ科は，マダニ属，チマダニ属，キララマダニ属，コイタマダニ属，カクマダニ属に分けられる(**図2**)。

日本国内に生息し，犬・猫に寄生する代表的なマダニ種を**表１**，**図３**に示す。

▶ マダニの生態

マダニには４つの発育期があり，卵，幼ダニ，若ダ

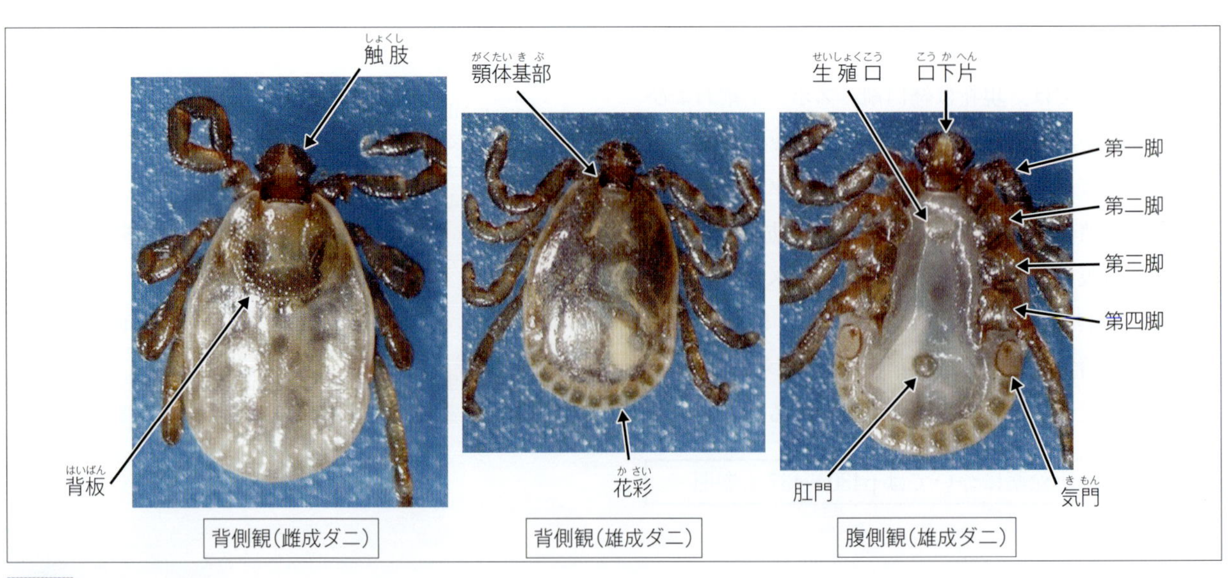

図１ マダニの形態

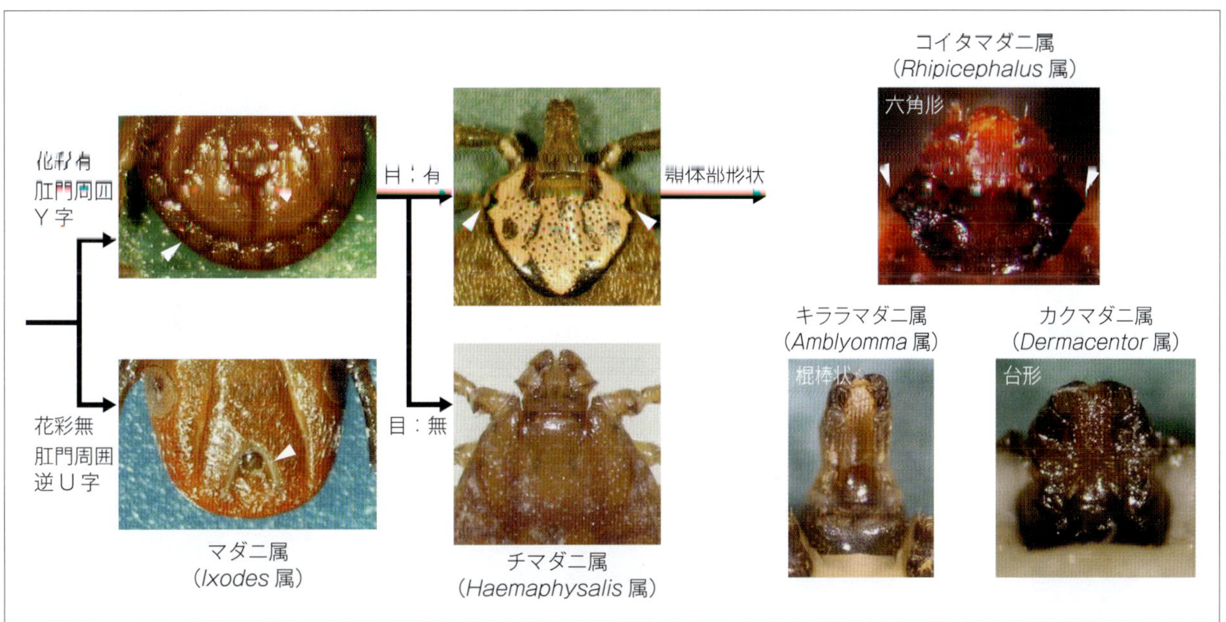

図2 日本国内に生息する代表的なマダニ科の“属”鑑別のフローチャート

ニを経て，成ダニへと成長する(**図4**)。このうち，卵以外のすべての発育期で吸血を行う。卵から孵った幼ダニのサイズは約1mm程度と小さいが，吸血後に脱皮を行うことで2～3mm程度の若ダニへと成長する。さらにこの若ダニが吸血後に脱皮を行うことで，4～8mm程度の雌成ダニあるいは雄成ダニへと成長する。雌成ダニは吸血完了(飽血)後，2週間～1カ月ほどすると産卵を開始し，数百～数千個の卵を産む。このようなマダニの生活環は，自然界では約1～3年ほどかけて回ることが多い。なお，マダニ属の雄成ダニは吸血を行わず，雌成ダニのみが吸血を行う。その一方，チマダニ属の雄成ダニはわずかながら吸血を行うなど，雄成ダニの吸血生態は種や属によって多少異なる[4]。

マダニには1世代中に寄生する宿主の数によって，1宿主性，2宿主性，3宿主性の3型に分けられる。このうち，日本に分布するマダニは，オウシマダニ(1宿主性)を除き，すべて3宿主性である[5]。

マダニの生息場所

マダニの生存には適度な温度と湿度，そして吸血源動物が必須である。その至適温度や湿度，主たる吸血源動物はマダニ種によって異なるため，種によって生息する地域や環境が大きく異なることが知られている。このため，北海道など寒冷地域に多く生息するマダニ種と，沖縄など温暖地域に生息するマダニ種は異なる[3]。さらに，同じ地域でも環境によって生息する種が異なることが知られている。これは，湿度の影響や，その環境に生息している動物種の違いが影響を与えていると考えられる(**図5**)。マダニは普段，日陰にある草木の葉の裏などで吸血源動物が近くを通るのを待ち伏せしている(**図6**)。マダニの第一脚には二酸化炭素などを感知するハーラー器官があり，近くに動物が接近するとこの感覚器官により察知し，第一脚を高く上げて動物の体表上に乗り移ることで寄生を開始する。

マダニの吸血生態

マダニは吸血に際し，蚊のように短時間で吸血することはできない。国内に生息する一般的なマダニは，幼ダニで3～4日程度，若ダニで4～5日，成ダニで1週間程度吸血を行う。ただし，タカサゴキララマダニの成ダニは1カ月程度吸血する例もあり，非常に大きく膨大する場合がある(**図7**)。

マダニの吸血パターンは特徴的である。徐々に吸血するのではなく，最初は見かけ上ほとんど変化せずにやがて緩やかに肥大し，最後の1，2日で急激に膨大して飽血(吸血が完了した状態)に至る。このように吸血が長時間行われるため，マダニはまず宿主に固着するためのセメント様物質を唾液腺より分泌し，その後，抗凝固物質などを皮下に注入し，吸血をしやすく

表 1 **日本国内に生息し犬・猫に寄生する代表的なマダニ種**

サイズはすべて未吸血成ダニを目安とする

1．触肢第二節の背側に棘があるチマダニ属のグループ

①フタトゲチマダニ（*Haemaphysalis longicornis*）

・雄 2～3 mm，雌 2.5～3.5 mm（**図 3-1**）

・屋久島以南を除く日本全国に分布。人，ウシや犬への寄生例が多く，乾燥に強い。牧野や河川敷などでも繁殖する。犬の**バベシア症を媒介**するほか，人の日本紅斑熱や重症熱性血小板減少症候群（SFTS）などの病原体を媒介する。春から夏，そして秋にかけて活動が活発になる。

・東日本では雌ダニのみで増える単為生殖系統が優占しており，西日本には両性生殖系統が生息する。

・体色は茶色～褐色。触肢第二節の背側に棘がある（**図 3-2A 矢頭**）。また，第一脚の基節に大きな棘がある（**図 3-2B 矢頭**）。

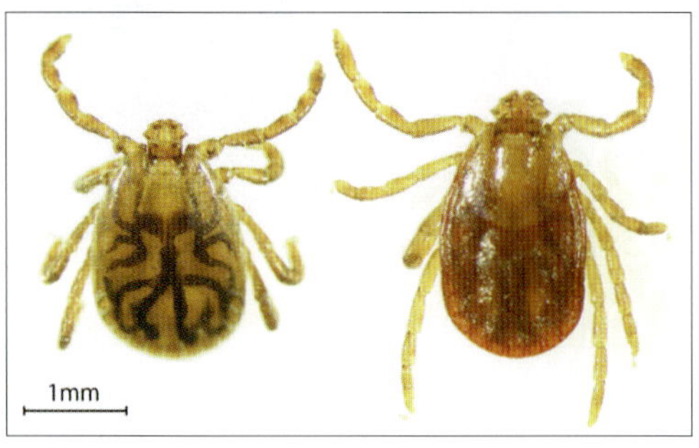

図 3-1 **フタトゲチマダニ：雄（左），雌（右）**

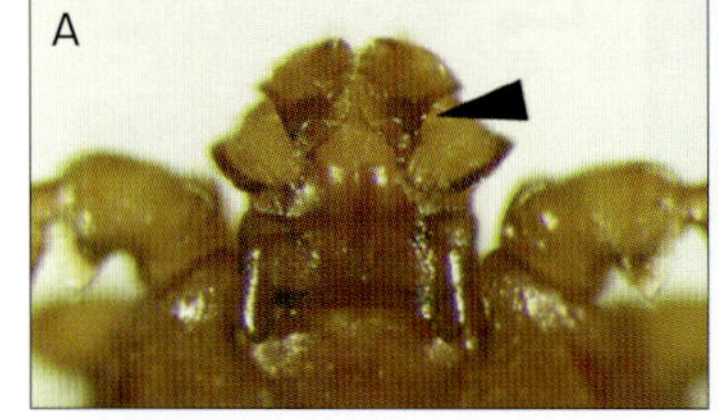

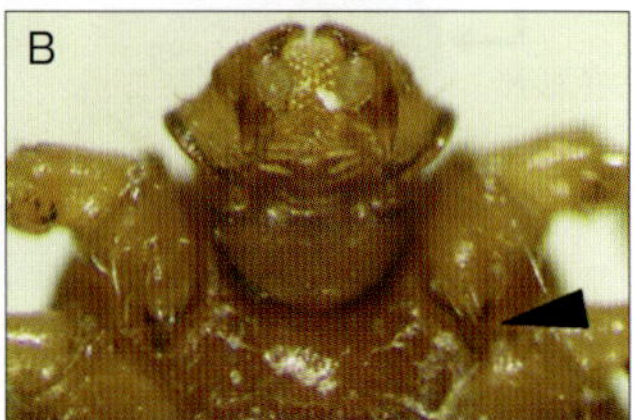

図 3-2 **触肢第二節の背側の棘（A）と第一脚の基節の棘（B）**

②ヤマアラシチマダニ（*Haemaphysalis hystricis*）

・雄 2.5～3.5 mm，雌 3～4 mm（**図 3-3** は雌）

・西日本以南を中心に生息。成ダニは大型動物に多く寄生するが，若ダニは犬を含めた中型動物にも寄生する。

・春から秋にかけて活動がみられる。

・大型であり，体色は黄色。成ダニの脚は，第一脚は褐色，第三，四脚にかけては黄色であり，脚の色が異なるのが特徴。触肢の形はフタトゲチマダニにやや類似し，触肢第二節の背側に棘がある。

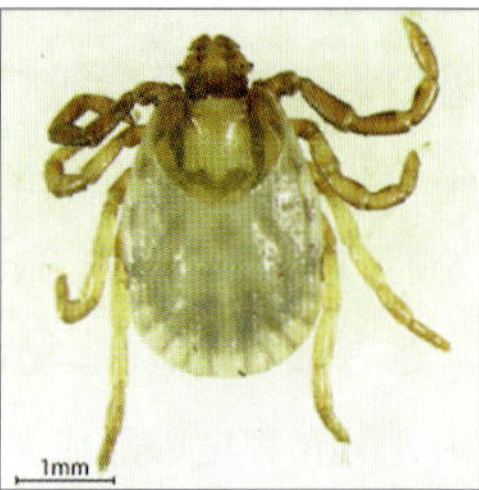

図 3-3 **ヤマアラシチマダニ：雌**

2．触肢第二節の背側に棘がないチマダニ属のグループ

③キチマダニ（*Haemaphysalis flava*）

・雄 1.5～2.5 mm，雌 2～3 mm（**図 3-4**）

・奄美大島以南を除く日本全国に分布。犬や人への寄生例も多い。

・本種は冬場にも寄生例がみられる。宿主域が広く，鳥も含め様々な動物に寄生する。真冬を除き，一年中活動がみられる。人の日本紅斑熱や SFTS の病原体を媒介する。

・全体的に黄色がかった色であり，小型。雄ダニは第四脚の基節に細長い棘がある（**図 3-4 右矢頭**）。また，雄ダニはフタトゲチマダニの雄と同様に，背側に腸管が透けてみえることが多い。

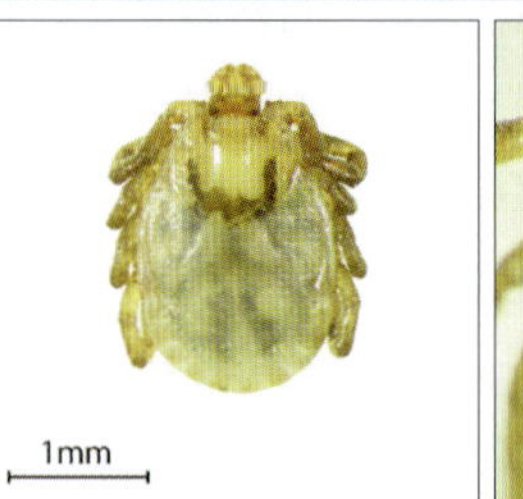

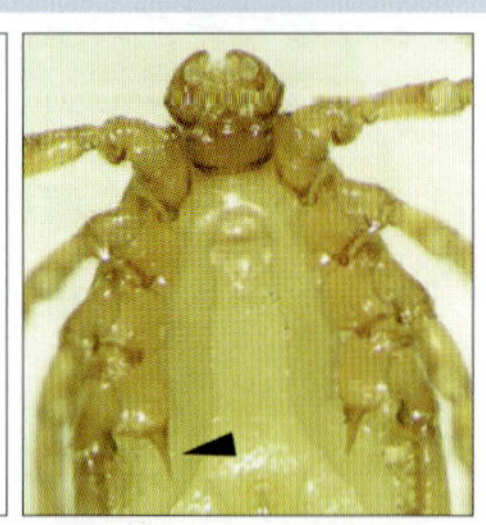

図 3-4 **キチマダニ：雌（左），雄（右）**

④ヤマトチマダニ（*Haemaphysalis japonica*）

・雄 2.5～3.5 mm，雌 3～4 mm（**図 3-5**）

・東日本を中心に生息するが，近畿地方にも少数ながら分布する。成ダニは大型動物に多く寄生するが，若ダニは犬を含めた中型動物にも寄生する。真冬を除き，一年中活動がみられる。

・チマダニ属の中では大型であり，体色は褐色。雄ダニの第四脚の基節には棘がない（**図 3-5 右**）。

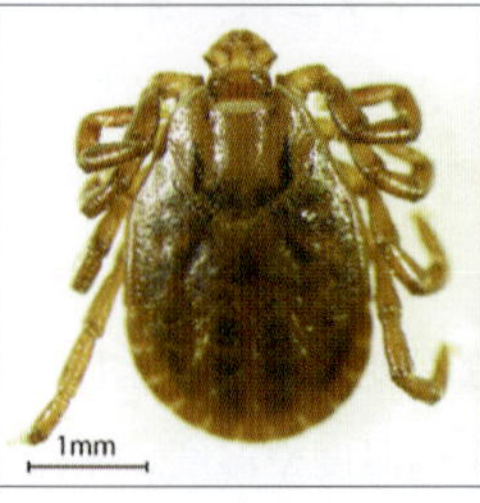

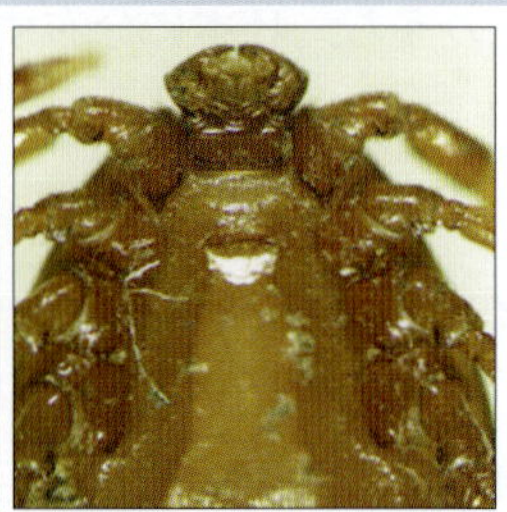

図 3-5 **ヤマトチマダニ：雌（左），雄（右）**

つづく

表 1 つづき

3．マダニ属

⑤ヤマトマダニ（*Ixodes ovatus*）

・雄2～3mm，雌2.5～3.5mm（**図3-6**は雌）
・屋久島以南を除く日本全国に分布。成ダニのみが犬を含めた中型から大型動物に寄生。春先から初夏にかけて活動がみられる。人の日本紅斑熱の媒介マダニである。
・全体的に淡い茶色。雌ダニの第一，二脚および雄ダニの第一，二，三脚の基節に肥厚部がある（**図3-6 右矢頭**）。

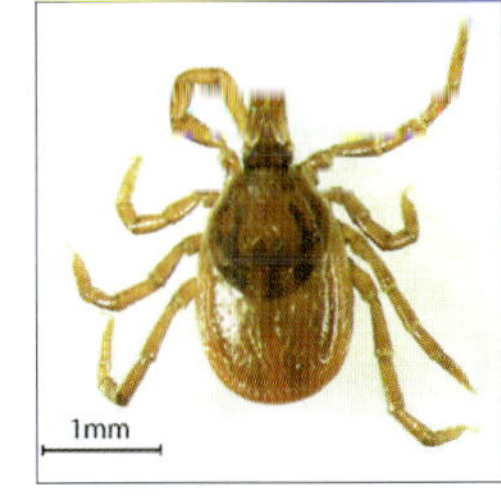

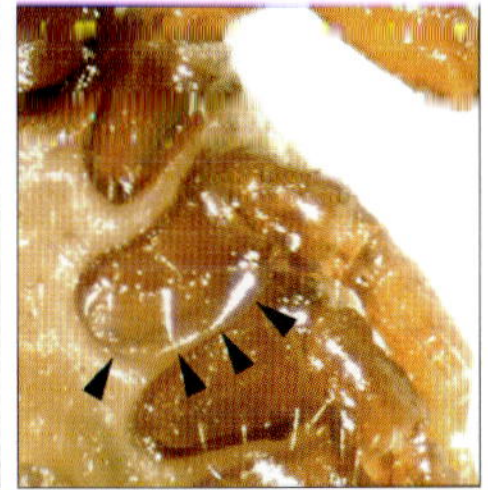

図 3-6 ヤマトマダニ：雌

⑥シュルツェマダニ（*Ixodes persulcatus*）

・雄2.5～3.5mm，雌3～4mm（**図3-7**は雌）
・東日本以北に分布。特に北海道や，本州の高山地域（北アルプス，中央アルプス，富士山など）に生息。若ダニ，成ダニともに犬を含めた中型から大型動物に寄生。春先から初夏にかけて活動がみられる。人でのマダニ刺咬例も多く，人のライム病の媒介マダニである。
・全体的に茶色。背側腹部がオレンジ色であり，特に脚が濃い茶色であり，ヤマトマダニよりも大型。雌雄ともに第一脚の基節に長い棘がある（**図3-7 右矢頭**）。

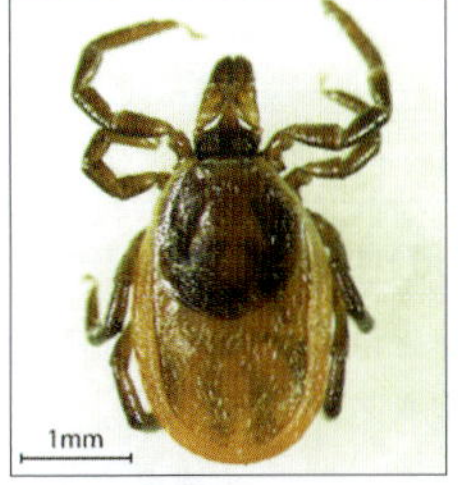

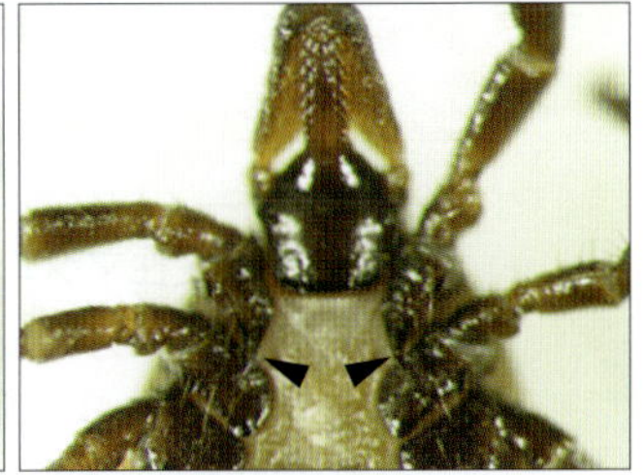

図 3-7 シュルツェマダニ：雌

⑦タネガタマダニ（*Ixodes nipponensis*）

・雄2～3mm，雌2.5～3.5mm（**図3-8**は雌）
・北海道北部を除く日本全国に分布。若ダニは爬虫類にも寄生し，成ダニが犬を含め中型から大型動物に寄生。人でのマダニ刺咬例もあり，ライム病の媒介マダニである。春先から初夏にかけて活動がみられる。
・シュルツェマダニとの区別が難しい種である。本種は標高の低い地域や西日本にも生息する。また，雌雄ともに第一脚の基節に長い棘があるが，シュルツェマダニよりも短い。

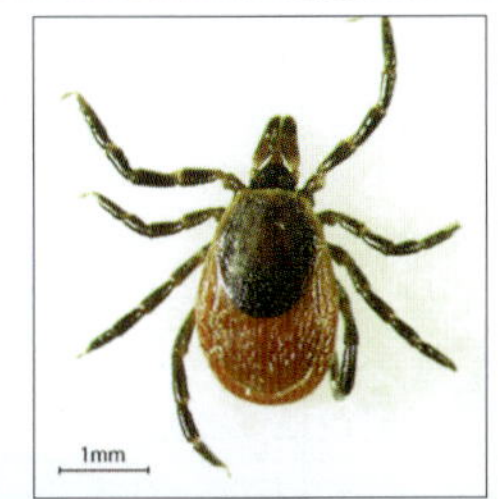

図 3-8 タネガタマダニ：雌

4．その他

⑧クリイロコイタマダニ（*Rhipicephalus sanguineus*）

・雄2～3mm，雌2.5～3.5mm（**図3-9**は雌）
・沖縄県と西日本の一部に生息。移入種であり，犬に依存して生活環が回る。犬小屋などで繁殖していることが多く，非常にまれではあるが，屋内でも大量発生事例が報告されている。また，マダニ対策をしていない犬では，多数の寄生がみられる場合がある。**犬のバベシア症の媒介マダニ**であり，海外ではダニ駆除薬への耐性をもつ個体の報告もある。
・真冬を除き，一年中活動がみられる。

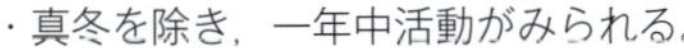

・沖縄県在住の犬にマダニ寄生がみられた場合，ほぼ本種が原因である。
・全体的に茶色が濃く，体は全体的に細長い。

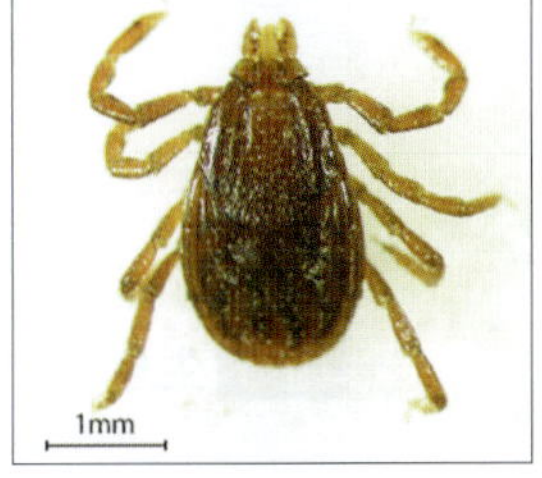

図 3-9 クリイロコイタマダニ：雌

⑨タカサゴキララマダニ（*Amblyomma testudinarium*）

・雄5～8mm，雌6～9mm（**図3-10**は雌）
・西日本以南を中心に生息。成ダニは大型動物，特にイノシシに多く寄生するが，犬や人への寄生例も多い。特に若ダニは動きが早いので注意が必要である。人のSFTSの病原体を媒介する。
・春から秋にかけて活動が活発になる。
・口器が長いため，一度寄生をすると，取り外すことが困難である。
・日本国内では最大級のサイズであり，若ダニがキチマダニの雄と同程度のサイズである。体色は黄色～茶色。大型であることと，比較的円形の形をしていることから区別ができる。

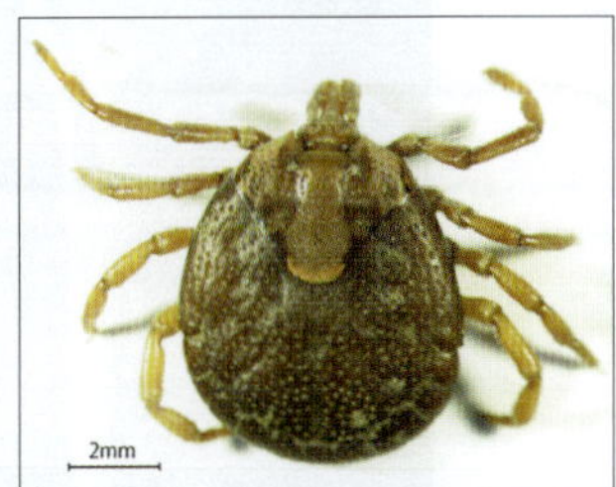

図 3-10 タカサゴキララマダニ：雌

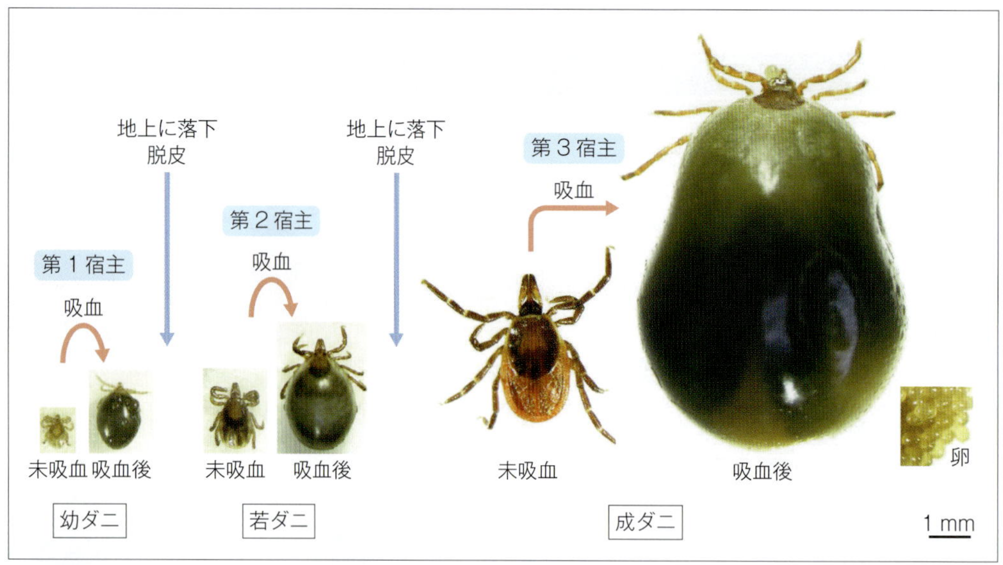

図４　3宿主性マダニの生活環

・一生で３回吸血する。２回の脱皮を経て成長し，飽血した雌成ダニが産卵を行う
・越冬して，２～３年生きる
・活動時期は，基本的に春～秋だが真冬でも活動する種もいる

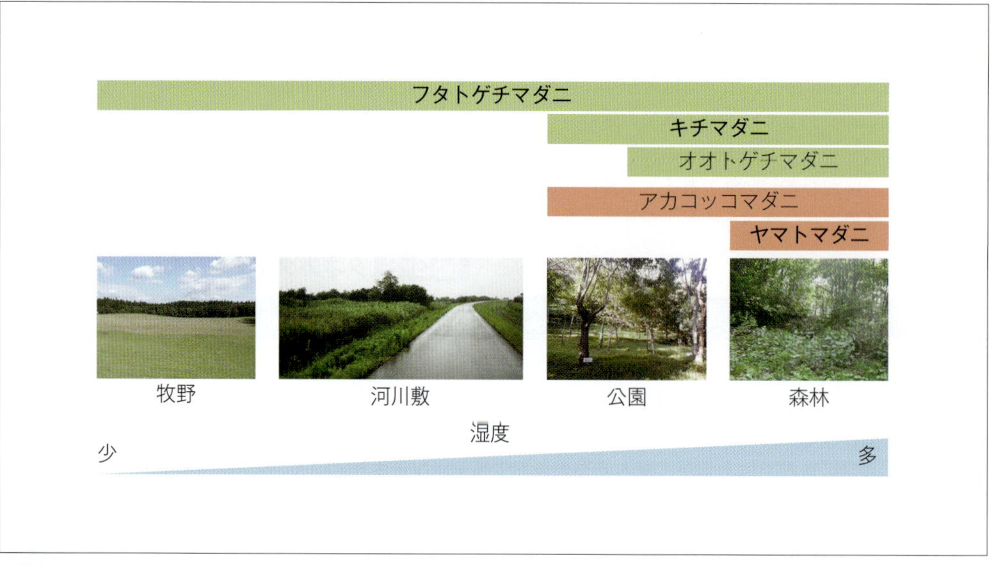

図５　生息環境によるマダニ種の違い

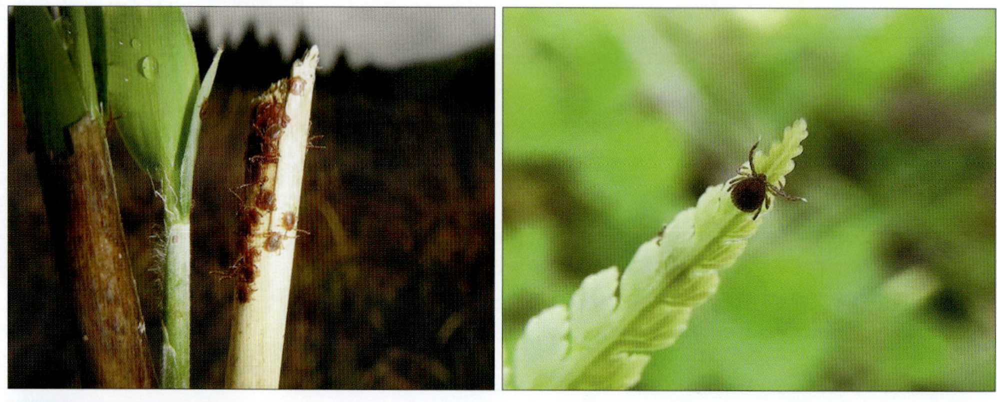

図６　草木の葉の裏のマダニ

画像提供：角坂照貴先生（愛知医科大学）

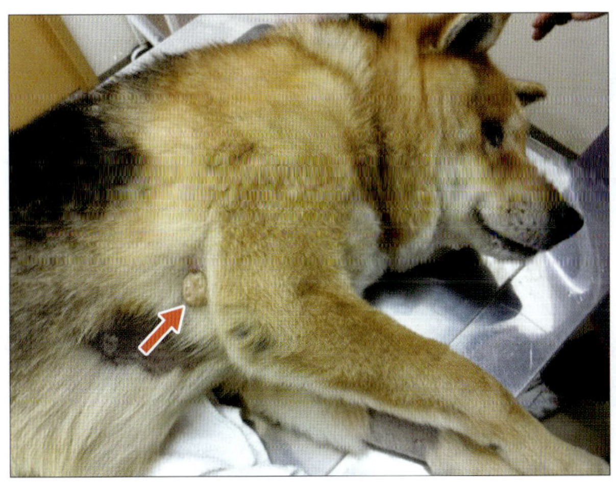

図7 タカサゴキララマダニの寄生を受けた犬
画像提供：白永伸行先生(シラナガ動物病院)

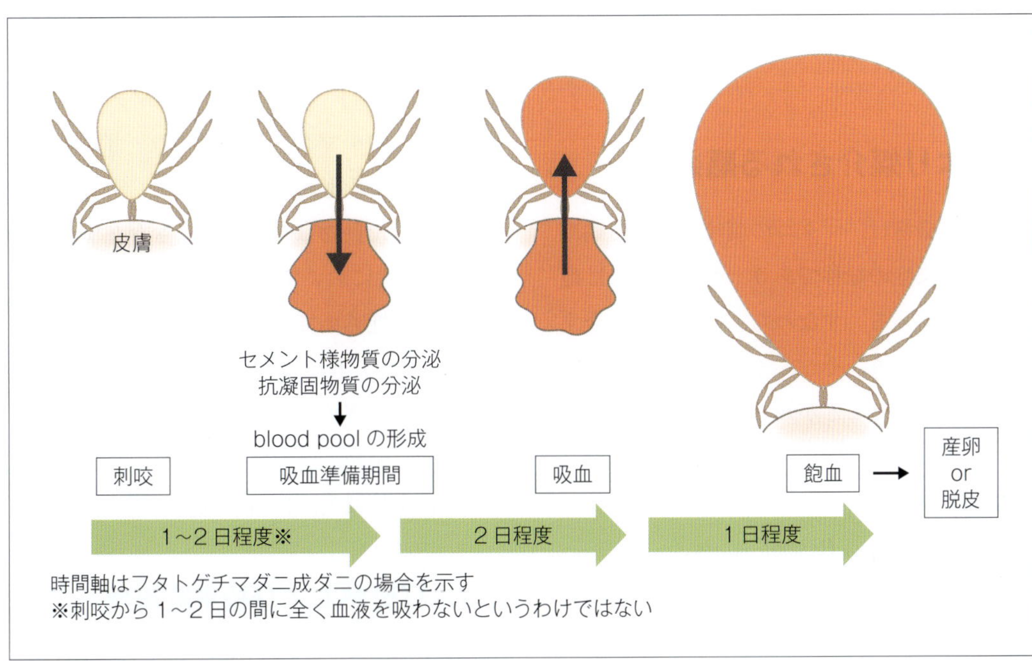

図8 マダニの吸血方法
刺咬→吸血準備期間(セメント様物質による口下片の固着，blood pool の形成)→吸血→飽血→産卵という経過をたどる。一部のマダニ媒介性感染症では，マダニの刺咬から病原体が伝播するまでのタイムラグがある。そのため経口マダニ駆除薬でも刺咬後 48 時間以内にマダニを駆除できるのであれば，予防できる感染症もある

している(**図8**)。一部の例外を除き，これら唾液腺物質とともに各種病原体が吸血源動物に注入されることで感染が引き起こされる。

▶ マダニによる直接的な問題

貧血

動物が多数のマダニ寄生を受けた際に引き起こされる(**図9**)。

アレルギー性皮膚炎

マダニが吸血時に分泌する唾液成分がアレルゲンとなる場合がある。痒みが原因で激しく皮膚を掻くことにより二次感染を引き起こし，皮膚炎となることもある。

ダニ麻痺症

海外に生息する一部のマダニ種では，マダニが吸血中に毒素を含む唾液を分泌することによって神経症状を引き起こす。死亡例もまれではない。

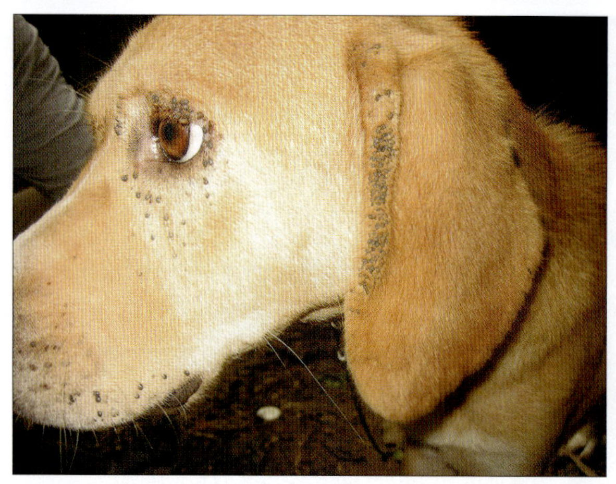

図9 多数のマダニ寄生を受けた犬

マダニにより媒介される感染症

マダニ媒介性感染症は，マダニの刺咬によって病原体が伝播される感染症の総称であり，その発生には地域性および季節性がある。すなわち，病原体を媒介するマダニの生息地域のみ，そしてそのマダニの活動時期にのみ疾病が発生することが知られている。

犬バベシア症

［病原体］*Babesia gibsoni*，*Babesia canis*

［媒介マダニ］主にフタトゲチマダニが *B. gibsoni* を媒介し，クリイロコイタマダニが *B. canis* を媒介する。

［分布］*B. gibsoni* が近畿地方以南を中心に，九州から東北地方にかけて分布する。*B. canis* が沖縄県に分布し，犬での発症例が確認される。また，本州で採集されたマダニ(青森県，奈良県，広島県，大分県)から *B. canis* DNA が散発的に検出されていることから，本州における症例発生の可能性も示唆されている[6]。

詳細は犬の「3-4 バベシア症」を参照。

エールリヒア症

［病原体］*Ehrlichia canis*

［媒介マダニ］クリイロコイタマダニ

［分布］沖縄県と本州一部地域

［症状］発熱，リンパ節腫脹，体重減少，脾腫，肝腫大，髄膜脳炎，出血傾向など。慢性期には眼症状や骨髄抑制による血小板減少や白血球減少，貧血などがみられることがある。

ライム病

［病原体］ボレリア属細菌(日本では *Borrelia bavariensis*，*Borrelia garinii*，*Borrelia afzelii*)

［媒介マダニ］シュルツェマダニとタネガタマダニが媒介する。

［分布］北海道，本州の高山地域，本州全域や九州地方にもわずかに分布する。

［症状］国内では，犬において症状を示す個体はまれである。人においては遊走性紅斑や発熱，関節炎などがみられる。

重症熱性血小板減少症候群(SFTS)

［病原体］SFTS ウイルス

［媒介マダニ］タカサゴキララマダニや，フタトゲチマダニなどチマダニ属マダニの一部が媒介する。

［分布］関東地方以西。ただし，SFTS に対する抗体を保有した動物は東北地方にも存在する[7]。

［症状］犬において症状を示す個体はまれであり，多くは不顕性感染である。発熱，食欲廃絶を示した犬の症例が 2017 年に報告された。白血球減少，血小板軽度の減少が認められている。人においては発熱，消化器症状，頭痛，筋肉痛，リンパ節腫脹などの症状，および血小板減少，白血球減少が認められる。

日本紅斑熱および極東紅斑熱

［病原体］*Rickettsia japonica*，*Rickettsia heilongjiangensis*

［媒介マダニ］キチマダニ，フタトゲチマダニ，ヤマトマダニなどが媒介する。

［分布］日本紅斑熱は西日本が中心，極東紅斑熱は東北地方で発生がみられる。

［症状］犬は症状を示さないと考えられている。人においては発熱，発疹，頭痛，倦怠感などを認める。

診断法については p398，399，400，401 も参照

マダニ媒介性感染症の感染予防

前述のように，マダニ媒介性感染症の病原体は唾液を介して動物に伝播するため，その予防はマダニに刺されないこと，あるいは刺されても早期に取り除くことが最も重要である。蚊と異なり吸血時間が長いマダ

ニでは，刺されてもすぐに病原体が吸血源動物に伝播するわけではなく，数時間のタイムラグがあることが犬のバベシア症およびライム病において知られている[8, 9]
[illegible]
一部の感染症では感染を予防することが可能である。

薬剤投与

犬・猫の場合は複数の製薬会社から投薬方法，作用機序，そして有効成分の異なる様々なマダニ駆除薬が発売されていることから，動物の体質や目的に合わせて選択する。具体的には，従来汎用されてきた皮膚滴下投与型薬剤（スポット剤）や，経口投与型薬剤などがあり，前者は投薬が簡便であること，刺咬自体を予防できるなどの利点があり，後者は安定した薬効，皮膚炎症状のある動物にも適応可能といった利点がある。**表3**に上記２タイプのマダニ駆除薬について整理した[10]。いずれの薬剤も用量と投薬期間を守ることが非常に重要である。特にマダニ対策において投薬量と期間を間違えると，薬効が低下しマダニを防除できないことがある。

なお，マダニに対する効果はノミに対する効果と比較して残効性が低く，薬剤だけではマダニの刺咬を100％防ぐことは不可能であることも念頭に置く必要がある。

外部寄生虫駆除薬については p430～437 も参照

機械的な防止

体表に付着したマダニ

仮に体表に吸血前のマダニを発見した場合は，まず作業者のマダニ刺咬からの防護策を講じた後，ピンセットや粘着テープなどで取り除き，逃走防止のため粘着テープで挟んでから捨てる（チャック付きポリ袋に入れる方法でもよい）。マダニは病原体を保有している可能性があるため，素手でつぶすことは絶対に避ける。なお，秋に大量発生する幼ダニはクモの子のようにみえる（**図10**）。このように幼ダニが大量に飼育動物あるいは衣服に付いているのを発見した場合は，時間が経過すると広がってしまうため，可能な限り早

表２ 刺咬から病原体が伝播するまでのタイムラグ

感染症	伝播開始時間	マダニ体内での病原体の動態
バベシア症	吸血開始後 ２日以降	吸血開始後にスポロゾイト形成開始
ライム病	吸血開始後 ２日以降	未吸血状態では中腸に限局

※ SFTS ウイルスに関しては，2017 年末時点ではマダニからの伝播時間は解明されていない

表３ 犬用のマダニ駆除薬

	皮膚滴下投与型	経口投与型
特徴	皮膚の１箇所，あるいは複数箇所に薬剤を滴下する。薬剤が動物の体表に分布するものと，血中に吸収されるものがある	経口投与された薬剤が消化管から吸収され，全身に分布する。マダニが薬剤を含む血液を吸血することで効果を発揮する
利点	・投与が容易 ・刺咬予防効果がある製品もある（刺咬前に作用）	・速効性（特に体の末端への分布が早い） ・安定した薬剤濃度（全身にくまなく分布する） ・シャンプーなどに制限を受けない
欠点	・皮膚症状のある動物には適応不可 ・遅効性（薬剤が血中に吸収されないタイプの場合，全身への分布に時間がかかる） ・薬剤濃度にばらつき（足の先や耳の先など体の末端では薬剤の濃度が低い傾向） ・シャンプーなどに制限を受ける。特に小さい子供がいる家庭では滴下直後に動物を触らないようにするなど使用に注意が必要	・刺咬予防効果がない（刺咬後に作用） ・動物が下痢などを起こしており薬剤の吸収が不可能な場合に適応できない
製品の例	フロントラインスポットオン，フロントラインプラス（ベーリンガーインゲルハイム アニマルヘルスジャパン㈱） マイフリーガード（フジタ製薬㈱） フォートレオン（バイエル薬品㈱）	コンフォティス錠，クレデリオ錠（エランコジャパン㈱） ネクスガード，ネクスガード スペクトラ（ベーリンガーインゲルハイム アニマルヘルスジャパン㈱） ブラベクト錠（㈱インターベット） シンパリカ（ゾエティス・ジャパン㈱）

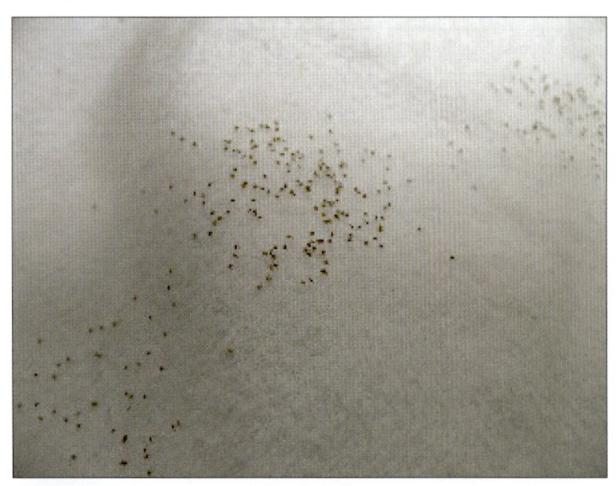

図 10 秋にみられる多数の幼ダニ

急に粘着テープ等で除去する。なお，すでに皮膚に咬着していた場合で，刺されたと思われる当日であれば，先の細いピンセットなどで除去が可能な場合もある。この場合，できるだけ皮膚に近い部分を保持し，垂直に引き抜く。マダニ刺咬後２日以上経過した場合では，すでに皮下に強固な構造が形成されており，ピンセットでの除去が難しい場合があるため，皮膚切開などによる除去が推奨される。

衣服やケージに付着したマダニ

衣服やケージ等に付着したマダニは，水による洗浄では死滅しない個体がいる。マダニは高温と乾燥に弱いため，高温・乾燥処理あるいは，殺虫剤により処理することが望ましい。具体的には，熱湯をかける，あるいは対象物をビニール袋などに入れた上で密閉し，殺虫剤スプレーを行うなどの対策が必要である。

▶ 日頃から注意すべきこと

吸血性節足動物の中でもマダニはいわゆる「待ち伏せ型」である。このため，適度の温度と湿度があれば長期間の生存が可能である。種によっては１年間に１度の吸血チャンスだけでその生活環を維持している種や，海外では５年以上吸血をしない状態で生存が可能な種もいる。このように，長期間生存が可能な生態のため，吸血源動物が生息しある程度の温度と湿度がある場所であれば，長期間にわたってマダニが生息しつづけることが可能である。このため，野山に行ったときだけではなく，普段の散歩コースや公園でもマダニに暴露される機会がある。マダニによる寄生は，駆除薬を使用することでかなり防除が可能である。しかし，薬剤だけではマダニの刺咬を100％防ぐことは不可能であることを飼い主がきちんと認識する必要がある。マダニの多い茂みにできるだけ犬・猫を立ち入らせないことや，散歩の後のブラッシングも有効である。また，マダニに気がついたら早急に除去することが感染症予防の観点からも重要である。

【 参考文献 】

1．藤田博己，高田伸弘．ダニと新興再興感染症．全国農村教育協会，東京，2007，pp53-68.
2．高田伸弘．病原ダニ類図譜．金芳堂，京都．1990.
3．Yamaguchi N. Tipton VJ, Keegan HL, et al. Ticks of Japan, Korea, and Ryukyu islands. *Brigham Young University Science Bulletin, Biological Series* 15, 1971.
4．高野愛．マダニの生態とマダニ媒介性感染症．山口獣医学雑誌 42，2015，1-8.
5．寄生虫病学共通テキスト編集委員会 編．獣医学教育モデル・コア・カリキュラム準拠 寄生虫学．緑書房，東京，2014.
6．Inokuma H, Yoshizaki Y, Shimada Y, et al. Epidemiological survey of *Babesia* species in Japan performed with specimens from ticks collected from dogs and detection of new *Babesia* DNA closely related to *Babesia odocoilei* and *Babesia divergens* DNA. *Journal of Clinical Microbiology* 41, 2003, 3494-3498.
7．森川茂，木村昌伸，朴ウンシル，ほか．SFTSウイルスの国内分布調査(第三報)．IASR 37，2016，50-51.
8．Piesman J, Schneider BS, Zeidner NS. Use of quantitative PCR to measure density of *Borrelia burgdorferi* in the midgut and salivary glands of feeding tick vectors. *Journal of Clinical Microbiology* 39, 2001, 4145-4148.
9．Higuchi S, Hoshina H, Hoshi F, et al. Development of *Babesia gibsoni* in the Salivary Glands of the Larval Tick, *Haemaphysalis longicornis. The Kitasato Archives of Experimental Medicine* 64, 1993, 147-151.
10．深瀬徹．新たな局面を迎えた犬と猫用のノミ・マダニ駆除薬．獣医畜産新報 69，2016，108-124.

（高野　愛）

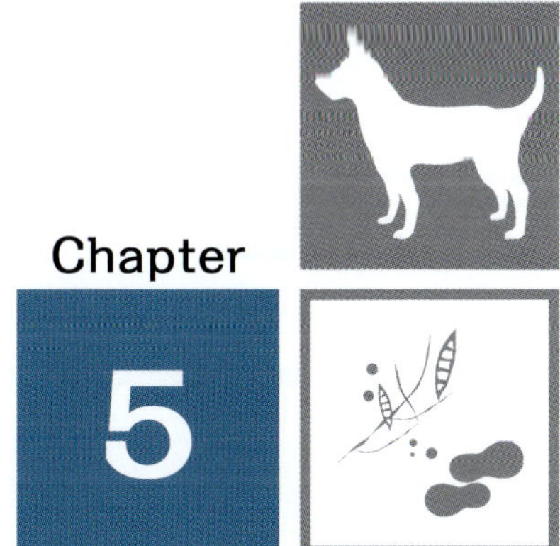

犬の真菌感染症

1. マラセチア症
2. 皮膚糸状菌症

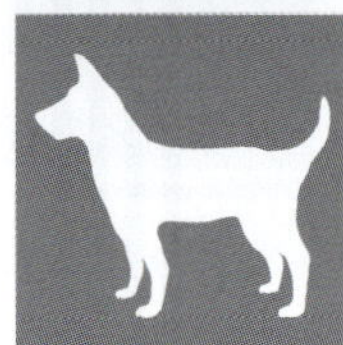

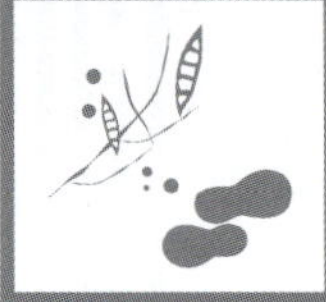

5-1 マラセチア症

皮膚体表に常在する好脂性の酵母様真菌であるマラセチアが，何らかの条件で異常増殖し，外耳炎や皮膚炎が誘発される。耳介内側，外耳道，口唇部，頚部，腋窩部，鼠径部，趾間部などに好発する。菌は体表や角化細胞に付着し，落屑（らくせつ）とともに環境に散じる。まれに毛包に侵入し，毛包炎がみられることがある。発症機序としては，菌体によるケラチノサイトからのサイトカインの誘導や，アレルギー反応の誘発が報告されている。治療には，イトラコナゾールや塩酸テルビナフィンが使用される。抗真菌薬含有の薬剤を用いたシャンプーや薬浴，または薬剤を含ませた綿花などで拭くのも有益である。本菌は人でも新生児や免疫不全患者での感染が問題になる。

▶病原体

マラセチア属 *Malassezia* とは酵母様真菌の 1 属で，現在 18 菌種が知られている（**表 1**）。これら菌種は**好脂性**である[5]。***Malassezia pachydermatis*** のみ脂肪がなくても発育可能であるが，脂肪があればさらに旺盛に発育する。現在，本属の菌については遺伝子解析が行われている[1,7]。マラセチアによって病変が惹起されるが，犬では主に *M. pachydermatis* が原因となる[3]。マラセチアは以前，ピチロスポルム（*Pityrosporum*）と呼称されていた[3]。

▶疫学

1950 年代から 70 年代にかけてマラセチアと外耳炎の関係が認められており，特にブドウ球菌感染の外耳炎を抗菌薬で治療した後に菌交代現象に伴ってマラセチアが増数するなどで外耳炎の症例数が増加した[14]。1990 年代になると飼育環境の変化のためか，皮膚病変を主体とする症例が増加の傾向を示し，かつ重症例や再発例がみられるようになって今日に至っている[3,4]。

▶宿主

M. pachydermatis は最初 Weidman, F. D. がサイから分離した菌で *Pityrosporum pachydermatis* として報告した。犬以外にも，人を初めクマ，ウシ，猫，ブタ，フェレット，アザラシ，アシカから分離されている[4]。調べればほかにも多くの種類の動物から分離されるものと思われる。なお，犬から *M. furfur*，*M. globosa* や *M. sympodialis* が分離されている[4]が，将来ほかの菌種が確認される可能性がある。なぜなら，犬では *M. pachydermatis* が常在しているため，脂質要求性の菌種の分離が困難な状況にある。

人においても，*M. pachydermatis* の感染が報告されている[8,9,13]。新生児室で蔓延した事例があり，看護師が本人の飼育動物の菌を持ち込んだものとされている[2]。そのほかの院内感染例として，カンジダ *Candida* と同じく栄養カテーテルを介した感染が特に免疫不全患者に発生している[9]。したがって，看護師や介護士の手指の消毒が喚起されている。犬の飼い主における皮膚肉芽腫の症例などの報告もある[2]。

表1 マラセチア属（*Malassezia*）の菌種

1889年にBaillon, Hがマラセチア属を設立した

菌種	報告	
M. arunalokei	Honnavar *et al*	2016※
M. brasiliensis	Cabañes *et al*	2016※
M. caprae	Cabanes and Boeckhout	2007
M. cuniculi	Cabanes, Vega and Castella	2010
M. dermatis	Sugita *et al*	2002
M. equina	Cabanes and Boeckhout	2007
M. furfur	(Robin) Baillon	1889
M. globosa	Midgley, Gueho and Guillot	1996
M. japonica	Sugita *et al*	2003
M. nana	Hirai *et al*	2004
M. obtusa	Midgley, Gueho and Guillot	1996
M. pachydermatis	(Weidman) Dodge	1935
M. psittaci	Cabañes *et al*	2016※
M. restricta	Midgley, Gueho and Guillot	1996
M. slooffiae	Midgley, Gueho and Guillot	1996
M. sympodialis	Simmons and Gueho	1990
M. vespertilionis	Lorch *et al*	2018※
M. yamatoensis	Sugita *et al*	2004

※本表にのみ記載

▶ 感染経路

M. pachydermatis は**犬の皮膚，時に粘膜に常在**しているが，母犬から生後間もなく直接伝達され，その後常在化するものと考えられている。そして，動物間での本菌の伝達が直接，間接的にあるものと推測され，また人の手指を介するなどによる本菌の移動も予想される。一方で，本菌が接触などによって新たに移動し付着したからといって，直ちに疾病の発症につながったとする報告はない。しかし，前述のように *M. pachydermatis* が飼育していた犬から人の手に付着して運ばれて，新生児や免疫不全患者に感染を引き起こす危険があることに注意が必要である。

▶ 感染の特徴

犬の皮膚の常在真菌である *M. pachydermatis* が病変に関与するが，感染の定義から考えると**内因性ないしは自発性感染**の範疇に分類されると思われる。しかし，犬の皮膚における疾病は *M. pachydermatis* の表層での異常増殖に関連しているとされ，襞の間や皮溝などに認められることがしばしばある。ただし組織中に侵入している所見はほとんど存在していない。

したがって，*M. pachydermatis* が**表層で異常増殖**する状況や，その他の条件が問題である。この皮膚における微小環境が改善されない場合は，たとえ治療によって軽快しても再燃，再発の可能性が高い。

▶ 発症機序

体表に常在する菌が微小環境の変化によって異常増殖し，その結果，サイトカインの産生が誘発され，あるいはアレルギー反応が惹起されて炎症病変が形成されるものと考えられている。また，生理活性物質との関連なども検討されている[2]。

1．体表における菌の異常増殖

体表に常在するマラセチア菌が微小環境の変化，す

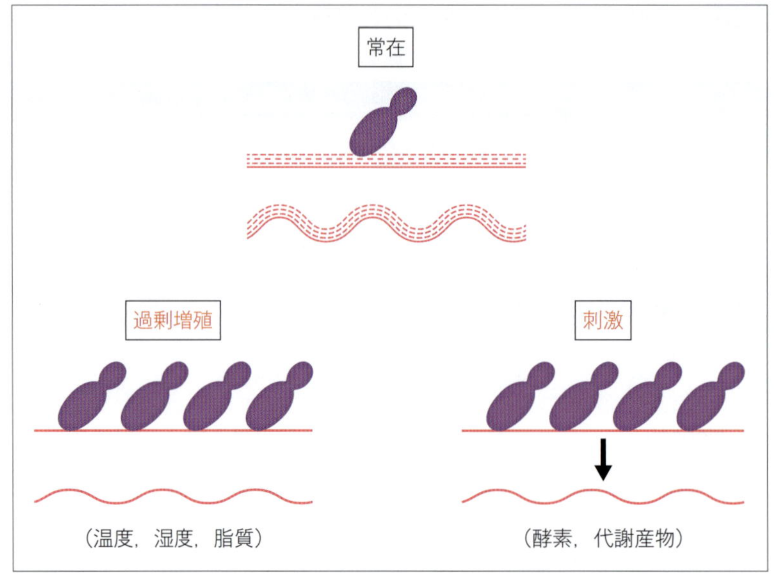

図1 *M. pachydermatis* と皮膚病

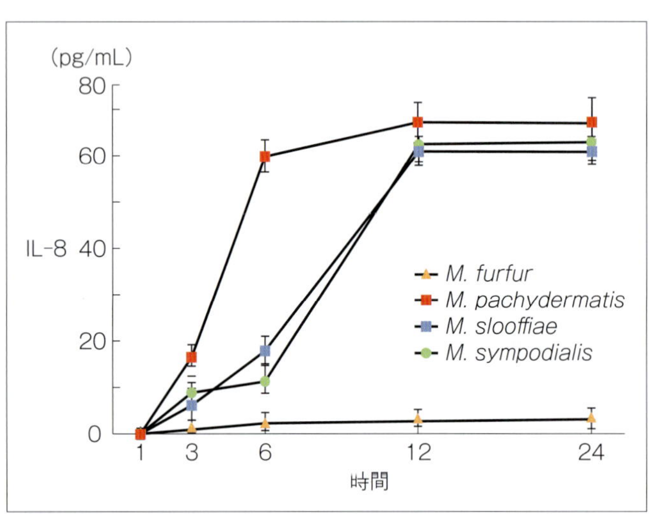

図2 ヒトケラチノサイトにおけるIL-8産生に対するマラセチア4菌種の影響

参考文献15より引用・改変

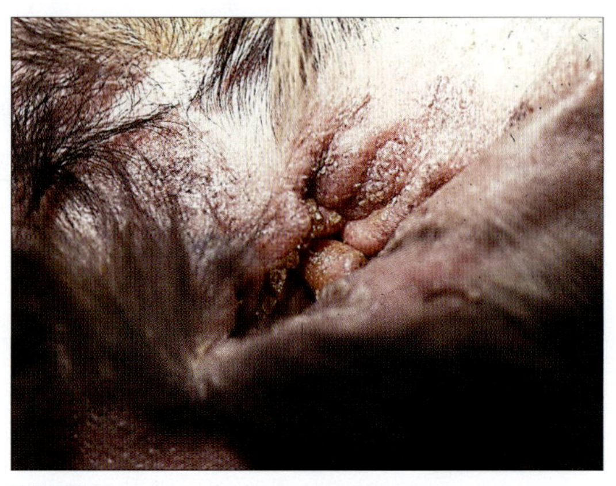

図3 外耳炎（*M. pachydermatis*）

なわち温度，湿度，脂漏，外傷（特に舐める）が影響して問題となる（**図1**）。**基礎疾患**として，特に**アレルギー**（犬アトピー性皮膚炎，食物アレルギー），細菌感染，内分泌疾患（甲状腺機能低下症，副腎皮質機能亢進症），膵炎や糖尿病などの脂質代謝に関連する疾患では要注意である[12]。

2. サイトカインの誘導

ケラチノサイトとマラセチア菌を共培養すると，ケラチノサイトからサイトカイン（インターロイキン，IL）が産生されることが確認されている。特に好中球の遊走を誘引するIL-8が分泌される（**図2**）[15]。しかしサイトカイン産生・分泌を誘発する機序の詳細や起因物質は不明である。

3. アレルギー反応

マラセチア菌の菌体を破砕して得た抽出物で犬を感作すると，アレルギー反応が誘発されることが認められている。菌体成分の抗原となる分画については検討がなされているが，詳細は不明である。

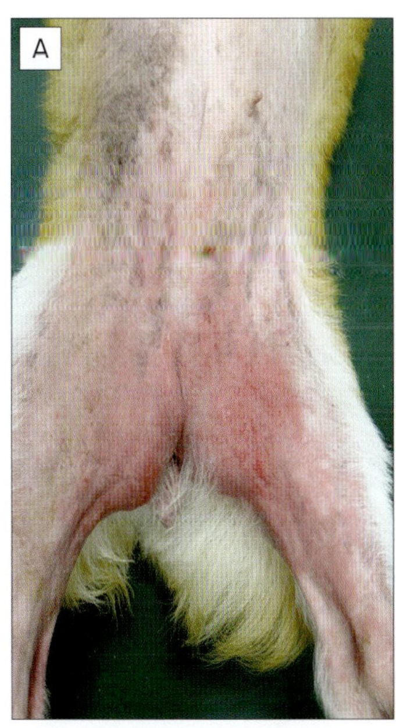

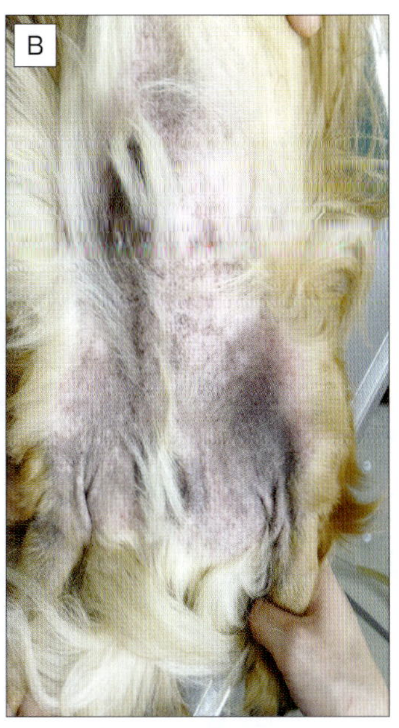

図4 鼠径部にみられた皮膚炎（*M. pachydermatis*）

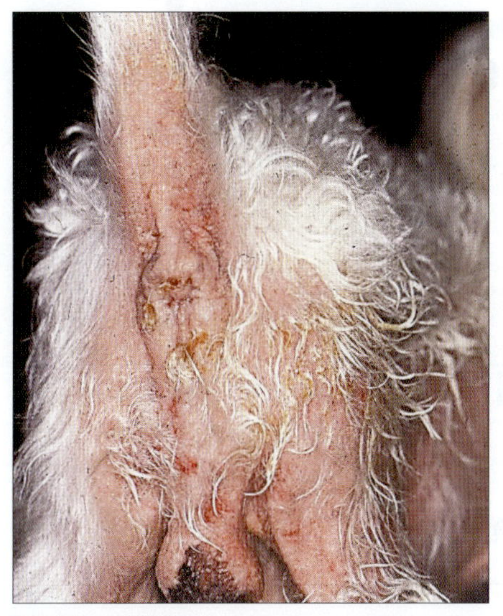

図5 肛門周囲にみられた皮膚炎（*M. pachydermatis*）

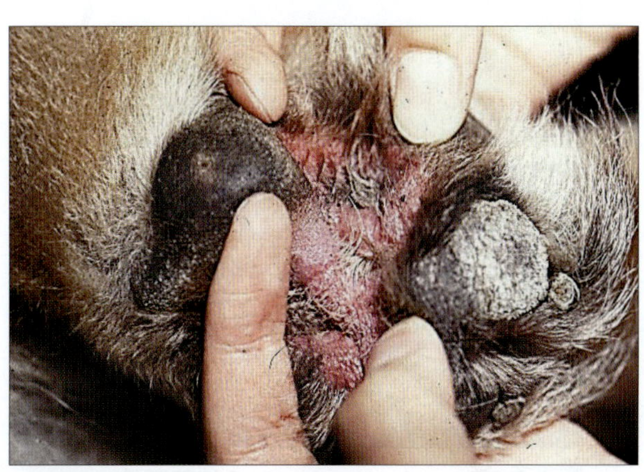

図6 趾間にみられた皮膚炎（*M. pachydermatis*）

▶臨床症状

好発犬種として，ウエスト・ハイランド・ホワイト・テリア，コッカー・スパニエル，バセット・ハウンド，イングリッシュ・セター，プードル，ジャック・ラッセル・テリア，シー・ズー，スプリンガー・スパニエル，ジャーマン・シェパード・ドッグが挙げられている[12]。

季節との関連性があるとされている。一般に，病変は耳翼・外耳道（**図3**），口唇周囲，頚部，腋窩部，鼠径部（**図4**），肛門周囲（**図5**），肢端，趾間（**図6**），爪などにみられ，特に**間擦部位**が問題になる。**皮膚炎**と**外耳炎**の併発も少なくない。外耳炎ではしばしば黒褐色の耳垢が認められる。瘙痒の程度には幅があるが，主に中程度ないし重度である。悪臭を呈することが多い。皮診は主に紅斑，落屑，脂漏性である。慢性化すると，角化して，苔癬化し黒色を呈する（**図4B**）。爪周囲炎により爪に変色がみられることがある。

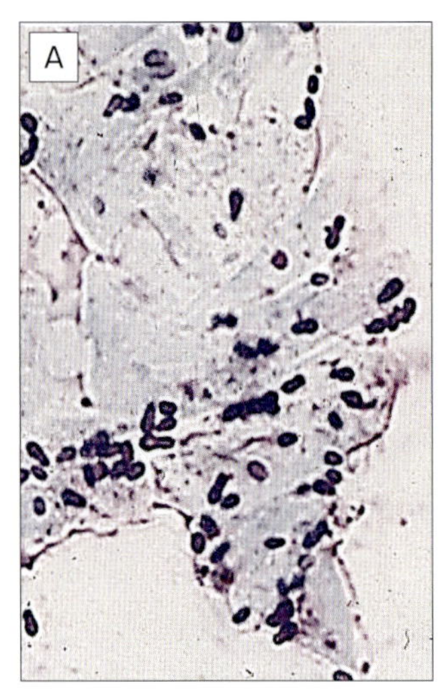

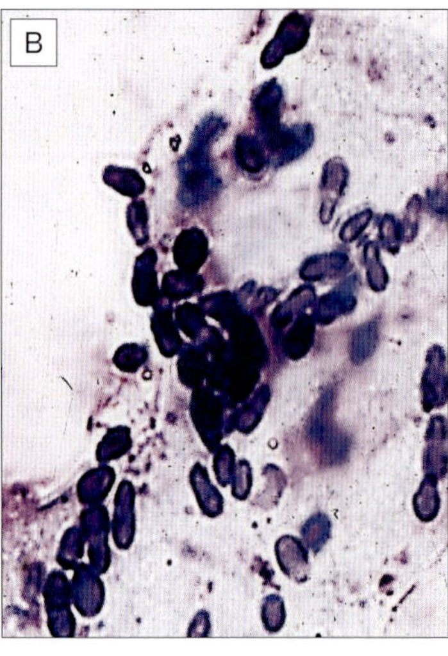

図7 *M. pachydermatis* **の顕微鏡所見**
臨床材料の塗抹標本。Diff-Quik などで染色して鏡検し，多数のマラセチア菌の存在を確認する。ボーリングのピン状ないしピーナッツ状を呈する菌体を多数確認することができる。一般に，顕微鏡検査で特別の異常がなくとも1視野（1,000倍）に2個以上の菌体が確認されれば十分診断的価値がある

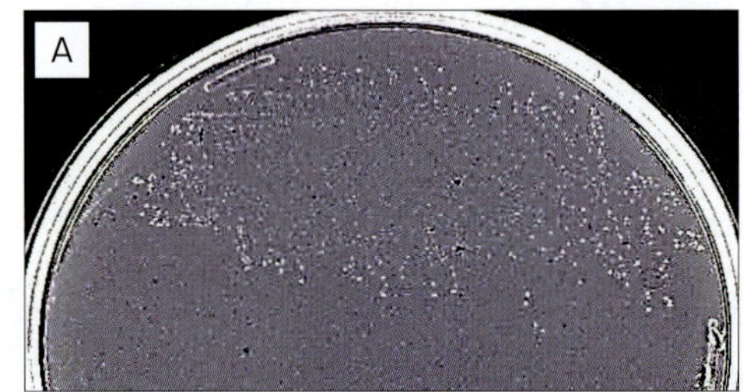

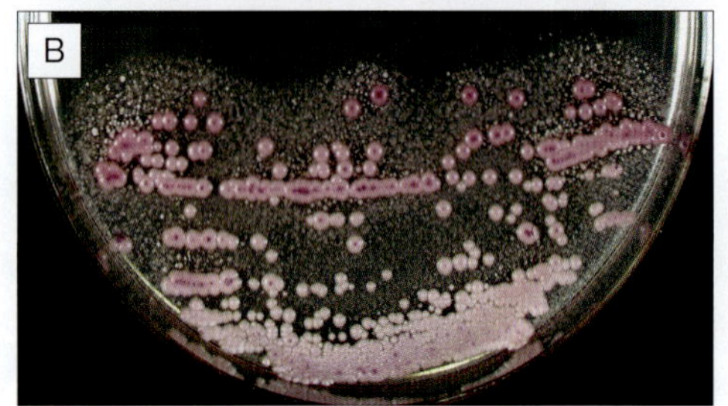

図8 *M. pachydermatis* **の培養所見**
A：サブローデキストロース寒天培地
B：クロモアガー

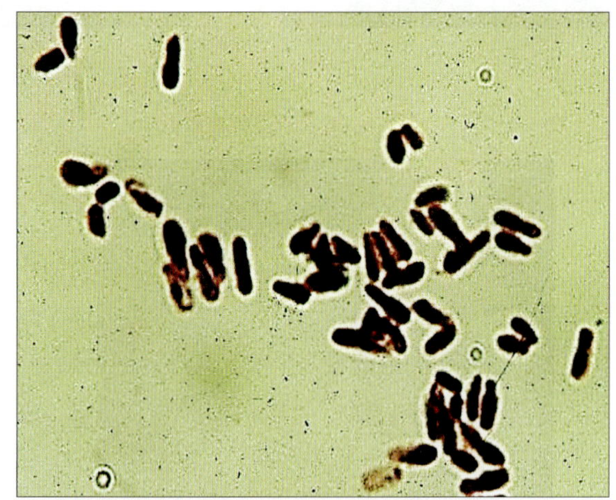

図9 *M. pachydermatis***（臨床分離株）**

▶検査

塗抹標本の検査

臨床症状を把握し，その結果から疑診して，病変部由来の検体から塗抹標本を作製する。塗抹標本をDiff-Quik などで染色して鏡検し，多数のマラセチア菌の存在を確認する。すなわち，**ボーリングのピン状**ないし**ピーナッツ状**を呈する菌体を多数確認することができる（**図7**）。一般に，顕微鏡検査で特別の異常がなくとも1視野（1,000倍）に2個以上の菌体が確認されれば十分診断的価値がある[12]。

培養検査

M. pachydermatis の培養検査の場合には，サブローデキストロース寒天培地やクロモアガーマラセチア（関東化学㈱）[5]を用いて25℃で培養する（**図8**）。発育したコロニーから釣菌して顕微鏡で観察すると，ボーリングのピン状ないしピーナッツ状を呈する，独特の単極性分芽の菌体が認められる。大きさは約3～6×6～12 μm である（**図9**）[3]。他の好脂質性の菌種の培養にはディクソン変法培地などを使用する[5]。菌種の分別や型別については分子生物学的に検討されている[1,7]。

その他の検査

生検では角質表面（落屑・皺溝）に菌体が確認される（**図10**）[4]が，その他，表層性の血管周囲および間質にリンパ組織球性皮膚炎がみられることがある。また，マラセチアに対するアレルギー検査も行われるこ

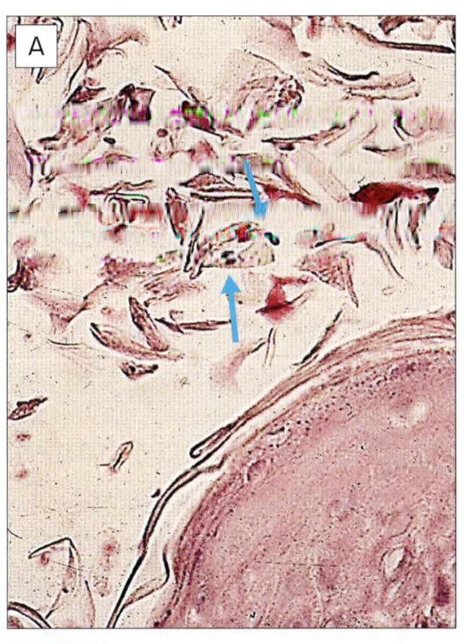

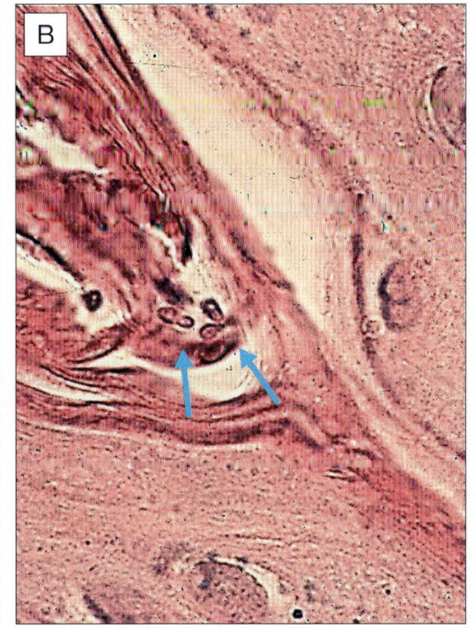

図 10 マラセチア皮膚炎の組織所見
A：鱗屑に付着する菌　B：皮膚の皺溝中の菌

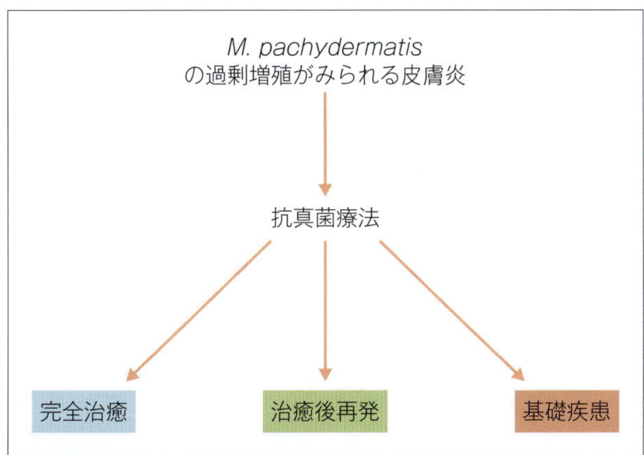

図 11 マラセチア皮膚炎における治療

とがある。さらに薬剤に対する感受性試験も必要である。このとき菌体が粘着しているので菌数の調整に留意する必要がある[10]。

▶ 診断

前述のように臨床症状から疑診して検査を進め，その結果を考察してマラセチア皮膚炎を診断する。

診断法については p403，404 も参照

▶ 治療

誘発要因を除去することが肝要である。治療によって完治したとしても，感染した部位の微小環境が改善されていなければ容易に再発する。また基礎疾患が存在していると，治療によってマラセチアによる病状が消退しても，基礎疾患による病変が顕性化することになる（**図 11**）。

1．局所治療

ミコナゾール，クロルヘキシジン，硫化セレニウムなどを含有するシャンプー剤を用いて洗浄や薬浴するのが効果的である。また，これら薬剤を含ませた綿花などを用いて病変部を拭くことも有効である。これら有効薬物含有クリームやローションも有用であり，エニルコナゾール加リンスも用いられる[11,12]。

2．全身療法

イトラコナゾール（5～10 mg/kg，経口投与，1日1回，7日間）や塩酸テルビナフィン（30 mg/kg，経口投与，1日1回，2～4週間）で治療する[11,12]。場合によっては薬剤に対する感受性試験も必要である[13]。なお，薬剤使用に際しては，それが日本で動物用医薬品として承認されているか否かについて注意する必要がある。

▶ 予防

基礎疾患があれば治療し，誘発要因が存在すれば排除するように努める。常在菌の増加を極力制御する。すなわち，シャンプーを行うなど，皮膚を衛生的に保持することが肝要である[11,12]。

MEMO

「猫におけるマラセチア皮膚炎の発生頻度」

- 猫においても皮膚炎および外耳炎が報告されているが，その発生頻度についてはほとんど報告がない。臨床の現場においては，犬の症例にくらべ猫の症例は少ないが，消耗状態の場合に発現するように思われる。

　猫のマラセチアでも問題になるのは *Malassezia pachydermatis* であるが，筆者らは猫の外耳炎から分離したマラセチアが新種であることを確認して，2004年に *Malassezia nana* として報告した。

「マラセチア皮膚炎で独特の臭いがする理由」

- 聞診（聴覚や嗅覚による情報で診断する）は漢方においては重要な診断法である。黄癬（10-1 皮膚糸状菌症を参照）と同様にマラセチア皮膚炎においても臭いの所見は等閑視できない。真菌では菌種によって培養したときに独特の臭いを放散する。

　マラセチアは脂質要求性の酵母様真菌である。犬に常在する *M. pachydermatis* は脂質を含まない培地でも発育は可能であるが，脂質を含有する培地では発育が著しく促進される。したがって，マラセチアが旺盛に増殖するには，脂質が重要な要素であり，発育時に脂質が分解されることになる。そのときに脂肪酸などの種々の成分が産生され，それに伴い臭気が発生するものと考えられる。脂漏症でも同様の臭気が感じられるが，これにもマラセチアが関与している場合が多い。

「症例によってステロイドの使用が異なる理由」

- ステロイドは主に抗炎症を目的に使用されるが，真菌症では真菌の増殖を助長することが確認されている。したがって，ステロイドは禁忌となるが，炎症を抑える必要があれば，ステロイドの使用が必要となる。

　まず症例における病巣を検討して，マラセチア皮膚炎であることを診断し，マラセチア菌を制御すれば治癒に導けるのか否かを判断する。必要なら抗真菌薬の使用となる。一方，炎症反応が重度の病変にはステロイド使用が考慮されるが，病巣が増悪する可能性に留意する必要がある。

【 参考文献 】

1. Aizawa T, Kano R, Nakamura Y, et al. Molecular heterogeneity in clinical isolates of *Malassezia pachydermatis* from dogs. *Veterinary Microbiology* 70, 1999, 67-75.
2. Fan YM, Huang WM, Li SF, et al. Granulomatous skin infection caused by *Malassezia pachydermatis* in a dog owner. *Archives of Dermatology* 142, 2006, 1181-1184.
3. 長谷川篤彦．動物と Malassezia，とくに動物の病変と *Malassezia pachydermatis*．真菌誌 34，1993，413-416.
4. 長谷川篤彦．動物の皮膚真菌症：第47回日本医真菌学会総会記念誌．2003，レクラム社.
5. Kaneko T, Makimura K, Onozai M, et al. Vital growth factors of Malassezia species on modified CHROMagar Candida. *Medical Mycology* 43, 2005, 699-704.
6. Machado ML, Cafarchia C, Otranto D, et al. Genetic variability and phospholipase production of *Malassezia pachydermatis* isolated from dogs with diverse grades of skin lesions. *Medical Mycology* 48, 2010, 889-892.
7. 槇村浩一．真菌症の遺伝子診断とその展望．日本医真菌学会雑誌 45，2004，59-62.
8. Marcon MJ, Powell DA. Human infections due to *Malassezia* spp. *Clinical Microbiology Reviews* 5, 1992, 101-119.
9. Morris DO, Shea KO, Shofer FS. *Malassezia pachydermatis* carriage in dog owners. *Emerging Infectious Diseases journal* 11, 2005, 83-88.
10. Murai T, Nakamura Y, Kano R, et al. Homogeneous cell suspension of *Malassezia pachydermatis* obtained with an ultrasonic homogenizer. *The Journal of Veterinary Medical Science* 64, 2002, 381-383.
11. Patel A, Forsythe P. Small Animal Dermatology. Philadelphia, Saunders, 2008, pp45-48.
12. Paterson S. Manual of Skin Diseases of the Dogs and Cats, 2nd ed. New Jersey, Wiley Blackwell, 2008, pp67-69.
13. Welbel SF, McNeil MM, Pramanik A, et al. Nosocomial *Malassezia pachydermatis* bloodstream infections in a neonatal intensive care unit. *The Pediatric Infectious Disease Journal* 13, 1994, 104-108.
14. 由里和世，堀井佳広，片江宏巳，ほか．外耳道炎罹患犬の外耳道から分離した *Malassezia pachydermatis* および細菌とその薬剤感受性．獣医皮膚科臨床 3，1997，13-18.
15. Watanabe S, Kano R, Sato H, et al. The effects of *Malassezia* yeasts on cytokine production by human keratinocytes. *Journal of Investigative Dermatology* 116, 2001, 769-773.

（長谷川篤彦）

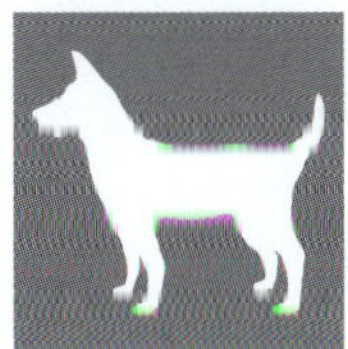

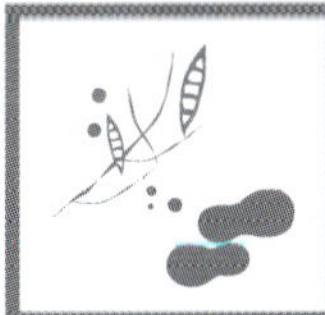

5-2 皮膚糸状菌症

犬の皮膚糸状菌症の主な原因菌は *Microsporum canis*, *Trichophyton mentagrophytes* および *Microsporum gypseum* である。前2種は人にも容易に感染する動物寄生性の菌である。後の1種は土壌生息性菌で，感染すると局所の炎症反応が強い。人寄生性の *Trichophyton rubrum* が人から犬に感染した例が報告されている。主な症状は頭部，顔面，四肢，背部などに脱毛，紅斑，鱗屑，丘疹，水疱，膿疱，痂皮など多様な皮疹を呈する。脱落被毛や落屑などには多数の分節分生子や菌糸が長期間生残し環境を汚染するので，物理的・化学的に清浄化する必要がある。確定診断は直接鏡検で病変部に存在する菌を確認することによる。治療は限局性病巣なら局所療法でもよいが，多くはイトラコナゾールや塩酸テルビナフィンを数週間，内服投与する。短期間で完治に導くことが肝要である。

▶ 病原体

皮膚糸状菌症の定義は皮膚糸状菌に起因する皮膚疾患である。皮膚糸状菌とは皮膚の角質を侵す無色明調の糸状を呈する菌群である[1,4]。菌学的には，小胞子菌属 *Microsporum*，白癬菌属 *Trichophyton*，表皮菌属 *Epidermophyton* に分類される菌種である[1,4]。疫学的には，皮膚糸状菌は**図1**のように**人寄生性菌**(好人菌：anthropophilic dermatophytes)，**動物寄生性菌**(好獣菌：zoophilic dermatophytes)，**土壌生息性菌**／土壌菌(好土菌：geophilic dermatophytes)に分けられる[4]。また，菌種によっては世界的に分布する菌種と，ある地域のみに存在する菌種がみられる[1]。

犬の皮膚糸状菌症を惹起する菌種は主に ***Microsporum canis*(犬小胞子菌)**，***Trichophyton mentagrophytes*(毛瘡白癬菌)**および ***Microsporum gypseum*(石膏状小胞子菌)**で，その割合は飼育環境によっても異なるが約70%，10%，20%と推測される。前

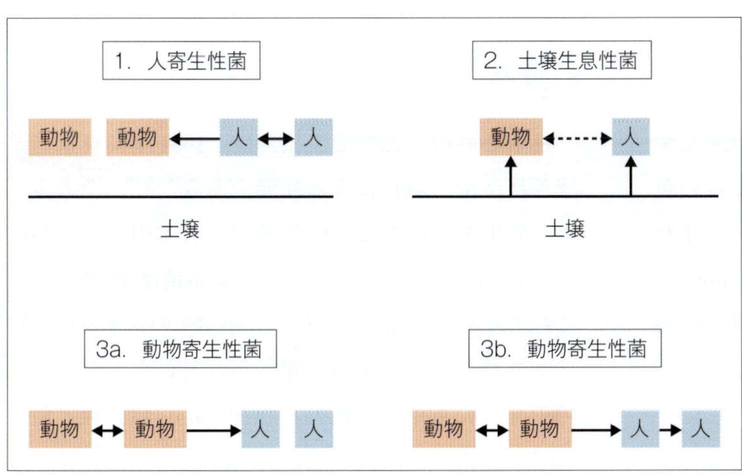

図1 皮膚糸状菌の疫学的分類

表 1　犬の主要原因菌の主な宿主域

M. canis
犬，猫，サル，ウサギ，モルモット，ウシ，ブタ，ヒツジ，ウマ，ロバ，ライオン
T. mentagrophytes
犬，猫，ウサギ，ニワトリ，ウシ，ハリネズミ，モルモット，ラット，マウス，ブタ，ヒツジ，ヤギ，ウマ，ロバ，キツネ
M. gypseum
犬，猫，ニワトリ，サル，モルモット，マウス，ラット，ウサギ，ブタ，ウマ，ロバ，トラ

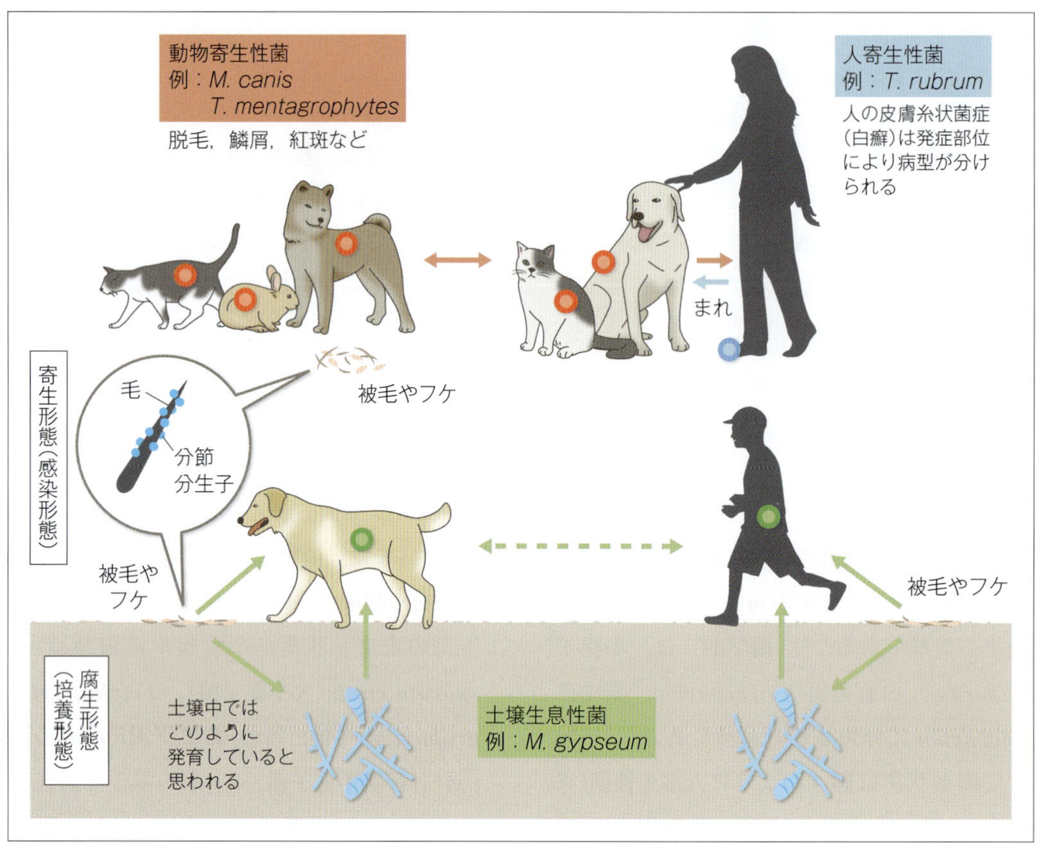

図 2　皮膚糸状菌の感染経路

2種は動物寄生性の菌で，後の1種は土壌生息性菌である。なお *T. mentagrophytes* では完全時代が確認され，培養するとコロニーの表面が粉状・顆粒状を呈する菌（*Arthroderma vanbreuseghemii*）と粉状で乳白色を呈する菌（*Arthroderma benhamiae*）の2種が含まれている[10]。そのほか，人寄生性の *Trichophyton rubrum*（紅色白癬菌）が人から感染した例の報告がある[7,22]。

▶疫学

日本で最初の犬の症例報告は，1964年に東京で確認された *M. canis* による症例である[13,15,16]。その後，年々発生が認められ，10年後には日本中に発生が拡大し全国的に常在化している[2,4]。本菌は1960年以前にも北海道に限局して存在し，小学生の頭部白癬が知られており，猫の症例も報告されていた。しかし，1960年代に東京から拡大した *M. canis* は，犬・猫を米国などから日本国内の各地に導入したことに伴って

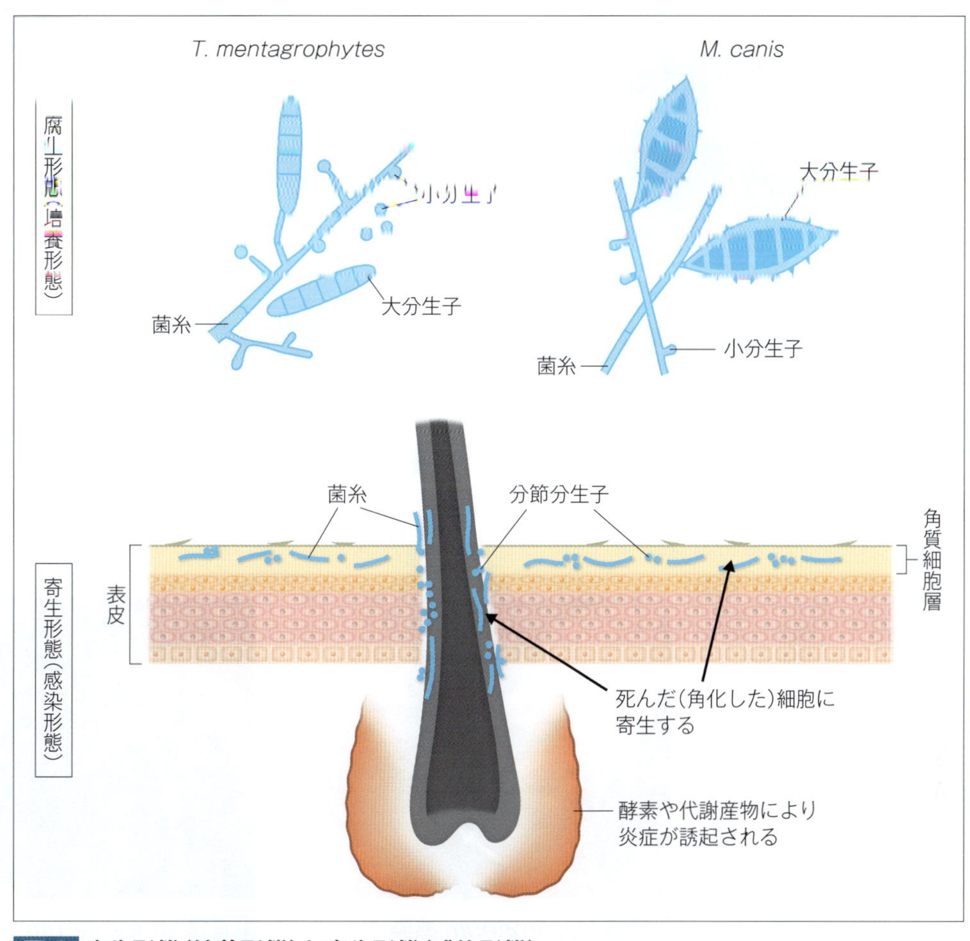

図3 腐生形態(培養形態)と寄生形態(感染形態)

蔓延していったものである。

T. mentagrophytes の症例は1966年に報告され[14]，以後散見されている。また *M. gypseum* は土壌生息性菌であり，人や動物と関連のあるところには高率かつ大量に存在し犬に付着しているため，感染していなくても分離される場合がある[8]。したがって，直接鏡検を行って感染を確認する必要がある。

犬でも人での黄癬と同様の特殊な臨床所見を示す病例が確認され，その後も何例か認められている。その所見は菌甲(菌糸，滲出物，落屑などが厚い痂皮となって付着)を形成し，特異な悪臭を放つのが特徴である。

▶宿主

M. canis，*T. mentagrophytes*，*M. gypseum* の3菌種の報告例を**表1**に示す。その他，各哺乳類や鳥類などに感染するものと考えられる。人での感染も多数報告されている。

▶感染経路

感染動物や保菌動物から直接接触または間接的に伝播する。また，汚染環境から感染する。特に土壌生息性菌である *M. gypseum* は，通常，動物の被毛などがある場所ではその**ケラチン**を利用して増殖している。そのためそのような場所では犬が感染する機会が多い[8](**図2**)。皮膚糸状菌の分節分生子などが体表に付着し，一両日に，微小な傷口(掻傷など)があればなお容易に侵入する。**菌は表皮や毛孔に侵入して増殖し炎症を誘起する**と考えられる(**図3**)。

発症は，若齢の動物や多頭飼育の場合に多いが，基礎疾患や薬剤によって免疫抑制状態になった動物での発生も散見されるため注意が必要である。

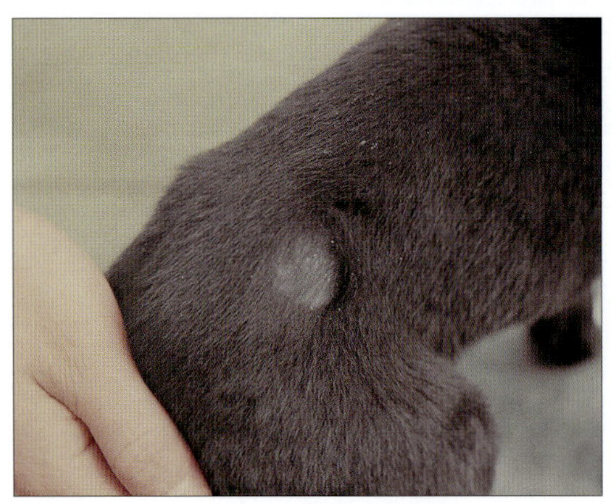

図4 *T. mentagrophytes* 感染

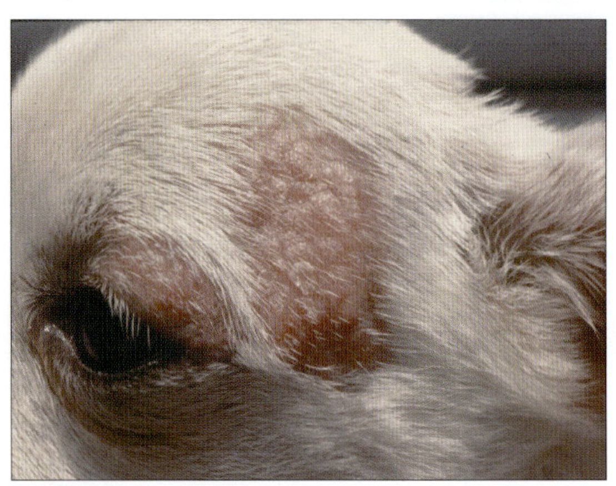

図5 *M. canis* 感染

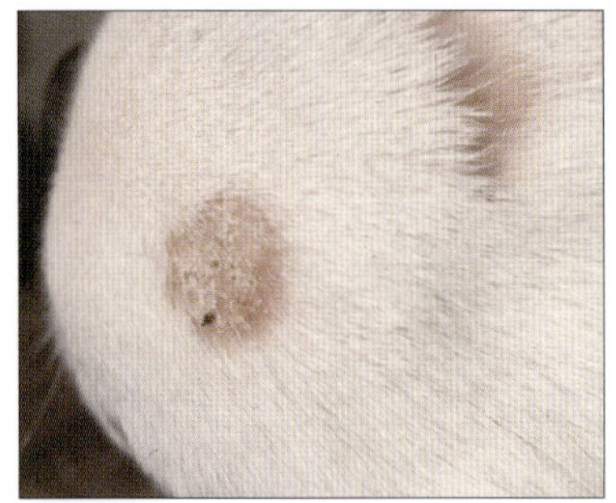

図6 *M. canis* 感染

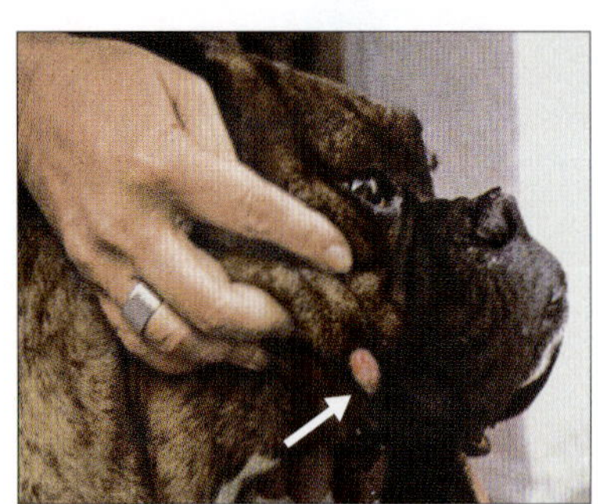

図7 *M. gypseum* 感染

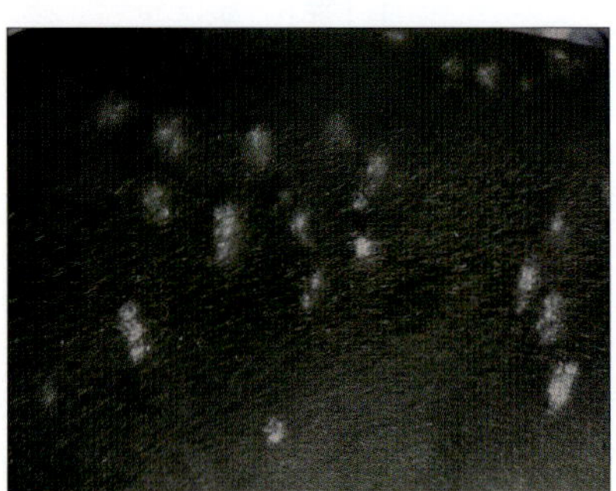

図8 *M. gypseum* 感染

感染の特徴

菌と接触し付着すると，菌は一両日～数日体表に留まる。そこで発育して角層に侵入する。微小な創傷が存在すれば，菌は容易に感染する。感染には各種プロテアーゼなどの関与が考えられて研究されているが，未だ確証はない。皮膚糸状菌はいずれも顆粒層以下の生きた細胞層には侵入しない。毛包や毛幹についても同様である。その理由として塩基性蛋白(例えばデフェンシン)などが生体防御に関与していると考えられている[19,20]。自然治癒も認められるが，長期間にわたり保菌動物となる。

発症機序

体表に付着した菌はその場に留まり，一両日のうちに菌糸を伸長し，表皮の非特異的な異物排除機能に拮抗してケラチン組織に侵入して感染が成立する。そして各種酵素や代謝産物によって痒みや炎症が惹起されると考えられている。また，免疫学的反応も誘起されるとの報告もあるが，いずれも確証に至っていない。

臨床症状

皮膚糸状菌症に罹患しやすい犬種としてペキニーズ，ヨークシャー・テリア，プードルなどがある[18]。幼齢犬，長毛種，免疫力の低下した犬も感染しやすいとされている。

本症の主な症状は皮膚の脱毛，鱗屑，紅斑，丘疹，水疱，膿疱，びらん，痂皮形成と多様である(図4～8)。病変は限局性～び漫性まであり，単発性のものから多発性のものまである。また，多発した病巣が互いに融合する場合も少なくない。

散発する各病変が均一の場合もあるが，多くはその病変の程度に差異を認める。病変は体表各部位にみられる。初期には，顔，耳介，四肢の一部などにほぼ円形の脱毛部がみられ，多くは鱗屑が付着している。悪化すると，紅斑，丘疹が生じ，分厚い痂皮を形成する。

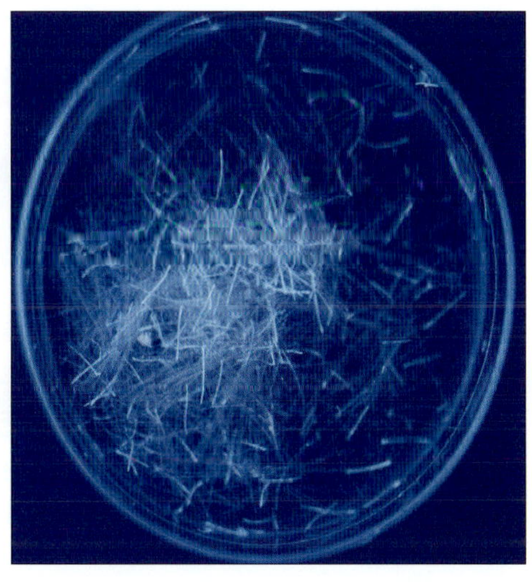

図 9 ウッド灯検査所見

病変から採取した被毛。緑色を帯びた黄色の蛍光が認められる

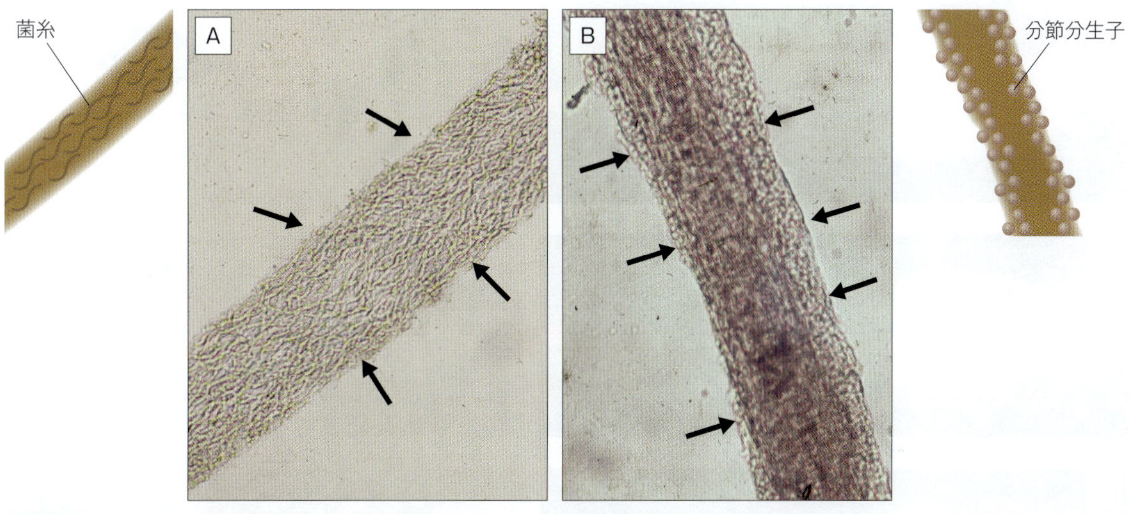

図 10 被毛周囲の菌糸（A）と分節分生子（B）

重度の場合にはびらん状態を呈する。強い炎症反応により毛包が破壊されるような場合がある。まれに菌腫が生じることがある。

▶ 検査

ウッド灯検査

暗室でウッド灯（360 nm の波長の光を発する）を照射すると緑色を帯びた黄色の蛍光が認められる（**図 9**）。しかし，この現象がみられるのは *M. canis* 感染の場合のみである。薬浴やシャンプーにより蛍光物質は溶出し，蛍光は消退する。また，種々の物質が紛らわしい蛍光を発するので注意が必要である。

直接鏡検

病変部の周辺から被毛または鱗屑を採取し，10％苛性カリ（水酸化カリウム，KOH）などを滴下し，透明化を待って顕微鏡で観察する。コンデンサを下げ，視野を絞り，まずは低倍率で観察する。その後，高倍率にして精査する。脱落被毛や落屑などには，**菌糸**が侵入するとともに多数の**分節分生子**が被毛に付着している所見が認められる（**図 10**）。

培養検査

抗生物質とシクロホスファミドを添加したサブローデキストロース寒天培地またはDTM培地（皮膚糸状菌証明培地）[3, 4, 11] に病変部から採取した材料を接種する。25℃で1～2週間培養し，発育した真菌を鏡検

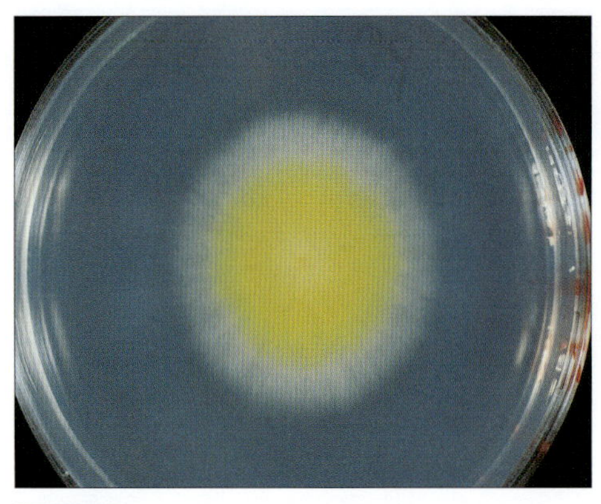

図 11 *M. canis* の培養所見（サブローデキストロース寒天培地）

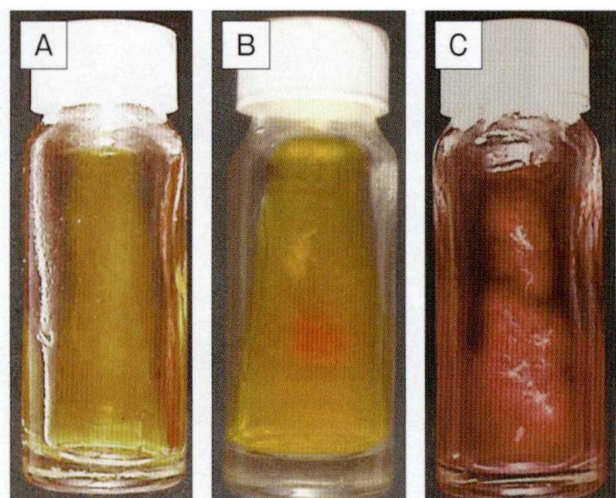

図 12 *M. canis* の培養所見（DTM 培地）
A：培養前　B：培養初期　C：培養後期

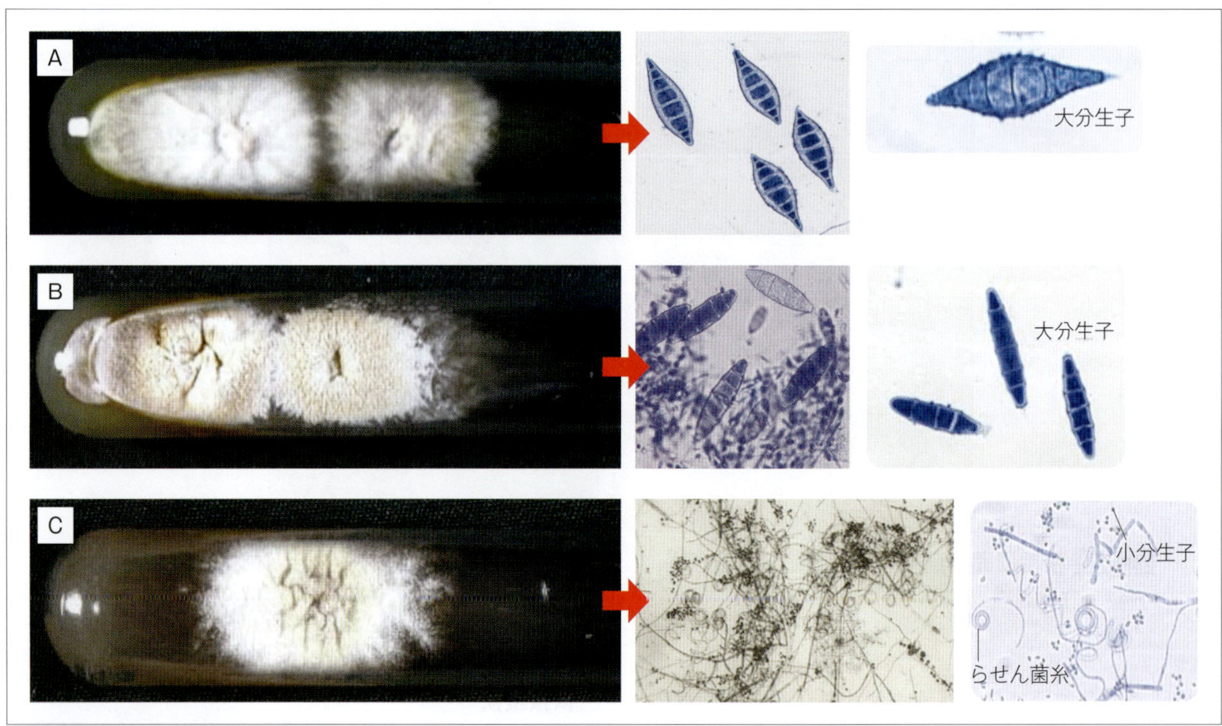

図 13 培養した真菌の顕微鏡像
A：*M. canis*　B：*M. gypseum*　C：*T. mentagrophytes*

して皮膚糸状菌か否かを決定する。コロニー（集落）の写真を（**図 11，12**）[4, 5]ならびに顕微鏡像を（**図 13**）に示す。菌種の鑑別を（**表2，図 14**）に示す[5]。

病理組織学的検査

角化組織に菌糸の存在が認められる。パス（PAS）染色やグロコット（Grocott）染色を施した標本の方が菌の発見が容易である[4, 6]。

遺伝子検査

研究機関および検査機関で行われている[9, 10]。

その他

血清検査があるが，精度に問題がある。薬剤の感受性試験，遺伝子変異も検討する。

診断法については p389，403，404 も参照のこと

表 2　主な皮膚糸状菌のコロニーの発育速度と色調

発育速度	色調	菌種
早い	淡黄色	*M. canis*
早い	褐色	*M. gypseum*
早い	褐色～紅褐色	*T. mentagrophytes*
中間	猩紅色(スカーレットレッド)	*T. rubrum*

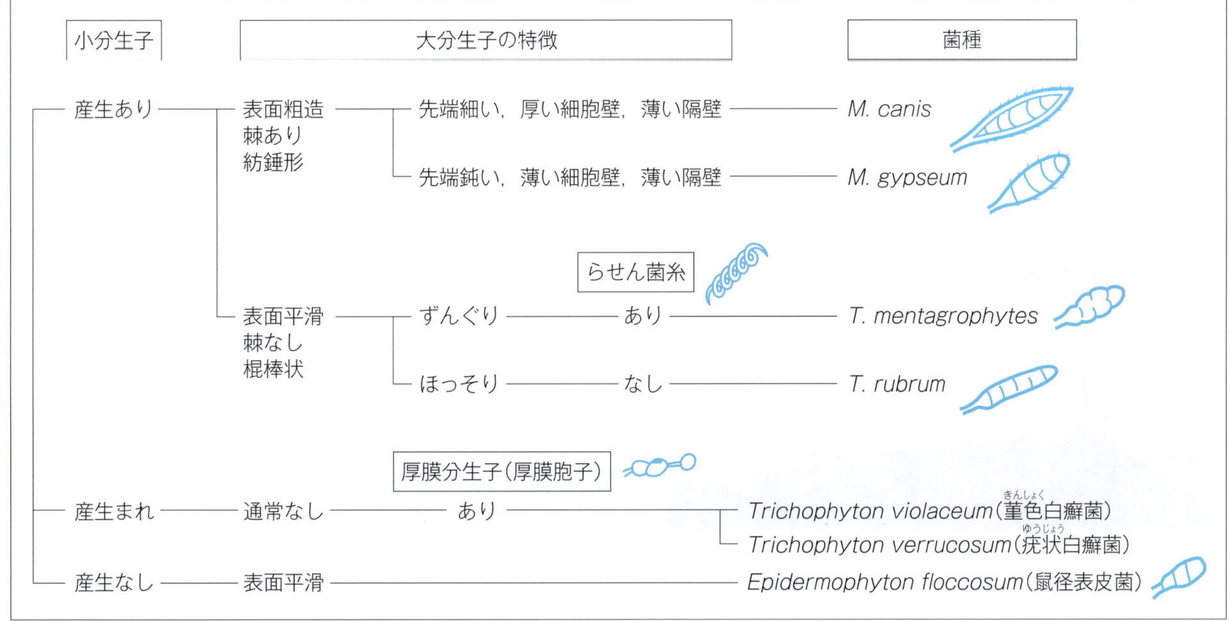

図 14　主な皮膚糸状菌の顕微鏡所見による鑑別

▶ 診断

臨床所見から疑診し，直接鏡検によって確定診断を下す。

臨床の現場では，症例犬の特質，病歴，治療歴の聞き取りが肝心である。感染する機会があったか否か，また症例犬と接触のある動物や人に皮膚糸状菌症の症状がみられるか否かを知ることが重要である(**図15～17**)。

> 1）臨床症状，特に皮膚病変(詳細は前述)の観察から疑診可能か否かが重要である。
> 2）検査結果を検討して真菌感染の有無を判断する。
> 3）治療に対する反応を見極める。

抗真菌薬に反応して治療効果があるか否かを確かめる。また，ステロイドに対して一時的に炎症反応が軽減しても増悪傾向を呈する。健康な動物では，皮膚糸状菌症は大部分が無治療でも最終的には自然治癒するとされているが，発症期間中に環境を汚染することになる。基礎疾患がある場合や免疫抑制状態にある場合は，完治困難である。完治する前に治療を中止した場合など，保菌動物となって長期にわたって感染源となるので注意が必要である。完治したと判断した動物の被毛の先端にウッド灯陽性(*M. canis* の感染)所見が確認される例がある。

▶ 治療

耳介先端や指端，体幹の一部などの表在性・限局性の病巣なら，毛を刈って抗真菌薬剤を含有するクリームないしローションを病巣局所を中心にその周辺にも塗布する[17,18]。1日1～2回塗布するが，使用時には外用薬によるかぶれや薬疹などの有害反応に注意す

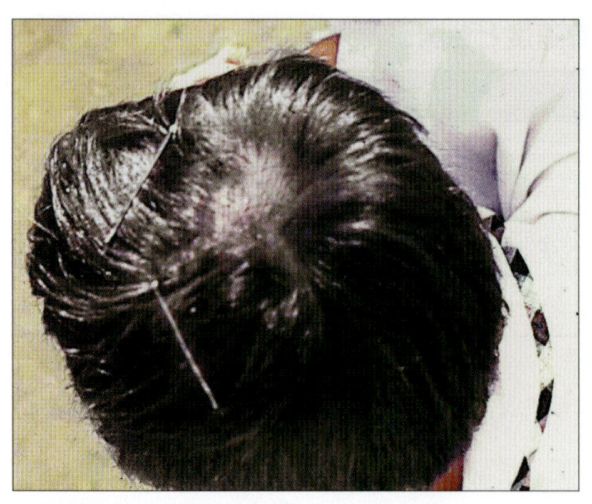

図 15 幼児でみられた頭部白癬（*M. canis*）

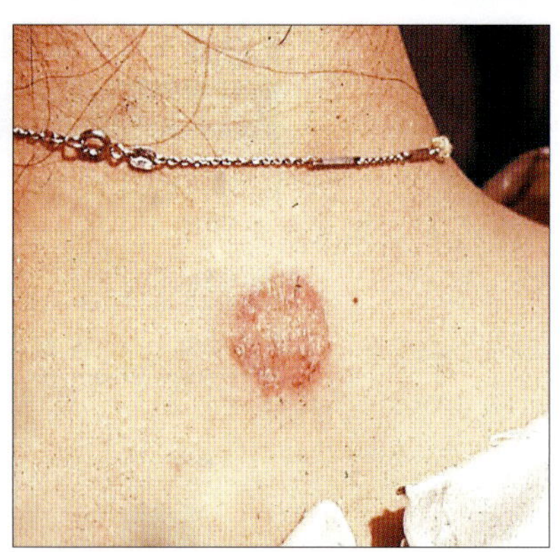

図 16 成人でみられた体部白癬：小水疱性斑状白癬（*M. canis*）

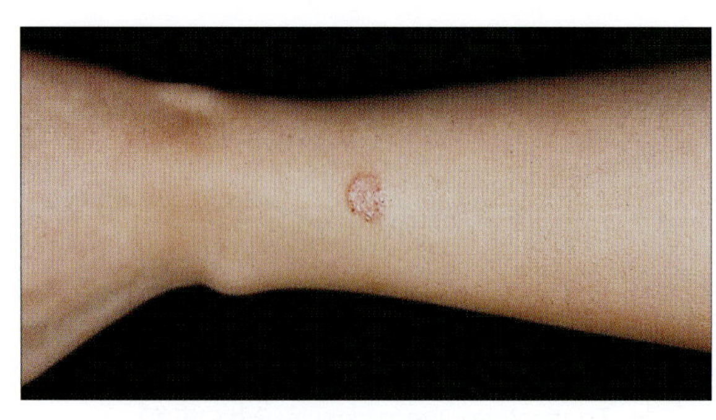

図 17 成人でみられた体部白癬：小水疱性斑状白癬（*M. canis*）

表 3 皮膚糸状菌症に関する診療の流れ

- 1．病歴，臨床所見の確認
- 2．皮膚糸状菌症を鑑別
  - 1）除外…他の疾患を検索
  - 2）疑診
    - a）ウッド灯検査
      - ・陰性：*M. canis* 以外の菌の感染（*M. canis* 感染も除外できない）
      - ・陽性：*M. canis* 感染
    - b）直接鏡検
      - ・陰性：直接鏡検の再検査，または皮膚糸状菌症の否定・他の疾患を検索
      - ・陽性：皮膚糸状菌症
    - c）培養・同定・薬剤感受性試験
      - i）皮膚糸状菌を分離・同定：確定診断，治療法を検討
      - ii）皮膚糸状菌以外の菌種を分離・同定：診断名を検討
      - iii）菌分離失敗：再度分離を試みる。または他の手段を考える

る。また塗布後に動物が舐めないように配慮する。シャンプーによる洗浄を行えば，感染性の菌体の拡散を防ぐことになる。

しかし，局所療法に反応しない場合や病巣が広範に広がっている場合には，イトラコナゾール（5～10 mg/kg，経口投与，1日1回）や塩酸テルビナフィン（30～40 mg/kg，経口投与，1日1回）を数週間投与し，完治を確認することが肝要である[17, 18]。有害作用（副作用）として，前者には嘔吐，下痢，肝毒性が，また後者には嘔吐，下痢，疼痛，血球減少症，肝毒性が報告されている。要はできる限り短期間で治癒させることが肝要である。なお，これら薬剤は日本では動

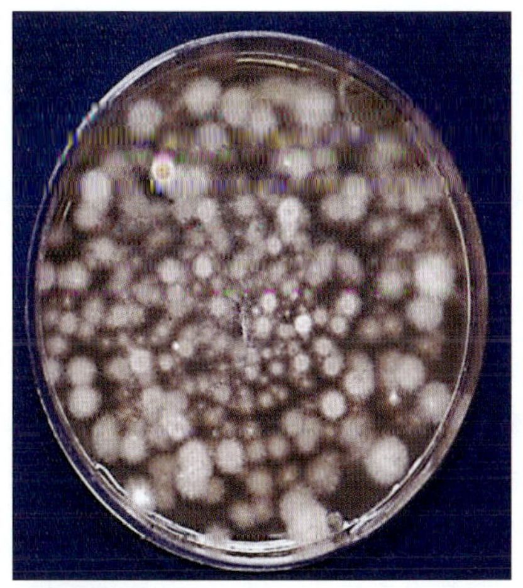

図 18 家塵の培養（サブローデキストロース寒天培地）
感染動物が飼育されている家の塵を培養したところ，多数の *M. canis* コロニーの発育を確認した

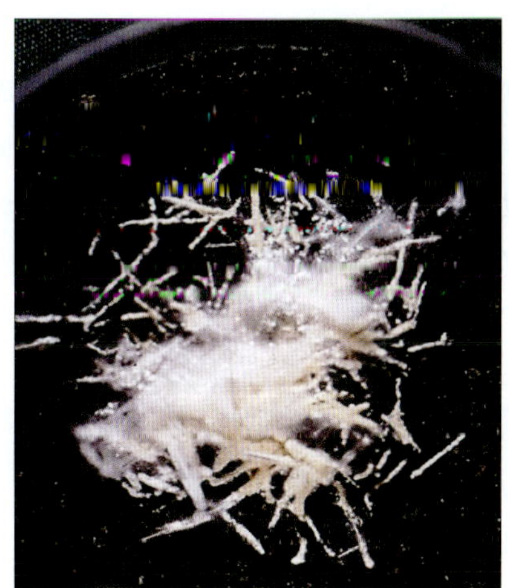

図 19 土壌中の *M. gypseum* の直接培養(Hair Baiting 法)

表 4 家塵と飼育動物からの皮膚糸状菌の分離
筆者らが以前行った成績で，飼育動物と家塵との関係を示す

家塵からの分離菌	症例動物からの分離菌	飼育動物	飼育場所
M. canis	*M. canis*	犬	屋内
M. canis	*M. canis*	猫	屋内
M. canis	*M. canis*	猫	屋内
M. canis	陰性	犬	屋内
M. canis	陰性	猫	屋内
M. canis	陰性	猫	屋内
M. gypseum	陰性	猫	屋外
T. mentagrophytes	*T. mentagrophytes*	犬	屋内
T. mentagrophytes	陰性	犬	屋内
T. mentagrophytes	*M. gypseum*	猫	屋内

物用医薬品としては発売されていないことに注意する必要がある。診療の流れを**表3**に示す。

▶ 予防

感染動物や保菌動物との接触を避ける。汚染物や汚染環境に近づけないように配慮する(**図 18，19，表 4**)。感染動物を治療し，完治に導く。保菌動物は剪毛やシャンプーなどを施す。

汚染物によっては分節分生子を 100％除去することが難しいので，可能な限り廃棄処分とするか，熱湯消毒を試みる。汚染した器具やケージなどは，洗剤を用いてよく洗浄を行う。室内は，掃除機で塵埃をよく取り除き，可能であれば洗浄または消毒を行う。汚染環境の清浄化には掃除などで物理的に真菌を排除するか，１％ホルマリンまたは 5.25％の塩素系漂白剤の使用が報告されている[6]。環境の汚染状況を培養検査で確認する。また，外部寄生虫の駆除も欠かせない。

M. canis（動物寄生性菌）対策

動物から動物へ直接接触または間接的に伝播する。動物が無症状でも被毛や鱗屑に存在する菌が感染源となる。動物を新たに導入する場合は，予めウッド灯検査や歯ブラシなどで顔面部などの好発部位をすいて採取したサンプルにより培養検査を行う。検査陽性の場合には，導入を避けるか，治療後に導入する。

T. mentagrophytes（動物寄生性菌）対策

感染源としてウサギやげっ歯類，ハリネズミなどが多いことから，それらの動物との接触を避ける。これらの動物と直接・間接的に接触する場合には，予め検査し陰性であることを確認するか，完治させてから一緒にする。

M. gypseum（土壌生息性菌）対策

汚染された土壌や塵埃などから感染する例が多いことから，汚染源の土壌に触れさせないようにする。また，シャンプーを適宜行い，室内の塵埃等を排除する。

人への感染を予防する

罹患動物や不顕性感染動物，または疑わしい動物との接触を避ける。接触した場合には，すぐに手指や腕，首や胸部などの露出部を流水で洗浄する。特に獣医師は白衣，スクラブを着替え，必要であればシャワーなどで洗浄をする。*M. canis* 感染では，人の頭部白癬やケルスス禿瘡（とくそう）の発生があり，特に子供は要注意である[12, 21]。

【 参考文献 】

1．Georg LK. Animal ringworm in public health, diagnosis and nature. Atlanta, Communicable Disease Center (Centers for Disease Control and Prevention), 1960.

2．長谷川篤彦．Zoophilic Dermatophytes について．真菌と真菌症 17，1976，51-58.

3．長谷川篤彦．DTM（Dermatophyte Test Medium）による菌分離について．小動物皮膚科臨床 8（獣医皮膚科臨床），1983，6-7.

4．長谷川篤彦．動物の皮膚真菌症：第 47 回日本医真菌学会総会記念誌．2003，レクラム社.

5．長谷川篤彦．皮膚糸状菌症の原因菌．ViVeD 1，2005，24-27.

6．長谷川篤彦 監．ジェネラリストのための小動物皮膚科診療．学窓社，東京，2014，p18.

7．Kushida T, Watanabe S. Canine ringworm caused by *Trichophyton rubrum*; probable transmission from man to animal. *Sabouroudia* 13, 1975, 30-32.

8．Kushida T. Studies on dermatophytosis in dogs: III. An experimental study on some factors for establishment of infection with *Microsporum gypseum* of soil origin. *The Japanese Journal of Veterinary Science* 40, 1978, 1-5.

9．槇村浩一．真菌症遺伝子診断とその展望．日本医真菌学会雑誌 45，2004，59-62.

10．Makimura K, Tamura Y, Murakami A, et al. Cluster analysis of human and animal pathogenic *Microsporum* species and their teleomorphic states, *Arthroderma* species, based on the DNA sequences of nuclear ribosomal internal transcribed spacer 1. *Microbiology and Immunology* 45, 2001, 209-216.

11．中村遊香，森智子，渡辺晋一，ほか．皮膚糸状菌用鑑別培地で赤変のみられない *Microsporum canis*．西日本皮膚科 57，1995，774-778.

12．南光弘子，滝沢清宏，長谷川篤彦．*Microsporum canis* によるケルスス禿瘡―東京大学におけるヒト，動物の *M. canis* 感染症．西日本皮膚科 39，1977，368-375.

13．Okoshi S, Hasegawa A. Canine and feline ringworm caused by *Microsporum canis*. *The Japanese Society for Medical Mycology* 5, 1964, 57-64.

14．Okoshi S, Hasegawa A. Abortive cleistothecia of *Trichophyton mentagrophytes* from dog and rat ringworm. *The Japanese Society for Medical Mycology* 7, 1966, 31-35.

15．大越伸，長谷川篤彦．家畜の Ringworm について．日本獣医師会雑誌 19，1966，513-518.

16．大越伸，長谷川篤彦．動物の皮膚真菌症について．真菌と真菌症 9，1968，234-240.

17．Patel A, Forsythe P. Small Animal Dermatology. Philadelphia, Saunders, 2008, pp169-175.

18．Paterson S. Manual of Skin Diseases of the Dogs and Cats, 2nd ed. New Jersey, Wiley Blackwell, 2008, pp57-65.

19．高橋久．局所免疫．皮膚病診療 25，2003，727-733.

20．高橋久．先天免疫（4）．ViVeD 1，2005，51-59.

21．滝沢清宏，中川秀己，関利仁，ほか．*Microsporum canis* の集団発生について．臨床皮膚科 34，1980，685-691.

22．Yamada C, Hasegawa A, Ono K, et al. *Trichophyton rubrum* infection in a dog. *The Japanese Society for Medical Mycology* 32, 1991, 67-71.

MEMO

「人における皮膚糸状菌症について」

- 白癬と称する由来

古来難治性の皮膚病患を癬と称していた。疥癬をはじめ白癬，黄癬，渦状癬，頑癬，輪癬，乾癬，黒癬，紅色陰癬などがある。皮膚糸状菌が確認されるようになって，白癬，黄癬，渦状癬，頑癬，輪癬を誘起することが判明した。その後，整理され白癬（水虫，たむし・頑癬，しらくも），黄癬（菌甲形成），渦状癬（渦状を呈する皮疹）の３種とされた。渦状癬はもともと日本にはなく，黄癬は昨今では症例がほとんどないことから，皮膚糸状菌症といえば白癬を意味するようにされている。

- 白癬の部位別分類

【表（浅）在性白癬】

頭部（浅在性）白癬，体部白癬，手白癬，足白癬〔小水疱型，趾間型（湿潤，乾燥），角質増殖型〕，陰部白癬，爪白癬，その他：異型白癬

【深在性白癬】

ケルスス禿瘡（とくそう），白癬性毛瘡，その他：硬毛部深在性白癬，生毛部深在性白癬，白癬菌性肉芽腫（狭義），下腿結節性肉芽腫性毛包周囲炎（狭義）

- 人における白癬の起因菌種

皮膚糸状菌の分類には性世代を重視する分類，最近では遺伝子分類がなされているが，ここでは，慣例的に使われている分類に従って以下に示す。

―主な菌種―

Trichophyton rubrum，*Trichophyton mentagrophytes*，*Trichophyton tonsurans*，*Trichophyton verrucosum*，*Microsporum canis*，*Microsporum gypseum* である。

その他，日本では *Epidermophyton floccosum*，*Trichophyton violaceum*，*Microsporum ferrugineum* などがある。

- 人の皮膚真菌症を理解するための参考書

古江増隆 総編集，望月隆 責任編集．診る・わかる・治す 皮膚科臨床アセット４ 皮膚真菌症を究める．中山書店，2011.

「市販の人体用水虫治療薬を犬に使用する可否」

- 犬は体表が被毛に被われているので，人の頭部白癬に類似し，またケルスス禿瘡の病態を呈する。人用の水虫治療薬は，足白癬を対象にした外用薬であるので，抗真菌性とともに浸透性を重視しているため，皮膚の薄い部位に対しては刺激的である。毛包局所で菌を死滅させると，アレルギー反応を惹起するなどして増悪を招く危険がある。また，人体薬や外国製品など日本で認可されていない薬物の使用は，獣医師の自己責任であることを承知しておく必要がある。

「家庭での洗浄・消毒に用いる薬物」

- 屋内および屋外の環境を清浄化することが重要である。まず，物理的に飛散している被毛や落屑を掃除機などで徹底的に除去する。場合によっては徹底的に洗い流したり，拭き取る。蒸気洗浄機が利用できれば有益である。また，十分乾燥させることも必要である。熱湯消毒が可能なら有効である。

消毒薬については，手指，家具，衣類，器具機材などの対象によって最適なものを選択する必要がある。使用に際しては，添付の使用書をよくみてから実施する。市販の消毒薬としては，エニルコナゾール，次亜塩素酸ナトリウム，過酸化水素が一般に使用されている。その他 99％アルコール（脱水が目的）などがある。

1）エニルコナゾール

イミダゾール系防カビ剤の一種で，脱メチル化を抑制する。すなわち，ステロール産生に関与する C14-デメチラーゼを阻害することで，膜機能を阻害する。

2）次亜塩素酸ナトリウム

塩素の作用で抗真菌効果を示す。水溶液はアルカリ性を呈し，特異な臭気（漂白剤の臭い）があり，殺菌作用以外にも酸化作用，漂白作用がある。塩素ガスが発生し危険を伴うことに注意が必要である。高温や紫外線などで分解が加速するため，常温保存では濃度維持が難しい。

3）過酸化水素

不安定で酸素を放出しやすく，酸化力が非常に強力なヒドロキシラジカルを容易に生成する。水溶液として主に使用され，対象物によって酸化剤または還元剤として効果を示す。殺菌剤以外にも漂白剤としても利用されている。

（長谷川篤彦）

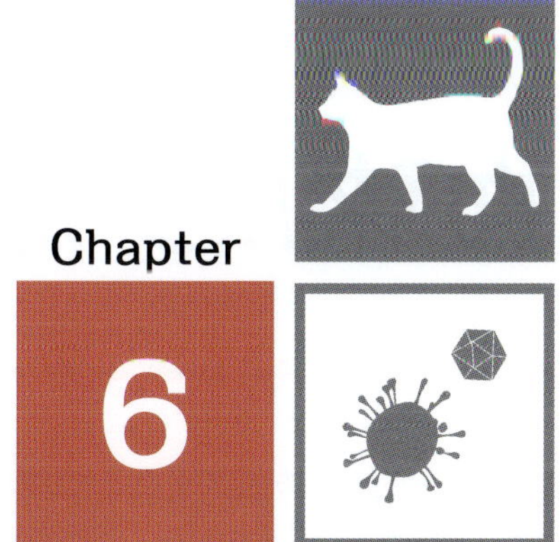

猫のウイルス感染症

1. 猫汎白血球減少症
2. 猫カリシウイルス感染症
3. 猫ウイルス性鼻気管炎
4. 猫白血病ウイルス感染症
5. 猫免疫不全ウイルス感染症
6. 猫コロナウイルス性腸炎
7. 猫伝染性腹膜炎
8. 重症熱性血小板減少症候群（SFTS）

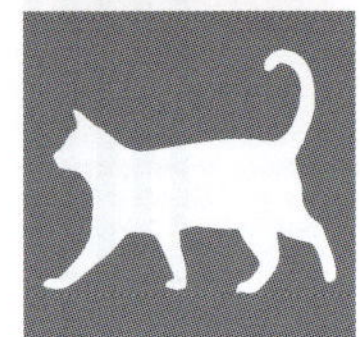

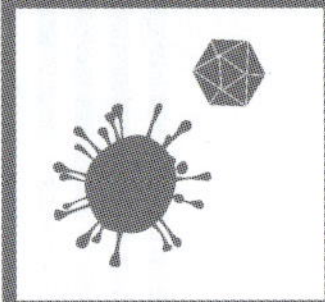

6-1 猫汎白血球減少症

猫汎白血球減少症(Feline panleukopenia)は，移行抗体が消失する３～５カ月齢の子猫に頻発する。成猫では不顕性感染が多い。免疫のない子猫は急性ないし甚急性の経過をとる。急性の場合，早ければ暴露後２日目にも発熱し，腹痛，元気消失，食欲不振に陥る。この１～３日後に嘔吐と下痢が発現する。発熱時が白血球数減少の極期である。通常５～７日間の経過で体温が低下し死亡するが，これは腸管粘膜の破壊により腸内細菌が侵襲し，エンドトキシンショックを伴う敗血症とそれに引きつづいて起こる播種性血管内凝固(DIC)が原因である。この臨床期を耐過すると，中和抗体の産生に伴って回復し始める。有効なワクチンにより管理可能な感染症である。

▶ 病原体

パルボウイルス科 *Parvoviridae*，パルボウイルス亜科 *Parvovirinae*，プロトパルボウイルス属 *Protoparvovirus* に分類される肉食獣プロトパルボウイルス１種 *Carnivore protoparvovirus 1* の中の猫汎白血球減少症ウイルス Feline panleukopenia virus(FPLV) 株による。この「株」は亜種(種の下の区分)と捉えて構わない。肉食獣プロトパルボウイルス１の中には FPLV のほかに，犬パルボウイルス Canine parvovirus (CPV)，ミンク腸炎ウイルス Mink enteritis virus，アライグマパルボウイルス Raccoon parvovirus が含まれる(これらの亜種ウイルスの進化上の関係については「1-5 犬パルボウイルス感染症」を参照)。

猫は国内で流行している CPV である CPV-2a と CPV-2b の両抗原型にも感染し，発病の危険性がある。

▶ 疫学

感染源は急性感染猫の排泄物(嘔吐物，糞便)中のウイルス，およびそれに汚染した器物である。

FPLV は体外における**抵抗力が強いウイルスで，室温で何カ月間も感染性を保持し，通常の消毒薬では死滅しない**。そのため，１度発生したエリアでは発生が繰り返されることもあることから，殺菌力の強い塩素系の消毒薬やオートクレーブ消毒が必要である。

特に動物病院やペットショップなどでは，ウイルスが混入した糞便でケージや壁，床などが汚染した場合は，念入りな清掃と消毒が必要である。

▶ 宿主

ネコ科(飼い猫，ライオンなどの野生動物)，イタチ科(ミンク)，アライグマ科動物(アライグマ，ハナグマなど)に感染するが，飼い犬などのイヌ科動物には感染しない。

▶ 感染経路

経口によるウイルス暴露後，咽頭や消化管上部リンパ組織で FPLV が増殖し，血液中に侵入するのが主経路である。

CPV と同様に，体外における抵抗性が非常に強いので汚染器物を介する間接接触による伝播も多い(**図１**)。ノミやマダニなどの吸血昆虫による機械的伝播も理論上可能である。

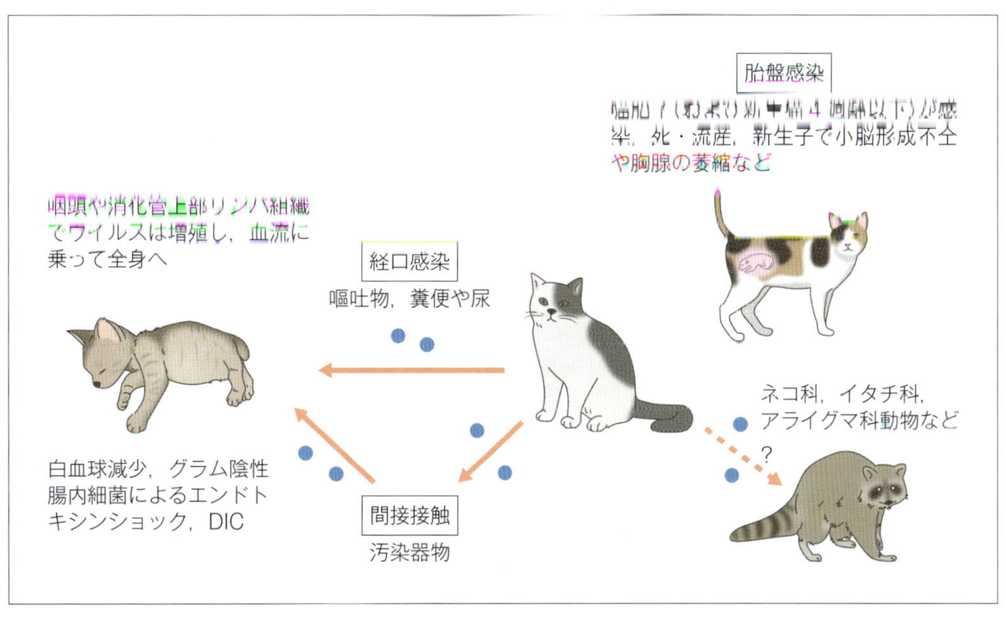

図1 猫汎白血球減少症ウイルスの感染経路

▶ 感染の特徴

1）経口侵入したウイルスが咽頭や消化管上部のリンパ組織に感染し増殖，そこから血液内に侵入して全身にウイルスが播種される。免疫系は即座に反応し抗体を産生し，ウイルスは免疫によって体外へ排除され感染は収束する。典型的な急性ウイルス感染症である。

2）パルボウイルスは**催奇形性のウイルス**であるため，胎盤内感染は様々な病理学的影響を胎子にもたらす。

▶ 発症機序

図2に汎白血球減少症の発症機序を示す。移行抗体は平均すると3～5カ月齢で消失するので，この時期の子猫にFPLは頻発する。成猫では不顕性感染が多い。

胎子・新生子の感染

犬と猫のパルボウイルス感染時の年齢と病型の関係については「1-5 犬パルボウイルス感染症」を参照されたい。FPLVと猫の場合，分娩前後における猫胎子や新生猫の感染では，運動失調症 Ataxia や胸腺萎縮による免疫機能低下が問題となる。**図3**は運動失調症の猫の脳である。小脳がほとんど形成されていない。新生猫の場合，開眼前や休息姿勢時には歩行異常を識別するのは難しい。罹患猫は自立採食が難しいことから予後不良と判断する。それ以外の臓器の形成異常や機能障害についても，胎子感染するために起きないという保証はない。実際，犬パルボウイルス感染症のように心筋細胞も侵襲され，心筋炎や突発性心筋症につながる危険性が指摘されている。

ウイルスの標的細胞と二次感染

授乳が開始されて腸内細菌叢が形成されるにつれ，腸陰窩細胞の分裂速度が早まり，FPLVの標的になっていく。大腸よりも小腸の方が盛んに分裂増殖しているために侵襲されやすい。破壊された腸粘膜は出血し，腸内細菌が粘膜内に侵入・増殖し，グラム陰性腸内細菌のエンドトキシンの作用により，典型的な出血性腸炎を呈する。常時分裂を繰り返している骨髄や腸間膜リンパ節，パイエル板，脾臓などのリンパ組織は常にウイルスの標的となる。若齢猫では胸腺も標的となる。侵された胸腺は萎縮し，リンパ球は枯渇する。その後，網内系細胞の過形成が起きる。骨髄では好中球の減少による機能低下が起こる。赤血球幹細胞は影響を受けにくい。

腸内細菌がない猫（無菌猫）を用いた感染実験では発熱，リンパ球減少，好中球減少，胸腺の萎縮などは起きたが，感染から回復している。猫や犬がパルボウイ

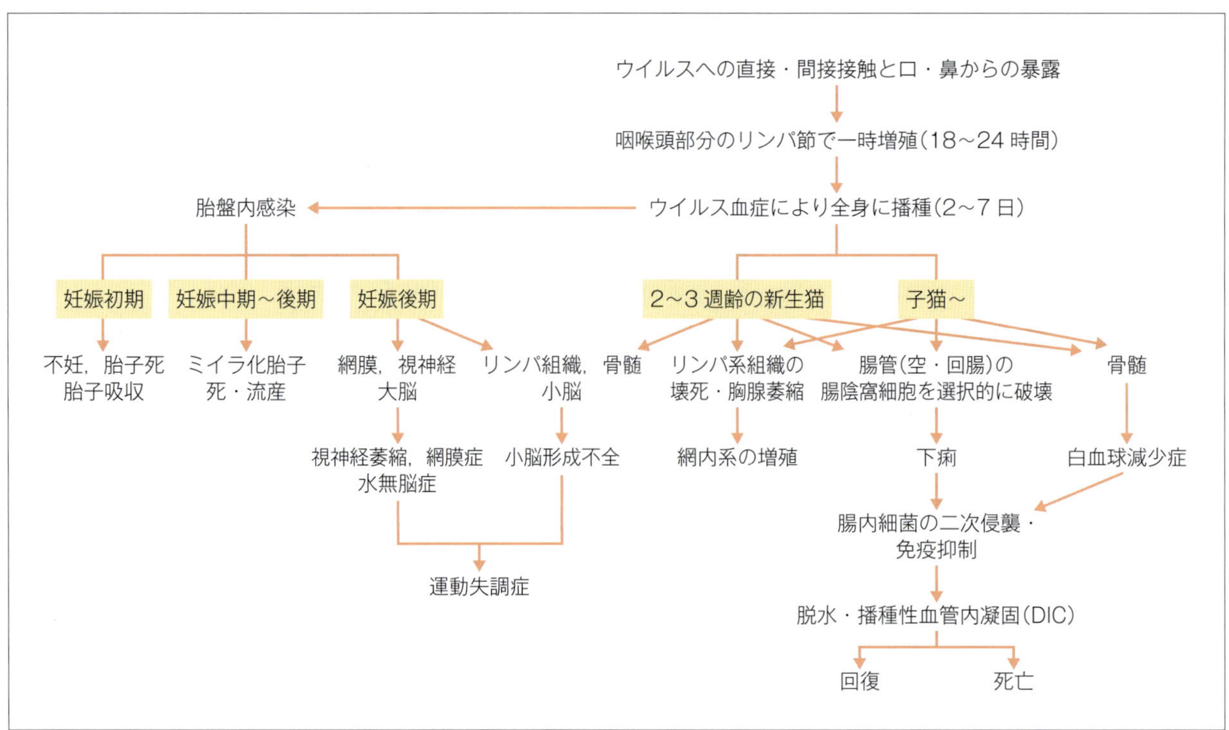

図2 猫汎白血球減少症の発症機序

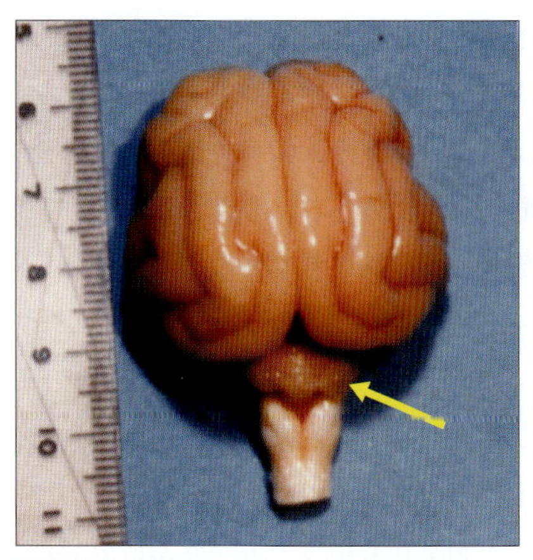

図3 FPLV による小脳形成不全

ルス病で死亡するのはウイルスの直接的傷害よりも，グラム陰性腸内細菌の二次感染によるエンドトキシン血症を伴う敗血症が引き金の「**播種性血管内凝固 disseminated intravascular coagulation, DIC**」による。

感染から回復

感染後，抗体が産生され始めると急速に回復に向かう。感染回復後も１～２カ月間，糞便や尿中にウイルスが排出されることがある。

胎盤内感染した猫が生後長期にわたってウイルスを排出する「免疫寛容」もある。

▶ 臨床症状

潜伏期は４～６日間である。免疫のない子猫のパルボウイルス感染症の典型例は以下のとおりである(**図4**)。

①急性ないし甚急性の経過をとる。甚急性の場合，極度に沈うつ，低体温に陥り，24 時間内に急死する。

②急性の場合，早ければ暴露後２日目にも発熱し，腹痛，元気消失，食欲不振に陥る。この１～３日後に嘔吐と下痢が発現する。

③数日間隔の二峰性の 40℃を超える発熱を認めることが多い。

④第二発熱時が**白血球数減少**の極期で，50～3,000/μL にまで減少する。好中球数の減少が顕著である。

⑤下痢は病後期に発現しやすい。

⑥食欲がなくなり下痢がつづくと，脱水や体重減少が顕著となり衰弱する。

⑦通常５～７日間の経過で体温が低下し死亡する。幼若齢猫の致死率は 75～90％に達する。腸管粘膜の破壊により腸内細菌が侵襲し，エンドトキシンショックを伴う敗血症と，それに引きつづいて起こ

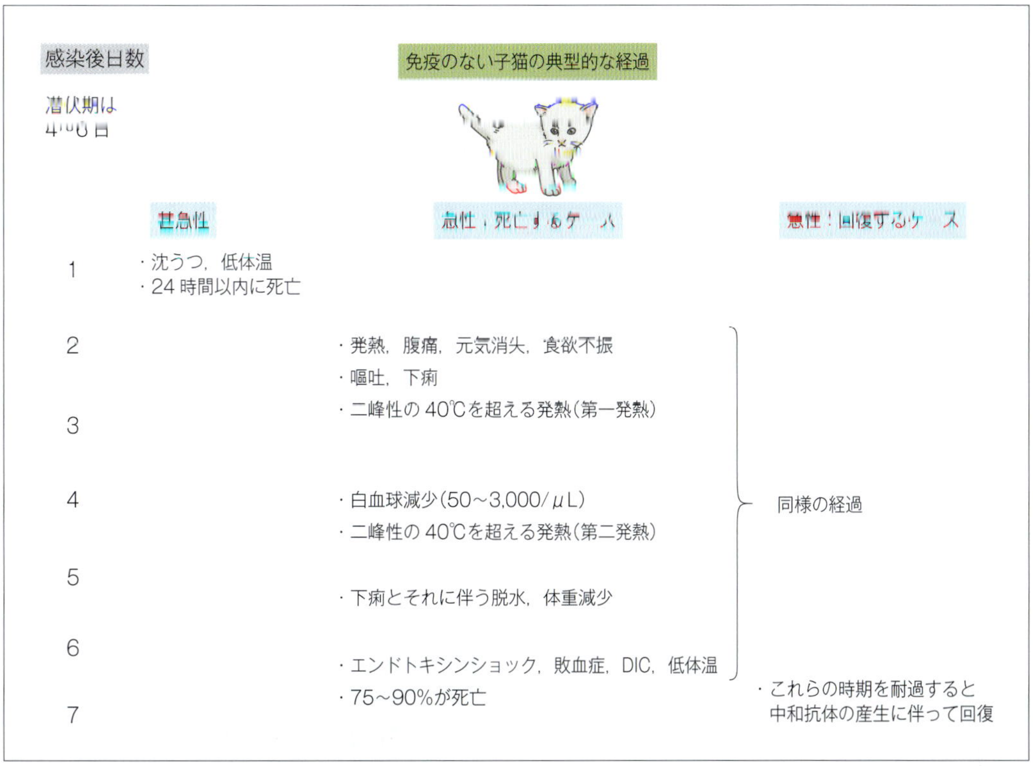

感染後日数	免疫のない子猫の典型的な経過		
潜伏期は4〜6日			
	甚急性	急性：死亡するケース	急性：回復するケース
1	・沈うつ，低体温 ・24 時間以内に死亡		
2		・発熱，腹痛，元気消失，食欲不振 ・嘔吐，下痢 ・二峰性の 40℃を超える発熱(第一発熱)	同様の経過
3			
4		・白血球減少(50〜3,000/μL) ・二峰性の 40℃を超える発熱(第二発熱)	
5		・下痢とそれに伴う脱水，体重減少	
6		・エンドトキシンショック，敗血症，DIC，低体温	
7		・75〜90%が死亡	・これらの時期を耐過すると中和抗体の産生に伴って回復

図 4 免疫のない子猫の典型的な経過

る播種性血管内凝固(DIC)が死亡の原因である。

⑧この時期を耐過すると，中和抗体の産生に伴って回復し始める。

加齢が進み，特に成猫になると亜急性や不顕性感染をとる。軽度の白血球減少や発熱がみられるが，数日で治癒する。腸炎が悪化して死亡することもない。

▶ 診断

ワクチン接種歴を調べる。ワクチン接種済みの猫の場合には，猫白血病ウイルスの検査を実施する。

まず臨床病理学的に診断する。ワクチン未接種の特に幼若齢の猫が突然の発熱，食欲・元気消失，嘔吐・下痢などを呈し，白血球数が 3,000/μL 以下であれば暫定診断可能である。

抗原検査

確定診断は病原学的検査に基づく。すべての排泄物(特に糞便)中にウイルスが排出され，容易に検出可能である。国内では FPLV 専用キットが入手できないので，市販の CPV 検出用のイムノクロマトキットや ELISA キットを用いるとよい。ただし，病後期になると腸管内に「糞便抗体」が産生され，ウイルス粒子を被覆するために抗原検出キットには反応しなくなる危険性がある。

ウイルス分離，遺伝子検査

細胞培養によるウイルス分離や PCR 法などは専門機関に依頼する。

血清学的検査

血清学的にも診断は可能である。中和試験や血球凝集抑制試験による抗体の有意上昇の確認，IgM 抗体活性の検出などで実施できる。

診断法については p404，405 も参照

▶ 治療

確定診断前から対症療法(補液，輸血，二次感染の防止)を行い，発病後〜5 日くらいの間，すなわち血液中に中和抗体が出現し始めるまでをしのぐことができれば，血中抗体の増加に伴い急速に回復が期待でき

る(感染性腸炎の治療法の基本については「1-5 犬パルボウイルス感染症」を参照)。

▶ 予防

ワクチン(FPLV に対して)

不活化ワクチンと生ワクチンが市販されている。いずれも猫ヘルペスウイルス1と猫カリシウイルスとのいわゆる「3種混合ワクチン」が汎用されている。犬の場合と異なり，高い移行抗体によるワクチン干渉を示す子猫が少ないため，生ワクチンに固執する必要はない。

注意点

パルボウイルスは催奇形性ウイルスであることから，特に妊娠猫と新生猫(4週齢以下)への**生ワクチン使用は禁忌**である。

ワクチンプロトコル

初回免疫処置は，子猫では6～8週齢で接種を開始し，2～4週間間隔で16週齢まで接種，6カ月または1年後に再接種(ブースター)する。ワクチン接種歴が不明の成猫(または16週齢以上の子猫)，3年以上間隔が空いた猫では通常2～4週間間隔で2回接種する。FPLV に関しては，いずれも初回免疫処置の後は3年以上の間隔で追加接種※を行うことが推奨されている(※同じコアワクチンであるFCV，FHV については，感染リスクの高い猫では年1回の追加接種が推奨されている)。追加接種には初回免疫処置に用いたワクチンと同じ製剤でなくても構わない。

猫の CPV-2a や CPV-2b に対する特別なワクチン処置(例えば犬用ワクチンの転用)は不要である。

ワクチンについては p416，417 も参照

本書ではワクチンプロトコルについて WSAVA. GUIDELINES FOR THE VACCINATION OF DOGS AND CATS. 2015 を参考としています。実際にはワクチンの製品添付書の使用法，動物の抗体価，健康状態，飼育環境等を考慮し，各獣医師判断の下，診療を行ってください。

MEMO

「猫汎白血球減少症は一度かかると，その後はかからないか」

- 感染によって獲得した免疫やワクチンによる免疫の持続期間が長いため，次に感染しても発病しない可能性が高いが，個々の症例は条件がすべて異なるため，「一度かかるとその後はかからない」と決めつけて考えるのは科学的ではない。

(望月雅美)

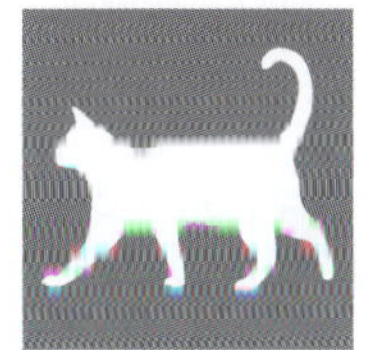

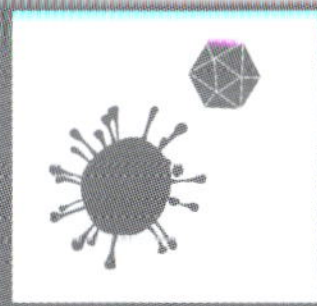

6-2 猫カリシウイルス感染症

猫の気道感染症はキャットフル(Cat flu)と呼ばれ，猫カリシウイルス(FCV)はその病原体の1つである。FCV 感染症は急性呼吸器病で，全般的な病勢は猫ヘルペスウイルス(FHV)による鼻気管炎より弱いが，潰瘍形成，肺炎，運動器機能障害，全身の出血性疾病など多様な病態を示す。FCV 感染症に共通してみられる症状は軽度の呼吸器病，口腔内潰瘍，鼻汁，流涙，眼脂，微熱である。跛行もみられることがある。これらの症状のうち，口腔内潰瘍と跛行は FCV 感染症に病徴的である。急性呼吸器感染後，一部の猫は慢性の呼吸器病がしばらくつづく。そして感染回復する場合もある一方，10～40％の猫は 30 日間以上，場合によっては終生にわたってつづく，口腔や鼻腔にウイルス排出を伴う慢性持続性ウイルスキャリアとなる。

▶病原体

カリシウイルス科 *Caliciviridae*，ベシウイルス属 *Vesivirus* に分類される**猫カリシウイルス** Feline calicivirus(FCV)による。ベシウイルスの「ベシ」は「水疱」という意味で，このウイルス属に分類されるウイルスの感染症に特徴的で，FCV 感染症も例外ではない。

カリシウイルスは直径が約 30～40 nm の球状粒子で，32 個のカップ状の凹みが表在する。ゲノムはプラス 1 本鎖の約 8,000 塩基からなる RNA で，2～3 つの蛋白翻訳領域が認められる。ゲノムの 5' 側に非構造蛋白が，3' 側に構造蛋白がコードされている。そのうち，分子量が約 60,000 の主要蛋白がカプシド蛋白である(**図 1**)。ウイルスは細胞質内で複製する。FCV が属するベシウイルス以外の大部分のカリシウイルスは分離培養が困難である。

エンベロープの有無

FCV はエンベロープを有していないので，体外において比較的抵抗力がある。しかし，パルボウイルスほどの強さではなく，酸性，次亜塩素酸塩，四級アンモニウム系の洗剤や消毒薬で容易に失活する。

ウイルス株と抗原性，病原性

FCV は毒力と病原性が異なる多数のウイルス株が存在する quasispecies(遺伝子変異により異なる性質をもつ同一ウイルス種の集団)である。抗原性は多様性を示すが，相互に関連するために一血清型とみなされている。カプシド遺伝子の相同率が 95％以上は同一株，75％以下は別の株とみなすことがある。ウイルスの抗原性，病原性，ならびにウイルスゲノム間には，有意な関連性は見い出されていない。

▶猫の気道感染症：キャットフル

猫の上部気道感染症は，臨床的に**キャットフル**(Cat flu)と呼ばれる。病原体は複合しているが，その中でも一次病原体(primary agent)として重要なのは，FCV，猫ヘルペスウイルス 1 (FHV)，猫クラミジア(*Chlamydia felis*)，および気管支敗血症菌(ボルデテラ菌：*Bordetella bronchiseptica*)の 4 種である。これらの微生物は単独感染でも臨床的異常を起こすが多くの場合，**混合感染**している。加えて，レオウイルス，

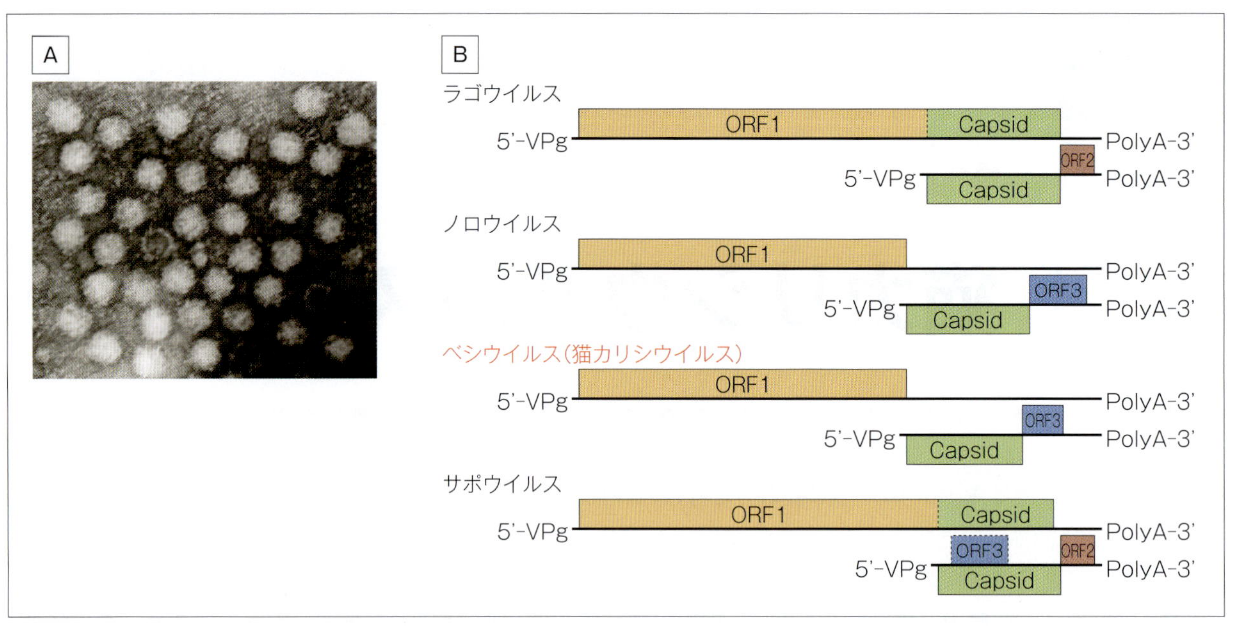

図1 カリシウイルスの粒子構造と遺伝子構造模式図

A：猫カリシウイルスの電子顕微鏡像

B：カリシウイルス科の主要な4属のゲノムおよびサブゲノミックRNA構造。ORF1はポリプロテインとして翻訳され，蛋白分解酵素により開裂を受ける。ウイルスの5'末端にはORF1にコードされるVPgが共有結合している。サポウイルスの中にはORF3がコードされているものもある

常在しているマイコプラズマ，ブドウ球菌，レンサ球菌，パスツレラ菌，あるいは大腸菌などの二次感染因子が関与して病状が悪化する。

FCVとFHVはキャットフルの約80%に関与している。過去にはFCVとFHVのキャットフルからの分離率はほぼ同率であったが，近年はFCVの分離率が高まっているらしい。

▶ 疫学

FCV感染症は，飼い猫のいるすべての環境で発生していると考えられる。感染源は急性感染猫と慢性持続感染キャリア猫の呼吸器分泌物である。

動物園内のネコ科の展示動物の感染例もある。多くの場合，園内の野良猫が感染源となっている。

▶ 宿主

ネコ科動物だけが感受性であると考えられているが，犬の糞便や外陰部水疱からFCV類似ウイルスが回収されることがある。

▶ 感染経路

FCVはFHVにくらべて抵抗力があり，体外での生残期間は8～10日と長いが，FHV同様に**直接接触**による伝播がウイルス伝播経路として重要である。ウイルスが混入している呼吸器分泌物へ直接的に接触する，あるいは空中に飛散した分泌物の吸入により経鼻的に感染するのが主な経路である。経口と経結膜による感染経路もある。換気が不十分な閉鎖環境ではFCVは空気伝播する。

FCVの場合はウイルス汚染器物を介する**間接接触**による伝播もより重要である。ウイルスに汚染された飼い主の手や衣服，猫の食器，トイレ，寝床などを介してウイルス感染する。猫の世話をする際はウイルスを次の猫に移さないような注意が必要である(**図2**)。

▶ 感染の特徴

1）**急性呼吸器感染症**で，呼吸器病の病勢はFHVによる鼻気管炎より弱いが，潰瘍形成，肺炎，運動器機能障害，全身の出血性疾病など多様な病態を示す。

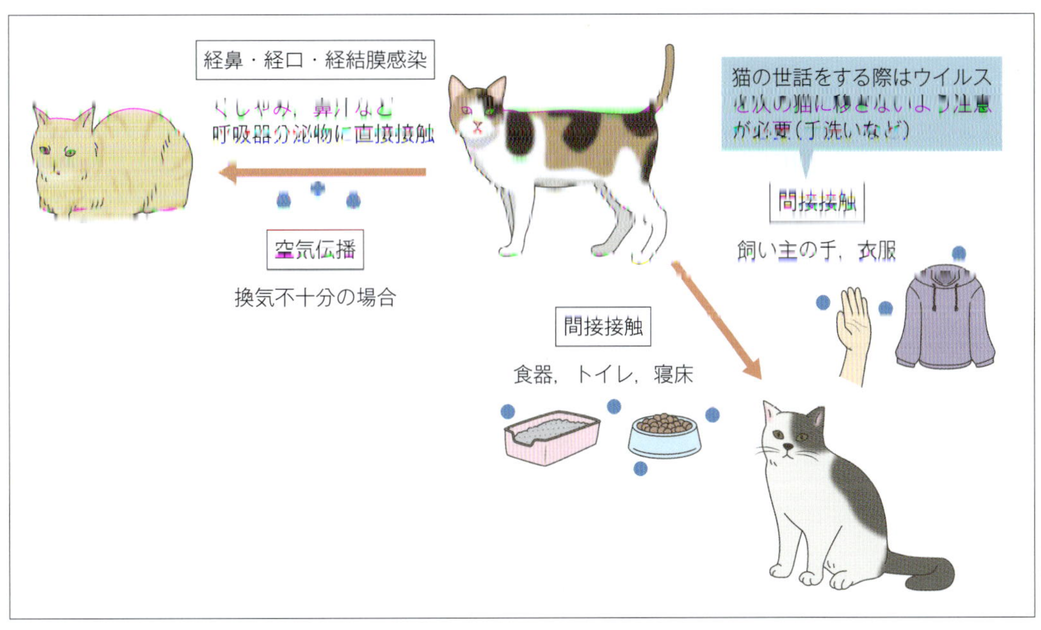

図2 猫カリシウイルスの感染経路

2）急性感染後に，感染動物の半数は30日未満の期間ウイルスを口腔内に排出するが，残りの半数近くはさらに長期間にわたる**慢性持続性ウイルスキャリア**となる。

▶ 発症機序

鼻腔に侵入したウイルスは気道粘膜に感染し，細胞破壊により上部気道炎を起こす。潜伏期は1～3日間である。急性呼吸器感染を起こした後，一部の猫は慢性の呼吸器病がしばらくつづく。そして感染回復する場合もある一方，10～40％の猫は30日間以上，場合によっては終生にわたってつづく，口腔や鼻腔にウイルス排出を伴う慢性持続性ウイルスキャリアとなる※。FHVとは異なり，ウイルスゲノムが中枢神経系組織細胞内に入り込むのではなく，咽頭口部の粘膜細胞に持続感染することによる。排出ウイルス量は一定ではなく増減し，多くは数カ月～1年以内に収束する。

感染1～2週間後には血中抗体が出現する（**図3**）。最初は感染FCVと同種抗原性ウイルスに対する中和能を有し，3週間を過ぎると異種抗原性のウイルス中和能を有している補体結合性抗体に代わる。ウイルス攻撃に対して病状を軽減する能力を有している。FHV感染の場合と異なり，ある程度，血中抗体の有効免疫持続期間が把握可能である。特異的局所IgA抗体も，感染上部気道粘膜面に分泌される。

びらん，潰瘍

ウイルス感染が原因で，多くの猫で**口腔内粘膜，舌粘膜，鼻鏡上皮などに水疱性の，後にびらんや潰瘍の病変が形成**される。これらはFCV感染だけの所見ではないが，FCV感染に伴って発生することが多い。

跛行

跛行などの運動器機能障害は，滑液中のマクロファージのウイルス感染が原因の急性の滑膜炎により発現する。

肺炎

猫の**肺炎**の単独原因になるウイルスはFCVだけである。肺炎は肺胞炎，滲出性肺炎と進行し，最終的に増殖性間質性肺炎を呈する。

ウイルス血症

FCVは**ウイルス血症**を起こすことがある。通常病

※　FCV感染症の場合，急性感染の後，少なくても30日間ウイルスを呼吸器分泌物中に排出する猫がウイルスキャリアと定義されている。

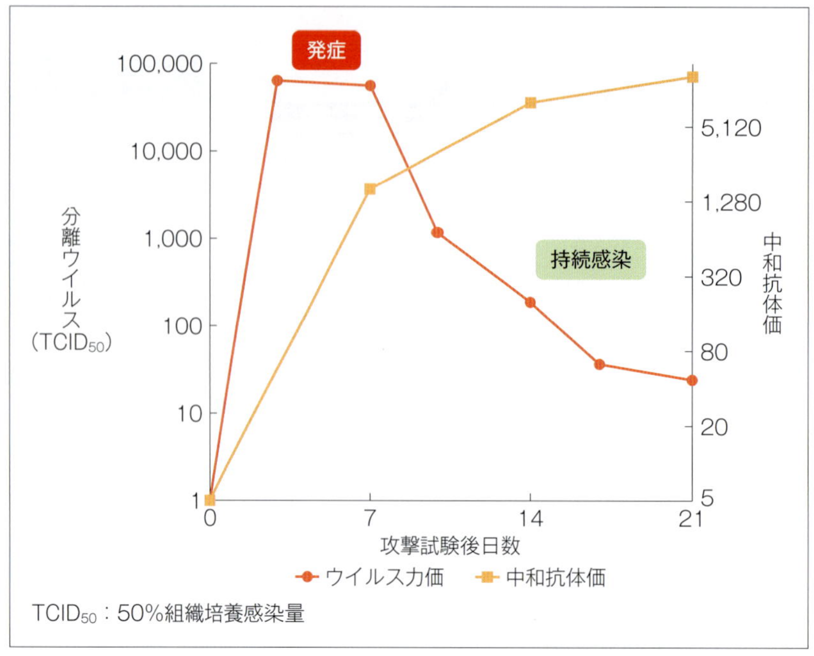

図3 中和抗体の推移

FCV 感染実験後の発症，ウイルス分離，抗体の推移を示す。発症期はウイルスが多く，逆に抗体が存在していない。血中に抗体が出現しだすと，ウイルス量は急速に減少し症状は回復する。重要なことは，症状の回復後もウイルスが排出されつづけるということである

原性の野外株だけでなく，強毒 FCV 株，さらには弱毒されたワクチン株でも起こる。特にストレスにより免疫が低下している子猫に発生する傾向がある。ワクチン株の場合は，呼吸器から隔離された注射部位の皮下や筋肉からウイルスが気道に移行し，呼吸器病やウイルス排出を起こす。また，糞便や尿中にウイルスが排出されることがある。

慢性持続感染

移行抗体を保有している子猫や，非経口投与型ワクチン接種により血中抗体を保有している猫が FCV に自然暴露すると，軽い呼吸器病を起こして慢性持続感染に陥る。この持続感染はワクチン接種をしてもウイルス排出を止めることはできない。

▶ 臨床症状

FCV は多様な病原性を示すことから，感染ウイルス株や宿主側の要因によって以下のような臨床病型が認められている。

①不顕性感染

②急性感染：
跛行，発熱，時に口腔内水疱形成を伴う。主に子猫の感染時や生ワクチン接種後に多い。2～4日後に回復する。

③急性感染：
発熱，口腔内水疱形成，鼻炎，時に間質性肺炎や跛行を起こす。

④急性感染（強毒全身病）：
全身感染，出血性病変，発熱を特徴とする強毒 FCV 株による感染病型である。比較して加齢猫に多く，F9株を用いた現行ワクチンは無効であり，致死率が 40～50%に達する致死性 FCV 感染症である（詳細は後述）。

⑤慢性潰瘍性増殖性口峡炎と歯周炎：
FCV を口腔内に持続排出している猫に認められる。細菌の二次感染増悪や，ウイルス感染細胞に対する慢性免疫応答が加わって病変が形成されている可能性が指摘されている。

⑥その他の臨床的異常として，下痢，急性肝炎が報告されている。特に，下痢原性の FCV 株が存在するという指摘もある。

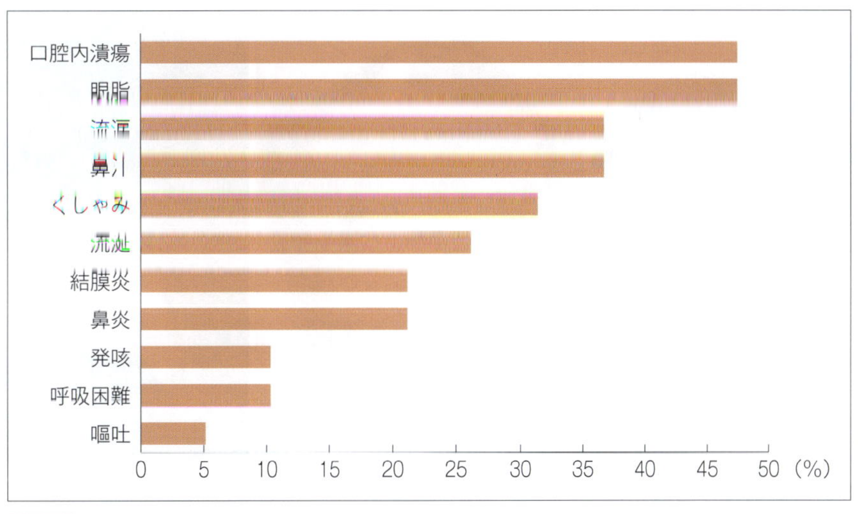

図4 FCV 感染症例に観察された臨床症状
FCV 感染猫に認められた症状をまとめたものである。口腔内潰瘍形成，眼脂，流涙，鼻汁，くしゃみなどが発生頻度の上位を占めていた

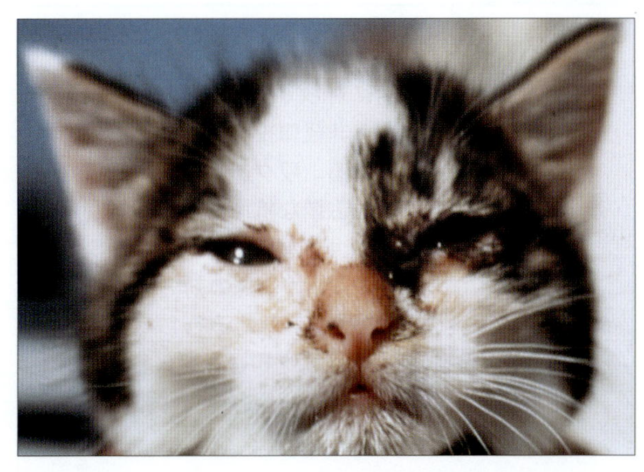

図5 FCV 感染によるキャットフルと確定診断された猫
流涙や膿性の眼脂(結膜炎)がみられる

キャットフルに共通する症状は，鼻汁，くしゃみ，結膜炎，発熱，食欲不振である。FCV 感染症に共通してみられる症状は，軽度の呼吸器病，口腔内潰瘍，鼻汁，流涙，眼脂，微熱であり(**図4，5**)，跛行もみられる。全般的には，猫ウイルス性鼻気管炎よりも軽症である。これらの症状のうち，口腔内潰瘍と跛行はFCV 感染症に病徴的である。特に口腔内潰瘍しかみられない症例もある。水疱形成につづくびらんや潰瘍は舌，硬口蓋，口唇，鼻鏡などに形成される(**図6**)。

強毒猫カリシウイルス病(強毒全身病)

強毒猫カリシウイルス(highly virulent feline calicivirus)について要点をまとめる。

①1998 年秋，米国カリフォルニア州で「全身性出血熱様急性伝染病」が発生，致死率が33〜50％になったと報告された。
②2003 年になって米国内で散発的に発生している。多くは動物病院内での発生で，感染拡大は施設内で封じ込められている。
③典型症状は発熱，皮膚の浮腫(顔，耳，四肢，皮下組織)，鼻炎，皮膚の壊死・潰瘍，肺炎，肝炎，膵炎などと記録されている。
④疫学的に興味深いのは，２〜４歳齢の肥満の猫に典型的に発生しやすい傾向があるということだが，詳細は不明である。通常の臨床的 FCV 感染症は１歳齢以下の猫，特に子猫に多いという特徴と異なっている。
⑤その後，英国，イタリア，フランスなどでも発生が

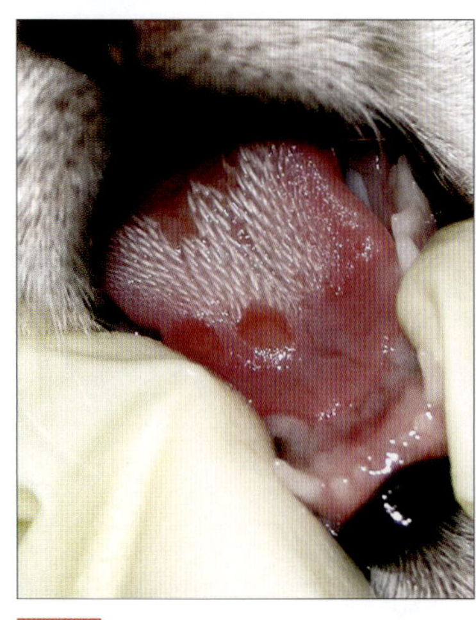
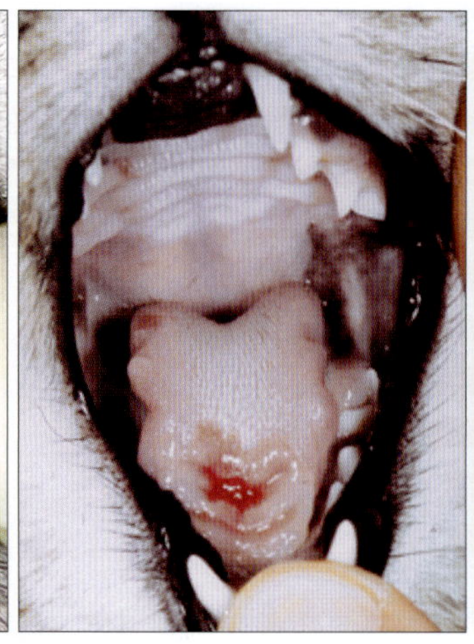
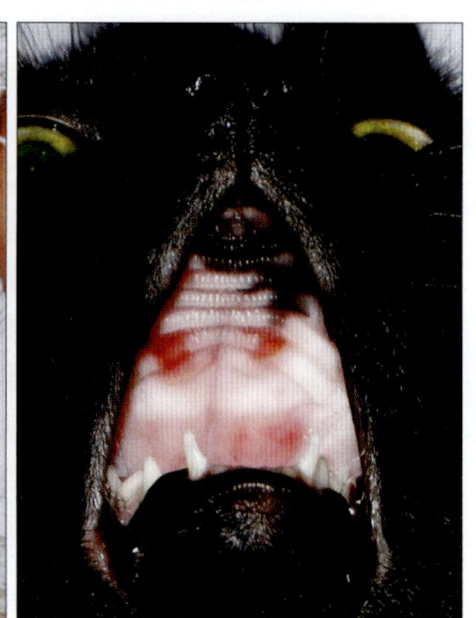

図6 FCV感染猫にみられた口腔内のびらん・潰瘍

確認されているが，日本国内での典型的な発生例はない。呼吸器病以外の臨床的異常例からFCVが回収されているが，病気の再現性には至っていない。

⑥米国内あるいは欧米諸国間の発生事例の間に疫学的関連性はなく，散発的に発生している。

⑦原因FCVに共通するウイルス学的特徴はみられない。

⑧分離ウイルス株を用いた猫感染実験で病気の再現性がある。

⑨その後の発生では出血病変は必発ではないことから，「強毒(全身性)猫カリシウイルス病」と改名することが提案されたが，最近は強毒全身病(virulent systemic disease, VSD)が使用されている。

⑩世界各地で広く使用されているFCV F9株を用いたワクチンでは効力が認められていない。

⑪海外ではVSD症例から分離されたウイルス株がワクチンに用いられている。このワクチン株がほかのVSD発生例に有効かどうかは不明である。

▶ 診断／治療／予防

FCVの診断，治療，予防に関しては「6-3 猫ウイルス性鼻気管炎」を参照。

診断法についてはp405，406も参照

ワクチンについてはp416，417も参照

MEMO

「ワクチンの効果について」

- 猫カリシウイルスに対して生ワクチンと不活化ワクチンがあるが，非経口投与であれば効果には差がないようである。ワクチンの使用株には“F9株”など比較的広域な抗原性を示す株が用いられている。そのようなワクチンを長期間・広範に用いてきたため，F9株の効力をすり抜ける抗原性のFCV株が野外で流行しているという指摘がある。FCV株を複数株混入したワクチンは，異なる抗原株の組合わせでより広くカバーしようという意図である。

- 猫カリシウイルスのワクチンの有効性としては，ワクチン接種直後(数週間後)であれば経鼻攻撃にある程度耐えるようである(だからこそ，ワクチンとして認可されている)。ワクチンの効果は時が経過すると薄れるため，リスクが高い猫は1年に1回くらいの追加接種を検討する。

「検査でワクチン株由来の発症かなど分かるのか」

- 猫カリシウイルス感染症の症例から分離されたウイルス遺伝子と，その症例に接種したワクチン株の遺伝子とを比較すれば判るかもしれない。ただし，100%同じでない場合には，自然界におけるバリエーションの範囲で片付けられる。

（望月雅美，一部図：前田　健）

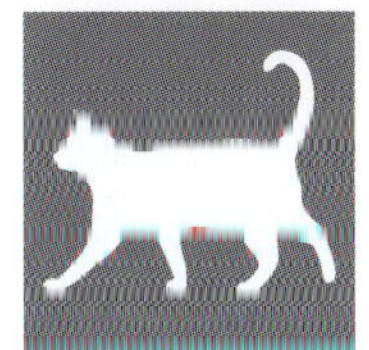

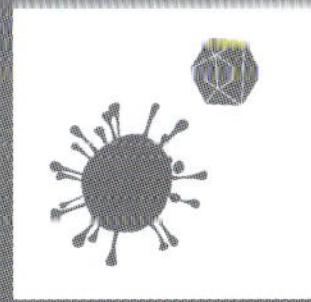

6-3 猫ウイルス性鼻気管炎

猫の上部気道感染症はキャットフル(Cat flu)と呼ばれ，猫ヘルペスウイルス，猫カリシウイルス，猫クラミジア，気管支敗血症菌が主な原因である。これら主要感染因子は単独でも臨床的異常を引き起こす。キャットフルのほとんどは猫ヘルペスウイルスと猫カリシウイルスが関与している混合感染が多い。猫ヘルペスウイルス単独感染の場合は，猫ウイルス性鼻気管炎(Feline viral rhinotracheitis, FVR)と呼ばれてきた。食欲不振，発熱，くしゃみ，鼻汁，流涙，眼脂，結膜炎，流涎，発咳，潰瘍性角膜炎などが発現する。通常２～３週間で回復するが，一部の猫は，その後に慢性の鼻汁排出や再発性の眼病を呈する続発症期間がしばらくつづく。そしておそらくすべての猫が，慢性の生涯つづく潜伏性ウイルスキャリアとなる。

▶ 病原体

ヘルペスウイルス目 *Herpesvirales*，ヘルペスウイルス科 *Herpesviridae*，アルファヘルペスウイルス亜科 *Alphaherpesvirinae*，バリセロウイルス属 *Varicellovirus* に分類される**猫アルファヘルペスウイルス 1** *Felid alphaherpesvirus 1*(FHV)による。別名，猫ウイルス性鼻気管炎ウイルス Feline viral rhinotracheitis virus (FVRV)と呼ばれる。

ヘルペスウイルスは直径が 120～200 nm のほぼ球状の粒子で，ゲノムを含有するコアを 162 個のカプソメアからなるカプシドが囲み，さらにその周囲をエンベロープが覆っている(**図 1**)。ウイルスゲノムは直鎖状の 2 本鎖 DNA で 120,000～250,000 塩基対からなり，数十から百以上の蛋白質がコードされている。ウイルスゲノムは核内で複製されてカプシドに入れられ，粒子は最終的には細胞質内にて成熟し，エンベロープを獲得して細胞外へ放出される。ヘルペスウイルスは初感染回復後も宿主体内に潜伏感染し，宿主の免疫低下に伴って再活性化する。このような潜伏・再活性化を終生繰り返す。

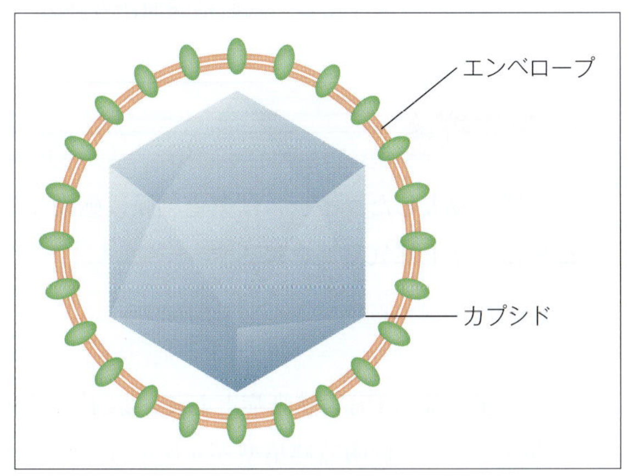

図 1 猫アルファヘルペスウイルス 1 の粒子構造

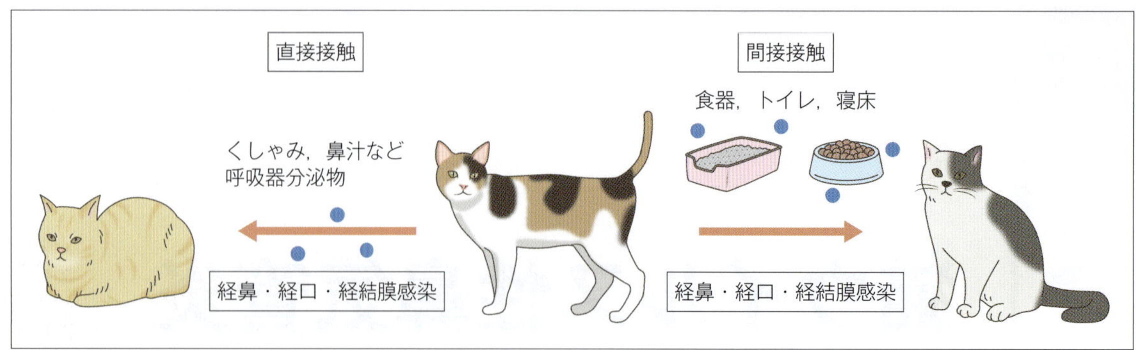

図2 猫ヘルペスウイルスの感染経路

エンベロープの有無

FHVはエンベロープウイルスなので，有機溶媒系の洗剤や消毒薬で容易に失活する。

▶ 猫の気道感染症：キャットフル

猫の上部気道感染症は，**キャットフル**(Cat flu)と呼ばれる。病原体は複合しているが，その中でも一次病原体(primary agent)として重要なのは，FHV，猫カリシウイルス(Feline calicivirus, FCV)，猫クラミジア(*Chlamydia felis*)，および気管支敗血症菌(ボルデテラ菌：*Bordetella bronchiseptica*)の4種である。これらの微生物は単独感染でも臨床的異常を起こすが多くの場合，**混合感染**している。加えて，レオウイルス，常在しているマイコプラズマ，ブドウ球菌，レンサ球菌，パスツレラ菌，あるいは大腸菌などの二次感染因子が関与して病状が悪化する。

FHVとFCVはキャットフルの約80%に関与している。

▶ 疫学

FHV感染症は，飼い猫のいるすべての環境で発生していると考えられる。感染源は急性感染猫と潜伏感染キャリア猫の呼吸器分泌物である。

動物園内のネコ科の展示動物の感染例もある。多くの場合，園内の野良猫が感染源となっている。

▶ 宿主

ネコ科動物だけが感受性と考えられているが，時に犬からFHV類似ウイルスが回収されることがある。

▶ 感染経路

FHVの体外での生残期間が1～2日と短いので，ウイルスが混入している呼吸器分泌物への**直接接触**による伝播，あるいは空中に飛散した分泌物の吸入により**経鼻的に感染**するのが主な経路である。経口と経結膜による感染経路もある。同室であっても飼育用ケージが数メートル離れていれば，空気伝播する危険性は低い。

ウイルス汚染器物を介する間接接触による伝播も起き得る。特に猫同士が接触できるほどの狭い環境内で飼育されている場合は重要である(**図2**)。

▶ 感染の特徴

1）FHVは急性感染後，**潜伏感染を起こし，ウイルスを生涯にわたって体内にもちつづける。**
2）潜伏ウイルスは普段はウイルスとして発現していないため検出はできないが，ストレスを受けるとウイルスが再活性化し，気道粘膜面から排出される。

▶ 発症機序

鼻腔に侵入したウイルスは気道粘膜に感染し，細胞破壊により上部気道炎を起こす。

病型

これまで猫のFHV感染症として，以下の病型が報告されている。**呼吸器感染型**が発生のほとんどを占めており，そのほかの感染型はまれである。体温調節ができない新生猫では，血流を介して全身感染を起こすことがある。加齢猫の場合，ウイルス血症を起こすことはほとんどなく，下記の各感染型はそれぞれの部位へのウイルスの直接感染の結果らしい。

①呼吸器感染型：猫ウイルス性鼻気管炎(FVR)
②生殖器感染型：腟炎
③眼感染型：角膜潰瘍，角膜炎
④流産型：死・流産(ウイルスの直接作用とは考えられていない)
⑤神経感染型
⑥皮膚感染型：潰瘍
⑦骨感染型：鼻甲介の壊死・骨吸収

神経への潜伏と再活性化

急性呼吸器感染の回復には通常２～３週間必要で，一部の猫はその後に慢性の鼻汁排出や再発性の眼病を呈する期間がしばらくつづく。そして，おそらくすべての猫が慢性の生涯つづくウイルスキャリアとなる。これは他の動物種に感染するアルファヘルペスウイルスの場合と同じで，急性感染時にウイルスが粘膜を支配している神経を中枢へ向かって上行し，中枢神経系の三叉神経節などに潜伏感染する。ウイルスゲノムは宿主細胞染色体から遊離した環状化エピソーム※状態で存在していると思われる。その後，ストレスなどを受けると，１週間ほどの間にウイルスは粘膜に向かって神経を下行し，神経支配している粘膜細胞で増殖，ウイルスを排出する(再活性化)。ウイルスは約10日間排出され，軽い呼吸器病を起こすこともある。

血中抗体について

ウイルス感染後に血中抗体が出現するが，この抗体と感染防御の関係は明瞭ではない。上部気道粘膜面に分泌される分泌型IgA抗体は感染防御性である。

移行抗体を保有している子猫や，非経口投与型ワクチン接種により血中抗体を保有している猫がFHVに自然暴露すると，くしゃみなどの軽い呼吸器病を起こして潜伏感染に陥ることがある。この潜伏感染はワクチンを接種をしても取り除くことはできない。

▶ 臨床症状

キャットフルに共通する症状は，2～6日の潜伏期の後，鼻汁，くしゃみ，結膜炎，発熱，食欲不振である。

FVRに共通してみられる症状は食欲不振，発熱，くしゃみ，鼻汁，流涙，眼脂，結膜炎，流涎である(**図３**)。発咳や潰瘍性角膜炎などもみられる。これらの症状はFVRに特異的ではない。

▶ キャットフルの診断

臨床症状

表１にキャットフルの主要４原因の類症鑑別を示す。特徴的な症状発現例では，これによりある程度の鑑別はできる。しかし，あくまでも混合感染がない場合のことであり，複雑になったものは鑑別できない。

病原学的検査

確定診断は病原学的検査結果による。ウイルス分離，細菌検査，クラミジア検査を行う。口腔・咽頭スワブを採取し，検査目的別の運搬用培地に入れて検査機関に依頼する。サンプルの採材法や送付法，運搬用培地の入手などは検査機関ごとに異なる場合があるため，事前に問い合わせるとよい。

迅速診断：蛍光抗体法，遺伝子検査

FVRの迅速診断には結膜塗抹標本の蛍光抗体法が適している。これも専門機関に依頼する。遺伝子検査も可能である。

血清学的検査

局所感染症ではあるが，ペア血清を用いた血清学的診断も実験感染例では可能である。しかし，ワクチン抗体や病原体の遍在性のために，FHVとFCVでは難しいかもしれない。

診断法についてはp407も参照

※　エピソーム：細胞本来の染色体とは別に，細胞内に存在する環状DNA遺伝因子。

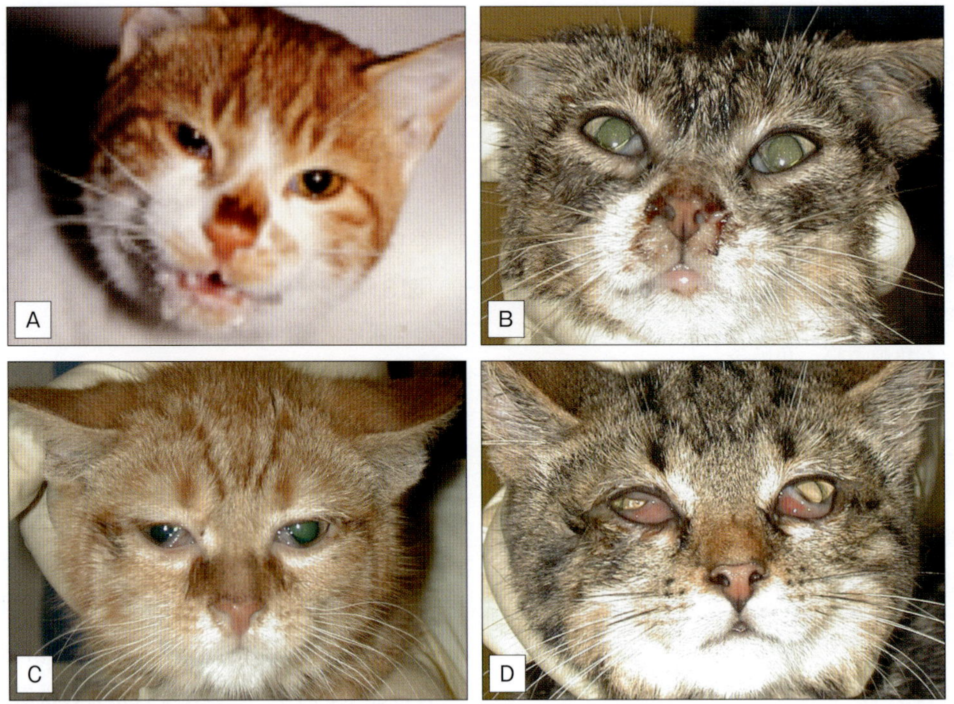

図3 FVRの猫

A：確定診断された猫　B～D：実験感染の猫

流涙や流涎がみられ，鼻孔が部分閉塞しているようで，開口呼吸している(A)。他の呼吸器病にくらべて顔面の「不潔感」が強い傾向がある(A，B)。角膜上皮のウイルス感染・増殖により，角膜上皮のびらん，潰瘍が起きる。重度の感染では，眼瞼結膜，瞬膜，眼球結膜の癒着がみられる(D)

表1 キャットフルの類症鑑別

症状	FVR	FCV感染症[*1]	クラミジア病	ボルデテラ病
全身倦怠感	+++	+	+	+
くしゃみ	+++	+	+	++
結膜炎	++	++	+++	−
流涙・眼脂	+++	++	+++	(+)[*2]
角膜炎	+	−	−	−
流涎	++	−	−	−
鼻汁	+++	++	+	++
口腔内潰瘍	+	+++	−	−
発咳	(+)	−	−	++
肺炎	(+)	+	±[*3]	+
跛行	−	++	−	−

＊1　株間で症状に差がみられる
＊2　まれに発現する
＊3　肺炎像が認められることがあるが，臨床的異常に気がつくことは少ない

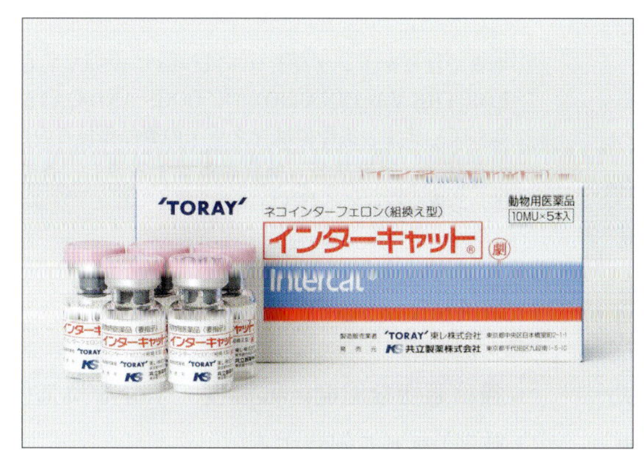

図4 猫組換えインターフェロン製剤
インターキャット(東レ㈱)

キャットフルの治療

猫組換えインターフェロン

国内ではFCV感染症の治療薬として，猫組換えインターフェロンが認可されている(**図4**)。発病初期の適用が必要である。

点眼薬

FVRの潰瘍性角膜炎には抗ヘルペスウイルス点眼薬であるイドクスウリジン(IUDR)軟膏・目薬が有効で，人医療用を転用できる。

抗菌薬

気管支敗血症菌やクラミジア菌，マイコプラズマ，さらにはその他の二次感染菌には広域抗菌薬を指示する。テトラサイクリン，ドキシサイクリン，エンロフロキサシンなどが適している。少なくても1週間は継続投与する。

抗ウイルス療法

アミノ酸リジン(lysine)の光学異性体であるL-リジンがFVRや潜伏感染の再活性化などの治療に有効であるという実験成績から，臨床例に経口投与されることがある。リジンそのものには抗ウイルス活性はないものの，ヘルペスウイルスの複製に必要なアルギニンのレベルを下げるはたらきがあるという理由で用いられてきた。しかしFHVの場合，リジンはアルギニンの拮抗物質ではないことから，最近の研究ではL-リジンのFVR症例への応用の意義は否定されている[1]。

また，抗ヘルペスウイルス薬は医学領域で広く研究開発がなされてきており，それらはFVR症例の猫の治療への応用も試みられている[2,3]。試験管の中では良好な抗FHV活性を示すもの，局所投与では薬効が認められるもの，経口投与すると強い毒性を示すものなど様々である。概して経口による全身投与は毒性のために難しい。唯一期待できるのは眼疾患への適用である。角膜炎などの治療目的で眼部への局所投与が報告されているのは，前述のイドクスウリジン(IUDR)目薬のほかには，トリフルリジン，ビダラビン，ガンシクロビル，アシクロビル，シドフォビルなどである。ファムシクロビルの経口投与も試みられている。しかし，いずれもより科学的な治験が必要である。

その他

脱水，栄養補給，呼吸改善，気道粘膜再生促進などを目的とした支持療法と，親身な看護を行う。吸入療法として，温かく湿気の高い部屋に患猫を入れておくことや，噴霧，蒸気吸入もよい。

キャットフルの予防

予防接種と衛生管理で予防する。

ワクチン

国内で市販されている**3種混合ワクチンはFHV，FCV，猫汎白血球減少症ウイルス(FPLV)からなる，非経口投与(注射)型コアワクチン**である。生ワクチンは，筋肉や皮下といった本来の感染部位である呼吸器粘膜と異なるところへ接種する分には安全性が担保されている，使用制限付き異所接種用ワクチンである。ワクチン液が漏れて当該猫や周囲の猫の呼吸器に入ると発病する危険がある。「弱毒化してあるのだから大丈夫だろう」と注射用ワクチンを点鼻投与してはならない。

ワクチンプロトコル

子猫では6～8週齢で接種を開始，2～4週間間隔で16週齢まで接種する。6カ月または1年後に再接種(ブースター)し，初回免疫処置の後は感染リスクが低い場合は3年以上の間隔で追加接種を行う。感染リスクが高い場合はFHV，FCVに対して年1回の追加接種が推奨されている。追加接種には初回免疫処置に用いたワクチンと同じ製剤でなくても構わない。ワクチン接種歴が不明の成猫(または16週齢以上の子猫)では通常2～4週間間隔で2回接種し，初回免疫処置の後は感染リスクが低い場合は3年以上の間隔で追加接種，感染リスクが高い場合はFHV，FCVに対して年1回の追加接種が推奨されている。

ワクチンの選択

国内では3種混合ワクチンにクラミジアワクチンを混合したワクチンや，FCVフラクションを数株に増やしたワクチンも利用できる。FCVフラクションが多価になっているワクチンの野外における有用性は不明である。いずれにしても必要に応じて選択するとよい。

欧米諸国では，速効性の点鼻投与用3種混合ワクチンや，生クラミジアワクチン，生ボルデテラワクチンも使用できる。

ワクチンについてはp416，417も参照

本書ではワクチンプロトコルについてWSAVA. GUIDELINES FOR THE VACCINATION OF DOGS AND CATS. 2015を参考としています。実際にはワクチンの製品添付書の使用法，動物の抗体価，健康状態，飼育環境等を考慮し，各獣医師判断の下，診療を行ってください。

環境整備

猫は適切な温度，低湿度，十分な換気(15～20回／1時間)の下で飼育する。

MEMO

「ウイルスに感染している場合のワクチン接種の目的とは」

- ワクチン接種によって，潜伏感染は終止できない。しかし，ワクチンの追加接種によって回帰発症を防ぐことが期待されるので，ワクチン接種は許容されている。

【参考文献】

1. Bol S, Bunnik EM. Lysine supplementation is not effective for the prevention or treatment of feline herpesvirus 1 infection in cats: a systemic review. *BMC Veterinary Research* 284, 2015, doi: 10.1186/s12917-015-0594-3.
2. Thomasy SM, Maggs DJ. A review of antiviral drugs and other compounds with activety against feline herpesvirus type 1. *Veterinary Ophthalmology* Suppl 1, 2016, 119-130.
3. Stiles J. Feline herpesrus. *Veterinary Clinics of North America: Small Animal Practice* 30, 2000, 1001-1014.

(望月雅美，一部図：前田　健)

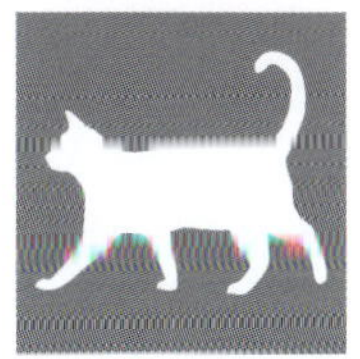

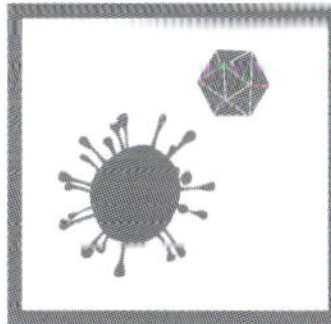

6-4 猫白血病ウイルス感染症

猫白血病ウイルス感染症は猫白血病ウイルス(FeLV)感染により，持続性ウイルス血症を呈した猫に様々な疾患が発生する予後不良の感染症である。免疫抑制，貧血，骨髄異形成症候群，リンパ腫や白血病のほか，免疫介在性疾患，慢性腸炎，繁殖障害および末梢神経障害がまれにみられる。診断には信頼性の高い検査法がある。治療には支持療法と献身的な看護が必要である。感染猫は非感染猫との接触を避けるように飼育しなければならない。FeLV ワクチンが市販されており，感染防御の一助となる。

▶ 病原体

猫白血病ウイルス Feline leukemia virus(FeLV)は，レトロウイルス科 *Retroviridae*，オルソレトロウイルス亜科 *Orthoretrovirinae*，ガンマレトロウイルス属 *Gammaretrovirus* に属している。同じガンマレトロウイルス属にはマウス白血病ウイルス，コアラレトロウイルス，ギボンザル白血病ウイルスなどが含まれる。

FeLV はエンベロープをもつ RNA ウイルスであるが(**図1**)，ウイルス複製時には DNA に依存する。1 本鎖 RNA ゲノムは逆転写酵素によって DNA に転写され，その後，組込み酵素によって宿主細胞内のゲノムへ挿入される。組込まれた DNA のことを**プロウイルス**と呼ぶ。プロウイルスから転写された RNA によってウイルス蛋白の合成が行われ，細胞膜直下でウイルス粒子の組立てが起こり，細胞からウイルスが出芽する。プロウイルスをもつ細胞が分裂すると，娘細胞にもウイルス DNA が受け継がれる(**図2**)。

FeLV ゲノムは両端にウイルス遺伝子の発現と調節

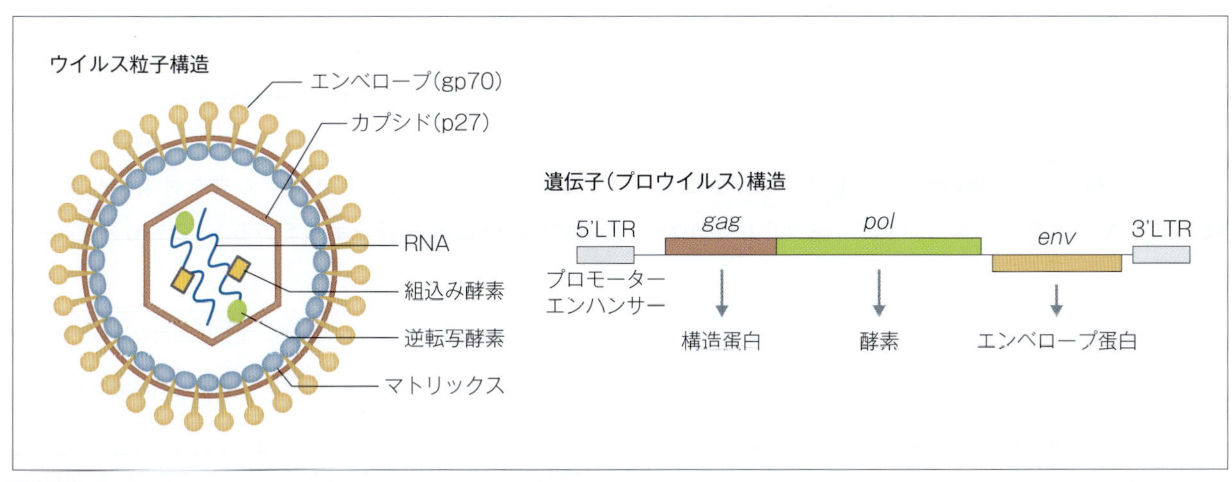

図1 猫白血病ウイルス粒子とプロウイルスの構造模式図

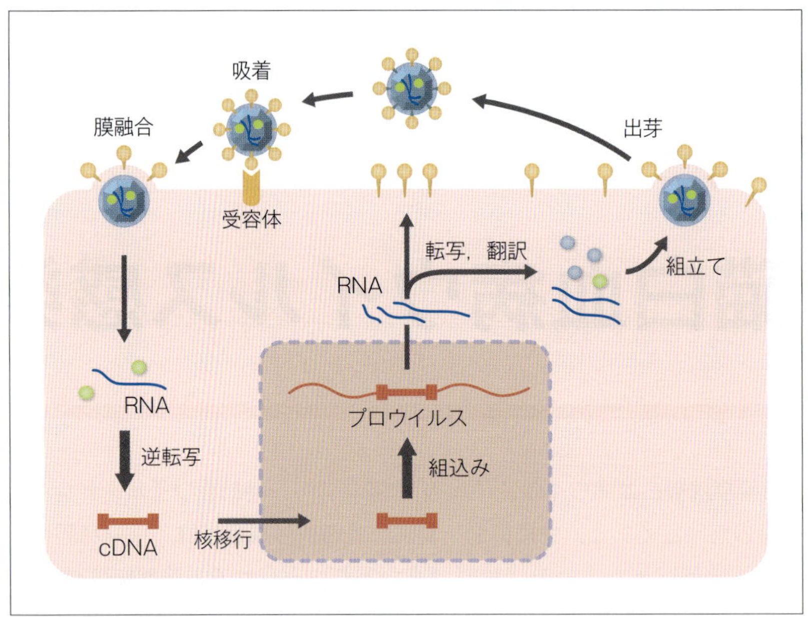

図2 猫白血病ウイルスの生活環

機能をもつLTR※1および，3つの主要遺伝子からなる(**図1**)。LTRはウイルスの組織指向性と潜在的病原性と関連している。種特異抗原(*gag*)遺伝子はウイルスの内部構造蛋白(カプシド蛋白質p27などを含む)をコードし，ポリメラーゼ(*pol*)遺伝子は逆転写酵素，プロテアーゼ，インテグラーゼをコードする。エンベロープ(*env*)遺伝子は表面糖蛋白質のgp70と膜貫通蛋白質p15Eをコードする。

猫には内在性レトロウイルスであるenFeLV(Endogenous FeLV)※2やERV-DC(Endogenous retrovirus of domestic cat)※3が遺伝している。

FeLV-Aおよびサブグループ

FeLVにはA，B，C，D，E(Eは未分類)およびTの**6つのサブグループが存在**し，これらはgp70によって規定され，ウイルス受容体がそれぞれ異なる(**図3**)。これらは干渉試験や異種細胞における感染性によって分類される。**猫の間で水平伝播するウイルスはFeLV-A**であり，すべてのFeLV感染症にかかわる。その受容体はTHTR1(thiamine transporter1)という分子である。THTR1はチアミン(ビタミンB1)を輸送する膜蛋白質であり，猫のほぼ全身の組織で発現している。ほかのサブグループはFeLV-Aが感染した猫の体内で出現するので，その場合は重感染状態となる。サブグループBおよびサブグループDは，FeLV-AとenFeLVやERV-DCとの組換えによって発生する。その他のサブグループはgp70の変異によって発生する。

▶ 疫学

FeLV感染症は全世界の猫に認められる。FeLVの場合，ダニや蚊など節足動物による感染の媒介が起こらないので，ウイルスの感染は飼育環境と猫の行動パターンに依存する。日本での感染率は2006～2010年の調査では4.5％という報告[4]，さらに2008年度の調査では，週に1日以上外出する猫を対象とした場合12.2％がFeLV陽性を示している[3]。このうち，FeLV

※1　LTR：Long Terminal Repeat。ウイルスのプロモーターとエンハンサーが存在するエンジンに相当。遺伝子配列の違いが病気の出現に影響する。
※2　enFeLV：すべての猫のゲノムに存在するFeLVと相同な配列。1個体あたり6-12遺伝子座に存在し，親から子に遺伝する。それ自体は感染性ウイルスの産生はない。
※3　ERV-DC：猫のゲノムに存在する特徴的な内在性レトロウイルス。13箇所の遺伝子座が判明しており，そのうち3箇所のプロウイルスは自律増殖能をもった感染性ウイルスである。病原性は不明であるが，FeLVと組換えを起こしFeLVサブグループDが出現する。

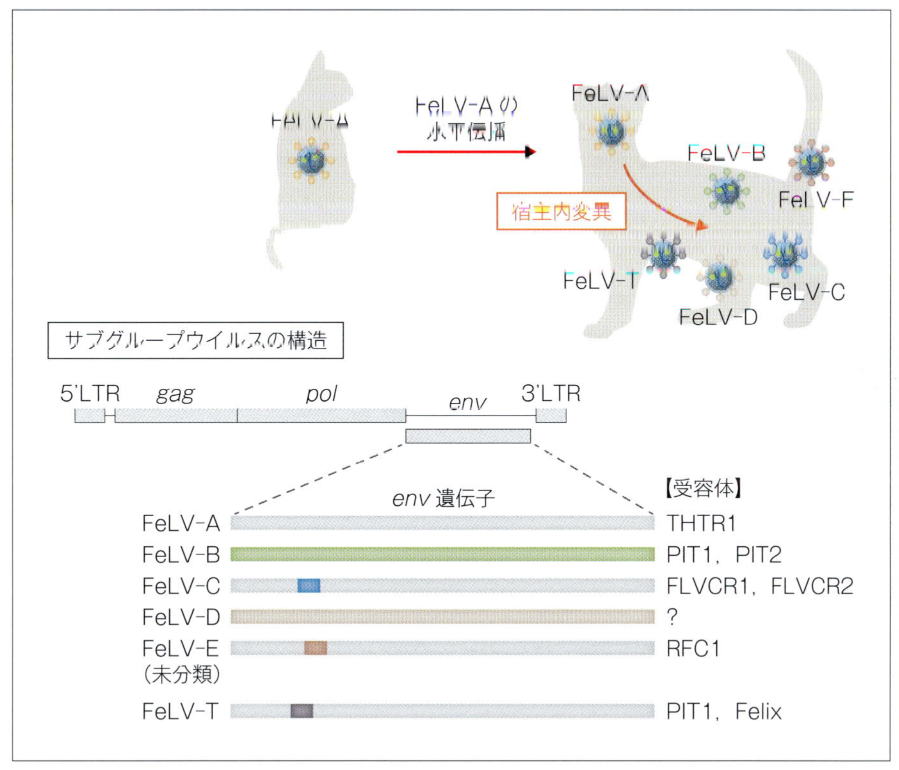

図3 FeLV-A の感染とサブグループの出現
FeLV-A が感染すると，猫の体内で様々な FeLV サブグループが出現することがある。FeLV サブグループはウイルスの受容体が異なる

単独感染は 8.1%，FIV との混合感染は 4.1% と報告されている[3]（**図4A**）。温暖な気候の地域では FeLV 陽性率が高い傾向にあり，これは猫の行動と関連する。欧米の一部では，FeLV の発生頻度がこの数十年間で著しく低下しており，日本とは状況が異なる。この低下の要因には，信頼性の高い検査法の確立とワクチンの普及，FeLV に対する意識向上が挙げられる。

ウイルス遺伝子型

FeLV は遺伝子系統解析により遺伝子型Ⅰ，Ⅱおよび Ⅲの３つの型に分類される。日本では遺伝子型Ⅰおよび Ⅱ，欧米では遺伝子型Ⅲのウイルスが蔓延している。さらに，遺伝子型Ⅰは７つのクレードに分類され，東日本ではクレード１，関西や西日本ではクレード２，九州ではクレード３が優勢に蔓延している。中部地方では，いずれのタイプも認められる（**図4B**）。遺伝子型Ⅱは東日本で認められる。日本で蔓延している遺伝子型が海外では認められないことから，日本に侵入した FeLV は日本全国に散らばり，それぞれの地域において独自にウイルスが進化したと考えられる。

▶ 宿主

FeLV はイエネコの間で伝播し流行する。そのほかチーター，フロリダパンサー，スペインオオヤマネコ，ヨーロッパヤマネコ，スナネコ，ボブキャット，オセロット，ジャガーネコなどの野生ネコ科動物で感染が報告されている。

▶ 感染経路

FeLV の伝播は**感染猫の唾液，糞便，尿，鼻汁**に存在するウイルスによって成立する。胎盤・経乳感染はあり得る。**特に，猫同士の親密な接触（相互の舐め合い）**が原因でウイルス伝播が起こる。また，**食事や食器の共有**などによっても成立する（**図5**）。

FeLV 感染のリスク要因

FeLV 感染は年齢抵抗性がみられるが，成猫を中心にケンカによって FIV とともに FeLV の混合感染が生じる感染様式がある。

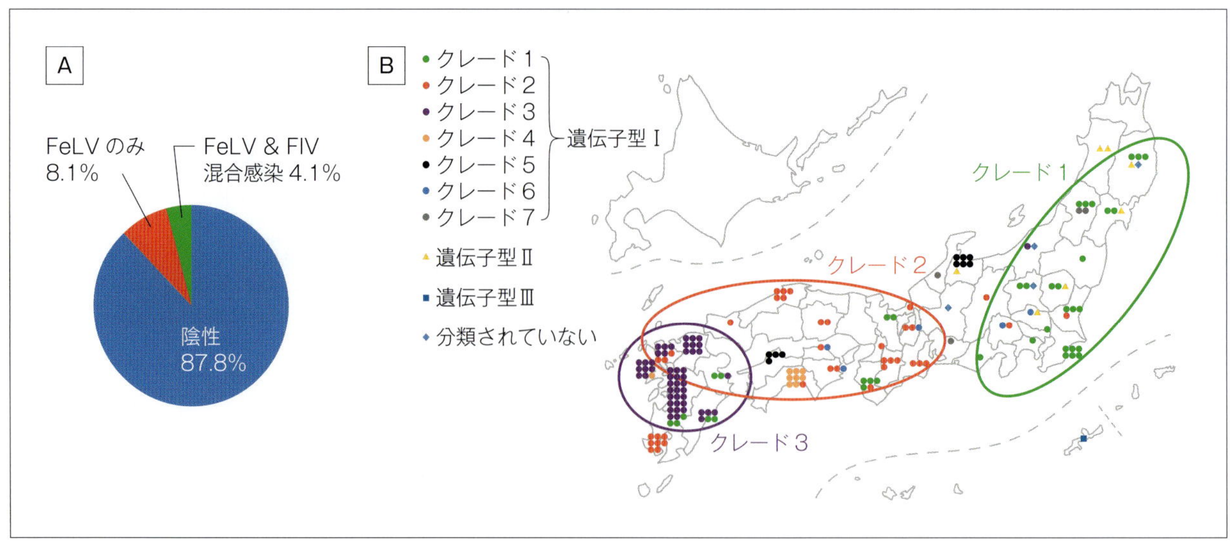

図 4　日本における FeLV の発生頻度とウイルスの遺伝子型の分布

右図(B)の1つのドットは1症例を示す。FeLV は遺伝子系統解析により遺伝子型Ⅰ，Ⅱ，Ⅲの3つの型に分類される。日本では遺伝子型ⅠおよびⅡがみられる。遺伝子型Ⅰはさらに7つのクレードに分類されるが，東日本ではクレード1，関西や西日本ではクレード2，九州ではクレード3が優勢に蔓延している。中部地方では，いずれのタイプも認められる。遺伝子型Ⅱは東日本で認められる

参考文献3より引用・改変

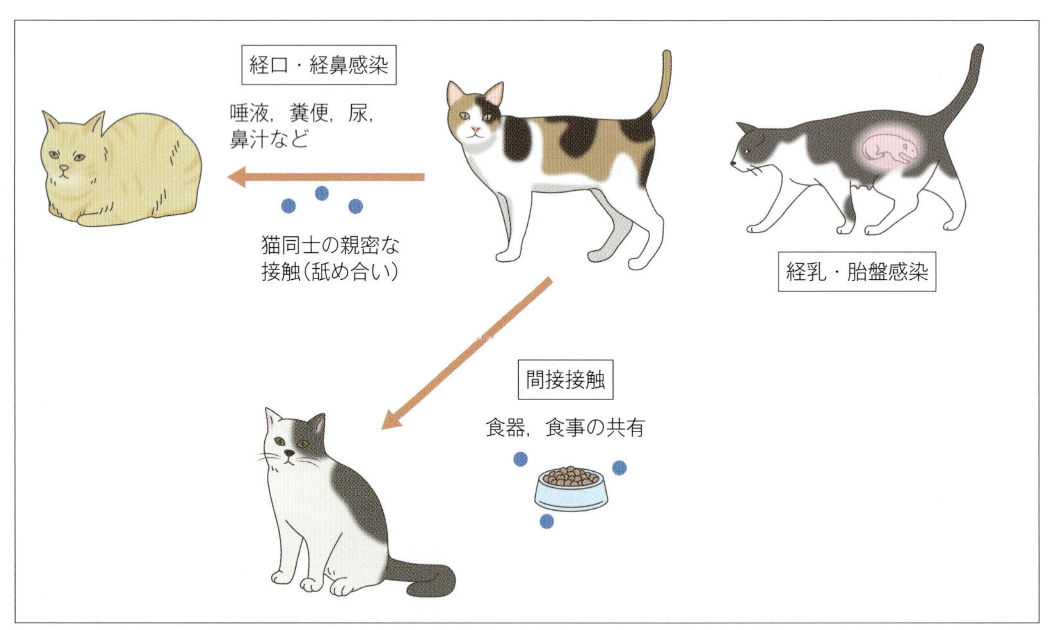

図 5　猫白血病ウイルスの感染経路

その他の感染リスク要因は，**高い個体群密度および劣悪な衛生環境**が挙げられる。日本における 2008 年の調査で，猫の年齢と FeLV 保有率の関係を調べると，保有率は2歳齢でピークを示し加齢とともに減少する(**図6**)。持続性ウイルス血症の猫の多くは，診断後2～3年以内に死亡する。

▶ 感染の特徴

感染猫の唾液などに含まれるウイルスの経口・経鼻感染による。最初，口腔咽頭部のリンパ組織においてウイルスの増殖が起こる。

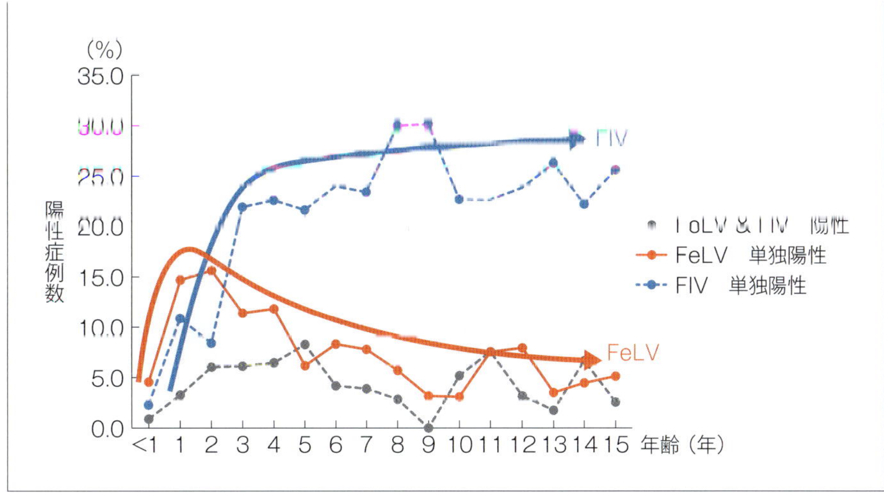

図6 **外出猫を対象とした年齢層ごとの血中 FeLV 抗原陽性率**
比較対象として抗 FIV 抗体陽性率を示す
参考文献3，9より引用・改変

持続性ウイルス血症

FeLV に対する免疫応答が不十分な場合には，引きつづき血液中のウイルス抗原が陽性となり，ウイルス血症の状態を示す。FeLV が全身のリンパ系組織や骨髄において増殖することによって**持続性ウイルス血症**となる。持続性ウイルス血症となる確率は，3カ月齢の子猫で約70%，成猫で約20%とされている。

潜伏感染

骨髄細胞に感染後，免疫系のはたらきによって血液中のウイルス抗原が陰性になる場合がある。これは**潜伏感染**の状態であり，骨髄細胞にはプロウイルスが検出される。

体内からのウイルス排除

感染初期に有効な免疫応答がはたらいた場合には，ウイルスを体内から完全に排除することができる。

▶ 臨床症状

持続性ウイルス血症が認められる猫が，どのような病気や疾患を引き起こすかを予測することはできない。しかし，最も認められる臨床症状は造血器系腫瘍，免疫抑制，貧血である。また，持続性ウイルス血症であっても発症せずに無症候性キャリアのままでいる場合もある。

造血器系腫瘍

リンパ腫

リンパ腫は代表的な腫瘍性疾患で，解剖学的な好発部位によって，前縦隔型（胸腺型），消化器型，多中心型または非定型に分類される。

前縦隔型リンパ腫は頻度が高く，胸水の貯留，呼吸促迫や呼吸困難などの症状が認められる（**図7**）。ときに食道の圧迫による消化管内容物の逆流や，胸郭内における交感神経の圧迫によるホルネル症候群が認められる。消化器型リンパ腫は消化管に認められる腫瘍で，嘔吐と下痢の症状を示すが，食欲不振と体重減少のみを示す場合が多い（消化器型リンパ腫は FeLV と関連しない傾向がある）。多中心型リンパ腫は複数のリンパ節で発生するリンパ腫で頻度が高く認められる。非定型リンパ腫は鼻腔，腎臓，中枢神経，眼，喉頭，皮膚などで発生するリンパ腫である。

急性骨髄性白血病，骨髄異形成症候群

FeLV 感染による**急性骨髄性白血病**（AML）は様々な血液の骨髄球系細胞（赤血球系，顆粒球系，単球系，血小板系）の悪性腫瘍である（**図8**）。また，前白血病段階と考えられる**骨髄異形成症候群**（MDS）は，造血幹細胞の異常で，血液細胞の異形成所見がみられ（**図9**），末梢血液では複数系統の血球減少症が認められる。急性リンパ芽球性白血病の発生も認められる。

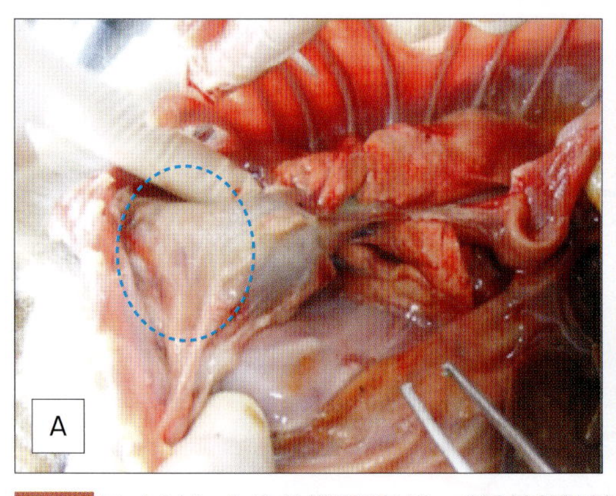

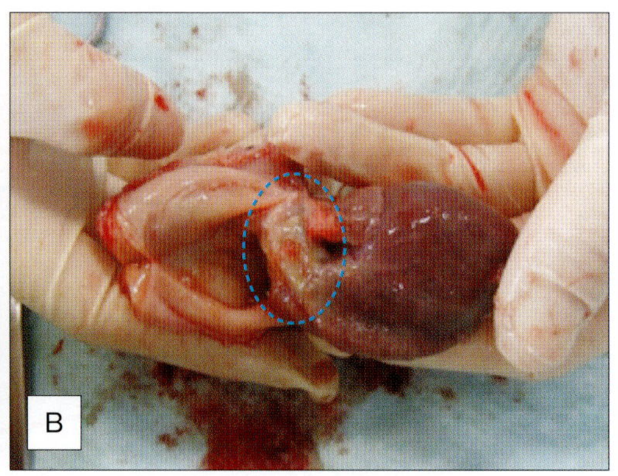

図 7　FeLV による前縦隔型リンパ腫（剖検時）

A：縦隔内の腫瘍は心臓を取り囲んでいる。本症例は FeLV-A と FeLV-D の重感染であった

B：腫瘍は心臓の左心耳および大動脈起始部に認められる

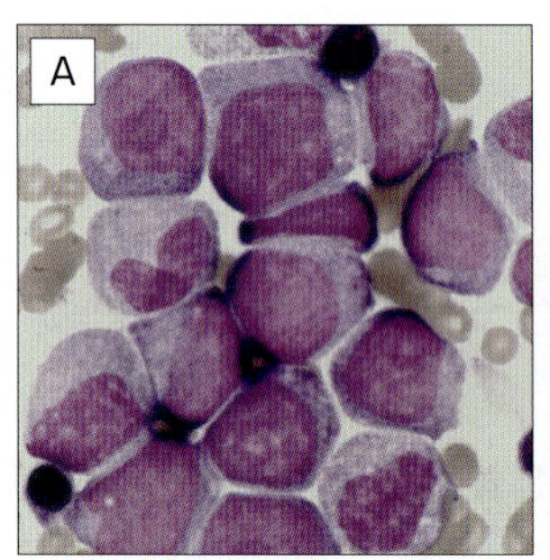

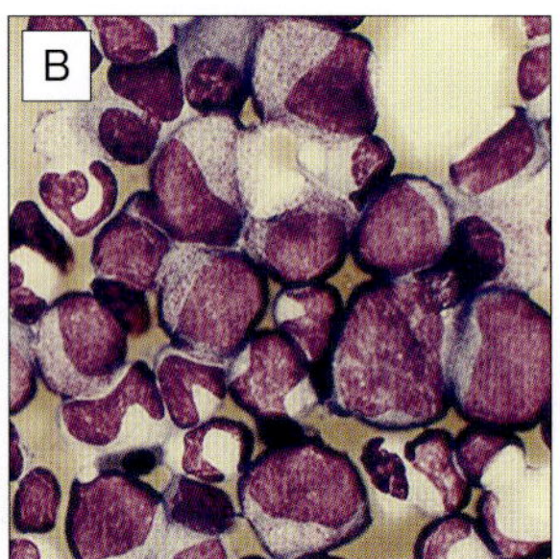

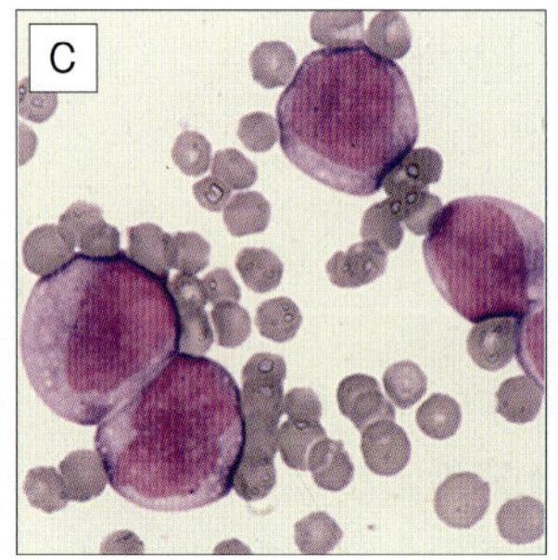

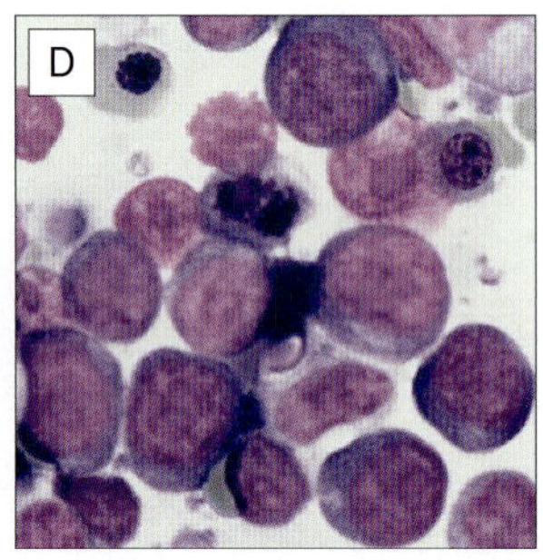

図 8　急性骨髄性白血病の骨髄塗抹

A：骨髄芽球性白血病（M2）　B：骨髄単球性白血病（M4）　C：単球性白血病（M5）　D：赤白血病（M6）

画像提供：久末正晴先生（麻布大学）

免疫抑制

FeLV 感染による**免疫抑制**は重篤である。胸腺の萎縮，リンパ球減少症，好中球減少症，好中球機能異常，CD4 陽性 T 細胞や CD8 陽性 T 細胞の減少がみられる。臨床症状の有無にかかわらず，一次および二次抗体応答の遅延や減少が起こる。ゆえに，FeLV 感染猫における他のワクチン接種は健康猫の場合と同程度のものとはならないので，ワクチン接種の頻度を考慮する必要がある（後述の「治療」の項を参照）。免疫抑制の状態になると，ほかの病原体に感染する可能性がある。慢性口内炎や慢性鼻炎の素因となり，長期化や再発を認める場合がある。

貧血

再生性貧血

FeLV による貧血の約 10％は再生性貧血で，網状赤血球の増加，赤血球大小不同などの所見がみられる。FeLV による再生性貧血では，通常は治療に対して好反応を示す（後述）。

非再生性貧血

FeLV による貧血は，ほとんどの場合がウイルスによる骨髄抑制効果によって引き起こされる**非再生性貧血**である。

FeLV サブグループ C（FeLV-C）は赤芽球のヘム輸送蛋白質の輸送を阻害し，重症の非再生性貧血である赤芽球癆を引き起こす。FeLV-C の日本における発生は確認されていないが，このウイルスの出現頻度は 1％以下である。

その他の貧血

その他の貧血として，猫ヘモプラズマ症と関連する溶血性貧血，免疫介在性溶血性貧血などがある。また，腫瘍細胞が骨髄に浸潤することによって貧血が発生する場合がある。

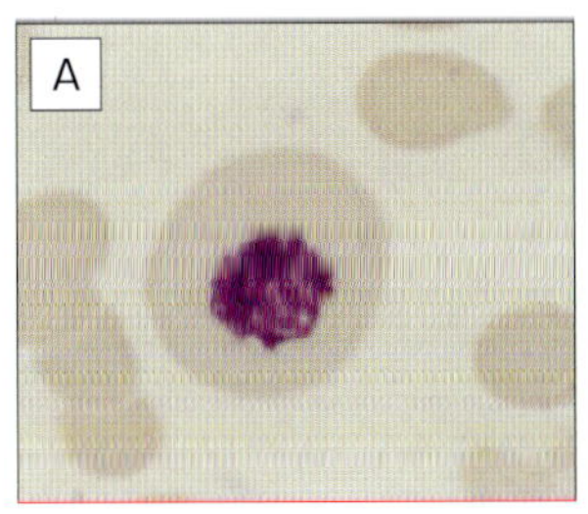

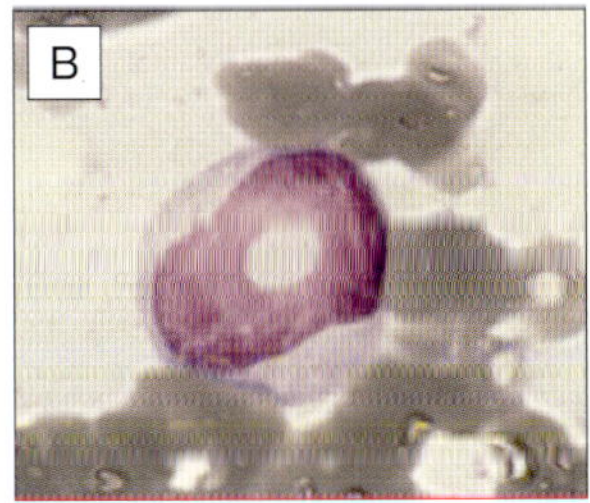

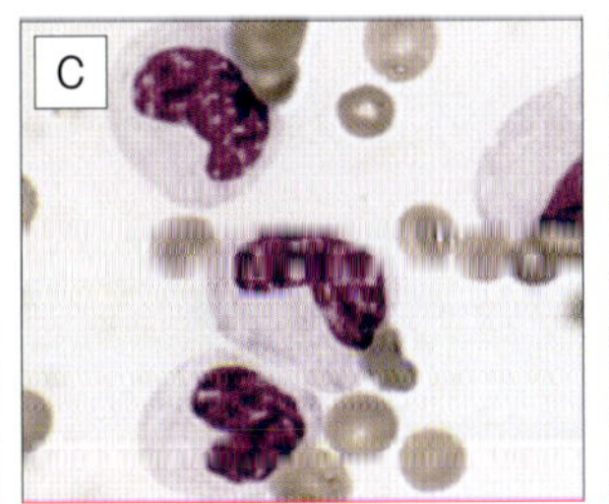

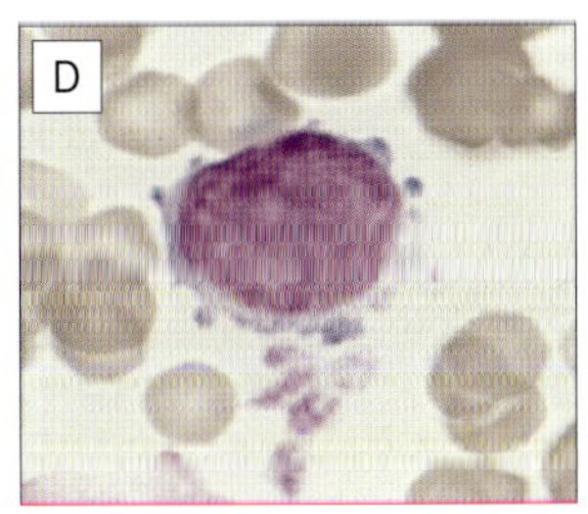

図 9 骨髄異形成症候群の血液塗抹
A：巨赤芽球様変化　B：輪状核好中球　C：偽ペルゲル核異常　D：微小巨核球

表 1 イエネコから発見された癌ウイルスと細胞性癌遺伝子
FeLV および FeSV のゲノムにみられる細胞性癌遺伝子の種類とその性状。これまでの自然発生報告数および猫の症例を記載

ウイルス	細胞性癌遺伝子	遺伝子産物の性状	報告数	症例
FeLV	*myc*	転写因子	10	リンパ腫
	tcr	T 細胞受容体	1	リンパ腫
	Akt	セリン・スレオニンキナーゼ	1	リンパ腫
	notch2	膜貫通型受容体	2	リンパ腫
FeSV	*fes*	非受容体型 TK	3	線維肉腫
	fms	RTK（CSF-1 の受容体）	2	線維肉腫
	abl	非受容体型 TK	1	線維肉腫
	sis	血小板由来増殖因子	1	線維肉腫
	Fgr-actin	非受容体型 TK	1	線維肉腫
	kit	RTK（SCF の受容体）	1	線維肉腫
	K-ras	低分子量 GTP 結合蛋白	1	線維肉腫

TK：チロシンキナーゼ　RTK：受容体型チロシンキナーゼ
CSF：colony stimulating factor　SCF：stem cell factor

多発性線維肉腫

多発性線維肉腫はウイルス血症を伴う猫において認められ，猫肉腫ウイルス(Feline sarcoma virus，FeSV)が関与する場合が多い。FeSV とは，細胞性癌遺伝子を保持した猫白血病ウイルスのうち線維肉腫を引き起こすものの総称である。生体内で FeLV のゲノムに細胞性癌遺伝子(*fes*，*fms*，*abl*，*kit* など)が取り込まれたことにより出現する(**表 1**)。猫ワクチン関連性肉腫とは関係ない。

その他の疾患

免疫介在性疾患

免疫介在性疾患として溶血性貧血，糸球体腎炎，ブドウ膜炎，多発性関節炎が挙げられる。これらは抗原抗体複合体の沈着や抑制性 T 細胞の不全などが原因となり起こる。感染猫は腸陰窩の壊死および絨毛萎縮を伴った慢性腸炎や，肝疾患が認められる場合がある。

繁殖障害

母猫の胎盤を介してウイルスが胎子に伝播することで，胎子再吸収，流産，新生子死が発生する。また，Fading kitten syndrome と言われる消耗性症候群によって誕生後に死亡することもある。

神経障害

FeLV 感染でみられるほとんどの神経症状は，脳や脊髄へのリンパ腫やリンパ球浸潤による。腫瘍が関与しない神経障害として，瞳孔不同，散瞳，ホルネル症候群，尿失禁，異常な鳴き声，知覚過敏，麻痺が報告されている。

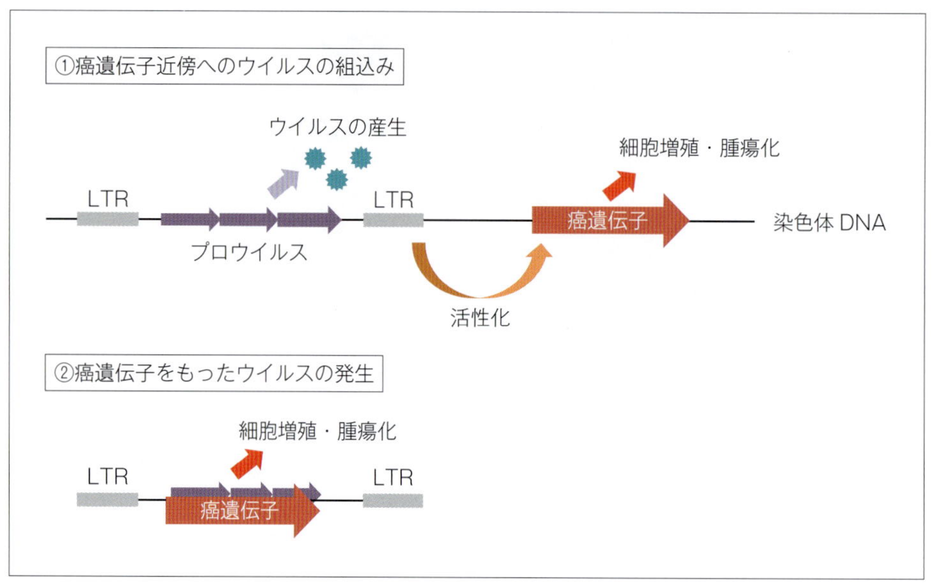

図 10 FeLV によるウイルス発癌のメカニズム

発症機序

造血器系疾患の発症について

前述したようにウイルス感染猫は無症候性キャリアのままでいることもあるが，造血器系疾患を発症することもある。リンパ腫の発生機序として，FeLV が標的細胞の細胞性癌遺伝子(*c-myc*，*fit-1*，*bmi-1*，*pim-1*，*flit-1* など)の近傍に組込まれた結果，遺伝子の発現異常が生じて，細胞の増殖と分化の異常によりリンパ腫が起こる(**図 10** ①)。また，FeLV が細胞性癌遺伝子(*c-myc*，*notch2*，*Akt*)を取り込む結果，細胞性癌遺伝子を保持した FeLV-myc，FeLV-notch2，FeLV-Akt が出現し，リンパ腫が発生する(**図 10** ②)。

FeLV による腫瘍発生は複数の細胞性癌遺伝子の異常があり，多段階発癌によって生じている。さらに，標的細胞におけるウイルスの効率良い増殖は，LTR の構造と関連し，それがリンパ腫や急性骨髄性白血病，骨髄異形成症候群といった特定の疾患と結び付いている。

FeLV-A の感染とサブグループの出現

FeLV-A が猫に感染すると，猫に特有の内在性レトロウイルス(enFeLV，ERV-DC)と組換えを起こし，FeLV-B や FeLV-D が出現する場合がある(**図 3**)。日本での調査では，FeLV のサブグループのうち FeLV-B の検出頻度は 44%で，リンパ腫や，貧血を示す症例において検出頻度が高い。FeLV-D が検出された症例の報告では，4 例中 3 例がリンパ腫・白血病と診断されている。これら組換えウイルスは結合するウイルス受容体が異なることから標的細胞の変更が起こるため，その出現が多様な疾患の発生と悪性疾患の進行に寄与する。

診断

抗原検査

臨床的には血漿などを検体とし，循環血液中に遊離しているウイルス p27 抗原をイムノクロマト法や ELISA 法を用いて検出する(6-5 猫免疫不全ウイルス感染症：図 9 も参照)。

組織検査

腫瘍細胞や白血球に感染しているウイルスは，組織切片や骨髄塗抹を用いて免疫染色法により検査できる。腫瘍細胞にウイルス抗原が検出される場合は，その腫瘍が FeLV によって発生していることが判明する。補助診断として，PCR 法により生体材料中に特定の遺伝子再構成が生じた細胞集団を検出することにより，リンパ系腫瘍の診断が可能である。

ウイルス分離，遺伝子検査

FeLV の感染の有無が確定できない場合や輸血用の血液は PCR 法によるプロウイルス DNA の検出もできる。そのほか，血漿や血球材料を用いてウイルス分離を行うことができる。

診断法については p389，407，408 も参照

治療

治療は，二次感染のリスクを低減し，疾患を発症している場合にはその対症療法を行う。

FeLV 猫の管理

FeLV 陽性猫の一般的な管理は，まずウイルスの伝播を広げないために，屋外に出さないよう注意する必要がある。FeLV では免疫抑制が起こることがあるため，ほかの動物から病原体の感染を受けないようにする意義もある。また，細菌や寄生虫感染のリスクを避けるために生肉などの摂取も避ける。

FeLV 陽性猫は外見上健康であっても，６カ月ごとに健康診断を受けることを推奨する。

対症療法

何らかの疾患を伴う場合は，それぞれの疾患に対して対症療法を行う。治療は積極的に行う。長期間の治療を必要とする傾向にある。

貧血を示す場合は輸血が効果を示すかもしれない。好中球減少症を示す場合は G-CSF 製剤の処方を考慮する。造血器系腫瘍は治療に反応する場合もあるが，一般には難治性である（化学療法のプロトコルについては成書を参照のこと）。

抗ウイルス療法

抗ウイルス療法では猫組換えインターフェロン ω（１MU/kg，１日１回，５日間連続を３クール，皮下投与）の投与によって臨床状態の改善などが報告されている[10]。その他の抗ウイルス薬について使用が報告されているが，いずれの場合においても FeLV 感染症における抗ウイルス療法は今後の課題である。

そのほかの注意点

免疫抑制薬と骨髄抑制薬の使用について

腫瘍性疾患や免疫介在性疾患を発症していない限り，ステロイド，免疫抑制薬や骨髄抑制薬の処方は避ける。ただし，口内炎や歯肉炎を認める場合には食欲促進のためにステロイドの使用を考慮する。

コアワクチン接種について

感染猫は猫コアワクチンの接種を行うことを推奨するが，免疫応答が完全でなかったり，長期間維持されないことがあるので，抗体価の測定によりワクチン接種の頻度を検討する。

予防

FeLV ワクチン

FeLV 陰性の猫を室内に限定して飼育している場合は FeLV に感染することはない。屋外に出ることがある場合には，ウイルス暴露を受ける可能性があるので，ワクチン接種が推奨される。不活化ワクチン，エンベロープ蛋白質サブユニットワクチンおよびカナリア痘ウイルス組換え生ワクチンが市販されている。ワクチンの有効性に関する比較検討は日本では行われていない。ワクチン接種によってウイルス感染を完全に防御できるとはいえないが，疫学的にその効果は認められる。子猫では８週齢で初回接種し，その３～４週後に２回目の接種を行う。２回目の接種から１年後に１回接種する。成猫では３～４週間で２回接種する。どちらも最終接種の後は暴露リスクが高い猫では２～３年以上の間隔をあけて接種する。ワクチン接種を行う場合は FeLV 感染の有無を確認し，FeLV 感染が認められる場合はワクチンを接種しない。

ワクチンについては p416，417 も参照

本書ではワクチンプロトコルについて WSAVA. GUIDELINES FOR THE VACCINATION OF DOGS AND CATS. 2015 を参考としています。実際にはワクチンの製品添付書の使用法，動物の抗体価，健康状態，飼育環境等を考慮し，各獣医師判断の下，診療を行ってください。

検査と隔離

多頭飼育をしている場合は，全頭の FeLV 検査を行い，陽性猫と陰性猫を隔離して飼育する。この検査と隔離のプロトコルは定期的に実施する。

検査と隔離のプロトコルは陰性猫を陽性猫から守り，ウイルスの蔓延を阻止する目的で行う。ウイルス血症（血中のウイルス抗原が検出される）が認められた猫が，陰転（血中のウイルス抗原が検出されない）した場合は，ウイルスは骨髄やリンパ節の染色体にプロウ

イルス(ウイルス核酸)として潜伏感染して存在している。ウイルスが完全に猫体内から排除されたとは考えられない。この潜伏感染している猫の血液を輸血すると，輸血された猫ではウイルス血症となる。潜伏しているウイルスは再活性するため，陰転した感染猫が多頭飼育環境やストレス，何らかの疾患によってFeLVを産生するようになるかもしれない(全くウイルスを産生しない場合もあるかもしれない)。したがって，陰転した猫をウイルス非感染猫と一緒に飼育すると，陰転猫が陽転化する可能性のみならず，FeLVをいつの間にか蔓延させてしまう危険性がある。一方で，潜伏感染状態をプロウイルスDNAの検出によって評価することは可能であるため，遺伝子検査を定期的に行い，ウイルス遺伝子が検出されなくなって数年が経つのであれば，ウイルス産生の可能性はきわめて低いと考えられる。結論として，陰性猫をウイルス感染から守るという観点で徹底するならば，陽性猫と陰性猫は一緒に飼育しない方がよい。

消毒

ウイルスは生体を離れるとすぐに失活する。石けん，消毒薬，熱，乾燥などの処置で容易に感染性を失うことから，洗浄などによる環境の整備も重要である。注射針，手術用具および輸血用血液を介した医原性感染には注意が必要である。

MEMO

「抗原検査の使い方」

- 院内検査キットはきわめて高い感度と特異性を示すが，1回の検査だけをもって100%の信頼を示すものではない。感染してから約2カ月で抗原が検出できるようになるので，再検査をする場合は2~3カ月の期間をあけて行う。偽陽性および偽陰性を示す場合があるので，検査キットの変更の考慮，外注検査であれば検査機関の変更，また遺伝子検査やウイルス分離の検査実施を推奨する。

「遺伝子検査(プロウイルスDNA検出)の使い方」

- 以下に遺伝子検査を検討するケースの例を挙げる。
  - ・供血用猫：抗原検査と遺伝子検査を行い，輸血によるウイルス伝播のリスクを下げる。
  - ・感染猫：ウイルスが陰転化(ウイルス抗原陰性)した場合，骨髄を用いて潜伏感染状態を調べる。
  - ・腫瘍診断のための生検材料の一部でウイルスの遺伝子検査を行い，その関連性を調べる。
  - ・造血器系疾患はFeLV感染と深くかかわっていることが多いので，FeLVがかかわっていない造血器系疾患を証明する場合は，ウイルス抗原とプロウイルスの検査を行うことによって否定する。

「組織検査(免疫染色)の使い方」

- FeLV陽性猫が腫瘍や様々な疾患を発症したとしても，FeLVによって発生したか否かは不明なので，その疾患部位の免疫染色によってウイルス抗原の検出を行い，原因を追求する。

【参考文献】

1. Anai Y, Ochi H, Watanabe S, et al. Infectious endogenous retroviruses in cats and emergence of recombinant viruses. *Journal of Viology* 86, 2012, 8634-8644.
2. Hartmann K. Efficacy of antiviral chemotherapy for retrovirus-infected cats: What does the current literature tell us? *Journal of Feline Medicine and Surgery* 17, 2015, 925-939.
3. Watanabe S, Kawamura M, Odahara Y, et al. Phylogenetic and structural diversity in the feline leukemia virus *Env* gene. *PLoS One* 8, 2013, e61009.
4. Soma T, Saito N, Kawaguchi M, et al. Prevalence of anti-feline immunodeficiency virus antibodies and feline leukemia virus antigens in domestic cats during the past ten yearsin Japan. *Journal of Environment and disease* 21, 2012, 21-27.
5. Hartmann K. In: Greene C, ed. Infectious Diseases of the dog and cat 4th ed. Saunders, 2011, pp108-136.
6. Miyake A, Watanabe S, Hiratsuka T, et al. Novel feline leukemia virus interference group based on the *env* gene. *Journal of Virology* 90, 2016, 4832-4837.
7. Lutz H, Addie D, Belák S, et al. Feline leukaemia. ABCD guidelines on prevention and management. *Journal of Feline Medicine and Surgery* 11, 2009, 565-574.
8. Hisasue M, Nagashima N, Nishigaki K, et al. Myelodysplastic syndromes and acute myeloid leukemia in cats infected with feline leukemia virus clone33 containing a unique long terminal repeat. *International Journal of Cancer* 124, 2009, 1133-1141.
9. Nakamura Y, Nakamura Y, Ura A, et al. An updated nation-wide epidemiological survey of feline immunodeficiency virus (FIV) infection in Japan. *Journal of Veterinary Medical Science* 72, 2010, 1051-1056.
10. de Mari K, Maynard L, Sanquer A, et al. Therapeutic effects of recombinant feline interferon-omega on feline leukemia virus (FeLV)-infected and FeLV/feline immunodeficiency virus (FIV)-coinfected symptomatic cats. *Journal of Veterinary Internal Medicine* 18, 2004, 477-482.

(西垣一男)

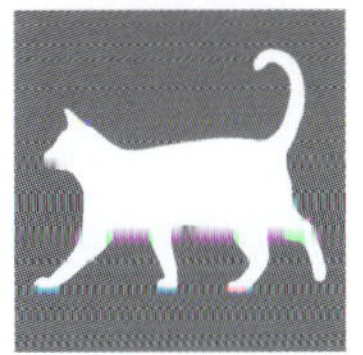

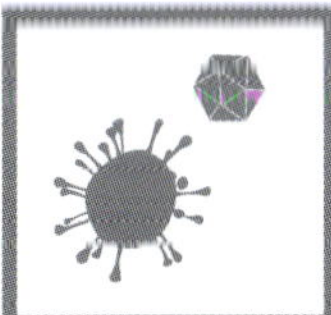

6-5 猫免疫不全ウイルス感染症

猫免疫不全ウイルス(FIV)はヒト免疫不全ウイルス(HIV)に近縁のレトロウイルスである。ネコ科動物の多くがFIVに感受性があるが，人には感染しない。FIV感染猫の典型的な症状は，慢性口内炎・歯肉炎，慢性鼻炎，リンパ節症，体重減少である。一方で，ウイルスに感染しても数年間臨床症状がみられない場合や，発症しない猫もいる。FIV陽性猫は適切なケアによって，非感染猫と同様に長期間生存することが可能である。診断はイムノクロマト法，ELISA法，ウェスタンブロット法により抗体を検出する。感染猫は非感染猫と接触しないように飼育する。

▶ 病原体

猫免疫不全ウイルス Feline immunodeficiency virus (FIV)はレトロウイルス科 *Retroviridae*，オルソレトロウイルス亜科 *Orthoretrovirinae*，レンチウイルス属 *Lentivirus* に属している。同じレンチウイルス属にはヒト免疫不全ウイルス，サル免疫不全ウイルス，馬伝染性貧血ウイルス，山羊関節炎・脳脊髄炎ウイルス，マエディ・ビスナウイルスなどが含まれる。

FIVはエンベロープをもつRNAウイルスであるが(**図1**)，ウイルス複製時にはDNAに依存する。1本鎖RNAゲノムは逆転写酵素によってDNAに転写され，宿主細胞内のゲノムへ挿入される。組込まれたDNAのことを**プロウイルス**と呼ぶ。プロウイルスから転写されたRNAによってウイルス蛋白の合成が行われ，細胞膜直下でウイルス粒子の組立てが起こり，細胞からウイルスが出芽する。プロウイルスをもつ細胞が分裂すると，娘細胞にもウイルスDNAが受け継

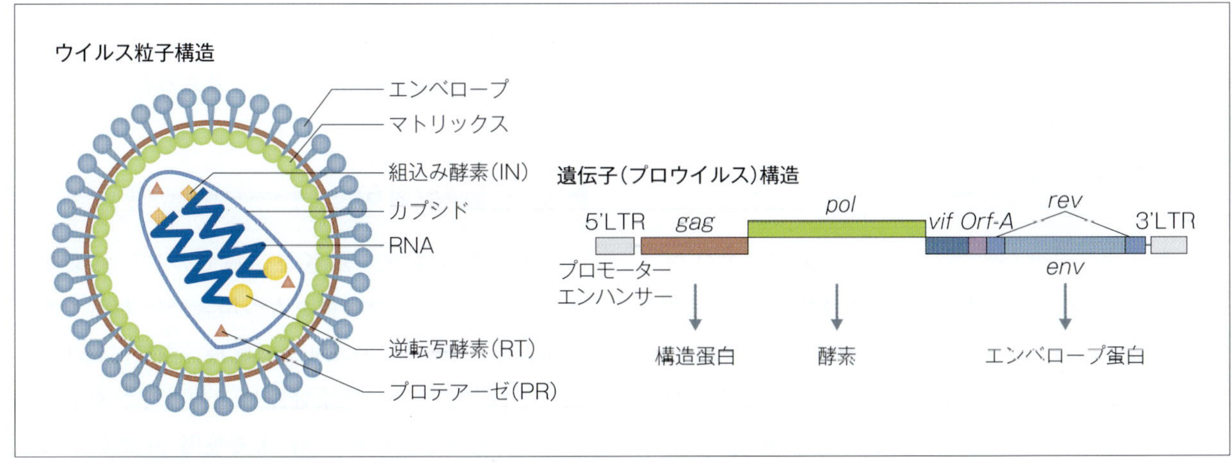

図1 猫免疫不全ウイルス粒子とプロウイルスの構造模式図

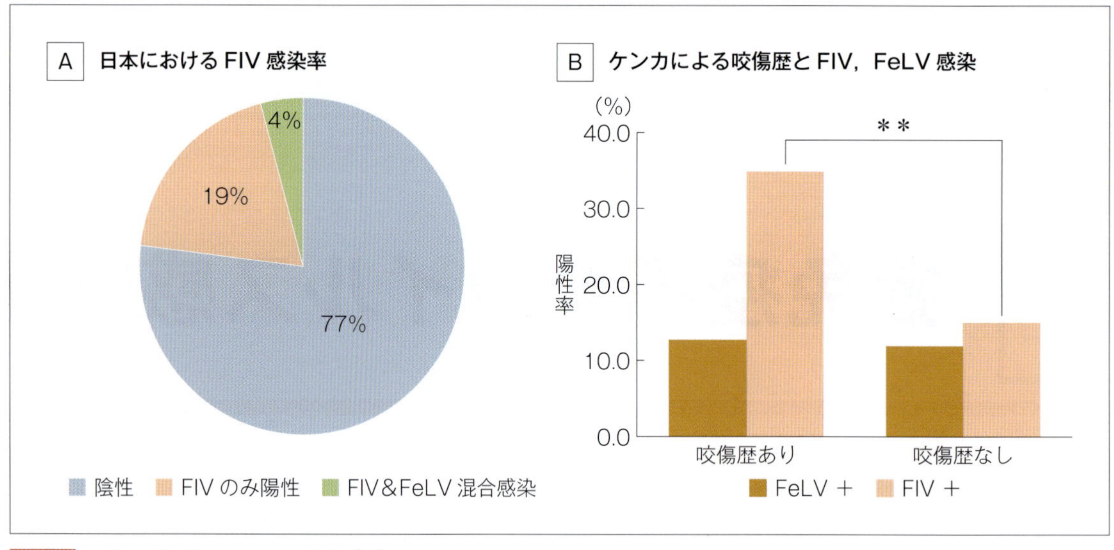

図 2　日本における FIV の流行[3, 6]

A：FIV の感染率

B：ケンカによる咬傷歴とウイルス(FIV，FeLV)感染。週に 1 日以上外出する猫を対象に調査が行われた(2008 年)。咬傷歴のある猫では FIV の感染率が高い(B)

がれる。

FIV ゲノムは両端にウイルス遺伝子の発現と調節機能をもつ LTR および，基本構造遺伝子である *gag*, *pol*, *env* およびウイルスの増殖や感染性を調節する遺伝子 *vif*, *rev*, *Orf-A* からなる(**図 1**)。

▶ 疫学

FIV 感染症は全世界の猫に認められる。ダニや蚊など節足動物による感染の媒介が起こらないので，ウイルスの感染は飼育環境と猫の行動パターンに依存する。日本では 1987 年の調査によると 28.9%，1994～1999 年の調査では 9.8%が抗体陽性であったと報告されている[5, 7]。さらに 2008 年における抗体の調査では，週に 1 日以上外出する猫を対象とした場合，23.2%が FIV 陽性を示している。このうち FeLV との混合感染が 4.1%であった(**図 2**)。

ウイルス遺伝子型(サブタイプ)と日本国内の分布

FIV は *env* 遺伝子の系統解析によりサブタイプ(遺伝子型)が A，B，C，D，E，F，U-NZ の 7 つの型に分類される。日本国内では A，B，C，D の 4 タイプが分布しており，地理的分布の関連性が認められる。サブタイプの国内の割合は，サブタイプ A 型が 30.2%，B 型が 42.2%，C 型が 5.5%，D 型が 22.1%であったと報告されている(**図 3，4**)。海外では主にサブタイプ A あるいは B が蔓延しており，日本のように複数のサブタイプが認められる国はきわめて少ない。サブタイプを調査することはウイルスの流行や広がりを知る上で重要となる。サブタイプと病原性との関連性は明白ではない。

▶ 宿主

FIV はイエネコの間で伝播し流行する。ピューマ，ライオン，マヌルネコなど，非イエネコ系ネコ科動物に固有の FIV 近縁ウイルスがみられる。日本ではツシマヤマネコに FIV 感染が発生したことがあり，イエネコからの伝播であると考えられる。

▶ 感染経路(図 5)

一般に臨床症状を示さない猫での FIV 感染率は 1～14%，何らかの疾患をもつ場合では 44%であると報告されている。ウイルスは唾液，血液，乳汁，精液などに存在する。感染経路はその多くが水平伝播で，経口感染よりも**ケンカによる咬傷**(直接接触)によることが主な感染ルートである。咬傷には雄猫との交

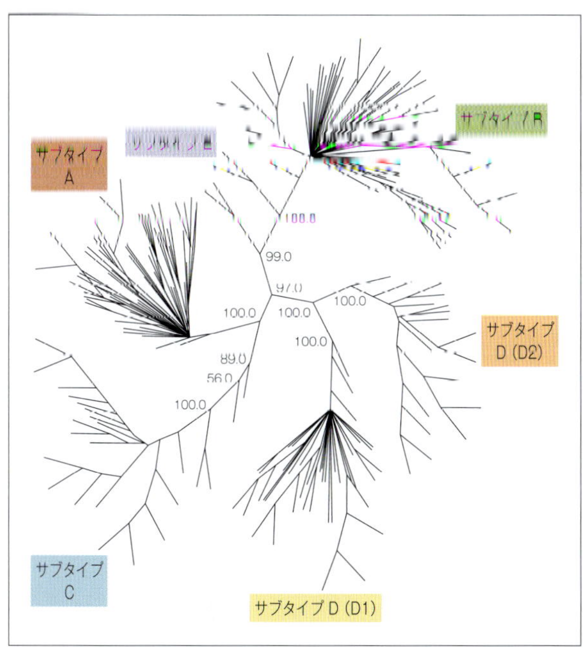

図3 猫に蔓延している FIV の系統解析
参考文献3より引用・改変

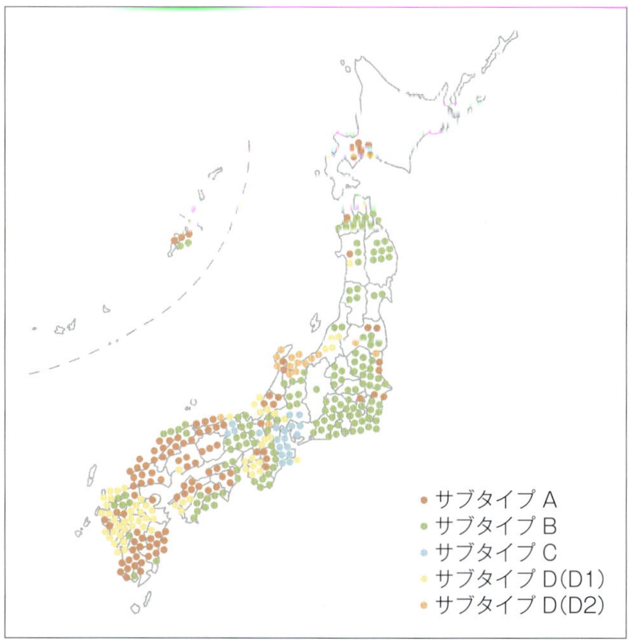

図4 日本国内における FIV の各サブタイプの分布
参考文献3より引用・改変

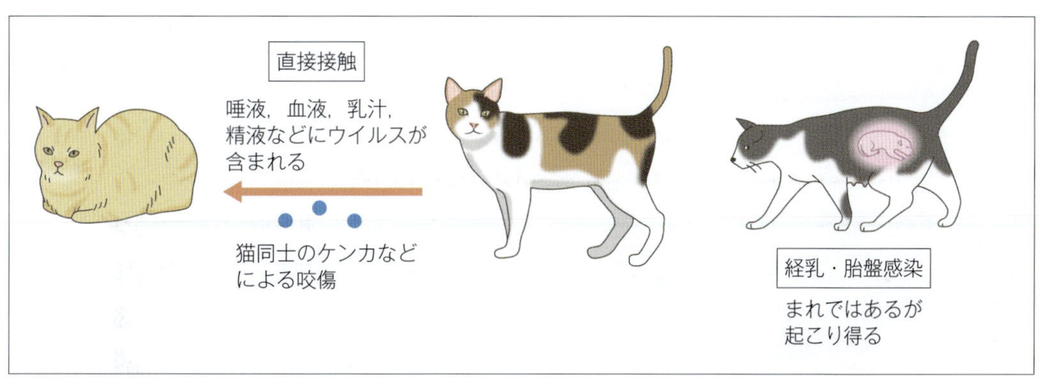

図5 猫免疫不全ウイルスの感染経路

尾中の咬傷感染も含まれる。咬傷歴のある猫ではFIV に感染している率が高い(**図2B**)。

FIV 感染は幅広い年齢層において認められ，3歳齢をピークに維持されており，FIV 感染猫の数は年齢とともに減少しているわけではない(**図6**)。性別では雄の感染率は雌の2倍以上高い。また，屋内と野外を自由に行き来する猫の感染率は高く，屋外に出る猫では室内飼育猫の20倍も感染リスクが高まる。

そのほか，まれではあるが経乳感染や胎盤感染もあり得る。特に母猫が急性感染している場合はウイルス量が高い状態であるので，垂直伝播が起こる可能性がある。

▶ 発病機序

FIV は末梢およびリンパ組織に存在する T，B リンパ球や，単球，マクロファージ，星状細胞などに感染する。FIV の主な標的細胞は免疫機能の中心的な役割を果たしている活性化 CD4 陽性 T リンパ球である。FIV のウイルス受容体は CD134 およびケモカイン受容体の一種である CXCR4 である。FIV のエンベロープ糖蛋白 gp120 がウイルス受容体に結合することによってウイルスは細胞へ侵入する。侵入したウイルス RNA は逆転写酵素の作用によってウイルス DNA へ変換される。この過程においてエラーが発生する結果，ウイルス遺伝子に変異が生じる。FIV は

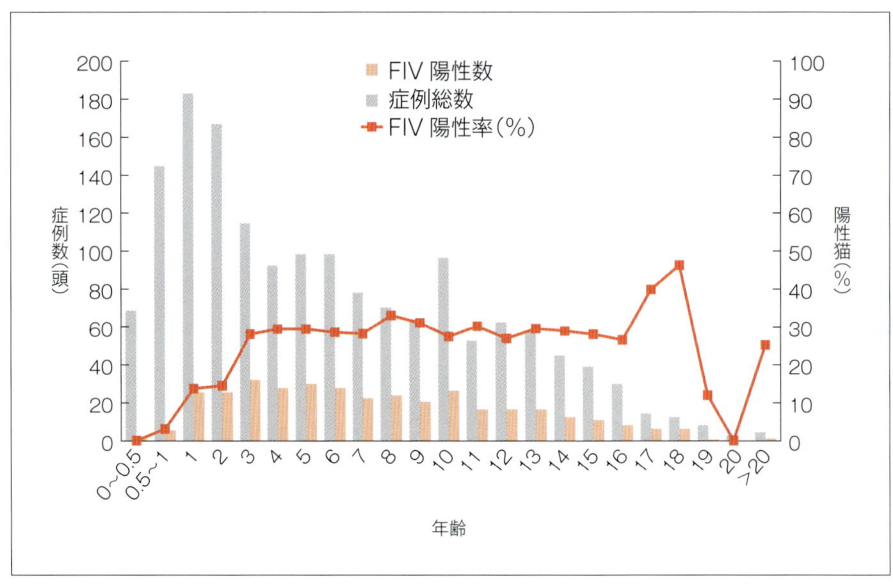

図 6　外出猫を対象とした年齢層ごとの血中 FIV 抗体陽性率

参考文献 3 より引用・改変

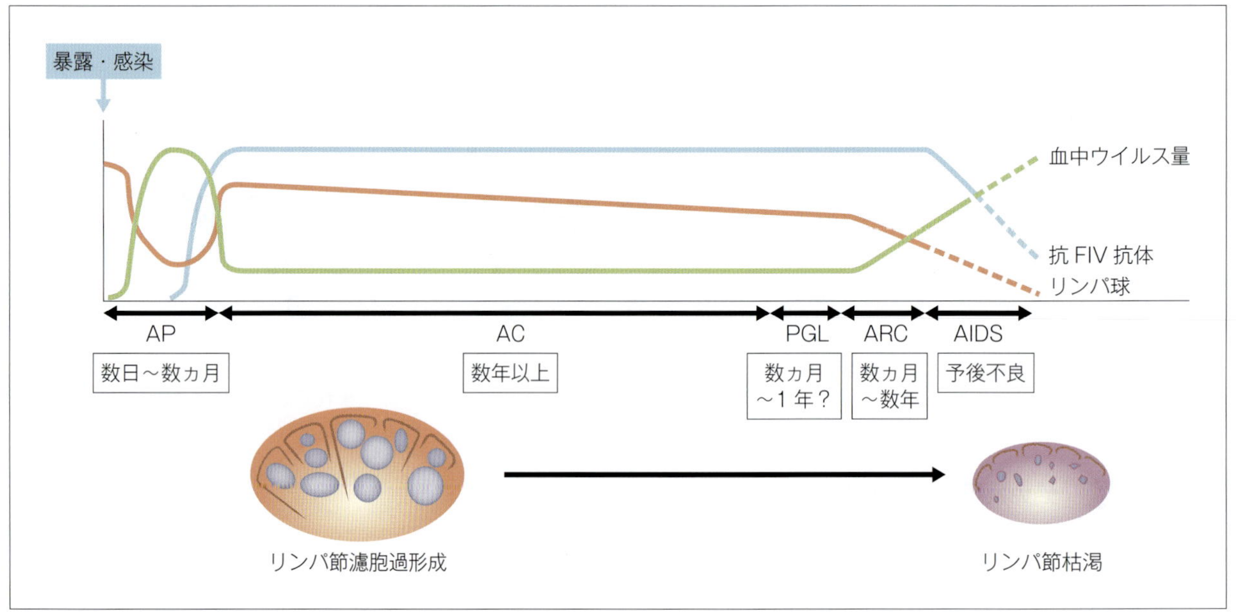

図 7　FIV による病期の進行と各種パラメータの変化

リンパ節は感染初期には濾胞過形成が認められ，病期の進行に伴って枯渇する

AP：急性期　AC：無症候キャリア期　PGL：持続性全身性リンパ節症期

ARC：AIDS 関連症候群期　AIDS：後天性免疫不全症候群期

エラーの発生頻度が高いことから，ウイルスの遺伝的多様性が大きい。ウイルスは変異すると免疫による攻撃を受けにくくなる。そのため，FIV 感染猫は抗体の産生と細胞性免疫応答があるにもかかわらず持続感染の状態となる。また，感染細胞はウイルスを産生しない潜伏状態となる場合があるが，このときウイルスは宿主ゲノム中にプロウイルスとして存在する。この状態では中和抗体による効果は無効で，ウイルスのリザーバーとなっている。FIV の感染で CD4 陽性 T リンパ球はアポトーシスによって徐々に死滅し，CD4/CD8 比の減少が起こる。この結果，免疫不全状態に陥り AIDS の臨床症状を示して死亡する。感染猫では，リンパ球数の異常のみならず，サイトカインの産生異常などもみられる。細胞性免疫とは逆に液性免疫は活性化した状態にあることが多く，多クローン性高ガンマグロブリン血症を認める場合が多い。

表 1 FIV 感染猫の主な臨床症状と臨床病期

急性期(AP)		
・発熱	・リンパ節腫大	・抗体陽転
・下痢	・好中球減少	
無症候キャリア期(AC)		
・無症状		
持続性全身性リンパ節症期(PGL)		
・リンパ節腫大		
エイズ関連症候群期(ARC)		
・体重減少	・口内炎，歯肉炎	・慢性感染症
後天性免疫不全症候群期(AIDS)		
・体重減少	・日和見感染	・腫瘍
・骨髄抑制	・脳炎	

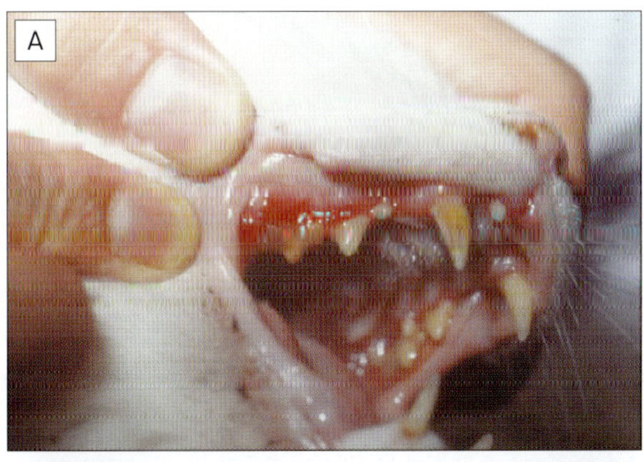

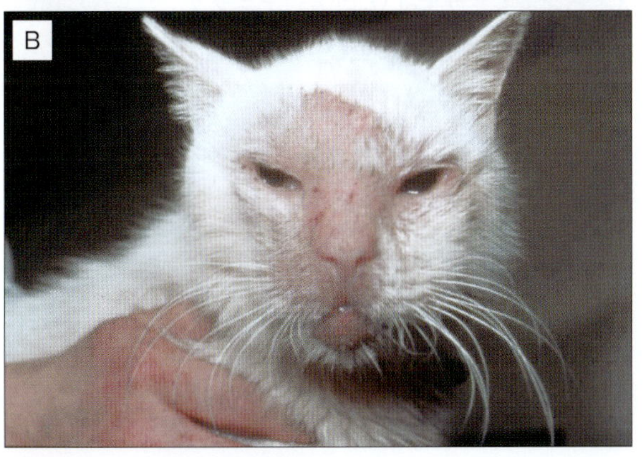

図 8 FIV 感染猫の症例
A：ARC 期の症例。口腔粘膜の発赤，びらん，腫脹がみられる
B：AIDS 期の症例。毛包虫症を認めた
画像提供：遠藤泰之先生(鹿児島大学)
辻本元先生(東京大学)

▶ 臨床症状

FIV 感染の場合は必ず病気になるということがプランニングされておらず，感染後非常に経過が長いという特徴がある。そのため AIDS 期になる前に寿命が訪れることが多い。ウイルスの増殖によってリンパ球減少が起こり免疫のバランスが崩壊すると，様々な症状を呈する。FIV による病期は 5 つに分類されている(**図7，8，表1**)。

FIV による病期

急性期(acute phase，AP)

感染から数日でウイルスは樹状細胞，マクロファージや CD4 陽性 T リンパ球で増殖し，2 週間以内に血漿中に出現する。感染から 8～12 週間で血中ウイルス量がピークに達する。この期間中に一時的に食欲不振，沈うつ，発熱のような臨床徴候が観察される場合があるが，その後は正常に戻る。しかし，全身のリンパ節腫大(リンパ節症)は数週～数カ月の間，持続する場合がある。この時期は全身にウイルスが拡散する最初の過程であり，宿主免疫応答が起こる前に，高ウイルス血症を示すと推測される。

無症候キャリア期(asymptomatic carrier，AC)

AC 期では血中ウイルス量の減少がみられる。この期間は免疫によってウイルスの増殖がコントロールされることから，臨床症状は示さない。AC 期は数年～生涯において持続すると考えられる。そのため FIV に関連した症状を何も示さず寿命を全うする猫もいる。

持続性全身性リンパ節症期(persistent generalized lymphadenopathy，PGL)

全身のリンパ節腫大が認められるが，臨床的に明確でない場合もある。この時期は数カ月～1 年ほど持続するようである。

エイズ関連症候群期(AIDS-related complex，ARC)

この時期には免疫異常に伴う症状が現れ，数カ月～数年程度持続するものと思われる。主なものには口内炎や歯肉炎(**図8A**)，上部気道炎，消化器症状，皮膚病変などが挙げられる。

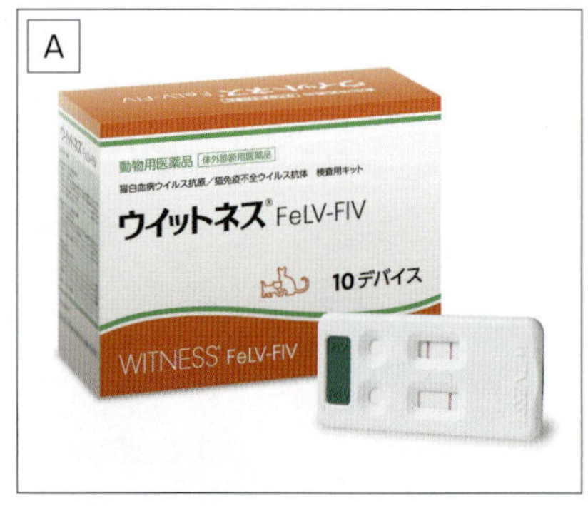

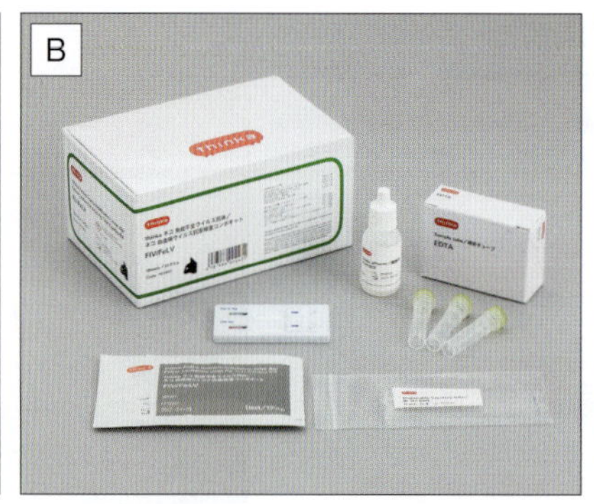

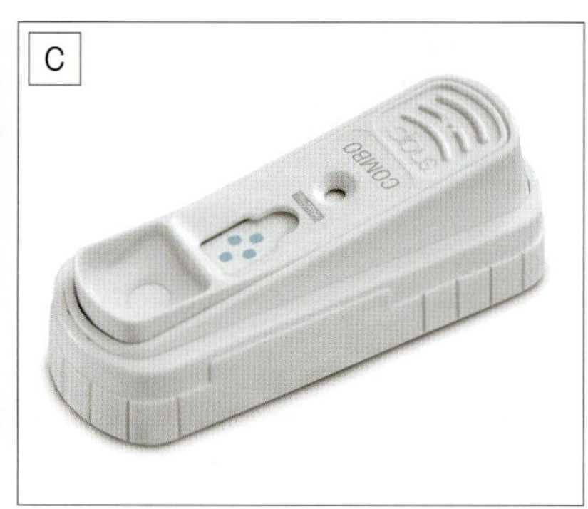

図9 院内検査キットの一例
A：ウイットネス FeLV-FIV（ゾエティス・ジャパン㈱）
B：thinka ネコ 免疫不全ウイルス抗体／ネコ白血病ウイルス抗原検査コンボキット FIV/FeLV（アークレイ㈱）
C：スナップ・FeLV/FIV コンボ（アイデックス ラボラトリーズ㈱）

後天性免疫不全症候群期（acquired immunodeficiency syndrome，AIDS）

FIV 感染症の末期である AIDS 期は，免疫不全に起因した症状を呈する。ARC 期の症状に加えて，クリプトコックス症，カンジダ症，ヘモプラズマ症，疥癬，毛包虫症（**図8B**）といった各種の日和見感染や，貧血あるいは汎血球減少症，神経症状（脳炎），腫瘍（特に B 細胞リンパ腫），重度の削痩や衰弱が認められる。

▶ 診断

抗体検査

FIV の診断には血液中の**抗 FIV 抗体**をイムノクロマト法を用いて検出する院内検査キットがあり，迅速に結果が得られ簡便であることから臨床的に使用されている（**図9**）。

抗体の検出はこのほか ELISA 法，間接蛍光抗体法やウェスタンブロット法などにより行われる。

［抗体検査の注意点］

1）猫がウイルスに暴露され感染が成立し抗体が産生されるまでに約 1 ～ 2 カ月程度あるので，感染の可能性がある猫では期間をあけて，再度検査を行うことが重要である。
2）幼猫では母猫が FIV に感染している場合は移行抗体の残存の可能性があるので，6 カ月齢以上で再度検査を行う。
3）FIV ワクチンを接種された猫では抗 FIV 抗体が産生されるので，ワクチン接種猫と実際に感染している猫との鑑別が必要になる。

遺伝子検査

遺伝子検査としてプロウイルス DNA あるいはウイルス RNA の検出を行うことができる。血中ウイルス RNA 量が病期の進行とともに増加し，予後の判定に有用であると示されている[4]。血漿中 10^6/mL 以下の場合とそれ以上の場合では，明らかに生存率が異なる。

その他

そのほか，末梢血リンパ球を材料にウイルス分離を行うことができる。

診断法については p390，408，409 も参照

▶ 治療

抗ウイルス療法

逆転写酵素阻害薬

FIV に対する抗ウイルス療法として，逆転写酵素阻害薬であるジドブジン（アジドチミジン：AZT，5 ～10 mg/kg，1 日 2 回，経口投与）が使用されることがある。血中ウイルス量の減少，免疫状態や歯肉炎などの臨床症状の改善が期待される。使用には骨髄抑制などの副作用が起こる可能性があるので，治療中は血液検査を行う。そのほか，アデフォビル（PMEA），

テノホビル(PMPA)，ラミブジン(3TC)などがあるが治療法としては確立していない[8]。

受容体拮抗薬

プレリキサホル(AMD3100)はCXCR4の拮抗薬であり，ウイルス感染を阻止することが期待される。FIV自然感染猫における投与(0.5 mg/kg，1日2回，皮下投与)では血中ウイルス量の減少が報告されているが，治療法としては確立していない[8]。

猫組換えインターフェロン

猫組換えインターフェロンωの投与(1MU/kg，1日1回，皮下投与)が報告されている[9]。

対症療法

二次感染の管理やFIVに関連して生じる病変の鎮静化には対症療法を行う。口内炎や歯肉炎はFIV感染猫における非特異的なリンパ球の活性化が関与していると考えられるため，抗炎症効果を目的としたステロイドの使用と二次感染防止のための抗菌薬の投与が行われる。基本的にはそれぞれの原因や症状に応じて，抗炎症薬，抗菌薬，抗真菌薬，駆虫薬などを用いる。

FIV感染猫の管理

FIVに感染している猫ではほかの感染症に罹患しやすくなっているため，屋外へ出さない，生肉を与えないなど感染のリスクを避けるよう注意を払う。また，ほかの健康な猫へFIVを広めないようにするため，感染猫は隔離して飼育することが推奨される。間接的な方法として，健康であるFIV感染猫は去勢を検討し，攻撃性や徘徊を低下させることでFIV伝播のリスクを減少させる。

感染猫は6カ月ごとに健康診断を行い，体重減少をモニターする。また血液検査，生化学検査，尿検査も定期的に行うことが推奨される。動物病院における入院は可能であるが，ほかの猫と接触しないよう飼育ケージを別にする。外科・歯科処置を行う場合には抗菌薬の投与によって細菌感染症のリスクを減らす。

コアワクチン接種について

FIVの主な感染経路がケンカによる咬傷であり，疫学調査においても5カ月齢以下の子猫にはFIV抗体陽性は認められないことから(**図6**)，移行抗体の消失の時期に合わせて3種混合ワクチンの接種を行っても一般的に問題となる可能性は低い。FIVが感染している場合には，免疫応答に問題が生じている場合があるので，ウイルス抗体価の測定などを通してワクチン効果を判定することも可能である。

▶予防

FIVワクチン

日本では2008年から**FIV不活化ワクチン**が市販されており，利用可能である。ワクチンはサブタイプAに分類されるペタルマ株およびサブタイプDの静岡株の混合からなる。本不活化FIVワクチンはサブタイプBに対しても効果があることが報告されている。ワクチン接種された猫では血清中の抗体が陽性となるので，ワクチン接種前にFIV抗体検査を行うことが推奨される。

子猫では8週齢で初回接種し，その後は2～3週間隔で2回実施する(初年度計3回)。3回目の接種から1年後に1回接種する。成猫では，2～3週間隔で3回実施する。どちらも最終接種の後は暴露リスクが高い猫では1年に1回接種する。

ワクチンについてはp416，417も参照

本書ではワクチンプロトコルについてWSAVA. GUIDELINES FOR THE VACCINATION OF DOGS AND CATS. 2015を参考としています。実際にはワクチンの製品添付書の使用法，動物の抗体価，健康状態，飼育環境等を考慮し，各獣医師判断の下，診療を行ってください。

FIV感染猫との接触の防止

予防の最も有効な方法はFIV感染猫との接触を防ぐことであり，室内飼育の場合は感染のリスクが下がる。猫同士のケンカに巻き込まれる機会を減少させるために避妊・去勢は効果があると考えられる。

FIVの消毒

レトロウイルスは生体を離れると失活する。石けん，消毒薬，熱，乾燥などの処置で容易に感染性を失う。注射針，手術用具および輸血用血液を介した医原性感染には注意が必要である。

MEMO

「FIV と猫ガンマヘルペスウイルス 1（FcaGHV 1）感染」

- 最近，猫で見つかった新たなヘルペスウイルスである猫ガンマヘルペスウイルス 1（*Felis catus* Gammaherpesvirus1，FcaGHV1）が FIV 感染と関連して検出されることが報告されている。また，FcaGHV1 がツシマヤマネコに感染しており，猫から伝播したようである。

「治療法の進歩について」

- 人の HIV 感染症では抗ウイルス薬の開発と改良が進み，3 種以上を用いた多剤併用療法が標準治療となり飛躍的な治療成績を示している。同様に FIV においても治療法は進歩するものと考えられるが，日本では積極的に抗ウイルス薬を用いた治療は行われていないのが現状である。

【 参考文献 】

1. Hosie MJ, Addie D, Belák S, et al. Feline immunodeficiency. ABCD guidelines on prevention and management. *Journal of Feline Medicine and Surgery* 11, 2009 575-584.
2. Craig Greene. Infectious Diseases of the dog and cat 4th ed. Saunders, pp136-149.
3. Nakamura Y, Nakamura Y, Ura A, et al. An updated nation-wide epidemiological survey of feline immunodeficiency virus(FIV) infection in Japan. *Journal of Veterinary Medical Science* 72, 2010, 1051-1056.
4. Goto Y, Nishimura Y, Baba K, et al. Association of plasma viral RNA load with prognosis in cats naturally infected with feline immunodeficiency virus. *Journal of Viology* 76, 2002, 10079-10083.
5. Ishida T, Washizu T, Toriyabe K, et al. Feline immunodeficiency virus infection in cats of Japan. *Journal of the American Veterinary Medical Association* 194, 1989, 221-225.
6. Watanabe S, Kawamura M, Odahara Y, et al. Phylogenetic and structural diversity in the feline leukemia virus env gene. *PloS One* 8, 2013, e61009.
7. Maruyama S, Kabeya H, Nakao R, et al. Seroprevalence of *Bartonella henselae*, *Toxoplasma gondii*, FIV and FeLV infections in domestic cats in Japan. *Microbiology and Immunology* 47, 2003, 147-153.
8. Hartmann K, Wooding A, Bergmann M. Efficacy of antiviral drugs against feline immunodeficiency virus. *Veterinary Science* 2, 2015, 456-476.
9. de Mari K, Maynard L, Sanquer A, et al. Therapeutic effects of recombinant feline interferon-omega on feline leukemia virus (FeLV)-infected and FeLV/feline immunodeficiency virus (FIV)-coinfected symptomatic cats. *Journal of Veterinary Internal Medicine* 18, 2004, 477-482.

（西垣一男）

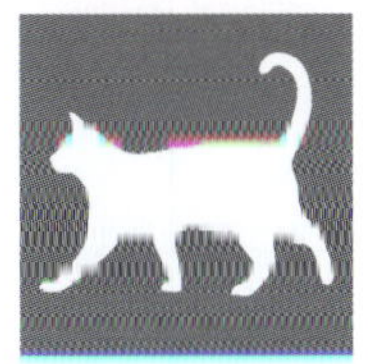

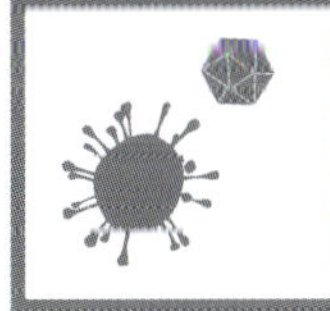

6-6 猫コロナウイルス性腸炎

猫コロナウイルス性腸炎(Feline coronaviral enteritis)は，猫コロナウイルスが経口・経鼻感染した後，咽頭，気道や消化管の上皮細胞で増殖することによる。ほとんどの場合は無症候か症状は軽度である。短い潜伏期の後，一部の猫で軽度～中程度の腸炎を示す下痢や，軽い嘔吐などの症状が最長４日間ほど発現する。感染後の獲得免疫は弱いために再感染を繰り返す。また，一部の猫では大腸と組織マクロファージにウイルスが持続感染する。持続感染中に，病原性が変化した毒力の強い猫伝染性腹膜炎ウイルスに転換すると考えられているが，そのメカニズムは解明されていない。

▶病原体

ニドウイルス目 *Nidovirales*，コロナウイルス科 *Coronaviridae*，コロナウイルス亜科 *Coronavirinae*，アルファコロナウイルス属 *Alphacoronavirus* に分類される，アルファコロナウイルス１種 *Alphacoronavirus 1* の**猫コロナウイルス** Feline coronavirus(FCoV)による。

アルファコロナウイルス１は既存種の FCoV，犬コロナウイルス Canine coronavirus(CCoV)，および豚伝染性胃腸炎ウイルス Transmissible gastroenteritis virus of swine(TGEV)の３種をまとめてつくられた統合的なウイルス種名である(これらアルファコロナウイルス１の遺伝学的関係については「1-6 犬コロナウイルス感染症」を参照)。

多数のウイルス株が存在する猫コロナウイルス

FCoV は抗原性や毒力・病原性が異なる多数のウイルス株が存在する quasispecies(遺伝子変異により異なる性質をもつ同一ウイルス種の集団)である。そのため DNA ウイルスのような均質的なウイルス集団ではなく，必ずといってよいほど例外的なウイルス株が存在し，全体の理解を難しくしている。

抗原型分類：Ⅰ型とⅡ型

FCoV はスパイク(S)蛋白の違いによりⅠ型とⅡ型の抗原型に分類され，血清学的に区別できる。Ⅱ型はⅠ型の猫コロナウイルス(FCoVⅠ)とⅡ型の犬コロナウイルス(CCoVⅡ)間の組換え現象で生じるウイルスである(**図１**)。例えば FCoVⅡの 79-1146 株は，N 末端側の一部を除く 1b，S，および 3abc 蛋白をコードしている遺伝子が CCoVⅡに由来し，残りの遺伝子は FCoVⅠに由来する。しかし，これまでの FCoVⅡ野外検出株の組換えの様相は同一ではない(**図２**)。

FCoVⅠは細胞培養で増殖しにくいが，FCoVⅡは CCoVⅡと同様に細胞培養での増殖性はよく，CCoV と抗原性が交差する。野外ではⅠ型が 80～90％，Ⅱ型が５％前後を占め，残りは型別できていない。

病原型分類：猫腸内コロナウイルス(FECV)と猫伝染性腹膜炎ウイルス(FIPV)

FCoV は CCoV や TGEV と同じく「胃腸炎」を起こす**猫腸内コロナウイルス** Feline enteric coronavirus(FECV)として知られている。加えて，この FECV から病原性変異株として出現する**猫伝染性腹膜炎ウイルス** Feline infectious peritonitis virus(FIPV)

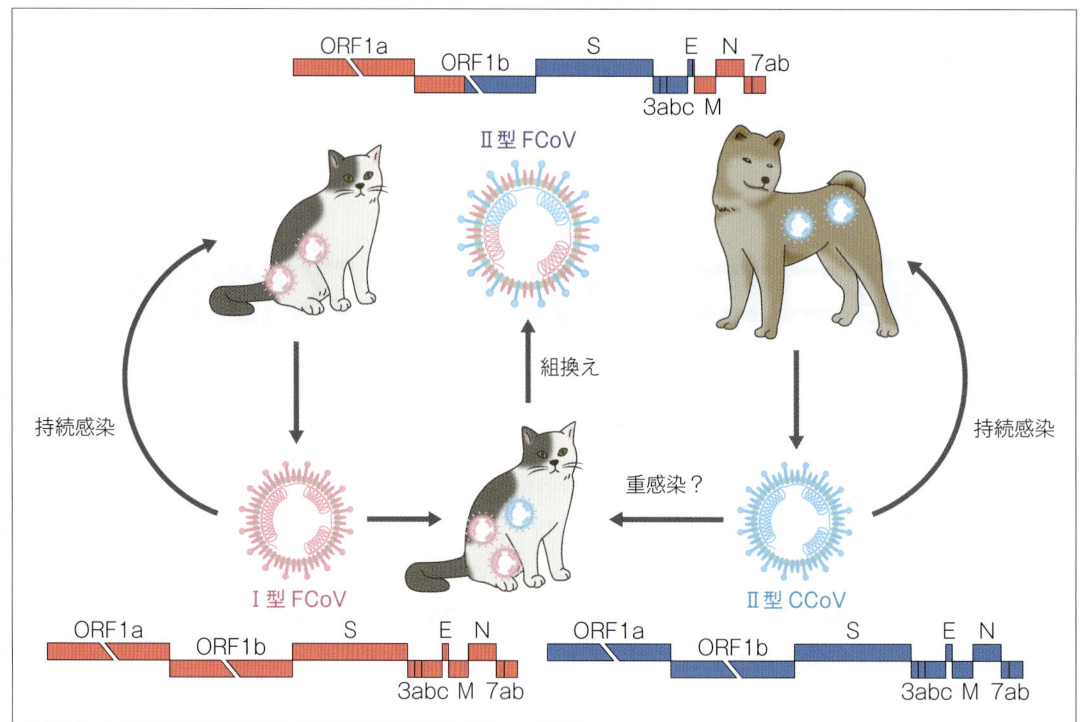

図1 FCoVⅡの出現機序
FCoVⅡはFCoVⅠとCCoVⅡ間の組換え現象で生じるウイルスである

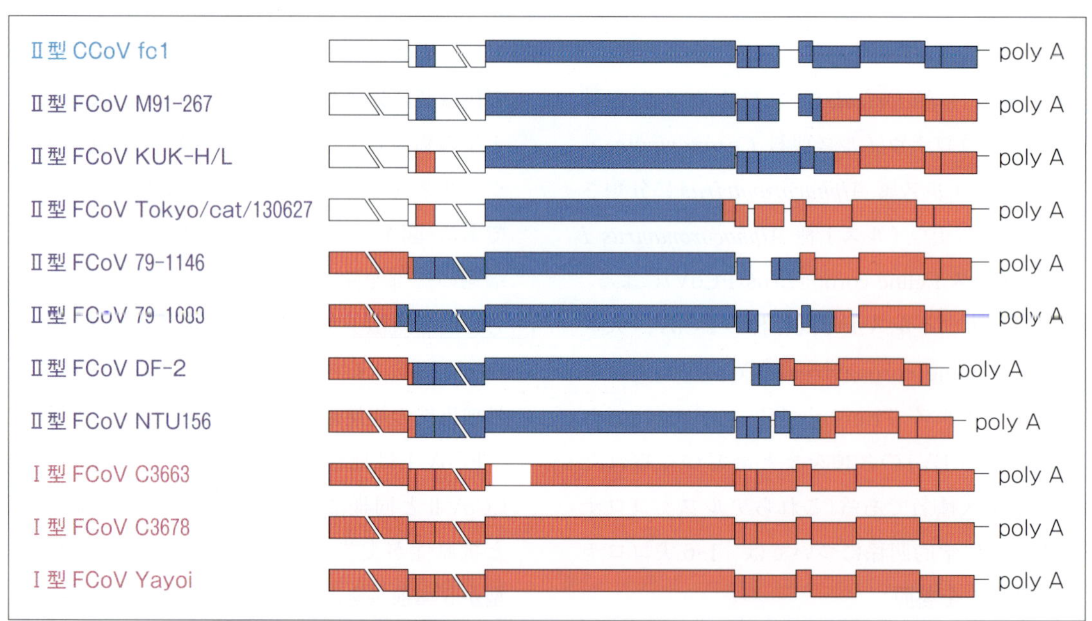

図2 FCoVⅡの遺伝子構造
FCoVⅡはFCoVⅠとCCoVⅡの組換え現象で生じるが，これまでの野外検出株の組換えの様相は同一ではない

は脈管炎，腹膜炎，髄膜脳炎などを起こすことから，臨床的に重要な致死性病原体となっている。**FCoVはその病原性の特徴からFECVとFIPVの2種類の病原型(pathotype)に分類できる。**

FCoVの抗原型分類と病原型分類間には関連性はない。Ⅰ型でもⅡ型でも腸炎や猫伝染性腹膜炎(FIP)を起こす(FECVとFIPVの関係については「6-7 猫伝染性腹膜炎」も参照)。

2つの病原型があるのは事実であるが，FECVとFIPVを明瞭に区別できる境界がない。FECVはほとん

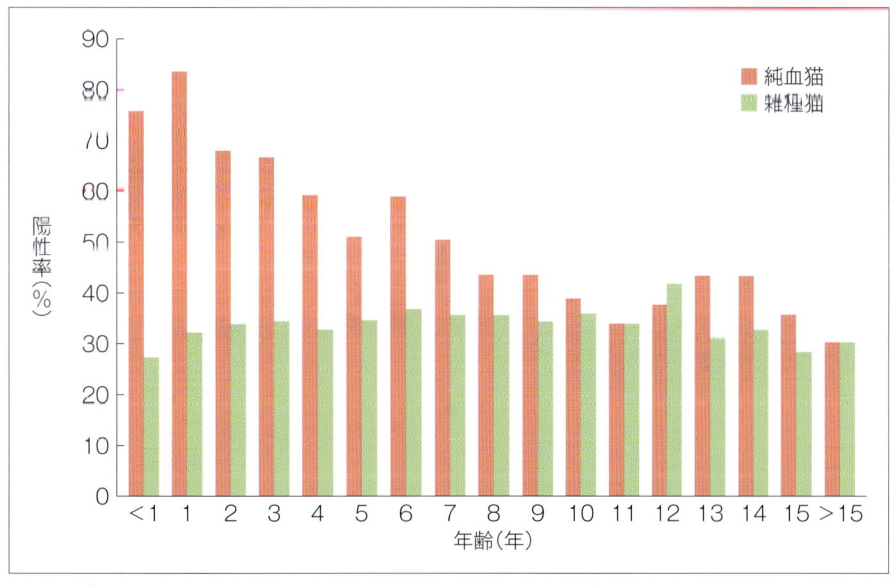

図3 純血猫と雑種猫におけるFCoVの年齢別抗体陽性率の比較

純血種は雑種よりもFCoVの抗体陽性率が高い。純血種において抗体陽性率は3カ月齢までに大きく上昇したが，老齢になると雑種とくらべて大きく変わらず，繁殖施設での環境がFCoV流行に寄与し得ることが示されている

参考文献1より引用・改変

どが無毒のコロナウイルスであるが，一部の猫で下痢を伴う腸炎を起こす。また，細胞性免疫力の低下している猫ではFIPを起こす可能性もある。FIP症例から分離されたFIPVは，経口暴露させた実験感染猫のすべてに短期間にFIPを発症させる強毒株がある。一方で腹腔内接種しても10頭に1頭ほどしかFIPを起こさない，あるいは全く起こさずFECVではないかと疑わせるほどの弱毒な株も存在している。Ⅱ型FIPVの方がⅠ型FIPVにくらべてFIP起病性が強い傾向がある。

FECVからFIPVへの体内転換説

現在，病原型に関して一番支持されているのは，持続感染している猫の体内でFECVが，より強い毒力をもつ病原性へと変化したFIPVに転換(conversion)し，FIPへと感染が進行していくという考え方(FECVからFIPV体内転換説)である。その結果，FECV感染猫の最大10%がFIPになる危険性があると考えられている。したがって，FECVあるいはFIPVと区別するのではなく，FCoVは広範な病原性と毒力をもったquasispeciesという考えに至っている。例えば免疫抑制を起こすレトロウイルスの同時感染など，FIPにつながるFCoV以外の要因は多々存在し，病態発現機序の理解をさらに複雑にしている。

猫コロナウイルスの受容体について

FCoVは他のウイルスと同じく，細胞への感染には受容体(receptor)を利用している。受容体の質と分布は病態形成と密接に関係している。FIPVⅡは猫のアミノペプチダーゼN(APN)(CD13分子)を主たる受容体として利用している。FCoVⅠは樹状細胞特異的ICAM-3結合ノンインテグリン(DC-SIGN)(CD209分子)が補助受容体として見つかっているが，主受容体は不明である。FCoVのⅠ型とⅡ型，FECV，FIPVそれぞれの受容体の解明は猫のコロナウイルス感染症の理解に不可欠である。

▶疫学

感染源は急性感染猫や持続感染猫の糞便中のウイルス，およびそれに汚染した器物である。

多頭数の猫を飼育している環境では，ウイルスが持ち込まれると短期間に感染が広がり，群内で感染が維持されやすい。したがって，飼育猫の一部が抗体陽性であれば残りのすべての猫が感染していると考えてよい。**図3**に示すように，繁殖施設で生まれた猫は特に感染率が高い。

年齢や猫種に関係なく感染する。新生猫は生後間もなく，持続感染している母猫や同居猫からウイルス暴

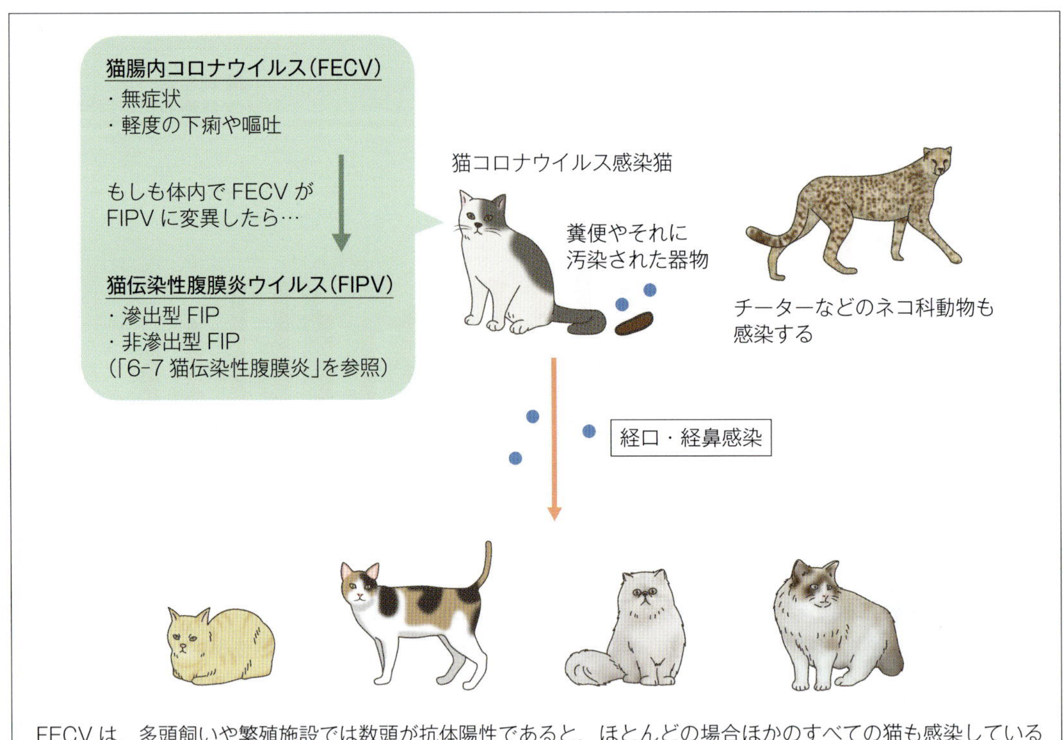

図4 猫コロナウイルスの感染経路

露し腸内感染する。授かった乳汁免疫の程度にもよるが，早ければ4週齢頃までには感染するらしい。

FCoV は体外では比較的早期に失活する。有機溶媒，界面活性剤，熱で容易に不活化される。

宿主

猫，野生ネコ科動物（ツシマヤマネコなどの小型，およびチーターなどの大型ネコ科動物）。犬も感染する場合がある。

感染経路

主感染経路は経口である。経鼻感染も起きる（**図4**）。

感染の特徴

1）FCoV 感染症は消化管での局所感染症で，ほとんどの場合は無症候で臨床的には問題とならない。
2）局所感染による免疫の防御効果は弱く，再感染を繰り返したり，持続感染を許容する。
3）そのような FCoV 感染している猫の一部において，致死性の全身感染症である FIP が起きる。

発症機序

経口・経鼻感染した FCoV は咽頭，気道，小腸下部，および結腸の上皮細胞で増殖する。ほとんどの場合は無症候で感染はその後，収束する。一度感染しても獲得免疫が弱いために再感染を繰り返す。また一部の猫では結腸などの大腸と組織マクロファージにウイルスが持続感染する傾向がある。

FECV と FIPV の体内分布

FECV は，腸内と腸に付属するリンパ節に分布する。FIPV はそこから腸管の外に感染を広げる（すなわち，腹腔内や各種臓器へ感染を広げることができるようになったウイルスが FIPV と理解されている）。大方この考えは通用する。しかし，調査研究が進むにつれ，ウイルス血症を起こす FECV が存在することも明らかにされ，状況が込み入っている。臨床的に FIP を発症しているわけでもないことから，この FECV の起こすウイルス血症の臨床的意義はよく分からない（FECV がいつどこで FIPV に転換するのか

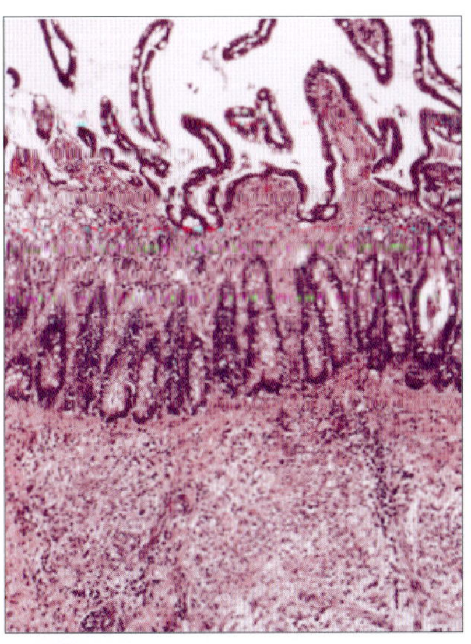

図5 FCoV 感染猫の腸絨毛の融合

については「6-7 猫伝染性腹膜炎」を参照)。

臨床症状

FECV による腸炎の症状は，ほとんどの場合，無症候か軽微である。短い潜伏期の後，一部の猫で軽度～中程度の腸炎(**図5**)を示し，下痢や軽い嘔吐などの症状が最長4日間ほど発現する。

診断

遺伝子検査

通常，確定診断は不要である。野外では FCoV I 型が 80～90%，Ⅱ型が5%前後を占めるが，大部分を占めている I 型はウイルス分離ができないので，病原学的診断には遺伝子検出が適している。下痢便を材料として専門検査機関に依頼する。このとき，前もってサンプルの採取法や検体の送付法などを聞いておくようにする。

血清学的検査

血清学的にはペア血清を用いて，中和試験や ELISA 法で抗体の有意上昇を確認する。血清試験には野外での分布率が低い FCoV Ⅱ分離株しか用いることができないので血清学的診断には限界がある。

診断法については p409 も参照

治療

必要であれば，下痢症の対症療法と支持療法を行う。

予防

FECV 感染予防だけを目的としたワクチンはない。米国と EU の一部で温度感受性変異ウイルスを用いた FIP 予防用鼻腔滴下型ワクチンが認可されている。これは FCoV 初感染予防のために粘膜分泌型抗体を誘導することを目的としている。

環境整備

感染しないような環境整備や衛生管理を徹底する。理想的には FCoV や CCoV フリーコロニーを作出するのが望ましい。

抗体陰性猫を飼育維持するよう努める。特に新生猫は，母猫とともにほかの猫から隔離する。もし母猫が抗体陽性であれば，母猫からも12週間隔離することも感染を防ぐ方法である。抗体陰性を維持するためには抗体陽性猫との接触は禁忌である。

MEMO

「FCoVⅡは FCoV I と CCoVⅡの組換えで発生するのであれば，犬と同居する上でどのような注意が必要か」

- 現行の犬用コロナウイルスワクチンは有効性が低いため，接種することで犬がコロナウイルス(CCoV)に感染することを防ぐことはできない。そのため，猫を犬と接触させないこと，感染していない犬とのみ同居するなどで CCoV の重感染を避ける。しかしながら，前提として猫コロナウイルス(FCoV)陰性の猫を飼育することが最も重要である。

【参考文献】

1．Taharaguchi S, Soma S, Hara M. Prevalence of Feline coronavirus antibodies in Japanese domestic cats during the past decade. *Journal of Veterinary Medical Science* 74, 2012, 1355-1358.

(望月雅美，一部図：前田　健)

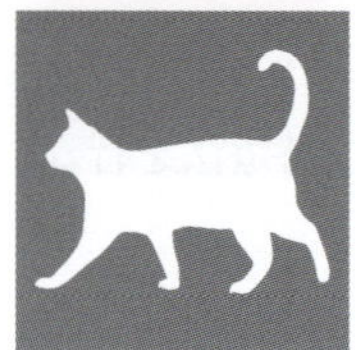

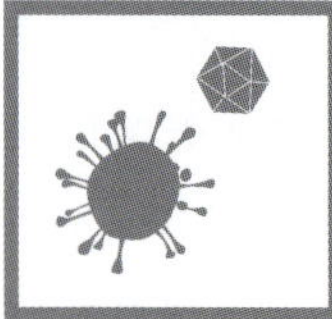

6-7 猫伝染性腹膜炎

猫伝染性腹膜炎(Feline infectious peritonitis)は猫コロナウイルス感染が引き金となって起こる免疫介在性疾患である。猫白血病ウイルスや猫免疫不全ウイルスは診断法の確立やワクチンなどによってある程度管理できるようになった今，唯一，医学的手立てのない致死性の疾患として残されている。ほとんどの猫は誕生後すぐに猫コロナウイルスに暴露する。しかしこの感染は問題となることはほとんどない。その後，ほかの猫と接触しない場合には危険性は最小限であるが，接触する場合には猫コロナウイルスに再暴露や腸管持続感染をしていくうちに，体内持続感染している弱毒猫コロナウイルスから強毒の猫伝染性腹膜炎ウイルスが派生する。その際に健常であれば発病しないが，細胞性免疫の応答力が落ちていれば全身移行を許容し，脈管炎，腹膜炎，髄膜脳炎などを病徴とする猫伝染性腹膜炎を起こして死の転帰をとる。

▶ 病原体

ニドウイルス目 *Nidovirales*，コロナウイルス科 *Coronaviridae*，コロナウイルス亜科 *Coronavirinae*，アルファコロナウイルス属 *Alphacoronavirus* に分類される，アルファコロナウイルス1種 *Alphacoronavirus 1* の**猫コロナウイルス** Feline coronavirus(FCoV)による。

アルファコロナウイルス1は既存種のFCoV，犬コロナウイルス Canine coronavirus(CCoV)，および豚伝染性胃腸炎ウイルス Transmissible gastroenteritis virus of swine(TGEV)の3種をまとめてつくられた統合的なウイルス種名である(これらアルファコロナウイルス1の遺伝学的関係については「1-6 犬コロナウイルス感染症」を参照)。

猫腸内コロナウイルス(FECV)と猫伝染性腹膜炎ウイルス(FIPV)

FCoVはCCoVやTGEVと同じく「胃腸炎」を起こすウイルス，**猫腸内コロナウイルス** Feline enteric coronavirus(FECV)として知られている。このFECVから病原性変異株として出現するのが，脈管炎，腹膜炎，髄膜脳炎などを起こし，臨床的に重要な致死性病原体となっている**猫伝染性腹膜炎ウイルス** Feline infectious peritonitis virus(FIPV)である。FCoVはその病原性の特徴からFECVとFIPVの2種類の病原型(pathotype)に分類できる。

▶ FECVからFIPVへの体内転換説

FECVが猫の腸とその付属リンパ節に感染している過程で，FECV遺伝子に変異が起きてFIPVが生じると考えられる。変異の主体はマクロファージ内での複製能獲得である。腸細胞からマクロファージの間，特に血液中の単核球やマクロファージ内での複製能が高まったFCoVが選択され，優勢になるものと考えられる。

この「体内転換説」のもとになったのは，次のような報告である。各地で分離されたFIPV株の遺伝子を調べたところ，株間相互の類似性が低いことが判明した。そこで，それぞれのFIPV株が分離された地域で流行しているFECV株の遺伝子と比較した結果，近くのFECV株の方が，遠くのFIPV株よりも遺伝学

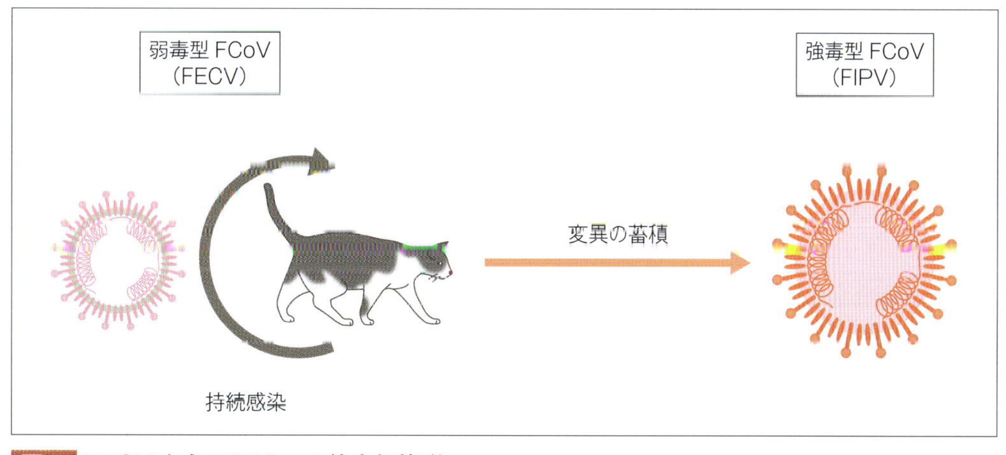

図 1　FECV から FIPV への体内転換説

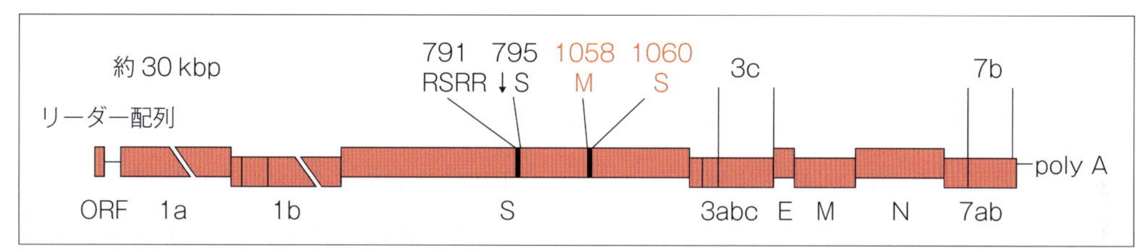

図 2　FCoV の遺伝子構造の模式図

的により近似していた。そのため，地域や猫群内で流行している FECV 株の遺伝子に変異が加わることで FIP 起病性に変化した(**図 1**)と考える方が合理的であった。

また，免疫力の低下している猫に FECV を接種した感染実験において，少数の猫が FIP を発現したことなどの事実にもよる。

遺伝子レベルでみる FECV から FIPV への転換

病原型の変化にはこれまでのところ，アクセサリー遺伝子 3c とスパイク(S)遺伝子が関与している。なお，7b 遺伝子は直接には関与していないようであるが，欠失すると FIP 起病性が消失する(7b 遺伝子産物は「ウイルス性毒素 viral toxin」とも呼ばれる)(**図 2**)。

3c 遺伝子に関して [2, 4]

1）FECV の腸管での増殖には 3c 遺伝子蛋白の発現が必要である。

2）大部分の FIPV 株(70％以上)の 3c 遺伝子は欠失変異している。3c 蛋白は FIPV の腸管外での増殖には不要であり，失うと逆にマクロファージで増殖しやすくなる。

3）ほとんどの FIP 猫の腸内では，最初の FECV 感染が消失している。

4）FIP 猫の腸内に FECV が検出される場合，その FECV は 3c 遺伝子を保持しており，これは新たな FECV の重感染の結果である。

5）3c 遺伝子欠失ウイルス(多くの FIPV 株)は腸管で増殖できないことから，FIPV は FIP 個体の糞便中には排出されにくい。すなわち，猫から猫へ水平伝播しない。

S 遺伝子と S 蛋白に関して [3, 5-7]

1）S 蛋白の N 末端側でなく C 末端側が，FECV から FIPV への変化(マクロファージ向性変化)に必要である。

…FIPV になるには，マクロファージにおける増殖性を獲得する必要がある。FECV が腸管の外へ出てマクロファージを体内播種のための細胞性トランポリン(cellular trampoline)として利用するために，C 末端側が必要である。コロナウイルスでは一般的に，N 末端側はウイルスの受容体結合特性にかかわっていると考えられている

2）95％以上の FIPV 株の S 蛋白 C 末端側の 2 箇所にアミノ酸置換を伴う変異が認められ，この変異はマクロファージ向性変化に関係しているらしい。

…S 蛋白の 1058 番目のアミノ酸がメチオニンからロイシンに(M1058L)，1060 番目のアミノ酸がセリンからアラニンに(S1060A)変化していることを示す遺伝子変異がある。この変化は FECV には認められない

FECV と FIPV の境界線

「6-6 猫コロナウイルス性腸炎」で述べたように，FECV と FIPV を明瞭に区別できる基準がない。唯一，これまで採用されていたのは，「FIP 症例からウイルスを回収し，猫の感染実験で病気が再現されれば FIPV であるとする」という方法である。これはコッホの原則にほかならない。高病原性鳥インフルエンザの場合と同じである。遺伝子解析の方が簡便であることから，FIPV でも代替法がしきりに模索されているが，検出された FCoV が FIP 起病性であるかどうかを遺伝子レベルで 100％確定することは難しい。

▶ 疫学

FIPV 体内転換説によれば，FIPV は糞便中に排出されることもなく，FIP は猫から猫へ経口・経鼻による水平伝播は起きないことになる。したがって猫群内で FIP は流行しない。FECV に持続感染した猫の中から，最大 10％ほどの割合で散発的に FIP が発生するという疫学所見とも合致している。

水平伝播の 1 つの可能性として，猫白血病ウイルスや猫免疫不全ウイルスのようなレトロウイルス感染のように血液が媒介する伝播様式が考えられる(FCoV の疫学については「6-6 猫コロナウイルス性腸炎」を参照)。

▶ FIP の発病因子

集団飼育している飼い猫群で FIP が発生しやすく，単飼いや外部からの猫の導入のない猫群ではほとんど発生しない。**ストレスは FIP 発病因子**で，ストレスを受けてから 3～6 週間後に発症し始めることが多い。FIP 発症には性差はないが，80％以上が 2 歳齢以下に起きている。

純血種の飼い猫(例えばバーマン種)やチーターなど，一部の猫種が遺伝学的にコロナウイルス感染に感受性を示し FIP になりやすい傾向がある。

▶ 宿主

飼い猫。野生ネコ科動物(ツシマヤマネコなどの小型，およびチーターなどの大型ネコ科動物)。

▶ 感染経路

FIPV は猫から猫への水平伝播はしにくい。FECV は糞便に排出され主に糞口経路で感染する。FECV に感染しないようにすることで，FIP に罹患することを回避できる(**図3**)。

胎盤感染は起きにくいと考えられている。移行抗体は 5～6 週間有効である。

▶ 感染の特徴

1）生後しばらくの間は移行抗体で守られていた子猫が，移行抗体の消失により母猫や同居猫から FECV に感染する。この感染はほとんど無害である。

2）FECV が持続感染している猫の腸内で毒力変異した FIPV が，マクロファージ内で増殖を繰り返しながらマクロファージ向性ウイルスとなって全身感染を起こす。

3）その際，何らかの理由で猫の細胞性免疫力が低下していると，免疫介在性の脈管炎が起きて体腔の滲出液貯留を特徴とする滲出型 FIP に，抵抗力が多少でもある場合は，その程度に応じた非滲出型 FIP になる。

4）細胞性免疫力を正常に戻す，ウイルスの複製を直接阻止するなど，体内における FCoV の増殖を抑止し排除しない限り完全回復は望めない。

猫腸内コロナウイルス(FECV)
・無症状
・軽度の下痢や嘔吐
もしも体内で FECV が FIPV に変異したら
猫伝染性腹膜炎ウイルス(FIPV)
・滲出型 FIP
・非滲出型 FIP
猫コロナウイルス感染猫
糞便やそれに汚染された器物
チーターなどのネコ科動物も感染する
経口・経鼻感染
FECV は，多頭飼いや繁殖施設では数頭が抗体陽性であると，ほとんどの場合ほかのすべての猫も感染している

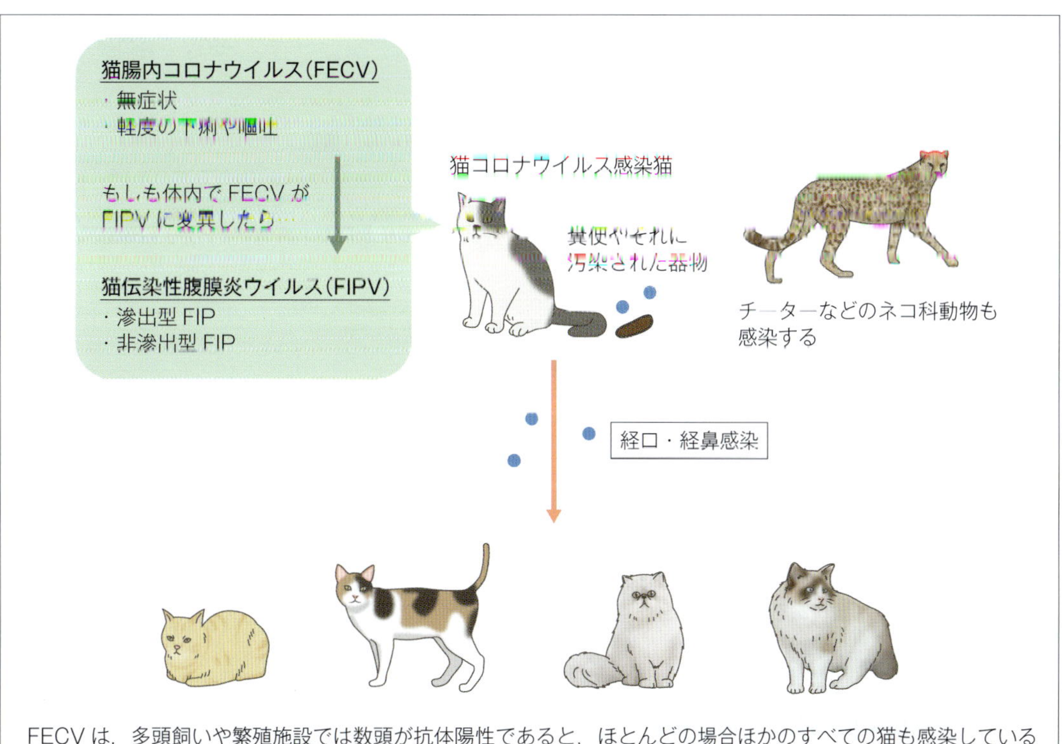

図3 猫コロナウイルスの感染経路
FECV に感染しないようにすることで，FIP に罹患することを回避できる

▶ 発症機序

ウイルス側の要因「FIPV 体内転換説」と宿主側要因「免疫力」を組合わせた FIP 発症機序を説明する。**図4**には N. C. Pedersen（カリフォルニア大学）が 1980 年代に提案した FIP 発症機序に，「FIPV 体内転換説」を加味した発症機序を示した。

①多くの猫は若齢期に感染した FECV が腸管組織に持続感染（あるいは再感染）し，何らかの機序により FIPV に病原性変異する。

②持続感染時に何らかの原因（例えば FIV や FeLV に感染）で免疫抑制状態（リンパ球の枯渇）に陥ると，変異ウイルスのマクロファージでの増殖が増長され，体内播種しやすくなる。

③体内播種の移動手段になるのがマクロファージなどの単核食細胞である。FIP 起病毒力の強いウイルスは *in vitro* でもマクロファージでの増殖性が高いことが知られている。

④体内へ感染を拡大すると，中和活性の低い抗体（IgG）を大量かつ持続的に産生するようになる。

⑤この中和活性の低い IgG 抗体は FIPV と結合してもウイルスを中和できず，逆にマクロファージの Fc 受容体を介して感染が促進される。この現象は「抗体依存性増強（antibody-dependent enhancement, ADE）」と呼ばれる。この段階になると，FIPV はこのような特異性の低いメカニズムで細胞感染を拡大している。

⑥この強い抗体産生免疫反応（強液性免疫反応）は，さらにウイルスと抗体結合物を増加させ，脈管内皮細胞や腎組織などへの沈着を促進して補体が結合，**免疫複合体病（Ⅲ型アレルギー反応）**を起こしていく。

⑦感染猫の免疫力が正常，特に細胞性免疫が強く応答する場合は FIP を発症する危険性を回避できるが，そうではない場合は発症する。**インターフェロンγ産生と強い細胞性免疫応答が発症回避のキーファクターである。**

⑧免疫介在性脈管炎が広範に発生し腹水や胸水が貯留する「**滲出型（wet type）**」**FIP** は，細胞性免疫応答がほとんどみられない場合の病態である。

脈管炎の発生が限局的で細胞性免疫応答が強くなく慢性に進行すると，滲出型と無症候の中間型として全身に化膿性肉芽種を形成する「**非滲出型（dry**

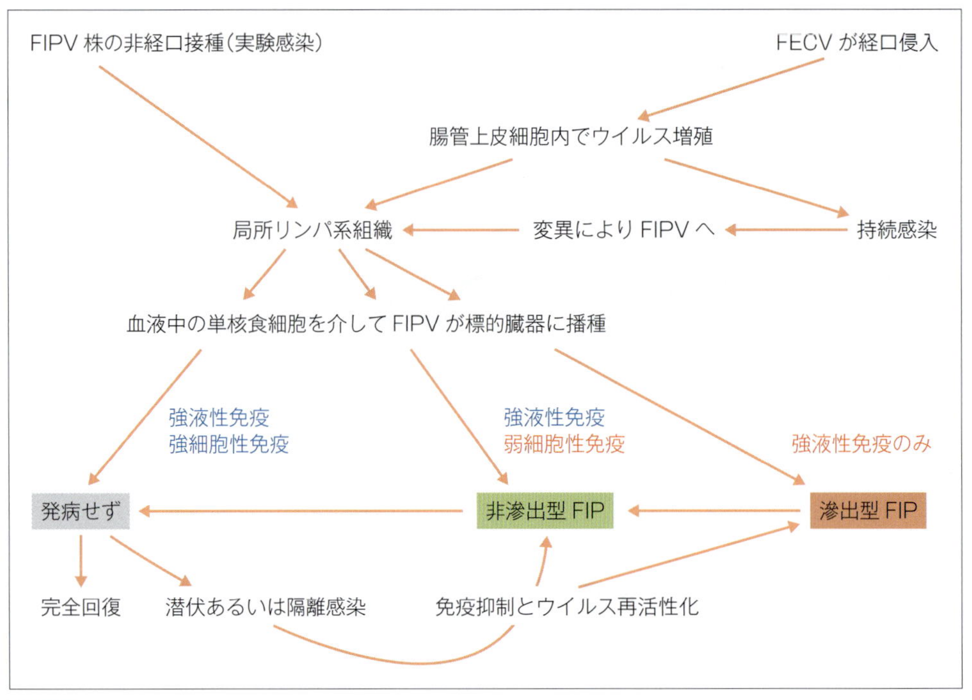

図 4 猫伝染性腹膜炎の発症機序

type)」FIP という病態が出現する。

⑨**コロナウイルスは持続感染しやすい**ことから，最初の FIPV 攻撃をしのいだ場合でも，その後の体調の悪化によってはウイルスの再活性化による発病の可能性は残る。

⑩FIP は免疫介在性の疾患であるが，ある時期からウイルス感染の影響が消えて免疫病になるのではない。FIP 病態の原因である免疫介在性炎症反応は FIPV の持続的増殖があることで起こる。ウイルスを完全に体外排除しない限り再発病の可能性は残る。

▶臨床症状

FECV 感染からの一連の経過として FIP 発症に至るとすれば，潜伏期は特定できず不定である。

初期には慢性無反応性の発熱，食欲・元気消失，体重減少，繁殖障害，新生猫の高致死率などの非特異的症状が現れる。病気が進行するにつれ，臨床的に特徴的な FIP となっていくが，腹水や胸水が貯留する滲出型 FIP と非滲出型 FIP の 2 病型に大別される(混在型もみられる)。

滲出型 FIP

滲出型症状として，腹腔内液体貯留(**図5A**)，胸腔内液体貯留(**図5B**)による呼吸困難，陰嚢の液体貯留などが現れる。食欲は正常のままであったり，消失したりする。微熱，体重減少，腸間膜リンパ節や肝臓の腫大，他の腹腔内臓器の機能障害，眼や中枢神経系の異常などが挙げられる。

非滲出型 FIP

非滲出型症状は，体重減少や食欲不振が共通して認められるのみで検出が難しい。臓器に特異的な異常を起こすが，例として腎臓の腫大，硬化や表面の凹凸(**図6**)，肝臓の腫大や黄疸，進行性の中枢神経症状，ブドウ膜炎，脾腫，腸間膜リンパ節症などである。いずれの場合も臨床経過は進行性で致死性である。

滲出型 FIP と非滲出型 FIP の予後

滲出型 FIP の予後は不良である。診断後数日～数週間で死亡することが多い。非滲出型 FIP の場合，神経症状などが発現する前に診断加療されれば 1 年間ほど延命する。

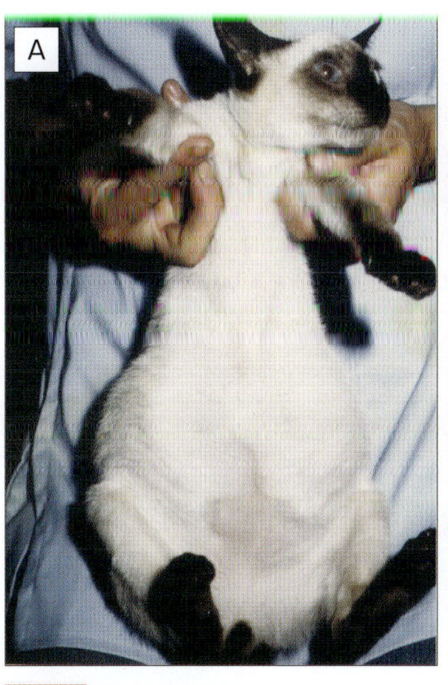
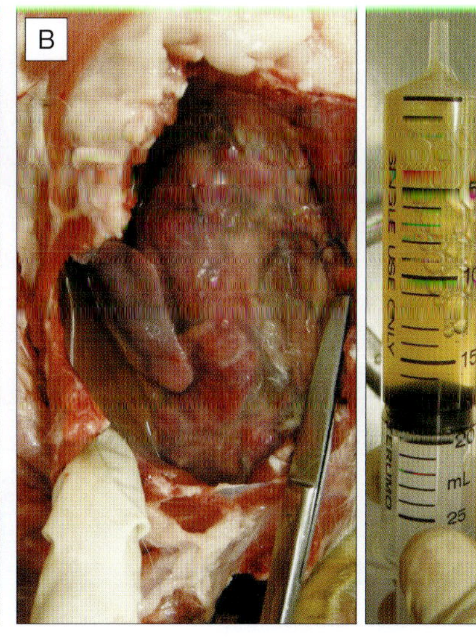

図5 滲出型 FIP

A：腹水貯留を認めた滲出型 FIP の症例

B：胸水貯留を認めた症例の剖検時所見。大量の胸水が貯留していた

▶診断

基本的なチェック項目

一般身体検査

腹水や胸水の貯留，触診で腎臓の腫大などを検知したとき，FIP を疑うことが多い。

滲出型 FIP と鑑別診断が必要なものには，胸水や腹水の貯留を認めるような疾患，例として肝疾患（リンパ球性胆管炎，肝硬変など），肝臓腫瘍，心筋症，リンパ腫，漿膜の炎症などがある。非滲出型 FIP では，発熱，食欲不振，体重減少，黄疸，神経症状，眼疾患がみられるかなどを評価し，猫白血病ウイルス，猫免疫不全ウイルス，トキソプラズマ，ヘモプラズマなどの感染症，腫瘍，胆管閉塞，自己免疫性溶血性貧血などと鑑別する。

臨床病理学的検査

以下は臨床病理学的検査を進めていく過程で，より FIP の疑いが強くなっていく所見である。

①血球数検査で，非再生性貧血，好中球性の白血球増多あるいは減少症，リンパ球減少症を示す。

②血漿蛋白検査で，高グロブリン血症（>10 g/dL），高フィブリノーゲン血症（>400 mg/dL）を示す。

③血液化学検査で，肝酵素活性の上昇や高窒素血症を示す。

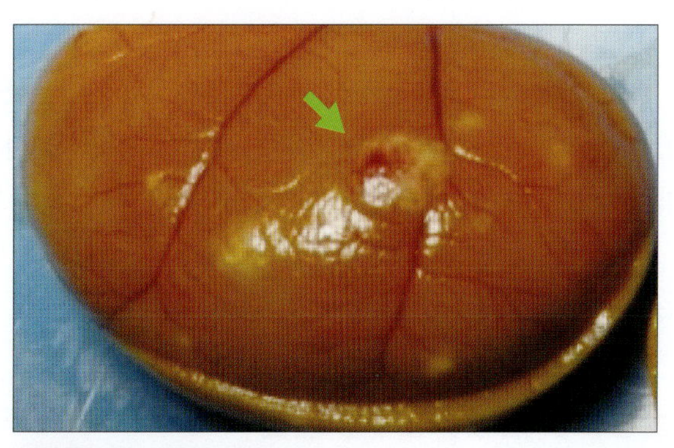

図6 非滲出型 FIP

腎臓にみられた化膿性肉芽腫（矢印）

④尿検査で，蛋白尿やビリルビン尿を示す。

⑤腹水や胸水の所見として，黄色，透明，フィブリンを多く含み粘稠性を示し，泡立ちやすい（**図7**）。

蛋白濃度>35 g/dL，A/G 比<0.81，白血球数 1,000～20,000/μL，細胞診では炎症細胞や非敗血症性所見を示す。

⑥腹水と胸水の滲出性検査にリバルタ反応（rivalta reaction）が用いられている（滲出液＝陽性，漏出液＝陰性）。陽性の場合の FIP 的中率は 80％以上といわれている。陰性の場合は 100％否定される。

⑦脳脊髄液検査では，蛋白量が 50～350 mg/dL，白血球数は 90～9,250/μL で，好中球数の方が単核球数より多い傾向がある。

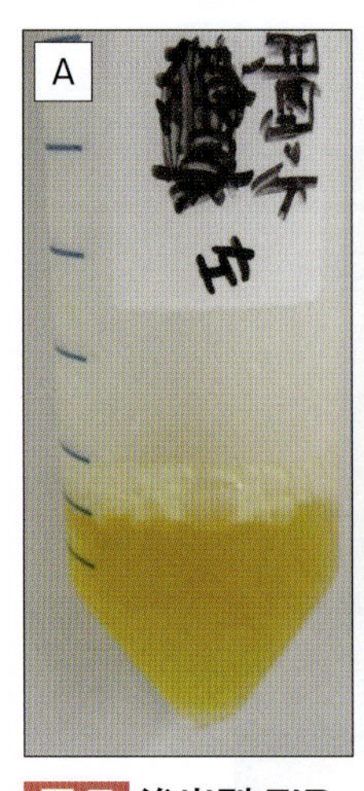

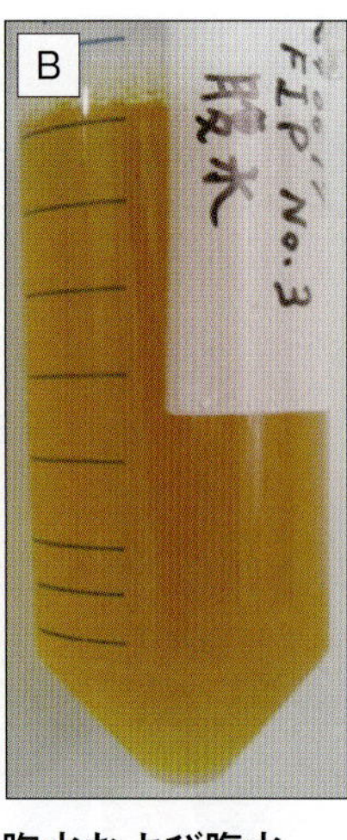

図7 滲出型 FIP：胸水および腹水
胸水(A)，腹水(B)ともに粘稠性を認めた。胸水の液面は泡立っているのが分かる

⑧血清の電気泳動像は γ グロブリンの増量を示す。

以上の臨床所見はいずれも FIP に特異的なものではないが，血清や滲出液の高蛋白性と A/G 比の低下は，より FIP の疑いが濃くなる。

そこでより病原学的な検査を進めることになるが，ほとんどの場合，外部検査機関への検査依頼となる。

さらに詳細なチェック項目

α1 酸性糖蛋白(α1-acid glycoprotein，AGP)の測定

急性期蛋白の 1 つ。血清，血漿，滲出液中の AGP が 1.5 g/L 以上で FIP の可能性が高い。A/G 比よりも診断基準として有用といわれる。

抗コロナウイルス抗体検査

通常は ELISA 法あるいは IFA 法で高い抗コロナウイルス抗体価(500 倍前後以上)を得るが，これは FCoV に感染していた，あるいは感染していることを証明するだけで，それが FIPV であるとは示していない。病終末期には抗体価が下がることもある。病状の進行に伴って抗体価が上昇していくことを確認できれば有意である。抗体陰性(FIP は否定的)と抗体価 1,600 倍以上(抗 FCoV 抗体の有意な高値)の場合は診断価値がある。

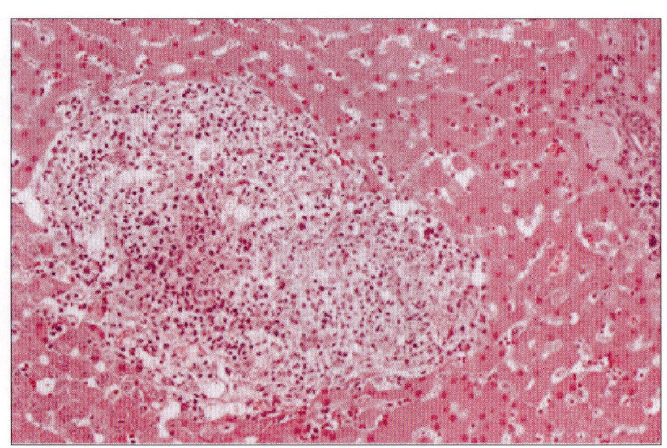

図8 肝臓の化膿性肉芽腫

ウイルス学的検査

①ウイルス分離やウイルス遺伝子検出(RT-PCR，Real-time RT-PCR)を実施する。ウイルス分離は実際的でない。仮にこれらの検査で陽性とされても，FCoV の存在を示すが，FIPV であるとは証明できない。猫への感染実験で分離ウイルスの病原性を確認する必要がある。

②そこで FIP 発症機序理論から，気道や消化管からではなく，体内(末梢血単核細胞や生検組織)からウイルス抗原や遺伝子を検出する方法がしばらく利用されたが，健康正常な例外個体の存在が指摘され，絶対的ではないことになった。

③FECV には検出されない FIPV 特異的と称される遺伝子変異検出の試みがなされている。特に S 遺伝子に認められる 2 箇所のアミノ酸変異を示す遺伝子変異の検出は，かなりの確率で FIP 起病性 FCoV であることを示唆する。

病理組織学的検査

生検材料中に脈管炎(Ⅲ型アレルギー)や化膿性肉芽腫性炎症(Ⅳ型アレルギー？)結節(**図8**)を検出する。結節は壊死巣の周囲を好中球，リンパ球，形質細胞，組織球が取り囲んでいる。この結節中心部に特異的な FCoV 抗原を免疫染色で検出できれば確定できる。

実際の臨床現場では，臨床症状，臨床病理学的所見，特に A/G 比，AGP 濃度，滲出液の細胞診，500 倍前後以上の抗コロナウイルス抗体価，これらすべての証明で「FIP」と診断して構わない(**図9**)。その後に飼い主と相談の上で，必要があるならば生検や遺伝

一般身体検査で検出

初期：慢性無反応性の発熱，食欲・元気消失，体重減少などの非特異的症状

滲出型 FIP の臨床症状※
- 腹腔内，胸腔内液体貯留とそれに伴う呼吸困難
- 食欲消失　・微熱　・体重減少
- 腸間膜リンパ節や肝臓の腫大
- 眼や中枢神経系の異常など

非滲出型 FIP の臨床症状※
- 体重減少や食欲不振
- 腎臓の腫大，硬化や表面の凹凸
- 肝臓の腫大や黄疸
- 進行性の中枢神経系症状
- ブドウ膜炎　・脾腫
- 腸間膜リンパ節症など

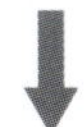

基本的なチェック項目

□非再生性貧血，好中球性の白血球増多 or 減少症，リンパ球減少症
□高グロブリン血症（>10 g/dL），高フィブリノーゲン血症（>400 mg/dL）
□肝酵素活性の上昇や高窒素血症
□尿検査：蛋白尿やビリルビン尿
□腹水・胸水の所見※：黄色，透明，フィブリン（＋），粘稠性（＋），蛋白濃度 >35 g/dL，A/G 比 <0.81，白血球数は 1,000～20,000/μL，細胞診では炎症細胞や非敗血症性所見
□腹水・胸水のリバルタ反応（滲出液＝陽性，漏出液＝陰性）を実施。陽性の場合の FIP 的中率は 80%以上，陰性の場合は 100%否定される
□脳脊髄液検査：蛋白量 50～350 mg/dL，白血球数 90～9,250/μL，好中球数の方が単核球数より多い傾向
□血清電気泳動像：γグロブリンの増量

さらに詳細なチェック項目

□α1 酸性糖蛋白（AGP）：1.5 g/L 以上※

□抗コロナウイルス抗体検査（ELISA 法あるいは IFA 法）：
- 高い抗コロナウイルス抗体価（500 倍前後以上※）は FCoV に感染していた，あるいは感染していることを証明する（それが FIPV であるかは分からない）
- 病終末期には抗体価が下がることもある
- 病状の進行に伴って抗体価が上昇していくことを確認できれば有意
- 抗体陰性（FIP は否定的）と抗体価 1,600 倍以上（抗 FCoV 抗体の有意な高値）の場合は診断価値がある

□ウイルス分離やウイルス遺伝子検出（RT-PCR，Real-time RT-PCR）：
- 陽性の場合 FCoV の存在を示すが，FIPV であるとは証明できない
- S 遺伝子に 2 箇所のアミノ酸変異が検出されれば，高率で FIP 起病性 FCoV

□病理組織学的検査：
- 脈管炎（Ⅲ型アレルギー）や化膿性肉芽腫性炎症（Ⅳ型アレルギー？）結節
- 結節中心部に特異的な FCoV 抗原を免疫染色で検出できれば確定できる

図 9　FIP の診断アルゴリズム
実際の臨床現場では，すべての項目を調べるのではなく，臨床症状，臨床病理学的所見，特に A/G 比，AGP 濃度，滲出液の細胞診，500 倍前後以上の抗コロナウイルス抗体価，これら（※）の証明で「FIP」と暫定診断する

子診断を実施すればよい。もし FIP に関する科学論文を書くのであれば，真の FIP であることをできればコッホの原則を満たす形で証明する必要がある。猫感染実験の実施は一歩譲って実施しないにしても，特異性を伴う病理組織学的検査結果の提示は必要である。

診断法については p409，410 も参照

▶ 治療

免疫抑制薬，抗菌薬

特異的抗ウイルス製剤がないために臨床病理学的にFIPと診断された症例は，病態が進行して死亡する。治療の主眼はウイルスに対する過剰な免疫応答（Ⅲ型アレルギー，播種性炎症反応）を抑制・改善することである。

一例として，ステロイド（プレドニゾロン2～4 mg/kg，1日1回，経口投与）＋シクロホスファミド（2 mg/kg，1日1回，連続4日／週，経口投与）＋広域抗菌薬（アンピシリン20 mg/kg，1日3回，経口投与）を投与する。

インターフェロン製剤

猫組換えインターフェロンωに反応する症例が報告されている。

その他

各種薬剤がFIP症例の改善に試されているが，基本的に抗炎症薬，抗酸化剤，免疫賦活剤，インターフェロンα製剤，ビタミンB1とC製剤，アスピリン，アナボリックステロイドなどは患猫に有益である。

今後，治療薬として期待されるもの

試験管内でのコロナウイルス増殖抑制が確認された免疫抑制薬であるシクロスポリンAや，抗猫TNF（腫瘍壊死因子）αモノクローナル抗体などの治療への応用が研究されている。最近，人や動物のコロナウイルスに広く有効な，コロナウイルス蛋白分解酵素（3C-like protease）阻害薬のFIPの治療効果が報告されている。治療を開始しないと死亡する危険性が明らかな病期にあるFIP実験感染猫症例に用いたところ，治療開始20日未満で健常に回復したという[7]。ただしウイルスを体内から完全には排除できていないようで，投薬を中止すると元に戻る可能性は否定できない。

▶ 予防

ワクチン

米国とEUの一部で温度感受性変異ウイルスを用いた鼻腔滴下型ワクチンが認可されている。FCoV初感染予防のために粘膜分泌型抗体を誘導する。有効性は50～75％である。有用性が高いという評価は得られていない。それ以外にはFCoV感染予防用ワクチンは存在しないことから，衛生管理や子猫がFCoVに感染しないようにする飼育管理などが実践されている。

ワクチン開発における課題

FCoVは変異や遺伝子組換えを起こしやすいウイルスであること，特にFCoVが分類されるニドウイルス目ウイルスの感染症では抗体依存性増強（ADE）が起きやすいことなど，旧来のワクチン開発戦略（中和活性誘導抗原を非経口的に接種し，主に液性免疫を誘導する方法）では対応できないことが理由となってワクチン開発は遅れている。

これまで豚伝染性胃腸炎（TGE）で成功した方法にならい，繁殖コロニーのような環境では母親を高度免疫して乳汁免疫を介した新生動物の保護，一般家庭飼育環境では新生動物のFECVワクチンによる能動免疫などの試みもなされたが，芳しい成績は得られていない。

一方，FCoVの初感染は許容したとしても，持続感染中に起きる二次的なFIP発病を阻止できれば問題は解決できる。そのためには，より強固な細胞性免疫の付与が可能なワクチン，例えば遺伝子ワクチンなどが考えられているが，経済性の問題も含めて開発されていない。したがってワクチンによるFCoV感染予防とFIP発症予防をワクチンで実施するのは現状では難しい。

MEMO

「猫以外の動物における伝染性腹膜炎様病態について」

- 猫以外のネコ科動物種にもコロナウイルス感染症があり，時に猫伝染性腹膜炎（FIP）様の病態を呈し死亡することがある。1980年代前半にオレゴン州にあるウィンストンサファリパーク内のチーター（*Acinonyx jubatus jubatus*）にFIPが多発した。進みすぎた近親交配により病原体に対する抵抗力が減じていることが一因と考えられたが[9]，その後の研究で，チーターも飼い猫と同じようにFCoVを統御していることが判明し，前記の説は否定された[10]。最近ではピューマ（*Puma concolor*）の発生事例で詳しい報告がある[11]。
- ネコ科以外の動物ではフェレット（*Mustela putorius furo*）に関する報告が米国，日本，ヨーロッパ諸国から増えている。フェレット腸内コロナウイルスによる流行性カタル性腸炎と，フェレット全身性コロナウイルスによるフェレット全身性コロナウイルス随伴疾患がみられ，後者はFIPの非滲出型（ドライ型）に相似している[12]。
- また，実験的にはγインターフェロンを欠損したマウスではマウス肝炎コロナウイルス感染が原因でFIP様の致死性腹膜炎が発現する[13]。

【 参考文献 】

1. Brown MA, Troyer JL, Pecon-Slattery J, et al. Genetics and pathogenesis of feline infectious peritonitis virus. *Emerging Infectious Diseases* 15, 2009, 1445-1452.
2. Chang HW, de Groot RJ, Egberink HF, et al. Feline infectious peritonitis: insights into feline coronavirus pathobiogenesis and epidemiology based on genetic analysis of the viral 3c gene. *Journal of General Virology* 91, 2010, 415-420.
3. Chang H-W, Egberink HF, Halpin R, et al. Spike protein fusion peptide and feline coronavirus virulence. *Emerging Infectious Diseases* 18, 2012, 1089-1095.
4. Pedersen NC, Liu H, Scarlett J, et al. Feline infectious peritonitis: role of the feline coronavirus 3c gene in intestinal tropism and pathogenicity based upon isolates from resident and adopted shelter cats. *Virus Research* 165, 2012, 17-28.
5. Licitra BN, Millet JK, Regan AD, et al. Mutation in spike protein cleavage site and pathogenesis of feline coronavirus. *Emerging Infectious Diseases* 19, 2013, 1066-1073.
6. Terada Y, Shiozaki Y, Shimoda H, et al. Feline infectious peritonitis virus with a large deletion in the 5'-terminal region of the spike gene retains its virulence for cats. *Journal of General Virology* 93, 1930-1934.
7. Rottier PJ, Nakamura K, Schellen P, et al. Acquisition of macrophage tropism during the pathogenesis of feline infectious peritonitis is determined by mutations in the feline coronavirus spike protein. *Journal of Virology* 79, 2005, 14122-14130.
8. Kim Y, Liu H, Galasiti Kankanamalage AC, et al. Reversal of the progression of fatal coronavirus infection in cats by a broad-spectrum coronavirus protease inhibitor. *PLOS Pathogens* 12, 2016, e1005531.
9. O'Brien SJ, Roelke ME, Marker L, et al. Genetic basis for species vulnerability in the cheetah. *Science* 227 1985, 1428-1434.
10. Castro-Prieto A, Wachter B, Sommer S. Cheetah paradigm revisited: MHC diversity in the world's largest free-ranging population. *Molecular Biology and Evolution* 28, 2011, 1455-1468.
11. Stephenson N, Swift P, Moeller RB, et al. Feline infectious peritonitis in a mountain lion（*Puma concolor*）, California, USA. *Journal of Wildlife Diseases* 49, 2013, 408-412.
12. Murray J, Kiupel M, Maes RK. Ferret coronavirus-associated diseases. *Veterinary Clinics of North America: Exotic Animal Practice* 13, 2010, 543-560.
13. Kyuwa S, Tagawa Y, Shibata S, et al. Murine coronaviruss-induced subacute fatal peritonitiss in C57BL/6 mice deficient in gamma interfereon. *Journal of Virology* 72, 1998, 9286-9290.

（望月雅美，一部図：前田　健）

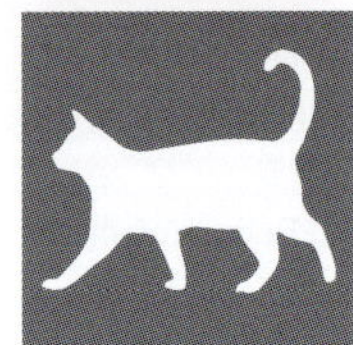
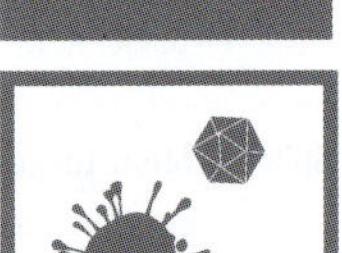

6-8
重症熱性血小板減少症候群(SFTS)

猫におけるSFTSウイルスの感染および発症は2016年に初めて報告された。症状は人と類似しており，発熱，消化器症状，血小板減少，白血球減少などが認められ，死亡例も多くみられる。発症した猫では血液や糞便からウイルスが検出されており，獣医療従事者はその取り扱いには十分な注意が必要である。本稿では人での感染事例や対応法を解説した上で，猫については現在分かっていることを紹介する。

▶ 病原体

重症熱性血小板減少症候群(SFTS)ウイルス Severe fever with thrombocytopenia syndrome virusは，ブニヤウイルス目 *Bunyavirales*，フェヌイウイルス科 *Phenuiviridae*，フレボウイルス属 *Phlebovirus* に属する。**マダニ媒介性の人獣共通感染症**である。詳細については，犬の「1-8 重症熱性血小板減少症候群(SFTS)」を参照。

▶ 疫学

日本および他国での人と動物での発生状況については，犬の「1-8 重症熱性血小板減少症候群(SFTS)」を参照。

▶ 感染経路

SFTSウイルスの感染環には，マダニ個体の中でSFTSウイルスを伝播する**マダニサイクル**，そしてマダニが野生動物を刺咬することで感染し，さらにほかのマダニに伝播する**動物サイクル**が存在する(**図1**)。マダニサイクル，動物サイクルについての詳細は犬の「1-8 重症熱性血小板減少症候群(SFTS)」を参照。

猫－人感染

2016年に，SFTSが強く疑われる猫に咬まれた人が数日後にSFTSで死亡していたことが厚生労働省から発表された。この猫は野良猫で，体調不良を認めたため咬傷被害を受けた人物が捕獲し，動物病院を受診していた。翌日に猫は動物病院から逃げ出したためSFTSの確定診断はできていないが，臨床症状，血液検査の結果から，ほぼ間違いなくSFTSであった。

その頃，当大学では猫での抗SFTSV抗体保有状況の調査を全国で行っていたが，抗体保有個体は見つからなかった。そのため，猫はSFTSウイルスに感染しない，猫はSFTSウイルスに感染して死んでいる，あるいは猫の抗体診断系が正しくない，と仮説を立てていたが，実際は下記に述べるように，「猫はSFTSウイルスに感染して死んでいた」ようである。

▶ 猫におけるSFTSウイルス感染

2017年4月以降，立て続けにSFTS発症猫およびチーターが確定診断されている。これまでに猫では7例の確定症例があり，うち5例で死亡が確認されている。そのうち数例について以下に示す。

2017年4月に和歌山県の猫が発熱，食欲廃絶を主訴として来院し，白血球減少，血小板減少，肝酵素上昇，CPK上昇などを示した。3日後には再来院し，

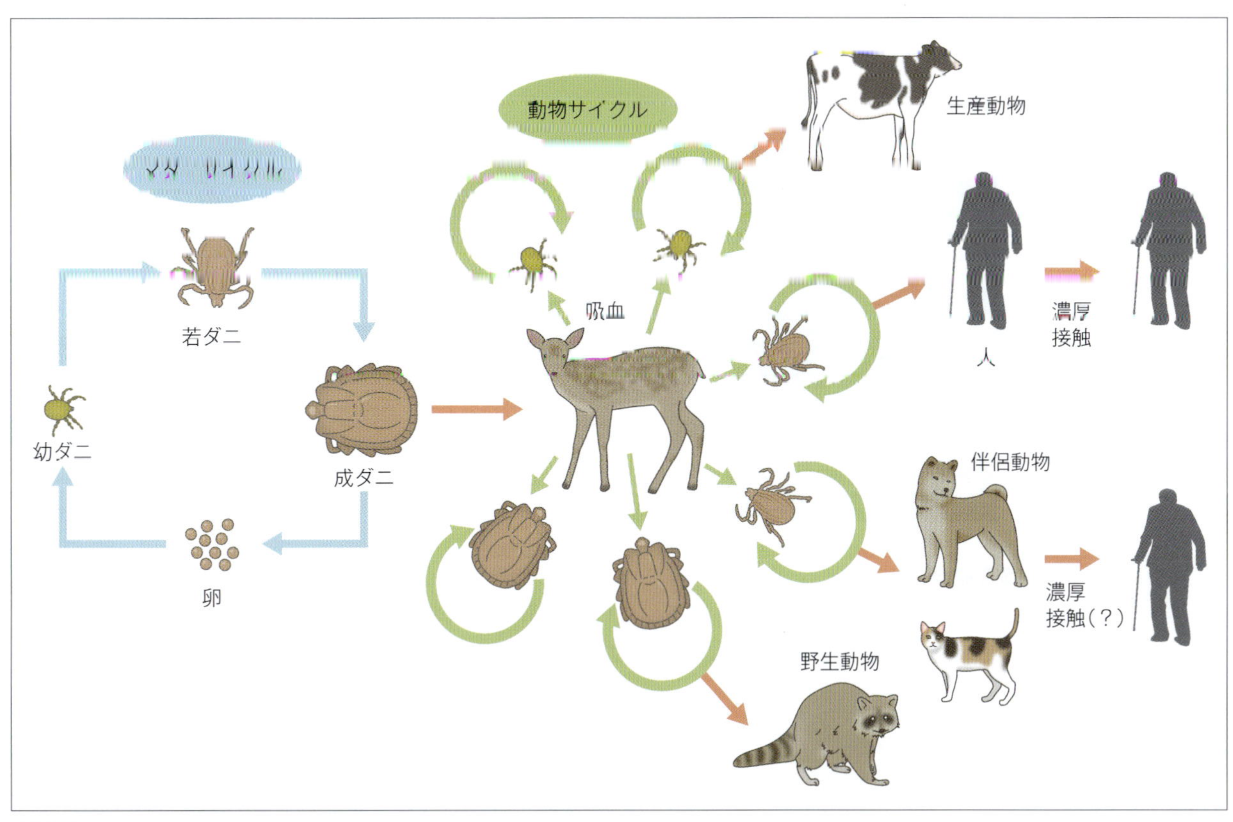

図1 重症熱性血小板減少症候群（SFTS）ウイルスの感染経路

入院した。糞便よりSFTSウイルス遺伝子検出およびウイルスが分離された。6日後の血清からはIgM抗体と遺伝子検出，ウイルス分離が陽性となった。11日間自力採食できなかったが，入院12日目より自力採食するようになり，入院12日目の血清と糞便からのウイルス検出を最後にウイルスが検出されなくなり，無事退院した。その後の血清の調査でIgM抗体の消失，IgG抗体の上昇が認められた。

2017年8月には鹿児島県の猫がSFTSウイルス感染と診断された。その猫は来院後2日目にてんかん様発作で死亡している。この動物病院には，同様の症状を呈した猫が多数来ているとのことで，2013年に死亡した猫のカルテを確認したところ，臨床症状や血液検査結果はほぼ同様であった。2017年10月にも同動物病院にSFTS発症猫が来院し，入院3日目には死亡している。

さらに，2018年2月には山口県の動物病院に採餌困難，下痢を呈し衰弱した猫が来院し，血液，口腔スワブ，糞便サンプルからの遺伝子検出およびIgM抗体の上昇が確認され，SFTSと診断された。血液検査では肝酵素の上昇は認められなかったが，白血球および血小板の減少，CPKの上昇が認められた。

上述のとおり，猫では発症後に高率で死亡していることから，SFTSウイルスは犬と比較して猫に対して強毒であることが判明した。さらに，血清からだけでは遺伝子診断が確実ではないこと，口腔・糞便にウイルスが排出されていること，IgM抗体の検出とIgG抗体の回復後の上昇が検査の指標になることなどが明らかとなっている（**図2**）。また，マダニの趨勢により人では春・秋に発生が多くなっているが，猫では冬でも発生が認められている。

チーターにおけるSFTSウイルス感染

チーターでは同じ動物園内で飼育されていた2頭で確定診断されており，双方とも死亡している。症状は急速に悪化しており，食欲廃絶や吐血といった症状が認められている。血液検査所見では白血球減少，血小板減少，肝酵素上昇といったように猫と同様の所見が認められた。死亡個体の各臓器からウイルス遺伝子の検出，分離がされており，血清からはIgM抗体の上昇も認められた。

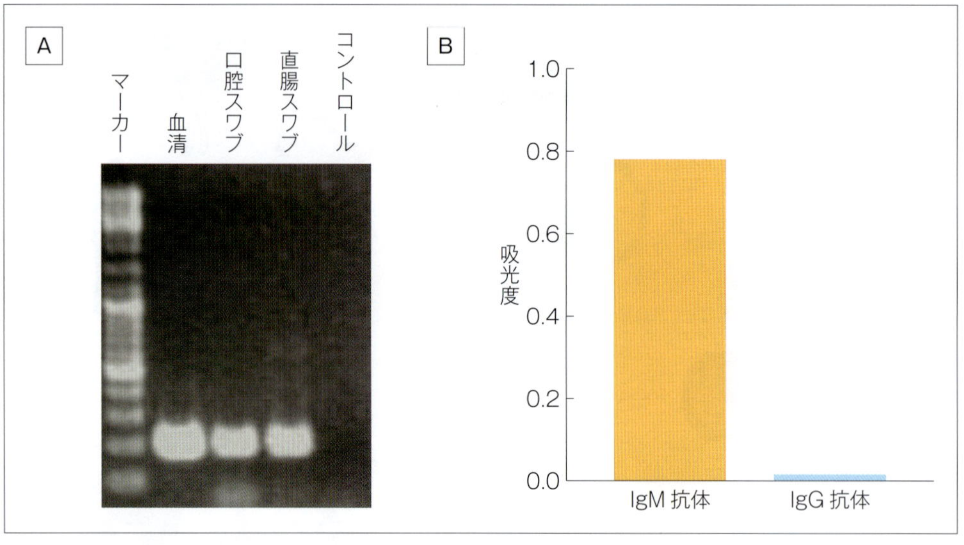

図2 検査結果の一例

A：猫の血清，口腔スワブ，直腸スワブを用いたRT-PCR(いずれもウイルス遺伝子陽性)
B：SFTSウイルス感染急性期の猫の血清を用いたELISA法によるIgM抗体陽性

▶ 診断

診断は発症した**時期，地域，マダニの刺咬歴，臨床徴候，血液検査所見(血小板減少，白血球減少)**に基づいて行う[1]。SFTSウイルス感染初期の臨床徴候は特異的ではないため，確定診断には必ず遺伝子検査，抗体検査，抗原検査など専門機関での検査が必要となる。白血球減少を伴う他の感染症や疾病との鑑別が重要である。犬の「1-8 重症熱性血小板減少症候群(SFTS)」も参照。

▶ 治療

現在，猫における**SFTSウイルスに対する治療薬は存在しない**。対症療法を行うべきである。詳細は犬の「1-8 重症熱性血小板減少症候群(SFTS)」を参照。

▶ 予防

現状ではSFTSウイルスに対するワクチンは存在しないため，媒介するマダニの刺咬を可能な限り防ぐことが，SFTSウイルスの感染予防に最も効果的である。詳細は犬の「1-8 重症熱性血小板減少症候群(SFTS)」を参照。

MEMO

「マダニから人や犬・猫に感染したときの潜伏期間はどのくらいか」

- 人ではマダニに刺咬されてから6～14日程度とされている。犬や猫における潜伏期間は感染経路も含めて不明な点も多く，明確ではない。マダニ間の維持についても同様で，今後さらなる研究・調査が必要である。

【 参考文献 】

1．Liu Q, He B, Huang SY, et al. Severe fever with thrombocytopenia syndrome, an emerging tick-borne zoonosis. *Lancet Infectious Diseases* 14, 2014, 763-772.

（下田　宙）

猫の細菌感染症

1. 猫クラミジア症
2. 猫ひっかき病
3. ヘモプラズマ感染症
(赤血球指向性マイコプラズマ感染症)

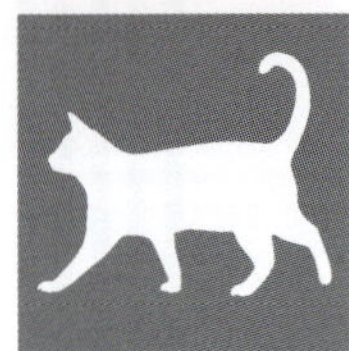

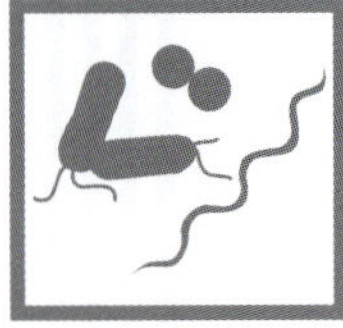

7-1 猫クラミジア症

猫クラミジア症は1歳齢以下の猫にみられ，主な症状は結膜炎である。くしゃみ，鼻汁などの上部呼吸器症状を示すこともある。結膜炎は，瞬膜の充血，痙攣として片側性に生じ，やがてもう一方の眼にも広がる。ほとんどの場合，全身症状は認められないが，一過性の発熱，食欲不振および体重減少が認められる場合もある。感染猫の眼分泌物や鼻汁と接触することにより感染する。ドキシサイクリンなどのテトラサイクリン系抗菌薬で治療可能である。国内では，不活化ワクチンが認可されている。

▶ 病原体

分類

猫クラミジア *Chlamydia felis* は，クラミジア目 *Chlamydiales*，クラミジア科 *Chlamydiaceae*，クラミジア属 *Chlamydia* に属している。人や動物に病原性を示すクラミジア科細菌の多くは，クラミジア属のほか，クラミドフィラ属 *Chlamydophila* に分類されていたが，2015年に両者は単一のクラミジア属に統合された[1]。クラミジア属には，**オウム病クラミジア *Chlamydia psittaci*，トラコーマクラミジア *Chlamydia trachomatis*** など，人や動物に病原性を示す11種が含まれる（**表1，図1**）。

ネオクラミジア

海外では，角・結膜炎を呈した猫226頭中39%（88頭）において，原生動物（アメーバ）の共生細菌として知られる環境クラミジア（クラミジア様細菌）であるネオクラミジア（*Neochlamydia hartmannellae*）が検出されたという報告がある[2]が，病態との関連や日本での実態は不明である。

表1 クラミジア科細菌による感染症

感染症法（人）		
オウム病	*C. psittaci*	4類感染症（全数把握対象）
クラミジア肺炎	*C. pneumoniae, C. trachomatis*	5類感染症（定点把握対象）
性器クラミジア感染症	*C. trachomatis*	5類感染症（定点把握対象）
家畜伝染病予防法		
流行性羊流産	*C. abortus*	届出伝染病（日本での報告はないが，北米・欧州では多発）

指定されていない動物のクラミジア感染症		
ウシ	*C. psittaci, C. pecorum, C. abortus*	流産・脳脊髄炎・関節炎
ブタ	*C. pecorum, C. suis*	結膜炎・流産
猫	*C. felis*	結膜炎

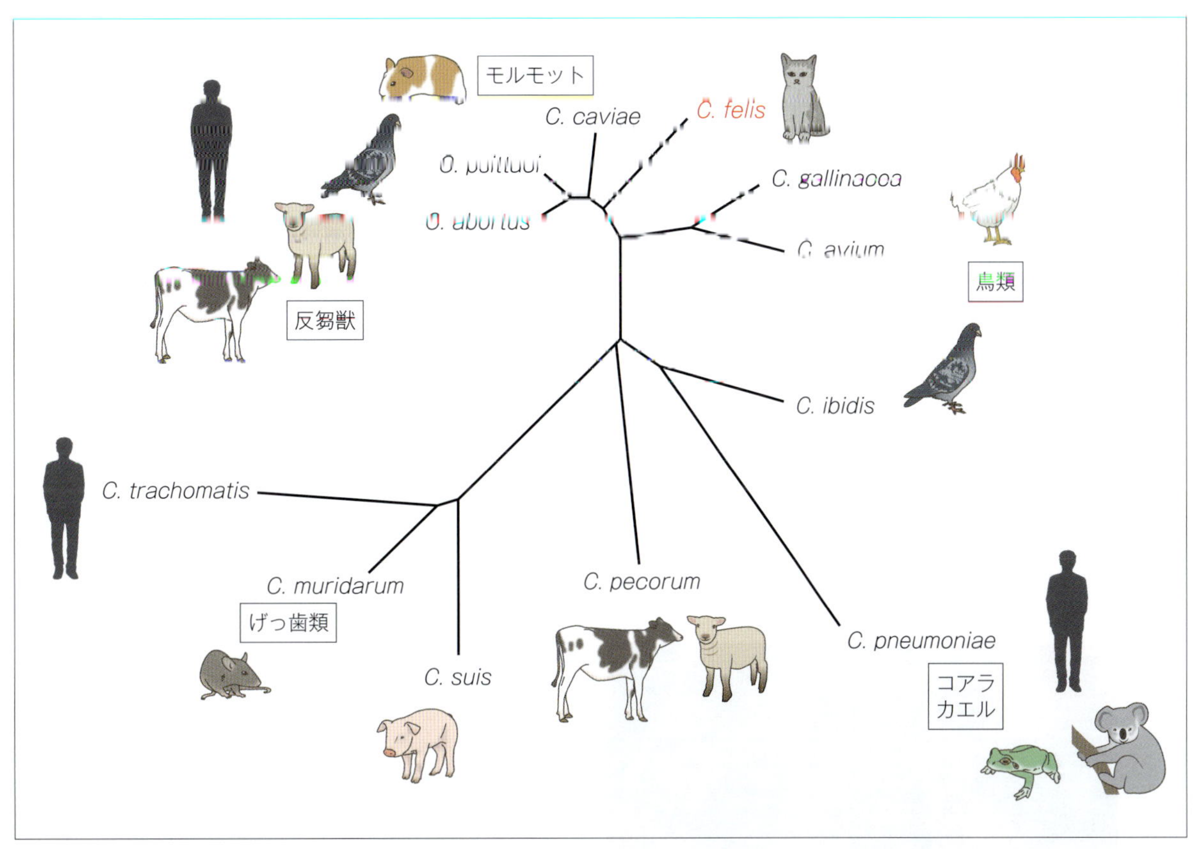

図 1　クラミジア属細菌の分類と代表的な宿主
16S rRNA 領域の配列をもとに，NJ 法により系統樹を作成した。種名の側に代表的な宿主を示す
※ *C. ibidis* は，まだ公式に新種として認められていない

形態

クラミジア科は，形態学的に異なる2つの増殖環をもつ**偏性細胞内寄生性細菌**であることを最大の特徴とする[3]（**図2**）。分裂能のない**基本小体**(elementary body，EB)のかたちで宿主細胞に吸着，侵入する。基本小体は宿主細胞内の膜構造(**封入体**，**図3**)中で分裂能をもつ**網様体**(reticulate body，RB)へと転換し，活発に2分裂する。封入体中で十分増殖した網様体は，再び基本小体へと転換し，次の細胞へと感染する(**図2**)。基本小体は物理的に強固で細胞外でも安定である。

クラミジア属の外膜は，他のグラム陰性細菌に類似し**リポ多糖体(LPS)**が存在する。LPS は，属共通抗原として血清診断に利用される。主要膜蛋白質(major outer membrane protein，MOMP)は，外膜の大部分を占め，抗原性は高く，血清型別に用いられている[3]。

猫クラミジアをはじめとした，動物を主な宿主とするクラミジア属のゲノムサイズは約 1.2 Mbp，GC 含量は 39～41％，予想されるコード蛋白質数は約 1,000 である。増殖に必要な代謝系の多くを宿主細胞に依存しており，これらの生合成経路はゲノムから欠落しているものが多い。そのため，独立栄養生活をおくる他の一般細菌にくらべてゲノムサイズは小さい[3]。猫クラミジア症病変からの分離株の多くは 7.5 Kbp のプラスミド※を有するが，病原性との関連は不明である。

▶疫学

猫クラミジアは，世界中に広く分布しており，猫の結膜炎，上部呼吸器疾患の主要な原因とされる。例えば英国では，慢性の結膜炎を呈した猫の 30％から本

※　プラスミド：細菌において，染色体とは独立して存在し自己複製する環状 DNA。病原性や薬剤耐性に関与する遺伝子がコードされていることがある。

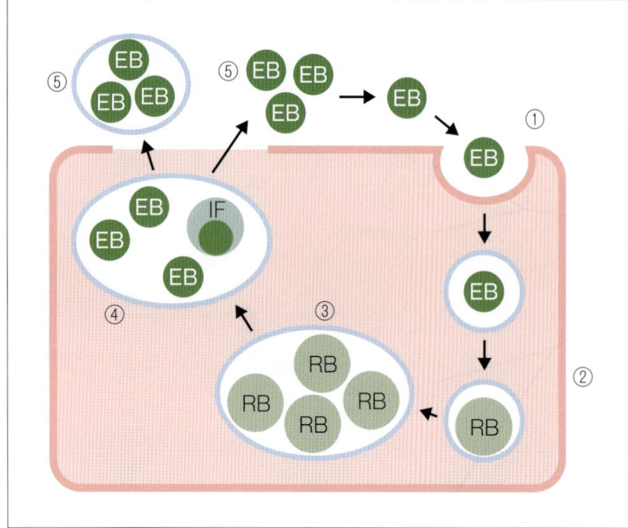

図2 クラミジアの増殖環
クラミジアの宿主細胞内での増殖環を示す
①感染性の基本小体(EB)が宿主細胞に吸着する
②基本小体は，宿主細胞内で増殖能をもつ網様体(RB)へと転換する
③網様体は，封入体内で活発に2分裂増殖する
④網様体は中間体(IF)を経て再び基本小体へと転換する
⑤基本小体は，直接もしくは膜構造に包まれた状態で細胞外へ放出され，次の細胞へ感染する

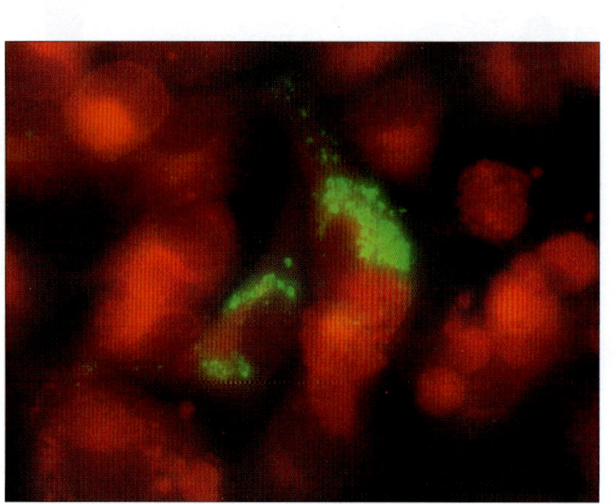

図3 猫クラミジアの封入体
HeLa 細胞に猫クラミジアを接種し，78 時間後に形成された封入体(緑)。赤はエバンスブルーによる細胞の対比染色［400 倍］

菌が分離された。日本における状況は以下のとおりである。2000 年の血清調査の結果では，野良猫の 45.5％，飼い猫の 17.3％が抗体陽性であった[4]。また，結膜炎および上部呼吸器疾患を示す飼い猫の 59.1％から本菌が検出され，それぞれ 10％以上は猫カリシウイルスや猫ヘルペスウイルス 1 型との共感染であった[5]。また，本症に対するワクチンが認可されて以降の調査では，動物病院に来院したワクチン未接種猫 670 頭の約 20％が抗体陽性であった[6]。すなわち，猫クラミジアは日本の猫に普遍的に分布していると考えられる。

▶宿主

クラミジア属は，各種動物や人に感染し，不顕性から結膜炎，流産，全身症状など多様な病態を示す(**表 1**)。それぞれの種で主な宿主は決まっているものの宿主域は広く，人へ感染するものも多い。

人への感染

オウム病クラミジアは，主に鳥類が保菌しているが，人へ感染すると**人獣共通感染症**であるオウム病を引き起こす。また，数は少ないものの，羊流産菌(*C. abortus*)の人への感染も報告されている[3]。このほかのクラミジア属についても，人への感染を示唆する多数の報告がある。猫クラミジアについては，HIV 陽性患者の結膜炎の原因となった例が報告されている[7]。日本でも，健常人の 3.1％，小動物臨床獣医師の 5.0％が猫クラミジア抗体陽性という報告があり，人への感染が示唆されている[4]。近年，中国の血清疫学調査において，飼い犬の 12.1％(264 頭中)が猫クラミジア抗体陽性であることが報告された。同調査における猫の抗体陽性率は 5.9％(221 頭中)であり，猫クラミジアの感染源として，猫と同じく人に近い環境で

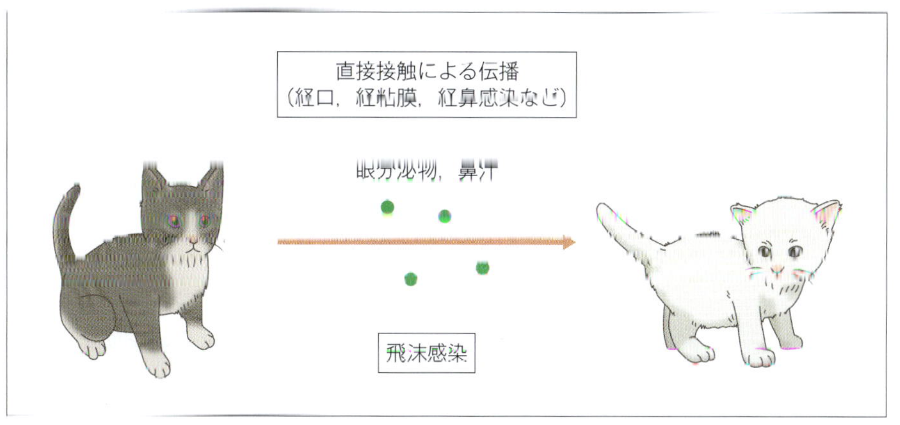

図4 猫クラミジアの感染経路

飼育される犬の重要性が示唆されている[8]。

▶ 感染経路・感染の特徴

保護施設などの集団飼育環境下では，最も普通に認められる感染症である。猫クラミジアは，感染猫の眼分泌物や鼻汁中に排菌され，接触やエアロゾルにより感染する(**図4**)。感染猫では，膣および直腸からクラミジアが検出されるが，交尾による感染があるかは定かではない。眼分泌物は，60日ほどで自然に治まるが，クラミジアは**持続感染**のかたちで存在する。

1歳齢までの感染・発症が大部分であるが，**生後1～2カ月は母猫からの移行抗体のため感染は起こりにくい**[9]。

偏性細胞内寄生性細菌であるが，感染性粒子である基本小体は細胞外の環境中でも安定である。

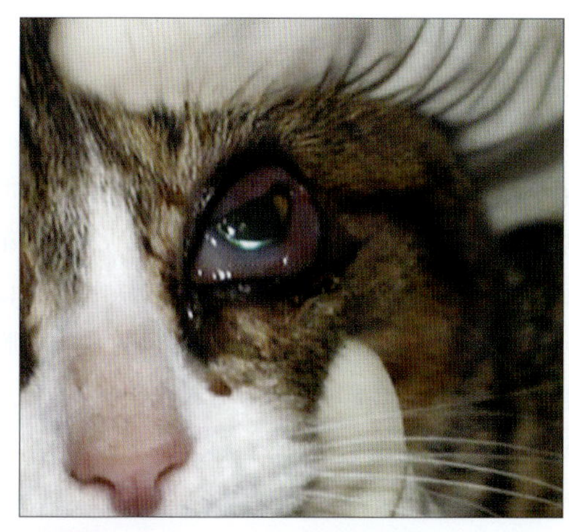

図5 猫クラミジアによる結膜炎
猫クラミジアを点眼(10^4感染単位)した実験感染猫。浮腫を伴う結膜炎が認められる
画像提供：福士秀人先生(岐阜大学)

▶ 発症機序

猫クラミジア症の病態発現機序については，詳細な検討がされていないのが現状である。そこで，トラコーマクラミジアなど，他種クラミジアでの知見をもとに解説する[10]。

感染猫の眼分泌物中のクラミジア基本小体は，まず角膜上皮細胞に感染する。感染細胞内で，基本小体が網様体へと転換し増殖するに伴い，インターロイキン(interleukin，IL)-1などの**炎症性サイトカイン**が放出される。IL-1の放出により，感染細胞，周辺の細胞からの各種サイトカイン，**ケモカイン**産生が誘導され，炎症反応が惹起する。感染局所では，血管透過性が亢進し，**好中球やマクロファージなどの炎症細胞が浸潤する**。クラミジアによる感染細胞の破壊，浸潤した好中球による周辺組織破壊，細胞増殖などの細胞性応答により乳頭様結膜炎，濾胞性結膜炎が形成される。

▶ 臨床症状

猫クラミジアは当初，「猫の肺炎起因因子(feline pneumonitis agent)」として報告されたが，最も重要なのは眼瞼痙攣，結膜浮腫，うっ血を伴う急性・慢性の結膜炎である[11](**図5**)。

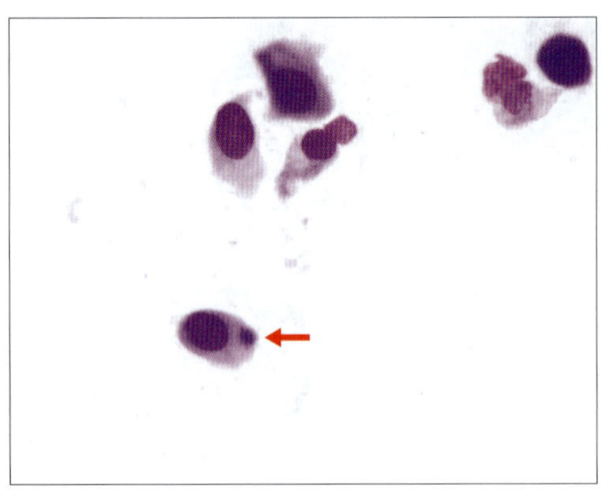

図6 クラミジア封入体
好塩基性の細胞質内封入体(矢印)を認める
画像提供：余戸拓也先生(日本獣医生命科学大学)

眼症状

感染から発症までの潜伏期は2～5日とされる。症状は片側の眼球から始まり，やがてもう片側にも波及する。初期には水様性の眼脂を認める。眼脂は次第に粘液性となり，重度では粘膿性となる。結膜炎では，眼の不快感，眼瞼痙攣，瞬膜の充血を認める。結膜の浮腫は猫クラミジア症の特徴である。慢性例では，結膜の癒着を認めることもある。猫クラミジアの単独感染では，角膜炎や角膜潰瘍となることはまれである。角膜に病変を生じるのは，**猫ヘルペスウイルス1型やストレプトコッカス属細菌などとの混合感染の場合が多い**。

呼吸器症状

眼症状とともに，くしゃみ，鼻汁などの上部呼吸器症状を示すこともあるが，軽度である。

その他

感染初期には，一過性の発熱，食欲不振，体重減少といった症状が認められることもある。クラミジア属菌は，人やヒツジなどで流産，胎子死，不妊など繁殖障害の原因となることが知られているが，猫クラミジア感染においてそのような報告はない。実験感染では，結膜炎に加え，後肢跛行，腸炎を生じた報告がある。

▶ 診断

猫クラミジアによる結膜炎を猫ヘルペスウイルス1型，猫カリシウイルスによる結膜炎と臨床症状から鑑別することは困難である。混合感染例も多い。

細菌分離検査

確定診断には，微生物学的診断が必要となる[9]。眼分泌物，結膜スワブなど病変部材料を培養細胞や発育鶏卵に接種し，猫クラミジアを分離することが最も確実であるが，時間と熟練を要する。

遺伝子検査

結膜スワブから抽出したDNAを用いてPCRやReal-time PCR法によりクラミジア遺伝子を検出することが，最も一般的であり感度も高い[12]。

塗抹標本の検査

ギムザ染色で，結膜スワブ中のクラミジア封入体を観察することができる(**図6**)。ただし，他の好塩基性の顆粒との鑑別に注意が必要である。

血清学的検査

血清中の抗体は，精製菌体や感染細胞を抗原とした酵素抗体法(ELISA法)で測定することができる[12]。

診断法についてはp410も参照

▶ 治療

クラミジアは，テトラサイクリン，エリスロマイシン，リファンピシン，フルオロキノロン，アジスロマイシン系抗菌薬に感受性を示す。ラクタム系抗菌薬は無効であり，むしろ持続感染の原因になるので注意が必要である。

ドキシサイクリンは，他のテトラサイクリン系にくらべ若齢猫への副作用が少ないこと，投与開始後2日程度で臨床症状の軽減が認められることから，第一選択薬として用いられている。ABCDガイドライン(The European Advisory Board on Cat Diseases，欧州猫病学諮問委員会)では，ドキシサイクリンの4週間の経口投与(10 mg/kg，1日1回)が推奨されている[9]。臨床症状の消失後も2週間の投与が必要である。

他の抗菌薬としては，フルオロキノロン系が用いられる。

▶ 予防

救護収容所，繁殖施設などの集団飼育下では蔓延しやすい感染症である。そのため，過去に集団発生が認められた施設では，ワクチン接種やドキシサイクリン投与（少なくとも4週間）などの対策を講じるのが望ましい。

ワクチン

日本では，猫クラミジア**不活化ワクチン**を含有する混合ワクチンが認可されている。初回免疫処置は，子猫では9週齢に初回接種を行い，2回目は2～4週間後に実施する。成猫では，2～4週間隔で2回接種する。どちらも初回免疫処置の後は暴露の可能性の高い環境では，毎年の接種が推奨されている。

ワクチンについてはp416，417も参照

本書ではワクチンプロトコルについてWSAVA. GUIDELINES FOR THE VACCINATION OF DOGS AND CATS. 2015を参考としています。実際にはワクチンの製品添付書の使用法，動物の抗体価，健康状態，飼育環境等を考慮し，各獣医師判断の下，診療を行ってください。

MEMO

「猫クラミジアワクチンの効果について」

- 猫クラミジアのワクチンでは，完全に感染を防御することはできない。重症化を防ぐことに効果がある。副反応としてまれではあるが，接種後7～21日に発熱，倦怠感，跛行を示すことがある[9, 12]。

【参考文献】

1. Stephens RS, Myers G, Eppinger M, et al. Divergence without difference: phylogenetics and taxonomy of *Chlamydia* resolved. *FEMS Immunology and Medical Microbiology* 55, 2009, 115-119.
2. von Bomhard W, Polkinghorne A, Lu ZH, et al. Detection of novel *chlamydiae* in cats with ocular disease. *American Journal of Veterinary Research* 64, 2003, 1421-1428.
3. 大屋賢司，福士秀人．クラミジア．見上彪 監，獣医微生物学 第3版．文永堂出版，東京．pp132-137.
4. Yan C, Fukushi H, Kitagawa H, et al. Seroepidemiological investigation of feline chlamydiosis in cats and humans in Japan. *Microbiology and Immunology* 44, 2000, 155-160.
5. Cai Y, Fukushi H, Koyasu S, et al. An etiological investigation of domestic cats with conjunctivitis and upper respiratory tract disease in Japan. *Journal of Veterinary Medical Science* 64, 2002, 215-219.
6. Ohya K, Okuda H, Maeda S, et al. Using CF0218-ELISA to distinguish *Chlamydophila felis*-infected cats from vaccinated and uninfected domestic cats. *Veterinary Microbiology* 146, 2010, 366-370.
7. Hartley JC, Stevenson S, Robinson AJ, et al. Conjunctivitis due to *Chlamydophila felis* (*Chlamydia psittaci* feline pneumonitis agent) acquired from a cat: case report with molecular characterization of isolates from the patient and cat. *Journal of Infection* 43, 2001, 7-11.
8. Wu SM, Huang SY, Xu MJ, et al. *Chlamydia felis* exposure in companion dogs and cats in Lanzhou, China: a public health concern. *BMC Veterinary Research* 9, 2013, 104.
9. Gruffydd-Jones T, Addie D, Belák S, et al. *Chlamydophila felis* infection. ABCD guidelines on prevention and management. *Journal of Feline Medicine and Surgery* 11, 2009, 605-609.
10. Daville T, O'Connel CM. Chlamydia immunopathogenesis. In: Tan M, Bavoil P, eds. Intracellular pathogens I: Chlamydiales. ASM Press, 2012, pp240-264.
11. Sykes JE. Feline chlamydiosis. *Clinical Techniques in Small Animal Practice* 20, 2005, 129-134.
12. OIE. Chapter 2.3.1. Terrestrial Manual. 2012, pp1-13.

（大屋賢司）

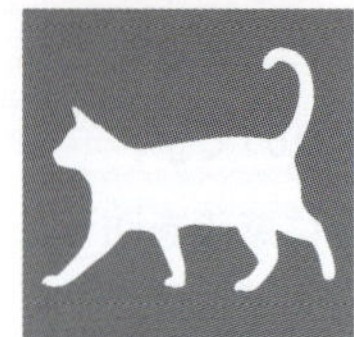

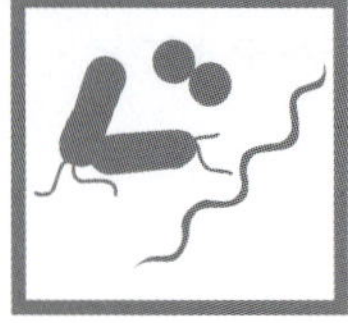

7-2 猫ひっかき病

病原体は*Bartonella henselae*で，猫の赤血球の中に寄生している。猫では通常，臨床症状は示さない。本菌を保有している猫を吸血したネコノミの糞中に排出され，猫がグルーミングの際に歯牙や爪を汚染する。この猫が人を引っ掻いたり咬みつくことで創傷感染する人獣共通感染症である。猫は人と濃密に接触する機会の多いペットであることから，飼い主が猫ひっかき病に感染する機会も多い。特にネコノミが寄生した子猫を飼育している人で多発する。

▶ 病原体

プロテオバクテリア門 *Proteobacteria*，アルファプロテオバクテリア綱 *Alphaproteobacteria*，リゾビウム目 *Rhizobiales*，バルトネラ科 *Bartonellaceae*，バルトネラ属 *Bartonella* の ***Bartonella henselae*** が原因菌である。*B. henselae* は，小型（2 ×0.5～0.6 μm）の微小なグラム陰性，多形性短桿菌で，鞭毛はない。本菌は自然病原巣である**猫の血管上皮細胞や赤血球**に寄生している。

▶ 疫学

猫の感染状況

日本では飼育猫の6.5%（45/690）が *B. henselae* を保菌しており，特に南の地方や都市部の猫，3歳齢以下の若い猫で高値であること（**表1**）[1]，また，**室外飼育**されている猫やネコノミが寄生している猫で抗体陽性率が有意に高いこと（**図1**）[2]が明らかになっている。これより，国内の猫の *B. henselae* 感染率は，気候，飼育環境，ノミの分布・寄生状況，猫の年齢，あるいは地域の猫の密度に関係しているものと思われる。

人の感染状況

日本では1953年に浜口ら[3]によって初めて猫ひっかき病が報告されて以降，症例報告は散見されるが，患者数に関する全国的な統計はない。神戸市と福岡市の医師に行ったアンケート調査では，医師が経験した**人獣共通感染症**の中で，猫ひっかき病は外科系医師では1位，内科系医師では2位にランクされている[4]。猫の飼育頭数（953万頭，2017年度推計，一般社団法人ペットフード協会）から推定すると，国内でも相当数の猫ひっかき病患者が発生しているものと考えられる。

日本では，猫ひっかき病患者の男女比は1：1.2で，30代と40代の女性に多発する傾向がある[5]。この年代の女性は飼育や世話などで猫に接触したり受傷する機会が多いためと考えられる。血清学的な調査でも，女性の *B. henselae* 抗体陽性率は，男性にくらべて高い傾向がみられる[6]。

猫ひっかき病は，秋～冬にかけて多発する。この理由として，夏の**ネコノミ**の繁殖期に *B. henselae* に感染した猫が増加し，寒い時期になると猫は室内にいることが多くなることで，飼い主が猫から受傷する機会が増えるためと考えられる。

▶ 宿主

主な自然宿主は，猫である。野生のピューマ，ボブキャット[7]，ならびにライオンやチーター[8]などのネ

表 1 地域別にみた猫のバルトネラ属菌の保有状況
参考文献 1 より引用・改変

道府県	検体数	陽性数(%)
北海道(札幌市)	50	0
宮城県(仙台市)	50	0
新潟県(上越市)	49	1 (2.0)
神奈川県(藤沢市)	266	14 (5.3)
京都府(京都市)	50	6 (12.0)
大阪府(三島郡)	50	6 (12.0)
兵庫県(三田市)	50	1 (2.0)
島根県(簸川郡→現：出雲市)	25	2 (8.0)
鹿児島県(姶良郡)	50	6 (12.0)
沖縄県(島尻郡)	50	9 (18.0)
計	690	45 (6.5)

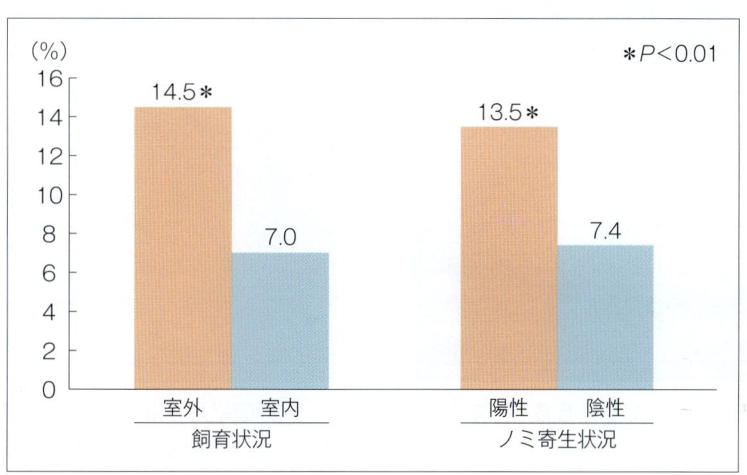

図 1 猫の飼育状況・ノミ寄生状況による *B. henselae* 抗体陽性率
参考文献 2 より引用・改変

コ科動物からも *B. henselae* が分離されている。筆者らの研究では，国内に外来種として生息しているネコ亜目のマングースの 15.9％(10/63)，ハクビシンの 2.0％(1/50)からも *B. henselae* が分離されている[9]。高知県では，飼育中のハクビシンから受傷後，猫ひっかき病を発症した事例が報告されている[10]。

▶ 感染経路

猫間では**ケンカによる創傷**や，感染猫の血液を吸血した**ネコノミ**により感染が広がる。

人は，特に若齢の猫やネコノミが多く寄生した猫に**引っ掻かれたり咬まれたり**して猫ひっかき病に罹患することが多い。*B. henselae* を保有している猫を吸血したネコノミは，本菌を含む糞をして猫の体表を汚染する。猫が体をグルーミングした際に口腔内や爪などが本菌に汚染され，人を舐めたり，咬んだり，引っ掻いたりした際に感染するものと考えられている(**図 2**)。人は感染猫との接触のほか，猫の血液を吸血したネコノミに多数寄生されて感染する可能性もある。最近は，犬から感染したと思われる症例も報告されている。ネコノミは犬にも寄生するので，猫と同様の経路で犬から人に感染するものと思われる[11]。しかし，*B. henselae* は本来猫を病原巣とする細菌であるため，犬体内では猫のように長期間生存することができず，比較的早く犬の体内から排除される。

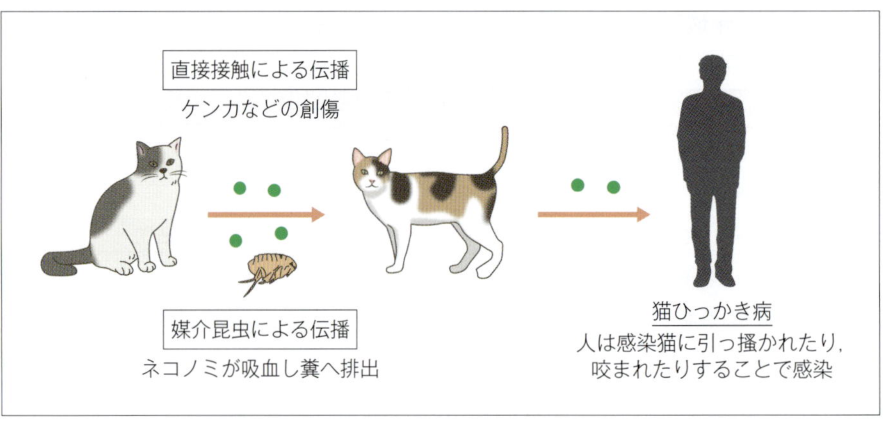

図2 ***B. henselae*** **の感染経路**

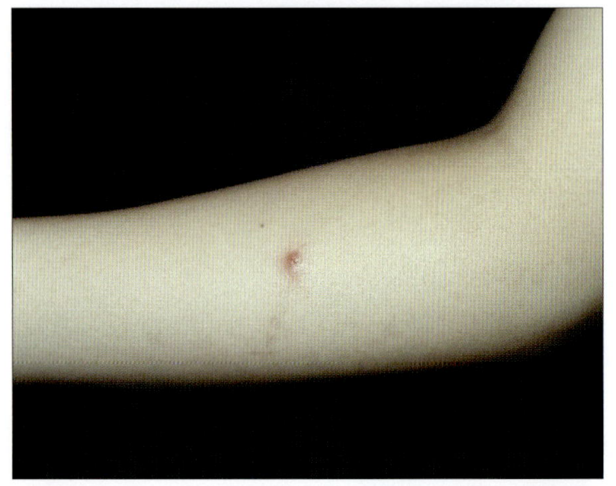

図3 **猫から受傷後2週間目にできた丘疹（左前腕部）**

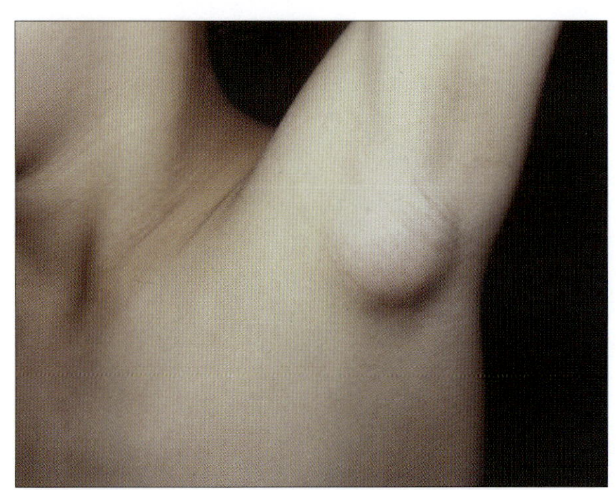

図4 **腋窩リンパ節が鶏卵大に腫脹した例（6歳，男子）**
画像提供：吉田博先生（姫野病院名誉院長）

臨床症状

猫の臨床症状

B. henselae に感染した**猫は通常，臨床症状を示さない**。猫が本菌に感染すると，1～2週間で菌血症（菌量：3～10^6 個 /mL）に達し，2～3カ月間持続する。自然感染した猫では1～2年もの間，菌血症が持続した例が報告されている[12]。

人の臨床症状

定型的な猫ひっかき病では，猫から受傷後3～10日目に菌の侵入部位（通常，手指や前腕）に虫さされに似た病変が形成され，丘疹（**図3**）から水疱に，一部では化膿や潰瘍に発展する場合もある。これらの初期病変から1～2週間後に**リンパ節炎**が現れる。リンパ節炎は通常一側性で，鼠径部，腋窩（**図4**）あるいは頸部リンパ節に多く現れ，疼痛を伴って数週～数カ月間持続する。国内の猫ひっかき病患者130名を調査した研究では，リンパ節炎を呈した患者は84.6％で，そのうち33％は頸部，27％が腋窩部，18％が鼠径部のリンパ節であった[13]。多くの症例で，発熱，悪寒，倦怠感，食欲不振，頭痛などを示すが，自然に治癒する。

パリノー症候群（耳周囲のリンパ節炎，眼球運動障害など），脳炎，骨溶解性の病変，心内膜炎，肉芽腫性肝炎などの非定型的な症状が患者の5～10％で発生することが報告されている[14]。*B. henselae* の心内膜炎は，猫との接触がある心臓弁膜症患者に多くみられる[15]。最も重篤な非定型的な症状の1つである脳炎は，リンパ節炎を発症してから2～6週後に発症するが，多くは後遺症もなく治癒する。

表2 *Bartonella* 属菌分離用 Medium199 の組成

下記を混合し，濾過滅菌した後に用いる

Medium199（Gibco 社）	70 mL
100mM MEM Sodium Pyruvate Solution（Gibco 社）	1 mL
牛胎子血清（Gibco 社）	20 mL

免疫不全状態の人が *B. henselae* に感染した場合，細菌性血管腫を起こす[16]。細菌性血管腫は，血液の充満した嚢腫を特徴とした皮膚の血管増殖性疾患で，臨床的には紫色や無色の小胞あるいは嚢胞性皮膚病変で，カポジ肉腫に類似する。肝臓や脾臓に嚢腫が波及した場合，細菌性肝臓紫斑病，脾臓性紫斑病とも呼ばれる。

▶ 診断

猫の診断

前述したように，猫は *B. henselae* に感染していても臨床症状を示さないため，臨床的に本菌の感染を診断することは難しい。また，猫では菌血症と本菌に対する抗体が並存する時期があるため，現行の感染を診断するには，血液からの菌分離を行う必要がある。

猫の血液を無菌的に EDTA 入り採血管に採取した後，凍結・融解して溶血させ，1,200×g で 70～75 分間遠心分離する。血清を除去した後，*Bartonella* 分離用に作製した Medium199（**表2**）を血清量と等量加えて，混合する。この混合液を 5％脱線維素ウサギ血液加 Heart infusion 寒天培地に塗抹し，35～37℃・5％ CO_2 の気相で培養する。初代培養では，コロニーが形成されるまで 1～3 週間を要する。*B. henselae* は灰白色，表面が隆起したカリフラワー状，非溶血性，直径約 0.5～1 mm 程度の微小なコロニーを形成する（**図5**）。

診断法については p411 も参照

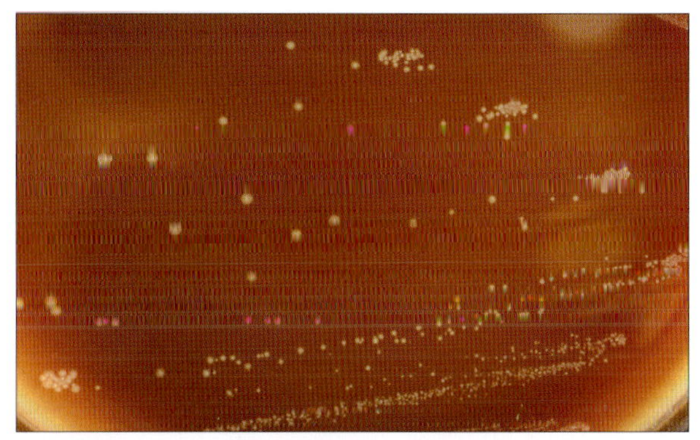

図5 ウサギ血液寒天培地上に発育した *B. henselae*（Houston-1 株）

人の診断

猫ひっかき病を臨床診断する場合，鼠径リンパ肉芽腫，化膿性炎，非定型抗酸菌症，結核，ブルセラ病，野兎病，伝染性単核症，コクシジオマイコーシス，ヒストプラズマ症，ホジキン病，サルコイドーシスなどのリンパ節が腫脹する他の疾病との類症鑑別が必要である。

血清学的検査

血清診断には，*B. henselae* の菌体抗原を用いた間接蛍光抗体法（IFA 法）が用いられる。筆者はこの IFA 法で，IgG 抗体価が 1：128 倍以上で特異的な蛍光がみられたものを陽性としている。数カ月以内に *B. henselae* の感染があった場合，IgG 抗体価は通常 1：256 倍以上の値を示すことが多い。また，猫ひっかき病の場合，潜伏期が長いため，急性期血清でも抗体陽性となる例がある。

遺伝子検査

患者血液，リンパ節生検材料から本菌を分離することは非常に難しい。また，培養から同定までに時間がかかるため，臨床材料中の *B. henselae* の遺伝子を PCR 法により検出する方法が用いられる。

クエン酸合成酵素（*gltA*）および RNA ポリメラーゼ β サブユニット（*rpoB*）遺伝子などの特異的プライマーを用いた PCR 法により *Bartonella* 属菌であることを確認する。さらに，PCR 産物の塩基配列を決定した後，*Bartonella* 属菌種の標準株との塩基配列の相同性に基づいて，菌種を同定する[17]。

▶ 治療

猫ではドキシサイクリン，リンコマイシン，アモキシシリンの連続経口投与で，菌血症のレベルをある程度抑制できるが，完全には除菌できない[18]。

人の定型的な猫ひっかき病患者に対する各種の抗菌薬による治療効果は低い[19]。通常，特別な治療をしなくとも２～３週間で自然に治癒する。

一方，細菌性血管腫や細菌性肝臓紫斑病の治療には，エリスロマイシン，リファンピシン，ゲンタマイシン，ドキシサイクリン，シプロフロキサシンなどが有効である。

▶ 予防

人の猫ひっかき病の発症には猫が深く関与しているものの，猫との接触や受傷で直ちに発症することはない。性格のおとなしい猫を飼うこと，定期的な爪切り，猫(特に子猫)と接触後の手指の洗浄，猫による外傷の消毒など，一般的な衛生対策で対応する。また，免疫不全状態にある人は，猫ひっかき病以外の感染症の可能性も考慮して，猫との接触は避けるべきである。

猫の *B. henselae* 感染予防対策として，室内飼育と定期的なノミの駆除を励行する。

MEMO

「妊娠女性の猫ひっかき病について」

- 猫ひっかき病は，子供や女性に多くみられる疾病であるが，妊娠中に感染してもトキソプラズマ症のように，死・流産や胎児に先天異常を起こした事例は報告されていない。

「ハクビシンやマングースからの感染にも注意」

- 最近の筆者らの研究から，*Bartonella henselae* は猫以外にもハクビシンやマングースなどの野生のネコ亜目動物が保有していることが明らかとなっている。また，2001 年にペットのハクビシンに人が引っ掻かれて猫ひっかき病を発症した事例が高知県で報告されている。現在，これらの野生動物は害獣あるいは特定外来生物として，積極的に捕獲・駆除されている。したがって，ハクビシンやマングースの捕獲作業にあたる際は，猫ひっかき病の予防のためにも，受傷しないように留意する必要がある。

【 参考文献 】

1. Maruyama S, Nakamura Y, Kabeya H, et al. Prevalence of *Bartonella henselae*, *Bartonella clarridgeiae* and the 16S rRNA gene types of *Bartonella henselae* among pet cats in Japan. *Journal of Veterinary Medical Science* 62, 2000, 273-279.
2. Maruyama S, Kabeya H, Nakao R, et al. Seroprevalence of *Bartonella henselae*, *Toxoplasma gondii*, FIV and FeLV infections in domestic cats in Japan. *Microbiology and Immunology* 47, 2003, 147-153.
3. 浜口栄祐，長野和夫．猫ひっかき病の１例．臨床雑誌外科 15，1953，672-674.
4. 内田幸憲，井村俊郎，竹嶋康弘．神戸市および福岡市医師会会員への動物由来感染症(ズーノージス)に関するアンケート調査．感染症学雑誌 75，2001，276-282.
5. 吉田博，草場信秀，佐田通夫．ネコひっかき病の臨床的検討．感染症学雑誌 84，2010，292-295.
6. Kikuchi E, Maruyama S, Sakai T, et al. Serological investigation of *Bartonella henselae* infections in clinically cat scratch disease suspected patients, patients with cardiovascular diseases and healthy veterinary students in Japan. *Microbiology and Immunology* 46, 2002, 313-316.
7. Chomel BB, Molia S, Kasten RW, et al. Isolation of *Bartonella henselae* and two new *Bartonella* subspecies, *Bartonella koehlerae* subspecies *boulouisii* subsp. nov. and *Bartonella koehlerae* subspecies *bothieri* subsp. nov. from free-ranging Californian mountain lions and bobcats. *PLOS One* 11, 2016, e0148299.
8. Molia S, Chomel BB, Kasten RW, et al. Prevalence of *Bartonella* infection in wild African lions (*Panthera leo*) and cheetahs (*Acinonyx jubatus*). *Veterinary Microbiology* 100, 2004, 31-41.
9. Sato S, Kabeya H, Shigematsu Y, et al. Small Indian mongooses and masked palm civets serve as new reservoirs of *Bartonella henselae* and potential sources of infection for humans. *Clinical Microbiology and Infection* 19, 2013, 1181-1187.
10. 宮崎聖也，石井隆之，的場俊他，ほか．ハクビシンによる猫ひっかき病の経験．地域医学 15：８，2001，564-566.
11. Chomel BB, Kasten RW. Bartonellosis, an increasingly recognized zoonosis. *Journal of Applied Microbiology* 109, 2010, 743-750.
12. Kabeya H, Maruyama S, Irei M, et al. Genomic variations among *Bartonella henselae* isolates derived from naturally infected cats. *Veterinary Microbiology* 89, 2002, 211-220.
13. Murakami K, Tsukahara M, Tsuneoka H, et al. Cat scratch disease: analysis of 130 seropositive cases. *Journal of Infection and Chemotherapy* 8, 2002, 349-352.
14. Carithers HA, Margileth AM. Cat-scratch disease. Acute encephalopathy and other neurologic manifestations. *American Journal of Diseases of Children* 145, 1991, 98-101.
15. La Scola B, Raoult D. Culture of *Bartonella quintana* and *Bartonella henselae* from human samples: a 5-year experience (1993 to 1998). *Journal of Clinical Microbiology* 37, 1999, 1899-1905.
16. Slater LN, Welch DF, Min KW. *Rochalimaea henselae* causes bacillary angiomatosis and peliosis hepatis. *Archives of Internal Medicine* 152, 1992, 602-606.
17. La Scola B, Zeaiter Z, Khamis A, et al. Gene-sequence-based criteria for species definition in bacteriology: the *Bartonella* paradigm. *Trends in Microbiology* 11, 2003, 318-321.
18. Greene CE, McDermott M, Jameson PH, et al. *Bartonella henselae* infection in cats: evaluation during primary infection, treatment, and rechallenge infection. *Journal Clinical Microbiology* 34, 1996, 1682-1685.
19. 山崎洋二，竹口東一郎，佐川博文，ほか．猫引っかき病 30 例の臨床的検討．熊本医誌 66，1992，19-28.

（丸山総一）

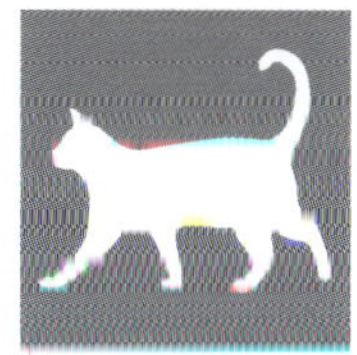

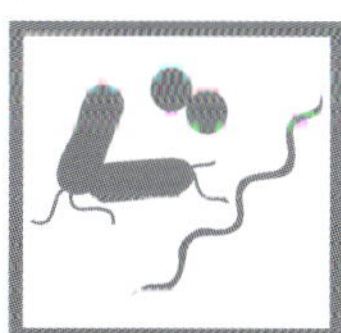

7-3 ヘモプラズマ感染症（赤血球指向性マイコプラズマ感染症）

猫に感染するヘモプラズマは，以前はリッケチアの一種であるヘモバルトネラ（*Haemobartonella felis*）に分類されていたが，遺伝子解析によりマイコプラズマの一種であることが確認された。猫では *Mycoplasma haemofelis*（Mhf），'*Candidatus* Mycoplasma haemominutum'（CMhm），'*Candidatus* Mycoplasma turicensis'（CMt）の３種が重要である。感染経路は完全には解明されていない。基礎疾患は発症のリスク因子であり，特に猫免疫不全ウイルス（FIV），猫白血病ウイルス（FeLV）に感染している猫では発症例が多い。

▶ 病原体

ヘモプラズマは，細胞壁のない保護膜に包まれたグラム陰性細菌である。猫に感染するヘモプラズマは，以前はリッケチアの一種であるヘモバルトネラ（*Haemobartonella felis*）に分類されていたが，その後の遺伝子解析の結果，マイコプラズマの一種であることが確認された。かつて大型の *H. felis* とされていた株は *Mycoplasma haemofelis*（Mhf）に，また小型の *H. felis* 株は'*Candidatus* Mycoplasma haemominutum'（CMhm）に再分類されている[1-4]。その後，猫に感染するヘモプラズマとして'*Candidatus* Mycoplasma turicensis'（CMt）が同定されたことにより，現在のところこれら**３種のヘモプラズマが猫において重要である**と考えられている[5]。この中でも Mhf の病原性が，他の CMhm と CMt の２種と比較すると高いとされている。

▶ 疫学

2010 年に報告された日本国内の屋外飼育あるいは屋内外飼育されている猫を対象とした分子疫学調査では，約 26％の猫が３種のヘモプラズマのいずれか，あるいは混合感染しており，Mhf，CMhm，CMt ともに日本全国に万遍なく分布していることが判明した（**図１**）[6]。個々のヘモプラズマの陽性率は，Mhf が約５％，CMhm が約 20％，CMt が約７％であった。さらに混合感染している猫は約６％確認され，Mhf と CMhm が約２％，Mhf と CMt が約 0.3％，CMhm と CMt が約３％，３種すべてが約 0.8％の頻度で感染していることが判明した。

猫のシグナルメントや飼育環境とヘモプラズマ感染との関連については，雄であること，中高齢であること，咬傷歴を有すること，外出頻度の高いこと，レトロウイルスに感染していることが，ヘモプラズマ感染における危険因子として同定された[6]。

▶ 感染経路

ヘモプラズマの感染経路については完全には解明されていないが，これまでの報告では唾液から病原体が検出されたことから，食器の共有などによる間接的な感染経路が存在する可能性が示された[5]。しかしそのような経路では感染が成立しないという報告もあり，現在のところ外部寄生虫による吸血や，猫同士のケンカによる咬傷，垂直伝播といった経路が主要な感染経路であろうと考えられている[7]。

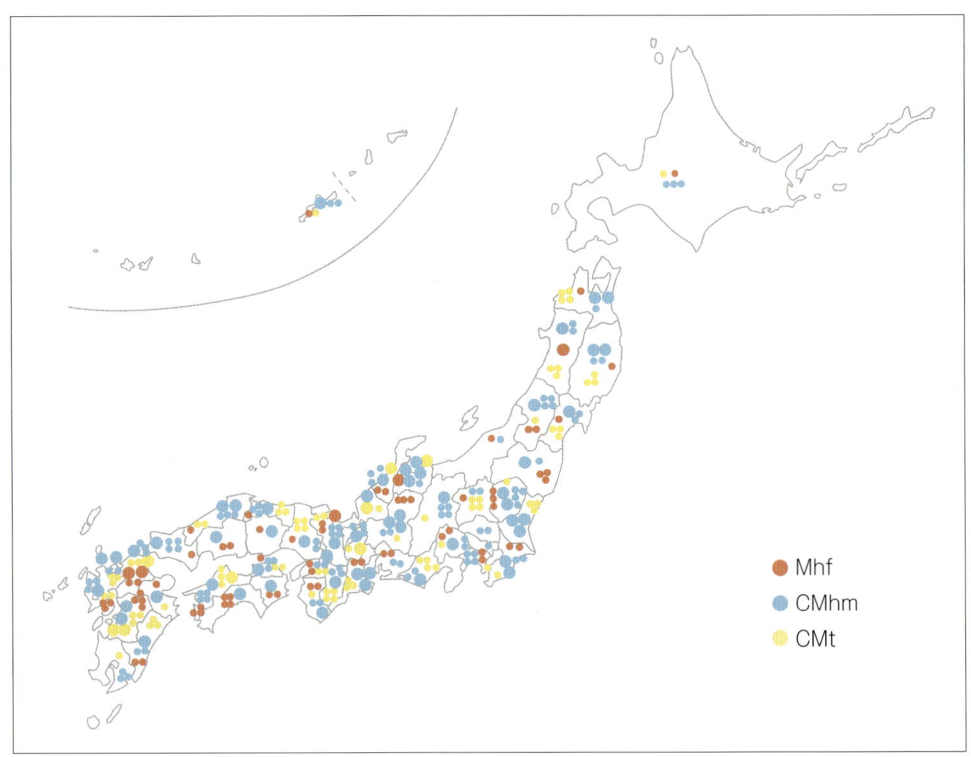

図1 1,770 頭の猫を対象に行った分子疫学調査における Mhf, CMhm, CMt の日本国内における分布
参考文献6より引用・改変

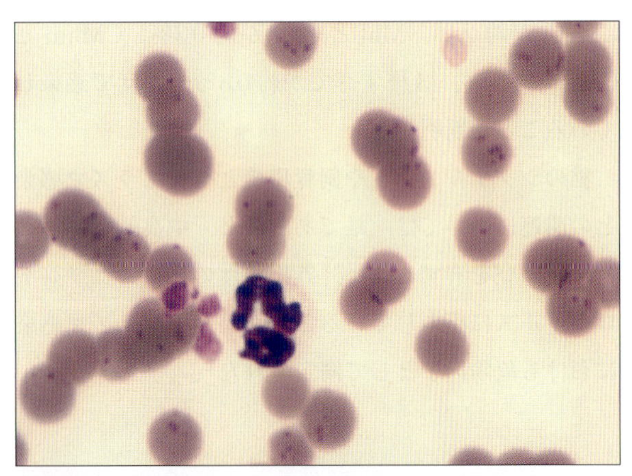

図2 赤血球表面に感染する多数のヘモプラズマ
赤血球上に散在，あるいは直鎖状に存在している
[ロマノフスキー染色]

▶ 発症機序／臨床症状

急性期における症状としては，元気消失，食欲不振，沈うつなどの非特異的な症状に加え，貧血，黄疸，発熱，可視粘膜蒼白，脱水，脾腫，呼吸促迫といった溶血性貧血に関連した症状が認められる。血液検査では，骨髄抑制につながるような基礎疾患を有していなければ，基本的に再生性貧血を呈する。猫で溶血性貧血が認められた際には，本症を鑑別診断リストに挙げておくべきである。また血液化学検査では，しばしば高ビリルビン血症が認められる。

各種治療により回復してもキャリアとなることが知られており，再発もまれではあるが起こり得る。また，**発症には基礎疾患を有していることが危険因子であると**されており，特に猫免疫不全ウイルス(FIV)や猫白血病ウイルス(FeLV)に感染している猫で発症例が多いとされる。

▶ 診断

血液検査

急性発症例における猫ヘモプラズマ症の診断は，通常，血液塗抹標本の観察によって行われる。ロマノフスキー染色を施した血液塗抹標本では，赤血球表面に散在，あるいは直線上に配列した**好塩基性の点状物**として認められる(**図2**)。もしこれが観察されれば，猫ヘモプラズマ症と診断できる。ただし，ヘモプラズマは赤血球表面に感染する非常に小さな病原体で，しば

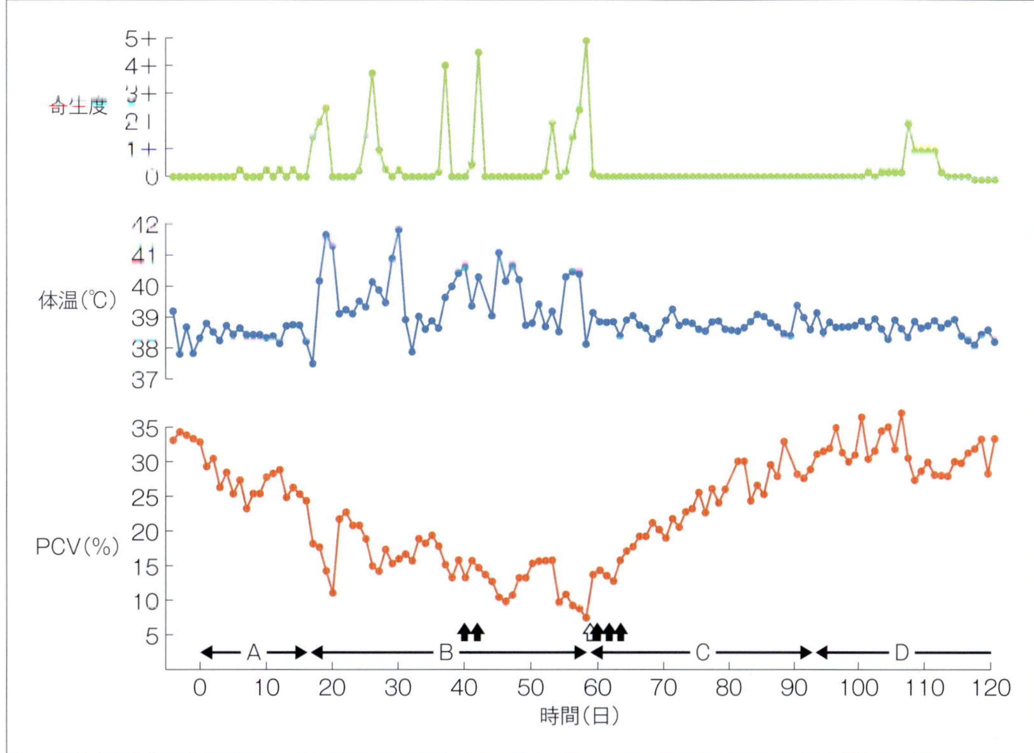

図3 ヘモプラズマ感染猫における感染からの時間的経過と血液中へのヘモプラズマの出現，体温，PCVとの関連

貧血の程度と，血液中へのヘモプラズマの出現，ならびに発熱は必ずしも一致して発現しない点に注意

A：感染初期　B：急性期　C：回復期　D：キャリア一期

参考文献8より引用・改変

しば塗抹上のゴミと誤認される可能性があるため，血液塗抹標本の作製や染色に際しては，アーティファクトが入らないよう努めなければならない。またヘモプラズマの血液中への出現は，必ずしも貧血の程度や発症時期とは一致しないことも考慮しなければならない（**図3**）[8]。

遺伝子検査

最近では，PCR法による定性検査や，その判定に定量性をもたせたReal-time PCR法を用いた遺伝子診断法が応用されている。前述のような急性発症例だけではなく，キャリアとなっている状態でも，ヘモプラズマ由来DNAを検出できる程度の感度と特異性を有しているため利用できる。原因を特定する場合や，血液塗抹の観察だけでは検出できない被疑症例の鑑別診断に有効とされる。

診断法についてはp411も参照

▶治療

ヘモプラズマに対しては**テトラサイクリン系抗菌薬**の投与が有効とされており，ドキシサイクリンが一般に選択される。用量は5 mg/kg，1日2回，経口的に3週間の投与が推奨されている。ただし本剤の投与により，食道炎や食道狭窄が誘発されることがあるため，薬剤が完全に胃まで到達するように，投与後に十分な飲水をさせるか，あるいは薬剤自体を液剤の形で投与すべきである。経口的な投与が困難な症例に対しては，オキシテトラサイクリンの注射薬を用いることもできるが，こちらは産業動物用の薬剤であるため，その点を考慮する必要がある。また最近では，**ニューキノロン系抗菌薬**であるエンロフロキサシンも，ヘモプラズマに対して有効であることが示されている。本剤は5 mg/kgの用量で1日1回，2週間の投与が推奨されている。

重度の貧血を呈する症例には，対症療法として輸血を行う。また，赤血球の免疫学的破壊を伴っている可能性が考えられる場合には，抗菌薬の投与とともにプレドニゾロンを2mg/kg，1日1回の用量で数日間のみ使用する。

▶ 予防

本感染症に対する予防薬やワクチンは開発されていない。したがって，本菌のキャリア猫との接触を避ける必要がある。感染経路にはまだ不明な点が残されているものの，感染予防に関しては可能性のある感染経路である，吸血性節足動物による媒介，猫同士のケンカによる咬傷，垂直伝播の予防や防止が有効と思われる。また基礎疾患やストレスといった因子が発症に大きくかかわっていることから，それらを適切に管理することによって発症予防につながると思われる。

【 参考文献 】

1. Foley JE, Harrus S, Poland A, et al. Molecular, clinical, and pathologic comparison of two distinct strains of *Haemobartonella felis* in domestic cats. *American Journal of Veterinary Research* 59, 1998, 1581-1588.
2. Foley JE, Pedersen NC. '*Candidatus* Mycoplasma haemominutum', a low-virulence epierythrocytic parasite of cats. *International Journal of Systematic and Evolutionary Microbiology* 51, 2001, 815-817.
3. Neimark H, Johansson KE, Rikihisa Y, et al. Proposal to transfer some members of the genera Haemobartonella and Eperythrozoon to the genus Mycoplasma with descriptions of '*Candidatus* Mycoplasma haemofelis', '*Candidatus* Mycoplasma haemomuris', '*Candidatus* Mycoplasma haemosuis' and '*Candidatus* Mycoplasma wenyonii'. *International Journal of Systematic and Evolutionary Microbiology* 51, 2001, 891-899.
4. Sykes JE. Feline hemotropic mycoplasmosis (feline hemobartonellosis). *Veterinary Clinics of North America: Small Animal Practice* 33, 2003, 773-789.
5. Willi B, Boretti FS, Cattori V, et al. Identification, molecular characterization, and experimental transmission of a new hemoplasma isolate from a cat with hemolytic anemia in Switzerland. *Journal of Clinical Microbiology* 43, 2005, 2581-2585.
6. Tanahara M, Miyamoto S, Nishio T, et al. An epidemiological survey of feline hemoplasma infection in Japan. *Journal of Veterinary Medical Science* 72, 2010, 1575-1581.
7. Tasker S, Lappin MR. *Haemobartonella felis*: recent developments in diagnosis and treatment. *Journal of Feline Medicine and Surgery* 4, 2002, 3-11.
8. Greene CE. Infectious Diseases of the Dog and Cat 4th ed, Saunders, 2011.

（遠藤泰之）

猫の内部寄生虫感染症

1. ジアルジア症
2. トリコモナス症
3. コクシジウム症／クリプトスポリジウム症
4. トキソプラズマ症
5. 吸虫症（壺形吸虫症）
6. 瓜実条虫症／マンソン裂頭条虫症
7. エキノコックス症
8. 回虫症
9. 鉤虫症
10. フィラリア症
11. その他の線虫症

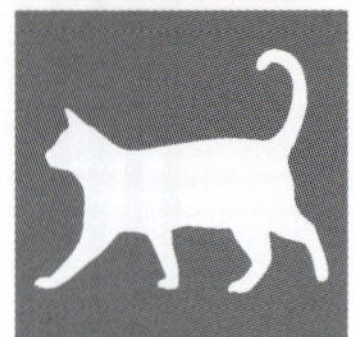

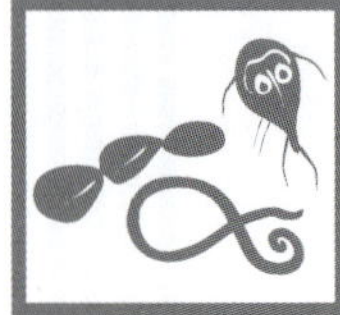

8-1 ジアルジア症

猫のジアルジア症は，*Giardia intestinalis* の感染による。犬と同様に，感染は幼若猫において高い傾向にある。しかし，犬の感染率ほど高くはない。

▶ 病原体

猫のジアルジア症は，***Giardia intestinalis*** の感染による。犬では Assemblage C と D が固有の遺伝子型であると考えられているが，猫では Assemblage F が固有の遺伝子型である（**表 1**）[1, 2]。世界的には，猫からはまれに人獣共通に感染性を有する Assemblage A の検出報告がある[2]。

G. intestinalis の形態は，栄養型と嚢子型（シスト）からなる（**図 1**）。

▶ 感染経路と生活環（図 2）

感染動物の糞に排出された成熟嚢子の経口摂取による。嚢子の外界や消毒薬に対する抵抗性は強いが，乾燥や高温には弱い。嚢子は飲料水や食物に混入し経口感染するため，水系感染症としても重要である。宿主に摂取された嚢子は，小腸内で脱嚢し，栄養型となる。栄養型虫体は腸管上皮に吸着し，2 分裂を繰り返し増殖する。小腸下部に移動した栄養型虫体は嚢子を形成し，糞便とともに排出される（犬の「3-1 ジアルジア症」も参照）。

表 1 *G. intestinalis* の遺伝子型と主な宿主

遺伝子型	主な宿主（検出例）
A	人，犬，猫，ウシ，ブタ，ウマなど多くの動物種
B	人，犬，ウシ，ブタ，ウマなど多くの動物種
C	犬（ブタ，ウシなど）
D	犬（ウシ，キツネなど）
E	ウシ，ヒツジ，ブタ，ウマなどの家畜動物
F	猫（まれにブタなど）
G	ラット，マウス
H	ハイイロアザラシ，カモメ

▶ 臨床症状

特に成猫では感染しても症状を呈さず不顕性感染となる場合も多いが，子猫では症状が出やすい。症状は，水様性，脂肪性の下痢である。

▶ 診断

基本的には新鮮便の直接塗抹法により糞便中の虫体を検出することによる。栄養型が生きていれば，ヒラ

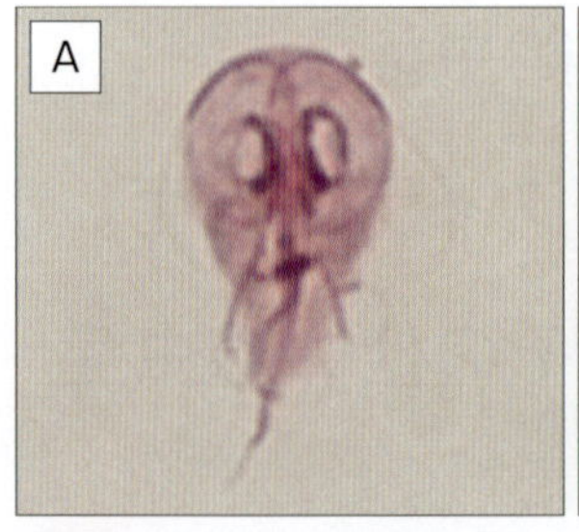

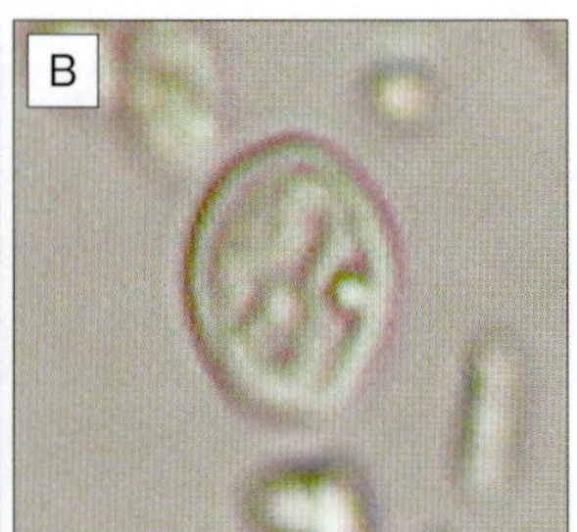

図 1 ジアルジアの栄養型と嚢子（シスト）

A：ジアルジアの栄養型。体長 12～17 μm，体幅は 5～8 μm［ギムザ染色］

B：ジアルジアの嚢子。大きさ 8～12× 5～10 μm の楕円から卵円形［ヨード染色］

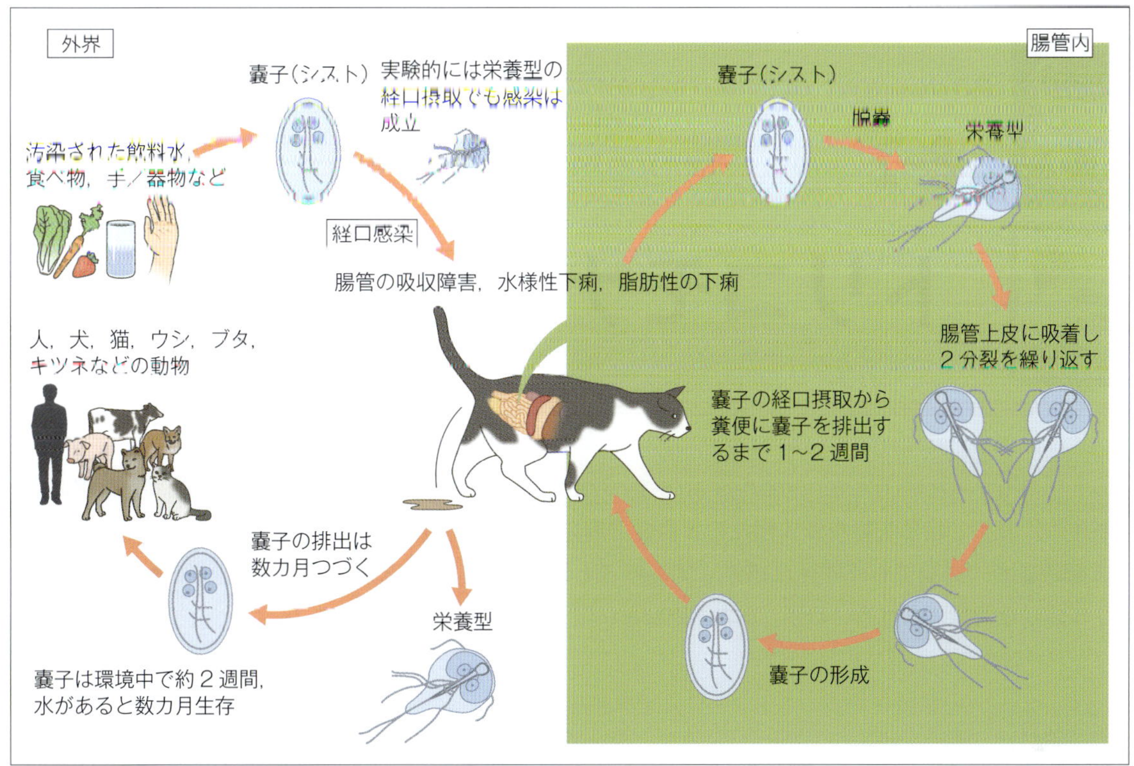

図2 ジアルジアの感染経路と生活環

参考文献3より引用・改変

ヒラと舞うように運動する様子がみられる。そのほか，浮游法(囊子の検出)，ELISAキットなどを使用した抗原検査，およびPCRによる遺伝子検査などがある。

診断法についてはp156～158，390，400，403，412も参照

▶ 治療／予防

治療薬としては2系統の薬剤がある。ニトロイミダゾール系の薬剤としてメトロニダゾール(10～25 mg/kg，1日2回，5～8日間)を投与する。またベンズイミダゾール系薬剤としては，フェンベンダゾール(50 mg/kg，1日1回，5日間)は催奇形性や副反応はないとされるが，アルベンダゾールは骨髄抑制があるとの報告もあり猫には禁忌とされている。症状が激しい場合は対症療法も行う。

予防は早期発見と治療が中心となる。また，複数頭の飼育下では，感染猫を速やかに隔離し治療を行い，他の猫への感染を防止する。囊子を含む糞便の除去と，それに汚染された飼育環境を浄化する(犬の「3-1 ジアルジア症」も参照)。

【参考文献】

1. Ryan U, Cacciò SM. Zoonotic potential of *Giardia*. *International Journal for Parasitology* 43, 2013, 943-956.
2. Heyworth MF. *Giardia duodenalis* genetic assemblages and hosts. *Parasite* 23, 2016, 13.
3. Esch KJ, Petersen CA. Transmission and epidemiology of zoonotic protozoal diseases of companion animals. *Clinical Microbiology Reviews* 26, 2013, 58-85.

MEMO

「ジアルジアとトリコモナスの鑑別のコツ」

- ジアルジアとトリコモナスの栄養型は移動スタイルにそれぞれ特徴があり，鑑別ができる。しかし，初めてみる場合なかなか判断が難しい。ジアルジアの栄養型は「ヒラヒラ舞う」と表現されることが多い。少し詳しく述べると，吸盤側を表に向けたり，裏に向けたりしながら，前進するというよりもクネクネと旋回し，あたかもダンスを踊っているような印象である。一方，トリコモナスの栄養型は裏返ったりすることはないためヒラヒラ舞うようなことはなく，細かく揺れながら時に伸縮しつつ前進する。

(松林　誠)

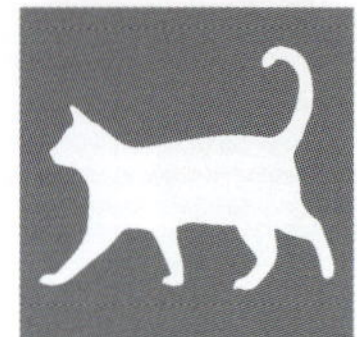

8-2 トリコモナス症

猫のトリコモナス症は *Tritrichomonas suis*（=*Tritrichomonas foetus*）の栄養型が，回腸，盲腸および結腸に寄生し，寛解と増悪を繰り返す慢性の大腸性下痢を引き起こす疾病である。主に1歳齢以下の子猫で下痢を引き起こすが，成猫でも不顕性に感染していることがある。いわゆる糞口感染により伝播する。欧米では2000年頃から問題になっているが，日本国内においても広くみられる疾病である。

▶ 病原体

分類

Tritrichomonas suis（=*Tritrichomonas foetus*）は，パラバサリア綱 Parabasalia，トリトリコモナス目 Tritrichomonadida に属する鞭毛虫で，ブタの消化管に寄生する普通種で，ウシの流産の原因ともなる[1]。猫の回腸，盲腸および結腸に寄生し，1996年以降欧米において若齢猫の下痢症の原因として注目されるようになった。1996年から2000年にかけて，慢性の大腸性下痢を引き起こす猫の腸トリコモナス症が多数報告され，当初，本症の原因は *Pentatrichomonas hominis* と同定されたが[2]，2003年に18S rRNA-ITS1-5.8S rRNA-ITS2 領域の塩基配列解析によって，*T. suis* であることが明らかになった[3]。ただし，猫寄生のものは猫遺伝子型で，ウシに寄生する牛遺伝子型とは生物学的に若干異なる。2013年に Walden らは，この猫遺伝子型を牛遺伝子型と比較し，新種の *Tritrichomonas blagburni* と分類することを提唱している[4]。

なお，まれに *P. hominis* が猫から検出されることがあるが，*P. hominis* の猫における病原性については不明である。

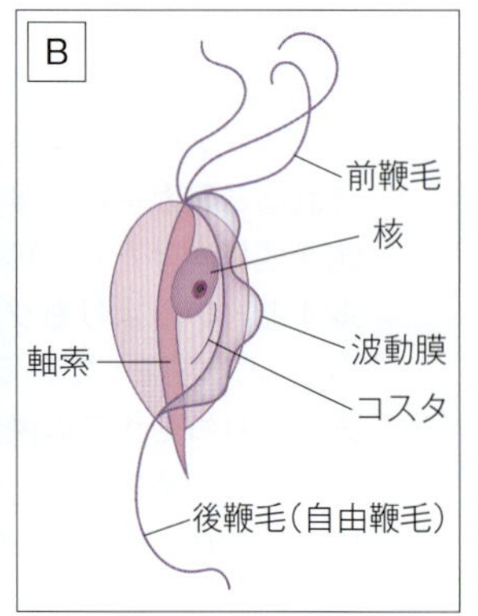

図1 *T. suis* の顕微鏡所見と模式図
A：顕微鏡所見［ギムザ染色］
B：模式図

形態

T. suis の発育段階は栄養型のみで嚢子はないとされている。栄養型は紡錘形で，長さ9～16 μm，幅2～6 μmで，体部前方に核を有し，体部中央を縦に軸索が走る。3本の**前鞭毛**（5～17 μm）と**波動膜**を有し，体部後方には**自由鞭毛**がみられる[1]。体部への波動膜の付け根に，繊維状の支持構造であるコスタを有する。これらの形態はギムザ染色標本で観察できる（**図1**）。*P. hominis* は5本の前鞭毛を有することから *T. suis* と鑑別できる。

下痢便中においては，生きた栄養型が検出されることがあり，波動膜が観察できる *T. suis* と，お椀がヒラヒラ舞うような *Giardia* は，その動きで鑑別できる。なお，まれに両原虫に感染していることがある。

通常，トリコモナスの栄養型は腸管腔の粘膜表面に

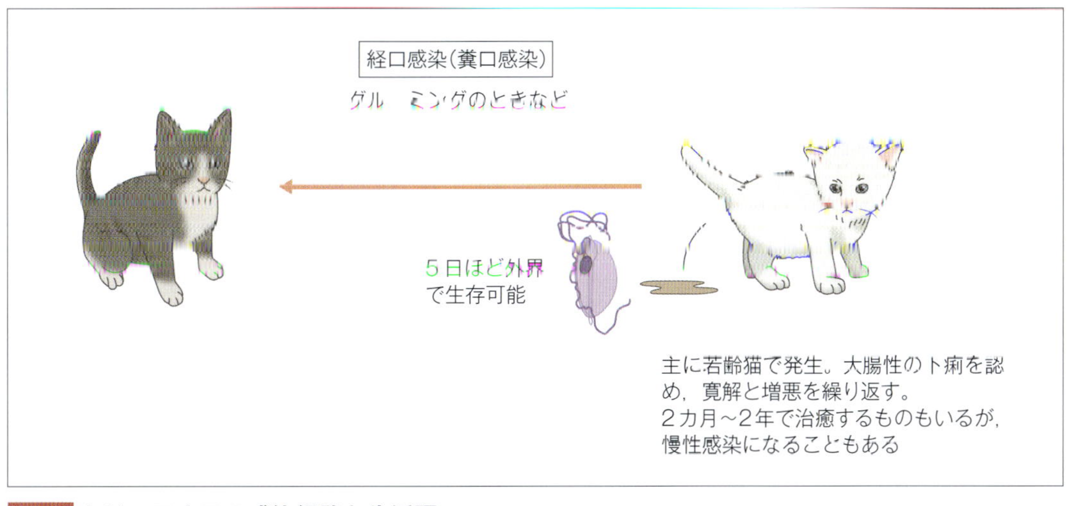

図2 トリコモナスの感染経路と生活環

寄生するが，粘膜内への侵入も一部報告されている。

▶ 感染経路と生活環

本種の栄養型は猫の回腸，盲腸，結腸において2分裂で無性増殖し，一部が**糞便とともに排出される**(**図2**)。外界でも条件が揃えば，栄養型は5日間ほど生存可能で[5]，この間に他の個体の体表に付着し，その動物の毛繕い時に**経口感染**すると考えられる。いわゆる**糞口感染**により伝播する[6]。例外的に，蓄膿の子宮から栄養型が検出された症例がある[7]。

幼若齢時に繁殖施設および保護施設などにおける多頭飼育で感染し，2カ月～2年で自然に治癒するものもあるが，その後，**慢性感染**となり長期間の個別飼いにおいても感染が継続する個体もいる[8]。

下痢の猫において高率に本原虫が検出されるが，正常便の猫からも低率であるが検出される。すべての年齢層の猫からみつかるが，**1歳齢以下の子猫から多く検出される**。感染率に性差はなく，雑種より純血種の感染率が高いという報告もあるが，猫の遺伝的な感受性の差ではなく，飼養様式の差による可能性がある。

▶ 疫学

本種は世界的に分布しているものと考えられるが，ほとんどが欧米での調査報告である。一部，大洋州，韓国，日本からも報告されている[7]。感染率の高いものでは32％(36/111)に達する[6]。国内の調査(北海道，埼玉および鳥取)では8.8％(13/147)の感染率で，国内でも広く感染が広がっていることが示唆されている[9]。

▶ 宿主

本種の猫遺伝子型は猫の消化器に，豚遺伝子型はブタの消化器に，牛遺伝子型はウシの生殖器に寄生する。豚遺伝子型はブタでは普通種で病原性がないが，猫遺伝子型は猫で慢性の大腸性下痢を引き起こす。猫遺伝子型と豚遺伝子型は国内でもみられる。牛遺伝子型はウシで流産の原因として世界的に重要であるが，現在国内では全く報告はない。

▶ 臨床症状

発症するのは主に若齢猫で，**慢性の大腸性下痢症**を引き起こし，寛解と増悪を繰り返す。無症状，排便回数の増加，軟便，下痢など様々である。しばしば悪臭のある下痢便で，ときおり粘液や鮮血が混じる。ほとんどの場合，食欲不振および体重減少などは認められない[2]。

▶ 診断法

T. suis の診断法は以下の3つが報告されている。

直接塗抹法

生理食塩水で希釈した糞便の直接塗抹法で，検体を速やかに顕微鏡で観察することにより，運動する栄養型を検出する。

糞便培養法

トリコモナス培地(㈱LSI メディエンス)や InPouch TF-Feline(Biomed Diagnostics 社)を用いた糞便の培養法で，培養により増殖した栄養型を検出する。

遺伝子検査

糞便由来 DNA に対する *T. suis* 特異的プライマーを用いた Nested-PCR や Real-time PCR を用いて診断する[10]。

直接塗抹法および糞便培養法で虫体が検出された場合は塗抹標本を作製し，ギムザ染色後に鏡検する。これらの検査法の感度は，Nested-PCR＞糞便培養法＞直接塗抹法の順で，直接塗抹法だけでは感染猫でも陰性となることが多いため注意が必要である。

診断法については p156～158，412 も参照

▶ 治療

下痢は自然に寛解することがあるが，原虫はその後も長期間残存することが多い。現在，本種に対する有効な薬剤は 5-ニトロイミダゾール製剤であるロニダゾール(30 mg/kg，1 日 1 回，14 日間)のみであり，一般的な抗原虫薬であるメトロニダゾールは無効とされている。しかしながら，ロニダゾール投薬後，下痢が再発する例も報告されている[11]。また，ロニダゾールは国内では認可されておらず，神経毒の徴候がみられた場合にはすぐに中止する必要があるため，投薬期間中は猫を注意深く観察する。

▶ 予防

若齢時に繁殖施設および保護施設など多頭飼育時に感染し，無症状の猫もキャリアとなって伝播することが予想される。他の猫からの糞便汚染の防止が重要であり，若齢時から完全に個別飼いすることによって予防が可能と考えられる。

MEMO

「人には感染するのか」

● 近縁種としては，国内でも人の生殖器に寄生する *Trichomonas vaginalis* が重要であるが，*T. suis*(＝*T. foetus*)は人へは感染しない。ブタから採取した豚遺伝子型を実験的にウシの生殖器に投与すると，生殖器への感染は成立するが，通常の環境下ではこのようなブタからウシへの伝播は起こらないと考えられている。なお，犬では非病原性の *Pentatrichomonas hominis* がときおり検出され，人へも寄生するが，*T. suis* の人への寄生はないと考えられる。

【 参考文献 】

1. Levine ND. Veterinary Protozoology. The Iowa State University Press, Iowa, 1985.
2. Gookin JL, Breitschwerdt EB, Levy MG, et al. Diarrhea associated with trichomonosis in cats. *American Veterinary Medical Association* 215, 1999, 1450-1454.
3. Levy MG, Gookin JL, Poore M, et al. *Tritrichomonas foetus* and not *Pentatrichomonas hominis* is the etiologic agent of feline trichomonal diarrhea. *Journal of Parasitology* 89, 2003, 99-104.
4. Walden HS, Dykstra C, Dillon A, et al. A new species of *Tritrichomonas* (Sarcomastigophora: Trichomonida) from the domestic cat (Felis catus). *Parasitology Research* 112, 2013, 2227-2235.
5. Van der Saag M, McDonell D, Slapeta J. Cat genotype *Tritrichomonas foetus* survives passage through the alimentary tract of two common slug species. *Veterinary Parasitology* 177, 2011, 262-266.
6. Gookin JL, Levy MG, Law JM, et al. Experimental infection of cats with *Tritrichomonas foetus*. *American Journal of Veterinary Research* 62, 2001, 1690-1697.
7. Yao C, Köster LS. *Tritrichomonas foetus* infection, a cause of chronic diarrhea in the domestic cat. *Veterinary Research* 46, 2015, 35.
8. Gookin JL, Stebbins ME, Hunt E, et al. Prevalence of and risk factors for feline *Tritrichomonas foetus* and *Giardia* infection. *Journal of Clinical Microbiology* 42, 2004, 2707-2710.
9. Doi J, Hirota J, Morita A, et al. Intestinal *Tritrichomonas suis* (=*T. foetus*) infection in Japanese cats. *Journal of Veterinary Medical Science* 74, 2012, 413-417.
10. Gookin JL, Birkenheuer AJ, Breitschwerdt EB, et al. Single-tube nested PCR for detection of *Tritrichomonas foetus* in feline feces. *Journal of Clinical Microbiology* 40, 2002, 4126-4130.
11. Gookin JL, Copple CN, Papich MG, et al. Efficacy of ronidazole for treatment of feline *Tritrichomonas foetus* infection. *Journal of Veterinary Internal Medicine* 20, 2006, 536-543.

（奥　祐三郎，戸田純子）

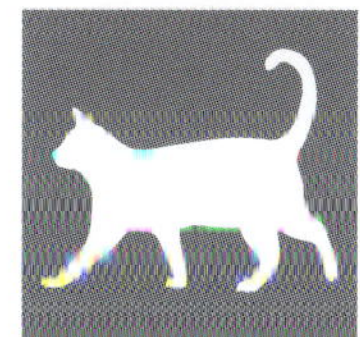

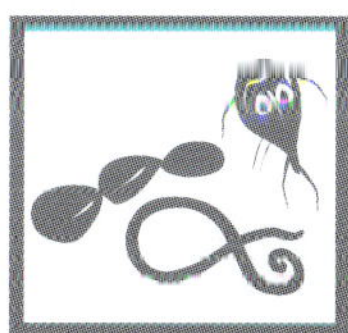

8-3 コクシジウム症／クリプトスポリジウム症

コクシジウム症

猫に寄生するコクシジウム類はトキソプラズマ(8-4「トキソプラズマ症」を参照)をはじめとして多岐にわたるが，本稿では狭義の猫コクシジウム症としてシストイソスポーラ *Cystoisospora* 属原虫によるものを解説する。*Cystoisospora* 属(従来，イソスポーラ *Isospora* 属と分類されてきた)の原虫は，感染猫の糞便中に排出されるオーシストの経口摂取により感染，基本的に小腸に寄生して下痢などの消化器症状を呈する。そのため，多頭飼いなどの群内での感染，特に重篤になりやすい幼猫における感染には注意が必要である。また，固有宿主の猫も含め，げっ歯類などの非固有宿主体内で消化管外にも被鞘虫体(ユニゾイト)として寄生する場合があるため，このような待機宿主の摂取による感染も起こり得る。

▶ 病原体

概要は犬コクシジウムと同様である。猫に寄生する *Cystoisospora* 属としては ***Cystoisospora felis*** および ***Cystoisospora rivolta*** の**2種**が知られており，これらは犬には感染しない。前者が大型種，後者が中型種に相当し，オーシストのサイズに明らかな差がみられる(**図1**)[1]。**これらよりさらに小型の 10 μm 程度(1/3～1/2)のオーシストが検出されたときには，トキソプラズマをはじめとする他のコクシジウム感染を疑う**ことになる。

C. felis (旧称：*I. felis*)	*C. rivolta* (旧称：*I. rivolta*)
38～51×27～39 μm	21～28×18～23 μm

図1 猫寄生性シストイソスポーラ属原虫のオーシストの大きさと成熟オーシスト

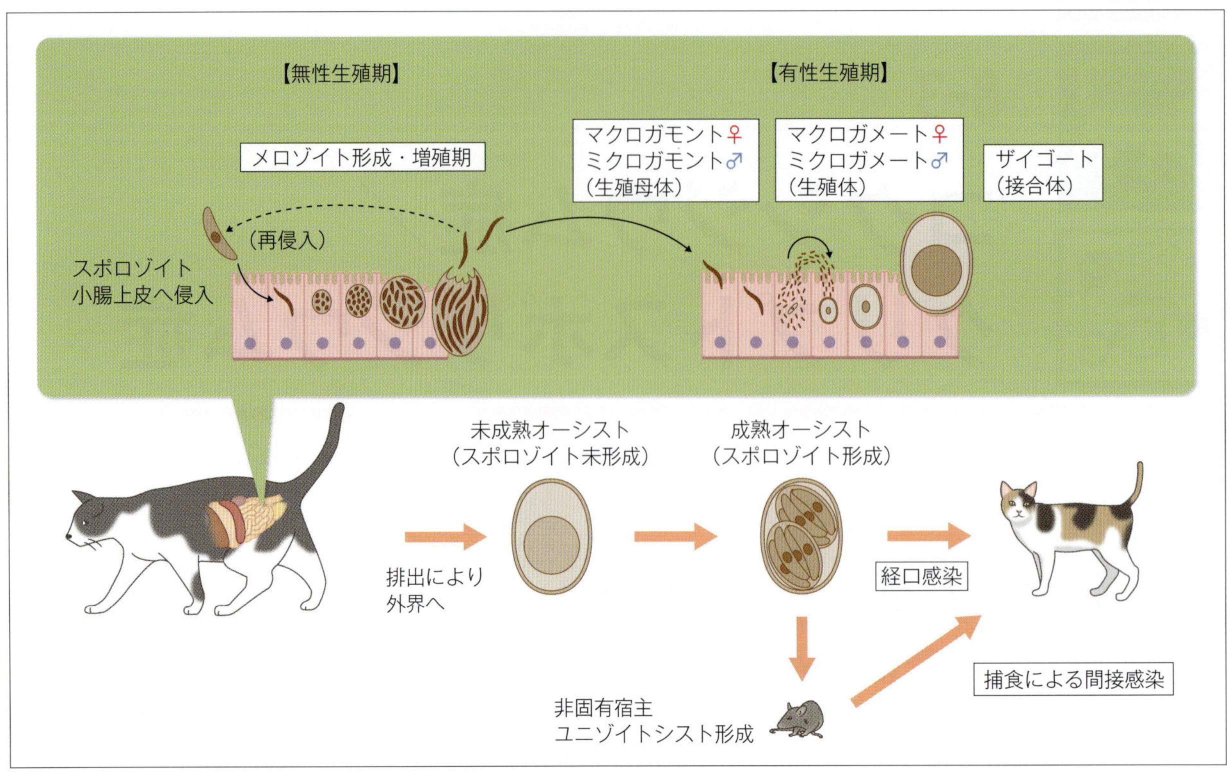

図2 シストイソスポーラ属原虫の感染経路と生活環

表1 猫寄生性シストイソスポーラ属原虫２種のプレパテントピリオドおよびパテントピリオド

プレパテントピリオドは，感染猫糞便由来のオーシストを摂取した場合と，待機宿主体内に形成されたユニゾイトシストを摂取した場合で異なる

	C. felis（旧称：*I. felis*）	*C. rivolta*（旧称：*I. rivolta*）
プレパテントピリオド		
オーシスト摂取	7～8日	6～8日
ユニゾイトシスト摂取	6～7日	4～6日
パテントピリオド	9～10日	7～12日

▶疫学

世界中に分布しており，国内でも全国的に普通にみられる[2]。

▶宿主

固有宿主である猫，およびネコ科の動物。げっ歯類などの非固有宿主にも感染し，それらは待機宿主となる。

▶感染経路と生活環

犬の「3-2 コクシジウム症／クリプトスポリジウム症」を参照（**図2**）。

▶感染の特徴

Cystoisospora 属原虫は固有宿主である猫の場合，通常は小腸において寄生する。しかしながら，非固有宿主および固有宿主の猫であっても消化管を突破して組織内に侵入し，特にリンパ節や脾臓などにおいてユニゾイトシスト（被鞘虫体１個を収容）として宿主体内に存在することがある（**図2**）。

感染からオーシスト排出までの期間であるプレパテントピリオド，およびオーシスト排出期間であるパテントピリオドを**表1**に示す。

▶臨床症状

C. felis，*C. rivolta* ともに下痢症状がみられる。特に *C. felis* では濃厚感染により衰弱に陥り，致死的なケースもある。一方，*C. rivolta* は比較的症状は強くない。

▶ 診断

糞便検査(直接法，浮游法)

確定診断は直接法，もしくは浮游法による糞便検査を行う。オーシストの形態は2種間でややサイズが異なり，形状は *C. felis* は卵円形で端がやや尖っており，*C. rivolta* は類円形である(**図1**)。治療薬など対処は同様であるため，臨床現場で種の鑑別を必要とするケースは少ないであろう。ただし，「病原体」の項で述べたとおり，より小型のオーシストが検出されたときにはトキソプラズマをはじめとする他のコクシジウム感染の可能性があるため注意を要する。

また，感染後間もない無性生殖による増殖期に特に病原性が発揮されるため，糞便中にオーシストが検出される前のプレパテントピリオドの時期に発症する(**表1**)。そのため，オーシスト検出による確定診断前の対処が必要となることも多い。しかしながら，確定診断は感染猫の摘発による予防にもつながるため行った方がよい。

診断法については p156～158，403 も参照

▶ 治療

猫の *Cystoisospora* 属原虫によるコクシジウム症の治療には犬と同様，従来サルファ剤であるスルファモノメトキシン(ダイメトン)やスルファジメトキシン(アプシード)が使用されてきた。これらは一般的に25～50 mg/kg/day で1週間程度の連続投与後，検査にて効果を確認し，追加投与の要否を判断する必要がある。近年は単回投与で効果が認められるトルトラズリル(バイコックス：10～20 mg/kg)が使用されている。幼猫の場合は低用量での投与も考慮する。ただし，トルトラズリル単剤であるバイコックスは牛用または豚用として流通しているため効能外使用となり，飼い主の承諾を得て投与することになる。

内部寄生虫駆除薬については p418～423 も参照

▶ 予防

犬の「3-2 コクシジウム症／クリプトスポリジウム症」を参照。

MEMO

「人には感染するのか」

- 猫に寄生する *Cystoisospora felis*, *Cystoisospora rivolta* は人には感染しない。

「猫－犬間での感染はあるのか」

- 猫に寄生する種は犬に寄生せず，また，犬に寄生する種は猫には寄生しない。

「猫コクシジウムの注意点」

- *Cystoisospora* 属原虫のオーシストより小型のオーシストが検出された場合，人獣共通感染症であるトキソプラズマの可能性があり，注意を要する。

【 参考文献 】

1．Lappin MR. Update on the diagnosis and management of *Isospora* spp. infections in dogs and cats. *Topics in Companion Animal Medicine* 25, 2010, 133-135.

2．山本徳栄，近真理奈，斉藤利和，ほか．埼玉県内のイヌおよびネコにおける腸管寄生虫類の保有状況．感染症学雑誌 83，2009，223-228.

3．石井俊雄．犬・猫のコクシジウム．獣医寄生虫学・寄生虫病学 1 総論／原虫．講談社，東京，1998，pp76-81.

4．今井壯一．犬猫のコクシジウム．最新 家畜寄生虫病学．朝倉書店，東京，2007，pp18-19.

5．寄生虫病学共通テキスト編集委員会．イソスポーラ．獣医学教育モデル・コア・カリキュラム準拠 寄生虫病学．緑書房，東京，2014，pp44-45.

(松尾智英)

クリプトスポリジウム症

猫に感染するクリプトスポリジウムは *Cryptosporidium felis* と *Cryptosporidium parvum* が知られる。前者は猫にのみ感染すると考えられ，後者は人獣共通種である。

▶ 病原体と宿主

クリプトスポリジウムは，アピコンプレックス門，*Cryptosporidium* 属に属する原虫である。日本を含め世界的に広く分布し，猫，犬以外に，人を含む多くの脊椎動物の消化管に寄生する。クリプトスポリジウムには多くの種が存在するが，猫に寄生するものは，***Cryptosporidium felis*** と ***Cryptosporidium parvum*** が知られる。前者の *C. felis* は猫にのみ感染すると考えられている。

この *C. felis* については，詳細は不明ではあるが，猫での病原性は低いと考えられている。後者の *C. parvum* は宿主特異性が低く，人を含む様々な哺乳類に感染する人獣共通種である。本種は，病原性が高く，人の集団下痢症の原因となり，感染症法の**5類感染症**（全数把握対象）に指定されている（犬の「3-2 コクシジウム症／クリプトスポリジウム症」も参照）。

▶ 疫学

これまでの国内での調査報告では，55頭の飼い猫の検査で12.7%が陽性[1]，また，繁殖施設において，子猫を含む286の糞便検査により，1.4%でクリプトスポリジウムが検出されている[2]。検出されたクリプトスポリジウムは人獣共通種である *C. parvum* ではなく，すべて *C. felis* である。犬同様に猫においても，不明な点が多い。

▶ 感染経路と生活環

感染はオーシストの経口摂取による。オーシストは約5 μmの短楕円形で，この内部にはスポロゾイト4

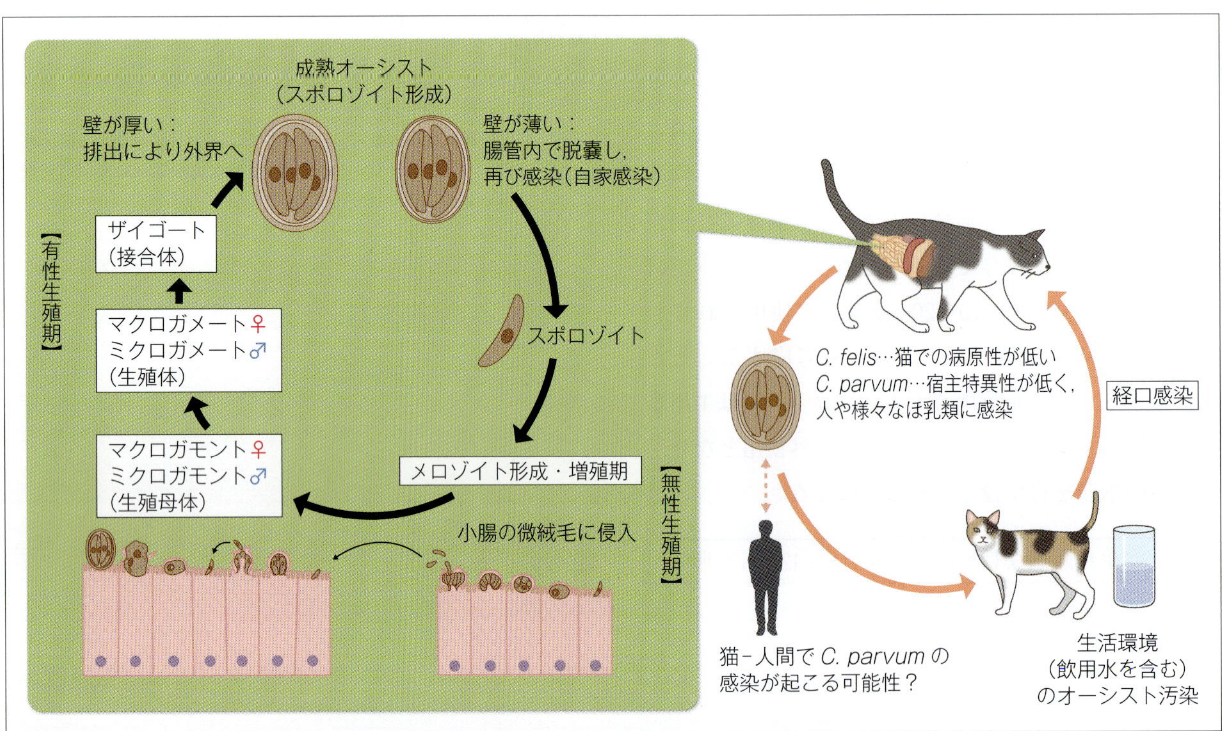

図3 クリプトスポリジウムの感染経路と生活環

個と，液胞と顆粒からなる球状の残体が１個包蔵されている。

オーシストが摂取された後，腸管内でスポロゾイトが脱嚢し，消化管粘膜に侵入する。寄生部位は主に小腸であり，上皮細胞の微絨毛に寄生する。細胞質内で増殖することはない。無性生殖後，有性生殖にて増殖し，オーシストを形成する。この時点でオーシストは成熟しており，すでに内部にスポロゾイトを形成し，感染性を有している。このため，一部の壁の薄いオーシストは腸管内で脱嚢し，再び上皮細胞に感染する（**自家感染**という）。したがって，シストイソスポーラなどのコクシジウム類のように，糞便とともに排出され，外界でスポロゾイトを形成する発育ステージはない（**図３**）。

▶臨床症状

猫での臨床症状については不明な点が多い。*C. parvum* が人やウシに感染した場合は，激しい水様性の下痢が１～２週間つづくのが特徴である（犬の「3-2 コクシジウム症／クリプトスポリジウム症」も参照）。

▶診断

診断は，糞便中のオーシストを検出する。**オーシストは５μm ときわめて小さく**，通常の直接塗抹での検出は難しい。そのため，オーシストの検出は，キニヨン抗酸菌染色を行うか，クリプトスポリジウムのオーシストに特異的に反応する抗体の検出キット（**図４**）が

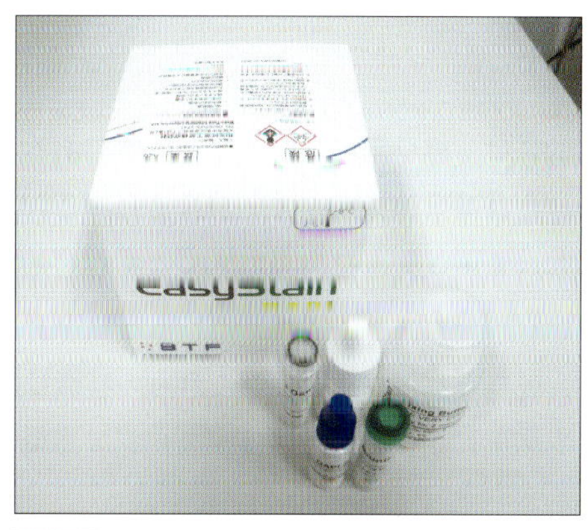

図４ クリプトスポリジウムの検出キット EasyStain（BTF 社）

市販されているためそれを用いる。ショ糖浮游法による検査でも検出は可能であるが，オーシストが小さいため，他の夾雑物との鑑別など，検出には熟練を要する。上述した *C. felis* と *C. parvum* は，オーシストの形態のみから種を鑑別することはできず，正確な同定は PCR による遺伝子解析を行わねばならない。

診断法については p156～158，400，412 も参照

▶治療

有効な治療方法はない。猫に限らず，下痢などの症状が出た場合は，必要に応じて対症療法を行い，自然治癒を待つ。通常では１～２週間程度で自然治癒するが，免疫能が低下している場合は症状が長引くか，難治性となる。

MEMO

「人やウシでの発生状況」

- 過去に日本国内においても，クリプトスポリジウムが原因とされる人の集団感染事例がある。1994 年には神奈川県の平塚市で約 460 人（*C. parvum*），1996 年に埼玉県の越生（おごせ）町で 8,000 人を超える感染者が出た（主に人に感染性を有する *C. hominis*）。

  ウシでは，子牛において *C. parvum* は難治性または致死性の下痢症として問題となっている。筆者が経験した例では，千葉県のある農家において，７頭の子牛のうち６頭が水様性の下痢便を呈し，うち４頭が１カ月内に死亡した。根本的な治療法がないため，飼育エリアを入念に熱湯消毒するなどの対応により，沈静化することができた[5]。また，筆者の所属する大学でも，学生が牧場実習に行った際にクリプトスポリジウムに感染し，約１週間，水様性下痢がつづいたという事例がある。

▶ 予防

基本的には，感染猫の早期発見と隔離である。感染猫の糞便には多量のオーシストが含まれ，これが感染源となる。オーシストは外界で感染性を有した状態で長期間生存可能であり，各種薬剤にも耐性を有する。ただし，乾燥と高温には弱い。これらの特徴はジアルジアのシストに類似し，予防はジアルジア感染対策に準ずる。

MEMO

「鳥類や爬虫類のクリプトスポリジウム」

- クリプトスポリジウムは家禽や愛玩鳥類でも感染がみられる。後者では，日本国内ではオカメインコやコザクラインコなどで報告がある[6,7]。鳥類に寄生するクリプトスポリジウムの詳細な病原性は明らかになってはいないが，主に下痢症状や体重減少などがみられている。

　爬虫類でもクリプトスポリジウムの感染はみられる[8,9]。胃または小腸に寄生する２つのタイプがある。後者では下痢を伴い，いずれも食欲減退，体重減少などにより死亡することが報告されている。日本国内でも，ヘビ，イグアナそしてトカゲなどで報告がある。

【 参考文献 】

1. Yoshiuchi R, Matsubayashi M, Kimata I, et al. Survey and molecular characterization of *Cryptosporidium* and *Giardia* spp. in owned companion animal, dogs and cats, in Japan. *Veterinary Parasitology* 174, 2010, 313-316.
2. Ito Y, Itoh N, Kimura Y, et al. Molecular detection and characterization of *Cryptosporidium* spp. among breeding cattery cats in Japan. *Parasitology Research* 115, 2016, 2121-2123.
3. Shan Lv, Li-Guang Tian, Qin Liu, et al. Water-Related Parasitic Diseases in China. *International Journal of Environmental Research and Public Health* 10, 2013, 1977-2016.
4. 寄生虫病学共通テキスト編集委員会．獣医学教育モデル・コア・カリキュラム準拠　寄生虫病学．緑書房，東京，2014，pp30-32.
5. Matsuura Y, Matsubayashi M, Nukata S, et al. Report of fatal mixed infection with *Cryptosporidium parvum* and *Giardia* intestinalis in neonatal calves. *Acta Parasitologica* 62, 2017, 214-220.
6. Makino I, Abe N, Reavill DR. *Cryptosporidium* avian genotype III as a possible causative agent of chronic vomiting in peach-faced lovebirds (Agapornis roseicollis). *Avian Diseases* 54, 2010, 1102-1107.
7. Abe N, Makino I. Multilocus genotypic analysis of *Cryptosporidium* isolates from cockatiels, Japan. *Parasitology Research* 106, 2010, 1491-1497.
8. Abe N, Matsubara K. Molecular identification of *Cryptosporidium* isolates from exotic pet animals in Japan. *Veterinary Parasitology* 209, 2015, 254-257.
9. 黒木俊郎，宇根有美，遠藤卓郎．爬虫類のクリプトスポリジウム感染．日本野生動物医学会誌 8，2003，27-34.

（松林　誠）

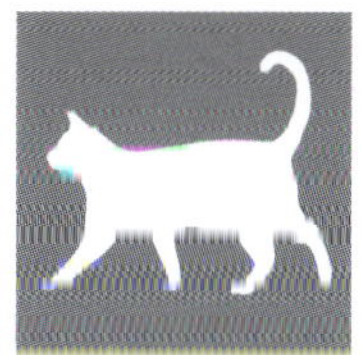

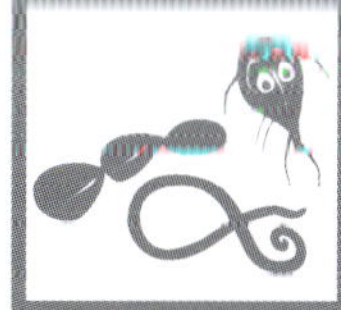

8-4 トキソプラズマ症

猫トキソプラズマ症は典型的な日和見感染症であり，猫がトキソプラズマに感染しても無症状であることが多い。しかし子猫や免疫力が低下している場合などでは発症に至る。病原体となる原虫がどの臓器で増殖するかにより臨床症状は様々であり，確定診断が難しい。ワクチンはないため，猫は室内飼いにすることや生肉を与えないことが感染予防法として有効である。

▶病原体

トキソプラズマ *Toxoplasma gondii* はアピコンプレックス門 Apicomplexa，サルコシスチス科 Sarcocystidae，トキソプラズマ亜科 Toxoplasmatinae に属する原虫である。同じ科に属する原虫としてシストイソスポーラ *Cystoisospora* やサルコシスチス *Sarcocystis*，ネオスポラ *Neospora* がある。**トキソプラズマのオーシスト（外界で発育すると感染性をもつ）を糞便中に排出するのは終宿主であるネコ科動物**のみであるが，感染そのものはほぼすべての種類の哺乳類・鳥類に起こる。人も例外ではなく，トキソプラズマ症は**人獣共通感染症**でもある。また潜伏感染中の食肉用家畜の筋肉にも虫体が存在するため，**人においても猫においても生肉の摂食が感染の原因**となり得る。

オーシスト

感染した猫は糞便中にオーシストを排出する。成熟したオーシストの内部には2個のスポロシストが形成され，各々のスポロシスト内部には4個のスポロゾイトが内包されている。これは猫の臨床で遭遇する機会の多いシストイソスポーラ（いわゆる犬・猫のコクシジウム）のオーシストと同様の構造である。しかし，猫でよくみられるシストイソスポーラ（*Cystoisospora felis* および *Cystoisospora rivolta*）のオーシストが小さくとも 21×18 μm 程度あるのに対し（**図1A**），トキソプラズマのオーシストは 12×10 μm 程度である（**図1B**）。臨床家が見慣れているコクシジウムのオーシストにくらべてかなり小さい。

タキゾイト

感染成立後に宿主体内で激しく増殖するステージの虫体はタキゾイト（急増虫体）と呼ばれ，体長 4～7 μm　体幅 2～3 μm の半月状をしている（**図2**）。タキゾイトは宿主の細胞内部に侵入し，盛んに分裂・増殖する。人や猫を含むすべての感染動物がトキソプラズマ症を発症するのは，このようにタキゾイトが増殖している期間である。しかしタキゾイトの増殖は多くの場合一過性の現象であり，ほとんどの場合は免疫系に直ちに抑え込まれる。このためトキソプラズマに感染しても，無症状あるいは非常に軽い一過性の症状しか出ないことが多い。

シスト

虫体は免疫系により完全には排除されず，無症状のまま脳や筋肉で長期間にわたって保持される。このステージの虫体は直径 40～50 μm，時として 100 μm におよぶシストと呼ばれる球形の構造をとり，内部に数百個ものブラディゾイト（緩増虫体）を含む（**図3**）。シストそのものに病原性はないが，食肉用家畜の筋肉に

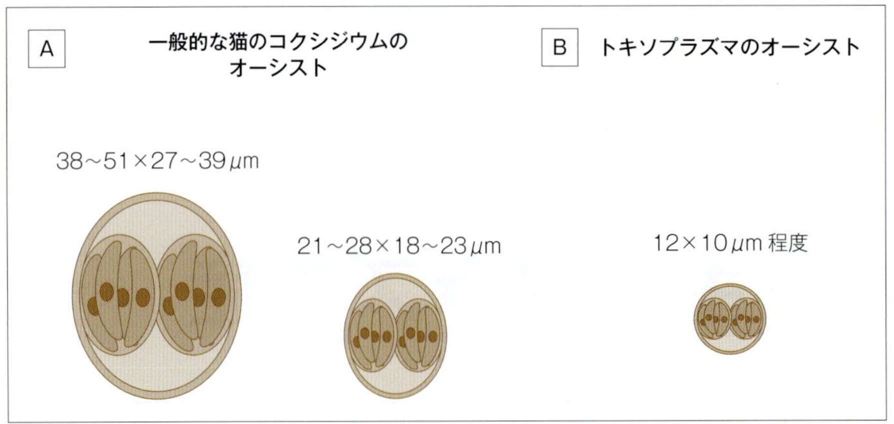

図1 **トキソプラズマのオーシストの大きさ**
Aは一般的な猫のコクシジウムである *C. felis* や *C. rivolta* のオーシスト。これらのオーシストにくらべ，トキソプラズマのオーシスト(B)は格段に小型である

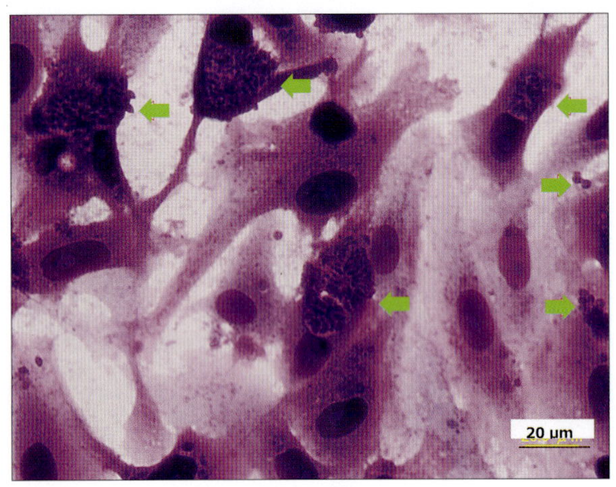

図2 ***T. gondii*** **のタキゾイト**
Vero 細胞を用いた *in vitro* 培養系での観察

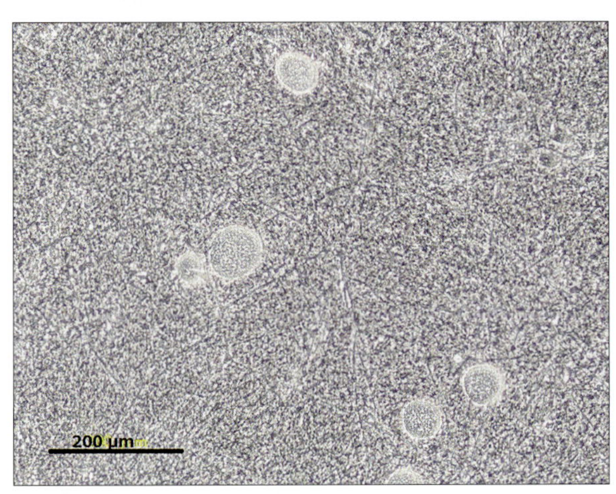

図3 ***T. gondii*** **のシスト**
実験感染したマウスの脳組織

潜伏感染したシスト(すなわち食肉内部のシスト)は猫や人への感染源として重要である。以上の生活環を**図4**にまとめる。

▶ 疫学

後述のとおり，診断の難しい猫のトキソプラズマ症は見逃されることも多く，症例報告数は必ずしも多くない。しかし人のトキソプラズマ症は日本を含め，世界中で発生が報告されている[1]。一説には世界人口の3分の1はトキソプラズマに感染しているとされており，**本原虫は世界中でありふれた存在であるといえる。日本も決して例外ではなく，**2009～2011年に東京都で保護された猫の6.7%にトキソプラズマ感染が疑われたという報告がある[2]。食肉用家畜においても5%程度の個体に抗トキソプラズマ抗体が認められている[3]。このようにトキソプラズマは日本国内において決して珍しい存在ではない。

▶ 宿主

オーシストを糞便中に排出する終宿主と体内臓器にシストが形成される中間宿主が区別され，終宿主となるのはネコ科動物である。中間宿主については，その宿主域は非常に広く，猫を含めたほぼすべての哺乳類・鳥類に感染する。感染率は国や地域によって異なるが，家畜の中ではヤギやヒツジの感染率が高いことが多い[4]。人，伴侶動物あるいは家畜以外で重篤な症

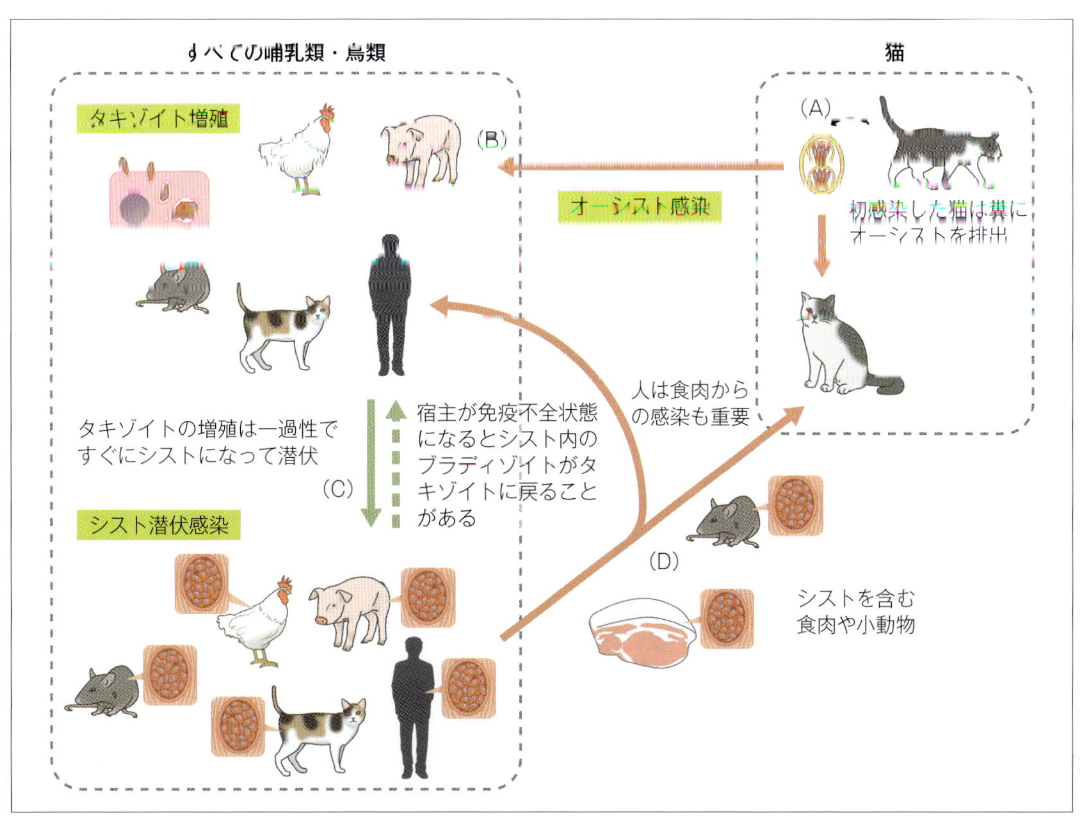

図4 トキソプラズマの生活環

(A)初感染した猫は糞便中にオーシストを排出する

(B)猫の糞便中に排出されたオーシストを経口摂取することで，ほぼすべての哺乳類・鳥類が感染する。ここには人や猫も含まれる。宿主の細胞内でタキゾイトが増殖する。症状が出るのはこのステージである

(C)通常タキゾイトの増殖は一過性で，虫体はシストに変わって長期間宿主体内に保持される。宿主が免疫不全状態に陥ると，眠っていたシスト内のブラディゾイトが再活性化してタキゾイトに戻り発症することがある(左下から左上のステージに戻る)

(D)シストが潜伏感染している家畜から生産された食肉や，潜伏感染中の小動物を猫が摂食することで新たな猫への感染が生じる。また，食肉は未感染者である人の感染源ともなる

状を示した例として，国内外の動物園飼育下のリスザルで集団発生し強い病原性を示した事例や[5]，ラッコが脳炎を発症した事例などが知られている[6]。

▶ 感染経路

トキソプラズマが猫に感染する経路は大きく分けて3つある。

1つ目の経路は，感染した猫が糞便とともに排出したオーシストを別の猫が経口摂取することである(**図5①**)。糞便に排出された直後のオーシストには感染力がないが，24～72時間程度で成熟し感染力を獲得する。**オーシストは非常に丈夫で，アルコールや次亜塩素酸ナトリウムなどの一般的な消毒薬に耐性**である。土壌などの環境中で数カ月～1年以上感染力を維持している。したがって，オーシストを含む猫の糞便に直接触れるだけでなく，数カ月以上前に**このような糞便で汚染された**(現在は糞など影も形もない)土壌や水なども感染源となり得る。

2つ目の経路は，潜伏感染した動物の組織に含まれるシストを経口摂取することである。前述のとおり，トキソプラズマはほぼすべての哺乳類・鳥類に感染して筋肉や脳にシストを形成する。したがって，感染したネズミなどの小動物を猫が捕食することで，シストを介した感染が成立する(**図5②**)。小動物の捕食だけでなく，**生肉を餌として与えることも感染のリスク**となる。野外で飼育された鶏の肉を与えられた猫や[7]，市販の豚肉を与えられた猫がトキソプラズマに感染し

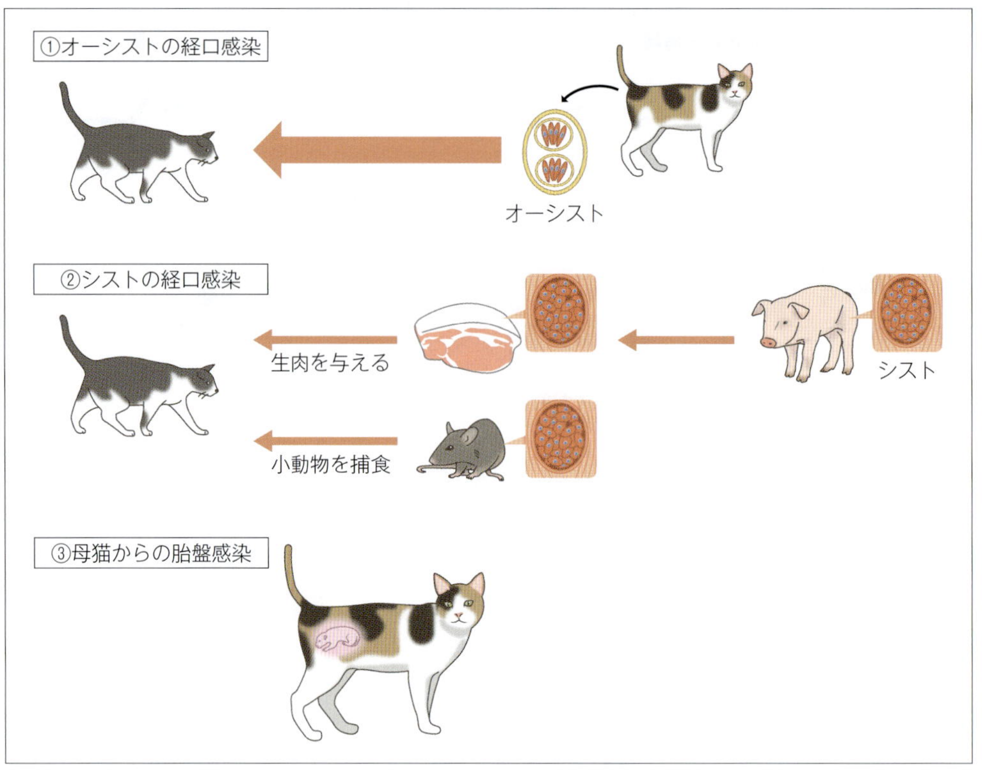

図5 猫への感染経路
①オーシストの経口感染：別の猫の糞便中に排出されたオーシストを経口摂取
②シストの経口感染：潜伏感染した家畜から生産された生肉の摂食や，潜伏感染した小動物を捕食
③母猫から胎子へ胎盤を介した垂直伝播

た事例が報告されている[8]。

3つ目の経路は，母猫から胎盤を介して胎子へ感染する先天感染であるが(**図5**③)，それほど一般的ではない[9]。

▶感染の特徴

猫がオーシストの摂取によって感染した場合，感染から21～24日後に糞便中にオーシストを排出し始める。ただしオーシスト再生産の効率は必ずしも高くなく，オーシストを排出するのはこの経路で感染した猫のうち50%程度とされる。一方，シストの摂取で感染した猫は，感染からわずか3～5日でほぼ確実にオーシストを排出する。いずれの場合もオーシスト排出期間は1週間程度であり，この時期を過ぎると糞便検査をしてもオーシストは検出されない。健康な成猫であれば感染しても症状を呈することはほとんどないため，飼い主が気付かないうちに感染が成立しオーシスト排出も終わっていることが多い。ただし子猫や免疫不全状態の猫が感染した場合は，免疫系によるタキゾイト増殖の制御が十分にできず急性トキソプラズマ症に至ることがある。トキソプラズマは様々な臓器に感染し得るため症例によって主たる感染臓器が異なり，このため症状も非常に多岐にわたる。

なお，無症状で経過しオーシスト排出を終えた猫であっても，トキソプラズマはシストとして体内に長期間にわたって残っている。残存したシスト内のブラディゾイトは宿主側の免疫力が低下するとタキゾイトに変化して分裂・増殖を再開する。これにより持続的あるいは再発を繰り返す炎症性の症状が起こる。通常，オーシストが糞便中に排出されるのは感染した猫の一生の間で1回だけであり，体内に残存したシストの再活性化によって発症した患畜の糞便検査を実施してもオーシストは検出されない。

▶臨床症状

多くの猫は終宿主として，あるいは中間宿主として感染しても無症状であるが，子猫や免疫不全状態の猫がトキソプラズマに感染すると発症することがある。また，すでに感染して体内にシストを保有する猫が免疫不全状態に陥ることで発症する事例も多い。特に猫白血病ウイルス(FeLV)あるいは猫免疫不全ウイルス(FIV)の感染は，トキソプラズマ症を発症するリスク要因となる。

トキソプラズマは猫の様々な臓器に感染するため，症状は多岐にわたる。以下に代表的な症状を示すが，他の疾患との鑑別に役立つような特異的な症状はなく，臨床症状からトキソプラズマ症の鑑別診断を下すことは事実上不可能である。また，人での症状もほぼ同様である。

呼吸器症状

肺に感染が起こった場合は，咳や呼吸困難がみられる。症状から細菌やウイルスによる肺炎と区別することは困難である。細菌性の肺炎に対する一般的な治療には反応しない。

消化器症状

消化器で虫体が増殖した場合は，下痢，嘔吐などの症状がみられる。肝臓に感染した場合は黄疸がみられることもある。

眼・神経症状

脳で虫体が増殖した場合は脳炎を発症する。また全身症状に併発してブドウ膜炎や脈絡網膜炎を発症することがある。

▶ 診断

トキソプラズマ症の症状は多岐にわたる上，本症に特異的な症状もないため診断が非常に難しい。原因が特定できない炎症を伴う不調が現れた場合，トキソプラズマ症を鑑別診断の候補に挙げることが重要である。

病理検査

例として肝臓や肺などの病変部の生体組織診断で**図2**のようなタキゾイトをみつけられれば，診断は容易である。神経症状が出ている場合は脳脊髄液中にタキゾイトがみられることもある。しかし，トキソプラズマのタキゾイトはきわめて限局した部分だけに分布していることが多く，生検の採材箇所がわずかにずれただけでも虫体が検出できない。CT などで病変部の位置を厳密に特定できる場合を除き，決して検出感度の高い検査とは言えない。虫体がみられなかった場合であっても，直ちにトキソプラズマ症の可能性を除外することは危険である。

遺伝子検査

トキソプラズマの遺伝子を特異的に検出する方法であり，特異性はきわめて高い。商業的な受託検査も提供されているので臨床家にとって利用しやすい検査と言える。しかし生体組織診断と同様に，虫体の分布する部分を外して検体を採取してしまうリスクがある。このため結果が陰性であった場合も，直ちにトキソプラズマ症を否定することはできない。なお，PCR 法では病気の原因となるタキゾイトと病原性のないシストを区別することはできない。しかし，シストは脳や筋肉以外の臓器にはほとんどみられず，かつ組織内に散在的に分布する。したがって，PCR 検査用の検体に潜伏中のシストが偶発的に混入するリスクは低い。PCR 検査陽性であれば，当該組織でタキゾイトが増殖中である可能性がきわめて高い。

血清学的検査

ELISA 法やラテックス凝集反応法により，血清中の抗トキソプラズマ抗体を検出する手法である。商業的な受託検査も提供されているため利用しやすい。しかしながら，無症状のまま潜伏感染している猫も陽性となるため，血清学的検査の陽性結果だけを根拠にトキソプラズマ症と診断すると誤診につながる(トキソプラズマに無症状のまま潜伏感染中の猫が，全く別の理由で発症した疾病をトキソプラズマ症と誤診するリスクがある)。このような誤診を防ぐためには1回だけの検査で判断するのではなく，1～2週間空けてペア血清を採取し，抗体価が上昇していることを確認する必要がある。血清学的検査の結果の解釈法を**図6**にまとめた。

診断法については p412 も参照

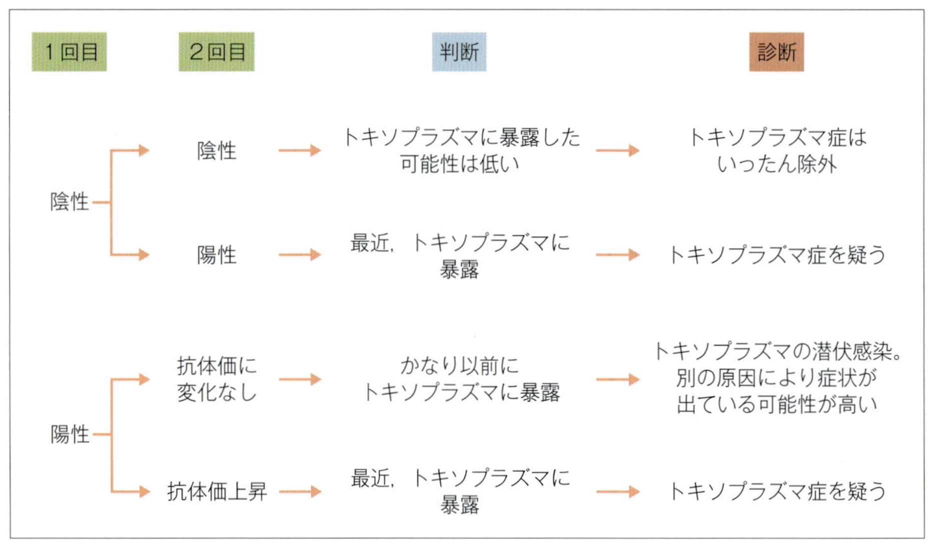

図6 トキソプラズマの抗体価の評価

▶ 治療

クリンダマイシン(25～50 mg/kgを2回に分けて毎日経口投与，14～42日)の単剤による治療のほか，スルファジアジン(15～25 mg/kg)とピリメタミン(0.44 mg/kg)の併用などが推奨されている。クリンダマイシンに対する反応は比較的良好で，トキソプラズマ感染に起因する症状が改善あるいは消失する症例も多い[10,11]。しかし，トキソプラズマ症を発症する猫は免疫不全につながる基礎疾患をもっていることがほとんどであり，基礎疾患の治療を合わせて行うことなしに良好な予後は期待できない。

▶ 予防

ワクチンや予防薬がないため，猫と感染源との接触を断つことが重要である。詳細は以下に示すが，猫を室内飼いにすることと，生肉を与えないことが主たる対策となる。

オーシストからの感染の予防

トキソプラズマはほぼすべての種類の哺乳類・鳥類に感染するが，体外に虫体を排出するのは終宿主のネコ科動物だけである。猫の糞便中に排出されたオーシストは環境中で数カ月～1年以上にわたって感染力を維持している。したがって，オーシストからの感染を防ぐには，飼い猫をほかの猫の糞(特に野良猫の糞)に触れさせないようにするだけでなく，猫の糞に汚染されている可能性のある土や水に触れさせないことが重要である。すなわち，現実的には室内飼いにすることがほぼ唯一の対策である。

オーシストはアルコールや次亜塩素酸ナトリウムといった消毒薬には耐性であるが熱には弱い。オーシストが付着している恐れのある物品(猫のトイレなど)を消毒する場合は煮沸消毒が有効である。

シストからの感染

トキソプラズマはほぼすべての哺乳類・鳥類に感染する。これらの感染動物の多くは無症状のまま体内にシストを保有しているため，飼い猫がネズミや小鳥を捕まえることのないようにする必要がある。室内飼いにすることでリスクを大幅に低減できる。

また，国内でも肉の生食が原因と思われる妊婦のトキソプラズマ症が報告されている。このように市販の食肉であってもシストが含まれている可能性があるため，猫に生肉を与えないことが重要である。

MEMO

「飼い猫から人への感染を防ぐには」
「飼い主が妊娠した場合，猫を飼いつづけてよいか」

- 基本的に猫がオーシストを排出するのは初感染時だけであるため，過去に感染した猫(抗体陽性)であれば，人への感染源となるリスクはきわめて低い。一方，未感染の猫を飼育するのであれば，①猫への新たなトキソプラズマ感染が起こらないように注意するとともに，②万が一猫が感染してしまった場合に備え，糞便中に排出されたオーシストが飼い主に感染しないように工夫する必要がある。

- ①については本文に述べたとおりである。②については次のことに注意する。オーシストは糞便に排出された直後には感染性をもっておらず24～72時間かけて感染性を獲得する。したがって，猫のトイレを毎日掃除してオーシストに成熟する期間を与えないことで人への感染を防げる。さらに猫の糞便は密閉して捨てるようにし，庭に埋めたり排水溝に流したりするなど，環境中にオーシストを拡散させるような行為を行わないことも予防に有効となる。

- なお，人へのトキソプラズマ感染は必ずしも飼い猫からだけではなく，野良猫の糞で汚染された土壌や，生肉の摂取によっても起こり得る。獣医師は飼い主に対し飼い猫への対応を指導するだけでなく，ガーデニングなどで土を触った後の手洗いの徹底や，妊娠中の飼い主自身が生肉(レアの焼き肉や不完全調理肉を含む)を摂取しないことなども併せて伝える必要がある。

【 参考文献 】

1. 矢野明彦 編．日本におけるトキソプラズマ症．九州大学出版会．2007.
2. Oi M, Yoshikawa S, Maruyama S, et al. Comparison of *Toxoplasma gondii* seroprevalence in shelter cats and dogs during 1999-2001 and 2009-2011 in Tokyo, Japan. *PLOS ONE*. 2015.
3. Matsuo K, Kamai R, Uetsu H, et al. Seroprevalence of *Toxoplasma gondii* infection in cattle, horses, pigs and chickens in Japan. *Parasitology International* 63, 2014, 638-639.
4. 髙島康弘．反芻家畜におけるトキソプラズマ感染率と感染経路．獣医寄生虫学会誌 13，2014，80-85.
5. Salant H, Weingram T, Spira DT, et al. An outbreak of toxoplasmosis amongst squirrel monkeys in an Israeli monkey colony. *Veterinary Parasitology* 159, 2009, 24-29.
6. Kreuder C, Miller MA, Jessup DA, et al. Patterns of mortality in southern sea otters (*Enhydra lutris nereis*) from 1998-2001. *Journal of Wildlife Diseases* 39, 2003, 495-509.
7. Dubey JP, Lehmann T, Lautner F, et al. Toxoplasmosis in sentinel chickens (*Gallus domesticus*) in New England farms: seroconversion, distribution of tissue cysts in brain, heart, and skeletal muscle by bioassay in mice and cats. *Veterinary Parasitology* 214, 2015, 55-58.
8. Dubey JP, Hill DE, Jones JL, et al. Prevalence of viable *Toxoplasma gondii* in beef, chicken, and pork from retail meat stores in the United States: risk assessment to consumers. *Journal of Parasitology* 91, 2005, 1082-1093.
9. Atmaca HT, Dincel GC, Macun HC, et al. A rare case of feline congenital *Toxoplasma gondii* infection: fatal outcome of systemic toxoplasmosis for the mother and its kitten. *Berliner und Munchener Tierarztliche Wochenschrift* 126, 2013, 216-219.
10. Lappin MR, Greene CE, Winston S, et al. Clinical feline toxoplasmosis: serologic diagnosis and therapeutic management of 15 cases. *Journal of Veterinary Internal Medicine* 3, 1989, 139-143.
11. 髙島康弘，村上麻美．猫を診る！ ねこ科 番外編．CLINIC NOTE 136，2016，36-42.

（髙島康弘）

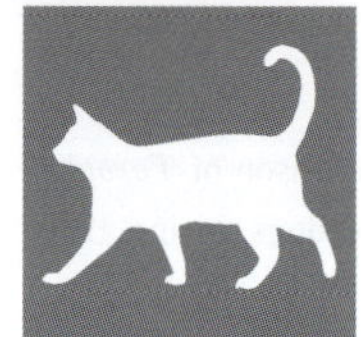

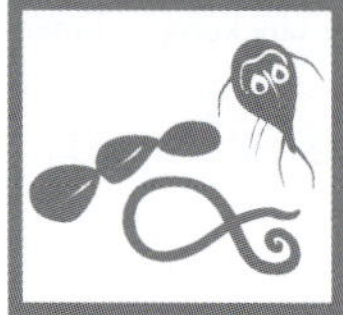

8-5 吸虫症（壺形吸虫症）

猫・犬の吸虫症は，一般的に病原性は低く，臨床症状を示さないことが多い。また，終宿主の宿主特異性は低いものが多く人獣共通感染症として知られているが，猫・犬から直接，人に感染するわけではない。予防は，感染源となる中間宿主（淡水魚，カエルなど）や待機宿主（ヘビ）の摂食を防ぐことであり，特に猫では完全な室内飼育でない限り予防は困難である。

肝吸虫症，メタゴニムス症，肺吸虫症

犬の「3-5 吸虫症（肝吸虫症／メタゴニムス症／肺吸虫症）」を参照。

壺形吸虫症

▶ 病原体

本症は，壺形吸虫目 Strigeida，重口吸虫科 Diplostomidae に属する壺形吸虫 ***Pharyngostomum cordatum*** 成虫の小腸への寄生によって引き起こされる。

成虫は雌雄同体，肉厚で壺形をしている。小型で，体長 1.4～2.3 mm，体幅 0.8～1.6 mm である（**図 1 A**）。

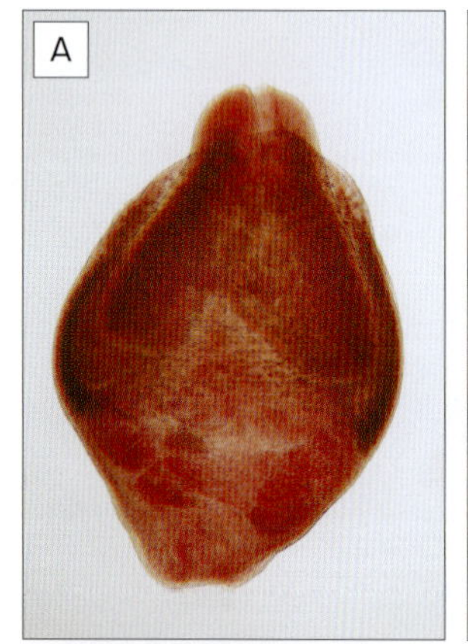

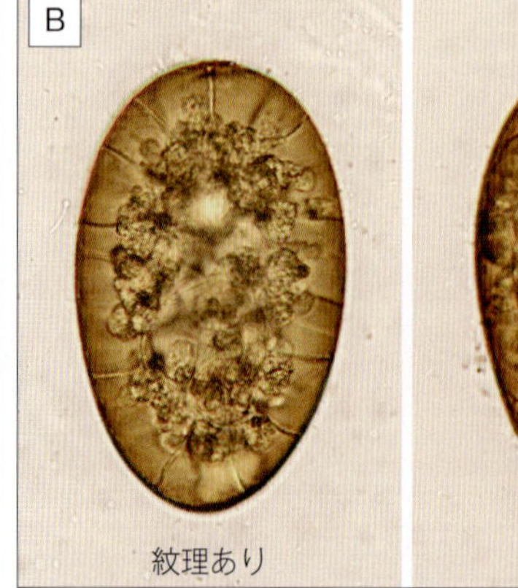

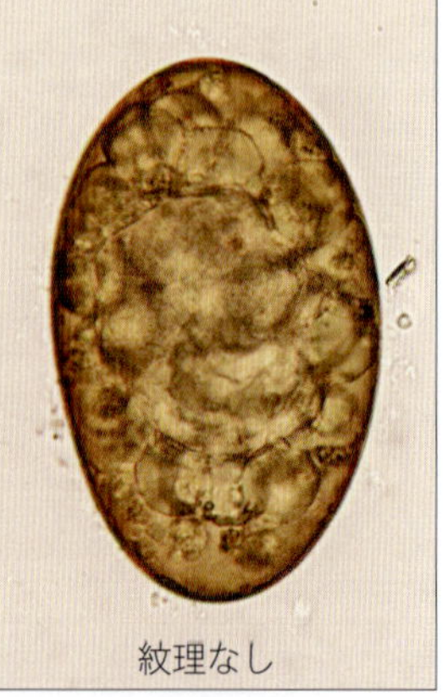

図 1 壺形吸虫
A：成虫　B：虫卵

表 1 壺形吸虫の宿主

終宿主	猫，ツシマヤマネコ，イリオモテヤマネコなどのネコ科動物，犬，イタチ
第1中間宿主	ヒラマキガイモドキ
第2中間宿主	オタマジャクシ，カエル
待機宿主	ヘビ

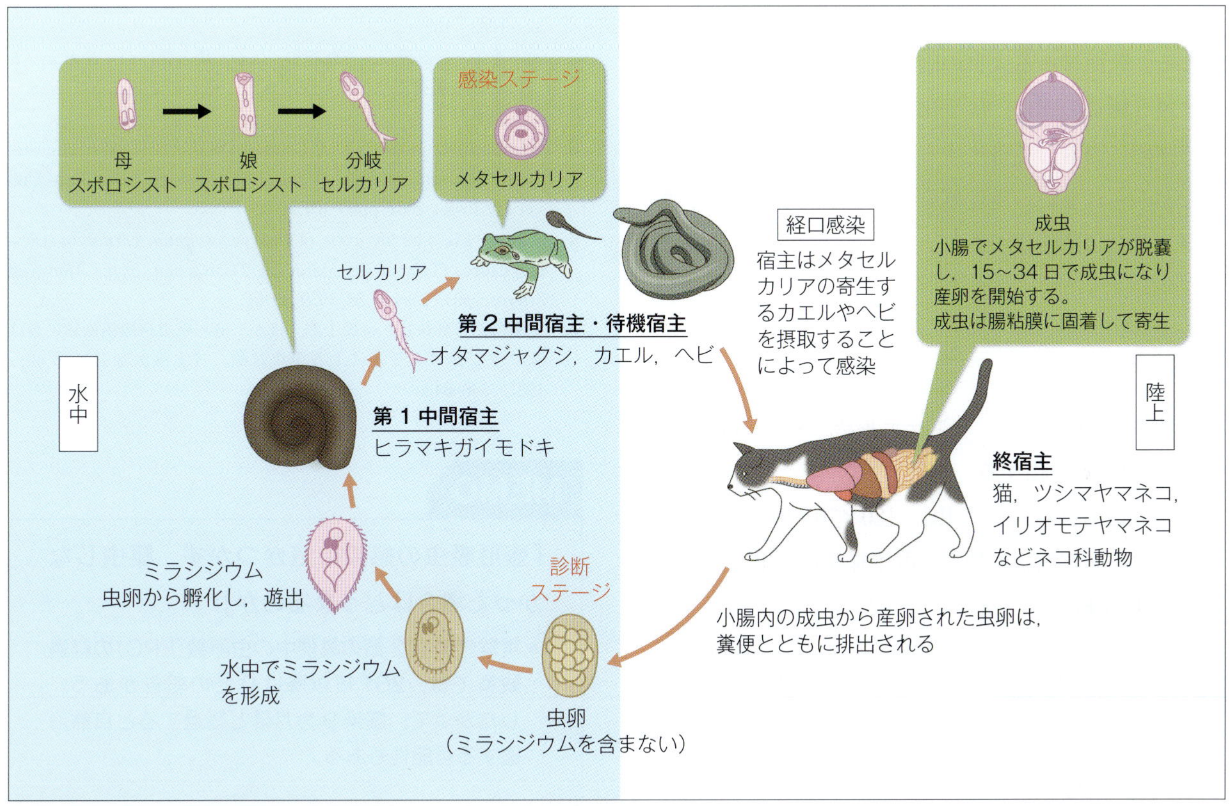

図 2 壺形吸虫の感染経路と生活環

▶ 疫学

壺形吸虫は，主にネコ科動物を終宿主とし，アジア，アフリカ，ヨーロッパに広く分布する。国内では西日本，南日本での報告が多いが，東日本からも検出されている。関東地方の猫における感染率は，1.6～7.2％との報告がある[1, 2]。

▶ 宿主

主な終宿主はネコ科動物である。国内では猫，ツシマヤマネコ，イリオモテヤマネコ，犬，イタチから報告されている。**第1中間宿主はヒラマキガイモドキ**，**第2中間宿主はオタマジャクシ，カエル，待機宿主はヘビ**である[3]（**表1**）。

▶ 感染経路と生活環（図2）

成虫は終宿主の小腸に寄生し，そこで産卵された虫卵は糞便とともに外界へ排出され，約3～4週間で虫卵内にミラシジウムが形成される。水中で孵化したミラシジウムは，ヒラマキガイモドキの体表から侵入し，貝体内で無性生殖を行い，スポロシストからセルカリアへと発育する。ヒラマキガイモドキから遊出したセルカリアは，第2中間宿主のオタマジャクシやカエルに侵入し，筋肉内でメタセルカリアとなる。ヘビはこれらの第2中間宿主を捕食し感染するが，メタセルカリアは発育せず，そのまま筋肉に寄生する。これらを終宿主が捕食すると，15～34日で成虫になり産卵を開始する[4]。

同様の感染経路をもつ**マンソン裂頭条虫との混合感染がしばしばみられる**[5]。

臨床症状

吸虫の中でも，本吸虫は小腸粘膜へ特異な固着様式をとる。腹面にある大型の固着器官とそれを外套のように覆う構造の間に，扁平化した宿主腸絨毛を挟み込んで強固に固着して寄生するが，宿主の組織反応はほとんどみられない。重度感染で下痢を呈することがあるが，通常は無症状である。

診断

糞便検査（ホルマリン・エーテル法，もしくはAMS Ⅲ法）で虫卵を検出する。

虫卵は黄褐色，大型で105～120×70～90 μm，虫卵内の多数の卵黄細胞の境界が亀甲様紋理を呈することがある（**図1B**）。

診断法についてはp156～158，403も参照

治療

プラジクアンテル35 mg/kg，1回皮下投与で完全な駆虫効果がみられたと報告されている[5]。

内部寄生虫駆除薬についてはp418～423も参照

予防

予防は，カエルやヘビなどの生食を防ぐことが肝心である。

【参考文献】

1．藤波不二雄，田中英文，大島慧．実験用に購入した関東地方のネコにおける原虫および蠕虫の浸淫状況．Experimental Animals 32，1983，133-137.
2．山本徳栄，近真理奈，斉藤利和，ほか．埼玉県内のイヌおよびネコにおける腸管寄生虫類の保有状況．感染症学雑誌 83，2009，223-228.
3．Bowman DD, Hendrix CM, Lindsay DS, Barr SC. Pharyngostomum cordatum. In: Feline Clinical Parasitology. Iowa State University Press, 2002, pp99-101.
4．Wallace FG. The life cycle of *Pharyngostomum cordatum* (Diesing) Ciurea (Trematoda: Alariidae). *Transactions of the American Microscopical Society* 58, 1939, 49-61.
5．深瀬徹，菅野紘行，茅根士郎，ほか．壺形吸虫自然感染猫におけるプラジクアンテルによる駆虫試験．日本獣医師会雑誌 40，1987，640-643.

MEMO

「壺形吸虫の感染に気がつかず，駆虫しなかった場合はどうなるのか」

- 実験感染猫2頭の糞便中の虫卵数（EPG）の経過観察では，261日以降は0との報告がある。したがって，感染9カ月ほど経過すると自然治癒する可能性もある。

（金 京純，奥 祐三郎）

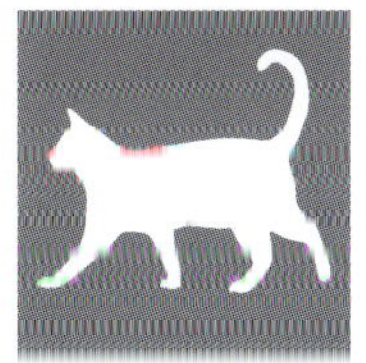
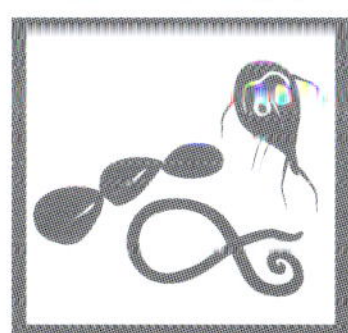

8-6 瓜実条虫症／マンソン裂頭条虫症

瓜実条虫症

本症は瓜実(うりざね)条虫の感染により起こる寄生虫症である。ほとんどが無症状であるが重症例では嘔吐，下痢，あるいは腸炎など，猫も犬と同様の症状を引き起こす。また，本症は人獣共通感染症である。シスチセルコイド（擬嚢尾虫）の寄生したノミやハジラミなどの中間宿主を終宿主の猫が経口摂取することで感染する。よってこれらを駆除し，生活環境を清潔に保つことが本症の感染防止に効果的である。

▶ 病原体

本症は円葉目 Cyclophyllidea，二孔条虫科 Dipylididae に属する**瓜実条虫** *Dipylidium caninum* の感染によって引き起こされる。本種の標準和名は，虫体後部の成熟片節や受胎片節の形状が瓜の種状であることに由来する。**成虫の体長は，10〜70 cm 程度と小形であり，小腸に寄生する**。別名を犬条虫，英語では dog tapeworm というように，犬での寄生が多くみられるが，猫にも一般的に寄生する。**本種は子宮孔をもたず，宿主の消化管内では産卵しない。そのため，糞便検査で虫卵が検出されることはまれである**。（犬の「3-6 瓜実条虫症／マンソン裂頭条虫症」を参照）。

▶ 疫学

世界各地の猫に一般的に広く寄生することが知られている。日本の各地で実施された 14 の報告では，本種の野良猫の有病率は 1 〜50％と様々であり，平均では 27％であった[1]。

筆者ら[2, 3]が兵庫県で実施した 226 頭の飼育放棄猫を対象にした疫学調査によると，15％（33 頭）に瓜実条虫の寄生が確認された。この調査では，マンソン裂頭条虫の有病率は都市部にくらべ，農村部で有意に高かった。一方で本種の場合，農村部での有病率は都市部にくらべ有意に低く，これは中間宿主の生息数にかかわらず，本種とマンソン裂頭条虫との種間競合（2 つの種がお互いの生存に影響を与える）関係によるものであったことを明らかにしている。マンソン裂頭条虫と本虫の両種が同時に感染していたのはわずか 0.4％（1 頭）であった[3]。

▶ 生活環（図 1）

ネコ科やイヌ科の多くの哺乳動物が終宿主となり，まれにサルや人も終宿主となる。瓜実条虫の受胎片節が終宿主の肛門から自発的あるいは糞便に混ざって外界に出ると，伸縮運動によって片節内の卵嚢や遊離した虫卵を排出する。それらを**イヌノミ**，**ネコノミ**（**図 2**），**ヒトノミ**，あるいは**イヌハジラミ**などの中間宿主の幼虫が摂食し，それらの消化管内で孵化したオンコスフェア（六鉤幼虫）がシスチセルコイド（擬嚢尾虫）

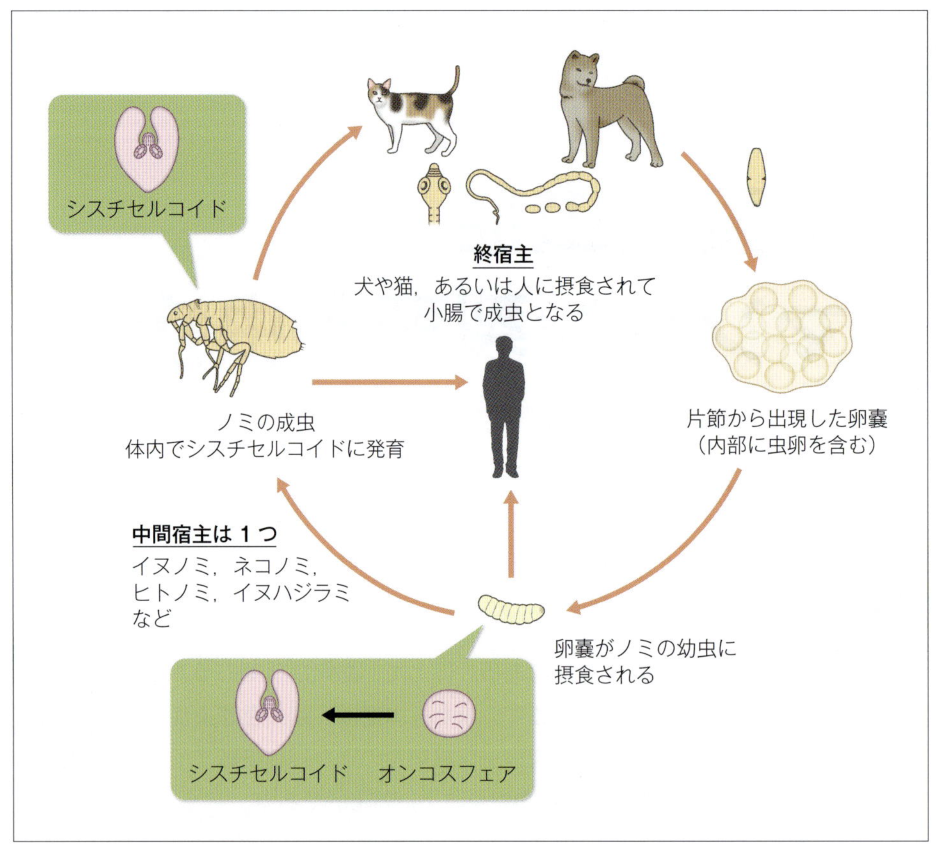

図１ 瓜実条虫の感染経路と生活環

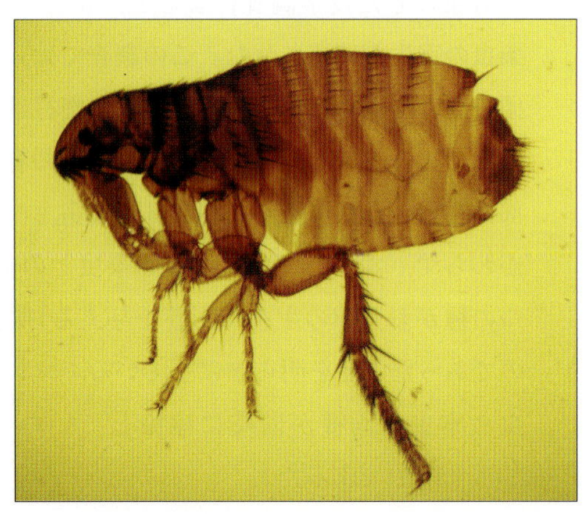

図２ ネコノミの雌成虫
ネコノミは瓜実条虫の中間宿主の１つである

へと成長する。シスチセルコイドの寄生したノミやハジラミの成虫が終宿主の猫に経口摂取されることで感染が成立し，終宿主の小腸で成虫となる。本種の中間宿主は１つである（犬の「3-6 瓜実条虫症／マンソン裂頭条虫症」も参照）。

▶ 感染経路

猫が毛繕いの際などにノミやハジラミを誤って取り込み，それらの体内に寄生したシスチセルコイドを飲み込むことで経口感染する。

▶ 臨床症状

犬の場合と同様に猫も無症状の場合が多いが，多数寄生を原因とする重症例では，削痩，嘔吐，下痢，食欲亢進，痙攣，あるいは腸炎がみられることがあり，幼猫の場合は死亡することもある。**肛門の瘙痒感か**

ら，肛門を擦りつける動作がみられることもある[4]（犬の「3-6 瓜実条虫症／マンソン裂頭条虫症」を参照）。

▶ 診断

糞便中へ排出された片節，あるいは肛門周囲の皮膚や毛に付着した片節を確認することにより診断する。受胎片節は活発に運動するため，飼い主が感染に気付き本症が発覚することも多い。新鮮な受胎片節の形状は瓜の種状であるが，体外に排出された片節は短時間のうちに乾燥しその形態が米粒状となるため，判別しにくい。

通常，糞便内に虫卵が排出されることはないため，糞便とともに排出された片節内に虫卵を満たした卵嚢を観察して診断する（犬の「3-6 瓜実条虫症／マンソン裂頭条虫症」を参照）。

診断法については p156～158，403 も参照

▶ 治療

薬物治療に関しては条虫類全般に共通する（犬の「3-6 瓜実条虫症／マンソン裂頭条虫症」を参照）。

内部寄生虫駆除薬については p418～423 も参照

▶ 予防

猫の生活環境を清潔に保ち，感染源となるノミやハジラミを駆除（予防のための定期的な駆除薬の投与など）することである。

▶ 人への感染予防

本種は人獣共通感染症の原因となり，人への寄生例は小児において多くみられる。人への感染は，猫に舐められた，あるいは猫に触れた際に，猫の口の周りや舌に付着したノミのシスチセルコイドを経口摂取することで発生する[4]（犬の「3-6 瓜実条虫症／マンソン裂頭条虫症」を参照）。

MEMO

「瓜実条虫の予防策：掃除の方法について」

- 瓜実条虫の生活環からも明らかなように，中間宿主のノミやハジラミを対象とした対策が推奨される。駆除薬を用いた成虫への対策以外に，幼虫対策も効果的である。ネコノミの幼虫（その期間は 5～20 日程度）はゴミや土壌中に潜み，成虫の糞や動物から脱落した有機物を食べる。そのため，5～6 日ごとに犬や猫の飼育小屋を掃除して（風通しを良くし日光が当たるようにする），幼虫の生息場所を無くすよう努める。

【 参考文献 】

1．及川弘，塩田恒三．イヌ・ネコの寄生虫学実践入門．山水書房，埼玉，1992，pp10-11.

2．Uga S, Yatomi K. Interspecific competition between *Spirometra erinacei* (Rudolphi, 1819) and *Dipylidium caninum* (Linnaeus, 1758) in cats. *Japanese Journal of Parasitology* 41, 1992, 414-419.

3．宇賀昭二，松村武男，山田都佐雄，ほか．兵庫県下におけるネコの寄生蠕虫類について．寄生虫学雑誌 32，1983，91-98.

4．高橋優三 編．基本人体寄生虫学．医歯薬出版，東京，2000，p64.

マンソン裂頭条虫症

本症はマンソン裂頭条虫の感染によって引き起こされる。本種の成虫が終宿主の猫の小腸に寄生していてもほとんどが無症状であり，たとえ症状が出たとしても消化障害，食欲不振，食欲亢進，異嗜，下痢，腹痛，あるいは栄養不良程度である。肛門の瘙痒感から肛門を地面に擦りつける動作をすることもある。また，まれではあるが猫が中間宿主／待機宿主となった場合には，主に皮下組織からプレロセルコイドが検出されることもある。本症は人獣共通感染症であるが，猫から人へ直接感染することはない。

▶ 病原体

本症は擬葉目 Pseudophyllidea，裂頭条虫科 Diphyllobothriidae に属する**マンソン裂頭条虫** *Spirometra erinaceieuropaei* により引き起こされる[1]。猫ではごく普通にみられる寄生虫であるが，犬に寄生するものと同種である（犬の「3-6 瓜実条虫症／マンソン裂頭条虫症」も参照）。

▶ 疫学

本種は世界中に広く分布している。日本でも猫から普通に検出される寄生虫であり，過去に報告された25編の調査結果を平均すると26％（0～58％）の有病率が報告されている。また別の報告では，18％（0～43％）とするものもある[2]。兵庫県で筆者ら[3, 4]が実施した飼育放棄猫の剖検による疫学調査によると，調査した226頭のうち，39％（89頭）がマンソン裂頭条虫陽性であった。同時に調べた同じ猫の瓜実条虫の有病率は15％（33頭）であったため，両者が同時に感染している頭数は6％（13頭）であるはずであるが，実際は有意に低い0.4％（1頭）であったことを認めた。そこで，様々な組合せの移植実験や疫学調査を行い検討したところ，①これら両種は種間競合（2つの種がお互いの生存に影響を与える）関係にある，②マンソン裂頭条虫は瓜実条虫より優位であるため，農村部ではマンソン裂頭条虫が，都市部では瓜実条虫が優先種となることを報告した。

筆者ら[5]は1,880頭の猫を対象としてプレロセルコイド（マンソン孤虫）の調査を実施したところ，そのうちの0.5％（10頭）にプレロセルコイドの寄生（1～166隻／猫）を確認した（**図3～6**）。さらにこれら10頭の猫はいずれもマンソン裂頭条虫の成虫の寄生があったことより，これらの猫は終宿主と中間宿主／待機宿主の役割を同時に果たしていたことを確認した。

▶ 生活環（図7）

本種の第1中間宿主はケンミジンコなどの橈脚類（かいあしるい），第2中間宿主は広い種類の動物を含み，両生類（カエル），爬虫類（ヘビ），鳥類（キジ，ニワトリなど），あるいは哺乳類（猫，犬，イタチ，人など）である。終宿

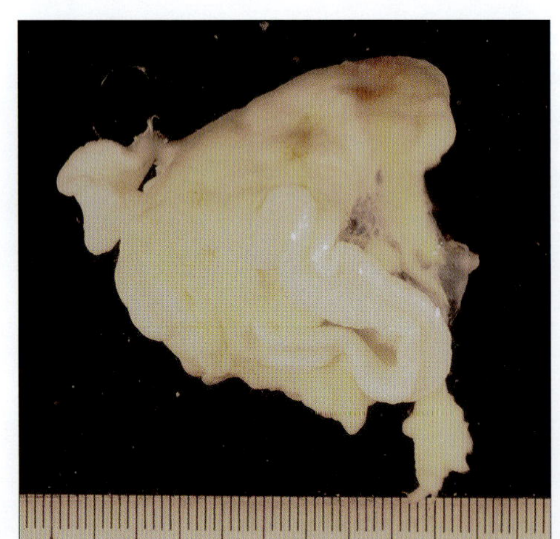

図3 **感染猫から回収されたプレロセルコイドを含む脂肪塊**
脂肪塊に包まれた乳白色の虫体の一部が認められる。脂肪塊の大きさは5～10 cmほどあるので，体表からの触診でその存在を認めることが可能である

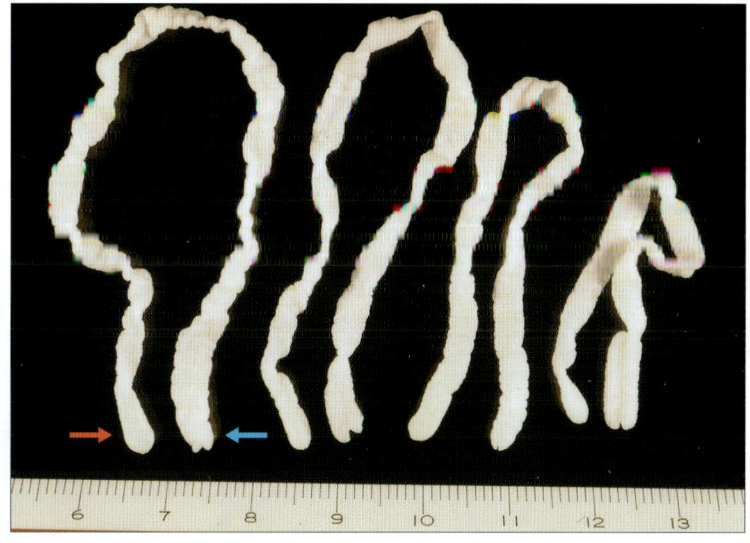

図4 **回収されたプレロセルコイド**

４隻の虫体。体前部（赤矢印）の１cm 程度は円形ないし円錐形で淡黄色を呈し小さな凹みがみられるのに対して，体後部（青矢印）は大きくＶ字型に切れ込んでいる。得られた虫体の一部を犬に感染させたところ，９～12日後から虫卵が陽性となり，得られた虫体はマンソン裂頭条虫であることが確認された。外皮は片節のない扁平な紐状で多数の皺が認められる

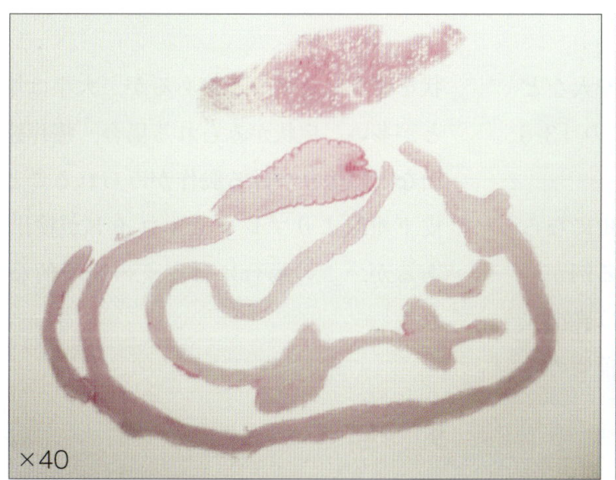

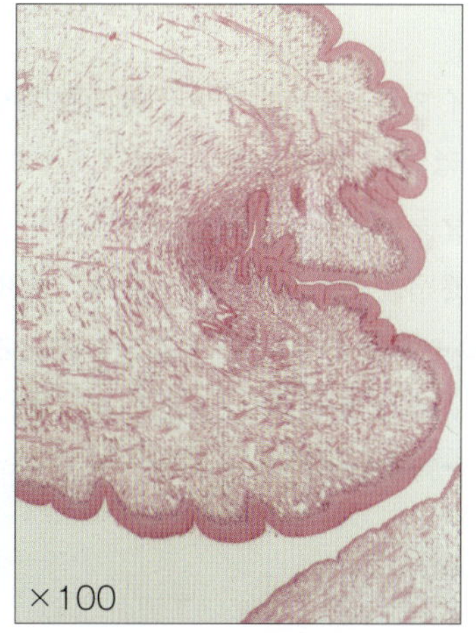

図5 **回収されたプレロセルコイドの HE 染色**

この倍率での観察では，片節あるいは虫体内部に特記すべき構造物は認められない

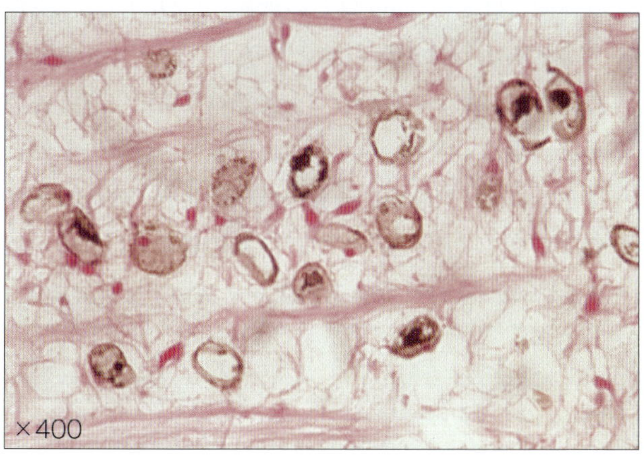

図6 **回収されたプレロセルコイドのコッサ染色**

虫体内部には網目状の柔組織があり，その中に条虫に特有の黒褐色に染まった石灰小体（calcareous corpuscle）が認められる。この無機質が沈着した層状構造物は条虫に特有なもので，この小体を見い出せば条虫の診断を下せる

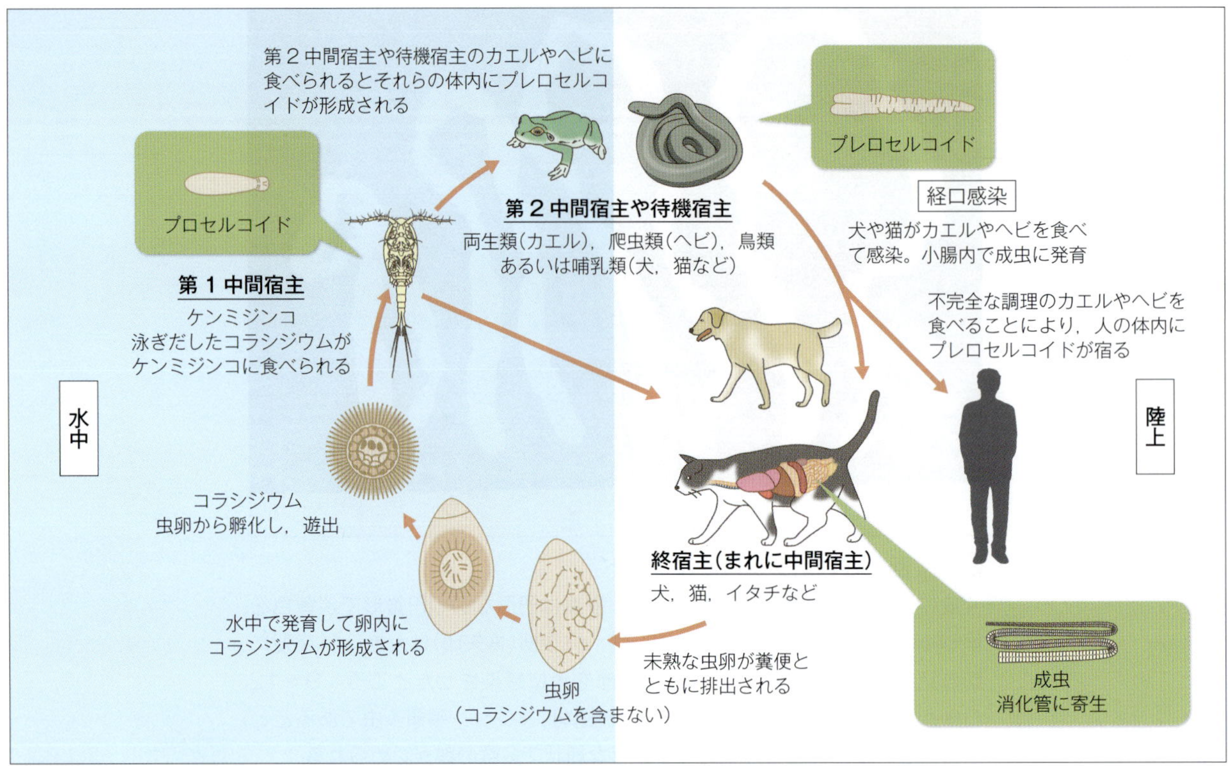

図７ マンソン裂頭条虫の感染経路と生活環

主はネコ科，イヌ科あるいはイタチ科の動物や人などである。成虫は終宿主の小腸に寄生する(犬の「3-6 瓜実条虫症／マンソン裂頭条虫症」を参照)。

猫は本種の終宿主であるが，猫の体内で成虫にならず幼虫(プレロセルコイド)で留まることのある例が，感染実験で明らかにされた[3]。すなわち，猫は終宿主となると同時に，中間宿主となり得ることは前述のとおりである[1,6,7]。

感染経路

犬と同様に猫も３つの経路がある[1,6,7]。

①**水を飲んで感染**…ケンミジンコなど第１中間宿主に感染したプロセルコイドを経口摂取

②**カエルなどを食べて感染**…第２中間宿主に感染したプレロセルコイドを経口摂取

③**ヘビなどを食べて感染**…待機宿主に感染したプレロセルコイドを経口摂取

臨床症状

犬と同様，小腸に寄生した成虫により各種消化器症状を引き起こすことがあるが，大半は無症状であることが多い。症状がみられる場合，**瘙痒感より肛門を地面などに擦りつける動作**がみられることもある。猫の皮下組織よりプレロセルコイドが検出されることがあるが，この場合には皮下の局所的な病変が認められる[1]。

診断

糞便検査による虫卵の観察

擬葉目に属する虫体の場合，比較的産卵数が多いため，直接塗抹法によって検査することが可能である。具体的には３～５mg ほどの糞便(ゴマ粒大)と，生理食塩水あるいは１滴の水をスライドガラス上で混和後，カバーガラスをかけて直接鏡検するという方法である。観察は×100～400 程度で行う。集卵法を行えばさらに確実である。直接塗抹法の場合の検査は１回だけでなく，日を置いて２～３回の検査を行うのが望ましい(犬の「3-6 瓜実条虫症／マンソン裂頭条虫症」も参照)。

糞便中に排出された虫体の観察

本種の場合，数個の受胎片節が連続したまま排出(片節が連なったものをストロビラ strobila と呼ぶ)される場合が多く，瓜実条虫の片節が1個1個バラバラになって排出されるのとは異なる。

確定診断を行うためには，受胎片節の正中に位置する子宮から虫卵を取り出し，顕微鏡を用いて観察する方法が推奨される(犬の「3-6 瓜実条虫症／マンソン裂頭条虫症」も参照)。

皮下組織より回収したプレロセルコイドの観察

筋肉中あるいは皮下組織よりプレロセルコイド(**図3～6**)を検出して診断する。しかし，確定診断のためには感染実験や遺伝子診断が必要となる。

診断法については p156～158，403 も参照

▶ 治療

薬物治療に関しては，条虫類全般に共通する(犬の「3-6 瓜実条虫症／マンソン裂頭条虫症」を参照)。

内部寄生虫駆除薬については p418～423 も参照

▶ 予防

猫の食事の管理が重要となる。すなわち，自由に屋外に出て河川水や井戸水を飲水することによる第1中間宿主の摂取を避けること，あるいは第2中間宿主となる野生の両生類，爬虫類，鳥類，および哺乳類を捕食する機会をなくすことが重要である。

▶ 人への感染予防

本種は**人獣共通感染症の原因となるが，猫から人へ直接感染することはない**。人の感染予防法としては，プレロセルコイドが寄生した第2中間宿主や待機宿主の摂取を避けることである。すなわち，十分に加熱調理されていない鶏肉のほか，調理不十分なカエル，ヘビあるいはイノシシ肉などのいわゆるゲテモノ食いを避けることである[1,6,7]。本種が人に感染した場合，中間宿主となる場合がほとんどである。その際，人に現れる感染症状は，体内でプレロセルコイドが移動して皮下組織に腫瘤をつくるマンソン孤虫症(sparganosis mansoni)として知られる。通常，無痛性，瘙痒性であるが，眼周囲などでは痛みがあり，血液検査では白血球や好酸球の軽度の増多がみられる。例外的に人の小腸に成虫が寄生した場合は，腹痛など軽い消化器症状がみられることもある。人体寄生例は日本を含め東アジアに多いが，その報告は北米，オーストラリアおよびアフリカと世界中にわたる[6,7]。

MEMO

「プレパテントピリオドについて」

- 動物が感染してから虫卵を排出するまでの期間をプレパテントピリオドといい，瓜実条虫では14～21日，マンソン裂頭条虫では7～10日程度とされている。この期間中はほかの動物への感染源にはならないし，飼育環境への汚染源ともならない。期間中は糞便検査を行っても虫卵は検出できないので，確実に診断するためには，1～2週間をおいて再度の検査を行うことが肝要である。

【 参考文献 】

1．獣医臨床寄生虫学編集委員会．獣医臨床寄生虫学．文永堂出版，東京，1985，pp386-388.
2．及川弘，塩田恒三．イヌ・ネコの寄生虫学実践入門．山水書房，埼玉，1922，pp9-10.
3．Uga S, Yatomi K. Interspecific competition between *Spirometra erinacei* (Rudolphi, 1819) and *Dipylidium caninum* (Linnaeus, 1758) in cats. *Japanese Journal of Parasitology* 41, 1992, 414-419.
4．宇賀昭二，松村武男，山田都佐雄，ほか．兵庫県下におけるネコの寄生蠕虫類について．寄生虫学雑誌 32，1983，91-98.
5．Uga S, Goto M, Matsumura T, et al. Natural infection of Sparganum mansoni in cats captured in Hyogo prefecture, Japan. *Japanese Journal of Parasitology* 35, 1986, 153-159.
6．高橋優三 編．基本人体寄生虫学．医歯薬出版，東京，2000，p65.
7．宮崎一郎，藤幸治．図説人畜共通寄生虫症．九州大学出版会．1988，pp435-443.

(宇賀昭二，岩本久美)

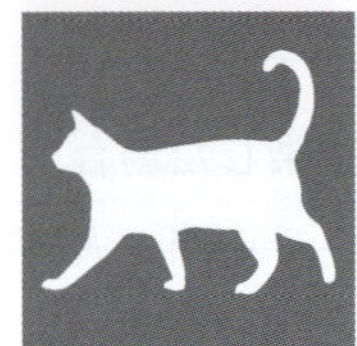

8-7 エキノコックス症

エキノコックス症は，サナダムシの仲間(条虫)である人獣共通寄生虫のエキノコックスによって引き起こされる病気である。猫でも成虫の寄生の報告はあるものの，好適な終宿主はキツネ，犬である。人が感染すると肝機能障害を主徴とする致死性の疾病が惹起される。日本には多包条虫のみが分布・定着しているため，本稿では主に多包条虫について解説する。本虫は「感染症の予防及び感染症の患者に対する医療に関する法律(感染症法)」で４類感染症に分類され，獣医師が犬のエキノコックス症を診断した場合には届出の義務が生じる。日本国内では，北海道のみに分布すると考えられていたが，本州においても北海道からの移動犬や野犬の感染が見つかっており，北海道外でも注意が必要である。

▶ 病原体

猫での寄生が問題となるエキノコックスは，多包条虫 *Echinococcus multilocularis* である。国内で多包条虫の生活環が維持されているのは北海道であり，北海道での飼育猫あるいは野良猫，また北海道外であっても流行地での飼育歴のある猫の寄生は注意しなければならない(犬の「3-7 エキノコックス症」も参照)。

▶ 疫学

北海道における最近のキツネでのエキノコックス寄生率は30～40％前後を推移している[1]。野犬を含む犬の解剖調査では寄生率１％，糞便を材料とした飼育犬の調査では寄生率0.4％と報告されている[2]。猫での感染は，1966～2006年に北海道が実施した猫108頭の解剖調査では感染率4.6％と報告されている[3]。また，1997～2007年に北海道内で集められた486頭の猫の糞便を対象として実施された糞便内抗原検査では，９頭(1.9％)がエキノコックス感染に対して陽性反応を示した[3]。しかし，これらの感染猫の糞便に虫卵は確認されていない。猫でのエキノコックス感染では，成虫の発育は不良で虫卵を産出するまでには至らないことがほとんどである。ただし，北海道で飼育されていた６歳齢の飼育猫で，糞便内に虫卵の排出が報告されている[3]。多包条虫の浸淫地であるドイツでも猫400頭の解剖調査で５頭(1.25％)に寄生が報告されている[4]。

▶ 宿主

エキノコックスの生活環では，猫は終宿主となり，小腸に成虫が感染する。この点は，多包条虫の好適な終宿主となるイヌ科動物，すなわちキツネや犬と同じであるが，成虫の発育は必ずしもよいとはいえない(犬の「3-7 エキノコックス症」も参照)。

▶ 感染経路と生活環(図１)

多包条虫は，本来キツネを終宿主，野ネズミ(ヤチネズミ，ミカドネズミやハタネズミなど)を中間宿主とする寄生虫で，捕食者－被食者関係を利用して伝播する。中間宿主となる野ネズミを捕食する機会は，犬よりも猫の方が多いと考えられる。上述しているように，多包条虫の感染機会をもった猫であっても，小腸での成虫の発育は不良で，必ずしも好適な終宿主では

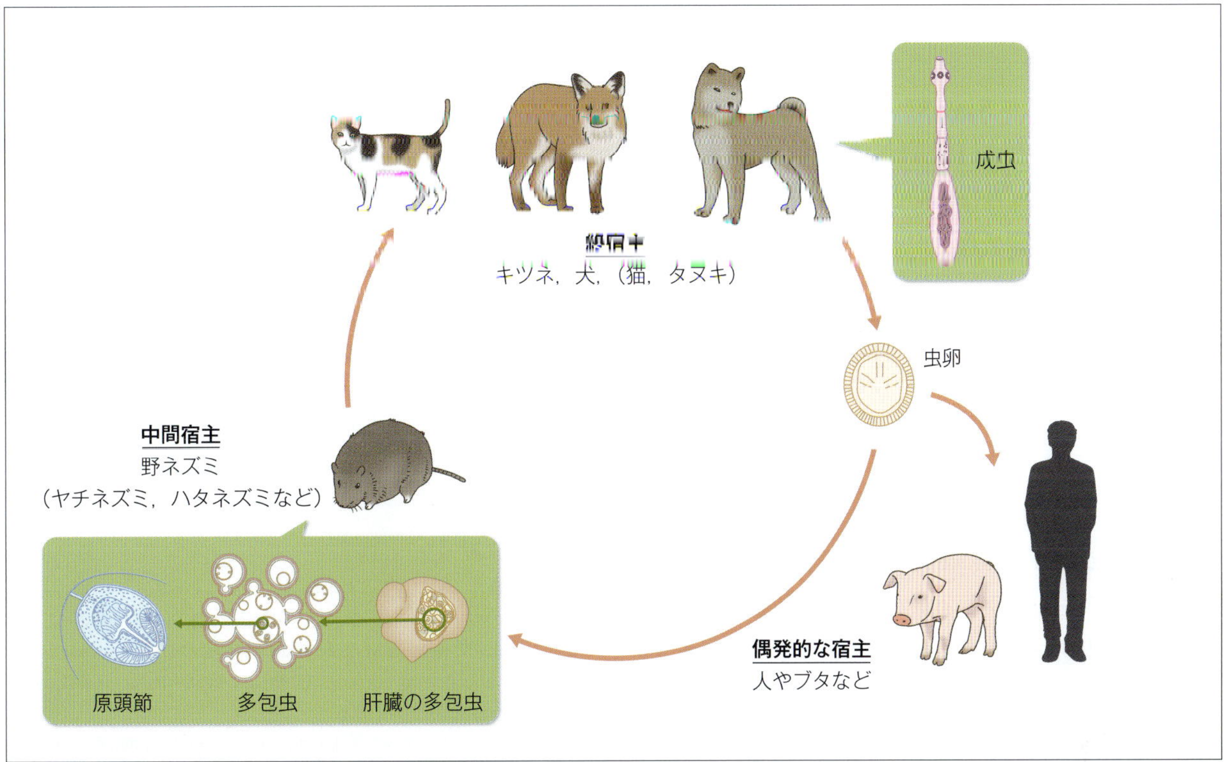

図 1 多包条虫の感染経路と生活環

ない。すなわち，糞便とともに虫卵を外界に排出することはまれであることから，生活環の維持においての貢献はきわめて小さいと考えられる（犬の「3-7 エキノコックス症」も参照）。

▶ 感染の特徴

ネズミを捕食する性質から感染率は高いが，猫の小腸でのエキノコックス成虫の発育は悪く，虫卵を排出することはまれである。しかしながら，猫から虫卵が検出された事例もあるため[3]十分に注意は払わなければならない。

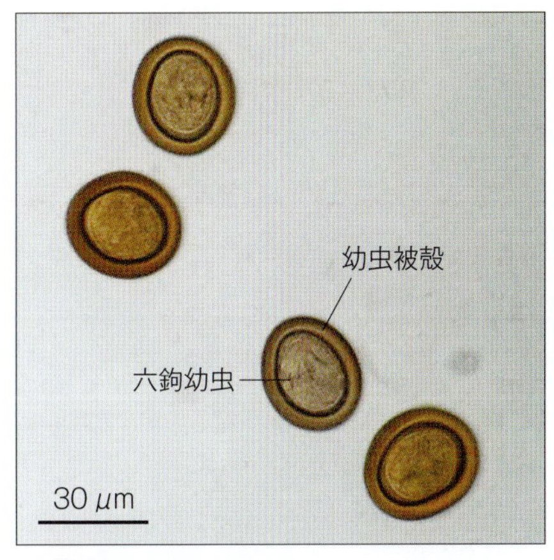

図 2 多包条虫の虫卵
猫からの虫卵排出はまれであるため，虫卵は検出されない場合が多い

▶ 臨床症状

成虫の病原性はほとんどなく，たいていの場合，症状を示さない。

▶ 診断

猫の小腸に寄生したエキノコックス成虫の虫卵産出はまれであり，糞便への排出もほとんどないため，糞便検査での虫卵（**図 2**）検出は難しい。また，エキノコックスの虫卵はテニア属条虫，特に猫では猫条虫と形態的には区別ができない。感染の確認は糞便内抗原検査が有効であり，虫卵が検出された場合には，大学や国立感染症研究所などの研究機関の協力を得て虫卵 DNA の検査が必要となる（犬の「3-7 エキノコックス症」も参照）。

診断法については p413 も参照

▶ 治療

プラジクアンテル 5 mg/kg の経口投与が有効である。虫卵が排出されていないケースでも，駆虫後の糞便に虫卵が出る可能性は皆無ではないので，駆虫後の糞便の処理には注意する。

内部寄生虫駆除薬については p418〜423 も参照

▶ 予防

猫に野ネズミの摂食機会を与えないように飼育管理を行う必要がある。外に出入りする猫など，野ネズミを食べる機会をなくすことができないような場合は，定期的に駆虫薬を与えることも予防法の 1 つである。

MEMO

「猫を連れて北海道を旅行した，あるいは猫を連れて北海道から移住してきたが，エキノコックスの感染が心配」

- 猫はエキノコックスに感染した野ネズミを食べて感染するので，北海道を旅行したときに，あるいは北海道に住んでいるときに，猫が野ネズミを食べる機会があったかどうかを確認する。もし，そのような機会があった場合には検査を実施するべきである。

【 参考文献 】

1．八木欣平，浦口宏二，作井睦子．ブタのエキノコックス症―その検出の疫学的重要性―．獣医寄生虫学会誌 13，2014，46-53.

2．Nonaka N, Kamiya M, Kobayashi F, et al. *Echinosoccus multilocularis* infection in pet dogs in Japan. *Vector-borne and Zoonotic Diseases* 9, 2009, 201-206.

3．Nonaka N, Hirokawa H, Inoue T, et al. The first instance of a cat excreting *Echinococcus mulilocularis* eggs in Japan. *Parasitology International* 57, 2008, 519-520.

4．Zeyhle, E. Die Verbreitung von *Echinococcus multilocularis* in Südwestdeutschland. In: Berne BR, ed. Probleme der Echinokokkose unter Berücksichtigung parasitologischer und klinischer Aspekte vol. 23. Switzerland, 1982, pp26-33.

（野中成晃）

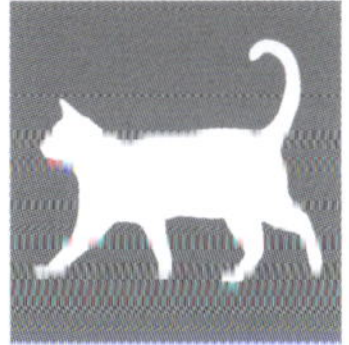

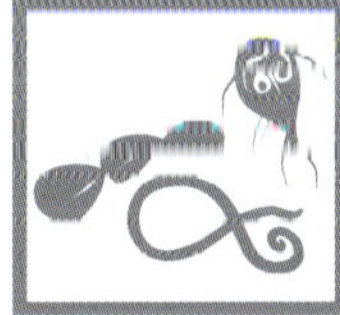

8-8 回虫症

回虫症は，回虫科トキソカラ属の比較的大きな線虫の腸管感染によって引き起こされる。猫では猫回虫が多いが，犬小回虫の感染もみられる。犬回虫と異なり寄生に対する年齢抵抗性はなく，成猫でも虫卵陽性率は高めである。胎盤感染はしないが，母猫から子猫への経乳感染は起こる。糞便とともに外界に排出直後の虫卵には感染性はないが，湿潤で適温の外界では約4週間で感染性をもつ幼虫形成卵となる。幼虫形成卵は固有宿主である猫に感染するばかりでなく，非固有宿主である様々な動物(人を含めた哺乳類・鳥類)に感染し，その全身組織で被嚢する。このような動物肉を食することで猫での感染が起こり，人でも感染が起こる。生活環境中の幼虫形成卵，あるいは被嚢幼虫を含む食肉を食した人でトキソカラ症と呼ばれる幼虫移行症が問題となるので，猫回虫卵を含む糞便を放置しないことが重要である。

▶ 病原体

猫回虫 *Toxocara cati* は，犬回虫 *Toxocara canis* と同属で，回虫目 Ascaridida，回虫科 Ascarididae に属する。

虫体は白～淡黄色の厚い外皮(クチクラ)で覆われ，体長は雄虫で3～7 cm，雌虫で4～12 cm 程度と犬回虫よりやや小さい(**図1A**)。犬回虫と同様に，頭端部に3個のよく発達した口唇をもち，雄の尾部には交接嚢はなく，短い突起がある。頚翼(けいよく)は犬回虫より短いが幅が広く，両者は容易に区別できる(**図1B**)。頚翼の横条(おうじょう)の間隔は犬回虫より密である。

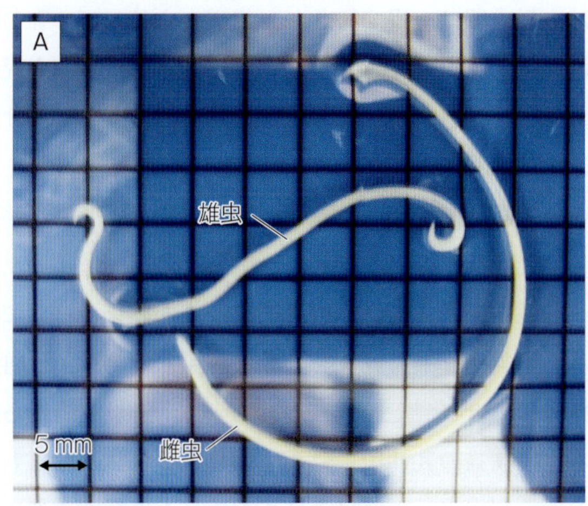

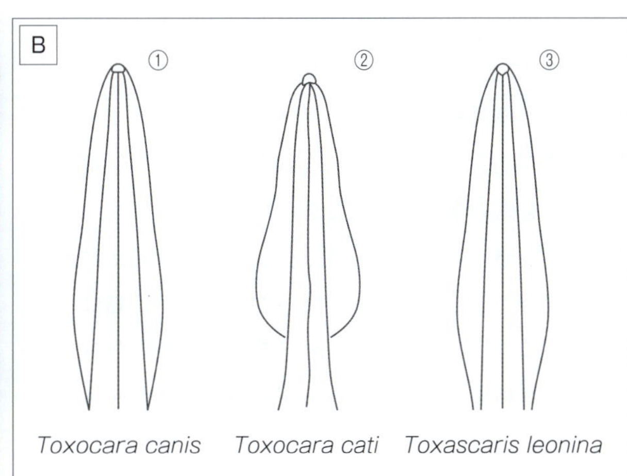

図1 猫回虫の肉眼像と頭側端の模式図
A：猫回虫の雄虫および雌虫
B：①犬回虫(*Toxocara canis*)，②猫回虫(*Toxocara cati*)，③犬小回虫(*Toxascaris leonina*)の頭側端模式図。頚翼の違いで種の鑑別が可能である

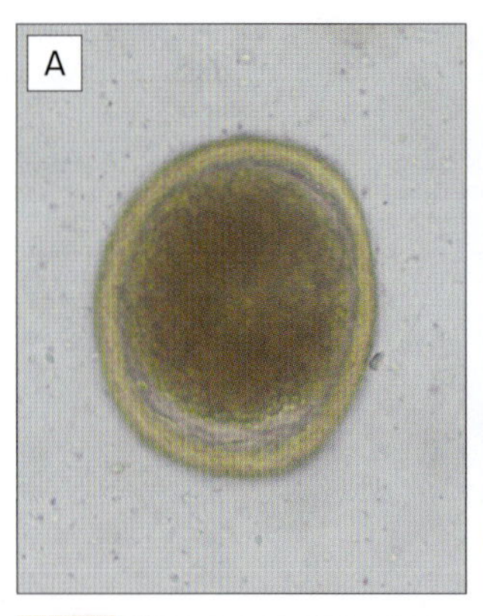

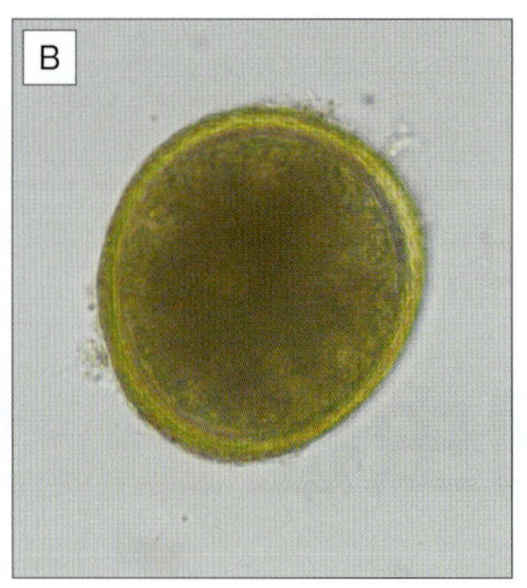

図2 猫回虫卵と犬回虫卵
猫回虫卵(A)と犬回虫卵(B)は *Toxocara* 属回虫に特徴的な卵殻をもち非常によく似ているが，サイズが若干異なる。ここでは同一倍率で並べた。猫回虫卵では卵殻表面の一部に合焦していることから，表面のピット構造が分かりやすい
画像提供：小出和欣先生(小出動物病院)

虫卵は，65〜75×60〜67 μm と犬回虫よりやや小型である。**特徴的な蛋白膜**を有するため，回虫以外の虫卵との区別は簡単だが，形態的に犬回虫との鑑別は困難である(**図2**)。臨床現場では，患畜の種によって判別しても問題はない。

▶ 疫学

世界的に分布する。日本国内の猫での感染率は，埼玉県で行われた調査では，保護収容猫 1,079 頭の糞便検査では 21.8%(235 頭)から猫回虫卵が検出されている[4]。青森県の一般家庭で飼育されている猫 542 頭の検査では，猫回虫卵の陽性率は，室内飼育の１〜６カ月齢で高く(27.1%)，それ以降の年齢では低下していくのに対し，室外飼育では１〜６カ月齢(17.9%)，７カ月〜１歳齢(18.5%)，４〜５歳齢群(14.3%)と年齢が上がっても感染率の変化はなかった[5]。

環境中に虫卵や待機宿主が多く存在するとは考えにくい室内飼いの子猫の陽性率が高いことから，子猫は主に乳汁を介して猫回虫に感染していると考えられる。室内飼育猫では定期的な駆虫が行われることが多いため，成長に伴い感染率は減っていくが，室外飼育では成猫であっても駆虫機会が少なく感染が維持されているか，あるいは何度も繰り返し感染している可能性が示唆される。

▶ 宿主

猫およびネコ科動物，フェレット。

▶ 感染経路と生活環／感染の特徴(図3)

疫学の項で述べたように，犬回虫と異なり，宿主の年齢抵抗性はみられず，幼猫，成猫ともに感染する。幼虫形成卵の経口感染のほか，待機宿主の捕食や乳汁を介した感染が起こる。**犬回虫のような胎盤感染は起こらない**。感染力をもつ幼虫形成卵への発育には，４週間程度と犬回虫よりも時間がかかる。飲み込まれた幼虫形成卵は，胃で孵化し，胃壁からリンパ，血行性に肝臓，肺を経て，再び消化管に戻り，成虫へと発育する(**気管型移行**)。この場合のプレパテントピリオドは約２カ月である。一部の幼虫は，**全身型移行**を行い，組織内で**被嚢**するか，授乳猫では乳腺中に移行し，乳汁中に排出される。

哺乳期の子猫では，**経乳感染**が主な感染ルートである。子猫が母猫の乳汁を介して感染した場合，気管型移行より早く，感染から約５週間で産卵が開始される。授乳猫の乳汁中には多くの感染期幼虫が含まれるので，飼い主への感染を防ぐためにも啓発が重要である。感染経路と生活環・感染の特徴については，犬の「3-8 回虫症」も参照。

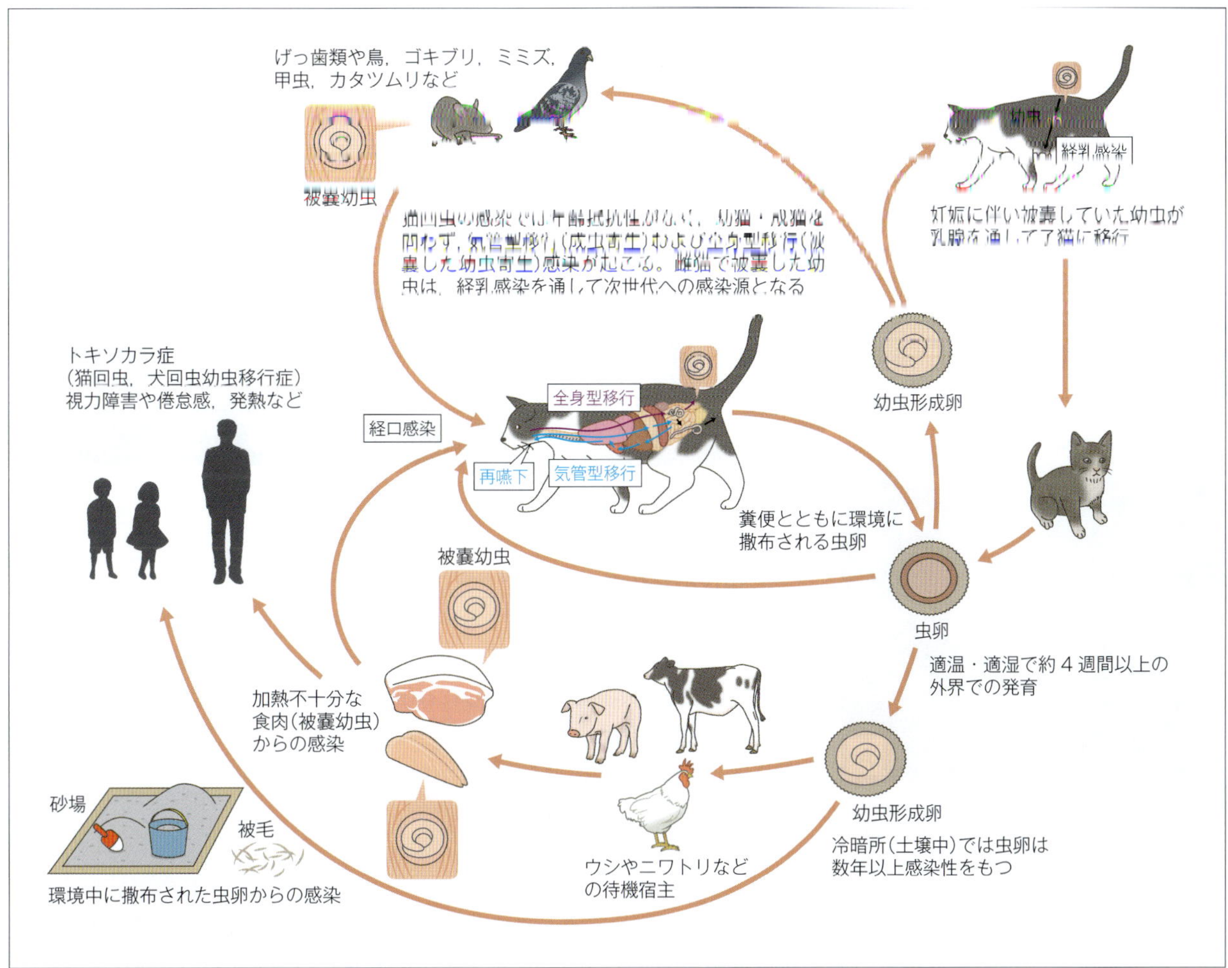

図3 猫回虫の感染経路と生活環

待機宿主の捕食による感染

猫回虫の幼虫形成卵を経口摂取したネコ科以外の動物の体内では，第3期幼虫は全身に移行し，肝臓など各種臓器や筋肉中で感染力を保持したまま被嚢する。これを終宿主である猫が捕食すると，幼虫は胃壁に侵入して発育し，肝臓や肺を通ることなく，そのまま小腸に到達し成虫へと発育する。げっ歯類や鳥，ゴキブリ，ミミズ，甲虫，カタツムリなど多くの動物が待機宿主として，生活環に寄与していると考えられている。成猫への感染では，待機宿主を介したルートが主体であると思われる。この場合のプレパテントピリオドは約3週間である。

飼育環境中に入り込んだ感染猫から排出される虫卵によりニワトリやウシなどが待機宿主となり，人ではこれら食肉を介したトキソカラ症が問題となる（犬の「3-8 回虫症」のコラム：トキソカラ症を参照）。

▶ 発症機序

小腸への成虫寄生では，大型虫体の接触による腸粘膜損傷などが起こる。消化管内の食糜を横取りされるため栄養不良に陥り，発育の遅延，被毛粗剛などが生じる。特に幼猫では多数寄生で重篤な症状が出る場合がある。

▶ 臨床症状

小腸への成虫寄生により，嘔吐や下痢，発育不良，腹部膨満，異嗜，貧血，削痩などが現れる。虫体の吐出や多数寄生での腸閉塞（**図4**），消化管壁穿孔による腹膜炎などが知られている。幼虫が体内の様々な臓器に迷入や異所寄生することによって，神経症状や黄疸など，その部位に応じた不特定の症状を呈することもある。しかしながら，臨床現場でこのような症例に遭

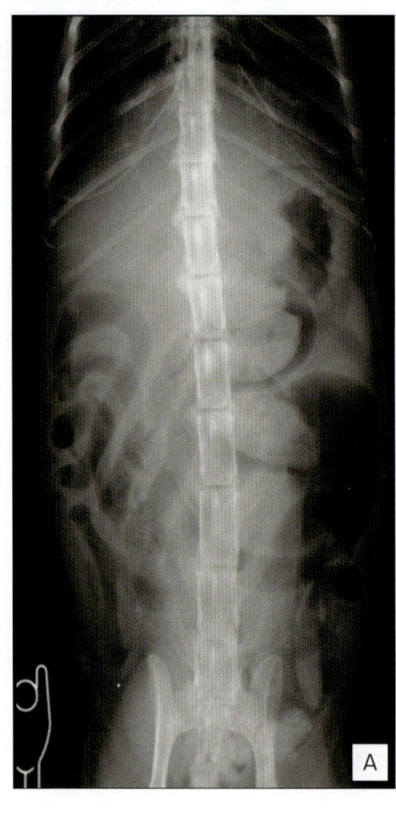

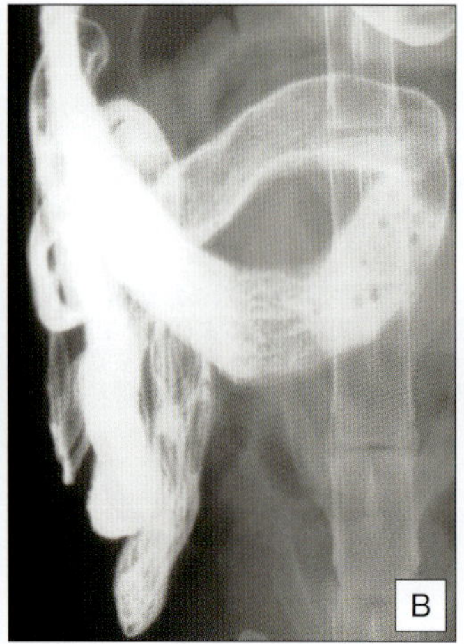

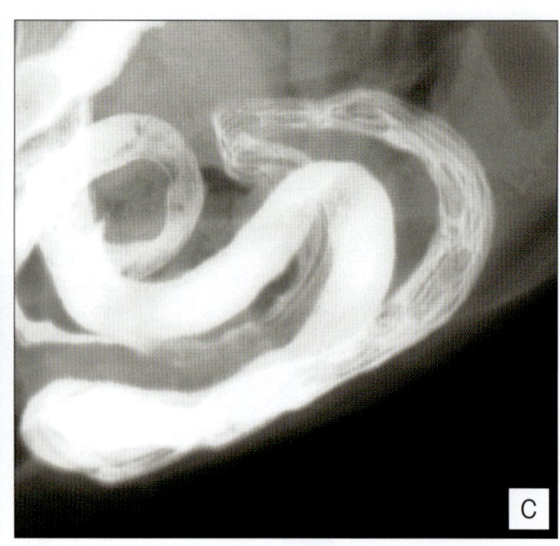

図 4　虫体の多数寄生

外出後，何度か嘔吐を繰り返したという主訴で来院した猫の症例。単純 X 線検査(A)では消化管における異常を示唆する特異な所見はないが，造影 X 線検査では多数の線状の充填欠損陰影が認められる(B，C)。糞便検査では回虫卵が陽性であり，部分的腸閉塞を起こしていた

画像提供：夏堀雅宏先生(北里大学)

遇し，診断に至るケースはほとんどないと思われる。血液像の変化や CBC，血液化学検査の値に異常が認められるのは，重篤な寄生や異所寄生時などの場合が多い。臨床症状については，犬の「3-8 回虫症」も参照。

▶ 診断

糞便検査による虫卵検出を行う。犬回虫と異なり年齢抵抗性はないので，すべての年齢の猫で糞便検査が有用である。診断については，犬の「3-8 回虫症」も参照。

診断法については p156～158，403 も参照

▶ 治療

猫では，エモデプシド，イベルメクチン，エプリノメクチン，セラメクチン，モキシデクチン，パモ酸ピランテル，フェバンテルなどが使用できる。犬にくらべ，内服させるのが難しいことが多いため，外部寄生虫も含めた様々な寄生虫に有効なスポット剤が市販されている。状況に合わせて適宜使用する。エプリノメクチン，エモデプシド，モキシデクチンは体内移行中の幼虫にも有効である。

内部寄生虫駆除薬については p418～423 も参照

▶ 予防

排出直後の糞便中の虫卵には感染力がないため，速やかな糞便の処理が重要である。犬回虫とは異なり，成猫になっても成虫が寄生するので，定期的な駆虫が望ましい。特に屋外への出入り自由な猫では，野外に生息する待機宿主の捕食によって感染を繰り返すことから，駆虫は必須である。予防については，犬の「3-8 回虫症」も参照。

MEMO

「子犬や子猫の駆虫計画について」

- 子犬，子猫を迎える場合，駆虫はその子犬や子猫がいた環境を考慮して計画する必要がある。買ってきたのか，もらってきたのか，それまでにいた環境が衛生的であったかどうかが重要となる。拾ってきた子猫であれば，最初の健康診断の際に，体重，日齢などをみて可能な限り早めに駆虫をした方がよい。ノミやマンソン裂頭条虫なども寄生していることも多いので，回虫だけでなく，その他の寄生虫も同時に駆除できる駆虫薬の投与を勧める。回虫卵を排出している子犬であれば，大部分の幼虫が体内で被嚢してしまう前，生後半年までのできるだけ早期の駆虫が効果的である。新しく飼い始めるのか，多頭飼育しているのか，室内飼いであるのか，これらの条件でも治療や予防に必要な駆虫薬や間隔も異なってくるため，一概に「こういう計画で」というのは言いきれない。また，ターゲットが回虫だけでよいのか，条虫も寄生していそうなのか，フィラリア予防もしたいのか等々も考慮し，それぞれに適した様々な製剤が出ているので，適宜選択して使用する。投薬の頻度は，使用する製剤に従う。回虫については，糞便検査で虫卵が検出されなくなれば一応の治療終了の目安となるが，飼い主にはプレパテントピリオドや再感染，妊娠時の再活性化についてきちんと説明をしておく必要がある。

【 参考文献 】

1．石井俊雄．回虫科．改訂 獣医寄生虫学・寄生虫病学 2 蠕虫他．石井俊雄 著，今井壯一 編．講談社サイエンティフィク，東京，2007，pp281-296.
2．薄井萬平．回虫．獣医臨床寄生虫学 小動物編．獣医臨床寄生虫学編集委員会．文永堂，東京，1995，pp82-88.
3．斎藤康秀．回虫症．最新家畜寄生虫病学．今井壯一，板垣匡，藤崎幸藏 編．板垣博，大石勇 監．朝倉書店，東京，2007，pp185-193.
4．山本徳栄，近真理奈，斉藤利和，ほか．埼玉県内のイヌおよびネコにおける腸管寄生虫類の保有状況．感染症学雑誌 83，2009，223-228.
5．伊藤直之．飼育猫における猫回虫の寄生状況．感染症学雑誌 74，2000，824-827.
6．Fox JG. Parasitic diseases. In: Fox JG, ed. Biology and Diseases of the Ferrets 2nd ed. Baltimore, Williams and Wilkins, 1998, pp375-391.
7．山本徳栄．食品媒介によるトキソカラ症．日本食品微生物学会雑誌 31，2014，1-12.
8．Cardillo N, Prous CG, Krivokapich S, et al. First report of *Toxocara cati* in the domestic land snail *Rumina decollata*. *Revista Argentina de Microbiologia*. 48, 2016, 206-209.
9．Knaus M, Baker CF, Reinemeyer CR, et al. Efficacy of a novel topical combination of fipronil, (S)-methoprene, eprinomectin and praziquantel against adult and larval stages of *Toxocara cati* in cats. *Veterinary Parasitology* 202, 2014, 34-39.
10. Wolken S, Böhm C, Schaper R, et al. Treatment of third-stage larvae of *Toxocara cati* with milbemycin oxime plus praziquantel tablets and emodepside plus praziquantel spot-on formulation in experimentally infected cats. *Parasitology Research* 111, 2012, 2123-2127.
11. von Samson-Himmelstjerna G, Epe C, Schimmel A, et al. Larvicidal and persistent efficacy of an imidacloprid and moxidectin topical formulation against endoparasites in cats and dogs. *Parasitology Research* 90, 2003, Suppl 3：S114-115.

（松尾加代子，佐藤　宏）

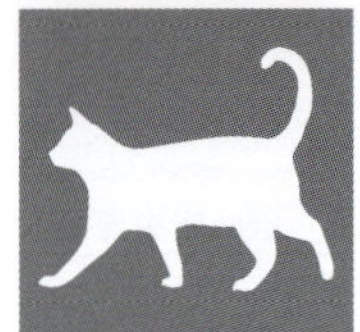

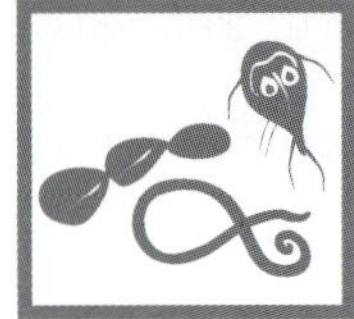

8-9 鉤虫症

鉤虫症は鉤虫科に属する線虫の感染によって引き起こされる疾患で，猫での寄生が報告された種は４種であるが，国内の猫から鉤虫が検出された場合は猫鉤虫の可能性が高い。消化管における鉤虫の吸血活動に起因する貧血と体重減少が主要症状である。猫鉤虫の主な感染経路は経口もしくは経皮感染で，胎盤感染や経乳感染はしないと考えられている。非固有宿主であるネズミは待機宿主となるが，猫の捕食による感染が起こるかどうかは不明である。

▶病原体

猫に寄生する主なものは，**猫鉤虫** *Ancylostoma tubaeforme*，体長：雄 10〜11 mm，雌 12〜15 mm，ブラジル鉤虫 *Ancylostoma braziliense*，体長：雄６〜８mm，雌７〜10 mm，セイロン鉤虫 *Ancylostoma ceylanicum*，平均体長：雄 8.1 mm，雌 10.5 mm，狭頭鉤虫 *Uncinaria stenocephala*，体長：雄５〜９mm，雌７〜12 mm の４種である。

猫鉤虫は切板（せつばん）に３対の歯をもち，形態は犬鉤虫と類似するが，交接刺が犬鉤虫よりも長い（猫鉤虫：1.26〜1.72 mm，犬鉤虫：0.90〜1.05 mm）。虫卵の大きさは犬鉤虫とほぼ同一である（**図１**）。

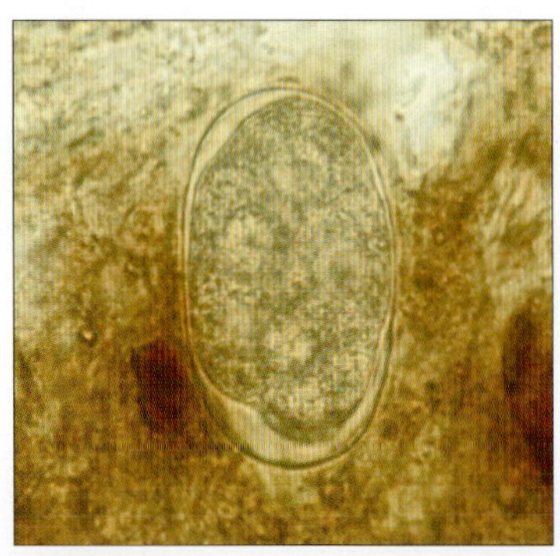

図１ 猫鉤虫の虫卵

▶疫学

猫鉤虫は世界各地に分布し，日本国内でもみられる[1]。以前にくらべ最近では感染猫をみる機会は減ってきているが，繁殖施設での集団感染もある。ブラジル鉤虫と狭頭鉤虫の国内分布はなく，セイロン鉤虫は国内では沖縄，奄美に分布している[2]。

▶宿主

猫鉤虫の主要な宿主は猫であり，国内の猫から鉤虫が検出された場合は，猫鉤虫の可能性が高い[1]。猫鉤虫を経口もしくは経皮感染させたネズミでは，幼虫が肺，脳，消化管壁に留まり，待機宿主となることが知られている[3]。この非固有宿主での感染では，10 カ月後も幼虫は生存していたと報告されている。人への感染性は知られていない。

▶感染経路と生活環（図２）

糞便中に排出された虫卵は外気温 15〜37℃であれば 90％以上の卵が発育し孵化する[4]。ただし，15℃では 110 時間，37℃では 15 時間が必要であり，外界での虫卵発育は気温に大きく影響される。幼虫は外界の

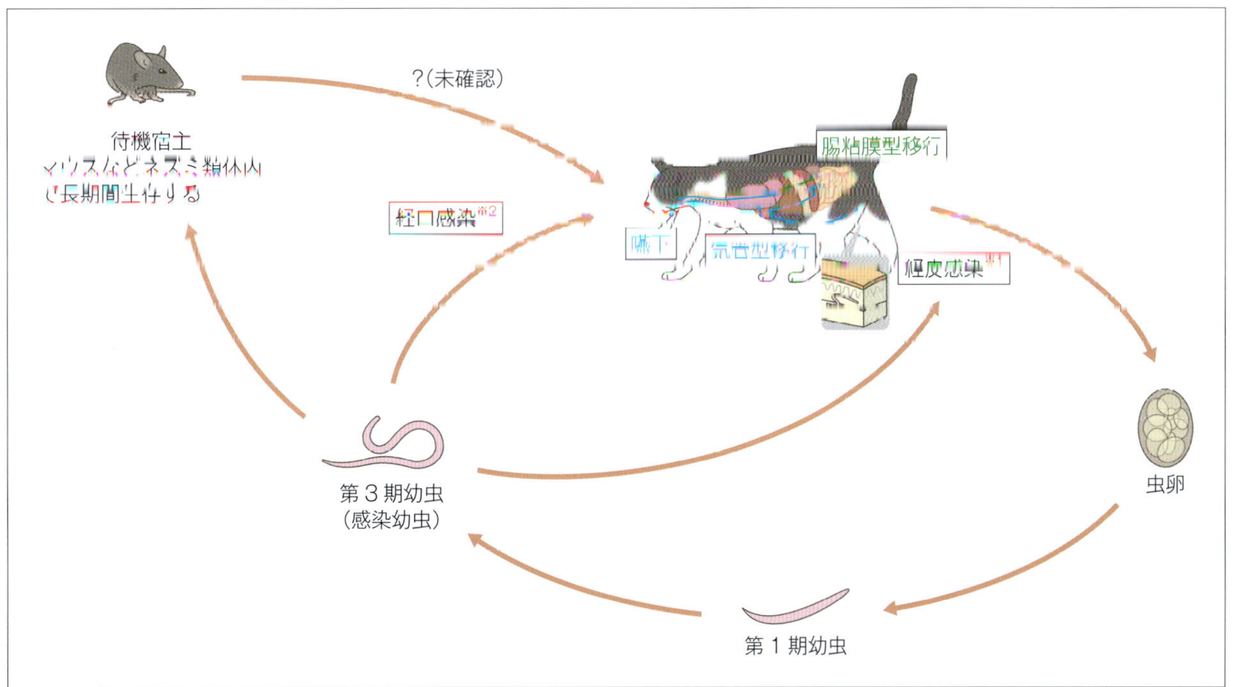

図２ 猫鉤虫の感染経路と生活環

※１　経皮感染

【気管型移行】感染幼虫が皮膚から侵入し，リンパ行性／血行性に心臓を経て肺に移行する。その後，幼虫は肺の毛細血管から肺胞腔へ出て，気管を上行し，咽頭へ到達，嚥下されて消化管へ移行し，小腸で成熟する

※２　経口感染

【腸粘膜型移行】食物や水とともに嚥下された幼虫が消化管内で脱皮し，胃腺や腸陰窩に侵入して発育，その後，腸管腔に戻って成虫となる

【気管型移行】摂取した幼虫が口腔粘膜を含む消化管粘膜から侵入し，気管型移行を行って成虫に発育する経路もある

微生物などの有機物を摂取して発育し，２回の脱皮を行って感染力をもつ**第３期幼虫(感染幼虫)**となる。ただし，感染幼虫は脱皮した殻を脱がず第２期幼虫の表皮で覆われた被鞘幼虫である[1]。

一般に鉤虫類の宿主への感染経路は多岐にわたる(犬の「3-9 鉤虫症」を参照)。しかし，猫鉤虫の感染経路は，**経皮感染(気管型移行)**と**経口感染(腸粘膜型移行)**が知られ，胎盤感染や経乳感染はないと考えられている[5]。人での幼虫移行症は現在のところ知られていない。

臨床症状

ほぼ犬鉤虫の症状と同様だが，経皮感染が主要な感染経路であるため，急性型と慢性型が主な臨床症状として認められる。

1．急性型

感受性の高い幼若猫が一度に多数の感染を受けた場合にみられる。初期には食欲亢進，次第に食欲不振となり，削痩，下痢，粘血便，貧血などの症状を呈する。さらに衰弱すると膿・粘液性の眼脂や顎凹部・下腹部の浮腫がみられ，心悸亢進・呼吸困難となってついには虚脱に陥る。また，多数の幼虫が気管型移行をした場合は肺炎症状を呈することがある。

2．慢性型

寄生虫体数は少なく，軽度の貧血を呈するが，顕著な臨床症状を欠く。糞便中への虫卵の排出がみられる。

診断

幼若猫に貧血，粘血便(タール便)を伴う下痢，発育不良，浮腫などの症状が認められる場合は本症を疑う。糞便検査(浮游法)による虫卵の検出が有効である。急性型では発症初期には虫卵が検出されないことがあるので注意を要する。日本国内で猫から鉤虫卵を検出した場合，猫鉤虫の可能性が高いが，沖縄・奄美など南日本ではセイロン鉤虫の可能性があり，また，輸入された猫ではブラジル鉤虫，狭頭鉤虫の可能性も考慮する必要がある[1]。より正確に種を同定するためには糞便培養による第3期幼虫の形態学的同定，あるいは虫卵や幼虫の遺伝子同定を行う必要がある。

診断法については p156～158，403 も参照

▶ 治療

パモ酸ピランテル，フェンベンダゾール，ミルベマイシンオキシム，モキシデクチンなどの様々な市販抗線虫薬が有効である。

内部寄生虫駆除薬については p418～423 も参照

▶ 予防

感染源は，感染猫の糞便中に排出される虫卵に由来する環境中の感染幼虫であることから，感染猫の駆虫と環境の浄化が重要である（犬の「3-9 鉤虫症」も参照）。

【 参考文献 】

1．斎藤康秀．4．3 鉤虫症．4 線虫類．Ⅲ蠕虫類．板垣博，大石勇 監，今井壯一，板垣匡，藤崎幸藏 編．最新家畜寄生虫病学，朝倉書店，東京，2007，pp145-151.
2．吉田幸雄，岡本憲司．鹿児島県の野犬に寄生している鉤虫とくにセイロン鉤虫について．寄生虫学雑誌 21，1972，328-332.
3．Norris DE. The migratory behavior of the infective-stage larvae of *Ancylostoma braziliense* and *Ancylostoma tubaeforme* in rodent paratenic hosts. *Journal of Parasitology* 57, 1971, 998-1009.
4．Nwosu ABC. Investigations into the free-living phase of the cat hookworm life cycle. *Zeitschrift für Parasitenkunde* 56, 1978, 243-249.
5．Ancylostomatoidea. In: Bowman DD, Hendrix CM, Lindsay DS, et al, eds. Feline Clinical Parasitology, Iowa State University Press, Iowa, 2001, pp242-257.
6．Okoshi S, Murata Y. Experimental studies on ancylostomiasis in cats. V. Visceral migration of larvae of *Ancylostoma tubaeforme* and *A. caninum* in cats. *Japanese Journal of Veterinart Science* 29, 1967, 315-327.
7．McCoy OR. The egg production of two physiological strains of the dog hookworm, *Ancylostoma caninum*. *American Journal of Hygiene* 14, 1931, 194-202.
8．Onwuliri COE, Nwosu ABC, Anya AO. Experimental *Ancylostoma tubaeforme* infection of cats: changes in blood values and worm burden in relation to single infections of varying size. *Zeitschrift für Parasitenkunde* 64, 1981, 149-155.
9．Rhode K. Vergleichende Untersuchungen über die Hakenwürmer des Hundes und der Katze un Betrachtungen über ihre Phylogenie. *Zeitschrift fuer Tropenmedizin und Parasitologia* 10, 1959, 402-426.
10. Bowman DD. Hookworm parasites of dogs and cats. *Compendium on Continuing Education for the Practising Veterinarian* 14, 1992, 585-595.
11. Nolan TJ, Niamatali S, Bhopale V, et al. Efficacy of a chewable formulation of ivermectin against a mixed infection of *Ancylostoma braziliense* and *Ancylostoma tubaeforme* in cats. *American Journal of Veterinary Research* 53, 1992, 1411-1413.

（野中成晃）

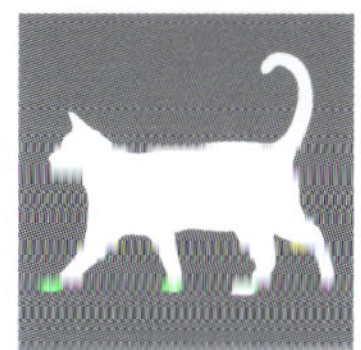

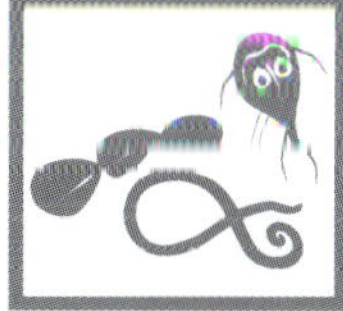

8-10 フィラリア症

猫ではフィラリア感染に抵抗性があるため感染率は低いものの，主に成虫寄生に起因する犬での病態とは異なり，犬糸状虫が成虫に成熟する前に「犬糸状虫随伴呼吸器疾患(HARD)」と呼ばれる病態を発症することがある。病態は複雑で，無症状のものから呼吸器症状，消化器症状，循環器症状など非特異的な症状がみられる症例まで様々である。成虫死滅時の第２病期には突然死を引き起こすこともある。治療に関しても犬とは異なり，根治治療よりも症状軽減を目的とした緩和療法が主体となる。猫での本疾患の診断と治療が困難なことから，予防薬投与による感染予防が非常に重要である。

▶病原体

猫のフィラリア症は，糸状虫上科 Filarioidea のオンコセルカ科 Onchocercidae に属する**犬糸状虫** *Dirofilaria immitis* の感染によって引き起こされる寄生虫疾患である。

犬糸状虫は狭い組織間隙や脈管内に寄生するため，細くて長いそう麺状を呈し，色は乳白色である。肉眼的に特筆される特徴はなく，雄の尾部はコイル状に数回巻いており，雌(25～30 cm)は雄(12～18 cm)より大きい。しかし，猫は好適宿主ではないため，発育は悪い(**図１**)。卵胎生を特徴とし，終宿主に寄生する雌虫の子宮内で卵は孵化し，宿主の血中にミクロフィラリア(体長 300 μm，体幅 6 μm)を産出する[1]。

▶疫学

フィラリア症は熱帯，亜熱帯，温帯に多く，アジア，オセアニア，中東，アフリカ，南ヨーロッパ，南北アメリカなど，感染は世界中で確認されている[1]。ベクターである蚊の媒介が必要であるため，生息域である河川や沼地など水辺の周辺が濃厚に感染を引き起こすものの，保虫宿主と伝播に好都合な気候条件が両方備わっている場所があれば，どこでも伝播は可能で

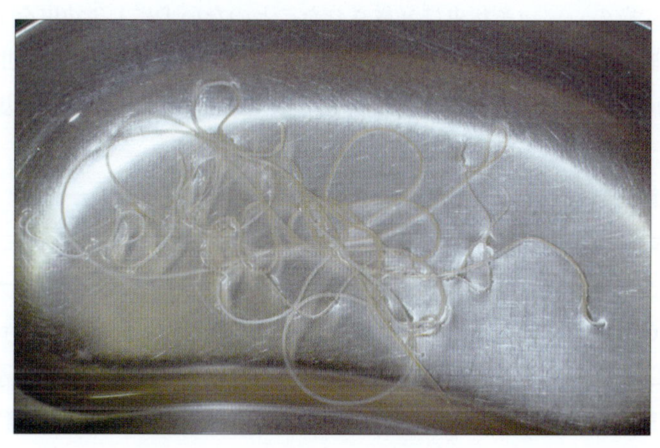

図１ 猫の心臓内に寄生していた成虫
猫は好適宿主ではないため発育は悪い

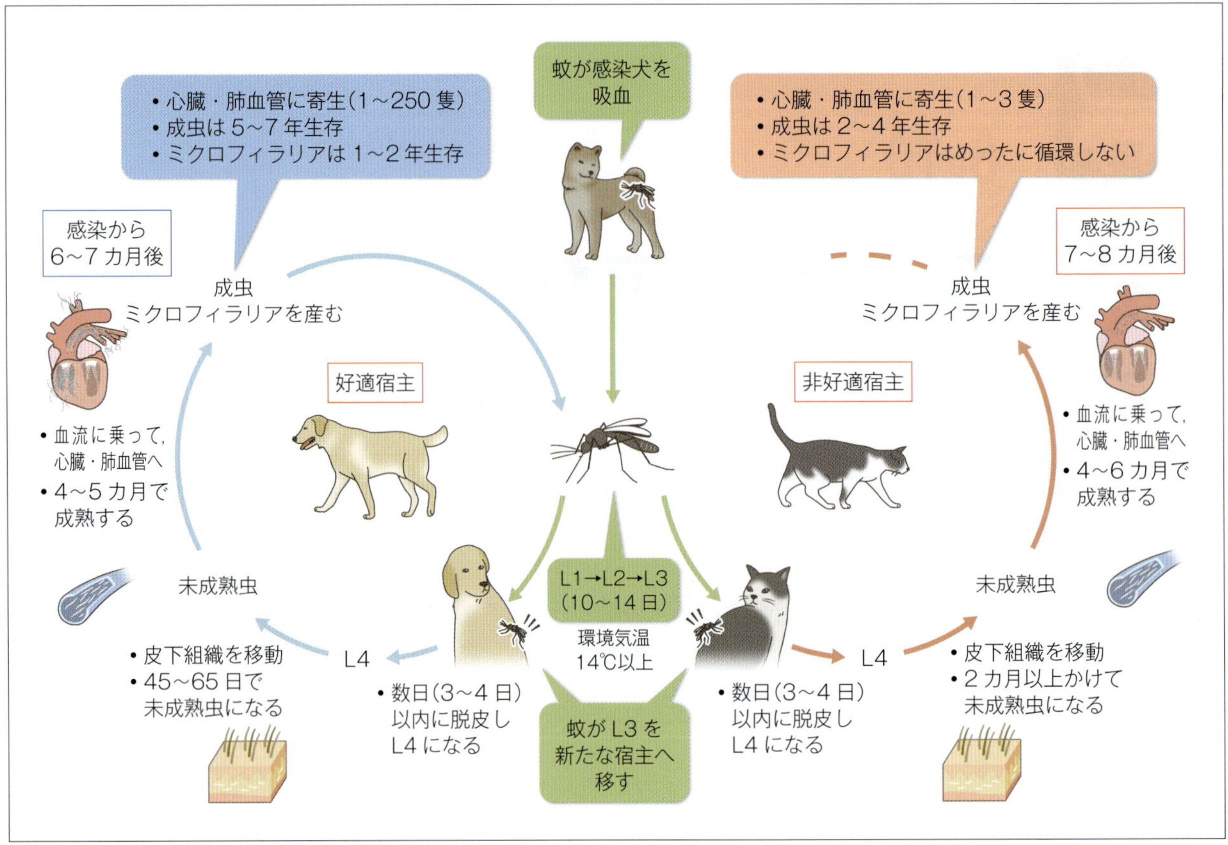

図 2　犬糸状虫の感染経路と生活環
犬糸状虫はイヌ科動物を好適宿主として生活環を形成する。猫への感染は犬に比較して成立しづらく，犬糸状虫の成長は遅く，成虫に至るものも少数である

ある。媒介蚊の発生および蚊の体内での犬糸状虫幼虫の発育には一定の環境温度が必要であり，平均日中温度が 14℃を下回ると蚊体内での幼虫の成熟が中断される。

犬で感染が認められる地域であれば猫での感染も起こり，猫の感染率はその地域で予防を受けていない犬の感染率の 5 ～20%と報告されている[2]。全国的に感染が報告されており，感染率は 1998 年の剖検調査の報告では，本州および九州の収容された野良猫の 0.5～9.5%，飼育猫の 3.0～5.2%で成虫の寄生が確認されている[3-7]。また，抗体調査においては，2004 年の三重県の動物病院に来院した猫 377 頭で 2.4%，2008 年の山口県の飼育猫 315 頭で 6.0%，2011 年の新潟県の動物病院に来院した猫 129 頭で 14.0%，関東の地域猫 112 頭については 8.0%が陽性を示した[8-10]。これらの数値はおおむね同地域での犬の感染率より低いことから，猫の感染への抵抗性が示唆されている。

▶ 宿主

犬糸状虫はイヌ科動物を好適宿主とし，犬やコヨーテ，キツネなど野生のイヌ科動物を終宿主とする。また，トドなどの海獣類やフェレットなどにも成虫の寄生が認められる[1]。

猫は感受性宿主ではあるものの，犬にくらべると犬糸状虫の成虫感染に対する抵抗性が強い。実験的に犬糸状虫に暴露されたことのない犬に L 3 幼虫を 100 隻注入すると，ほぼ 100%の犬で平均 60 隻が成虫まで発育するのに対し，猫ではその 75%で 3 ～10 隻しか成虫に発育できない[11]。

ベクター：蚊

ベクターとして蚊の媒介が必要であり，感染犬の末梢血中のミクロフィラリアを蚊が吸血し，ミクロフィラリアは蚊の体内で 2 回脱皮した後，蚊の吸血を介して新たな感染を起こす。日本に生息している蚊は約

120種いるものの，ほとんどは犬糸状虫の媒介能力をもたない。日本においてベクターとなることが確認されているのは約16種のみである。特に媒介能力が高い蚊としてはトウゴウヤブカ *Aedes togoi*，中等度の種としてシナハマダラカ *Anopheles sinensis*，媒介能力は低いが生息数が多いことから重要な種としてアカイエカ *Culex pipiens pallens*，ヒトスジシマカ *Aedes albopictus* などが挙げられる。これらの種は日本全土に生息しており，犬糸状虫のベクターとして重要な役割を果たしている[12]。

感染経路と生活環

フィラリア症は，感受性動物と蚊によって生活環が維持されている(**図2**)。

犬糸状虫に感染している犬や他の動物種から，血流中のミクロフィラリアと呼ばれる第1期幼虫(L1)を蚊が吸血に際して取り込む。蚊に取り込まれたミクロフィラリアは，中腸を介してマルピーギ管に移動する。マルピーギ管内で10～14日で2回脱皮して**第3期幼虫(L3)**に成長し，マルピーギ管を破り口吻まで移動し感染力をもつようになる。ミクロフィラリアが蚊の体内で成熟する日数は環境気温に依存しており，28℃で10日間，18℃で30日間を要し，**平均気温が14℃未満では成熟できない**。

感染蚊が猫を吸血することでL3幼虫が皮下組織に侵入すると，数日(3～4日)以内に脱皮し，第4期幼虫(L4)になる。L4は2カ月以上かけて皮下の脂肪組織や筋組織を移動しながら，最終的には脱皮して**未成熟虫**になり，末梢静脈に侵入し血流に乗って肺動脈に到達する。未成熟虫はさらに4～6カ月かけて成熟し，**成虫**になる。

犬では未成熟虫の多くが成虫になり，その後5～7年間生存する。しかしながら，**猫では未成熟虫の多くが肺動脈への到達直後に死亡し，死滅虫体による炎症が惹起される。一部の猫では少数の未成熟虫が成虫になり，この成虫が2～4年間生存する。猫の体内での寄生虫体数は通常6隻以下**であり，多くの場合1～3隻である[11]。雄または雌虫だけの単性寄生の可能性が高く，さらに，性成熟に至らないなどの理由で猫の末梢血中にミクロフィラリアを認めることはまれである。認めたとしても，猫の免疫機構によって一過性の出現に留まる。また，猫の体内では完全な成熟を遂げられずに全身系静脈への侵入に失敗することが多く，移行中の虫体は異所(筋肉内，腹腔内，脳内，眼球内など)に迷入する可能性が犬よりも高い。

感染の特徴

病態生理

猫のフィラリア症は，3つの病期に分けられる。

第1病期

第1病期は未成熟虫が肺動脈に到達した直後から始まる。未成熟虫の虫体と，未成熟虫の大半は死滅するのでその死滅した虫体に対する宿主反応として，肺血管および間質に急性炎症が引き起こされる。その際にみられる臨床症状として発咳，呼吸困難，食事のタイミングと無関係な嘔吐が出現する場合がある。しかし，28%の猫では症状を示さない[2]。この時期にすでに肺血管周囲に炎症細胞浸潤が起こっており，アレルギー性気管支炎や気管支喘息と間違われることもある(**図3**)。この変化は胸部X線画像上での肺動脈拡大や気管支間質パターンとして認められることがあり，猫に特有の病態として**犬糸状虫随伴呼吸器疾患(heartworm-associated respiratory disease, HARD)**と命名されている。猫では，未成熟虫が成熟して成虫になると，宿主の免疫応答が抑制されて症状が緩和されることがある。これは肺血管内で犬糸状虫が猫の単核食細胞系の主要細胞であるマクロファージを抑制するためと考えられている。

第2病期

第2病期は，成虫が死滅しこの免疫抑制機構が消失することで始まる。死滅した虫体が重度の炎症および肺血栓塞栓症(**図4**)を惹起することにより，重篤な急性肺障害や突然死を引き起こす。この際の突然死は10～20%と報告されている[2,13]。

第3病期

第2病期を乗り越えた猫の肺は，正常なⅠ型肺胞細胞がⅡ型肺胞細胞の過形成によって置換され，肺に不可逆的な病変が形成されている。これが原因となって，第3病期である慢性呼吸器疾患に至る(**図5**)。

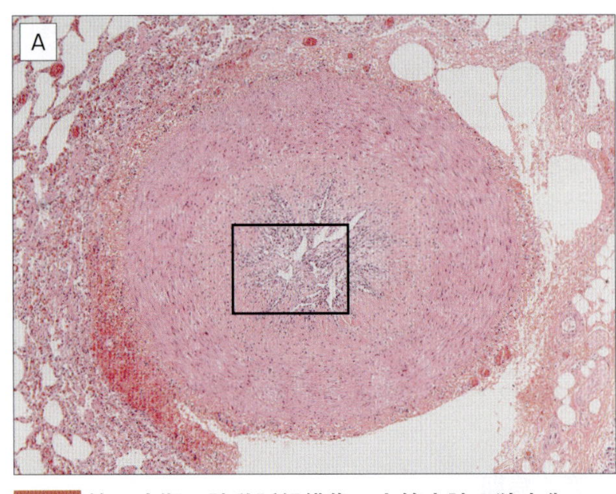

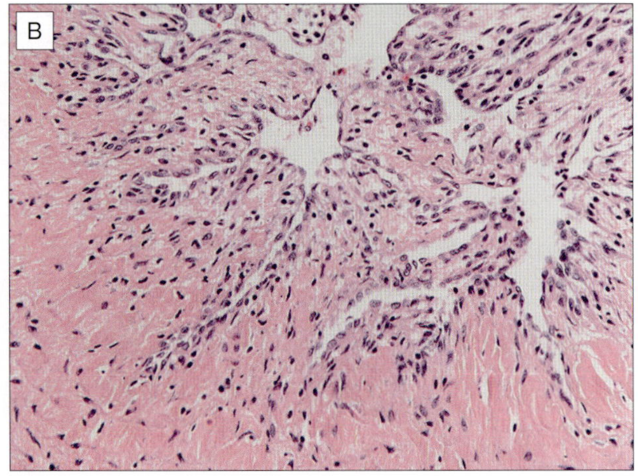

図 3　第 1 病期の肺動脈組織像：血管内腔の狭小化

A：HE 染色× 4　B：HE 染色×20

肺動脈は内膜の絨毛状増殖と中膜の平滑筋細胞増殖によって血管内腔の狭小化が認められる

画像提供：町田登先生（東京農工大学）

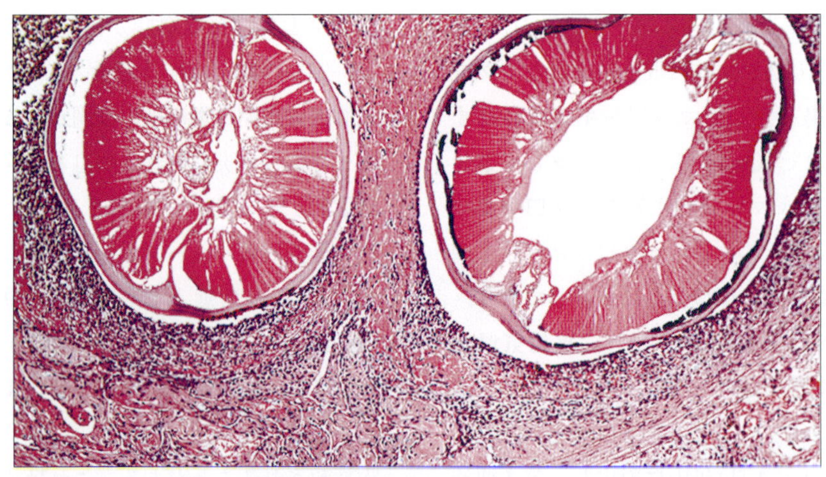

図 4　第 2 病期の肺動脈組織像：肺動脈内に塞栓した成虫を核とした血栓形成

肺動脈内に塞栓した成虫を核とした血栓形成が認められ，血管の周囲には炎症細胞の浸潤が認められる［HE 染色×20］

画像提供：町田登先生（東京農工大学）

▶ 臨床症状

猫はフィラリア症の感染に抵抗性があり，顕著な臨床徴候を示さないか，一過性の徴候を呈するに留まる。徴候は多岐にわたり，はっきりしない沈うつ，食欲不振や体重減少などの一般状態の悪化，呼吸器および消化器症状，または神経症状が慢性あるいは急性に発現する。慢性の発咳，突発的あるいは間欠的な呼吸困難，頻呼吸などの呼吸器症状や，食事と関連しない嘔吐がよく認められる症状である。犬で一般的な症状である心不全徴候（胸水，腹水，乳び胸，運動失調，失神）はまれである。これは心不全を起こすほどの成虫寄生を生じることが少ないことが原因であるが，右房室接合部に成虫が寄生して三尖弁機能を妨げられている猫では，心雑音とともに心不全徴候が認められる。また，呼吸促迫，運動失調，虚脱，発作，喀血，突然死などの甚急性の症候群が前兆もなく発生することもあり，本疾患を深刻なものとしている（**図6**）。

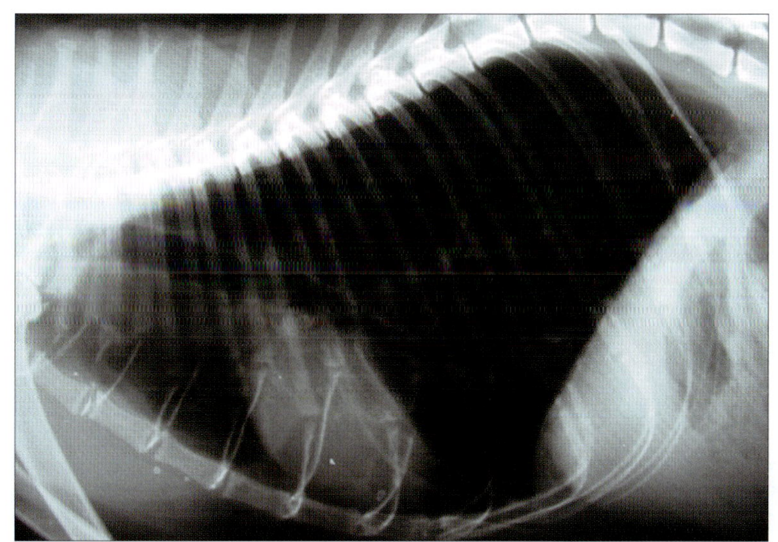

図5 慢性呼吸器疾患に至った猫の胸部X線ラテラル像
慢性的な肺機能低下によって肺の過膨脹を呈しており，肺野の透過性の亢進，心臓と横隔膜の距離の拡大および横隔膜の扁平化が認められる

▶診断

猫のフィラリア症の診断は犬に比較して難しく，感染を見逃す可能性が高い。これは，どの検査法も幼虫から成虫まで様々な発育段階にある犬糸状虫を確実に検出できるわけではないことに基因する。そのため，猫の診断では複数の検査を繰り返し実施することが推奨されている[13,14]。本疾患の臨床的診断で有用なものとして，胸部X線検査(**図5**)，犬糸状虫抗体検査，犬糸状虫抗原検査，および心エコー図検査が推奨されている(**表1**)。

血液検査，ミクロフィラリア検査

好酸球増多症あるいは好塩基球増多症の存在は，フィラリア感染を疑う所見となるものの，必ずしもみられるわけではない。

ミクロフィラリア検査に関しても，感染猫でミクロフィラリア血症を呈していることはほとんどなく，出現したとしても一過性に終わるため，診断における有用性は低い。

抗体検査

猫のフィラリア症における抗体検査および抗原検査の検出能力には限界があり，両検査ともに結果を正しく解釈する必要がある。

抗体検査は犬糸状虫に感染した猫で産生される「抗体」を検出する検査であり，免疫応答の刺激により感染後2カ月の段階で検出が可能となる。抗体検査の陽性結果は，その猫の体内で「犬糸状虫がL4まで成長しており，さらに成長する可能性がある」もしくは「過去に犬糸状虫に暴露されたことがある」ことを示している。抗体検査の検出率にはかなりの幅があり，フロリダ州の保護施設における剖検調査では，8種類の方法で抗体検査を行ったところ偽陰性率は11～68%であった[15]。また，犬糸状虫の発育段階によっても結果にばらつきがあり評価を難しくしている。このことから，猫のフィラリア症は抗体陰性であっても，感染の可能性は除外できない。抗体検査は現在，国内ではアイデックス ラボラトリーズ㈱および富士フイルム モノリス㈱で外注検査として利用が可能である。

抗原検査

抗原検査は雌の犬糸状虫が産生する抗原を検出する

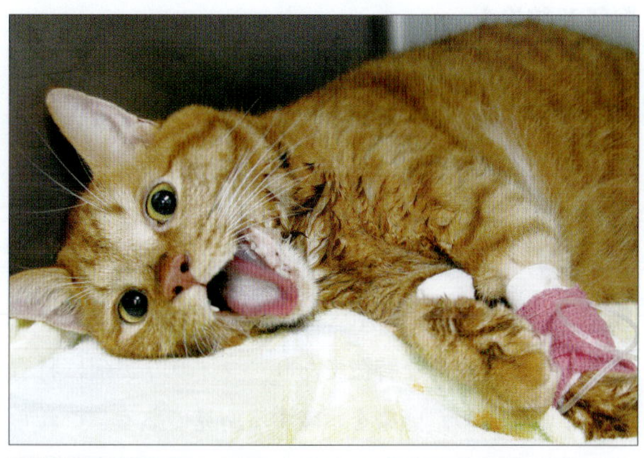

図6 急性の呼吸困難に至った感染猫の外貌
急性の呼吸困難を発症し，ショック状態を呈している

表 1 猫のフィラリア症検査の解釈

猫では単独でフィラリア症を検出できる検査法はなく，複数の検査結果を組合わせて判断しなければならない

検査	概説	結果	解釈	検出限界
抗体検査	犬糸状虫の幼虫に反応して猫体内で産生された抗体を検出する。蚊による伝播後，早ければ8週間（2カ月）で感染を検出することができる	陰性	感染の疑い低下	抗体から犬糸状虫の幼虫感染が確認されるが，疾患との因果関係は確認できない
		陽性	感染の疑い上昇。50%以上の猫に肺動脈疾患があるとされる。感染に伴うリスクがあることを確定する	
抗原検査	犬糸状虫の雌成虫が産生した抗原，または死滅した雄虫（>5隻）や雌虫の抗原*を検出する	陰性	感染の疑い低下	未成熟虫もしくは雄虫のみの感染は，ほとんど検出できない
		陽性	犬糸状虫の存在が確定する	
胸部X線検査	肺動脈の拡張（未成熟虫による炎症，肥大），肺実質の炎症および肺水腫を検出する	正常	感染の疑い低下	X線検査上の所見は主観が入り，臨床的な解釈に影響される
		犬糸状虫症と一致する所見	肺動脈の拡張は感染の疑いを上昇させる	
心エコー図検査	観察可能な範囲において肺動脈枝管腔内に寄生する未成熟虫もしくは成虫の体壁を検出する	虫体検出なし	感染の疑いに変化なし	検査実施者の犬糸状虫診断経験が精度に影響する
		虫体検出あり	犬糸状虫の存在が確定する	

*抗原検査は基本的に生きている雌成虫の生殖器で分泌される成分を検出する。しかしながら，検査精度の向上によって死滅した雌虫や雄虫（>5隻）であれば検出できることがある。
参考文献13より引用・改変

検査である。抗原検査は犬で使用する抗原検査キットを流用することが可能であるため，院内での検査が可能である（**図7**）。犬においてはフィラリア症診断のゴールドスタンダードであるが，猫における抗原検査の感度は50～86%であり，猫では抗原陰性であってもフィラリア症を除外できない。また，犬と同様に寄生初期や雄虫の単性寄生の場合にはほとんど検出できない。さらに，猫では未成熟虫が肺動脈に到達した際にそのほとんどが死滅することから，この時期の未成熟虫は検出が難しいため，HARDの診断はできない。

胸部X線検査

胸部X線検査はフィラリア症を確認するだけでなく疾患の重症度を評価し，疾患の進行または改善をモニターする上で有用である。最も特徴的な所見は肺動脈の拡張であり，場合によっては蛇行および切り詰め像が認められる。これは右後葉動脈で好発する（**図8**）。また，気管支間質パターンを示す肺陰影はよく認められる二次的な特徴であり，フィラリア症に特有ではないものの，感染を示唆する所見である。これらの特徴的な所見も時間の経過とともに正常化する傾向があり，完全に消失して感染の形跡を残さないこともある。このことも診断を難しくする一因である。また，ほとんどの猫は肺高血圧症を発症するほどの成虫寄生は起こさないため，心陰影自体が拡大することはまれである。

心エコー図検査

心エコー図検査は，猫の右心房・右心室から肺動脈分岐部までを描出することで，成虫の検出が可能である。成虫の寄生は主肺動脈および右肺動脈で最も認められ，高エコー性の二重ラインが描出されることで診断を確定できる（**図9**）。心エコー図検査での検出率は自然感染の猫で68%，実験感染においては88%と報告されている[16,17]。しかし，一般的な少数感染例では検出が難しく，さらにHARDにおいては未成熟虫が死滅して発症することから，心エコー図検査では検出できない。

剖検による確認

猫において犬糸状虫感染の生前診断は困難であるため，フィラリア症による死亡が疑われる猫や死亡原因が特定できない猫では，剖検による確認も推奨される。剖検下でも1～2隻の犬糸状虫は高率で見逃され

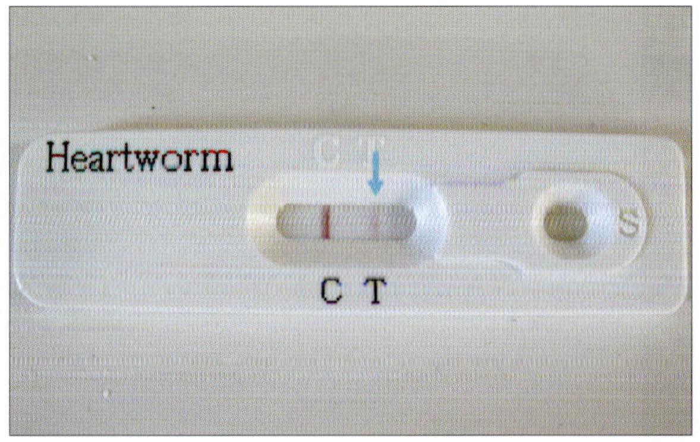

図7 抗原検査キット
結果を示すTの位置に陽性反応を示す赤いラインが出現する(矢印)。本症例は弱陽性結果を示した

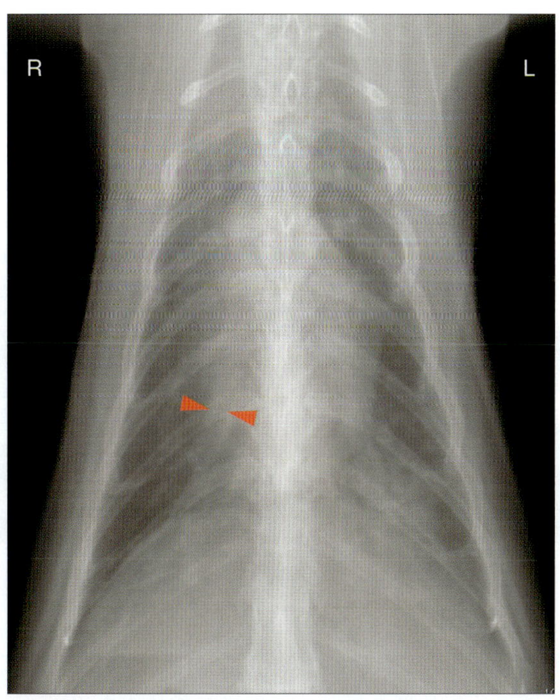

図8 右肺後葉動脈の拡張像(DV像)
胸部X線検査では右肺後葉動脈の拡張(矢頭)と左肺後葉の血管周囲の陰影増強も認められる

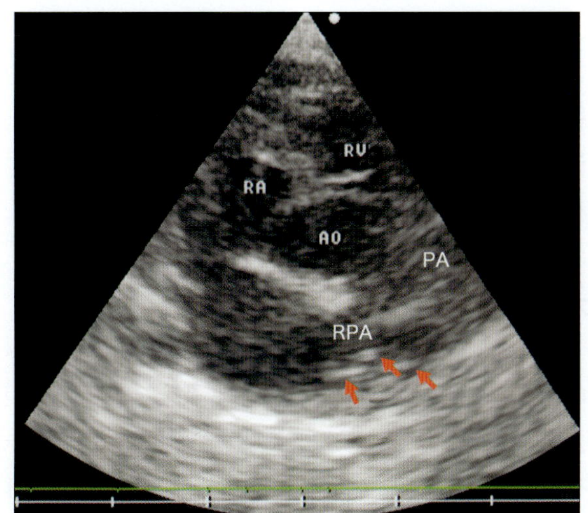

図9 成虫が寄生している猫の心エコー画像
右傍胸骨大動脈弁レベル短軸像において，右肺動脈内に寄生する成虫(矢印)が確認できる
AO：大動脈　RA：右心房　PA：主肺動脈
RPA：右肺動脈

る可能性があり，特に未成熟虫や死滅虫体，および虫体断片は検出が困難であることから，大静脈，右心および肺動脈を詳細に検索しなければならない。死滅した虫体は血流によって肺の遠位端に押し込められるため，肺動脈遠位端の検査には特に注意が必要である。感染が異所寄生に限られることもあるため，全身の動脈および体腔のほか，神経徴候が存在した症例では脳や脊柱管も検索すべきである。

診断法についてはp389，413も参照

▶治療

治療は犬の場合と大きく異なる。犬において治療のゴールは体内に寄生する犬糸状虫の駆除であるが，猫では犬で行われるような**薬剤による成虫駆除は推奨されず，事実上禁忌**である。成虫感染によって猫の免疫応答が抑制されることが研究から示唆されている。駆除薬の投与により成虫を駆除すると，この免疫応答の抑制が解除されることで死滅した虫体に対する肺の炎症および血栓塞栓症を引き起こし，この反応はしばしば致死的なものとなる。以上の理由より薬剤による成虫駆除は推奨されない[18]。それに加え，成虫駆除薬であるメラルソミンの猫への安全性は低く，薬剤自体の毒性および効力不足を考慮し，罹患猫へは支持療法(緩和治療)が推奨されている。

支持療法

X線検査で肺病変を認める猫には，プレドニゾロンの漸減投与が推奨される。また，抗体検査，抗原検査が陽性で臨床徴候を示している猫にも適応される。投与は抗炎症量である1～2 mg/kg，1日1回で開始し，週ごとに漸減しながら2週間を目処に0.5 mg/kg

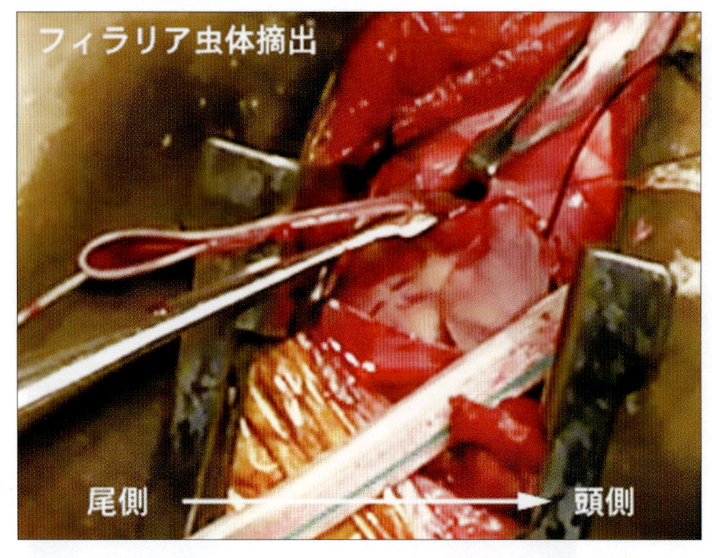

図 10 **Inflow occlusion 法を用いた成虫摘出**
前・後大静脈および奇静脈の血行を遮断し，右心房を切開して右心房および右心室内に寄生する成虫を直視下で摘出している

の隔日投与まで漸減し，さらに2週間後に投与を終了する。治療効果の判定には胸部X線検査を用い，臨床徴候が再発する場合には治療を反復する。

急性期呼吸困難，ショックに対して

急性期の呼吸困難の治療にはデキサメサゾン（1～2 mg/kg，静脈内投与または筋肉内投与），もしくはコハク酸メチルプレドニゾロン（50～100 mg/kg，静脈内投与）が有用である。

急性症状を呈した猫にはショックに準じた処置が必要であり，上記に加えて酸素テントや鼻カテーテルによる酸素吸入，輸液を実施する。循環不全を呈した症例では体温維持も難しいことから，保温などの体温管理が必要となる。また，気管支拡張薬であるアミノフィリン（4～6 mg/kg，ゆっくり静脈内投与）やテルブタリン（0.01 mg/kg，皮下投与）も適応となる。

成虫感染のステージの症例に対して

肺血管内で成虫にまで成長したステージでは，猫が明らかな臨床徴候を呈していない場合，成虫が寿命により死滅するのを待つことも選択肢のひとつである。

このような不顕性症例においては抗体検査，抗原検査，胸部X線検査および心エコー図検査により定期的にモニタリングする。X線所見の消退や心エコーおよび抗原検査の陰転は，成虫死滅による危険な時期（第2病期）が過ぎ去ったことを意味する。

なお，成虫死滅時の急性肺障害の予防を目的にロイコトリエン拮抗薬（モンテルカスト 2 mg/head，1日1回）の投与の有効性が報告されている。また，飼い主に10 mgのデキサメサゾンを充填した注射シリンジを処方し，急性期の応急処置に使用するよう指示する場合もある[14]。

大静脈症候群

成虫寄生のステージでは，まれに大静脈症候群がみられる場合がある。猫の場合，ほとんどがわずか1～2隻の虫体によって引き起こされ，三尖弁の逆流と，それに伴う心雑音が聴取される。本病態においては外科的な虫体摘出が必要であり，通常，頚静脈より硬性のアリゲータ鉗子，もしくはストリングブラシを挿入して虫体を吊り出す。また，右心室への鉗子の挿入が困難な場合，開心術による虫体の摘出を試みることもある（**図 10**）。吊り出しの際，虫体を損傷させると虫体内部の物質の漏出によって急性の循環不全を呈するため，慎重な操作が必要である。

▶ 予防

予防に関しては，本疾患の診断と治療が困難なことから，犬以上に重要である。犬と同様に屋内外飼育を問わず予防が推奨されており，感染が起こる時期（蚊の活動開始時期）の30日後までに予防を開始し，感染終了の時期（蚊の姿がみられなくなる）の30日後まで継続する。これは同地域での犬の予防期間と同様である。アメリカでは予防薬の通年投与も推奨されており，これは製剤によっては，犬糸状虫以外の腸管ある

いは外部寄生虫を予防できること，飼い主の投与し忘れを防止する効果を期待できるためである[13]。

猫のフィラリア予防薬は国内ではマクロライド系のスポット剤が販売されており，フィラリア症を安全かつ事実上100%予防することができる。また，感染猫においてもさらなる感染を防ぐために投薬が推奨されており，上記の予防薬は安全に予防が可能である。

犬糸状虫の予防薬についてはp424～429も参照

【参考文献】

1. 板垣博，大石勇 監．犬，猫の糸状虫症．最新家畜寄生虫病学．朝倉書店，東京，2007，pp185-195.
2. Atkins CE, DeFrancesco TC, Coats JR, et al. Heartworm infection in cats: 50 cases (1985-1997). *Journal of the American Veterinary Medical Association* 217, 2000, 355-358.
3. 成田正斗，日比野正已，古橋秀成，ほか．猫の犬糸状虫症—大静脈症候群の２例．獣医畜産新報 49，1996，644-646.
4. Iizuka T, Hoshi K, Ishida Y, et al. Right atriotomy using total venous inflow occlusion for removal of heartworms in a cat. *Journal of Veterinary Medical Science* 71, 2009, 489-491.
5. 和田優子，山根剛，高島一昭，ほか．猫の犬糸状虫症の２例．動物臨床医学 25，2016，132-138.
6. 市川美佳，桑名正博，高木千亜希，ほか．若齢猫にみられた犬糸状虫感染症の１例．日本獣医師会雑誌 70，2017，109-113.
7. Roncalli RA, Yamane Y, Nagata T. Prevalence of *Dirofilaria immitis* in cats in japan. *Veterinary Parasitology* 75, 1998, 81-89.
8. 中島尚紀，中島寛史，石田正弘．猫の犬糸状虫症における抗体調査の有用性に関する研究．日本大学獣医学会誌 50，2004，19-24.
9. 早崎峯夫，勝矢朗代，Kun-Ho Song．免疫ブロット法を用いた山口県における猫の犬糸状虫感染調査．日本獣医師会雑誌 61，2008，549-552.
10. 佐伯英治，星克一郎，斉藤朋子，ほか．地域猫の抗犬糸状虫抗体保有状況調査および飼育猫における抗体保有と呼吸器症状発現との関連．小動物臨床 30，2011，97-103.
11. Ryan WG, Newcomb KM. Prevalence of feline heartworm disease: a global review. In: Soll MD, Knight DH, eds. Proceedings of the heartworm symposium 95. A.H.S. 1996, 127.
12. 福本晋也，吉村文．蚊から見た犬フィラリア症．Small Animal Clinic 155，2009，4-9.
13. American Heartworm Society 2014 Guideline. Current feline guidelines for the prevention, diagnosis, and maneagement of hearworm (*Dirofilaria immitis*) infection in cats. https://www.heartwormsociety.org/images/pdf/2014_AHS_Feline_Guidelines.pdf.
14. Nelson CT. *Dirofilaria immitis* in cats: diagnosis and management. *COMPENDIUM* 30, 2008, 393-400.
15. Snyder PS, Levy JK, Salute ME, et al. Performance of serologic tests used to detect heartworm infection in cats. *Journal of the American Veterinary Medical Association* 216, 2000, 693-700.
16. Defrancesco TC, Atkins CE. The utility of echocardiography in the diagnosis of feline heartworm disease: a review of published reports. In: Seward RL, ed. Recent advances in heartworm disease: Symposium. A.H.S. 1998, 97-102.
17. Atkins CE, Arther RG, Ciszewski DK, et al. Echocardiographic quantification of *Dirofilaria immitis* in experimentally infected cats. *Veterinary Parasitology* 158, 2008, 164-170.
18. McIntoshi BJ, Daniel G. Transvenous removal of heartworms from the pulmonary artery of a cat. *Feline Practice* 27, 1999, 15-18.

（星　克一郎）

MEMO

「高層マンションに住んでいるが，猫のフィラリア予防は必要か」

- 高層マンションの上階では，蚊に刺されるリスクは確かに少ない印象をもつ。しかし，蚊がエレベーターや階段を利用し上階に上り，廊下の隅に潜伏し，扉を開けた際に室内に侵入してくることもないとは言い切れない。室内飼いの猫だからといって，「フィラリア感染のリスクが全くない」と安心することはできない。猫はフィラリア感染に対して抵抗性をもつことから，たとえ感染蚊に吸血されても必ずしもフィラリア症になるわけではない。しかし，いったん感染すると犬のフィラリア症以上に治療が難しいことを考慮し，最善の選択をするべきである。

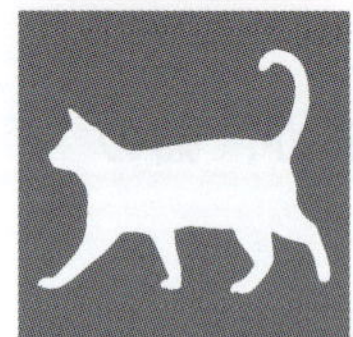

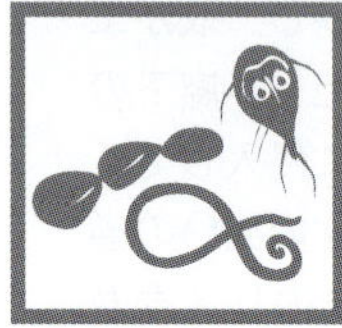

8-11 その他の線虫症

本稿では，比較的まれに遭遇する猫胃虫 *Physaloptera praeputialis*，胃粘膜寄生の毛細線虫 *Aonchotheca putorii*，膀胱寄生の毛細線虫 *Pearsonema feliscati* について述べる。

▶ 病原体

猫胃虫

猫胃虫 *Physaloptera praeputialis* は雌虫 25〜60 mm，雄虫 25〜40 mm で，世界的に分布する。国内の猫でもごくまれに感染が報告されている。

虫卵は旋尾線虫科に特有の特徴をもっている。卵殻は厚く短楕円形で，中には幼虫が形成される。幼虫は頭端に 3 つの微細な鉤を備え，また，頭端部の角皮（クチクラ）には数列の微棘が構成する線条構造がみられる（**図 1**）。

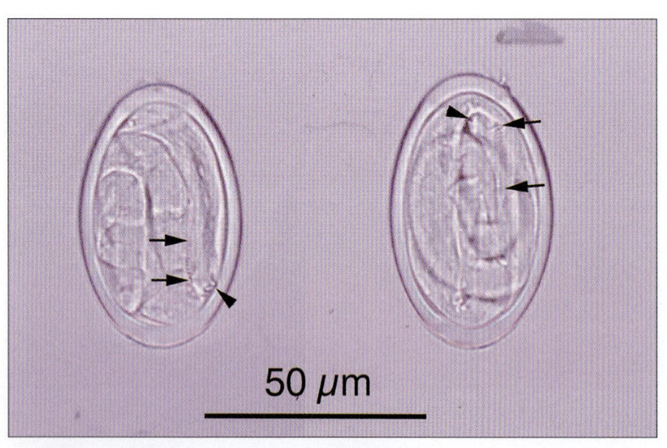

図 1 旋尾線虫科の虫卵の特徴
猫胃虫など旋尾線虫科に分類される線虫は，厚い卵殻をもち，その中に幼虫が形成されている。幼虫の頭端には小鉤（矢頭）があり，それにつづいて微棘が連続した線条構造が囲んでいる（矢印で挟んだ領域）。図に示した虫卵は美麗食道虫卵である

毛細線虫

毛細線虫は産毛のように小さく細い白色もしくは半透明な虫体をもち，虫卵はレモン型で両端に栓様構造をもつのが特徴である（**図 2**）。

胃粘膜寄生の毛細線虫 *Aonchotheca putorii* の雄虫は 5 〜 8 mm，雌虫で 9 〜10 mm 程度である。膀胱寄生の毛細線虫 *Pearsonema feliscati* の雄虫は 15〜24 mm，雌虫で 20〜35 mm 程度である。

▶ 疫学

世界的に分布しているが，国内の猫での寄生報告は限られる。

猫胃虫

猫胃虫はコオロギ，バッタ，ゴキブリなどの昆虫を中間宿主としているので，これらの摂食機会があるような自然環境で飼育する猫に寄生がみられることがある。

国内の野生動物ではアナグマに胃虫（*Physaloptera* sp.）が高率にみられる地域があり，そのような *Physaloptera* 属胃虫の浸淫地では飼育動物に寄生が起こる可能性が考えられる（**図 3**）。この野生動物を本来の宿主とする *Physaloptera* sp. と猫胃虫との種鑑別は難しい。雄虫尾端の総排泄孔の直前に位置する 3 つの乳頭の配置で区別される。

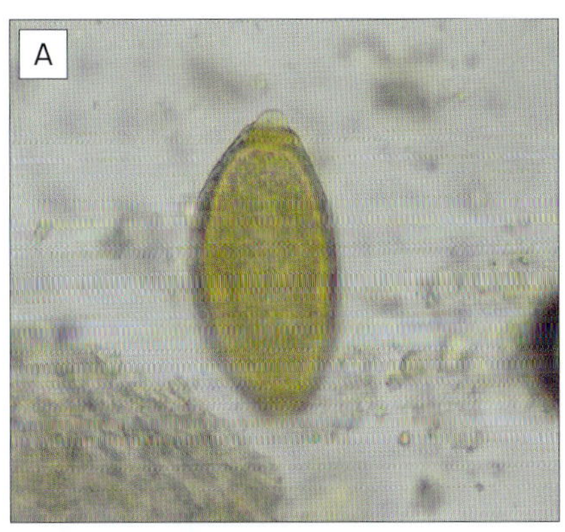

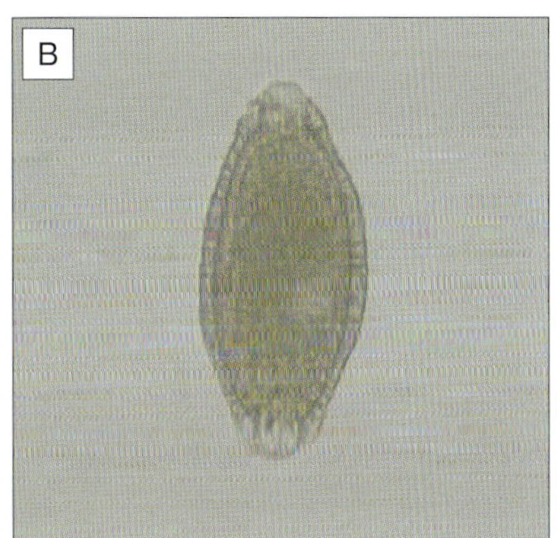

図2 毛細線虫の虫卵
長径 64～75(69)μm，短径 26～34(30)μm
A：胃粘膜寄生の毛細線虫卵(*A. putorii*)
B：膀胱寄生の毛細線虫卵(*P. feliscati*)
画像提供：小出和欣先生(小出動物病院)

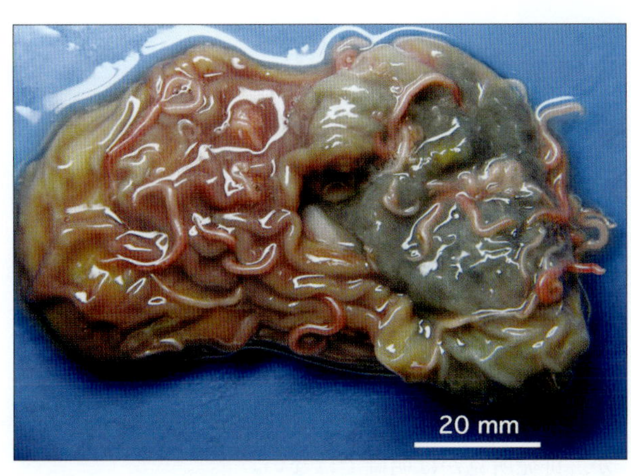

図3 胃粘膜に多数寄生するアナグマ胃虫(*Physaloptera* sp.)
アナグマでの感染率は約 30%とかなり高いが，本症例ほど重度の寄生はまれで，通常は数隻の寄生である
画像提供：鈴木和男先生(田辺市ふるさと自然公園センター)

毛細線虫

胃粘膜寄生の *A. putorii* は直接発育をするので，糞便で汚染された土壌に撒布された虫卵の経口的な取り込みが感染機会となる。

膀胱寄生の *P. feliscati* はミミズ類を中間宿主として利用する間接発育をするので，中間宿主の利用が可能な自然環境とのかかわりがある猫に寄生がみられる。

胃粘膜寄生の *A. putorii* はタヌキやキツネ，アナグマ，イタチ，外来動物であるアライグマやミンクなど野生肉食動物が広く自然宿主となっており，その糞便で汚染された土壌との接触が感染機会になると推測される。膀胱寄生の *P. feliscati* もタヌキやキツネをはじめとした野生肉食動物が広く自然宿主となっており，中間宿主のミミズ類を介して飼育動物に感染すると考えられる。

▶ 宿主

飼育猫での寄生は偶発的で，前述したように，*Physaloptera* 属や *P. feliscati* が国内の野生肉食動物に広く寄生しており，それらが飼い猫の行動圏の土壌から，あるいは昆虫やミミズなどの中間宿主の摂食から寄生する可能性がある。

▶ 感染経路と生活環／感染の特徴

猫胃虫(図 4)

糞便とともに外界に出た猫胃虫の虫卵には第1期幼虫がすでに形成されている。コオロギ，バッタ，ゴキブリ，甲虫といった中間宿主に摂食されると，その腸管内で孵化して腸壁を貫通し偽体腔に出る。ここで発

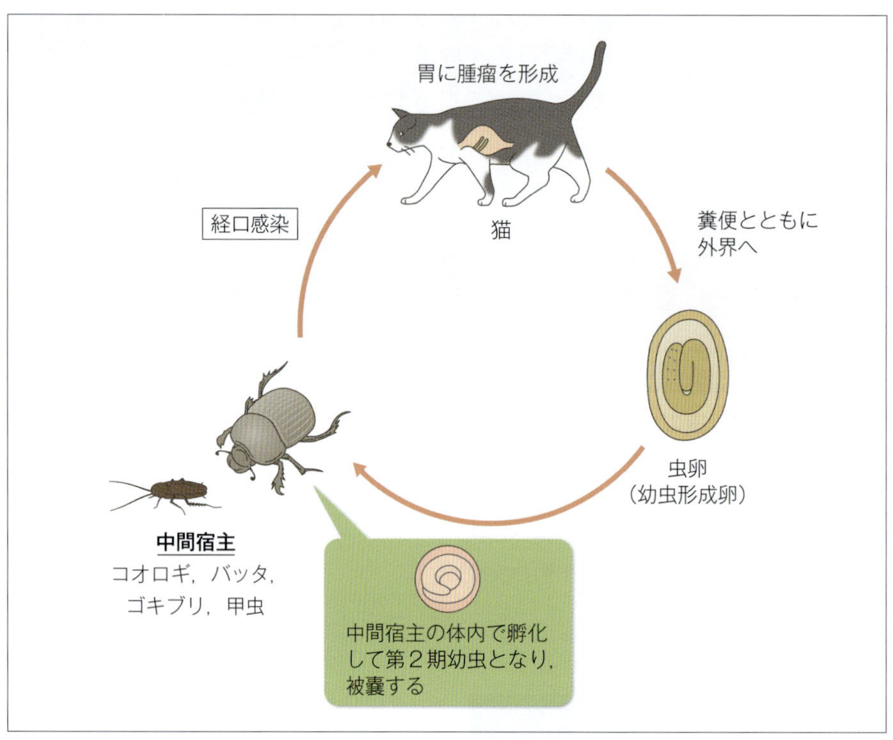

図４ 猫胃虫の感染経路と生活環

育，脱皮して第２期幼虫となり被嚢する。被嚢した状態で第３期幼虫に発育して，終宿主に摂食される機会を待つ。同じ *Physaloptera* 属の他種でも同様の生活史をたどる。胃粘膜に接着し複数虫体で１箇所に貫入して虫体前部が埋まる腫瘤をつくって寄生する。

毛細線虫（図５）

膀胱寄生の *P. feliscati* の虫卵は両端部に栓様構造をもつレモン形で，尿とともに外界に出る。外界に出た虫卵は適温適湿であれば２週間ほどで幼虫形成卵となり，中間宿主であるミミズにいったん取り込まれて幼虫として発育した後に，終宿主に経口的に感染する。プレパテントピリオドは９週間程度とされている。

胃粘膜寄生の *A. putorii* においては詳細は不明であるが，糞便とともに外界に出た虫卵は，適温適湿でおそらく２週間程度で幼虫形成卵となり，土壌に撒布された状態で終宿主への感染機会を待つことになる。

▶臨床症状

重度の感染でなければ，特に臨床症状はみられない。胃粘膜寄生の *A. putorii* は慢性胃炎の原因となることがあり，嘔吐と下痢を繰り返した症例が報告されている[6]。胃壁の肥厚と胃の蠕動運動の低下が認められた。

膀胱寄生の *P. feliscati* は慢性膀胱炎を主徴とする患猫で確認されている[7]。その主要な原因であるのか，併発所見かは明確ではない。

▶診断

猫胃虫

猫胃虫では胃のＸ線造影検査あるいは内視鏡検査，または糞便検査による虫卵検出で診断する。虫卵は前述したとおり旋尾線虫科虫卵として特有の構造をもつ。

毛細線虫

胃粘膜寄生の毛細線虫は，糞便の集卵法で虫卵の検出を行う。膀胱寄生の毛細線虫については，尿を遠心した沈渣内の虫卵の検出を行う。両者ともに虫卵は両端の栓様構造が明確な細長いレモン型であり，卵殻表面は網目模様をしている。

診断法については p156～158，403 も参照

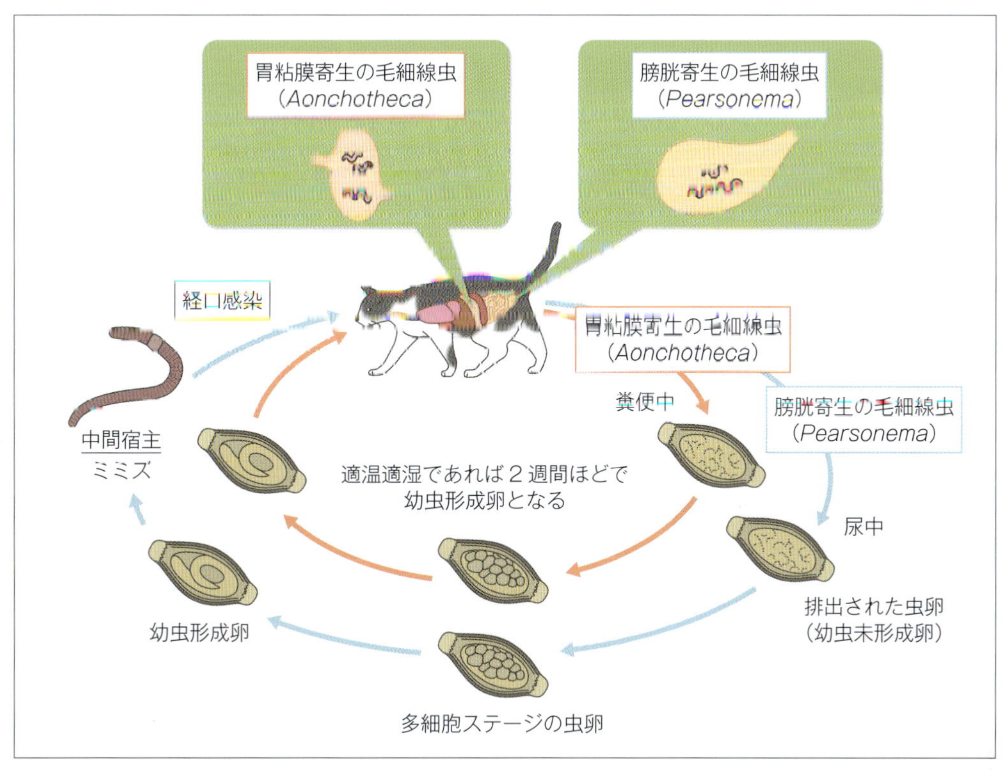

図5 毛細線虫の感染経路と生活環

治療

猫胃虫

猫胃虫症に対して，イベルメクチン(200 μg/kg)の投与で臨床症状が消失したと報告されている[9]。国内で注射薬の販売はないが，レバミゾール(8 mg/kg)の皮下投与で24時間以内に猫胃虫が駆虫されたことが報告されている[10]。しかしながら，処方された猫の中には皮下投与後2時間までに嘔吐や流涎といった副作用がみられたケースもあるので注意が必要である。

毛細線虫

猫の胃粘膜寄生の毛細線虫症(*A. putorii* による)に対して，レバミゾール(7.5 mg/kg)を初回投与では12時間間隔で3.75 mg/kg用量に分けて投与し，2週間後に2回目の投与(7.5 mg/kg)を行ったところ，著効がみられたと報告されている[9]。

猫(体重4.3 kg)の膀胱寄生の毛細線虫症(おそらく *P. feliscati* による)に対してレバミゾール(45 mg)を経口投与したところ，9日後には虫卵が陰転し，副作用も特にみられなかったと報告されている[7]。必要に応じ，初回投与1週間後に同量の再投与も考慮すべきかもしれない。犬で有効性が報告されているイベルメクチンは効果がなかったと報告されている[7]。

内部寄生虫駆除薬についてはp418〜423も参照

予防

コオロギ，バッタやゴキブリ，あるいは甲虫が中間宿主となる猫胃虫，土壌に生息するミミズを中間宿主とする膀胱寄生の毛細線虫では，中間宿主の摂食機会をもたせないことが重要となる。

また，土壌に撒布された虫卵を経口的に取り込むことで感染する胃粘膜寄生の毛細線虫の感染を防ぐためには，土壌に触れたものを食べさせないことが予防になる。国内の野生肉食動物から中間宿主を介して伝播する近縁種の感染も起こり得るので，放し飼いは感染機会をつくる可能性があることを十分に考慮したい。

【参考文献】

1. 石井俊雄 著，今井壯一 編．改訂 獣医寄生虫学・寄生虫病学 2 蠕虫他．講談社サイエンティフィク，東京，2007.
2. 今井壯一，板垣匡，藤崎幸藏 編．最新家畜寄生虫病学．朝倉書店，東京．2007.

3．Anderson RC. Nematode parasites of vertebrates: their development and transmission. CAB International, 1992.
4．早崎峯夫，大石勇，宗像彰．東京の犬および猫における胃虫，*Physaloptera praeputialis* の感染について．寄生虫学雑誌 31，1982，499-506.
5．Sato H, Suzuki K. Gastrointestinal helminths of feral raccoons (*Procyon lotor*) in Wakayama Prefecture, Japan. *The Journal of Veterinary Medical Science* 68, 2006, 311-318.
6．中西淳，中西暁子．毛細線虫寄生を認めた慢性胃炎の猫の1例．動物臨床医学 22，2013，144-148.
7．菅野紘行，白石リツ子，南博文．毛細線虫の寄生が原因と思われる猫の膀胱炎の1例．日本獣医師会雑誌 57，2004，192-193.
8．Gufstafson BW. Ivermectin in the treatment of *Physaloptera praeputialis* in two cats. *Journal of the American Animal Hospital Association* 31, 1995, 416-418.
9．Greve JH, Kung FY. *Capillariaputorii* in domestic cats in Iowa. *Journal of American Veterinary Medical Association* 182, 1983, 511-513.
10. Bowman DD, Hendrix CM, Lindsay DS, et al. Feline Clinical Parasitology. Iowa State University Press, A Blackwell Science Company, 2002, p299.

（佐藤　宏）

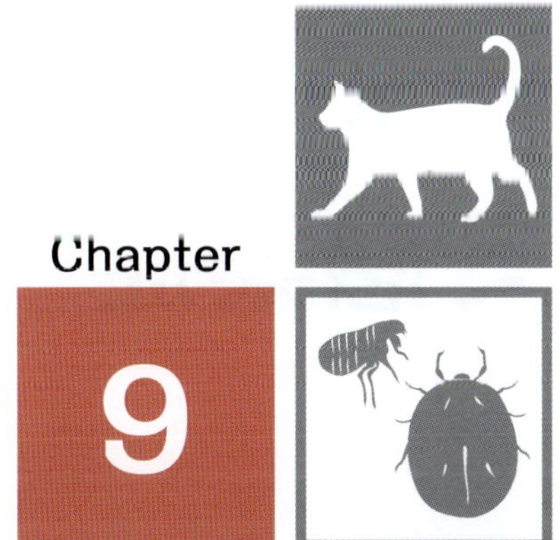

猫の外部寄生虫感染症

1. 疥癬／ツメダニ感染症／ハジラミ感染症
2. 耳ダニ感染症
3. ノミ感染症

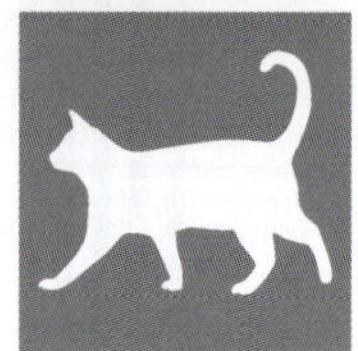
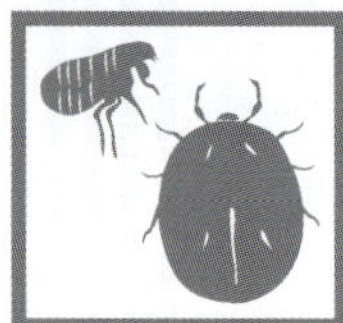

9-1 疥癬／ツメダニ感染症／ハジラミ感染症

疥癬

猫の疥癬(かいせん)は，犬の疥癬の原因となるセンコウヒゼンダニの半分強程度の大きさのネコショウセンコウヒゼンダニが皮膚に潜り込んで起こす皮膚炎で，犬の疥癬と同様に非常に強い痒みを引き起こす。猫は患部皮膚を強く掻いて自傷し，また二次感染から膿皮症となる。人に一過性に感染して皮膚炎を起こすこともある。

ツメダニ感染症

ネコツメダニは口部脇の触肢に強大な爪をもつ寄生性のダニで，ヒゼンダニのように皮膚内部に潜り込むことはないが，皮膚に針状の口器を突き刺して組織液を摂取し，多量のフケを伴う皮膚炎を起こす。ダニは宿主から離れても数日間は生存できるので，感染した猫との直接的な接触がなくても他の動物や人に感染する。

ハジラミ感染症

ネコハジラミは翅(はね)のない昆虫の仲間で，皮膚上に寄生するが，剥がれた表皮片や皮脂を摂取するのみで，皮膚に潜り込んだり刺咬することはない。しかし，毛づやが悪化するほか，感染程度によっては皮膚炎を引き起こす。体長が1 mm 以上あるため目に付きやすいが，皮膚上での動きは素早い。

▶ 病原体

疥癬

猫に疥癬(かいせん)を引き起こすのは，無気門類ヒゼンダニ科**ネコショウセンコウヒゼンダニ** *Notoedres cati* である。センコウヒゼンダニよりも宿主特異性は低く，犬やウサギに感染することが知られている。毛や脚を除いたダニの体長は，雌成ダニで 0.2 mm ほどで，全体的な形態はセンコウヒゼンダニとよく似る。しかし，センコウヒゼンダニでは肛門が体後縁部に開口するのに対し，ネコショウセンコウヒゼンダニでは背側面に開口し，さらにそれを同心円状に紋理が取り囲むのが特徴である（**図1**）。

ツメダニ感染症

猫にツメダニ感染症を引き起こす原因の一種である**ネコツメダニ** *Cheyletiella blakei* は，前気門類（現在はケダニ亜目とも呼ばれる），ツメダニ科に属する。同属のイヌツメダニ *Cheyletiella yasguri* とウサギツメダニ *Cheyletiella parasitovorax* を合わせた3種は宿主特異性が低く，いずれも猫，犬，およびウサギに相互に感染してツメダニ感染症を引き起こす。これらは形態学的に類似しており，病原性や防除法もほぼ同一なので，臨床的には種レベルまで鑑別する意義は低い。

ネコツメダニは口部脇の触肢に強大な爪をもち，一見すると脚が5対10本あるようにもみえる（**図2A, B**）。体長は雌成ダニで 0.5 mm ほどで，感染が重篤化すると体表上や被毛上を白色のダニが徘徊する様子を肉眼でも確認できるようになる。あたかもフケが動き回っているようにみえることから，海外では「**walking dandruff（歩くフケ）**」とも呼ばれる。卵は長径 0.2 mm 強で，被毛に粘液で固着させる形で産み付け

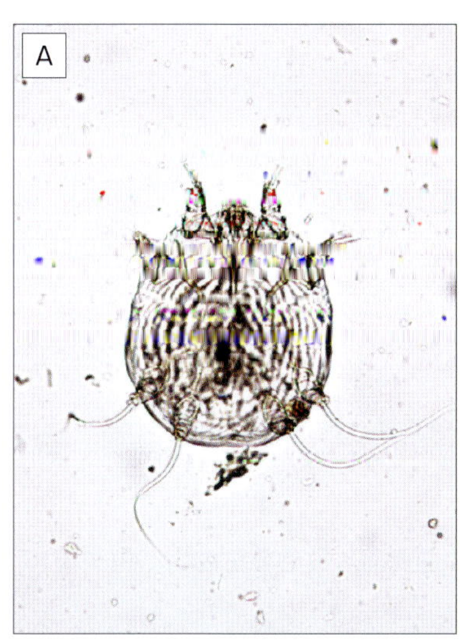

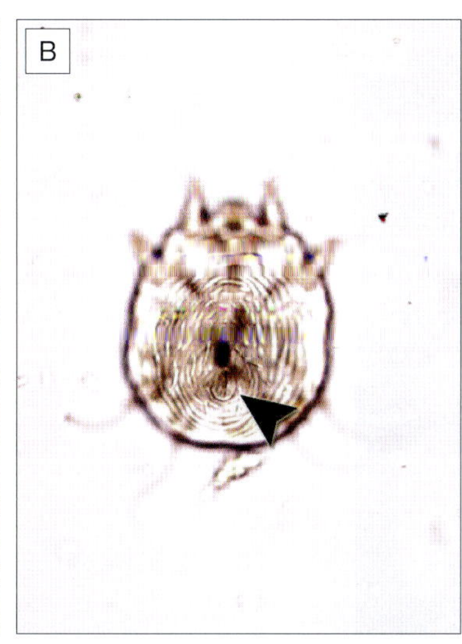

図1 ネコショウセンコウヒゼンダニ
A：雌成ダニの腹側面に合焦した写真
B：雌成ダニの背側面に合焦した写真。背側面に開口する肛門(矢頭)およびその周辺の同心円状紋理を認める

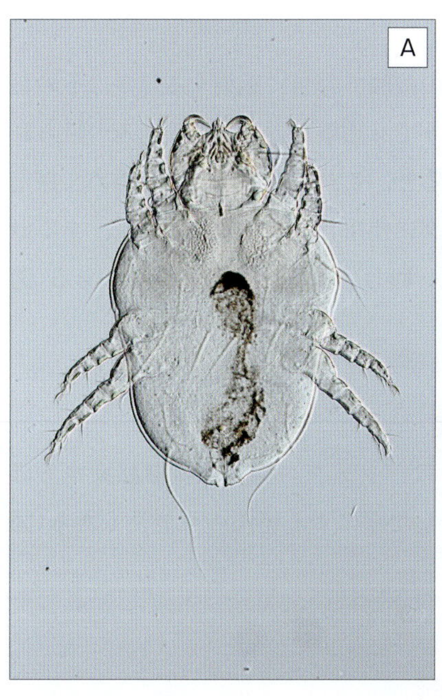

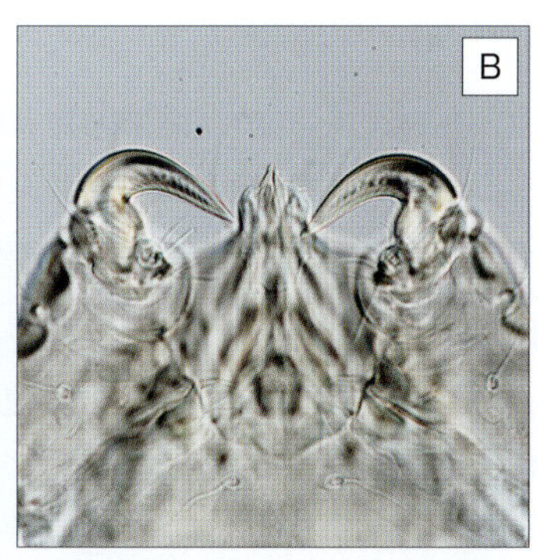

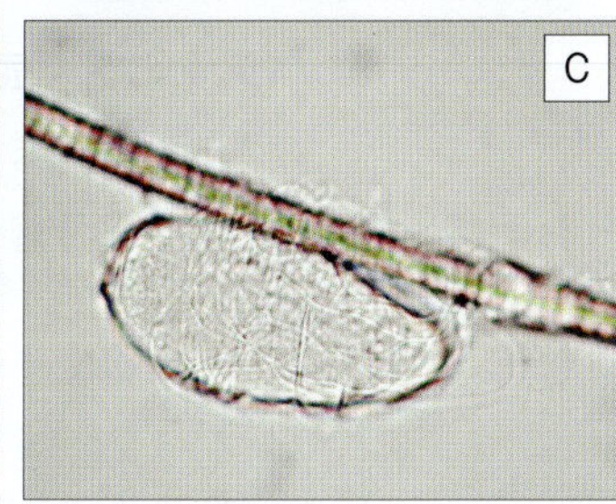

図2 ネコツメダニ
A：雌成ダニ
B：口部拡大。触肢先端に強大な爪をもつ。中央には収納状態の針状の口器がわずかに突出する
C：被毛に固定された卵。表面には固定のための糸状物を認める(卵表面に合焦した写真)

た後，さらに糸状物で固定される(**図2C**)。

ハジラミ感染症

ネコハジラミ *Felicola subrostratus* は無翅の不完全変態の昆虫で，体長1～2 mmの背腹に扁平な体をもつ。かつては独立してハジラミ目に分類されていたが，シラミ目の中にシラミ亜目と，長角ハジラミ亜目，短角ハジラミ亜目および長吻ハジラミ亜目が含まれる形で分類されるようになった。しかし，最近では分子系統分類の結果が加味され，これらはチャタテムシ類と統合され，まとめて咀顎目に分類されている。蛹期はなく，幼虫と成虫は類似の形態を示し，頭部・胸部・腹部の3部に分かれ，胸部に3対6本の脚をもち体表上を素早く移動する。頭部は前方に尖る三角形で，腹側中央に縦走する溝をもち，そこに猫の被毛をはめ込んで，左右の強大な大顎で挟み込む(**図3A**)。卵は長径1 mmほどで卵蓋をもち，下部を粘着物質で被毛に固定する(**図3B**)。

▶ 疫学

3者いずれも日本を含む世界中に分布する。

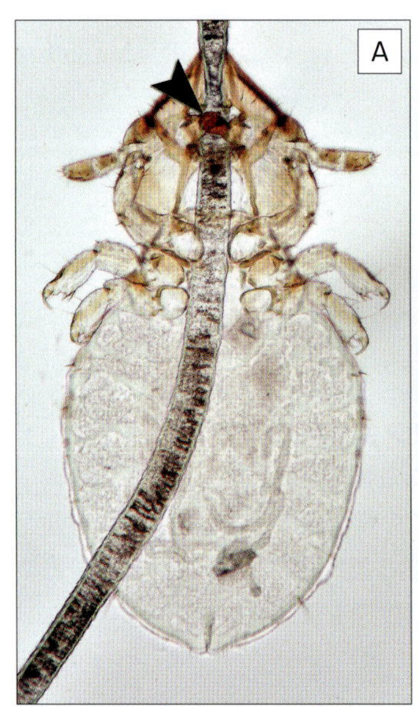

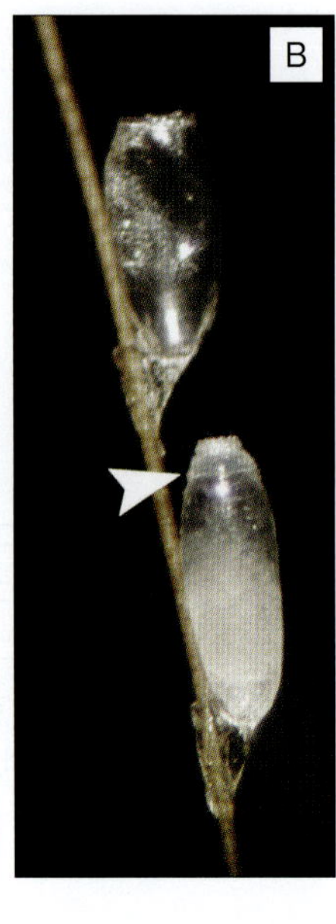

図3 ネコハジラミ
A：被毛に咬着する雌成虫の腹側面。被毛を左右の大顎（矢頭）で挟み込む
B：被毛に固定された卵。上方は孵化済み，下方は未孵化で王冠状構造物を備えた卵蓋（矢頭）を認める

▶ 宿主

疥癬

ネコショウセンコウヒゼンダニは，主に猫に寄生する。まれに犬やウサギに寄生することがある。また，まれではあるがセンコウヒゼンダニが猫に寄生することがある。

ツメダニ感染症

前述のようにネコツメダニ，イヌツメダニ，およびウサギツメダニは，各々の和名に因んだ宿主から検出されることが多いものの，宿主特異性が比較的低いので相互に感染を認めることがある。

ハジラミ感染症

猫にハジラミ感染症を引き起こすのは原則的にネコハジラミ1種であり，宿主特異性が高い。

▶ 感染経路

疥癬

猫の疥癬については**図4**および犬の「4-1 疥癬」を参照。

ツメダニ感染症

ツメダニ類は皮膚上を徘徊している。また，外界抵抗性が強く宿主から離れても数日間は生存可能なため，感染動物との接触で容易に感染するほか，その行動圏への立ち入りでも感染し得る。卵が産みつけられた被毛が脱落すると，これも感染源となるため，保定衣，グルーミングに使用したコームやブラシ，あるいはリネン類の使い回しによる感染の可能性もある（**図5**）。

ハジラミ感染症

ネコハジラミは，ツメダニ同様に接触感染するほか，被毛に付着した卵による感染の可能性もある（**図5**）。

▶ 感染の特徴

疥癬

ネコショウセンコウヒゼンダニは，センコウヒゼンダニと同様に**人に動物疥癬を引き起こす**。

ツメダニ感染症，ハジラミ感染症

ツメダニ類とネコハジラミは，顕在化せず無症状のまま猫のコロニー内で感染が拡大しやすい。

ツメダニは寄生個体数が増加すると**人の皮膚に移行して一過性に刺咬し，強い痒みを伴う皮膚炎を引き起こす。ネコハジラミは人に加害しない。**

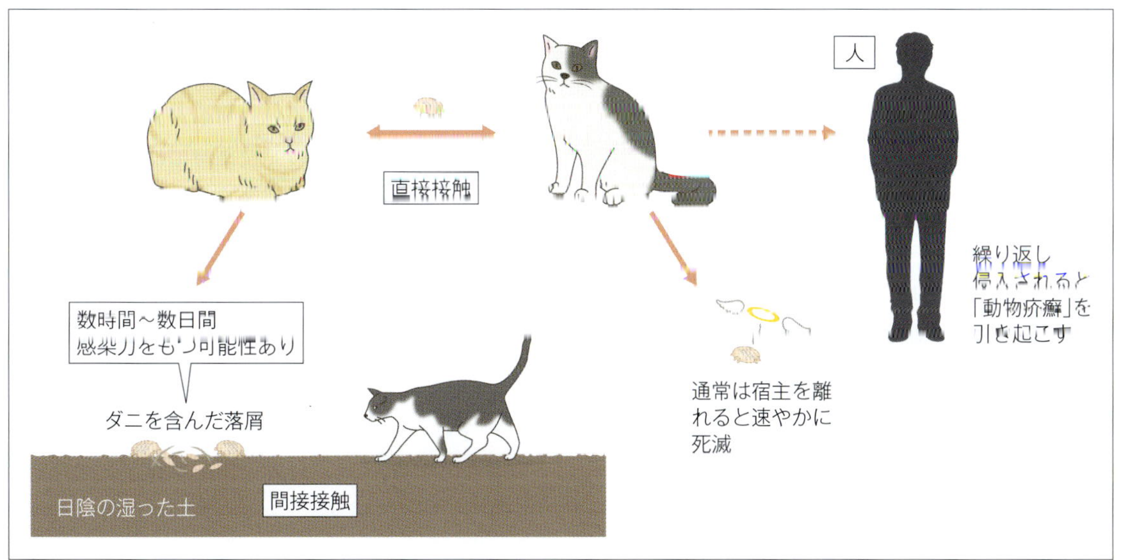

図 4 ネコショウセンコウヒゼンダニの感染経路

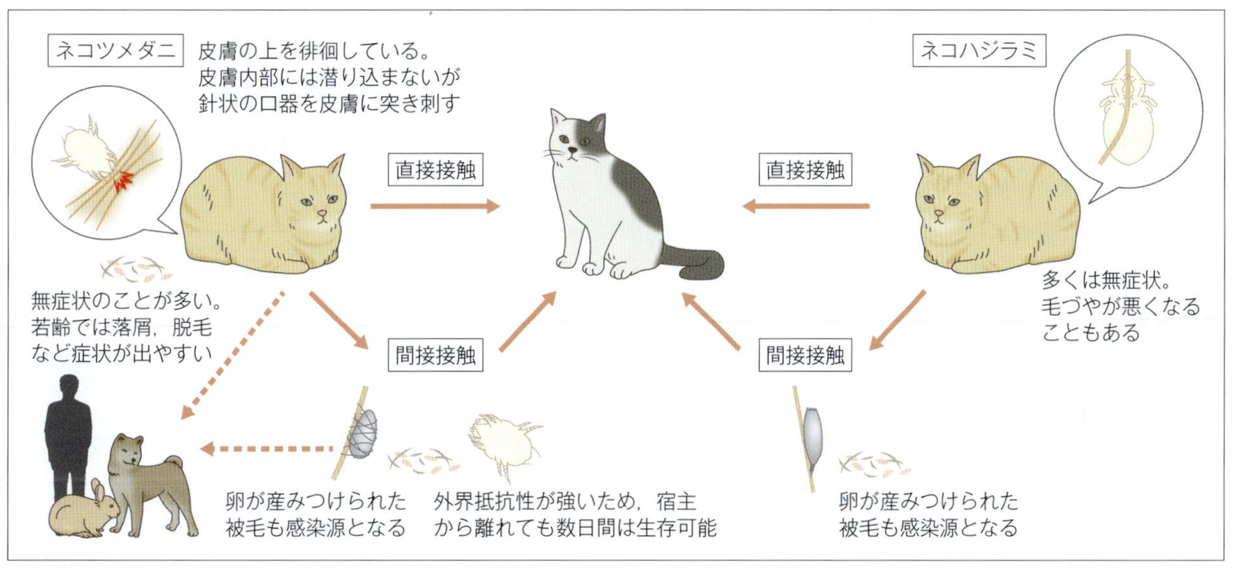

図 5 ネコツメダニ，ネコハジラミの感染経路

▶ 臨床症状

疥癬

猫の疥癬については犬の「4-1 疥癬」も参照のこと。猫では，耳介周辺のほか，グルーミングに関連して頭部および前肢端に病変が形成されやすい。二次感染を起こして膿皮症になることが多い。

ツメダニ感染症

ツメダニ感染症は一般的には顕在化せず，若干のフケが目立つ程度で無症状で経過することが多い。若齢動物では症状が強く出る傾向にあり，全身性の瘙痒，被毛粗剛，多量の落屑（らくせつ），脱毛などを認める。病変部皮膚表面には湿性の鱗屑（りんせつ）が蓄積し，ダニはそこに潜り込んで寄生することが多い。

ハジラミ感染症

ネコハジラミ感染症は若干の被毛粗剛を認める程度で多くは無症状であるが，猫が衰弱してグルーミングができなくなると寄生個体数が増加し，脱毛や落屑（らくせつ）など，皮膚炎症状を呈する。

診断

疥癬

疥癬の診断は犬の「4-1 疥癬」を参照。

ツメダニ感染症

ツメダニ感染の診断は，軽度感染では困難である。病変部の皮膚掻爬物を鏡検してもダニを認めないことも多い。

肉眼観察

鱗屑が蓄積している部分の皮膚を掻き取るようにノミ取りクシを使って落屑を採取し，黒い紙の上に落とすと，移動する白色のツメダニを肉眼で確認できる。

毛検査(抜毛検査)

毛検査により被毛に付着する卵を検出できる。卵はハジラミ類とはその大きさで鑑別できる。日本の南方に分布するネコズツキダニ *Lynxacarus radovskyi* とは卵を固定する糸状物の有無で鑑別できる。

診断的治療

ツメダニ類は薬剤感受性が比較的高いので，疑わしい症状を認めた場合には，ダニの検出を待たずに治療薬投与により診断的治療を試みる。

糞便検査

糞便検査において，グルーミング時に摂食された虫卵が直接法や浮游法で検出されることがある。虫卵は一見すると鉤虫卵様であるが，大きさが4倍以上あるので容易に判別できる。他のダニの卵の可能性もあるので，その場合はあらためて皮膚を対象に検索を行う。

ハジラミ感染症

ハジラミは肉眼で発見できる。ノミ取りクシを使用すると効率的に検出できる。被毛に付着した卵や，その抜け殻も診断的価値がある。

治療

疥癬

犬と同様にアベルメクチン系の薬剤が有効であるが，適応外処方となる。イベルメクチンは200～300μg/kgで2週に1回皮下投与，または週に1回ないし2回，経口投与する。猫においてもイベルメクチン中毒が起こり得るので投薬時には注意を要する。

ノミ予防薬として販売されているスポット剤形のイミダクロプリド・モキシデクチン合剤は，海外では猫の疥癬治療で認可を受けており，常法に従って1回投与する。セラメクチンの猫用スポット剤も常法に従った1回投与で有効性が示されている。

いずれの治療も1週間隔の検査を実施し，2回連続でダニが検出されなければ治療を終了とするのが確実である。

ツメダニ感染症，ハジラミ感染症

ツメダニおよびハジラミ感染については，猫用に認可されているノミ予防薬(セラメクチン，イミダクロプリド，フィプロニルなど)が有効である。ツメダニ感染においては，ダニの生息場所を奪い，また薬剤到達を容易にするために，治療に先立って角質除去効果のあるシャンプー処置を行う。

外部寄生虫駆除薬についてはp430～437も参照

予防

疥癬

疥癬の予防は犬の「4-1 疥癬」を参照。

ツメダニ感染症，ハジラミ感染症

ツメダニやハジラミ感染は，成猫集団では顕在化しにくいため，外出機会のある猫や多頭飼育環境，および繁殖を行う場合には，猫用に認可されているノミ予防薬(セラメクチン，イミダクロプリド，フィプロニルなど)を使用する。環境中に宿主から離れたダニや卵が存在する可能性があるので，感染の可能性がある場合は投薬を継続する。

(森田達志)

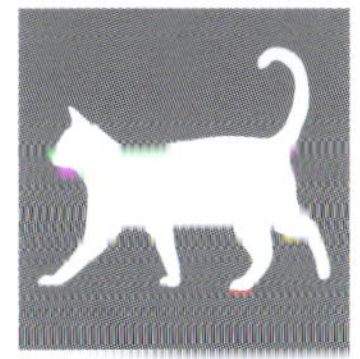

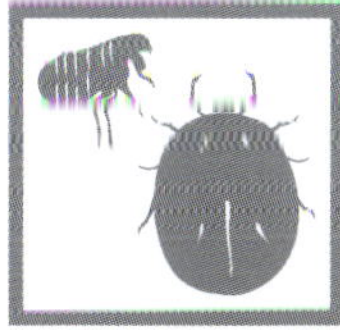

9-2

耳ダニ感染症

ミミヒゼンダニは無症状のまま猫の耳道奥深くに生息していることがあり，細菌や真菌の感染による外耳炎を悪化させる可能性がある。外出する習慣のある猫は感染リスクが高いので，耳の異常に注意する。

▶ 病原体

ミミヒゼンダニ *Otodectes cynotis* は，無気門類（現在はササラダニ亜目コナダニ団とも呼ばれる）ヒゼンダニ科に属し，形態学的にはセンコウヒゼンダニに似るが，脚は太く長く，また肢端には短い爪間体（そうかんたい）とその先に吸盤をもつ。雄成ダニのみすべての脚先端に吸盤をもつが，それ以外のステージでは前２対の脚にだけ吸盤をもち，そのほかの脚には２本ずつの長い剛毛をもつ（**図１A～C**）。雌成ダニの第四脚は発達が悪く痕跡的であり，成虫にもかかわらず脚が３対しかないようにみえることがある（**図１A**）。雄成ダニ体後部腹側面には明瞭な１対の吸盤（copulatory suckers）がある（**図１B**）。卵は粘液とともに産み出されるため，外耳道内面や耳垢に固定された状態となる（**図１D，E**）。

軽度感染の場合は鼓膜近くの耳道に生息するとされるが，感染が重篤化するにつれ耳道入り口付近まで生息域を拡大し，さらには宿主動物の頭部，背部，ある

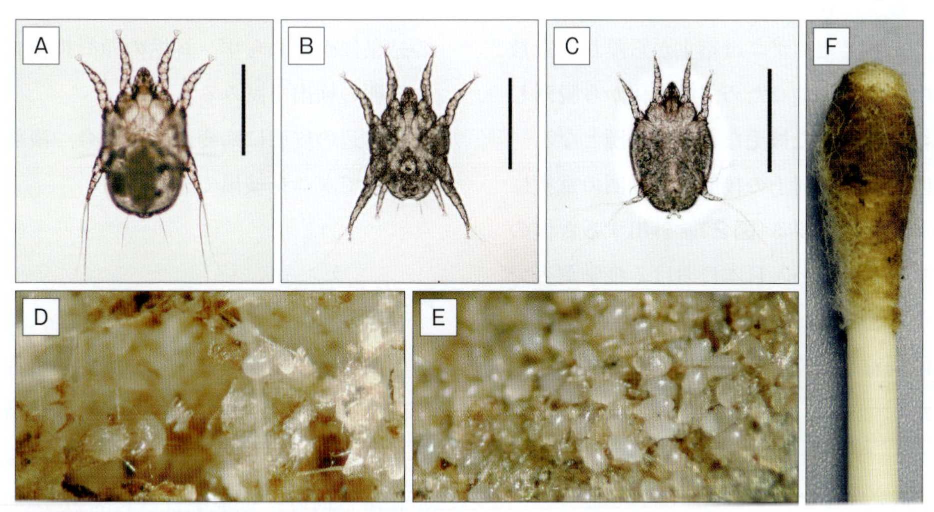

図１ ミミヒゼンダニ
A：雌成ダニ　B：雄成ダニ　C：第二若ダニ
D：耳垢に生息するダニ（卵を含む各種発育ステージを認める）
E：多数の卵を含む耳垢　F：耳垢を採取した綿棒
A～C スケール＝30 μm

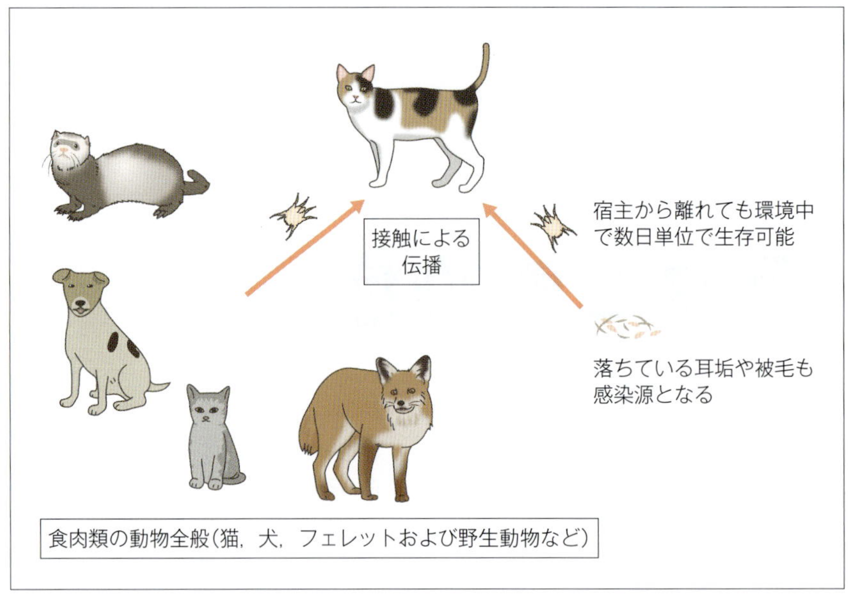

図2 ミミヒゼンダニの感染経路

いは尾部体表を徘徊する個体も認められる。温度がおよそ13℃，相対湿度がおよそ70％の環境では宿主から離れても10日間以上生存する。犬の「4-2 耳ダニ感染症」も参照。

▶ 感染経路と疫学

食肉類の動物全般が宿主となり，猫のほか，犬，フェレット，あるいは野生食肉類が感染源となる。頭部の接触に留まらず，体表同士が接触することでも感染し得るほか，ミミヒゼンダニは宿主から離れても数日単位で環境中で生存可能なため，動物体から**脱落した耳垢片，ダニの付着した被毛などが感染源**となる。そのため，食肉類の動物同士の接触や行動圏の重複により，相互感染が起こり得る（**図2**）。外出する習慣のある猫は感染リスクが高い。日本における疫学調査では，679頭のうち9.4％で耳道内にダニ寄生が確認されており，屋内飼育猫にくらべ，屋外飼育猫の感染率は2倍であった[1]。

▶ 臨床症状

ダニは組織内に侵入せず皮膚の刺咬も行わないため，**軽度感染では症状を示さない**か，ときおり耳を痒がる程度に留まる。症状がみられる場合，おそらくはダニの唾液や排泄物により宿主が感作され，外耳道に炎症が起こっていると考えられる。感染の重篤化により痒みは強くなり，耳道内に**茶褐色の耳垢**が形成される（**図1F**）。外耳炎の進行で耳道粘膜の肥厚から耳道閉塞に至ることもある。また，細菌類や真菌類の二次感染により症状は悪化する。

▶ 診断

耳鏡により耳道内で動くダニを検索する。耳鏡検査の結果にかかわらず，耳垢の顕微鏡検査によりダニおよび卵の検出を試みる。

耳周辺の皮膚に病変がある場合，浅部皮膚掻爬検査によってダニを検出できる。

▶ 治療

感染動物は隔離する。多頭飼育の場合は，無症状の感染同居動物（食肉類の動物全般）が感染源になることもあるので，治療は全頭同時に行うべきである。ダニの殺滅と同時に抗菌薬投与により二次感染をコントロールする。耳道内に耳垢が存在する場合は，薬剤投与の前に十分な耳道洗浄を行う。

国内でミミヒゼンダニ感染に対して認可を受けている薬剤にはセラメクチンのスポット剤およびモキシデ

クチンのスポット剤があり，１回ないし２回の投与で治癒が期待できる。国内では認可されていないがフィプロニルのスポット剤の１回投与も有効とされている。また副反応に注意する必要があるが，大動物用アベルメクチン注射剤（イベルメクチン，ドラメクチンあるいはモキシデクチン）の耳道内直接少量滴下も有効である。

外部寄生虫駆除薬については p430～437 も参照

▶ 予防

感染リスクのある動物には予防的投薬を行う。

【 参考文献 】

1．伊藤直行，伊藤さや子．飼育猫のミミヒゼンダニ感染状況．日本獣医師会雑誌 55，2002，155-158.

MEMO

「フェレットの耳ダニ感染症」

- フェレットはペットショップや繁殖施設でミミヒゼンダニに感染してしまっていることが多い。重篤化すると多量の耳垢形成や強い痒みのみならず，中耳や内耳にまで炎症が及んで斜頸や神経症状を起こすこともある。しかし一方で無症状，あるいは耳垢が若干目立つ以外の症状を示さないことも珍しくなく，健康診断では感染を見逃し，後に顕性感染となることも少なくない。治療にはセラメクチンが多く使用されるが，海外ではモキシデクチン・イミダクロプリド合剤のスポット剤が小型猫およびフェレット用として販売されており，ミミヒゼンダニ駆除効果も謳われている。

（森田達志）

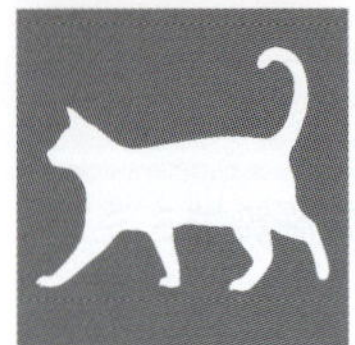

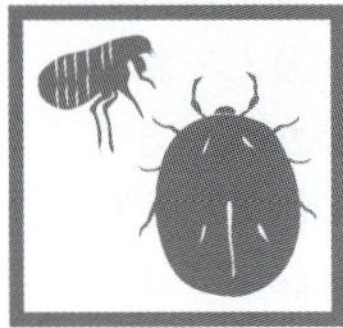

9-3 ノミ感染症

ノミが感染しても明らかな症状をみないまま，いつの間にか飼育環境がノミに汚染され，次世代のノミが大量に発生することが多い。そのような状況ではノミの駆除が困難となる。環境が汚染されると，犬や猫の動物以外に飼い主やその家族も刺咬を受けることになる。また，ノミは人獣共通感染症の媒介者になる可能性もある。外出する機会があったり，他の動物と接触する可能性のある猫は，ノミの感染予防を行うことが望ましい。完全室内飼育の猫であれば，定期的予防をせずにリスクがあるときだけ予防薬を服用する方法もある。

▶ 病原体

分類と形態

ノミ類は完全変態の無翅(むし)昆虫であり，ノミ目(隠翅(いんし)目)に属する。その祖先は，蚊，ハエあるいはアブなどのハエ目(双翅(そうし)目)昆虫と共通であり，例えば吸血装置のポンプなどは蚊のそれと類似の構造をもっている。祖先は翅をもっていたが，寄生生活に適応するため後天的にそれを捨て去り，その代わりに宿主への到達手段として独特の跳躍機構を獲得したと考えられている。

猫に寄生するノミは，主に**ネコノミ** *Ctenocephalides felis* と**イヌノミ** *Ctenocephalides canis* であるが，そのほかヒトノミ，鳥類寄生性のノミ(ニワトリフトノミなど)，および哺乳動物(主にげっ歯類)寄生性のノミを含めると日本国内には70種ほどが分布するとされ，それらが偶発的に感染する可能性がある。

成虫は茶褐色左右扁平，体長2 mmほどである。ネコノミとイヌノミは，ともに *Ctenocephalides* 属に分類されるが，これらの成虫は，特徴的な剛毛列である頭部下縁の「頬棘櫛(きょうきょくしつ)」と，前胸後縁の「前胸棘櫛(ぜんきょうきょくしつ)」を有し，かつ頬棘櫛は背線と平行に派生している(**図1**)。これら両構造をもたないノミが検出された場合，それはネコノミ・イヌノミ以外の種であり，感染を繰り返すようであれば専門機関に同定を依頼して感染源を推定し対策する。

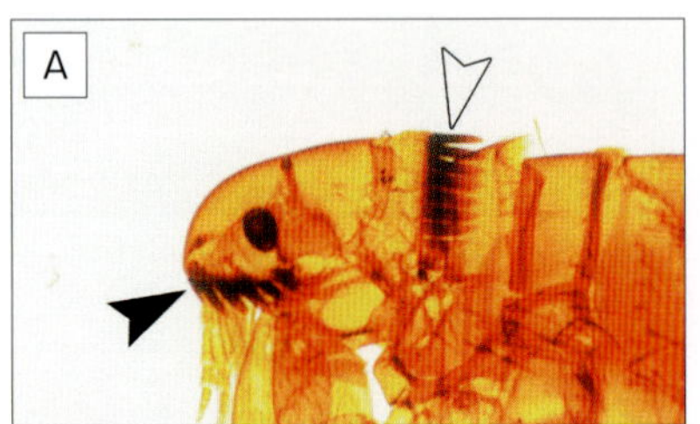

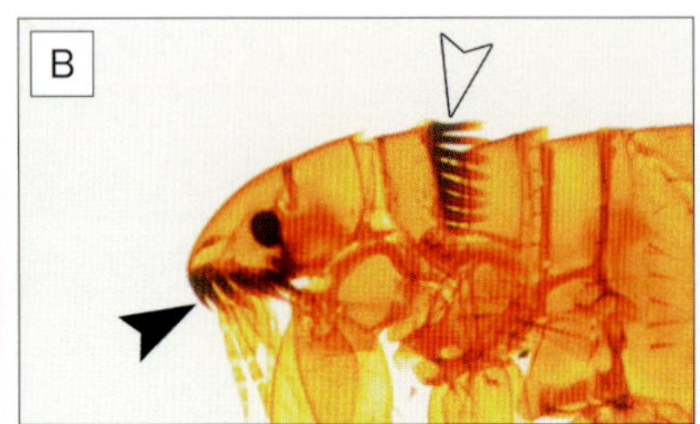

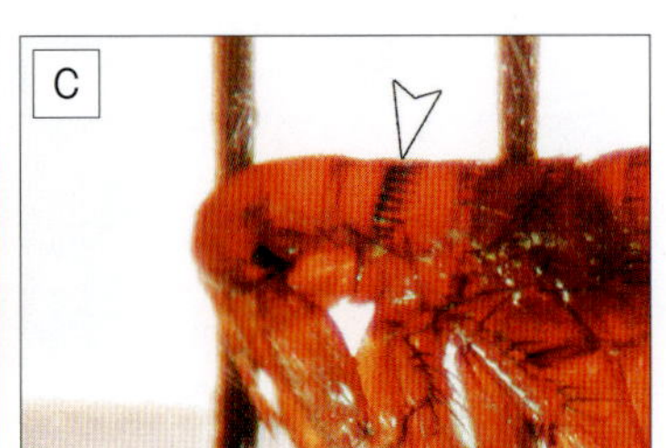

図1 イヌノミ(A)とネコノミ(B)とヤマトネズミノミ(C)

A，B：透過標本体前部　C：人家生息アライグマから得られたヤマトネズミノミ無処理標本

黒矢頭は頬棘櫛，白矢頭は前胸棘櫛を示す。ヤマトネズミノミには頬棘櫛がない。イヌノミは前頭部が突出し頬棘櫛の1本目の棘がほかより短いが，ネコノミは前頭部が直線的で頬棘櫛の長さはすべてほぼ同長である

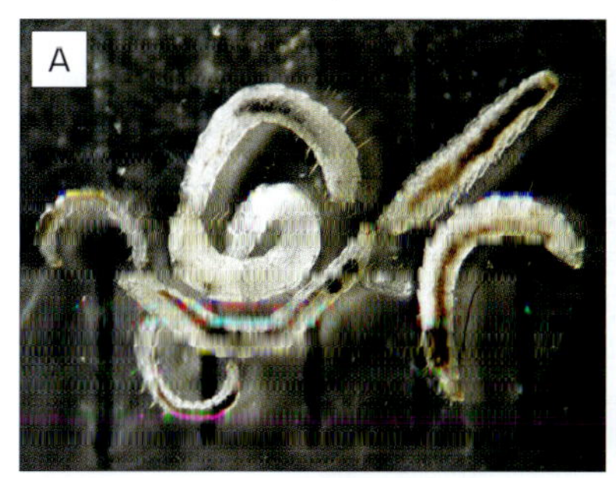

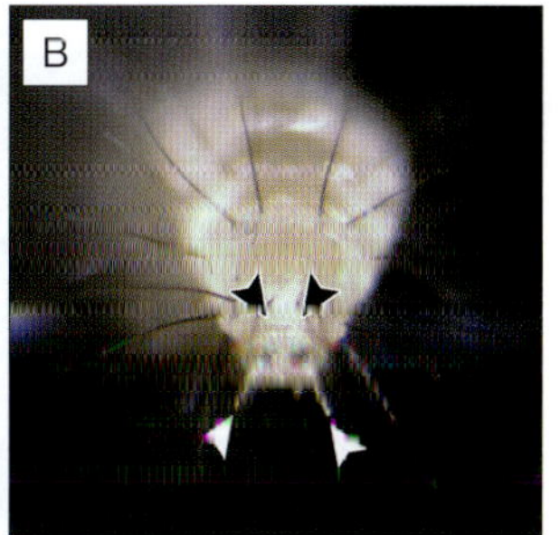

図2 ネコノミの幼虫

A：幼虫の外貌［背景の目盛りは1 mm］

B：ネコノミ幼虫尾端の拡大。特徴的な尾突起（白矢頭）と剛毛列（黒矢頭）を認める

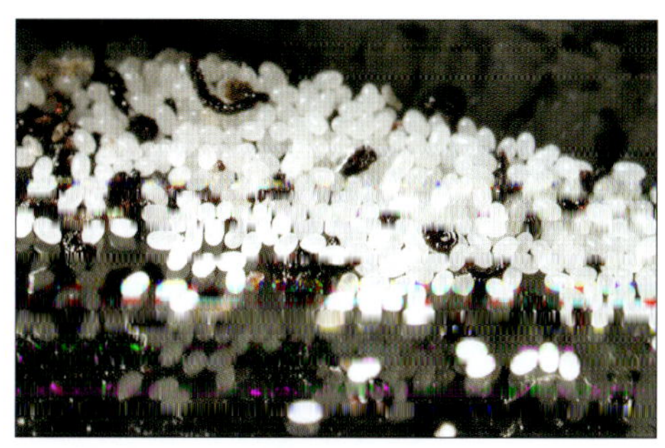

図3 ネコノミの卵（白色顆粒）と糞便（暗赤色顆粒）

幼虫は体長2～5 mm ほどの疎らな剛毛が派生する無脚のウジ虫であり，脱皮直後，あるいは蛹（さなぎ）になる前の第3期幼虫は白色であるが，多くは環境中に分散しているノミ成虫糞便（主成分は血液）を餌としているため，消化管が透けて赤黒くみえる（**図2A**）。幼虫の尾端部には全ステージで特徴的な尾突起と剛毛列（**図2B**）が存在するため，類似幼虫との鑑別に利用できる。**蛹は長径5 mm ほどの繭（まゆ）の内部に形成される。卵は白色で，長径0.5 mm ほどの滑らかな長円形**であり（**図3**），宿主体上の雌から産み出されたそのほとんどは体表から環境中に落下する。**図4**および犬の「4-4 ノミ感染症」も参照。

▶疫学

ネコノミとイヌノミは，日本全国の都市部，郊外を問わず分布する。地域猫（野良猫）は無症状のままノミ寄生を受けていることが多く，その行動圏に次世代の感染源となる卵を撒布している。外への出入りが自由な猫は，屋内にノミの発育環を持ち込む可能性があり，マンションの高層階であっても家屋内でノミが大発生することがある。

▶宿主

猫に寄生する主な種であるネコノミとイヌノミ成虫は，猫を含む中型の哺乳動物が好適な宿主である。人やげっ歯類のような小型哺乳類に一時的に寄生して吸血することがあるが，その場合，寄生は持続しない。

▶感染経路

感染は**ノミ汚染環境への猫の立ち入り**によるものが主であるが，**ノミ感染動物との接触**による成虫の感染も起こり得る（**図5**）。犬の「4-4 ノミ感染症」も参照。

▶臨床症状

直接的害

ノミ成虫の刺咬による直接的な瘙痒に加え，刺咬時に注入されるノミの唾液成分に対する感作が成立するとアレルギー性皮膚炎が起こる。これを**ノミアレルギー性皮膚炎**（flea allergy dermatitis，FAD）と呼ぶ。刺咬部位局所の皮膚炎のほか，全身性の発赤や遠隔部位の脱毛が生じることもある。感作が強い場合，1匹のノミに1度刺咬されただけで全身性の症状が現れることもある。

小さな動物に重度のノミ寄生が長期間つづくと，鉄欠乏性貧血となる。

間接的害

犬と同様，赤血球に寄生し貧血の原因となるヘモプラズマ類（*Mycoplasma haemofelis*；以前は *Haemobartonella felis* と呼ばれた，およびその近縁種）を媒介し得る[1,2]。またハジラミとともに瓜実条虫の媒介者になる。ノミは人獣共通感染症として感染者数が多いと考えられている *Bartonella henselae* による猫

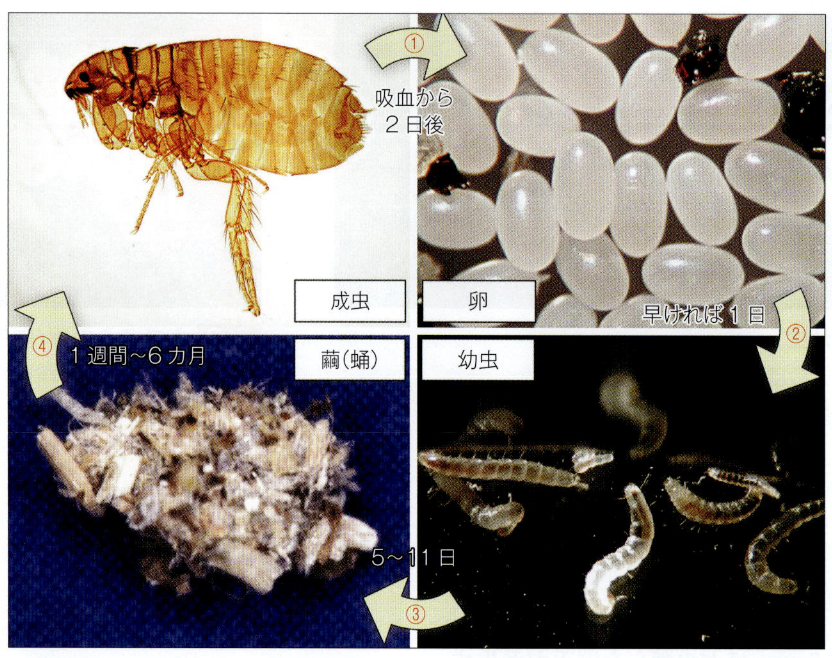

図４ ネコノミの生活環

①ノミ成虫は雌雄ともに猫の体表に寄生し，寄生直後から吸血して２日後には産卵を開始する
②卵は早ければ１日で孵化する
③成虫の糞便が幼虫の餌となる。幼虫の発育には湿度 50%以上が必要であり，湿度 30%以下では死滅する。幼虫は５～11 日間で２回の脱皮の後，口から粘着性の糸を吐いて周辺のゴミなどをまといながら繭を形成し，その中で蛹となる
④蛹は最短１週間程度で成虫となるが，外界からの刺激がなければ繭から脱出せず，６カ月は飲食のないまま感染チャンスを待つ。適切な温度，湿度，二酸化炭素，あるいは一定の圧力などが加わると羽化し，宿主を求め跳躍して取り付く

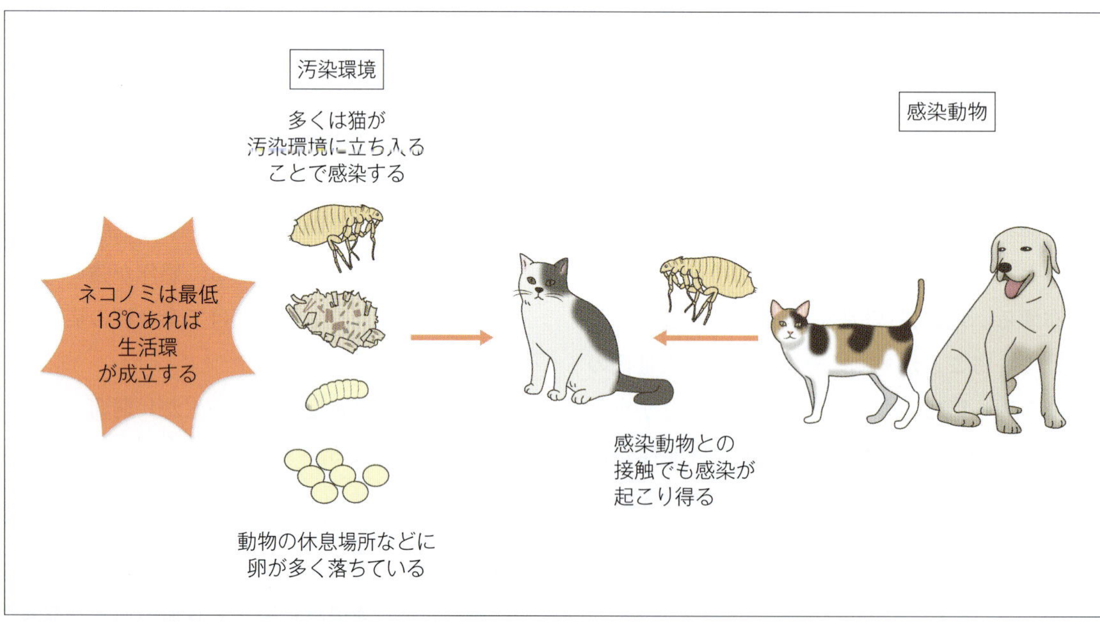

図５ ノミの感染経路

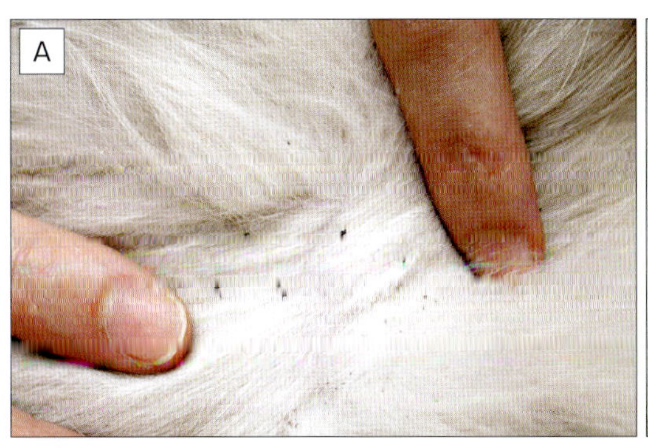

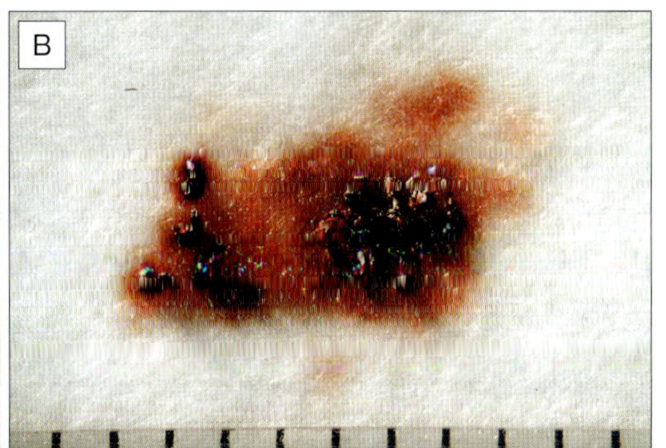

図6 ノミの糞

A：宿主動物の被毛根元に黒色顆粒として認められるノミの糞

B：濡らした紙上で溶血するノミの糞［目盛りは1mm］

ひっかき病の媒介者として重要である[3]。猫の歯牙や爪は犬より鋭いため，傷口からの感染リスクは犬よりも高い。ほかにも発疹熱リケッチアの媒介者でもあることから[4]，輸入動物寄生性のノミには注意が必要である。犬の「4-4 ノミ感染症」も参照。

▶ 診断

宿主体上のノミ成虫を検索する場合，ノミ取りクシを用いる。また，多量に排泄されるノミの糞便の一部は宿主被毛の根元に貯留していることが多いため，これを診断に利用する。新聞紙などの大きな紙を広げてそこに動物を立たせ，毛を根元から逆立てるようにブラッシングを行うと体表のノミの糞が落下する。これを集め，濡らして軽く絞ったキッチンペーパーなどの上に広げると，乾燥血液が主成分である**ノミの糞であれば，溶血して赤い染みが広がる**(**図6**)。室内飼育の場合は，動物の休息場所周辺やクレート内にノミの卵や幼虫が検出されるので，異物を認めた場合にはセロハンテープなどで採取し，持参してもらう。それをルーペや顕微鏡で観察し，前述のノミ幼虫の特徴の有無を観察する。

▶ 治療

皮膚炎の治療を行うとともに，原因となるノミ成虫感染を迅速かつ完全にコントロールする。

皮膚炎に対しては症状に応じ，抗炎症薬を局所あるいは全身性に投与する。現在寄生しているノミ成虫に対しては，ノミ予防薬と呼ばれる殺ノミ剤の投与が最も有効である。シャンプーも一定の効果があり，界面活性剤の長時間暴露でノミは窒息死するため，殺ノミ成分を含まなくても時間をかけ丁寧に行うと駆除に有効である。

感染猫の生活環境中には，感染の機会をうかがって待機しているノミがおそらく多数存在しており，再感染する可能性が高い。そのため後述の「予防」の項にある「環境対策」に準じ再感染防止を行うとともに，感染予防薬の継続的投与が必要である。

▶ 予防

ノミ成虫対策

宿主体表上に取り付いたノミが産卵を開始する前に速やかに殺滅すべきである。猫，犬，あるいは野生動物等が出入りし，一定以上の湿度が保たれノミ幼虫が隠れることができる場所は，すべて汚染の可能性があると考えるべきである。散歩道の草むら，地域猫が出入りする庭先などは感染リスクが高い。また動物病院やトリミング施設での感染も皆無ではない。そうしたリスクを完全に回避することは困難であり，わずかでもノミ感染の可能性がある猫は感染予防薬を有効期間が途切れないよう投与すべきである。

予防薬の投与

現在，予防を目的とした持続性のある優れた殺ノミ剤が多数開発され，予防薬として販売されている。有効性は相応に高いものの，新薬であっても市場に投入した直後から薬剤耐性が認められることもあるため，飼い主に完全な予防薬は存在しないことを説明して注意を促すとともに，病院には作用機序の異なる薬剤を複数常備すべきである。

剤形については，現在は経口剤，スポット剤およびスプレー剤が主流となっているほか，シャンプー，粉剤，首輪なども入手可能である。またマダニ，犬糸状虫あるいは消化管内寄生性の線虫感染予防成分との合剤も複数市販されており，飼い主のニーズに合わせて適宜使い分ける。有効成分とその作用機序については，成書や薬剤添付書を参考いただきたい。

外部寄生虫駆除薬については p430～437 も参照

環境対策

薬剤耐性株の発生，予防薬投与の不備などにより，ノミ成虫感染を受ける可能性があるため，万一の感染に備え飼育環境を整えておくことが望ましい。

特に猫は行動が立体的であることから，思わぬ隙間(例えば棚やタンスの裏側など)にノミの卵がノミの糞とともに落下する。その場合，ノミの発生がいったんは沈静化した数カ月後に家具を移動させた結果，再び成虫が跳躍してくる可能性がある。したがって，家屋内外の猫の行動圏については，より徹底した清掃が必要となる。

MEMO

「カーペットで増殖するノミ対策」

- カーペットでネコノミが発生した場合，カーペットを取り除いて動物の行動圏をフローリングにするのが理想である。しかし容易に撤去できないカーペットでノミが発生してしまった場合は，丁寧な掃除機がけが有効である。カーペットの毛足の付け根付近にマユをつくって蛹(さなぎ)となったノミは，殺虫剤が効きにくく，またカーペット繊維に幼虫が吐いた糸でしっかりと固定されているので，普通に掃除機をかけた程度では除去できない。こうした蛹は成熟して羽化刺激を受けるまで長期間潜伏しつづける。そこで掃除機がけに一工夫を行う。すなわち，潜伏場所であるカーペットに掃除機のヘッドを強く押し当ててゆっくり掃除機をかける。ネコノミは蛹にかかる圧力が高ければ高いほど成虫の羽化率が高まるとされ，125 g/cm^2 の圧力を1秒間かけると50%が羽化することが示されている。これは幅30 cm長さ10 cmのヘッドの場合で37.5 kgにも相当するので，力一杯体重をかけて繰り返し掃除機をかけて，羽化刺激で這い出してきた成虫を掃除機で吸い取って捕獲する。掃除機が壊れそうであれば，麦踏みのようにカーペットを細かいステップでゆっくりと踏みつけた後に掃除機をかけてもよい。捕まえた成虫は掃除機のごみパックの中で生きているので，殺虫剤を吹き込むか，市販のノミ取り首輪の切れ端をごみパックの中に投入しておくとよい。

【 参考文献 】

1．久末正晴．猫ヘモプラズマ感染症(Haemoplasma Infection)．猫感染症研究会．http://www.jabfid.jp/disease/Pages/infection_hemoplasma.aspx.

2．Lappin MR. *Bartonella* spp. と *Haemobartonella* spp. に重点を置いて考える犬と猫のベクター媒介性疾患．佐伯英治監訳，田中孝之 訳．Canine Vector-Borne Disease Symposium. http://www.cvbd.jp/html/pdf/symposium-3.pdf.

3．丸山総一．猫ひっかき病(Cat-scratch disease)．猫感染症研究会．http://www.jabfid.jp/disease/Pages/cat_scratch.aspx.

4．Petri WA. 発疹熱(翻訳)．MSD マニュアルプロフェッショナル版．http://www.msdmanuals.com/ja-jp/ プロフェッショナル /13-感染性疾患 / リケッチアとその近縁微生物 / 発疹熱.

(森田達志)

猫の真菌感染症

1. 皮膚糸状菌症

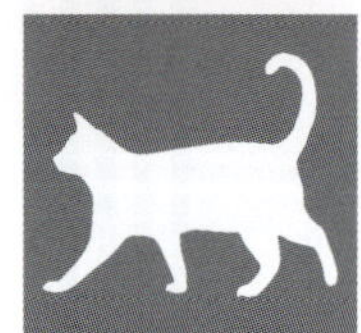

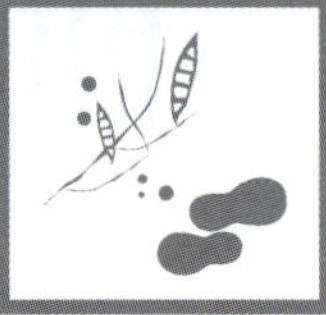

10-1 皮膚糸状菌症

猫の皮膚糸状菌症における原因菌は主に *Microsporum canis* で，症例の約 98%である。*M. canis* は猫間ではもとより，他の動物種をはじめ人にも容易に感染する。本症の主な症状は頭部，顔面，四肢，背部などに脱毛，紅斑，鱗屑（りんせつ），丘疹，水疱，膿疱，痂皮などを形成し，多様な皮疹を呈する。脱落被毛や落屑（らくせつ）などには多数の分節分生子や菌糸が長期間生残し環境を汚染するため，物理的・化学的に清浄化する必要がある。確定診断は直接鏡検で病変部に存在する菌を確認することである。治療は限局性病巣なら局所療法でもよいが，多くはイトラコナゾールと塩酸テルビナフィンを数週間，内服投与する。保菌動物にならないように，短期間で完治に導くことが肝要である。

▶病原体

猫の皮膚糸状菌症を惹起する菌種は主に ***Microsporum canis***（**犬小胞子菌**），***Trichophyton mentagrophytes***（**毛瘡白癬菌**）および ***Microsporum gypseum***（**石膏状小胞子菌**）[3, 4]で，その割合は部屋の内外，都会か郊外かなどの飼育環境によっても異なるが，およそ 98%，1％，1％と推測される[1]。

▶疫学／宿主／感染経路／感染の特徴／発症機序

犬の「5-2 皮膚糸状菌症」で解説したことと大略重複するので，そちらを参照されたい。

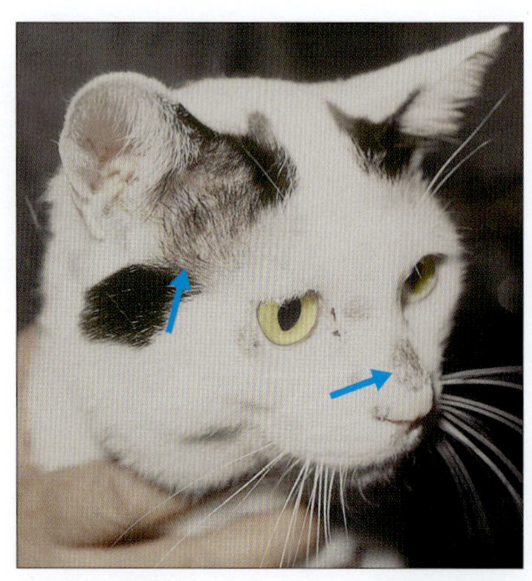

図 1 ***M. canis* の感染を認めた猫**

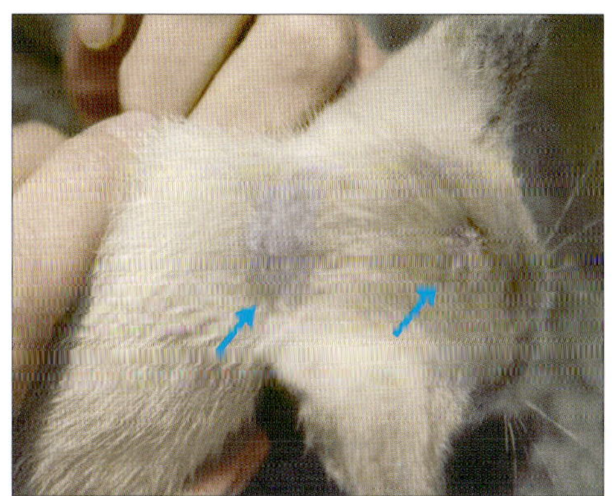

図2 *M. canis* の感染を認めた猫

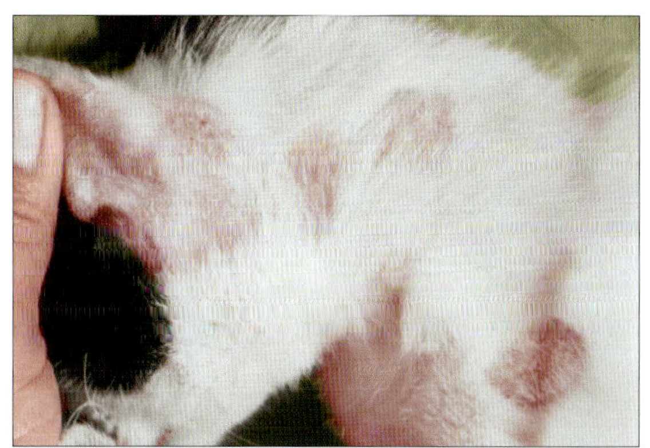

図3 *M. canis* の感染を認めた猫

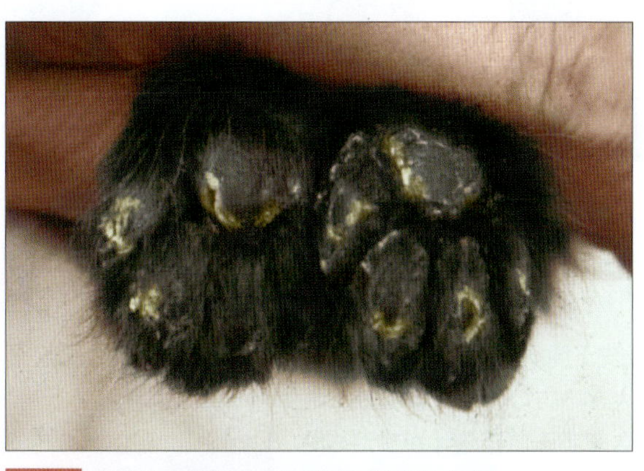

図4 黄癬と同様の臨床所見を認めた猫（*M. gypseum* 感染）

1カ月齢，雄，日本猫。足底や趾の周囲に痂皮が付着し，悪臭を放っていた。痂皮を直接鏡検すると菌糸の集塊で，菌甲と思われた。培養によって起因菌を *M. gypseum* と同定した

▶臨床症状

猫でも脱毛，鱗屑，紅斑が認められる(**図1～3**)。また，猫でみられた特異な症例を2例紹介する。

ケース1：黄癬

猫では人での黄癬[4]と同様の特殊な臨床所見を示す病例が確認され，その後も何例か認められている。その所見は菌甲(菌糸，滲出物，落屑などが厚い痂皮となって付着)を形成し，特異な悪臭を放つのが特徴である。原因として *M. gypseum* が分離されている。その1例を**図4**に示す[1]。

症例は1カ月齢，雄，日本猫。足底や趾の周囲に痂皮が付着し，悪臭を放っていた。痂皮を直接鏡検すると菌糸の集塊で，菌甲と思われた。培養によって起因菌を *M. gypseum* と同定した。

ケース2：菌腫

菌腫[2]は腫脹，瘻管形成，菌塊排出を特徴とする疾患で，猫では特にペルシャ猫での報告が多い。その1例を**図5**に示す[2]。

症例は9歳齢，去勢雄，ペルシャ猫。約3年前から認める背部の皮下腫瘤を主訴に来院した。一般身体検査では，大きさが約2.5×5cmと3.7×5cmの皮下腫瘤が認められ，大きい方の腫瘤は瘻管が2箇所に開口し，黄色の顆粒を含有する血様膿汁が排泄されていた(**図5A**)。これを直接鏡検すると，黄色の顆粒を含む膿汁で，分枝する菌糸が確認された(**図5B，C**)。培養によって起因菌を *M. canis* と同定した。

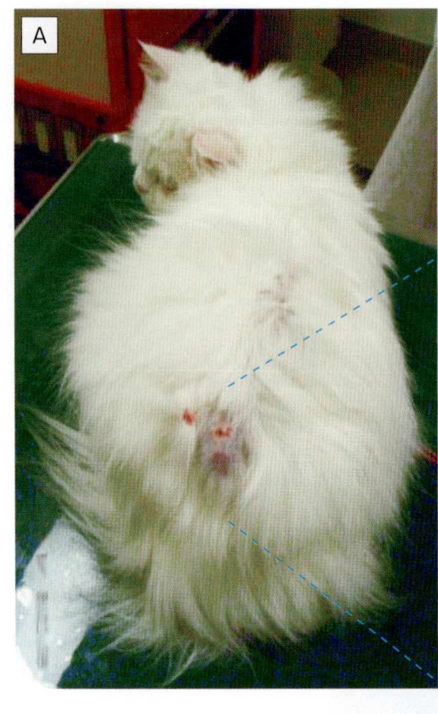

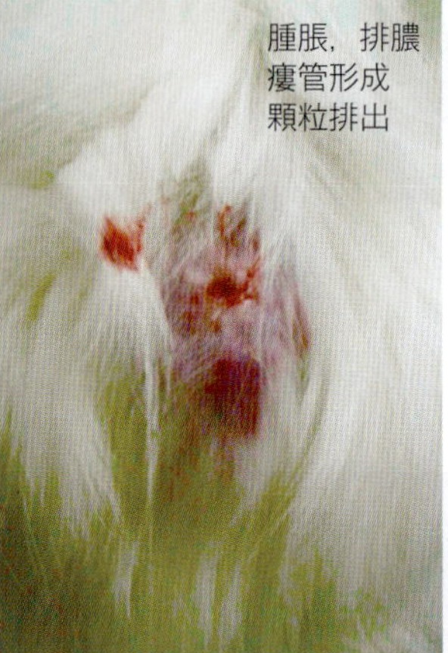

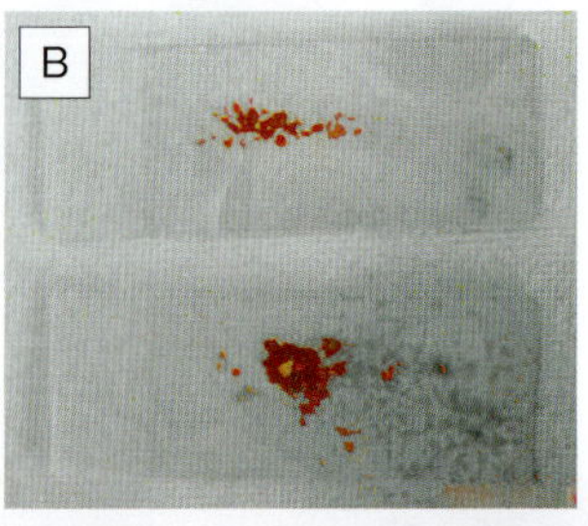

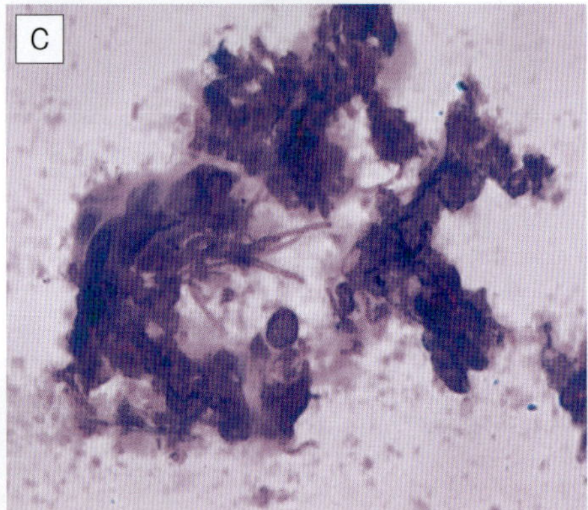

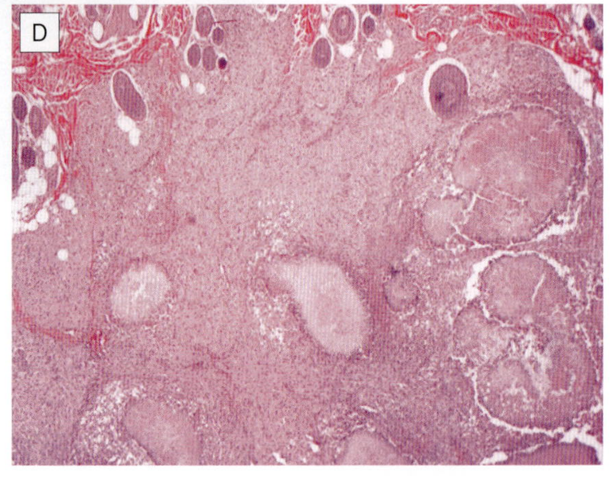

図 5　菌腫を認めた症例（*M. canis* 感染）

９歳齢，去勢雄，ペルシャ猫。主訴は約３年前から認める背部の皮下腫瘤

A：一般身体検査にて確認された皮下腫瘤は，大きさが約 2.5 × 5 cm と 3.7 × 5 cm で，大きい方の腫瘤は瘻管が２箇所で開口し，黄色の顆粒を含有する血様膿汁が排泄されていた。これを直接鏡検すると黄色の顆粒を含む膿汁で，分枝する菌糸が確認された

B：塗抹標本

C：塗抹の顕微鏡所見。菌体が認められる

D：病理組織所見。顆粒がみられる

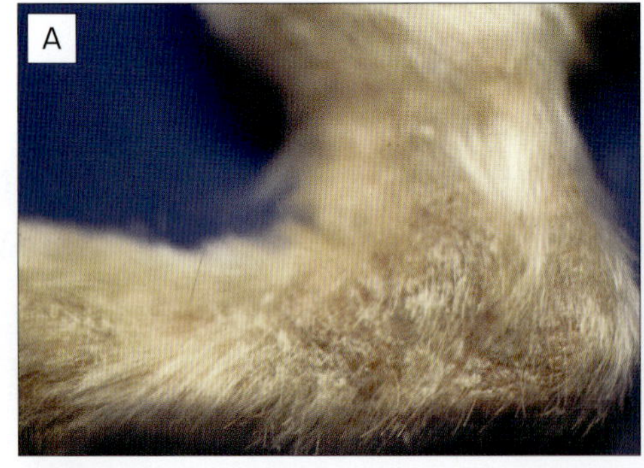

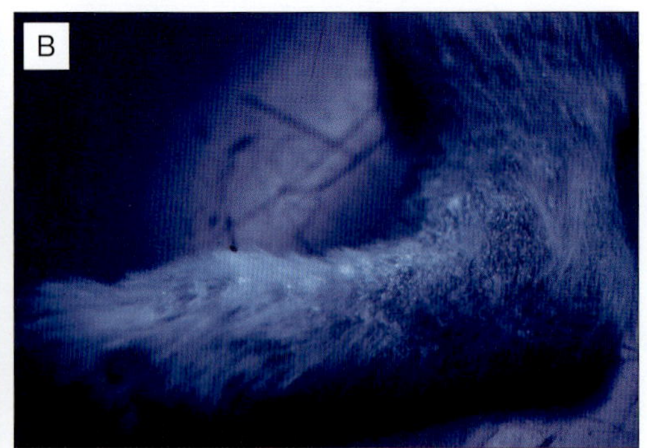

図 6　ウッド灯検査

A：検査前所見　B：検査時所見

▶ 検査／診断／治療

犬の「5-2 皮膚糸状菌症」で解説したことと大略重複するので，そちらを参照されたい。

診断法については p390，403，404，413 を参照

▶ 予防

多頭飼育の場合やペットショップ，ペットホテルなどの預かり所，飼い主が不在がちな集団生活の猫では集団発生の報告が多い。

一度蔓延すると，その予防効果は乏しく苦慮する場合が多い。蔓延する前に予め対策を講じる必要がある[5]。集団の中に1例でも発見したら，隔離し，早期に完治に導く。同時に健常と思われる猫に対してもブラッシングで得た被毛や鱗屑をウッド灯検査(**図6**)と培養検査を行い，陽性例に対して加療する。当然汚染した環境の浄化を徹底的に行う必要がある[1]。

【参考文献】

1．長谷川篤彦．動物の皮膚真菌症：第47回日本医真菌学会総会記念誌．2003，レクラム社．

2．Kano R, Edamura K, Yumikura H, Maruyama H, et al. Confirmed case of feline mycetoma due to *Microsporum canis*. *Mycoses*, 52. 2009, 80-83.

3．串田寿昭．*Microsporum gypseum* による猫の皮膚糸状菌症の1例．日本獣医師会雑誌 32，1979，216-219.

4．Okoshi S, Hasegawa A. *Microsporum gypseum* isolated from feline ringworm. *The Japanese Journal of Veterinary Science* 29, 1967, 195-199.

5．大隅尊史．多頭飼育環境における猫皮膚糸状菌症蔓延への対策．獣医臨床皮膚科 18，2012，171-172.

（長谷川篤彦）

感染予防

1. 院内感染（医療関連感染）を防ぐには
2. 家庭で気をつけるには

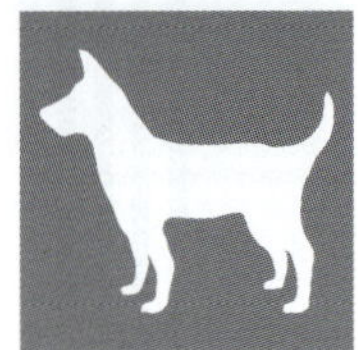

11-1 院内感染（医療関連感染）を防ぐには

院内感染は，動物病院内に感染源が存在し，その感染源から病原体に感染して発症することである。来院した動物から動物へ直接，または動物病院スタッフ，医療機器，環境などを介して発生する。加えて，来院した動物や飼い主，動物病院関係者を介して，院外で他の動物へ感染させた場合も含まれる。これらを除いた，一般の家庭や屋外で感染する場合は市中（市井）感染と呼ぶ。院内感染を防ぐには，感染動物の来院・入院による病院汚染だけでなく，医療施設に発生しやすい薬剤耐性菌や動物病院スタッフ・来訪者から伝播する人獣共通感染症に対しても配慮する。

動物病院は免疫力の低下した動物，若齢動物，高齢動物などの易感染動物が集まる場所であり，通常の病原微生物だけでなく，病原性の弱い微生物によっても院内感染を起こす可能性がある。このため，院内感染対策には，個々のスタッフの判断に委ねるのではなく，動物病院として組織的に取り組むことが必要である。また，地域のネットワークを構築して情報を共有し，院内感染発生時にも各動物病院で適切に対応できるよう相互に支援する体制の構築も求められている。

なお，本稿では人医療で実践されている対策を参考に解説するが，動物病院についても厚生労働省等から対応が求められている内容である。

▶ 院内感染を防ぐには

院内感染※（病院感染：日本環境感染学会ガイドライン，2003）とは，「①医療機関において患者が原疾患とは別に新たに罹患した感染症，②医療従事者等が医療機関内において感染した感染症」と定義されている。通常，①に関しては患者が入院してから48時間以降に発生した感染症で，市中で感染し一定の潜伏期間を経て入院後に発症したものを除いたものである。

院内感染を防ぐには，感染の3要素である感染源，感染経路，感受性宿主に対する方策が基本となる。すなわち，感染源の排除・封じ込め，感染経路の遮断，感受性宿主の免疫能の維持・増強やワクチンによる免疫獲得である。動物病院は感染動物の来院を避けられず，また隔離しても動物病院スタッフの接触は避けられないため，感染源（汚染域）の消毒・殺菌，感染経路の遮断が重要となってくる。感受性宿主対策としてのワクチン接種は，常日頃から飼い主に勧めるべきであり，特に入院する場合に接種歴のない動物に対しては，効果が期待できない場合や接種が難しい健康状態の場合を除いてワクチンを接種する。

▶ 院内感染対策の基本

人医療分野での院内感染対策の基本（Infection Control Basics：CDC）は，標準予防策（Standard Precau-

※　米国疾病対策センター（Centers for Disease Control and Prevention，CDC）から公表されたガイドラインでは，一次急性期病院からその他の医療関連施設（例えば外来診療，在宅医療，独立専門科，長期療養），加えて透析センター，サージセンター（日帰り全身麻酔手術施設）まで医療提供が多様化したこと，また病原体への暴露・感染場所の特定が難しいことから，院内感染という用語から医療関連感染へと変更されている。

表1 医療機関における院内感染対策に関する留意事項（人医療の基準より）

平成26年厚生労働省通知「医療機関における院内感染対策について」より改変

1．院内感染対策の体制について	
1-1．感染制御の組織化	院内感染対策委員会の設置，スタッフ教育
1-2．感染制御チーム	病床規模の大きい医療機関に設置，病棟等の調査・指導，抗菌薬の使用状況の調査・指導
2．基本となる院内感染対策について	
2-1．標準予防策および感染経路別予防策	感染防止の基本，個人防護具の使用法，空気（飛沫核）・飛沫・接触予防策，易感染患者を防御する環境整備
2-2．手指衛生	手指洗浄・消毒設備・備品の整備，速乾性手指消毒薬の利用，手術時手指衛生
2-3．職業感染防止	針刺し事故への注意（リキャップの禁止）
2-4．環境整備および環境微生物調査	空調・給湯設備，環境消毒，接触部位の消毒，多剤耐性菌感染者への対応，疫学調査のための定期的な環境微生物検査
2-5．医療機器の洗浄，消毒または滅菌	適切な洗浄・消毒・滅菌，ガイドラインの策定
2-6．手術および感染防止	陽圧，床消毒不要な設計の術室
2-7．新生児集中治療部門での対応	消毒薬の残留毒性，医療器材による院内感染防止
2-8．感染性廃棄物の処理	廃棄物処理法に基づく感染性廃棄物処理マニュアル（環境大臣通知，平成21年）
2-9．医療機関間の連携について	医療機関相互のネットワーク構築，地域のネットワークの拠点医療機関の設定
2-10．地方自治体の役割	保健所・地方衛生研究所のネットワーク整備，院内感染起因微生物の検査
3．アウトブレイクの考え方と対応について	
3-1．アウトブレイクの定義	「一定期間内に，同一病棟や同一医療機関といった一定の場所で発生した院内感染の集積が通常よりも高い状態であること」
3-2．アウトブレイク時の対応	感染対策チームの発足，疫学調査の実施，薬剤耐性菌（プラスミド耐性遺伝子）の監視
3-3．介入基準の考え方および対応	多剤耐性菌に対する厳重な感染対策，ネットワーク内専門家の支援要請，保健所等への報告
3-4．報告を受けた保健所等の対応	指導と助言

tions for All Patient Care）と感染経路別予防策（Transmission-Based Precautions，Isolation Precautions）とされ，獣医療においても有用である。人医療ではこれに基づいた院内感染対策マニュアルの策定が求められており，その留意事項は**表1**のとおりである。動物病院でも同様のマニュアルの策定が望まれるが，特に標準予防策，感染経路対策，薬剤耐性菌対策が重要である。

1．標準予防策

標準予防策は，動物から動物病院スタッフへ，動物病院スタッフから動物へ，動物から動物への病原体の伝播を防ぐための基本的な対策である。動物の血液・体液・分泌物・排泄物（尿，糞便など）や傷のある皮膚，粘膜は感染の可能性のあるものとして取り扱い，すべての動物は何らかの感染症に罹患していることを前提に対応することとなる。そのためには，標準予防策として，1）手指衛生，2）個人防護具，3）動物の配置，4）汚染した医療器具，5）環境の維持管理，6）リネンと洗濯，7）安全な注射手技などが必要となる（**表2**）。

1）手指衛生

獣医診療で手指は動物と最も接触する部位であり，手指衛生は感染体の伝播を防ぐための単純で，最も重要な作業であり，標準予防策の基本的な要素である。手指衛生は，①通常もしくは抗菌剤を含有する石けんと水を用いた石けん洗浄（**図1**）と，②水を必要としないアルコール製剤による手指消毒（**図2**）がある。目にみえる汚れがない場合には，より高い抗菌活性，皮膚の乾燥の軽減，利便性の点で，石けん洗浄よりも，手指の除菌として認可されているアルコール製剤を用い

表2 医療施設における患者ケアに対する標準予防策の概要

構成要素	推奨
手指衛生	・血液，体液，分泌液，排泄物，汚染された器具類に触った後 ・手袋を外した直後 ・患者との接触前や後
個人防護具 -手袋 -ガウン -マスク -ゴーグル，フェイスシールド	・血液，体液，分泌液，排泄物，汚染された器具類に接触する場合 ・粘膜および損傷を受けた皮膚に接触する場合 ・血液，体液，分泌物，排泄物の付着した衣服／汚染された皮膚への接触が予測されるような手技や患者処置を行う場合 ・血液，体液，分泌液の飛散や噴出が発生するような手技および患者の処置をする場合。特に吸引，気管内挿管など ・呼吸エアロゾルによって伝播する感染症が疑われるか確定した患者にエアロゾルが発生する手技を行う場合は，手袋，ガウンおよびゴーグル，フェイスシールドに加えて，N95*もしくはそれ以上の保護マスクを装着 *米国国立労働安全衛生研究所(NIOSH)による規格で，耐油性がなく(N)，0.1～0.3 μmの微粒子を95%以上除去できる性能(95)
汚染された患者処置器具	・微生物が他の器具や環境へ移行しないような方法で処理する ・視覚的に汚染されていれば，手袋をして処理する。処理後は手指衛生を行う
環境制御	・通常の処置と洗浄，および環境表面，特に患者ケア場所で頻繁に接触する部分の除菌のための措置
布類および衣類	・微生物が他の布類や衣類，環境を汚染しないような方法で対処
注射針および鋭利なもの	・使用した注射針をリキャップ，曲げる，折る，あるいは素手で操作することをしない ・リキャップが必要な場合にはone-handed scoop technique*のみを用いる ・利用可能であれば安全装置付きのものを用いる ・使用済みの鋭利物は穿孔しない容器に入れる *注射針のキャップを平坦な場所に置き，針でキャップをすくい上げてリキャップする
患者の蘇生	・口および口腔分泌物との接触を予防できるマウスピース，蘇生バッグ，その他の換気装置を用いる
患者の配置 (クラス分け)	・患者が高い感染(伝播)リスクを有する，環境を汚染する可能性がある，適切な衛生を維持できない，もしくは感染後の有害転帰となる場合には個室を優先的に使用する
呼吸衛生／咳エチケット	・くしゃみ，咳などの症状がある患者には口や鼻を塞ぐように指示する ・くしゃみ，咳はティシューで被い，手を触れずに利用できるゴミ箱に廃棄する ・呼吸器分泌物で手指が汚染された後は手指衛生を順守する ・許容される場合には外科用マスクを着用するか，可能であれば3フィート(約90 cm)以上の距離を保つ

た消毒を選択する。手指衛生は，医療現場におけるメチシリン耐性黄色ブドウ球菌(MRSA)およびバンコマイシン耐性腸球菌(VRE)感染などの発生予防に有用である。なお，手指の装飾品(付け爪，指輪，腕輪など)はグラム陰性菌やカンジダの温床となるので付けるのを避けるべきである。

手指衛生を実施するタイミング

手指衛生は，①動物に触れる前，②清潔・無菌操作の前，③動物の体液に暴露された可能性のある場合，④動物に触れた後，⑤動物周囲の環境や物品に触れた後の5つのタイミングで行う(**図3**)。手が肉眼的に汚れている場合や，血液，体液や蛋白質などで汚染されている場合は，必ず石けん洗浄を行う。動物の血液などに触れた後には手袋の着用にかかわらず，手指洗浄が重要である。

2)個人防護具(手袋，ガウン，外科用マスク，ゴーグル，フェイスシールド)

個人防護具には，粘膜，気道，皮膚および衣服を感染体との接触から防ぐための多くの防護具・防護マス

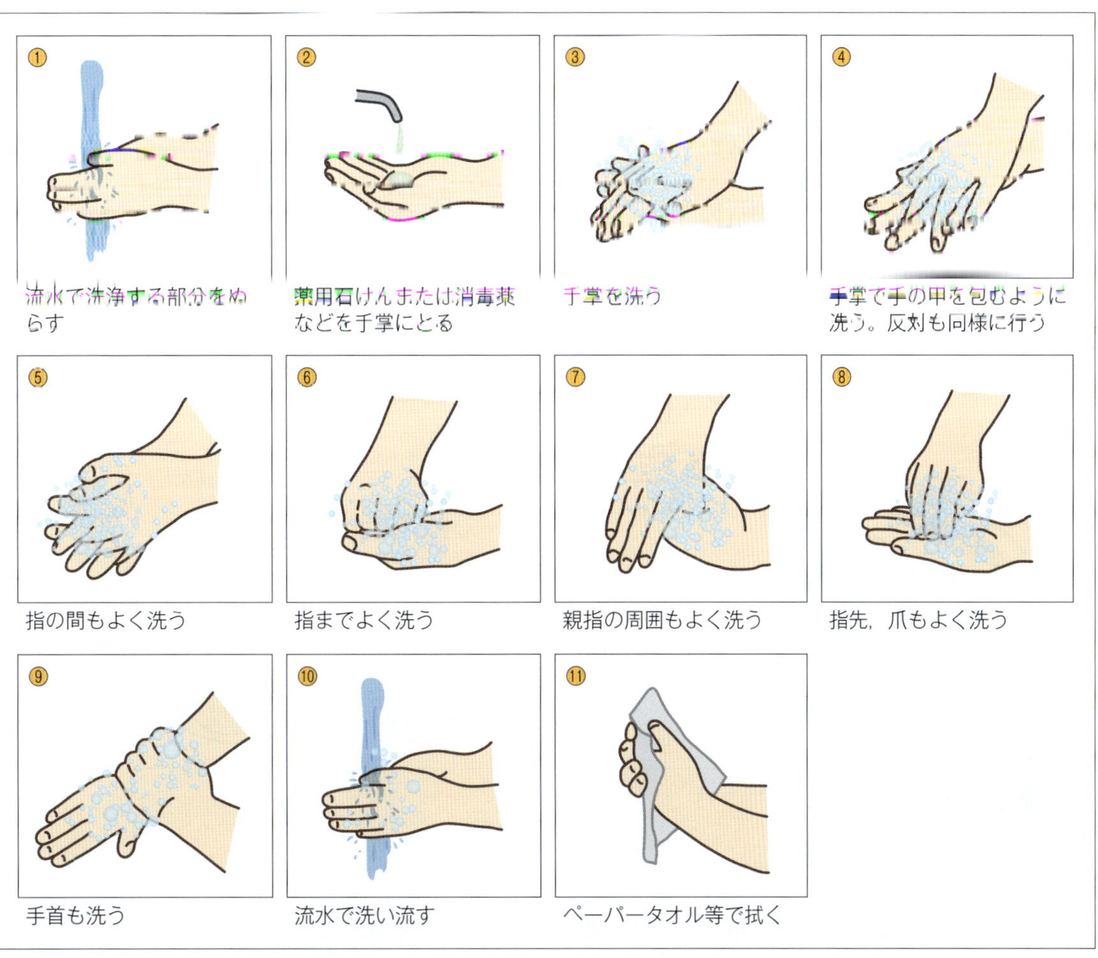

図 1 衛生的手洗い手順（日常手洗い）

小林寛伊 編．消毒対象物による消毒薬の選択．Y's Square：病院感染，院内感染対策学術情報．吉田製薬株式会社ホームページより引用・改変

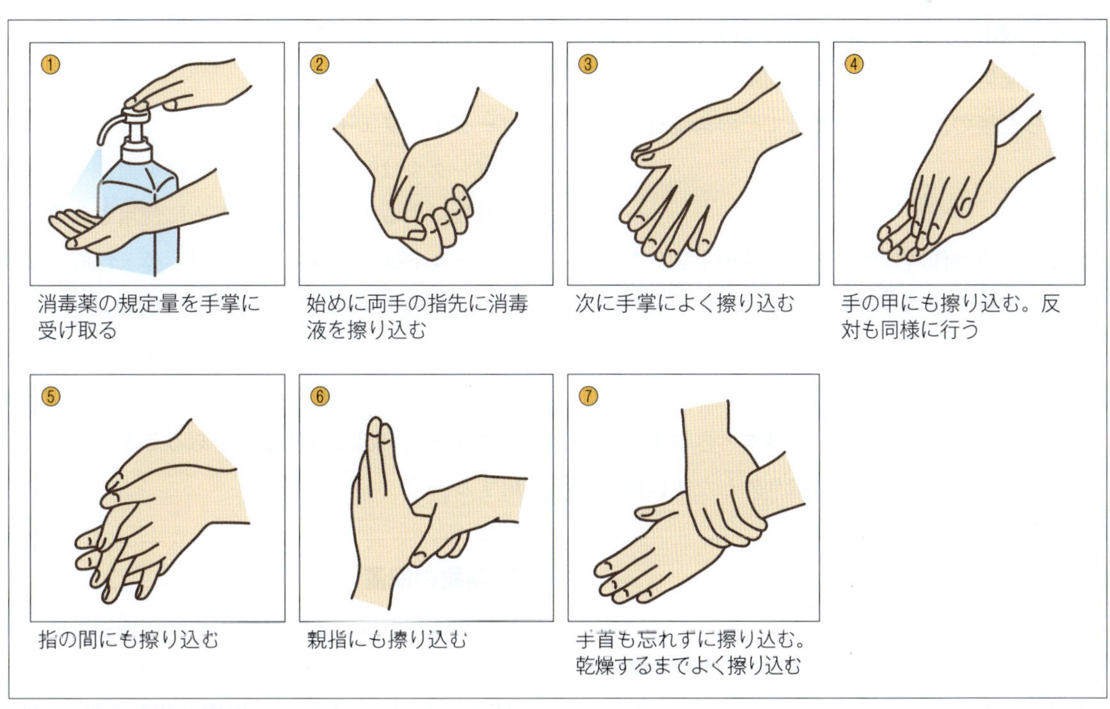

図 2 手指消毒（アルコール類）

小林寛伊 編．消毒対象物による消毒薬の選択．Y's Square：病院感染，院内感染対策学術情報．吉田製薬株式会社ホームページより引用・改変

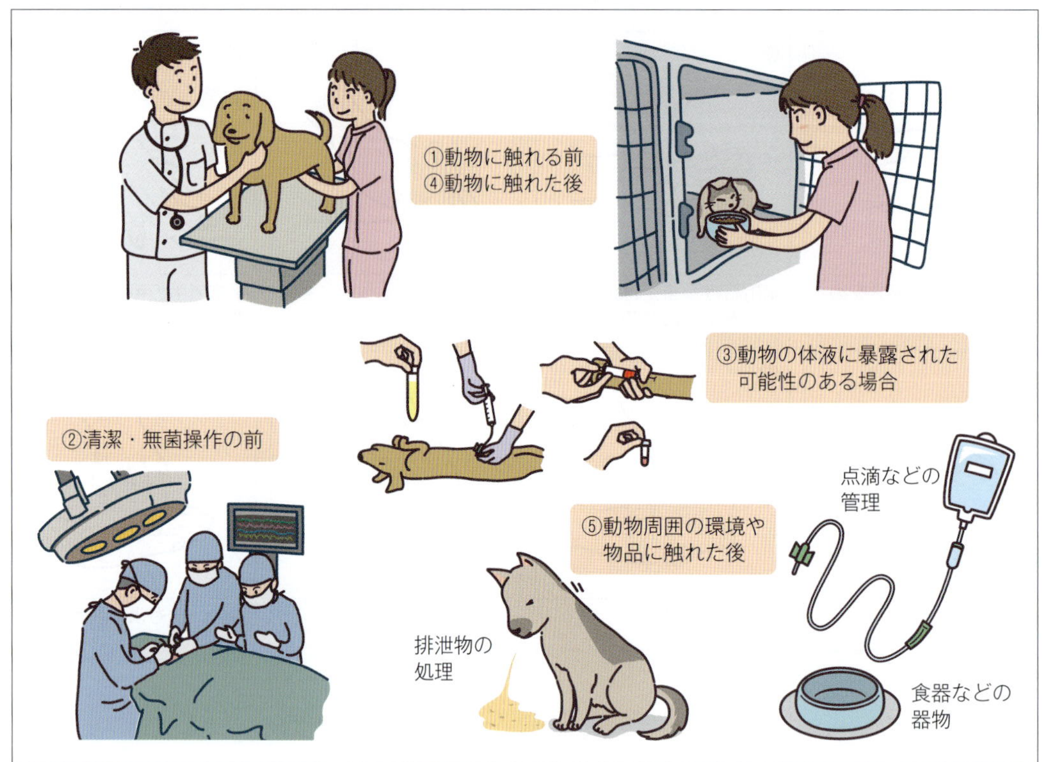

図3 手指衛生のタイミング

クがあり，単独もしくは組合わせて用いられる(**図4**)。個人防護具は動物との接触の性質や感染経路を考慮して選択する。ディスポーザブルもしくは再利用する個人防護具は，使用後，汚染器具として指定した容器に廃棄・収納し，その容器は除去場所で容易に利用できるよう配置する。なお，手指衛生は個人防護具を外し廃棄した後の，最終段階としてその都度行う。

手袋

手術などの無菌操作時に使用する「滅菌手袋」と，標準予防策や接触予防策で使用される「衛生手袋」がある。血液や体液などの湿性生体物質に触れるときや血液暴露の可能性がある採血時には，衛生手袋を使用する。手袋には穴が開いていたり，外すときに手が汚染される場合があるので，手袋を取り外した後には，必ず手洗いを行う。

ガウン

標準予防策や接触予防策で使用される。動物の血液などで衣服が汚染される可能性がある場合，ガウンやプラスチックエプロンを着用する。ガウンの表面は汚染している可能性があるため，手で触れないように取り外す必要がある。

外科用マスク

標準予防策においては，飛沫暴露の可能性がある場合に装着する。

ゴーグル，フェイスシールド

ゴーグルは医療従事者の眼粘膜を血液や体液，飛沫の飛散による汚染から守るために使用される。フェイスシールドは，医療従事者の眼・鼻・口腔の粘膜を汚染から守るために使用される。眼鏡は，ゴーグル，フェイスシールドの代用にはならず，眼鏡使用の場合は，その上からゴーグル，フェイスシールドを使用する。

飛沫感染が起こる可能性があるときは，マスクも着用する。

3)動物の配置

動物の配置は，感染性微生物の伝播の可能性を考慮する。すなわち，環境を汚染する可能性がある動物(眼漏，鼻漏，くしゃみ，皮膚症状など)は，個別に管理できるように配置し，ほかの動物への感染伝播を防ぐことが重要である。特に，伝播の可能性が高い病原

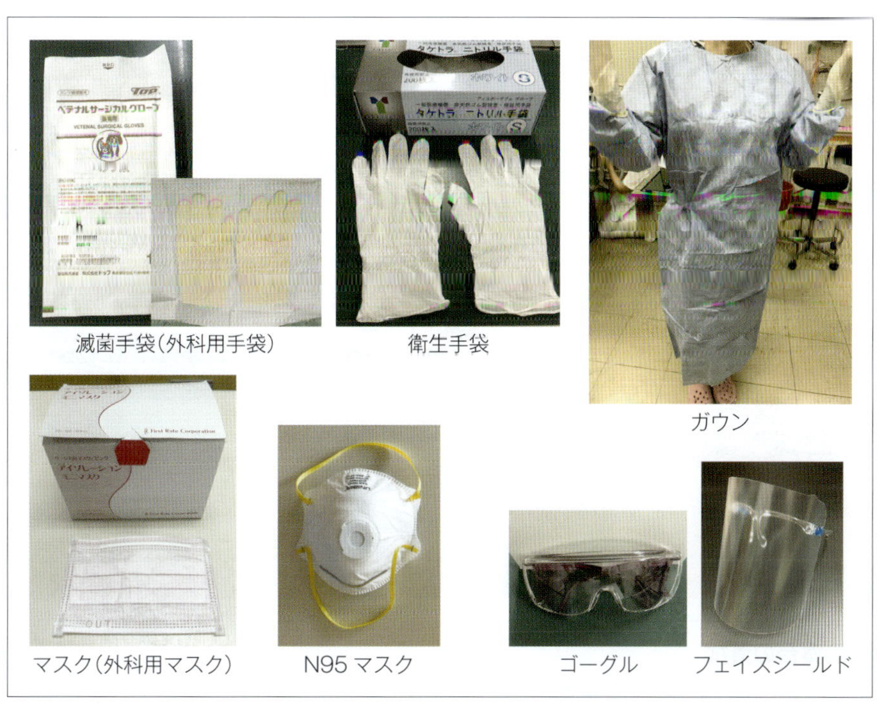

図 4 個人防護具の例

体，高病原性の病原体，治療上問題となる病原体に感染している可能性のある動物は個室管理が必要である。

4）動物の診断・治療に使用した汚染器材・器具

動物の処置に使用した器具等は，直接体液や創傷などと接触しない場合は，通常の清拭・低水準消毒などで共用してよい。血液や体液で汚染された器材・器具は，付着した血液や体液が周囲に飛散しないように運搬し洗浄する。洗浄時にはプラスチックエプロンと手袋などを必ず着用し，必要に応じてマスクやゴーグルを着用する。再使用する器材・器具は，有機物を除去するために洗浄を行い，その後に滅菌，消毒を行う。

診察台は診察後には常に消毒薬などで清拭する（**図5**）。排泄物や体液が付着した部位は，直ちにあるいは診察後に除去・洗浄し，必ず消毒する。また大型動物が通った後などに目にみえる汚れがある場合は，洗浄，必要に応じて消毒する。

5）環境の維持管理

動物周囲の環境表面の清掃と消毒は標準予防策の一環であり，汚染がないように清掃することが重要である。手がよく触れ，病原体に汚染されやすい環境表面（入院ケージ周囲，ドアの取っ手，手すり，水道のコックなど：**図6**）は，頻回に清掃・消毒する。特に動物病院スタッフが接触する部分については必要に応じて毎回消毒する。

6）リネンと洗濯

診療や入院に用いられるタオルなどは，病原体による汚染の可能性が高く，汚染を広げないように取り扱い，廃棄するか，再利用する場合は 80℃ 10 分間または次亜塩素酸による処理を行う。

7）安全な注射手技

薬剤調製時や投与の際は，無菌操作を遵守し，使用される薬剤，注射針，シリンジなどは汚染を避け，その都度使い捨てとする。単回使用のバイアルやアンプルを複数の動物に使用しない。

8）針刺し・切創，皮膚・粘膜暴露予防策

血液暴露などの体液汚染事故は，職業感染として重要である。体液汚染事故では人獣共通感染症などに注意する必要がある。経皮的暴露では，注射針など中空針（筒状の針）の刺傷による暴露があり，経粘膜的暴露では，眼粘膜，口腔粘膜への暴露がある。損傷のある皮膚（既存創傷部位）への暴露を起こすこともある。

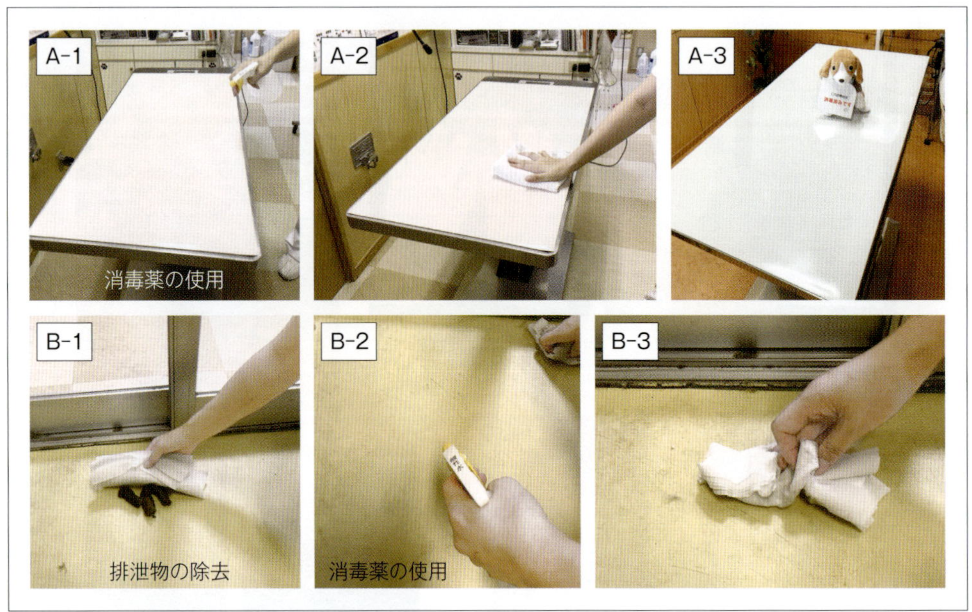

図5 診察台の清拭
A：通常の清拭　B：排泄物がある場合の清拭

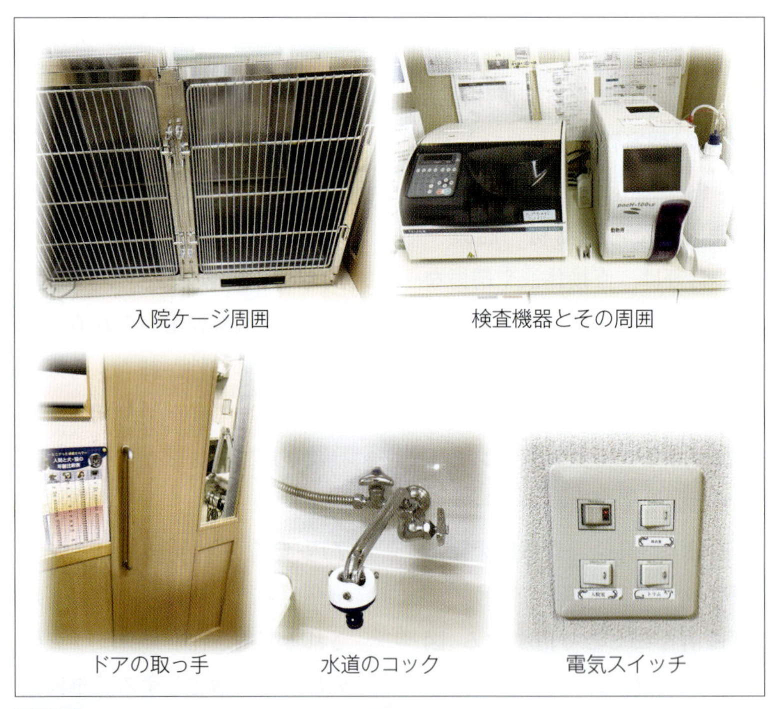

図6 病原体に汚染されやすい環境表面の例

針刺しの防止のためには，

①血液，体液や損傷している皮膚や粘膜に接触する可能性があるときは，手袋を着用する。

②安全装置付き器材(**図7**)を使用する。

③使用済みの注射針はリキャップせずに，使用後は直ちに廃棄容器に捨てる。

ことが必要である。

さらに，血液や体液などの飛沫が，眼，鼻腔，口腔の粘膜を汚染しそうな場合は，マスク，ゴーグルやフェイスシールドを使用し，衣服が汚染しそうな場合はガウン，プラスチックエプロンを着用する。

もし針刺しした場合は，どんな針刺しでも必ず届け出をして，サーベイランスを行うことも必要である。

2．洗浄・消毒・滅菌について

院内感染を予防するためには**手指衛生**，**器具（物品）衛生**，**環境衛生**が必要であり，それぞれの状況に応じて洗浄，消毒または滅菌する必要がある。消毒薬の種類については**表3**に示す。

1）手指衛生

手指衛生は前述したように，標準予防策において微生物伝播を減らす重要な要素であり，①動物と接触する前，②動物の皮膚や周辺の物品・環境に接触した後，③血液，体液，分泌物，排泄物などと接触した後，④手袋を外した後，⑤診療行為において汚染部位から清潔部位に移るときは手指衛生を行う。

手指衛生の方法は，抗菌成分を含まない石けんによる手洗いを正しく行えば十分であるが，手指に目にみえる汚れがない場合は，日常的に速乾性手指消毒薬の使用が推奨される。

2）器具（物品）衛生

器具類は，①**クリティカル器具**，②**セミクリティカル器具**，③**ノンクリティカル器具**に区分される。標準予防策では，器具や物品が再利用される場合，その利用用途により滅菌または消毒をしなければならない。メスなど組織内を侵襲するクリティカル器具は，すべての微生物を殺滅する必要があり，高水準消毒または滅菌を行う。また，体温計など粘膜に接触する一部のセミクリティカル器具や，聴診器など健常皮膚に接触するノンクリティカル器具には，必要に応じて中水準消毒，低水準消毒を適用する。なお，洗浄が不十分である場合，消毒・滅菌の効果が十分得られない可能性があるため，消毒・滅菌処理前に適切な洗浄を行う（**表4**）。

医療器具類の洗浄液と洗浄方法

洗浄液

洗浄液は一般に酸性洗浄剤，中性洗浄剤，アルカリ性洗浄剤があり，酵素洗浄剤は中性～弱アルカリ性である。

酸性洗浄剤は，無機物の洗浄に適しているが，金属の腐食性が強い。中性洗浄剤は器具，皮膚，環境への影響が少なく，用手・浸漬洗浄に適している。アルカリ性洗浄剤は洗浄力に優れ，超音波洗浄や自動洗浄機への利用が可能であるが，器具などの材質への影響については注意が必要である。

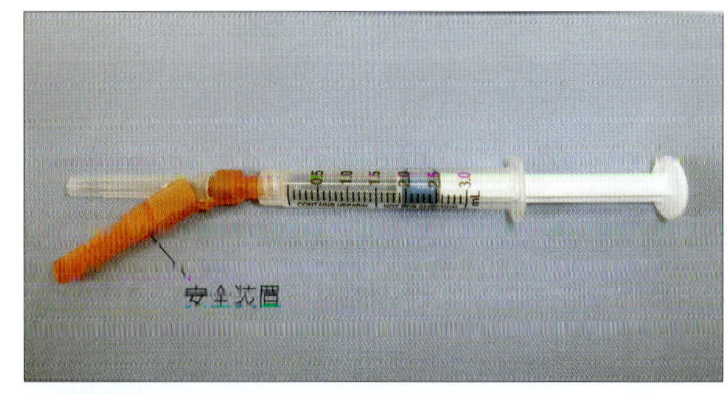

図7 安全装置付き注射用シリンジの例
画像提供：岡野昇三先生（北里大学）

洗浄方法

- 用手洗浄

洗浄液とブラシやスポンジを使って物理的に汚れを取り除く方法である。器材が少ない場合や機械洗浄ができない器材には有効だが，作業者の感染暴露のリスクや，鋭利な器材による切創を負う危険性がある。

- 浸漬洗浄

器材を洗浄液に浸けることで汚れを除去する方法である。血液や体液など付着物を分解・除去しやすくし，効率的な洗浄が行える。

- 超音波洗浄

超音波を発生させることにより，液体中の泡による衝撃波と水の分子を洗浄物にぶつけ，汚れを落とす（キャビテーション効果）。目にみえない器材の細部まで短時間で洗浄することができる。血液や蛋白質の汚れが固まってしまった場合，浸漬洗浄を行った後，超音波洗浄を行うと効果的である。微細な器材は，小さな容器に入れ超音波洗浄を行う。超音波が発信されているときには，エアロゾルが発生し，環境中に拡散する恐れがあるため，運転中は超音波槽に蓋をする。

- ウォッシャーディスインフェクター（自動洗浄器）

蛋白質の除去を目的とした洗浄，すすぎ，熱水消毒，乾燥などを自動的に行う。用手洗浄にくらべ，作業者が切創を負うリスクや，血液・体液などの暴露を大幅に減らすことができ，感染予防に効果的である。また一度に多くの器材を一定の品質で洗浄できることから，労力の軽減にもつながる。

表3 消毒薬の種類と適用

分類	系統	消毒薬（代表的商品名）	適応微生物								適応ウイルス		適応対象物						
			一般細菌	MRSA	緑膿菌類		結核菌	真菌		細菌芽胞 破傷風菌など	エンベロープ有	エンベロープ無	生体			器具		環境	排泄物（便・尿・痰など）
					感受性菌	耐性菌		酵母	糸状菌				手指・皮膚	創傷面	粘膜	金属	非金属		
生体・環境・器具に用いる消毒薬	陽イオン界面活性剤	ベンザルコニウム塩化物 オスバン消毒液（武田薬品工業㈱） ベンゼトニウム塩化物 ハイアミン液（第一三共㈱）	●	△	●	×	×	●	△	×	△	×	●	●	●	●	●	●	×
	両性イオン界面活性剤	アルキルジアミノエチルグリシン塩酸塩 テゴ-51消毒液（アルフレッサ ファーマ㈱） アルキルポリアミノエチルグリシン オバノール（scp）（サンケミファ㈱）	●	△	●	×	●	●	△	×	△	×	●	●	●	●	●	●	×
	ビグアナイド系	クロルヘキシジングルコン酸塩 ヒビテン・グルコネート液（大日本住友製薬㈱） マスキン液（丸石製薬㈱）	●	△	●	×	×	●	△	×	△	×	●	●	×	●	●	●	×
	アルコール系	消毒用エタノール 消毒用エタノール（各社）	●	●	●	●	●	●	△	×	●	△	●	×	×	●	●	△	×
		イソプロパノール イソプロパノール（各社）	●	●	●	●	●	●	△	×	●	×	●	×	×	●	●	△	×
主に生体に用いる消毒薬	ヨウ素系	ポビドンヨード イソジン液（Meiji Seika ファルマ㈱）	●	●	●	●	●	●	●	△	●	●	●	●	●	×	×	×	×
		ヨウ素 ヨードチンキ（各社） 希ヨードチンキ（各社）	●	●	●	●	●	●	●	△	●	●	●	●	×	×	×	×	×
	色素系	アクリノール アクリノール液（各社）	●	△	△	△	×	×		×	×	×	×	●	●	×	×	×	×
	過酸化物系	オキシドール オキシフル液（第一三共㈱）	●	△	△	△	×	△		×	×	×	×	●	●	×	×	×	×
主に環境に用いる消毒薬	塩素系	次亜塩素酸ナトリウム テキサント消毒液（シオエ製薬㈱） ピューラックス（㈱オーヤラックス） ミルトン（杏林製薬㈱）	●	●	●	●	△	●	●	△	●	●	△	×	△	×	●	△	△
	アルデヒド系	グルタラール（グルタルアルデヒド） ステリハイド（丸石製薬㈱） サイデックスプラス（ジョンソン・エンド・ジョンソン）	●	●	●	●	●	●	●	●	●	●	×	×	×	●	●	●	△
		ホルマリン ホルマリン（各社）	●	●	●	●	●	●		△	●	●	×	×	×	△	△	●	△
	フェノール系	クレゾール石けん液 クレゾール石けん液（各社）	●	●	●	●	●	△		×	△	×	△	×	△	△	△	△	●

●：有効，使用可　△：十分な効果が得られないことがある，使用注意　×：無効，使用不可

表4　スポールディングによる器具の分類と処置

分類	定義	処置	対象の医療器具（例）
クリティカル	通常無菌の組織や血管に挿入されるもの	・滅菌 ・滅菌済み製品を購入 ・高圧蒸気滅菌（オートクレーブ） 　酸化エチレンガス（EOG）滅菌 　過酸化水素低温ガスプラズマ滅菌 ・過酸化水素ガス低温滅菌 ・化学的滅菌（過酢酸 10 分，グルタラール 3～6 時間）	・手術器具 ・注射シリンジ，穿刺，縫合などの観血的な処置に使用される器具 　インプラント など
セミクリティカル	損傷のない粘膜および創のある皮膚に接触するもの	高水準消毒 ・過酢酸（5分） ・フタラール（5分以上） ・グルタラール（30 分～1時間） ・ウォッシャーディスインフェクター（80℃・10 分）	・人工呼吸器 ・麻酔器回路 ・軟性内視鏡 ・膀胱鏡 など
		中水準消毒 ・次亜塩素酸ナトリウム ・アルコール	・咽頭鏡ブレード ・バイトブロック ・ネブライザー ・哺乳びん など
ノンクリティカル	損傷のない皮膚と接触するもの	洗浄／（低水準消毒） ・両性界面活性剤 ・ベンザルコニウム塩化物 ・クロルヘキシジングルコン酸塩	・血圧計 ・酸素マスク ・膿盆 ・吸引びん ・薬杯 など

3）環境衛生

環境衛生においては，血液，体液，分泌物，排泄物などとの接触やその可能性がない限り，原則的には滅菌や消毒を行う必要がなく，消毒薬を用いない清拭，洗浄および清掃方法で十分な場合が多い。

標準予防策に加えて接触予防策（後述）が必要な場合，消毒の果たす役割は大きい。その代表例としてMRSA 症例が大量に排菌している場合やバンコマイシン耐性腸球菌（VRE）症例がある。ノンクリティカル器具は，ほかの動物と共用する場合には，通常の清拭，洗浄および清掃に加えて消毒を行う。入院ケージや，動物病院スタッフや動物が頻繁に接触する環境表面は1日1回以上の清拭，消毒を行う。しかし，床・壁面など，直接接触にも間接接触にも通常関与しない環境表面については，接触予防策においても通常の清拭，洗浄および清掃で十分であり，消毒を行う必要はない。

飛沫予防策や空気予防策（後述）が必要な場合，ノンクリティカル器具や環境について特別な消毒が必要となることは少なく，標準予防策の対策で十分であるとされている（人では結核患者やインフルエンザ患者などが該当するが，結核患者の個室についても日常的に特別な環境消毒を行うことは勧告されてはいない）。

3．感染経路別にみた感染拡大対策の基本

感染経路別予防策には「接触予防策」，「飛沫予防策」，「空気予防策」があり，標準予防策に加えて必要に応じて実施する。

1）接触予防策

病原体は，動物または動物周辺環境に動物病院スタッフが接触することによって伝播する。接触予防策では，接触により伝播する病原体の感染経路を遮断することが目的であり，そのためには，ガウンや手袋などの個人防護具を適切に使用する。人における病原体の感染経路の例を**表5**に示す。なお，動物病院で遭遇

表5 感染経路別にみた感染体(人医療)

感染経路	感染体
接触感染	多剤耐性菌(MRSA, VRE, PRSP, セラチア菌, 緑膿菌, エンテロバクター, アシネトバクターなど), 腸管出血性大腸菌, 赤痢菌, クロストリジウム・ディフィシル, ロタウイルス, A型肝炎ウイルス, B型肝炎ウイルス, C型肝炎ウイルス, ヒト免疫不全ウイルス, RSウイルス, パラインフルエンザウイルス, エンテロウイルス, 単純ヘルペスウイルス, ウイルス性出血性結膜炎, 疥癬, シラミ症, 創感染, 膿痂疹, 褥瘡, 膿瘍, 熱傷など
飛沫感染 -直径　5 μm以上 -落下速度　30〜80 cm/秒	インフルエンザ菌, 髄膜炎菌, ジフテリア菌, 百日咳菌, ペスト菌, 溶連菌, マイコプラズマ, アデノウイルス, インフルエンザウイルス, ムンプスウイルス, ウイルス性出血熱(エボラウイルスなど), パルボウイルス, 風疹ウイルス, SARSウイルス
飛沫核感染 -直径　5 μm未満 -落下速度　0.06〜1.5 cm/秒	麻疹ウイルス, 水痘・帯状疱疹ウイルス, 結核

MRSA：メチシリン耐性黄色ブドウ球菌　VRE：バンコマイシン耐性腸球菌　PRSP：ペニシリン耐性肺炎球菌

する感染症は多くが接触感染である。

接触予防策では, 感染源となる動物を隔離室に入れるのが原則であるが, できない場合には個別のケージとして, ほかのケージから約2 m離した技術隔離と, ほかの入院動物から隔離するゾーニング(汚染区域と清浄区域)を行う(**図8**)。標準予防策に加え, 隔離室や感染ゾーンに入るときに手袋を着用し, 排泄物や創部排膿(汚物)等の接触時に交換する。感染動物から離れる際, 手袋を外し, 消毒薬を用いて手洗いを行う。感染動物・環境表面・物品との接触が予想される場合, 部屋に入るときにガウンを着用する。動物に使用する体温計や聴診器などの医療器具は各感染動物専用とする。

2)飛沫予防策

飛沫感染する感染症に罹患している動物には, 飛沫予防策を実施する。飛沫予防策でも, 感染動物は原則として隔離室に入れる。できない場合は技術隔離とゾーニングを行う。特別な空調や換気の必要はなく, ドアは開けたままでよいとされている。

飛沫は直径5 μm以上の粒子であり, 落下速度は30〜80 cm/秒である(**図9**)。飛沫は水分を含み遠方まで飛ぶことができないため, マスクの使用は, 標準予防策に加えて, 動物の2 m以内に接近するとき, あるいは医療行為をするときに着用する。ガウンや, ディスポーザブル製品は一般に不要である。

3)空気予防策

飛沫核は直径5 μm未満で, 落下速度が0.06〜1.5 cm/秒と遅く, 長時間空気中を浮遊する(**図9**)。飛沫核として感染する病原体には, 人では麻疹ウイルス, 水痘ウイルス, 結核菌があり, 空気伝播を起こす。空気予防策では, これらの感染者は陰圧個室に収容し, 1時間に6〜12回の換気を行い, 排気に際し高性能フィルターの設置, もしくは適切な戸外への排気が必要とされている。また, 医療関係者が入室するときは高性能な濾過マスク(N95マスク：**図4**)など個人防護具を着用することとなっている。しかしながら, 伴侶動物では空気伝播する動物感染症は多くなく, また動物由来感染症で人に空気伝播するものに遭遇する可能性は低い。一般の動物病院では陰圧個室を含めた空気伝播に対する完全な施設・設備を保持することは現実的ではなく, その可能性が考えられる場合には, 大学病院などの二次診療施設に対応を求める。

4)飼い主の行動について注意すべきポイント

新患の場合の対応

待合室は外来の飼い主や動物が接触する場であり, そのため感染症の疑いのある動物は隔離する必要がある。新患の場合, 隔離の必要性について受付時の問診等で判断できればよいが, 診察前に判断することは難しい。そのため, 小型の動物は移動用のケージから出さないよう指示し, 疑いのある場合は動物間の距離を2 m以上とすることで, 飛沫感染は予防できる。ま

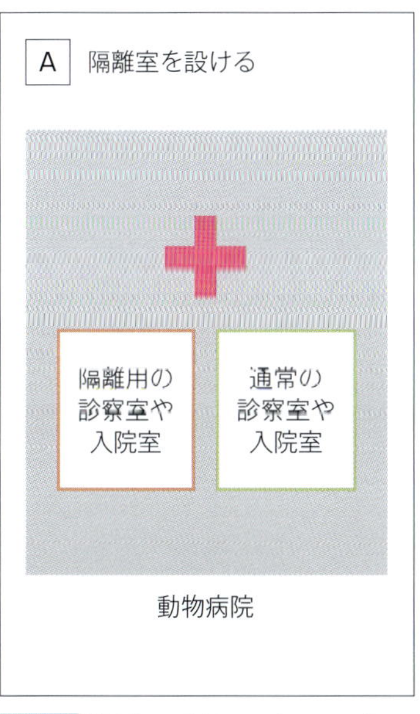

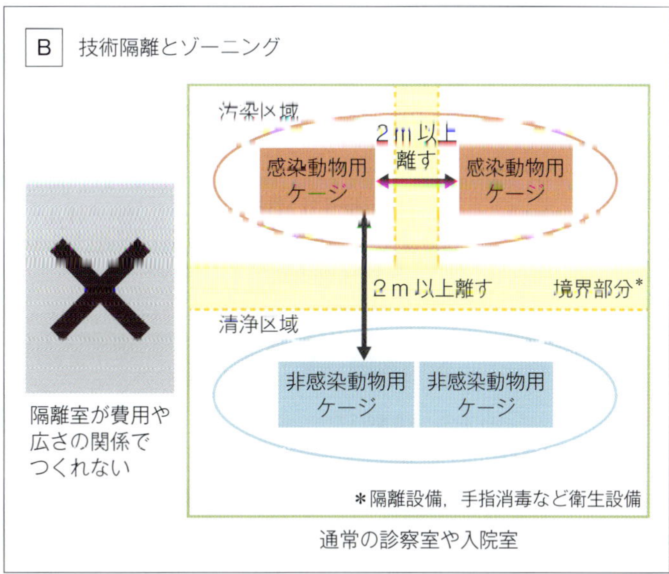

図8 接触予防策のイメージ

A：動物病院内に隔離室を設けるケース

B：隔離室の設置が難しい場合，ほかのケージから約2m離す技術隔離と，汚染区域（⬭）と清浄区域（⬭）を分けることでほかの入院動物から隔離するゾーニングを行う

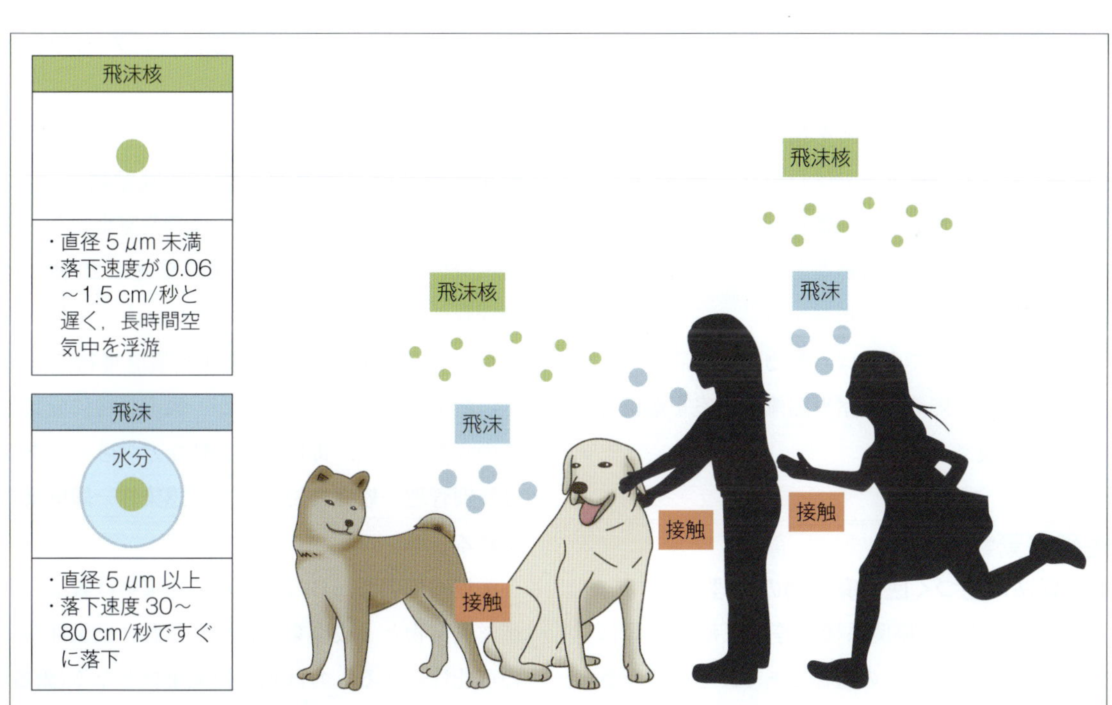

図9 接触・飛沫・飛沫核のイメージ

た，大型の動物は車内などで待機してもらうか，一定の繋留場所に待機してもらう。なお，飼い主に症状がない場合は人獣共通感染症の疑いはまずないと考えてよいが，潜伏期にある可能性もあることに留意する。明らかに飛沫・飛沫核感染の可能性がある症状の動物が来院した際には，隔離用の待合室や診察室に誘導する。

咬みつき
感染
脱走
キャリーにいれない
リードをしない
と思わぬ事故が！
待合室のマナー
にご協力ください

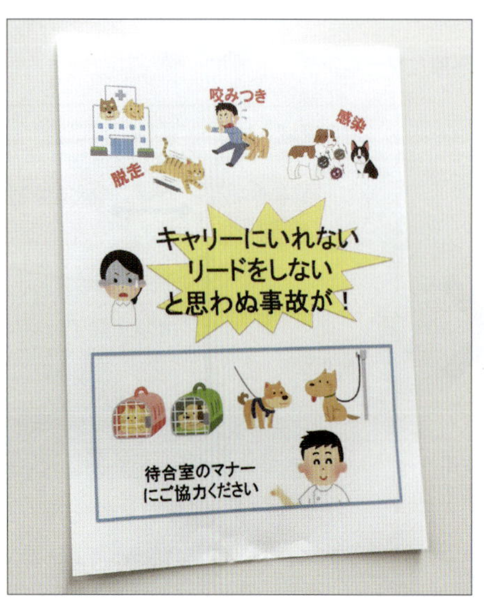

図 10 院内ポスター掲示の例

感染予防マナーの周知

ソフト面では，飼い主に待合室における感染予防のためのマナーを指示することが重要である。具体的には，受付にて問診を行う段階で感染予防マナーを伝え（ポスター掲示：**図 10**，問診表に提示するなどの工夫も有効である），待合室に誘導し，診察室へ入るまでケージに入れたままとするよう指導する。前述したとおり大型犬の場合は繋留場所を指定するか，車中などで待機してもらう。待合室ではむやみに飼い主らが他人の動物と接触しないこと，動物同士が接触できる状態で待機しないこと，排泄物などは直ちに動物病院スタッフに伝えることなどを指導する。

ハード面では，可能であれば，動物病院を設計する際に感染症動物用の隔離診察室や隔離入院室を準備しておくことが推奨される。

4. 医療廃棄物

廃棄物処理法に基づく医療廃棄物の管理

医療廃棄物とは「医療関係機関等で医療行為等に伴って排出される廃棄物」の通称であり，その処理される対象の中心となるのは廃棄物処理法（廃棄物の処理及び清掃に関する法律，昭和 45 年法律第 137 号）における感染性廃棄物である。その詳細は「廃棄物処理法に基づく感染性廃棄物処理マニュアル」（環境省，平成 29 年 3 月）を参照されたい。

動物の診療施設は「医療関係機関等」であり，獣医学にかかわる大学・試験研究機関も含まれる。廃棄物処理法では，医療関係機関等は「感染性産業廃棄物を生ずる事業場」であり，その廃棄物管理のため「特別管理産業廃棄物管理責任者」を置かなければならない。医師等に定義される獣医師はこの資格を有するが，それ以外の者を責任者とする場合には大学・専門学校の教育課程や都道府県が指定する講習会（公益財団法人日本産業廃棄物処理振興センター）の受講等の要件が必要となる。

感染性産業廃棄物と感染性一般廃棄物

廃棄物は，廃棄物処理法では産業廃棄物と一般廃棄物に分けられる（**表 6**）。産業廃棄物は 20 種に加えて特別管理産業廃棄物があり，そのうち感染性およびその可能性のあるものは**感染性産業廃棄物**に分類される。産業廃棄物以外のものが一般廃棄物に分類され，このうち爆発性，毒性，感染性などの恐れのあるものは特別管理一般廃棄物であり，**感染性一般廃棄物**が含まれる。

医療関係機関から排出される廃棄物は**表 7** のように産業廃棄物と一般廃棄物に分類され，感染性およびその可能性のあるものは感染性廃棄物となる（**表 8**）。これらは排出事業者である医療関係機関が自らの責任の下，自らまたは他人（事業者など）に委託して処理しなければならない。感染性一般廃棄物は市町村の指示に従って処理するが，感染性一般廃棄物と感染性産業廃棄物は，区分しないで収集・運搬・処理することができる。感染性廃棄物として処分されなければならないものは**表 8** のとおりであり，感染性を失った処理残渣などは，非感染性廃棄物として処理できる。

表6 廃棄物の種類

産業廃棄物	燃え殻，汚泥，廃油，廃酸，廃アルカリ，廃プラスチック類，ゴムくず，金属くず，ガラスくず，コンクリートくず，陶磁器くず，鉱さい，がれき類，ばいじん，紙くず，木くず，繊維くず，動物性残渣，動物系固形不要物，動物の糞尿，動物の死体 以上の産業廃棄物を処理したもので上記のものに該当しないもの	
	特別管理産業廃棄物	廃油，廃酸，廃アルカリ，感染性産業廃棄物，特定有害産業廃棄物
一般廃棄物	事業系一般廃棄物（事業活動に伴って生じた廃棄物で産業廃棄物以外のもの） 家庭廃棄物（一般家庭の日常生活に伴って生じた廃棄物）	
	特別管理一般廃棄物	ポリ塩化ビフェニル使用部品，ごみ処理施設のばいじん，感染性一般廃棄物

表7 医療関係機関等から発生する主な廃棄物

下表は産業廃棄物と一般廃棄物の区分の表であり，感染性廃棄物の該否については，廃棄物処理法に基づく感染性廃棄物処理マニュアル「1.4 感染性廃棄物の判断基準」により判断すること

種類		例
産業廃棄物	燃え殻	焼却灰
	汚泥	血液（凝固したものに限る），検査室・実験室などの排水処理施設から発生する汚泥，その他の汚泥
	廃油	アルコール，キシロール，クロロホルムなどの有機溶剤，灯油，ガソリンなどの燃料油，入院患者の給食に使った食料油，冷凍機やポンプ等の潤滑油，その他の油
	廃酸	レントゲン定着液，ホルマリン，クロム硫酸，その他の酸性の廃液
	廃アルカリ	レントゲン現像廃液，血液検査廃液，廃血液（凝固していない状態のもの），その他のアルカリ性の液
	廃プラスチック類	合成樹脂製の器具，レントゲンフィルム，ビニールチューブ，その他の合成樹脂製のもの
	ゴムくず	天然ゴムの器具類，ディスポーザブルの手袋など
	金属くず	金属製機械器具，注射針，金属製ベッド，その他の金属製のもの
	ガラスくず，コンクリートくず，および陶磁器くず	アンプル，ガラス製の器具，びん，その他のガラス製のもの，ギプス用石膏，陶磁器の器具，その他の陶磁器製のもの
	ばいじん	大気汚染防止法第２条第２項のばい煙発生施設および汚泥，廃油などの産業廃棄物の焼却施設の集じん施設で回収したもの
一般廃棄物		紙くず類，厨芥（ちゅうかい），繊維くず（包帯，ガーゼ，脱脂綿，リネン類），木くず，皮革類，実験動物の死体，これらの一般廃棄物を焼却した「燃え殻」など

なお，感染性廃棄物のうち，医療法（昭和23年法律第205号），感染症の予防及び感染症の患者に対する医療に関する法律（平成10年法律第114号；以下，感染症法），医薬品，医療機器等の品質，有効性及び安全性の確保等に関する法律（昭和35年法律第145号，薬機法　旧薬事法），家畜伝染病予防法（昭和26年法律第166号），臓器の移植に関する法律（平成９年法律第104号）等によって規制される廃棄物については，「廃棄物処理法に基づく感染性廃棄物処理マニュアル」のほか，当該法令に基づいて取り扱うこととなる。

感染性廃棄物の具体的な分類

感染性廃棄物の具体的な判断に当たっては，次の３つの観点による（**図11**）。

形状の観点

（１）血液，血清，血漿および体液（精液を含む）（以下「血液等」という）

（２）手術等に伴って発生する病理廃棄物（摘出または切除された臓器，組織，郭清に伴う皮膚等）

（３）血液等が付着した鋭利なもの

表8 感染性一般廃棄物と感染性産業廃棄物の種類

廃棄物の種類	感染性一般廃棄物	感染性産業廃棄物
1．血液等		血液，血清，血漿，体液(精液を含む)，血液製剤
2．手術等に伴って発生する病理廃棄物	臓器・組織	
3．血液等が付着した鋭利なもの ※非感染性であっても鋭利なものは感染性廃棄物と同等の取り扱い		注射針，メス，試験管，シャーレ，ガラスくず等
4．病原微生物に関連した試験，検査等に用いられたもの	実験・検査に使用した培地，実験動物の死体等	実験･検査に使用した試験管，シャーレ等
5．その他血液等が付着したもの	血液等が付着した紙くず，繊維くず(脱脂綿，ガーゼ，包帯)等	血液等が付着した実験・手術で使用した手袋等
6．汚染物もしくはこれらが付着した，またはそれらの恐れのあるもので1～5に該当しないもの	汚染物が付着した紙くず，繊維くず	汚染物が付着した廃プラスチック類等

＊5，6に関して，専門的知識を有するもの(医師，歯科医師，獣医師)によって感染の危険がないと判断されたときは，感染性廃棄物から外してよいことになっている

(4)病原微生物に関連した試験，検査等に用いられたもの

排出場所の観点

感染症病床，結核病床(人)，手術室，緊急外来室，集中治療室および検査室において治療，検査等に使用された後，排出されたもの。

感染症の種類の観点(人)

(1)感染症法の1類，2類，3類感染症，新型インフルエンザ等感染症，指定感染症および新感染症の治療，検査等に使用された後，排出されたもの。

(2)感染症法の4類および5類感染症の治療，検査等に使用された後，排出された医療器材，ディスポーザブル製品，衛生材料等(ただし，紙おむつについては，特定の感染症にかかわるもの等に限る)。

なお，非感染性の廃棄物であっても，鋭利なもの(未使用のメス刃，注射針など)については感染性廃棄物と同等の取り扱いとする。

動物の血液等の取り扱いについての留意点

動物の血液等については，人の血液等と比較して人に感染症を生じさせる危険性が低いことから，血液などを介して人に感染する人獣共通感染症に罹患または感染している場合を除き，感染性廃棄物として取り扱う必要はない(ただし，人獣共通感染症は罹患または感染している動物の血液等からのみ感染するわけではないことに留意しなければならない)。

5．薬剤耐性菌に対する対処(薬剤耐性菌をつくらない抗菌薬の選択・投与法)

人医療における薬剤耐性菌

人医療において注視されている薬剤耐性菌感染症には，カルバペネム耐性腸内細菌科細菌感染症，多剤耐性アシネトバクター感染症，多剤耐性緑膿菌感染症／薬剤耐性緑膿菌感染症，バンコマイシン耐性黄色ブドウ球菌感染症，バンコマイシン耐性腸球菌感染症，ペニシリン耐性肺炎球菌感染症，メチシリン耐性黄色ブドウ球菌感染症などがある。

獣医療における薬剤耐性菌

獣医療においては，メチシリン耐性ブドウ球菌感染症(MRS)や基質特異性拡張型βラクタマーゼ(ESBL)産生グラム陰性桿菌が知られており，カルバペネム耐性腸内細菌科細菌感染症も報告がある。中でも，犬のMRSには *Staphylococcus aureus*(MRSA)と *Staphylococcus pseudintermedius*(MRSP)が存在し，MRSAは人由来，MRSPは犬由来と考えられている。また，感染動物がみられた動物病院スタッフもこれらの菌に感染していたことが知られていることから，獣医師自身が感染する可能性があり，人－人，人－動物，動

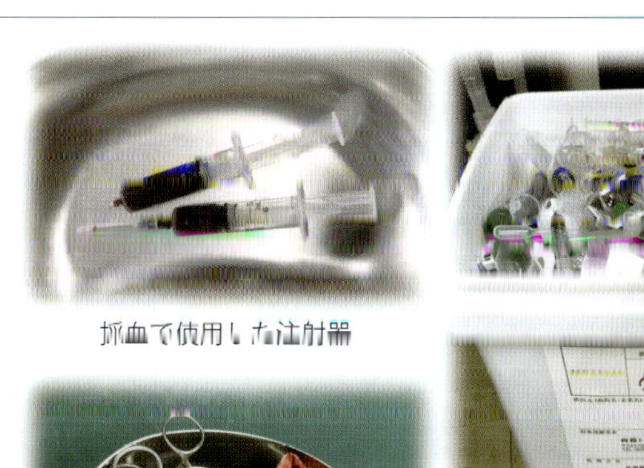

採血で使用した注射器

手術等に伴って発生した病理廃棄物
や血液などが付着したガーゼ

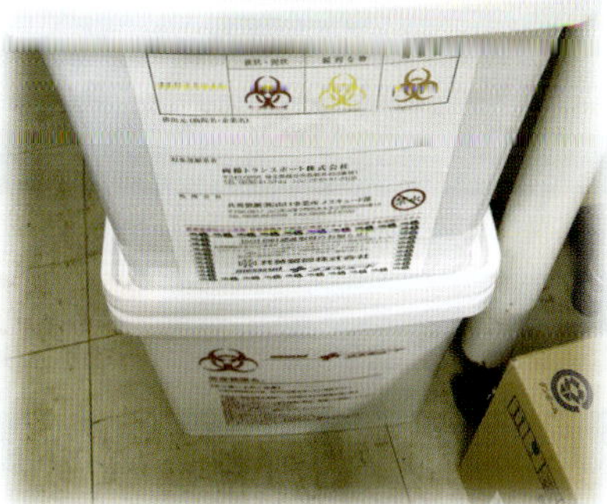

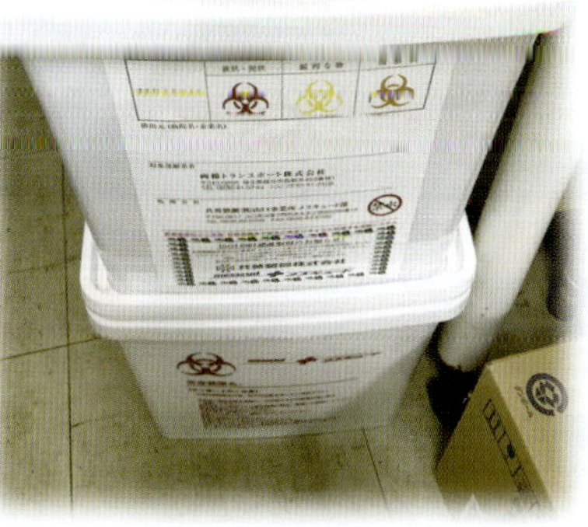

専用収集保管容器

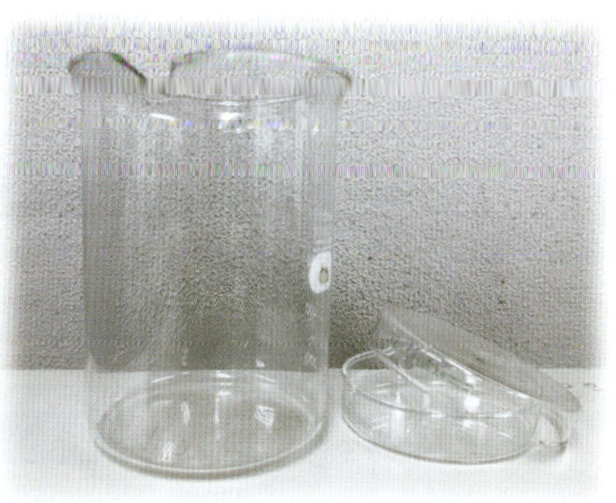

検査に使用したシャーレなど

図 11 感染性廃棄物の例

物－人感染に注意する。

抗菌薬の適正使用・慎重使用

一般に薬剤耐性菌はまれにしか存在しないため，感染する可能性は低い。例え体内に入ったとしても生体の抵抗力（免疫）や常在する正常細菌叢により，簡単には増殖することができず，また排除される場合もあり，症状を示すことはほとんどない。しかしながら，薬剤耐性菌をもった動物や人が抗菌薬による治療を受けると，体の中で常在菌が少なくなり，代わりに薬剤耐性菌が増えることになる。特に，入院している動物は注射や尿カテーテルなどからの感染機会が多く，免疫力が低下した状態では，菌を簡単に排除することができない。その結果，様々な感染症を起こす可能性が高くなる。したがって，**薬剤耐性菌をつくらないことが重要であり，抗菌薬の適正使用・慎重使用が必要**である。薬剤の「適正使用」とは，用法・用量や使用基準などの法令を遵守し，使用上の注意に従って使用することであり，「慎重使用」とは抗菌薬を使用すべきかどうかを十分検討した上で，抗菌薬の適正使用により最大の治療効果を上げ，薬剤耐性菌の選択※を最小限に抑えるように使用することとされている。厚生労働省は「薬剤耐性（AMR）対策アクションプラン」を提唱し，その中で動物病院における獣医師の責務についても明確に述べている。また，農林水産省においても動物医薬品検査所などが，産業動物分野だけでなく小動物分野（動物病院）における AMR 対策についても言及している。

抗菌薬の濃度依存性殺菌と時間依存性殺菌

抗菌薬には，薬剤濃度に依存して殺菌する薬剤と薬剤接触時間に依存して殺菌する薬剤がある。濃度依存性殺菌の薬剤では，1日量を1回ないし2回の少ない投与回数で投与し，十分に血中濃度を上昇させることで臨床効果を高める。時間依存性殺菌の薬剤は，血漿中濃度が菌の最小発育阻止濃度（minimum inhibitory concentration，MIC）を超える時間（time above MIC，TAM）を長くすることが臨床効果を高める。24 時間に対する TAM の割合（% TAM）を大きくする投与方法，つまり，1日投与量を3回ないし4回に分割する投与方法で臨床効果が高くなる。

抗菌薬の適正使用・慎重使用の意義は，患者の感染症を治療することを前提として薬剤耐性菌を発生させないことである。通常，感染症の原因菌およびその薬剤感受性が判明するまで，原因菌を推定し抗菌薬を選

※　抗菌性物質の投与により，薬剤耐性菌が生残し増殖すること。

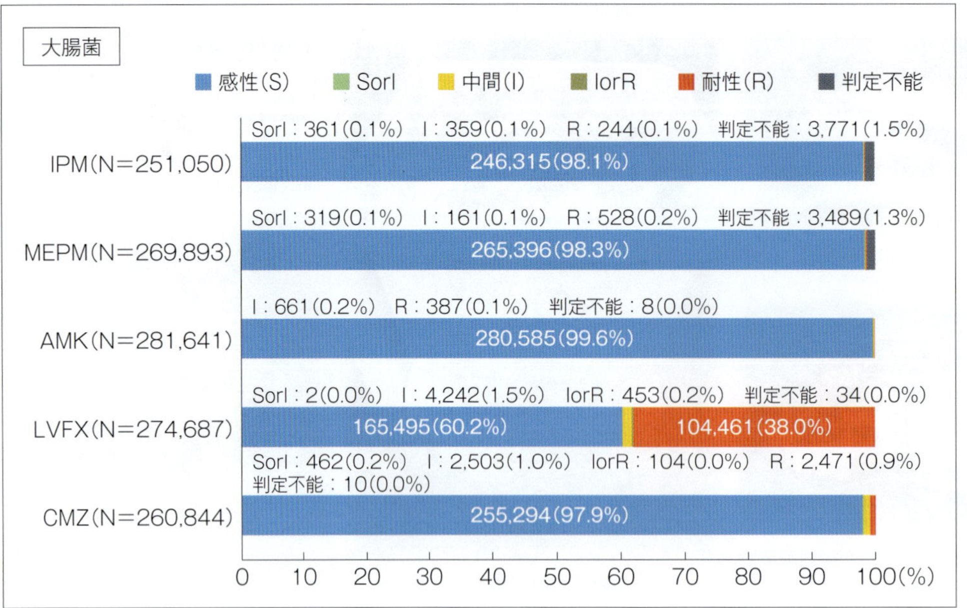

図 12　アンチバイオグラム

アンチバイオグラムとは薬剤感受性試験の結果をもとに，院内またはある地域で検出された細菌ごとの抗菌薬への感受性率をまとめて表にしたもの

出典：厚生労働省院内感染対策サーベイランス事業ホームページ
https://www.niid.go.jp/niid/images/meeting/NIIDsympo/2017-02.pdf. より一部改変

択することになるが，安易に抗菌薬を投与することは厳に慎まなければならない。その病院内で過去に検出された細菌の薬剤感受性の割合を一覧にしたアンチバイオグラムを作成し(**図 12**)，その病院での効果的な薬剤を選択する。原因菌が同定され，薬剤感受性が判明すれば，その原因菌にターゲットを絞った治療が可能になる。抗菌薬の選択は，広域スペクトル抗菌薬の投与は最低限として，原因菌が同定された後は，薬剤感受性試験の結果に従い抗菌スペクトルの狭い抗菌薬に変更する。

（岩田祐之）

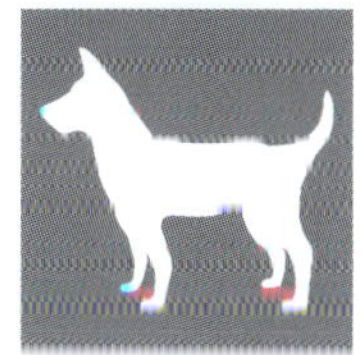
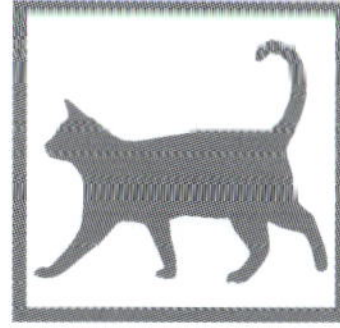

11-2 家庭で気をつけるには

犬や猫の感染症を防ぐには，①健康を維持して免疫力を保持・増進すること，②ワクチンの接種，ノミ・マダニ・フィラリア予防薬の投与，③他の動物と接触させないことである。そのための基本的な予防についての考え方と，家庭で実践すべき感染症予防について解説する〔院内感染(医療関連感染)の対策については，11-1を参照〕。

1．感染症予防の基本的な考え方を知る

一般に感染症予防は，**感染源対策**，**感染経路対策**，**感受性宿主対策**の３つに分けて考える。

1）感染源対策

感染源とは動物に病原体が感染する直前の場であり，土壌，水，大気，媒介節足動物，感染動物などがある。必要な消毒を含めて衛生的な飼育環境が保たれれば，家庭内に感染源が存在することはない。

2）感染経路対策

感染経路は“感染源の排出部位から飼育動物の侵入部位までの経路”であり，その対策は経路の遮断である。直接伝播経路は接触，吸入，経口である。間接伝播経路は，空気，水，食事，土壌，器物などの媒介物，または節足動物などの媒介生物を必要とするので，これらの清浄化(消毒)と駆除が有効である。また，胎盤や母乳を介した親から子への感染(垂直伝播)もある。

3）感受性宿主対策

感受性宿主対策は発症前対策として，健康維持・増進のための衛生・飼育管理および疾病特異的なワクチン接種があり，特にウイルス性疾患ではワクチン投与が最も効果的な手段である。

2．家庭での手洗い・消毒の実施

人が動物と一番接触する機会が多い部位は手指である。家庭で飼育される動物に関係する感染症の多くが接触感染ということを考慮すると，人が動物から感染症をもらわないようにする(もしくは人から感染症を移さないようにする)，また，人が動物と動物の感染症を間接的に伝播しないようにするためには，手洗いが最も重要である。

手洗いの方法には「日常手洗い」，「衛生的手洗い」，「手術時手洗い」があり，家庭でできる手洗いは**日常手洗い**と**衛生的手洗い**である。日常手洗いは石けんと流水による洗浄であり，衛生的手洗いは日常手洗いに加えてアルコール消毒薬などによる手指消毒を行う。

手洗いのタイミング

手洗いは次の３つのタイミング，①食事(調理・給餌)の前，②トイレの後，③外出から戻った後で実施する。特に，他の動物と接触して帰宅した後，公園・アニマルカフェなど不特定多数の動物が出入りする場所，また，受診した動物病院から帰宅した後には衛生的手洗いを行うことが推奨される(アルコール消毒薬

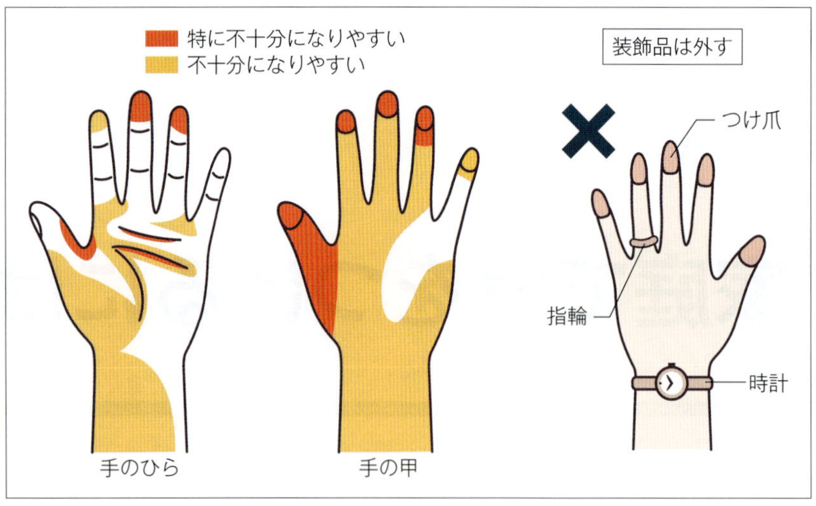

図 1 **洗い残しやすい部位**

表 1 **日常手洗い**

●爪は予め短く切り，手洗い前には装飾品を外す
●石けん(液)をつける前に目にみえる汚れは流水中で除去する
●石けん(液)を十分泡立て，手の全体にいきわたらせ，シワの間に届くようにする
●手のひらと甲，指間，両親指，指先，手首を各５回ずつ擦る。30 秒以上洗浄する
●必要に応じて２度洗いする(ウイルス除去にも効果がある)
●流水で洗い流した後，清潔なタオル，できればペーパータオルで清拭する

を出入口に常備している動物病院では，出る前に消毒する)。これらはインフルエンザや食中毒の予防にも有用である。

家庭でできる手洗いの方法

日常手洗いは一般に家庭で実施できる手洗い方法である。洗い残しが多い部位は，**指先**，**親指周囲**であり，その次に**指間**，**手の甲**，**手首周囲**である(**図 1**)。

手洗いのポイントは，①石けん(液)を十分泡立て，手の全体にいきわたらせ，シワの間に届くようにすること，② 30 秒以上洗浄すること，③必要に応じて２度洗いすることであり，特に２度洗いはウイルス除去にも効果があるとされている。

実施の際の注意点は，①爪は予め短く切り，手洗い前には装飾品を外すこと，②石けん(液)をつける前に目にみえる汚れは流水中で除去すること，③石けん(液)を十分泡立てた後，手のひらと甲，指間，両親指，指先，手首を各５回ずつ擦ること，④流水で洗い流した後，清潔なタオル，できればペーパータオルで清拭することである(**表 1**，11-1「院内感染(医療関連感染)を防ぐには」図 1 も参照)。

家庭でできる消毒の方法

一般の家庭でも衛生的手洗いが実施できる。最近では病院などで利用されているアルコール手指消毒薬と同等のものが市販されており，液体，ジェル，泡状のタイプがある(**図 2**)。通常は日常手洗いの後に消毒を行うが，目にみえる汚れなどがなければ，消毒薬のみで十分効果があることが示されている。前述した日常手洗いできれいになりにくい部位を中心に消毒を行うが，そのポイントは，①残存する石けん(液)や水は消毒効果を低減させるため，消毒前には十分流水洗浄した後に清拭しておくこと，②消毒薬は指先を含めて両手に噴霧すること(フット式であれば容易であるが，そうでない場合は片手ずつ行うか，ジェルタイプの方が利用しやすい)，③十分擦り込むこと，である。

手指消毒の方法と注意点は，①両手に必要量を噴霧すること，②手のひら，指先，指の背，手の甲，指

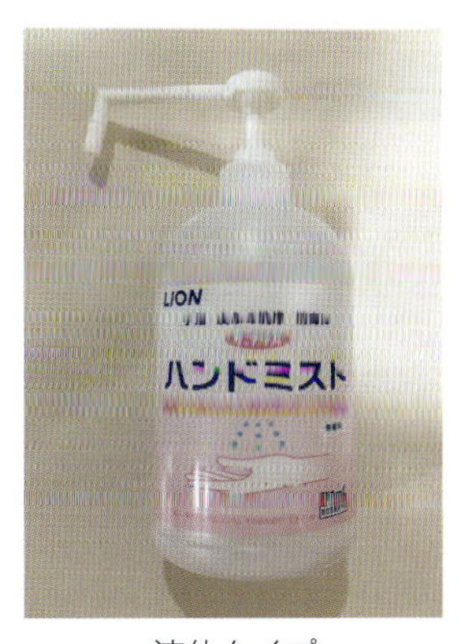

液体タイプ

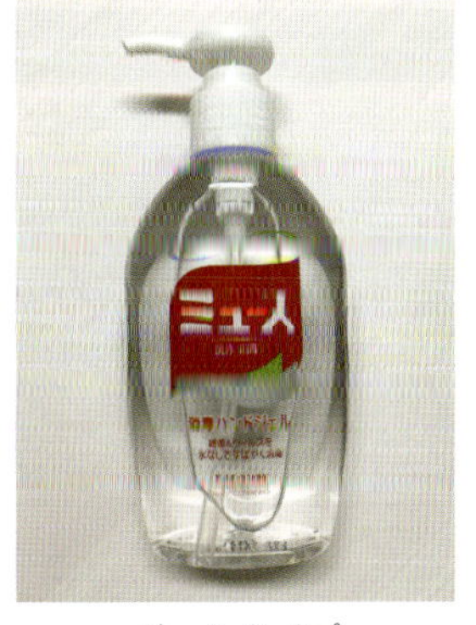

ジェルタイプ

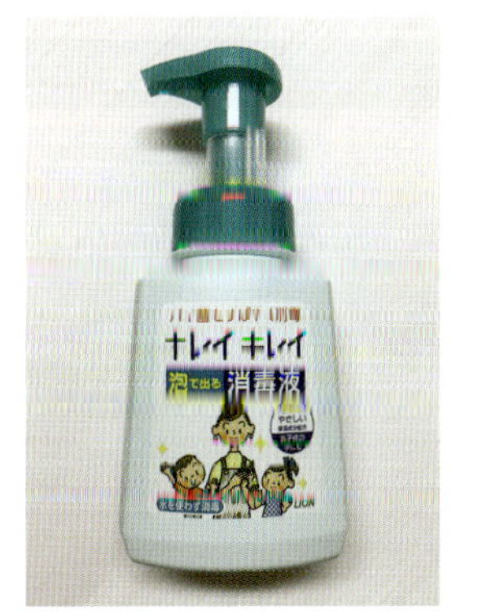

泡タイプ

図2 一般の家庭でも利用できる消毒薬の例

表2 手指消毒

- 残存する石けん（液）や水は消毒効果を低減させるため，消毒前にはよく流水洗浄した後に清拭しておく
- 消毒薬は指先を含めて「両手」に必要量を噴霧する（フット式であれば容易であるが，そうでない場合は片手ずつ行うか，ジェルタイプの方が利用しやすい）
- 手のひら，指先，指の背，手の甲，指間，親指周囲，手首周囲の順に，乾燥するまで十分擦り込む

間，親指周囲，手首周囲の順に擦ること，③乾燥するまで十分擦り込むことである（**表2**，11-1「院内感染（医療関連感染）を防ぐには」図2も参照）。

手洗い用石けん，消毒薬について

石けんはフェニキア人がヤギの脂肪と木灰の抽出物を沸騰させて凝結しつくったものが最初とされる。高級脂肪酸（炭素数12〜18）のナトリウム塩あるいはカリウム塩であり，カリウム塩の方が溶解性が高いため，液体石けんに多く用いられている。石けんは形状によって固形，泡状，液体の3種類があり，それぞれメリット・デメリットがある（**表3**）。

固形石けん

市販の石けんは高級脂肪酸のナトリウム塩が多く，洗浄補助剤（無機塩類，キレート剤など）や，添加剤（香料，染料，保存料など）を加えている場合もある。メリットとしては，石けん／界面活性剤としての含有量が高く，洗浄効果が高い。デメリットとしては，不特定多数の人が利用する場合には不衛生となることや，溶かすのに時間がかかる点がある。

泡状石けん

泡立ちを良くするため，液体石けんに起泡剤や泡保持剤を加えたものである。メリットとしては，泡立ちが良く，素早く洗浄できること，すすぎが容易であることである。デメリットとしては石けん成分の濃度が低く，また，手指が水や温水に濡れている場合には消泡されやすい。

液体石けん

脂肪酸のカリウム塩を主成分とし，常温でゼリー状・粘液状を呈するため適度に加水している。メリットとしては，泡立ちが良く，容器に入っていることから不特定多数の人が利用しても衛生的であり，補充が可能である。デメリットとしては，石けん成分の含有量が低く（固形石けんの約30％），その点で固形石けんにくらべてやや洗浄力が劣る。

薬用石けん

殺菌消毒を目的にしたものと，肌荒れの防止を目的にしたものがある。これらは医薬部外品扱いとなる。手指の殺菌や除菌を目的にしたものには，ベンザルコニウム塩などが殺菌剤として配合されている。いずれ

表3 石けんの種類

形状	固形石けん	泡状石けん	液体石けん
製品例			
メリット	・石けん／界面活性剤としての含有量が高く，洗浄効果が高い	・泡立ちが良く，素早く洗浄できる ・すすぎが容易である	・泡立ちが良い ・容器に入っていることから不特定多数の人が利用しても衛生的であり，補充が可能
デメリット	・不特定多数の人が利用する場合には不衛生 ・溶かすのに時間がかかる	・石けん成分の濃度が低い ・手指が水や温水に濡れている場合には消泡されやすい	・石けん成分の含有量が低い（固形石けんの約30%）

も，洗浄成分としてはアシルイセチオン酸塩やアシルグルタミン酸塩などの合成界面活性剤が使用されることが多い。

逆性石けんは主に陽イオン界面活性剤である塩化ベンザルコニウムや塩化ベンゼトニウムであり，低水準消毒薬としての殺菌効果を有する。石けんという名称が付いているが，洗浄力はほとんどないとされている。

消毒薬

手指消毒には一般に速乾式アルコール製剤が用いられ，病院でも利用されている。消毒用アルコールにはエタノール（70～90% V）や2-プロパノール（イソプロパノール，50～70% V）があり，手指衛生にはより毒性の低いエタノール製剤が利用され，これに2-プロパノールや塩化ベンザルコニウム，保湿剤を添加したものが利用されている。

消毒薬には液体，ジェル，泡状のタイプがあり，液体や泡状のものは手指まで全体に広げやすく，ジェルタイプのものは飛散しにくい（**図2**）。

▶ 3. 外から感染症を持ち帰らない

外から家に感染症を持ち込まないためには，外出時に感染源と接触しないことが重要である。しかしながら，感染症を疑う動物との接触は避けることが可能であるとしても（外に出る猫では難しい），飼育動物や野生動物の糞尿や体液，媒介節足動物などに病原体が存在するかどうかは目にみえないため判断できない。そのため，これらとの接触もできる限り避けるべきである。

一方，意図せず接触してしまった際に感染しないために，常に①動物を健康に保ち，抵抗力をつけておくこと，②ワクチンを接種すること，③蚊，マダニ，ノミなどの媒介節足動物の予防薬を投与すること，なども必要であろう。

犬の散歩時には どのようなところでリスクがあるのか

犬は排泄行為などの生理的行動においても，社会的行動においても，散歩は必要な行為である。そのため，過度に神経質になり散歩自体を無くすようなことがあってはならないが，感染予防の点からは何点か注意すべきポイントがある（**図3**）。

犬の散歩時には，できるだけほかの犬などと接触させないこと，糞尿に接触させないことが肝要である。また，野生動物が生息するような場所は，病原体を有するマダニなどの媒介節足動物やネズミなどの糞尿が存在する可能性が高いため，散歩したり，遊ばせたりしない。特に，公園の砂場などは動物の糞尿が隠れている可能性があるので，遊ばせないようにする。帰宅時には，四肢先端・鼻口部などを清拭し，体毛の汚れや万一のノミ・マダニの付着を除去するためにブラッシングするとよい。最近問題となっている重症熱性血小板減少症候群(SFTS)などについては，特に発生のみられる地域ではその対策について厚生労働省や農林水産省などの報告に注意し，マダニの付着や感染動物(野生動物)と接触を避けるようにする。

先に述べた日頃の健康管理，ワクチン接種，媒介節足動物の予防薬の使用などは，個々の感染症を防ぐのに有効であるが，一方でこれは地域(集団)で生物学的に感染経路を遮断すること，すなわち地域に感染症が広がるのを防ぐことにつながる。そのため，飼い主には自分の飼っている動物の感染症予防が，よその動物の健康をも守っているのだという意識をもってもらい，地域として動物の感染症を防ぐように心掛けたいものである。

外に出る猫は どのようなところでリスクがあるのか

猫は行動学的には家庭内や十分な広さのあるケージなどの内で生活することが可能であり，外飼いは特に必要のない動物とされている。外に出る猫では感染症にかかるリスクが高く，一般に繁殖期の接触，猫同士や他の動物とのケンカ，じゃれ合いなどが動物間での接触感染の機会となる。また，糞尿との接触や媒介節足動物による吸血や接触は避けることができない。

猫同士の接触による感染症で気をつけたい疾患には，猫免疫不全ウイルス感染症(猫エイズ)，猫白血病ウイルス感染症，猫汎白血球減少症がある。最近では重症熱性血小板減少症候群(SFTS)のマダニによる媒介も含めて注意したい。加えて猫は行動学的に他の小動物を狩る習性があり，小鳥，カエル，ヘビ，ネズミなどを捕食することがある。これらは病原体となるウイルス，細菌，寄生虫をもっていることがあり，感染する機会を与えることとなる(**図4**)。

飼い主が持ち帰ってしまうケース

飼い主が動物の病原体と接触する場所としては，動物園，観光牧場，アニマルカフェなど不特定多数の動物が集まる場所，野生動物の生息する野原・森，動物病院などがある(**図5**)。他の動物と接触する機会がなければ，飼い主が動物の病原体を持ち帰るケースはほとんどなく，通常の人のインフルエンザや食中毒を予防するための衛生措置を取っていれば，全く問題はない。動物園では小型動物・草食動物とのふれあいコーナーなどはあるかもしれないが，通常，イヌ科やネコ科の動物と接触する機会はなく，一定の距離を保って見学できる。また，健康管理も行われており，感染症などで体調の悪い動物が展示されることはないため，リスクはほとんどない。吸血する節足動物は野生動物が生息する場所に多く存在する。すなわち，病原体を保有するマダニなどの節足動物が生息する場所にレジャーなどで行く場合には注意したい。特にマダニは白い布などに反応する傾向があるので，注意し，できれば飼い主も節足動物等の忌避剤を使用することを勧める。

一般に，動物病院は衛生環境が保たれており，感染症が疑われる動物と接触しない限りリスクは低い。ただし，感染動物の出入りが多いことから，一定の注意は必要であるため，以下に注意点を示す。

動物病院へ行ったときに気をつけること

動物病院へ行く前に：日頃の健康管理

動物病院に行く前には，普段から①必要なワクチンを接種しておくこと，②フィラリア予防や，ノミなどの媒介節足動物の予防薬などを使用しておくこと，③動物に目にみえる汚れが付いていないことなど，飼い主としてのマナーを守ることが重要である(**図6**)。

〈感染症の疑いがあり受診するとき〉

もし動物に感染症の疑いのある場合，例えば疥癬などの皮膚疾患や耳道疾患，嘔吐や下痢，発熱(鼻が乾く，パンティング)，鼻汁・くしゃみ，咳などが認められれば，動物を病院に連れて行く前に病院へ問い合わせ，来院時間や病院へ到着してからの待機場所を確認しておくことが推奨される(**図6**)。

動物病院に入るとき

院内感染は主に接触感染であり，直接的な動物同士の接触と同時に，人の手指を介した感染に注意する。そのため，動物病院では入口近辺に速乾性消毒薬を設置していることがあるので，マナーとしても必ず手指消毒を行いたい(**図6**)。

待合室

飼い主と動物は受け付けした後に指示に従って待合

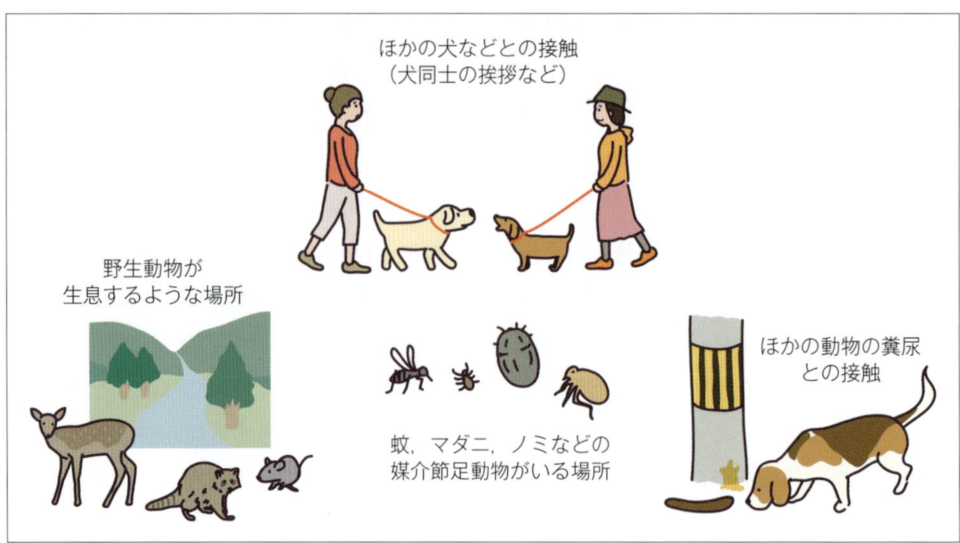

図 3 犬の散歩時にはどのようなところでリスクがあるのか

猫同士，ほかの動物との接触
（ケンカやじゃれ合い）
ハトやスズメ，カエル，ヘビ
ネズミなどの捕食
蚊，マダニ，ノミなどの
媒介節足動物がいる場所
ほかの動物の糞尿
との接触

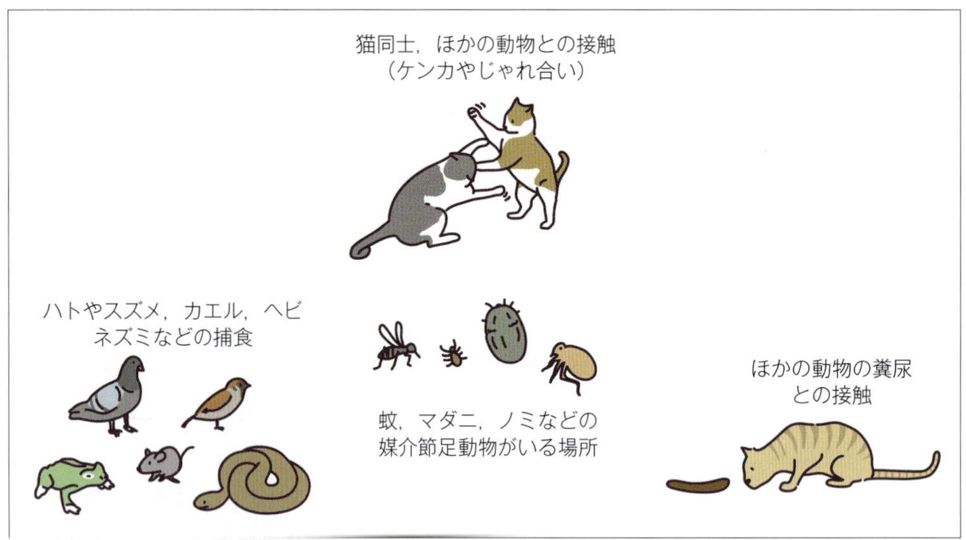

図 4 外に出る猫はどのようなところでリスクがあるのか

動物園
（ふれあい広場など）
ZOO
アニマルカフェなど
不特定多数の動物が集まる場所
野生動物が生息
するような場所
蚊，マダニなどの
媒介節足動物がいる場所
牧場（観光牧場など）
動物病院
地域猫や
知り合いの
動物の世話

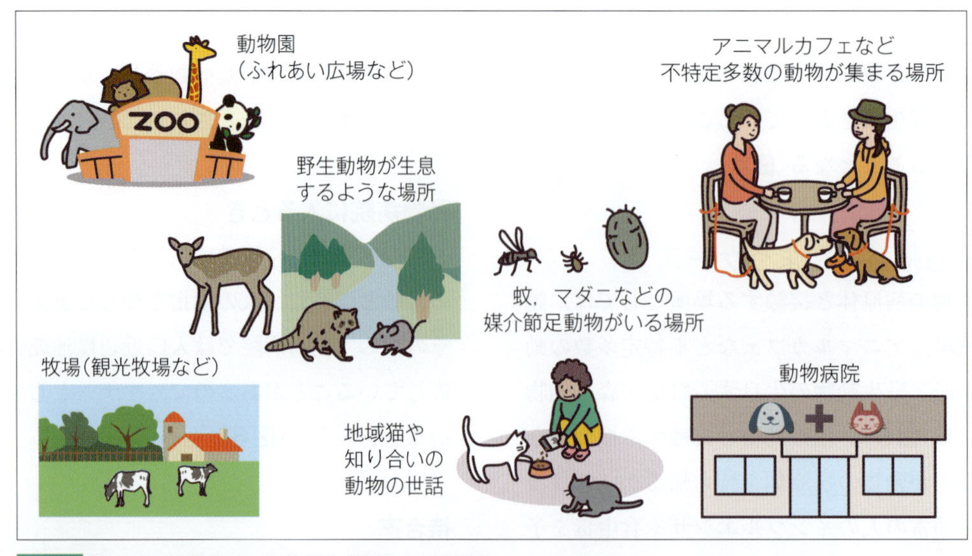

図 5 飼い主が動物の病原体と接触する場所

日頃の健康管理
ワクチン接種
フィラリア，ノミなどの予防
動物をキレイにする
動物病院に行く前に
もし感染症が疑われるため受診する場合，動物病院へ電話などで問い合わせ，来院時間や来院時の待機場所など，注意点をきくようにする（他の動物へ移さない配慮）
動物病院に到着
動物病院
動物病院に入るとき
消毒薬の利用もしくは手洗い
（動物病院に病原体を持ち込まないため）
待合室
感染症や事故が起こりやすいケース
キャリーケースから出す
犬同士の接触
他の犬を触わる
リードを離す
動物がひとりぼっち
キャリーケースのフタが空いている
リードをしていない
大型犬とほかの動物の接触
感染症や事故を防ぐためにマナーを守ろう！
できれば２ｍくらい間隔をあける
小型犬はキャリーケースへ
必ずリードをつける
動物から目を離さない
キャリーケースは確実に閉める
大型犬は指示された場所か，車などで待機する
動物病院から帰るとき
消毒薬の利用もしくは手洗い
（病原体を家へ持ち帰らないため）

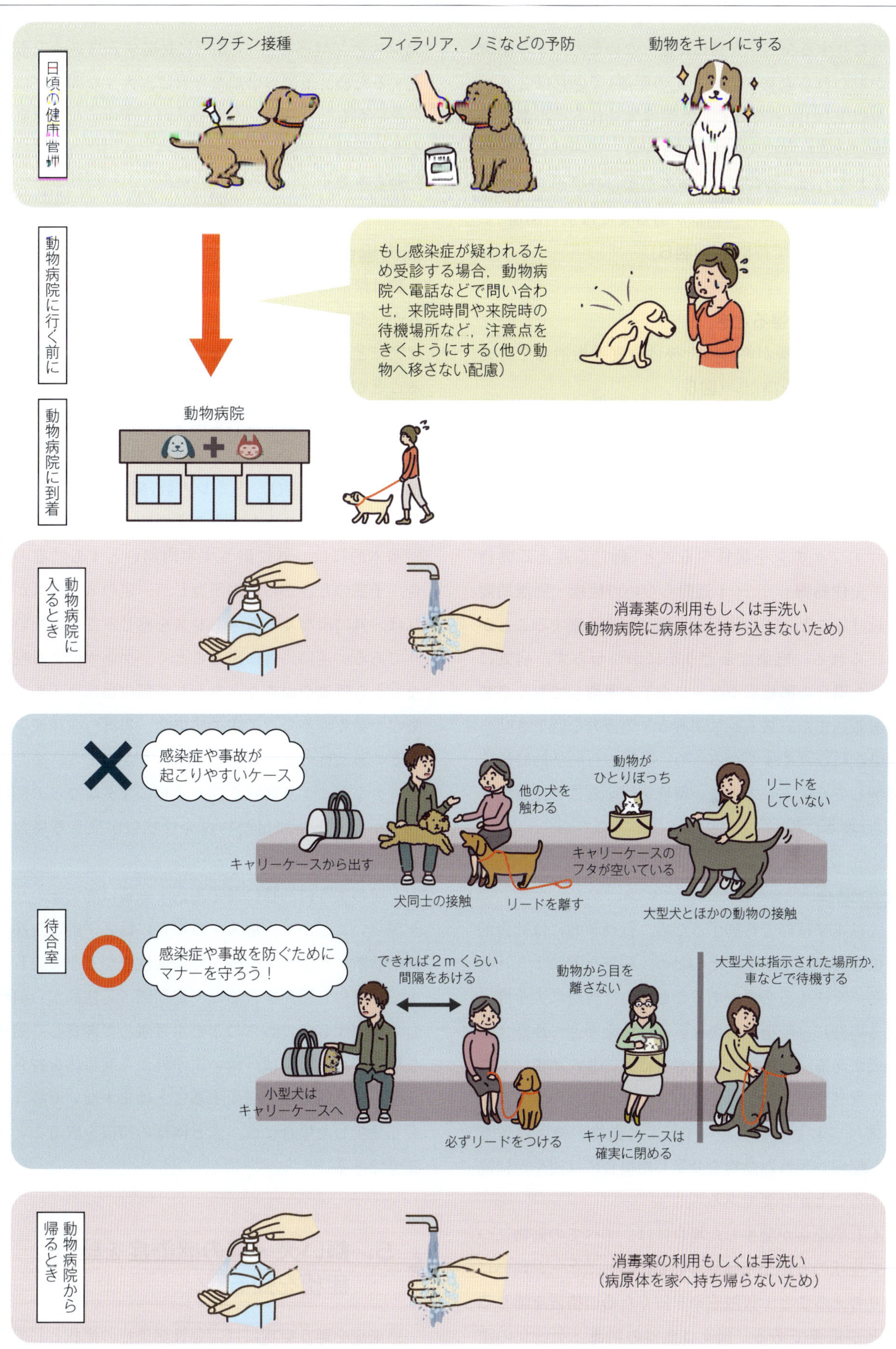

図 6 動物病院へ行ったときに気をつけること

室にて待つことになるが，待合室では，ほかの動物を撫でたりするなど，安易に接触しないこと，また感染症が疑われる動物からは一定の距離（できれば2メートル以上）の間隔を置くことが推奨される。小型犬や猫などは診察室に入るまではキャリーケースに入れたままとすれば，特に距離を置く必要はないかもしれない。大型犬の場合は，指示があるまでは別の場所（車内または屋外）で待機する（**図6**）。

動物病院から帰るとき

最後に，診察が終わった後は再度手指消毒を終えて，動物病院を出たい（**図6**）。

▶ 4．多頭飼育の注意点を知る

多頭飼育下で新しい動物を迎えるときの注意点として，①ワクチンを接種すること（新しく迎える動物と，先住動物も），②1週間くらいの検疫・隔離期間を設けること，③症状がある場合には治療することが挙げられる。感染症かどうかにかかわらず，病気になった場合の隔離室やケージを予め準備しておく必要がある。また，ストレスがあると免疫力を低下させ，感染症になりやすくなるため，動物の行動学的特性を理解して，ストレスの無い環境をつくることは重要である（**表4**）。

犬の場合

犬は本来は群で行動するため，行動学的には社会的順位（直線型）を示す。そのため，闘争などにより社会的順位を決める必要があることから，新たに犬を導入する場合には咬傷や掻傷による感染症などに注意する必要がある。一般に食事の容器は犬ごとに準備することを推奨する。前述したとおり，予め個々のケージを準備しておき，日頃からすべての動物の健康に留意し，症候が現れた動物を発見した場合には速やかに隔離することが肝要である。

もし感染症が発生した場合には，すべての動物について症状の有無を確認し，必要に応じてケージ飼いに切り替えること，接触感染を防ぐための措置を講じることが重要である。例えば食器の消毒，ケージの消毒，排泄物の管理などである。排泄物の適切な管理は日常的に心掛けたい事項である。犬の場合，長い潜伏感染の後に発生する感染症は限られており（狂犬病，犬ジステンパーなど），これに対応するワクチンも存在するため，上記の事項を守れば，大きな問題とはならないかもしれない。ただし，パルボウイルス感染症などの伝播力が強く，致死率の高いものについては特に注意を要する。

猫の場合

猫は繁殖期を除いて単独行動を好む動物とされているが，多頭飼育などでは社会的順位が存在する（これは犬ほど厳格なものではなく，ある程度の寛容性があることが知られている）。そのため新たに猫を導入する場合は，先住猫が権利を損なうことなく，また闘争行為が起こらないように，性別，相性，飼育数（飼育部屋数－1を上限），トイレの数（飼育数＋1以上）などを考慮して，ストレスを与えないようにしたい。

基本的には，外に出さず室内飼いとする。猫の場合，子猫のときから室内飼育し，一定のスペースがあれば，外に出なくてもストレスを感じることはないようである。逆に，外に出ることで，ケンカによる咬傷などから唾液や血液などを介して猫白血病ウイルス感染症や猫免疫不全ウイルス感染症，猫汎白血球減少症などの難治性の感染症になるリスクが高まる。また，ケンカなどにより弱った猫や子猫にマダニなどの節足動物が付くと，節足動物媒介性感染が生じる場合もある。

上記のように，特に外で生活する猫は感染症のリスクが高いことから，導入する場合には必ず動物病院で健康診断・ワクチン接種・感染症検査などを実施した上で，慣らし期間を含めた一定期間，先住猫から隔離して飼育する。これらのことを考慮して飼育し，適切な健康管理を行えば，飼い主が外から病原体を持ち込まない限り感染症が発生することはまずないだろう。もし発生した場合には，犬と同様の措置を取ることが肝要である。

▶ 5．飼い犬・猫の感染症を疑う症状を知る

感染症を疑う症状には，急性感染症の症状として炎症に伴う発熱がある。各々の感染症に特徴的な症状として，主に消化器症状，呼吸器症状，神経症状などが

表4 多頭飼いの注意点

新しい動物を迎え入れるときの注意点(犬も猫も共通)
□ ワクチンを接種する □ 1週間くらいの検疫・隔離期間を設ける □ 症状がある場合には治療する □ いざというとき隔離できる部屋やケージを準備する □ 行動学的特性を考慮し，ストレスのない環境を整える
犬の場合
□ 犬は闘争などにより社会的順位を決めるので，新たに犬を迎え入れた場合，怪我を負った犬がいないか注意する □ 食器の容器は犬ごとに準備するのが望ましい □ 日頃よりすべての犬の健康状態をチェックし，異常のある動物を発見したら速やかに隔離する □ 感染症が発生していると分かったときは，症状が出ていないかすべての犬を確認し，必要に応じてケージ飼育に切り替え，食器やケージの消毒，排泄物の慎重な処理を行う □ 日頃より糞尿の処理は確実に行う
猫の場合
□ 猫は単独行動を好むとされているが，多頭飼育では社会的順位が存在するため(犬ほど厳格なものではない)，性別，相性，飼育数(飼育部屋数－1を上限)，トイレの数(飼育数＋1以上)などを考慮して，ストレスを回避し闘争行為が起こらないようにする □ 外へ出さず室内飼育とする □ 新たに猫(特に外で生活していた猫や経歴不明の猫)を導入する場合には，動物病院で健康診断・ワクチン接種・感染症検査を実施し，慣らし期間を含めた一定期間は先住猫から隔離して飼育する □ 日頃よりすべての猫の健康状態をチェックし，異常のある動物を発見したら速やかに隔離する □ 感染症が発生していると分かったときは，症状が出ていないかすべての猫を確認し，必要に応じてケージ飼育に切り替え，食器やケージの消毒，排泄物の慎重な処理を行う □ 日頃より糞尿の処理は確実に行う

ある。消化器症状としては嘔吐や下痢があり，呼吸器症状にはくしゃみ，発咳，鼻汁があり，眼脂なども含まれる。神経症状はてんかんを除けば重篤な疾患が多く，致死的となる場合も少なくない。多頭飼育の場合，ほかの動物に同じ症状が出ていないかチェックすることで，感染症(および食中毒など)を疑うことができる。症状のある動物は直ちにケージや別の部屋に隔離し，嘔吐物，糞尿，唾液，鼻汁などの排泄物があれば除去して，消毒する。

上記の症状が急にみられたら，速やかに動物病院を受診し治療するべきである。**表5，6**に症状別にみた犬と猫の感染症について示したので，これらの症状の有無をチェックし，疑われる病原体に対する消毒を行う。

犬で特に重篤な急性疾患

犬で特に重篤となる急性疾患にパルボウイルス感染症がある。ワクチン接種の普及により少なくなってはいるが，重篤な嘔吐・下痢(脱水)を示し，致死的となることも多い上，きわめて伝播力が強い。激しい嘔吐や出血性の下痢など，パルボウイルスの感染を疑う症状がみられたら，直ちに動物病院にて必要な治療を行うとともに，家庭内の消毒を十分行う。また，他の動物には接触しないようにし，感染を広げないよう厳重な注意が必要である。

猫で特に重篤な急性疾患・慢性疾患

猫汎白血球減少症もパルボウイルス感染症であり，犬と同様に対応する必要がある。

猫で慢性に経過し，重篤で致死的となる疾患として，猫免疫不全ウイルス感染症，猫白血病ウイルス感染症，猫伝染性腹膜炎がある。猫免疫不全ウイルス感染症は免疫機能低下から二次感染により致死的となる。また，猫白血病ウイルス感染症はリンパ腫や白血病を引き起こすが，口内炎などの症状もみられる。猫伝染性腹膜炎は，滲出型と非滲出型があり，腹水や神経症状などの特徴的な症状を示す。

これらは基本的には外出したときなどに，ほかの猫

表5 症状別にみた犬の主な感染症

症状別	感染症	症状の詳細	ワクチン	消毒
1．消化器症状 **パルボウイルス感染症，犬伝染性肝炎，コロナウイルス性腸炎，重症熱性血小板減少症候群(SFTS)，犬レプトスピラ症など**				
嘔吐 下痢	パルボウイルス感染症	腸炎型では激しい嘔吐，下痢(出血性)，心筋型(生後8週齢以下)	混合2種以上	・熱水(80℃，10分) ・0.1～0.5%次亜塩素酸ナトリウム
	犬伝染性肝炎	発熱(40℃前後)，下痢，重症例では脳症・神経症状，まれに黄疸や出血傾向	混合5種以上	・熱水(80℃，10分) ・0.02～0.125%次亜塩素酸ナトリウム ・70～80%エタノール
	コロナウイルス性腸炎	軽度の下痢，嘔吐，食欲低下，不顕性感染	混合6種以上	・熱水(80℃，10分) ・0.02～0.1%次亜塩素酸ナトリウム ・70～80%エタノール
	重症熱性血小板減少症候群(SFTS)	発熱，消化器症状，血小板減少 ＊症例数が少ないため猫を参照のこと	無	＊エンベロープウイルスと同様の消毒法
2．呼吸器症状 **犬ジステンパー，犬伝染性喉頭気管炎，犬パラインフルエンザウイルス感染症，フィラリア症など**				
眼脂 鼻汁	犬ジステンパー	急性：発熱(40℃前後)，結膜炎(膿性眼脂)，鼻炎(膿性鼻汁)，肺炎，神経症状(運動失調・チック・後肢の麻痺・てんかん様発作) 慢性：多病巣性脳炎(4～8歳齢の成犬)，老犬脳炎(6歳齢以上の成犬)，ハードパッド	混合2種以上	・熱水(80℃，10分) ・0.02～0.1%次亜塩素酸ナトリウム ・70～80%エタノール
咳	ケンネルコフ ・犬伝染性喉頭気管炎(アデノウイルス2型) ・犬パラインフルエンザウイルス感染症	乾いた咳，発熱，肺炎，二次感染により膿性鼻汁，肺炎	混合3種，混合5種以上	・熱水(80℃，10分) ・0.02～0.125%次亜塩素酸ナトリウム ・70～80%エタノール
3．神経症状 **狂犬病，犬ジステンパーなど**				
	狂犬病	性格変調，興奮性増強，異味症，唸り声，流涎，運動失調，末期には痙攣・麻痺，後に死亡	単独 ＊接種義務	・熱水(80℃，10分) ・0.02～0.1%次亜塩素酸ナトリウム ・70～80%エタノール
4．その他				
高熱 黄疸	犬レプトスピラ症	出血型(レプトスピラ·カニコーラ)：40℃前後の高熱，食欲不振，嘔吐，血便，尿毒症 黄疸型(レプトスピラ・イクテロヘモラジー)：黄疸，嘔吐，下痢，口の粘膜の出血症状	混合8種，レプトスピラ4価	・熱水(80℃，10分) ・0.05%次亜塩素酸ナトリウム ・70～80%エタノール ・0.1～0.5%塩化ベンザルコニウムなど

表 6　症状別にみた猫の主な感染症

症状別	感染症	症状の詳細	ワクチン	消毒
1．消化器症状 猫汎白血球減少症，猫伝染性腹膜炎，重症熱性血小板減少症候群(SFTS)など				
嘔吐 下痢	猫汎白血球減少症 (パルボウイルス)	嘔吐，水様あるいは血様の下痢，元気・食欲の消失	混合３種以上	・熱水(80℃，10 分) ・0.1～0.5%次亜塩素酸ナトリウム
	猫伝染性腹膜炎	滲出型：腹水や胸水，嘔吐，下痢，食欲不振，呼吸困難 非滲出型：発熱，痙攣・麻痺などの神経症状，両眼の虹彩炎	無	・熱水(80℃，10 分) ・0.02～0.1%次亜塩素酸ナトリウム ・70～80%エタノール
	重症熱性血小板減少症候群(SFTS)	発熱，消化管の潰瘍と出血，血小板減少，白血球減少，黄疸	無	＊エンベロープウイルスと同様の消毒法
2．呼吸器症状 猫ウイルス性鼻気管炎，猫カリシウイルス感染症，猫クラミジア症など				
鼻汁 くしゃみ	猫ウイルス性鼻気管炎 (ヘルペスウイルス)	鼻汁やくしゃみ，咳や発熱，食欲低下，角膜炎や結膜炎，混合感染が多い(カリシウイルス，クラミジア)	混合３種以上	・熱水(80℃，10 分) ・0.02～0.1%次亜塩素酸ナトリウム ・70～80%エタノール
	猫カリシウイルス感染症	鼻汁やくしゃみ，発熱，食欲不振，口内炎，舌潰瘍，口臭，軽症肺炎，多発性関節炎	混合３種以上	・熱水(80℃，10 分) ・0.02～0.125%次亜塩素酸ナトリウム ・70～80%エタノール
	猫クラミジア症	結膜炎，鼻汁やくしゃみ，咳	混合５種以上	・熱水(80℃，10 分) ・0.05%次亜塩素酸ナトリウム ・70～80%エタノール ・0.1～0.5%塩化ベンザルコニウムなど
3．神経症状 猫伝染性腹膜炎，クリプトコックス症など				
	クリプトコックス症	くしゃみ，鼻汁，いびき，鼻周囲の肉芽腫，痙攣，麻痺，失明	なし	・熱水(80℃，10 分) ・0.02～0.1%次亜塩素酸ナトリウム ・70～80%エタノール ・0.1～0.2%塩化ベンザルコニウム
4．その他				
発熱 リンパ節 腫脹	猫免疫不全ウイルス感染症	急性期：発熱，下痢，全身のリンパ節腫大(ほとんどは無症状) 無症候キャリア期：無症状 持続性全身性リンパ節症期～後天性免疫不全症候群期：リンパ節腫大，口内炎，鼻炎，結膜炎，下痢，皮膚炎，貧血や悪性腫瘍，日和見感染	単体 ＊効果はウイルス型による	・熱水(80℃，10 分) ・0.02～0.1%次亜塩素酸ナトリウム ・70～80%エタノール
	猫白血病ウイルス感染症	初期症状としては発熱，リンパ節腫大，貧血など。その後にリンパ腫，白血病，非再生性貧血，免疫不全による日和見感染，口内炎，糸球体腎炎	単体 混合４種以上	・熱水(80℃，10 分) ・0.02～0.1%次亜塩素酸ナトリウム ・70～80%エタノール
貧血	猫伝染性貧血 (ヘモプラズマ感染症)	貧血，食欲・元気の低下，粘膜蒼白，黄疸	無	・熱水(80℃，10 分) ・0.02～0.1%次亜塩素酸ナトリウム ・70～80%エタノール

とのケンカによる咬傷や濃厚接触で感染する。いずれも致死的となるため，猫はできれば室内で飼育することが推奨される。

6. 人獣共通感染症の危険性を知る

人獣共通感染症（ズーノーシス）は人と動物の共通感染症である。厚生労働省は人の健康の観点から，「動物由来感染症」という言葉を使っているが，中身は同じである。犬や猫は長い家畜化の歴史の中で感染症についても人と共有し，一定の抵抗力を有するようになって来ている。したがって，驚異となる疾病はさほど多くはなく，抗菌薬やワクチンの開発も手伝って，多くの感染症を排除して来た。しかしながら近年，新興・再興感染症の発生もあり，これまで知られていなかった感染症もみられるようになった。

人獣共通感染症は病原体によって「動物も人も重症となる場合」と，「動物では無症状や軽症であるが，人で重症となる場合」がある。前者は動物の健康管理に留意し，ワクチン接種を含めて抵抗力を保てば，病原体を抑えるか，感染しない量に低減させることで，動物から人への感染を防ぐことが可能である。後者は動物の感染に気がつかないことが多く，飼い主自身で防がなければならない。すなわち，①動物の飼育環境を衛生的に保つ，②動物との濃厚接触を避ける，③手指衛生を心掛けることが重要である。また，蚊やマダニなどの吸血により病原体を媒介する節足動物が多く生息するような場所に出向く場合は，虫除け剤の使用や長袖長ズボンの着用が推奨される。飼い主自身も人獣共通感染症から身を守る努力をして，自身の病原体を動物たちへ伝播させることのないようにしたいものである。

主な人獣共通感染症を**表7，8**に示す。もし人で感染症の症状が現れたら，すぐに人の医療機関を受診し，その際には動物との接触の程度（咬傷，口移しの餌やり，舐められたなど）を伝えておくとよい。特に，季節外れの風邪様症状で受診した患者で原因が分からなかったが，鳥を飼っていることを告げることによりオウム病の診断がなされるケースもある。

エキゾチックアニマルの飼育では特に人獣共通感染症に注意が必要

前述したとおり，犬と猫は長い家畜化の歴史の中で，感染症についても人と共生できる特性を有して来たため，犬・猫から人へ，人から犬・猫へ伝播する感染症は限られている。一部の常在菌も共有しているかもしれない。一方，ペットとして飼育されるその他の動物（フェレット，ハムスター・チンチラ・デグーなどのげっ歯類，爬虫類，鳥類などのいわゆるエキゾチックアニマル）はウサギなど産業動物として家畜化されたものを除いて，共生あるいは家畜化の歴史は短く，野生に比較的近い動物を繁殖して販売しているものも多い。したがって，獣医学的に十分な情報がなく，感染症に対する感受性についても不明な点が多いのが現状であり，安易に飼育することは勧められない。

最近注目されている人獣共通感染症

近年，人・動物・環境分野で1つの健康衛生を目指す「One Health」の観点から，人獣共通感染症について多くの情報が公表されており，特に厚生労働省からは動物由来感染症（人獣共通感染症）に関する情報がホームページ上で随時更新されているので，常日頃からチェックしたい。

重症熱性血小板減少症候群（SFTS）

最近話題とされている人獣共通感染症として，重症熱性血小板減少症候群（SFTS）が報告されており，犬や猫から人に，咬傷や唾液などの体液を介して感染したと思われる事例がある。犬・猫での主な症状は，発熱と消化器症状であり，重症化すると血小板減少による出血がみられるようになり，猫では死亡する症例も多い。人でも同様に，発熱，消化器症状（嘔気，嘔吐，腹痛，下痢，下血など），リンパ節腫脹，皮下出血などがみられ，死亡例も多く報告されている（1-8，6-8「重症熱性血小板減少症候群（SFTS）」も参照）。

コリネバクテリウム・ウルセランス感染症

コリネバクテリウム・ウルセランス感染症は，ジフテリア※と同種の細菌による感染症であり，犬や猫か

※　ジフテリア：*Corynebacterium diphtheriae* による細菌感染症で，扁桃から咽頭粘膜表面の偽膜性炎症，下顎部から前頚部の浮腫，リンパ節腫脹を特徴とし，重症例では心筋障害などにより死亡する。

表7 動物種別にみた主な人獣共通感染症(動物由来感染症)

厚生労働省「動物由来感染症ハンドブック2018」より引用・改変

	動物種	主な感染症
飼育動物 野生動物	犬	パスツレラ症，皮膚糸状菌症，エキノコックス症，回虫症，狂犬病*1，カプノサイトファーガ・カニモルサス感染症，コリネバクテリウム・ウルセランス感染症，ブルセラ病，レプトスピラ症，重症熱性血小板減少症候群(SFTS)
	猫	猫ひっかき病，トキソプラズマ症，回虫症，Q熱，狂犬病*1，パスツレラ症，カプノサイトファーガ・カニモルサス感染症，コリネバクテリウム・ウルセランス感染症，皮膚糸状菌症，重症熱性血小板減少症候群(SFTS)
	ウサギ	皮膚糸状菌症
	フェレット	A型インフルエンザ(人)
	ハムスター	レプトスピラ症，腎症候性出血熱，皮膚糸状菌症，野兎病
	小鳥	オウム病
	爬虫類	サルモネラ症
	プレーリードッグ，リス	ペスト*1，野兎病
	野鳥(ハト,カラス等)	オウム病，ウエストナイル熱*1，クリプトコックス症
	サル類	Bウイルス感染症*2，細菌性赤痢，結核(サルは人と同じ感染症に罹患するので注意する)
	アライグマ	アライグマ回虫症*2，狂犬病*1
	キツネ	エキノコックス症，狂犬病*1
	コウモリ	狂犬病*1，リッサウイルス感染症*1，ニパウイルス感染症*1，ヘンドラウイルス感染症*1
節足動物	蚊	ウエストナイル熱*1，ジカウイルス感染症，チクングニア熱，デング熱
	ダニ類	ダニ媒介脳炎，日本紅斑熱，クリミア・コンゴ出血熱*1，つつが虫病，重症熱性血小板減少症候群(SFTS)

2018年時点で
＊1：日本では病原体がいまだ，もしくは長期間発見されていない
＊2：日本では患者発生の報告がない感染症

ら人に感染したことが報告されている。犬や猫では咳やくしゃみ，鼻汁などの風邪様症状，皮膚炎，皮膚や粘膜潰瘍などがみられる。人ではジフテリアと類似した臨床症状を示し，呼吸器感染では，風邪様症状から，咽頭痛，咳を認めることがあり，重篤な症状の場合には呼吸困難などを呈し，死に至ることもある。

エキノコックス症

エキノコックス症(多包条虫)は北海道を中心として発生が多いが，2018年3月には愛知県の野犬で検出されている。犬は野ネズミなどの中間宿主(幼虫)を摂取しなければ感染せず，人は終宿主であるキツネや犬(成虫寄生)が糞便中に排出した虫卵を経口摂取しないと感染しない。したがって，人から犬へは感染せず，飼育されている犬も感染する機会はほとんどない(3-7，8-7「エキノコックス症」を参照)。

これらの人獣共通感染症について過度に恐れる必要はないが，衛生的な飼育・健康管理，動物との濃厚接触を避けること，手指衛生を心掛けることは感染症を防ぐ上で助けとなる。もし，体調に異常を感じたならば，自己判断せずに速やかに人の医療機関を受診して対処することが望まれる。

表 8 病原体・疾患別にみた主な人獣共通感染症（動物由来感染症）

病原体	病名	感染動物（媒介）	動物の症状	感染経路	人の症状
ウイルス	重症熱性血小板減少症候群(SFTS)	犬，猫（マダニ類）	発熱，消化器症状（嘔吐，下痢など）	咬傷，唾液などの体液（人では主にマダニ媒介性）	発熱，消化器症状（嘔吐，下痢，下血など），リンパ節腫脹，皮下出血
	腎症候性出血熱	げっ歯類	無症状	排泄物の飛沫	発熱，頭痛，腎不全，皮下および臓器における出血
細菌	パスツレラ症	犬，猫	無症状	掻傷，咬傷，濃厚接触（口移しなど）	肺炎，リンパ節腫脹，敗血症
	コリネバクテリウム・ウルセランス感染症	犬，猫	風邪様症状，皮膚炎	接触，飛沫	発熱，咳，風邪様症状，ジフテリア様症状
	カプノサイトファーガ・カニモルサス感染症	犬，猫	多くは無症状	咬傷，掻傷	まれに重症化すると，敗血症，髄膜炎
	レプトスピラ症	犬，げっ歯類	腎炎	尿	発熱，肝臓や腎臓の障害
	ブルセラ病	犬	精巣炎，死・流産	流産時の汚物・尿など	風邪に似た症状
	野兎病	ノウサギ，げっ歯類（マダニ類）	敗血症	接触，マダニ媒介	発熱，リンパ節腫脹，膿瘍，潰瘍，ペスト様症状，弛緩熱
リケッチア・クラミジア	Q熱	犬，猫，その他	多くは無症状	尿，糞便，胎盤など	インフルエンザのような症状
	オウム病	小鳥，ハト	下痢，元気消失	糞便	風邪に似た症状
真菌	クリプトコックス症	ハト，小鳥	無症状	糞便	髄膜脳炎，肺炎
	皮膚糸状菌症	犬，猫	脱毛，フケ	濃厚な接触	脱毛などの皮膚障害，痒みを伴う
原虫・寄生虫	トキソプラズマ症	猫，その他	無症状，場合により肺炎，脳炎	糞便（オーシスト），生肉	流産または胎児に先天性障害，視力障害
	エキノコックス症	犬，その他	無症状	糞便（虫卵）	肝腫大，腹痛，肝機能障害
	回虫症	犬，猫（公園の砂場）	食欲不振，下痢，嘔吐	糞便（虫卵），生肉	幼児で肝臓，脳，眼などに障害，大人で視力障害，倦怠感

（岩田祐之）

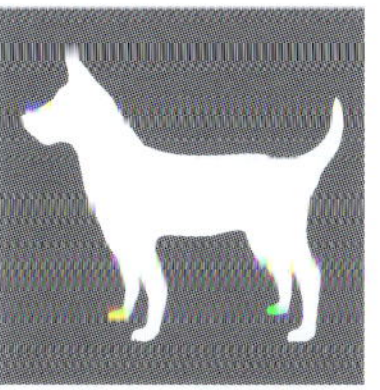

Appendices

1. 検査キット
2. 外注検査
3. 予防・治療薬

1 検査キット

・添付文書で使用上の注意などを確認の上，使用して下さい。
・収載されている情報は2018年2月時点のものです。農林水産省HP(動物医薬品検査所：動物医薬品等データベース)に記載されるおもな製品をもとに，各メーカーより提供の情報を編集部でまとめています(製造中止を含む一部除外)。流通しているすべての製品は収載していませんのでご了承ください。　　(緑書房 編集部)

▶犬のウイルス感染症

製品名	測定項目	対象動物	検体材料・検体量	反応時間	測定原理	備考	製造販売元/販売元
犬ジステンパーウイルス(CDV)							
チェックマン CDV	犬ジステンパーウイルス(CDV)抗原	犬	糞便 0.1 g, 眼脂，鼻汁，唾液，生殖器(包皮または外陰部)，または肛門スワブ	20分	イムノクロマト法	—	製造販売元：アドテック㈱/発売元：共立製薬㈱
犬用ワクチチェック	犬ジステンパーウイルス(CDV)抗体，犬パルボウイルス(CPV)抗体，犬アデノウイルス2型(CAV-2)抗体※1	犬	血清または血漿 5 μL, 全血 10 μL 常温保存の検体は1日以内に検査を実施	23分(浸漬時間)	Dot-blot ELISA変法	・IgG抗体検出用検査キット ・3～6のスコアを「陽性」，2以下のスコアを「陰性」と判定する※2 ・CDV，CPV，CAVを同時に測定可能。1キットで最大12検体分検査が可能となり，分割使用もできる。キットは2～8℃で保存	スペクトラムラボ ジャパン㈱/シグニ㈱
	※1 犬アデノウイルスは1型と2型の抗原の交差性が証明されており，日本で流通しているワクチンにも2型のみが含まれている。犬用ワクチチェックでは2型の抗体のみを検査しているが，1型の予防とも相関性が取れている ※2 スコア3は次の検査および参考値との相関性が証明されている CDV：中和抗体価32倍　CPV：HI抗体価80倍　CAV-2：中和抗体価16倍						
犬アデノウイルス(CAdV ／ CAV)							
犬用ワクチチェック	前述を参照のこと						
犬パルボウイルス(CPV)							
スナップ・パルボ	犬パルボウイルス(CPV)抗原	犬	・検体は，新鮮便，冷凍保存した便，あるいは2～7℃で保存し24時間以内の便を用いること 検査を行う際，検体は室温に戻して使用すること	8分	ELISA法	キットは室温保存	アイデックスラボラトリーズ㈱/日本全薬工業㈱
チェックマン CPV	犬パルボウイルス(CPV)抗原	犬	糞便 0.1 g	15分	イムノクロマト法	—	製造販売元：アドテック㈱/発売元：共立製薬㈱
犬用ワクチチェック	前述を参照のこと						

▶犬の細菌感染症

製品名	測定項目	対象動物	検体材料・検体量	反応時間	測定原理	備考	製造販売元/販売元
ブルセラ							
ブルセラ・カニス凝集反応用菌液	ブルセラ・カニス抗体	犬	血清 約0.1 mL	24時間	試験管内凝集反応	—	KMバイオロジクス㈱/共立製薬㈱

▶犬の内部寄生虫感染症

製品名	測定項目	対象動物	検体材料・検体量	反応時間	測定原理	備考	製造販売元/販売元
ジアルジア							
スナップ・ジアルジア	ジアルジア抗原	犬，猫	・検体は，新鮮便，冷凍保存した便，あるいは冷蔵保存した7日以内の便を用いること 検査を行う際，検体は15～30℃に戻して使用すること	8分	ELISA法	キットは冷蔵保存	アイデックスラボラトリーズ㈱/日本全薬工業㈱

製品名	測定項目	対象動物	検体材料・検体量	反応時間	測定原理	備考	製造販売元/販売元
フィラリア(犬糸状虫)							
キャナイン フィラリア・キット	犬の血中における犬糸状虫成虫抗原の検出	犬	抗凝固剤処理をした犬の全血，血清，血漿	5～10分	イムノクロマト法	－	㈱微生物化学研究所／フジタ製薬㈱
スナップ・ハートワームRT	犬糸状虫成虫抗原	犬	・全血，血清，血漿 3滴 ・全血を使用する場合には，必ず抗凝固剤(EDTA，ヘパリンなど)を加えること。すぐに使用しない場合は，冷蔵(2～7℃)で約1週間保存可能 検査を行う際，検体は室温に戻して使用すること	8分	ELISA法	キットは室温保存	アイデックスラボラトリーズ㈱／日本全薬工業㈱
thinkaイヌ フィラリア検査キットCHW	犬糸状虫成虫抗原	犬	全血，血清，血漿 約80 μL／項目	5～10分	イムノクロマト法	－	製造販売元：㈱アークレイファクトリー／発売元：アークレイ㈱

▶ 犬の真菌感染症

製品名	測定項目	対象動物	検体材料・検体量	反応時間	測定原理	備考	製造販売元/販売元
皮膚糸状菌							
ダーマキット	皮膚糸状菌	犬，猫	病変部の鱗屑，被毛または爪	1週間程度	鑑別培地	－	輸入発売元：共立製薬㈱／輸入先：アグロラボ

▶ 猫のウイルス感染症

製品名	測定項目	対象動物	検体材料・検体量	反応時間	測定原理	備考	製造販売元/販売元
猫白血病ウイルス(FeLV)							
ウイットネスFeLV-FIV 猫白血病ウイルス抗原／猫免疫不全ウイルス抗体 検査用キット	猫白血病ウイルス(FeLV)抗原，猫免疫不全ウイルス(FIV)抗体	猫	・猫の血漿，血清または全血を1滴 ・全血の検体はEDTAまたはヘパリンで抗凝固処理したものを用いること	10分	イムノクロマト法	－	ゾエティス・ジャパン㈱
キャットラボFeLV/FIV	猫白血病ウイルス(FeLV)抗原，猫免疫不全症ウイルス(FIV)抗体	猫	・猫の血清，血漿，全血 ・付属のピペットで検体1滴 全血を使用する場合には，必ず抗凝固剤(EDTA，ヘパリンなど)を加えること。抗凝固剤が入っていない全血を検体として扱う場合は，採血後直ちに検査を実施すること	10分	イムノクロマト法	異なる製造番号のキットを組合わせて使用しないこと	アリスタヘルスアンドニュートリションサイエンス㈱
スナップ・FeLV/FIVコンボ	猫白血病ウイルス(FeLV)抗原，猫免疫不全ウイルス(FIV)抗体	猫	・全血，血漿，血清 3滴 ・全血を使用する場合には，必ず抗凝固剤(EDTA，ヘパリンなど)を加えること。すぐに使用しない場合は，冷蔵(2～7℃)で約1週間保存可能 検査を行う際，検体は室温に戻して使用すること	10分	ELISA法	キットは冷蔵保存	アイデックスラボラトリーズ㈱／日本全薬工業㈱
チェックマンFeLV	猫白血病ウイルス(FeLV)抗原	猫	ヘパリンあるいはEDTA全血，血清，血漿または唾液 約0.1 mL	20分	イムノクロマト法	－	製造販売元：アドテック㈱／発売元：共立製薬㈱
thinkaネコ免疫不全ウイルス抗体／ネコ白血病ウイルス抗原検査コンボキットFIV/FeLV	猫免疫不全ウイルス(FIV)抗体，猫白血病ウイルス(FeLV)抗原	猫	全血，血清，血漿 約10 μL／項目	10分	イムノクロマト法	－	製造販売元：㈱アークレイファクトリー／発売元：アークレイ㈱

製品名	測定項目	対象動物	検体材料・検体量	反応時間	測定原理	備考	製造販売元/販売元
猫免疫不全ウイルス(FIV)							
ウイットネス FeLV-FIV 猫白血病ウイルス抗原 / 猫免疫不全ウイルス抗体 検査用キット	前述を参照のこと						
キャットラボ FeLV/FIV	前述を参照のこと						
スナップ・FeLV/FIV コンボ	前述を参照のこと						
thinka ネコ 免疫不全ウイルス抗体 / ネコ 白血病ウイルス抗原検査 コンボキット FIV/FeLV	前述を参照のこと						

▶ 猫の内部寄生虫感染症

ジアルジア							
スナップ・ジアルジア	ジアルジア抗原	犬, 猫	・検体は新鮮便，冷凍保存した便，あるいは冷蔵保存した7日以内の便を用いること 検査を行う際，検体は15～30℃に戻して使用すること	8分	ELISA法	キットは冷蔵保存	アイデックスラボラトリーズ㈱ / 日本全薬工業㈱

▶ 猫の真菌感染症

皮膚糸状菌							
ダーマキット	皮膚糸状菌	犬, 猫	病変部の鱗屑，被毛または爪	1週間程度	鑑別培地	−	輸入発売元：共立製薬㈱ / 輸入先：アグロラボ

2 外注検査

・検査機関は五十音順に掲載しています。
・受注項目や基準値などは2018年2月時点での情報であり，変更される場合もあるので各検査機関にご確認下さい。
・すべての検査機関および検査項目は収載していませんのでご了承ください。他の検査機関での受注状況については各検査機関にご確認下さい。 （緑書房 編集部）

▶ 犬のウイルス感染症

検査項目名	対象動物	検体材料・検体量（保存方法／保管期間）	評価または基準値	測定法	報告日数	備考
狂犬病ウイルス						
●（一財）生物科学安全研究所（RIAS）						
狂犬病抗体検査	犬，猫	血清 1mL（冷蔵または冷凍）	0.5 IU/mL以上	蛍光抗体ウイルス中和試験	到着日を含め約2週間	狂犬病抗体検査証明書発行 検査料金先払い（入金証明書類要添付）
●マルピー・ライフテック㈱						
抗体A※	犬，猫	血清 0.5mL	0.5 IU/mL（ワクチン効果判定）	蛍光抗体ウイルス中和試験	15日以内	抗体検査のみ
抗体B※	犬，猫	血清 0.5mL	0.5 IU/mL（ワクチン効果判定）	蛍光抗体ウイルス中和試験	15日以内	抗体検査＋検査証明書
※検査は（一財）生物科学安全研究所（RIAS）へ委託						
●㈱ランス						
マルピー・ライフテック㈱へ委託。詳細はマルピー・ライフテック㈱に準ずる						

犬ジステンパーウイルス（CDV）						
●アイデックス ラボラトリーズ㈱						
犬ジステンパーウイルス（CDV）	犬	神経症状：EDTA全血1mLおよび脳脊髄液（冷蔵） 消化器症状：EDTA全血1mLおよび便2～3g（冷蔵） 呼吸器症状：深咽頭スワブおよび／または結膜スワブ（冷蔵） はっきりした症状がない場合：EDTA全血1mLおよび結膜スワブ（冷蔵）	（－）：陰性	リアルタイムPCR法	1～4日	・便検体は小指第1関節程度の量で十分 ・検体はスピッツ管など，滅菌容器に入れて冷蔵で送付すること
犬下痢パネル	[項目内容] 犬腸管コロナウイルス（CECoV），犬ジステンパーウイルス（CDV），犬パルボウイルス2（CPV2），*Clostridium perfringens* αtoxin，*Clostridium difficile* Toxin A&B，*Giardia* spp.，*Cryptosporidium* spp.，*Salmonella* spp.，*Campylobacter jejuni*，*Campylobacter coli* [動物種] 犬 [測定法] リアルタイムPCR法 [検体量] 便2～3g（冷蔵） [報告日数] 1～4日 [評価または基準値]（－）：陰性					
犬呼吸器疾患（CRD）パネル	[項目内容] *Bordetella bronchiseptica*，H3N8犬インフルエンザウイルス，犬ジステンパーウイルス（CDV），犬アデノウイルス2型（CAV-2），犬パラインフルエンザウイルス3型（CPIV-3），犬ヘルペスウイルス（CHV），犬呼吸器コロナウイルス（CRCoV），H1N1インフルエンザウイルス，H3N2犬インフルエンザウイルス，犬ニューモウイルス（CnPnV），*Mycoplasma cynos*，*Streptococcus equi* subsp. *zooepidemicus* [動物種] 犬 [測定法] リアルタイムPCR法 [検体] 結膜スワブおよび／または深咽頭スワブ（冷蔵） [報告日数] 1～4日 [評価または基準値]（－）：陰性					

2
外注検査

検査項目名	対象動物	検体材料・検体量（保存方法／保管期間）	評価または基準値	測定法	報告日数	備考
犬ジステンパーウイルス（CDV） つづき						
●アドテック㈱						
犬ジステンパーウイルスPHA抗体検査（CDV-PHA）	犬	血清または血漿 0.2 mL	抗体価	受身赤血球凝集試験	2日	普通郵便可
犬ジステンパーウイルスクラス別抗体検査（CDV-IgM/IgG）	犬	血清または血漿 0.2 mL	抗体価	ELISA法	2日	普通郵便可
犬ジステンパーウイルスPCR抗原検査（CDV-Ag・PCR）	犬	便，目脂，鼻汁，唾液スワブ（冷蔵）， 血液 2 mL（冷蔵）	(−)：陰性	PCR法	2～3日	冷蔵
犬ジステンパーウイルスPCR抗原型別検査（CDV-Ag・PCR(V/W)）	犬	−	野外株／ワクチン株	PCR法	3日	CDV-Ag・PCRの追加検査として実施
●㈱ケーナインラボ						
犬ジステンパーウイルス（CDV）	犬	EDTA全血 0.5 mL（冷蔵）， 小豆大糞便（冷蔵）， 病変部のぬぐい液（冷蔵）	検出されず	PCR法	4～5営業日	−
犬下痢パネル	[項目内容] 犬ジステンパーウイルス，犬腸管コロナウイルス，犬パルボウイルス，クリプトスポリジウム属，トリコモナス，ジアルジア属，サルモネラ属，*Campylobacter jejuni*，*Campylobacter coli* [動物種] 犬 [検体量] 小豆大糞便（冷蔵） [評価または基準値] 検出されず [測定法] PCR法 [報告日数] 4～5営業日					
●㈱ヒストベット						
Canine Distempervirus IgG	犬	血清 0.5 mL （冷蔵または冷凍）	＜1：80	IFA法	3～5日	・2～8℃で48時間以内に検査の場合は冷蔵，すぐに検査できない場合は冷凍保存の上，送付すること ・検体には抗凝固剤を使用せず，遠心分離によって血清を分離すること
Canine Distempervirus IgG/IgM	犬	血清 0.5 mL（凍結）	＜1：10	IFA法	8～10日	・3～8℃で48時間以内に検査の場合は冷蔵，すぐに検査できない場合は冷凍保存の上，送付すること ・検体には抗凝固剤を使用せず，遠心分離によって血清を分離すること
●富士フイルム モノリス㈱						
ジステンパーウイルスIgG抗体	犬	血清またはヘパリン血漿 0.2 mL（冷蔵）	512倍未満	IFA法	2日以内	−
ジステンパーウイルスIgM抗体	犬	血清またはヘパリン血漿 0.2 mL（冷蔵）	512倍未満	IFA法	2日以内	−
ジステンパーウイルス抗原	犬	鼻汁，眼脂，唾液，便（室温）	(−)：陰性	イムノクロマト法	2日以内	・症状の出ている部位から可能な限り材料をぬぐい（綿棒先端の全体に付着する以上の量），滅菌スピッツに入れて依頼する。また検体の乾燥はウイルス量の減少や測定反応を弱める可能性がある ・眼脂など乾燥状態の場合は，容器に生理食塩水を入れること。または湿らせた綿棒で採取する

検査項目名	対象動物	検体材料・検体量（保存方法／保管期間）	評価または基準値	測定法	報告日数	備考
犬ジステンパーウイルス（CDV）　つづき						
●マルピー・ライフテック㈱						
CDV IgG 抗体	犬	血清または血漿 0.05 mL，脳脊髄液 0.1 mL	※	免疫ペルオキシターゼプラック染色法	3 日以内	－
			※血清抗体価／脳脊髄抗体価（S/C）値 128 以下の場合，CNS 感染の可能性あり。その場合，次のリファレンス抗体検査に進む			
リファレンス抗体	犬	血清，血漿または脳脊髄液（CDV IgG 抗体検査と同じサンプルを使用する） 血清または血漿 0.1 mL，脳脊髄液 0.2 mL	※	CPV：HI 試験 CAV：中和試験	10 日以内	リファレンス抗体として CPV または CAV 抗体を測定する
			※リファレンス抗体 S/C÷CDV IgG 抗体 S/C≧4 の場合，CNS 感染と診断する			
CDV IgM 抗体	犬	血清または血漿 0.05 mL	※	ELISA 法	3 日以内	－
			※1 カ月以内にワクチン接種がある場合は抗体価 400 倍以上で感染と診断する。1 カ月以内にワクチン接種がない場合は抗体価 25 倍以上で感染と診断する			
CDV 中和抗体	犬	血清または血漿 0.2 mL	ワクチン効果判定基準 32 倍以上	中和試験	7 日以内	－
CDV 共通遺伝子（RNA）	感染するすべての動物	糞便，結膜スワブまたは鼻汁適量（冷蔵） EDTA 全血 0.5 mL（冷蔵） 脳脊髄液 0.3 mL（冷蔵）	※	RT-PCR 法	5 日以内	－
			※陽性の場合，感染の可能性あり。 ワクチン接種後 1 カ月以内の場合は次の野外株遺伝子検査に進む			
CDV 野外株遺伝子（RNA）	感染するすべての動物	共通遺伝子検査の PCR 産物を使用	野外株と判定されれば感染と診断する	PCR-RELP 法／Multiplex nestedPCR 法	4 日以内	ワクチン株と野外株の区別。キャニバックは区別不可能
ワクチンセット検査 A セット（CDV，CPV）	犬	血清または血漿 0.1 mL	※	CDV：IP 法 CPV：HI 試験	5 日以内	・ワクチン効果の確認のみに利用 ・キャニバック（共立製薬）は下記のキャニバックセットを利用
			※ワクチン効果判定基準 CDV：160 倍以上，CPV：40 倍以上			
ワクチンセット検査 B セット（CDV，CPV，CAV-1）	犬	血清または血漿 0.15 mL	※	CDV：IP 法 CPV：HI 試験 CAV-1：中和試験	7 日以内	・ワクチン効果の確認のみに利用 ・キャニバック（共立製薬）は下記のキャニバックセットを利用
			※ワクチン効果判定基準 CDV：160 倍以上，CPV：40 倍以上，CAV-1：40 倍以上			
ワクチンセット検査 キャニバック A セット（CDV，CPV）	犬	血清または血漿 0.1 mL	※	CDV：IP 法 CPV：ELISA	5 日以内	キャニバック（共立製薬）のワクチン効果の確認に利用
			※ワクチン効果判定基準 CDV：160 倍以上，CPV：40 倍以上			
ワクチンセット検査 キャニバック B セット（CDV，CPV，CAV-1）	犬	血清または血漿 0.15 mL	※	CDV：IP 法 CPV：ELISA CAV-1：中和試験	7 日以内	キャニバック（共立製薬）のワクチン効果の確認に利用
			※ワクチン効果判定基準 CDV：160 倍以上，CPV：40 倍以上，CAV-1：40 倍以上			
●㈱ランス						
マルピー・ライフテック㈱へ委託。詳細はマルピー・ライフテック㈱に準ずる						

検査項目名	対象動物	検体材料・検体量（保存方法／保管期間）	評価または基準値	測定法	報告日数	備考
犬アデノウイルス 1 型（CAdV-1／CAV-1）						
●アドテック㈱						
犬伝染性肝炎ウイルス中和抗体検査（CAV-1）	犬	血清または血漿 0.2 mL	抗体価	中和試験	7～12 日	普通郵便可

検査項目名	対象動物	検体材料・検体量（保存方法／保管期間）	評価または基準値	測定法	報告日数	備考
犬アデノウイルス１型(CAdV-1／CAV-1)　つづき						
●富士フイルム モノリス㈱						
アデノウイルスⅠ型抗体	犬	血清またはヘパリン血漿 0.2 mL(冷蔵)	３倍未満	中和試験	８日以内	－
●マルピー・ライフテック㈱						
CAV1 型(CAV-1)抗体	犬	血清または血漿 0.2 mL	※	中和試験	７日以内	－
			※ペア血清で上昇が確認できた場合に感染と判断する			
CAV-1 遺伝子(DNA)	犬	EDTA 全血または尿 0.4 mL	※	PCR 法	４日以内	－
			※陽性と判定されれば感染と診断する。ワクチンの影響はない			
CAV-1 抗体と CAV-2 抗体の同時検査	犬	血清または血漿 0.2 mL	※	中和試験	７日以内	・CAV-1 感染診断のために利用 ・両抗体検査を別々に検査した場合は結果に信頼性がない
			※CAV-1 抗体価 /CAV-2 抗体価≧２の場合に，CAV-1 感染と診断する			
ワクチンセット検査Ｂセットおよびキャニバック B セットの項目にも含まれる。前述を参照のこと						
●㈱ランス						
マルピー・ライフテック㈱へ委託。詳細はマルピー・ライフテック㈱に準ずる						

検査項目名	対象動物	検体材料・検体量（保存方法／保管期間）	評価または基準値	測定法	報告日数	備考
犬アデノウイルス２型(CAdV-2／CAV-2)						
●アイデックス ラボラトリーズ㈱						
犬アデノウイルス２型(CAV-2)	犬	結膜スワブ(必須)および深咽頭スワブ(冷蔵)	(－)：陰性	リアルタイム PCR 法	１～４日	－
※犬呼吸器疾患(CRD)パネルにも含まれる。前述を参照のこと						
●アドテック㈱						
犬アデノ２型ウイルス中和抗体検査(CAV2)	犬	血清または血漿 0.2 mL	抗体価	中和試験	７～12 日	普通郵便可
●マルピー・ライフテック㈱						
CAV2 型(CAV-2)抗体	犬	血清または血漿 0.2 mL	抗体価	中和試験	７日以内	－
●㈱ランス						
マルピー・ライフテック㈱へ委託。詳細はマルピー・ライフテック㈱に準ずる						

検査項目名	対象動物	検体材料・検体量（保存方法／保管期間）	評価または基準値	測定法	報告日数	備考
犬パルボウイルス(CPV)						
●アイデックス ラボラトリーズ㈱						
犬パルボウイルス２(CPV2)	犬	便 ２～３g(冷蔵)	(－)：陰性	リアルタイム PCR 法	１～４日	・便検体は小指第１関節程度の量で十分 ・検体はスピッツ管など，滅菌容器に入れて送付すること
犬下痢パネルの項目にも含まれる。前述を参照のこと						
●アドテック㈱						
犬パルボウイルス HI 抗体検査(CPV-HI)	犬	血清または血漿 0.2 mL	抗体価	豚血球凝集抑制試験	３日	普通郵便可
犬パルボウイルス中和抗体検査(CPV-SN)	犬	血清または血漿 0.2 mL	抗体価	中和試験	15 日	普通郵便可
犬パルボウイルスクラス別抗体検査(CPV-IgM/IgG)	犬	血清または血漿 0.2 mL	抗体価	ELISA 法	２日	普通郵便可
犬パルボウイルス PCR 抗原検査(CPV-Ag・PCR)	犬	便 0.5 g~1.0 g(冷蔵)	(－)：陰性	PCR 法	２～３日	冷蔵

検査項目名	対象動物	検体材料・検体量（保存方法／保管期間）	評価または基準値	測定法	報告日数	備考
犬パルボウイルス（CPV）　つづき						
●㈱ケーナインラボ						
犬パルボウイルス	犬	小豆大糞便（冷蔵）	検出されず	PCR法	4～5営業日	－
犬下痢パネルの項目にも含まれる。前述を参照のこと						
●富士フイルム モノリス㈱						
パルボウイルスIgG抗体	犬	血清またはヘパリン血漿 0.2 mL（冷蔵）	256倍未満	IFA法	2日以内	－
パルボウイルスIgM抗体	犬	血清またはヘパリン血漿 0.2 mL（冷蔵）	256倍未満	IFA法	2日以内	－
パルボウイルス抗原	犬	便 0.2 g（室温）	(－)：陰性	イムノクロマト法	2日以内	－
●マルピー・ライフテック㈱						
HI抗体	犬	血清または血漿 0.1 mL	ワクチン効果判定基準40倍以上	赤血球凝集抑制試験	4日以内	－
IgM抗体	犬	血清または血漿 0.1 mL	ワクチン接種後3週間以上であれば感染と診断する	2-ME処理赤血球凝集抑制試験	4日以内	－
野外株遺伝子（DNA）	犬	糞便適量，全血（ヘパリンまたはEDTA），血清または血漿 0.4 mL	野外株と判定されれば感染と診断する	PCR法	4日以内	ワクチン株と野外株の区別に有用。2b型ワクチンとは区別不可
ワクチンセット検査Aセット，Bセット，キャニバックAセット，キャニバックBセットの項目にも含まれる。前述を参照のこと						
●㈱ランス						
マルピー・ライフテック㈱へ委託。詳細はマルピー・ライフテック㈱に準ずる						

検査項目名	対象動物	検体材料・検体量（保存方法／保管期間）	評価または基準値	測定法	報告日数	備考
犬コロナウイルス（CCoV）						
●アイデックス ラボラトリーズ㈱						
犬腸管コロナウイルス（CECoV）	犬	便 2～3 g（冷蔵）	(－)：陰性	リアルタイムPCR法	1～4日	・便検体は小指第1関節程度の量で十分 ・検体はスピッツ管など，滅菌容器に入れて冷蔵で送付すること
犬呼吸器コロナウイルス（CRCoV）	犬	結膜スワブ（必須）および深咽頭スワブ（冷蔵）	(－)：陰性	リアルタイムPCR法	1～4日	－
犬腸管コロナウイルス（CECoV）は犬下痢パネルにも含まれる。犬呼吸器コロナウイルス（CRCoV）は犬呼吸器疾患（CRD）パネルにも含まれる。前述を参照のこと						
●アドテック㈱						
犬コロナウイルス中和抗体検査（CCV）	犬	血清または血漿 0.2 mL	抗体価	中和試験	7～12日	普通郵便可
●㈱ケーナインラボ						
犬腸管コロナウイルス	犬	小豆大糞便（冷蔵）	検出されず	PCR法	4～5営業日	－
犬下痢パネルの項目にも含まれる。前述を参照のこと						
●富士フイルム モノリス㈱						
コロナウイルスIgG抗体	犬	血清またはヘパリン血漿 0.2 mL（冷蔵）	3倍未満	IFA法	2日以内	－
コロナウイルスIgM抗体	犬	血清またはヘパリン血漿 0.2 mL（冷蔵）	3倍未満	IFA法	2日以内	－
コロナウイルス抗原	犬	便 0.2 g（室温）	(－)：陰性	イムノクロマト法	2日以内	－

検査項目名	対象動物	検体材料・検体量（保存方法／保管期間）	評価または基準値	測定法	報告日数	備考
犬コロナウイルス（CCoV）　つづき						
●マルピー・ライフテック㈱						
CCoV 抗体	犬	血清または血漿 0.1 mL	※	免疫ペルオキシダーゼプラック染色法	4日以内	－
			※ペア血清で上昇が確認できた場合に感染と判断する			
CCoV 遺伝子（RNA）	犬	糞便適量（冷蔵）	陽性と判定されれば感染と診断する	RT-PCR 法	5日以内	I 型，II 型を区別して検出
●㈱ランス						
マルピー・ライフテック㈱へ委託。詳細はマルピー・ライフテック㈱に準ずる						

検査項目名	対象動物	検体材料・検体量（保存方法／保管期間）	評価または基準値	測定法	報告日数	備考
犬パラインフルエンザウイルス（CPIV）						
●アイデックス ラボラトリーズ㈱						
犬パラインフルエンザウイルス3型（CPIV-3）	犬	結膜スワブおよび／または深咽頭スワブ（冷蔵）	（－）：陰性	リアルタイム PCR 法	1～4日	－
犬呼吸器疾患（CRD）パネルの項目にも含まれる。前述を参照のこと						
●アドテック㈱						
犬パラインフルエンザウイルス中和抗体検査（CPIV）	犬	血清または血漿 0.2 mL	抗体価	中和試験	7～12日	普通郵便可
●富士フイルム モノリス㈱						
パラインフルエンザウイルス IgG 抗体	犬	血清またはヘパリン血漿 0.2 mL（冷蔵）	3倍未満	IFA 法	2日以内	－
パラインフルエンザウイルス IgM 抗体	犬	血清またはヘパリン血漿 0.2 mL（冷蔵）	3倍未満	IFA 法	2日以内	－
●マルピー・ライフテック㈱						
CPIV 抗体	犬	血清または血漿 0.2 mL	ペア血清で上昇が確認できた場合に感染と診断する	中和試験	10日以内	－
●㈱ランス						
マルピー・ライフテック㈱へ委託。詳細はマルピー・ライフテック㈱に準ずる						

▶ 犬の細菌感染症

検査項目名	対象動物	検体材料・検体量（保存方法／保管期間）	評価または基準値	測定法	報告日数	備考
ブルセラ						
●アイデックス ラボラトリーズ㈱						
ブルセラ・キャニス抗体	犬	血清 0.3 mL（冷蔵または冷凍）	（－）：陰性	IFA 法	4～8日	－
犬輸血ドナーパネル	［項目内容］*Anaplasma* spp.※1，*Babesia* spp.※1，*Bartonella* spp.※2，*Brucella canis*，犬ヘモプラズマ（CHM），*Ehrlichia* spp.※1，*Leishmania* spp.※2 ［動物種］犬　［測定法］リアルタイム PCR 法 ［検体量］EDTA 全血 1 mL（冷蔵）　［報告日数］1～4日 ［評価または基準値］（－）：陰性 ※1 属が陽性の場合のみ，種特異的な結果の報告 ※2 属の陽性・陰性のみの報告					
●アドテック㈱						
ブルセラ・カニス感染症抗体検査 （*Bru. C*）	犬	血清または血漿 0.2 mL	抗体価 20倍以下を陰性，160倍以上を陽性	凝集試験	3日	普通郵便可

検査項目名	対象動物	検体材料・検体量（保存方法／保管期間）	評価または基準値	測定法	報告日数	備考
ブルセラ　つづき						
●富士フイルム モノリス㈱						
ブルセラ カニス IgG 抗体	犬	血清またはヘパリン血漿 0.2 mL（冷蔵）	100 倍未満	IFA 法	～2日	－
●マルピー・ライフテック㈱						
B. canis MA 抗体	犬	血清または血漿 0.1 mL	抗体価 100 倍以上で感染と診断する	マイクロプレート凝集反応	4日以内	－
B. canis ELISA 抗体	犬	血清または血漿 0.05 mL	陽性と判定されれば感染と診断する	ELISA 法	5日以内	10 検体以上で受付。特に多頭飼育施設での検査で有用
●㈱ランス						
マルピー・ライフテック㈱へ委託。詳細はマルピー・ライフテック㈱に準ずる						

検査項目名	対象動物	検体材料・検体量（保存方法／保管期間）	評価または基準値	測定法	報告日数	備考
レプトスピラ						
●アイデックス ラボラトリーズ㈱						
レプトスピラ抗体	犬	血清 0.3 mL（冷蔵または冷凍）	（－）：陰性	ELISA 法	0～2日	本検査では *pomona, canicola, icterohaemorrahgiae, grippotyphosa, bratislava, autumnalis, australis, hebdomadis* の抗体を検出するが，血清型の判別はできない
●アドテック㈱						
レプトスピラ *Lep. C*【カニコーラ】抗体，*Lep. I*【イクテロヘモラジー】抗体，*Lep. H*【ヘブドマディス】抗体検査	犬	血清または血漿 0.1 mL	抗体価 50 倍以下を陰性，100 倍以上を陽性	MAT 法	3日	普通郵便可（夏期は冷蔵が望まれる）
レプトスピラ PCR 抗原検査　（*Lep.*-Ag・PCR）	犬	全血 0.5 mL（冷蔵）または尿 2 mL	（－）：陰性	PCR 法	2～3日	全血：冷蔵 尿：普通郵便可
●㈱ケーナインラボ						
レプトスピラ	犬	尿 1.0 mL～（冷蔵），EDTA 全血 0.5 mL（冷蔵）	検出されず	PCR 法	4～5営業日	感染時期により検出される検体が異なるため，尿・血液の両方で検査することが推奨される
●㈱ヒストベット						
Leptospira spp IgG 定量	犬	血清 0.5 mL（冷蔵または冷凍）	＜1：200	IFA 法	3～5日	・2～8℃で 48 時間以内に検査の場合は冷蔵，すぐに検査できない場合は冷凍保存のうえ送付すること ・検体には抗凝固剤を使用せず，遠心分離によって血清を分離すること
●富士フイルム モノリス㈱						
レプトスピラ IgG 抗体	犬	血清またはヘパリン血漿 0.2 mL（冷蔵）	200 倍未満	IFA 法	～2日	－
レプトスピラ IgM 抗体	犬	血清またはヘパリン血漿 0.2 mL（冷蔵）	（－）：陰性	イムノクロマト法	～2日	－
●マルピー・ライフテック㈱						
レプトスピラ（*Leptospira* spp.）遺伝子（DNA）	犬	EDTA 全血 0.4 mL 尿 1 mL	陽性と判定されれば感染と診断する	PCR 法	5日以内	血清群（Serovar）は区別できない

検査項目名	対象動物	検体材料・検体量（保存方法／保管期間）	評価または基準値	測定法	報告日数	備考
レプトスピラ　つづき						
●㈱ランス						
マルピー・ライフテック㈱へ委託。詳細はマルピー・ライフテック㈱に準ずる						

検査項目名	対象動物	検体材料・検体量（保存方法／保管期間）	評価または基準値	測定法	報告日数	備考
エールリヒア						
●アイデックス ラボラトリーズ㈱						
犬ベクター媒介疾患パネル	［項目内容］*Anaplasma* spp.※1，*Babesia* spp.※1，*Bartonella* spp.※2，*Ehrlichia* spp.※1，*Hepatozoon* spp.※1，*Leishmania* spp.※2，*Neorichettsia ristícii*，*Rickettsia rickettsii*（ロッキー山紅斑熱），犬ヘモプラズマ（CHM） ［動物種］犬　［測定法］リアルタイム PCR 法 ［検体量］EDTA 全血 1 mL（冷蔵）　［報告日数］1～4日 ［評価または基準値］（－）：陰性 ※1 属が陽性の場合のみ，種特異的な結果の報告 ※2 属の陽性・陰性のみの報告					
犬輸血ドナーパネルの項目にも含まれる。前述を参照のこと						
●㈱ヒストベット						
Ehrlichia canis スクリーニング	犬	血清 0.5 mL（冷蔵または冷凍）	（－）：陰性	IFT 法	3～5日	・2～8℃で48時間以内に検査の場合は冷蔵，すぐに検査できない場合は冷凍保存の上，送付すること ・検体には抗凝固剤を使用せず，遠心分離によって血清を分離すること
Ehrlichia canis IgG	犬	血清 0.5 mL（冷蔵または冷凍）	＜1：50	IFA 法	3～5日	
●富士フイルム モノリス㈱						
エールリヒア IgM 抗体	犬	血清またはヘパリン血漿 0.2 mL（冷蔵）	50 倍未満	IFA 法	～2日	－
エールリヒア IgG 抗体	犬	血清またはヘパリン血漿 0.2 mL（冷蔵）	25 倍未満	IFA 法	～2日	－

検査項目名	対象動物	検体材料・検体量（保存方法／保管期間）	評価または基準値	測定法	報告日数	備考
ボレリア（ライム病）						
●アイデックス ラボラトリーズ㈱						
ライム病 C_6 抗体※	犬	血清 0.5 mL（冷蔵または冷凍）	症状の有無によって解釈が異なる	ELISA 法	5～8日	下記参照
※この検査はアメリカにおける *B. burgdorferi* 感染のための検査である。日本で分布が確認されている種について検出可能かは不明である。輸入感染症の検査として利用すること						
●㈱ヒストベット						
Borrelia burgdorferi (Lyme disease)スクリーニング※	犬	血清 0.5 mL（冷蔵または冷凍）	（－）：陰性	IFT 法	1～3日	・2～8℃で48時間以内に検査の場合は冷蔵，すぐに検査できない場合は冷凍保存の上，送付すること ・検体には抗凝固剤を使用せず，遠心分離によって血清を分離すること
Borrelia burgdorferi (Lyme disease)IgG ※	犬	血清 0.5 mL（冷蔵または冷凍）	＜1：64	IFA 法	3～5日	・2～8℃で48時間以内に検査の場合は冷蔵，すぐに検査できない場合は冷凍保存の上，送付すること ・検体には抗凝固剤を使用せず，遠心分離によって血清を分離すること
※この検査はアメリカにおける *B. burgdorferi* 感染のための検査である。日本で分布が確認されている種について検出可能かは不明である。輸入感染症の検査として利用すること						

検査項目名	対象動物	検体材料・検体量（保存方法／保管期間）	評価または基準値	測定法	報告日数	備考
ボレリア(ライム病)　つづき						
●富士フイルム モノリス㈱						
ライム病 IgG 抗体※	犬	血清またはヘパリン血漿 0.2 mL（冷蔵）	64 倍未満	IFA 法	2 日以内	–
※この検査はアメリカにおける *B. burgdorferi* 感染のための検査である。日本で分布が確認されている種について検出可能かは不明である。輸入感染症の検査として利用すること						

検査項目名	対象動物	検体材料・検体量（保存方法／保管期間）	評価または基準値	測定法	報告日数	備考
細菌培養同定，塗抹鏡検，薬剤感受性試験など						
●アイデックス ラボラトリーズ㈱						
塗抹鏡検	犬，猫	詳細は問い合わせの上，確認のこと		グラム染色	2～4 日	・検査材料の塗抹標本を作製し，顕微鏡検査により細菌および細胞の存在，種類や数，貪食の有無を確認 ・グラム染色により微生物形態（グラム染色性，球菌，桿菌，酵母など）を確認し，迅速な報告が可能
一般(好気)培養同定	類人猿を除く動物			用手法および AMS 法	3～10 日	培養は原則として「種」まで同定。菌によっては「属名」で報告する場合もあり
嫌気性培養同定				嫌気チェンバー培養法	6～16 日	嫌気ポーター使用にて検体送付
薬剤感受性	犬，猫			微量液体希釈法(一部は K-B ディスク法)	3～10 日	–
●㈲カホテクノ						
細菌同定遺伝子検査	犬，猫，その他	膿，尿，皮膚，血液など（冷蔵）	詳細は問い合わせの上，確認のこと	broad range PCR ダイレクトシーケンス	～8 日	微生物種の同定のみ（感受性試験は実施せず）
●富士フイルム モノリス㈱						
一般細菌培養同定	犬，猫	尿，胸水，腹水，膿，耳漏，眼脂，鼻汁，呼吸腔粘液，口腔粘液など（冷蔵）	詳細は問い合わせの上，確認のこと	培養法	7 日以内	–
培養後薬剤感受性試験	犬，猫	–		ディスク法	上記＋2 日程度	本試験は上記の一般細菌培養同定後に検査
●㈱ランス						
好気性培養同定	犬，猫，その他	尿・膿・耳垢・皮膚・被毛・鼻汁など（冷蔵／1 週間）	詳細は問い合わせの上，確認のこと	培養法	4～7 日	滅菌スピッツあるいはスワブにて提出すること。真菌培養同定も同時受付可
嫌気性培養同定	犬，猫，その他	尿・膿・耳垢・皮膚・被毛・鼻汁など（冷蔵／1 週間）		培養法	4～7 日	スワブあるいは嫌気ポーターにて送付すること
薬剤感受性試験	犬，猫，その他	–		KB 法	5～8 日	薬剤感受性試験は細菌培養同定後の検査となる
グラム染色	犬，猫，その他	–		グラム染色	2～4 日	–
●スペクトラム ラボ ジャパン㈱						
becSCREEN（バイオフィルムを用いた薬剤感受性試験）	犬，猫	専用スワブに耳垢，尿などを十分量採材（冷蔵／可能な限り速やかに検査）	細菌にバイオフィルムを形成させ，これを撲滅する薬剤の濃度（MBEC）を判定する※	MIC および MBEC	10 日前後	・冷蔵，発払いにて送付 ・一般の細菌培養同定，薬剤感受性試験としても利用可能 ・グラム陽性菌とグラム陰性菌により検査する薬剤が異なる ・同定された菌により検査期間が前後することがある
			※詳細は問い合わせの上，確認のこと			

2
外注検査

▶犬の内部寄生虫感染症

検査項目名	対象動物	検体材料・検体量（保存方法／保管期間）	評価または基準値	測定法	報告日数	備考
ジアルジア						
●アイデックス ラボラトリーズ㈱						
ジアルジア	犬，猫	便 2～3g（冷蔵）	（－）：陰性	リアルタイムPCR法	1～4日	属の陰性・陽性のみの報告
犬下痢パネル（前述），猫下痢パネル（後述）の項目にも含まれる						
●㈱ケーナインラボ						
ジアルジア属	犬，猫	小豆大糞便（冷蔵）	検出されず	PCR法	4～5営業日	－
犬下痢パネル（前述），猫下痢パネル（後述）の項目にも含まれる						

検査項目名	対象動物	検体材料・検体量（保存方法／保管期間）	評価または基準値	測定法	報告日数	備考
クリプトスポリジウム						
●アイデックス ラボラトリーズ㈱						
クリプトスポリジウム	犬，猫	便 2～3g（冷蔵）	（－）：陰性	リアルタイムPCR法	1～4日	属の陰性・陽性のみの報告
犬下痢パネル（前述），猫下痢パネル（後述）の項目にも含まれる						
●㈱ケーナインラボ						
クリプトスポリジウム属	犬，猫	小豆大糞便（冷蔵）	検出されず	PCR法	4～5営業日	－
犬下痢パネル（前述），猫下痢パネル（後述）の項目にも含まれる						

検査項目名	対象動物	検体材料・検体量（保存方法／保管期間）	評価または基準値	測定法	報告日数	備考
ネオスポラ						
●㈱ヒストベット						
Neospora canium IgG	犬	血清 0.5 mL（冷蔵または冷凍）	＜1：160	IFA法	3～5日	・2～8℃で48時間以内に検査の場合は冷蔵，すぐに検査できない場合は冷凍保存の上，送付すること ・検体には抗凝固剤を使用せず，遠心分離によって血清を分離すること
●マルピー・ライフテック㈱						
N. caninum 抗体	犬	血清または血漿 0.05 mL	陽性と判定されれば感染と診断する	ELISA法	5日以内	送付方法指定なし
●㈱ランス						
マルピー・ライフテック㈱へ委託。詳細はマルピー・ライフテック㈱に準ずる						

検査項目名	対象動物	検体材料・検体量（保存方法／保管期間）	評価または基準値	測定法	報告日数	備考
バベシア						
●アイデックス ラボラトリーズ㈱						
バベシア	犬	EDTA全血 1 mL（冷蔵）	（－）：陰性	リアルタイムPCR法	1～4日	属が陽性の場合のみ，種特異的な結果の報告
犬輸血ドナーパネル，犬ベクター媒介疾患パネルの項目にも含まれる。前述を参照のこと						
●アドテック㈱						
バベシアギブソニ感染症PCR抗原検査	犬	全血 0.5 mL（冷蔵）	（－）：陰性	PCR法	3日	冷蔵
バベシアギブソニ・カニス感染症PCR抗原検査	犬	全血 0.5 mL（冷蔵）	（－）：陰性	PCR法	4日	冷蔵
●㈱アマネセル						
イヌバベシア感染症遺伝子検査	犬	血液塗抹標本	（－）：陰性	PCR法	7～10日	細胞診断後の塗抹標本を使用し，㈲カホテクノへ再委託

検査項目名	対象動物	検体材料・検体量（保存方法／保管期間）	評価または基準値	測定法	報告日数	備考
バベシア　つづき						
●㈲カホテクノ						
バベシア症遺伝子検査	犬	全血 0.2 mL（冷蔵）	（－）：陰性	PCR法	～3日	*B. gibsoni* *B. canis*
●㈱ケーナインラボ						
バベシア・ギブソニ／キャニス	犬	EDTA全血 0.5 mL（冷蔵）	検出されず	PCR法	4～5営業日	
●㈱ヒストベット						
Babesia canis IgG	犬	血清 0.5 mL（冷蔵または冷凍）	＜1：50	IFA法	3～5日	・2～8℃で48時間以内に検査の場合は冷蔵，すぐに検査できない場合は冷凍保存の上，送付すること ・検体には抗凝固剤を使用せず，遠心分離によって血清を分離すること
Babesia gibsoni IgG	犬	血清 1.0 mL（冷蔵または冷凍）	＜1：40	IFA法	8～10日	・2～8℃で48時間以内に検査の場合は冷蔵，すぐに検査できない場合は冷凍保存の上，送付すること ・検体には抗凝固剤を使用せず，遠心分離によって血清を分離すること
●富士フイルム モノリス㈱						
バベシア ギブソニー IgG抗体	犬	血清またはヘパリン血漿 0.2 mL（冷蔵）	64倍未満	IFA法	～2日	－
バベシア カニス IgG抗体	犬	血清またはヘパリン血漿 0.2 mL（冷蔵）	20倍未満	IFA法	～2日	－
●マルピー・ライフテック㈱						
Babesia gibsoni 遺伝子（DNA）	犬	EDTA全血 0.4 mL	陽性と判定されれば感染と診断する	PCR法	4日以内	－
Babesia gibsoni 抗体	犬	血清または血漿 0.05 mL	陽性と判定されれば感染と診断する	ELISA法	5日以内	－
●㈱ランス						
マルピー・ライフテック㈱へ委託。詳細はマルピー・ライフテック㈱に準ずる						

検査項目名	対象動物	検体材料・検体量（保存方法／保管期間）	評価または基準値	測定法	報告日数	備考
エキノコックス						
●（同）環境動物フォーラム						
糞便内抗原	犬，猫	糞便 約5g（常温）	※	サンドイッチELISA法	1週間～10日程度	－
			※陽性判定の場合，駆虫剤投与後の糞便を再検査。陰転すれば感染と診断する			
虫卵（テニア科条虫卵）	犬，猫	糞便 約5g（常温）	検出されず	ショ糖液浮游法	1週間～10日程度	
●（公財）実験動物中央研究所						
エキノコックス	犬	糞便 5g程度（親指大）冷蔵庫にて保存。なるべく新鮮な糞便	※	ELISA法	検体到着後原則4営業日後	依頼書の提出が必要
			※抗原検査（スクリーニング）で陽性と判定されればショ糖浮游法で虫卵の確認，虫卵が確認された場合は虫卵のPCR検査で判定			

検査項目名	対象動物	検体材料・検体量（保存方法／保管期間）	評価または基準値	測定法	報告日数	備考
フィラリア（犬糸状虫）						
●アイデックス ラボラトリーズ㈱						
犬糸状虫成虫抗原	犬	血清または血漿 0.3 mL（冷蔵または冷凍）	(－)：陰性	ELISA法	0～2日	－
●アドテック㈱						
犬フィラリア感染症抗原検査	犬	全血 0.2 mL（冷蔵）	(－)：陰性	イムノクロマト法	2日	冷蔵
●富士フイルム モノリス㈱						
犬糸状虫成虫抗原	犬	血清またはヘパリン血漿 0.2 mL（冷蔵）	(－)：陰性	ELISA法	～2日	－
●マルピー・ライフテック㈱						
D. immitis 抗原	犬	血清または血漿 0.2 mL	陽性と判定されれば感染と診断する	イムノクロマト法	2日以内	－
D. immitis 遺伝子(DNA)※	犬	EDTA全血 0.4 mL	陽性と判定されれば感染と診断する	PCR法	5日以内	－
※遺伝子検査については㈱ランスからも依頼可能						
●㈱ランス						
犬フィラリア成虫抗原	犬	血清またはヘパリン血漿 0.2 mL（冷蔵／1週間）	(－)：陰性	ELISA法	1～2日	－

検査項目名	対象動物	検体材料・検体量（保存方法／保管期間）	評価または基準値	測定法	報告日数	備考
トリコモナス（猫の検査については後述も参照）						
●㈱ケーナインラボ						
トリコモナス（*Tritrichomonas foetus*）	犬，猫	小豆大糞便（冷蔵）	検出されず	PCR法	4～5営業日	－
犬下痢パネルの項目にも含まれる。前述を参照のこと						

検査項目名	対象動物	検体材料・検体量（保存方法／保管期間）	評価または基準値	測定法	報告日数	備考
トキソプラズマ（猫の検査については後述も参照）						
●㈱ヒストベット						
Toxoplasma 抗体スクリーニング	犬，猫	血清 0.5 mL（冷蔵または冷凍）	(－)：陰性	HA法	3～5日	・2～8℃で48時間以内に検査の場合は冷蔵，すぐに検査できない場合は冷凍保存の上，送付すること ・検体には抗凝固剤を使用せず，遠心分離によって血清を分離すること
Toxoplasma gondii IgG/IgM	犬	血清 1 mL（凍結）	(－)：陰性	ELISA法	12～13日	検体には抗凝固剤を使用せず，遠心分離によって血清を分離すること
●マルピー・ライフテック㈱						
T. gondii 抗体	犬，猫	血清または血漿 0.05 mL	陽性と判定されれば感染と診断する	ELISA法	4日以内	－
●㈱ランス						
マルピー・ライフテック㈱へ委託。詳細はマルピー・ライフテック㈱に準ずる						

検査項目名	対象動物	検体材料・検体量(保存方法／保管期間)	評価または基準値	測定法	報告日数	備考
虫卵検査，原虫検査など						
●富士フイルム モノリス㈱						
原虫検査	犬，猫	便 0.2 g 以上(冷蔵)	主に検出される原虫：コクシジウム，ジアルジア	硫酸亜鉛浮游法	10 日	ジアルジアは新鮮便での検査が望ましい
寄生虫卵検査	犬，猫	便 0.2 g 以上(冷蔵)	※	飽和食塩水浮游法 ホルマリンエーテル法	10 日	−
			※主に検出される寄生虫卵：回虫卵，鞭虫卵，鉤虫卵，線虫卵，条虫卵，吸虫卵			

▶ 犬の外部寄生虫感染症

ヒゼンダニ						
●㈱ケーナインラボ						
ヒゼンダニ(疥癬)	犬	掻爬(冷蔵)，被毛2〜3本(冷蔵)	検出されず	PCR 法	4〜5 営業日	−

ニキビダニ						
●㈱ケーナインラボ						
ニキビダニ(毛包虫)	犬	掻爬(冷蔵)，被毛2〜3本(冷蔵)	検出されず	PCR 法	4〜5 営業日	−

▶ 犬の真菌感染症

マラセチア						
●㈱ランス						
マラセチア	犬，猫，その他	耳垢，皮膚など(冷蔵)	(−)：陰性	培養法	4〜7 日	耳材料で細菌培養同定を依頼の場合，同時に検査

皮膚糸状菌						
●アイデックス ラボラトリーズ㈱						
皮膚糸状菌パネル	犬，猫	毛，爪，膿，皮膚，スワブ(冷蔵)	(−)：陰性	リアルタイム PCR 法	1〜4 日	*Microsporum* spp.，*Trichophyton* spp.，*Microsporum canis* を検出
●㈱ケーナインラボ						
皮膚糸状菌症(*Mycrosporum* 属，*Trichophyton* 属，*Epidermophyton* 属)	犬，猫	掻爬(冷蔵)，被毛2〜3本(冷蔵)	検出されず	PCR 法	4〜5 営業日	−
●㈱ランス						
皮膚糸状菌	犬，猫，その他	皮膚・被毛など	(−)：陰性	サブロー培地ほか	8〜15 日	滅菌スピッツなどで乾燥状態で提出すること

クリプトコックス(クリプトコッカス)(猫の検査については後述も参照)						
●㈱ケーナインラボ						
クリプトコッカス(*Cryptococcus neoformans*)	犬，猫	病変部のぬぐい液(冷蔵)，米粒大組織(冷蔵)	検出されず	PCR 法	4〜5 営業日	−

検査項目名	対象動物	検体材料・検体量（保存方法／保管期間）	評価または基準値	測定法	報告日数	備考
クリプトコックス（クリプトコッカス）（猫の検査については後述も参照） つづき						
●㈱ヒストベット						
Cryptococcus Antigen	犬，猫	血清 0.5 mL，脳脊髄液 0.5 mL（冷蔵または冷凍）	(−)：陰性	LATEX	3～5日	・2～8℃で48時間以内に検査の場合は冷蔵，すぐに検査できない場合は冷凍保存の上，送付すること ・検体には抗凝固剤を使用せず，遠心分離によって血清を分離すること
●㈱ランス						
真菌培養	犬，猫，その他	鼻腔など病変部をカルチャースワブプラスなどの輸送培地に採材	(−)：陰性	サブロー培地	10～14日	依頼書に目的菌“クリプトコッカス”と記載すること

検査項目名	対象動物	検体材料・検体量（保存方法／保管期間）	評価または基準値	測定法	報告日数	備考
真菌培養同定，塗抹鏡検，薬剤感受性試験など						
●アイデックス ラボラトリーズ㈱						
真菌塗抹鏡検査	犬，猫	詳細は問い合わせの上，確認のこと		KOH法	2～3日	−
真菌培養同定	類人猿を除く動物			用手法およびAMS法	※	− ※カンジダ：3～5日，糸状菌：最長1カ月
真菌薬剤感受性	犬，猫			微量液体希釈法	3～10日	−
●㈲カホテクノ						
真菌同定遺伝子検査	犬，猫，その他	膿，尿，皮膚，血液など（冷蔵）	詳細は問い合わせの上，確認のこと	broad range PCRダイレクトシーケンス	～8日	微生物種の同定のみ（感受性試験は実施せず）
●富士フイルム モノリス㈱						
真菌培養同定	犬，猫	尿，胸水，腹水，皮膚，被毛，爪など（冷蔵または室温）	詳細は問い合わせの上，確認のこと	培養法	40日	−
●㈱ランス						
真菌培養同定	犬，猫，その他	皮膚，被毛など（冷蔵）	詳細は問い合わせの上，確認のこと	培養法	13～15日	滅菌スピッツあるいはスワブにて提出

▶ 猫のウイルス感染症

狂犬病ウイルス（犬の検査と同様）

検査項目名	対象動物	検体材料・検体量（保存方法／保管期間）	評価または基準値	測定法	報告日数	備考
猫汎白血球減少症ウイルス（FPLV）						
●アイデックス ラボラトリーズ㈱						
猫汎白血球減少症ウイルス（FPLV）	猫	便 2～3g（冷蔵）	(−)：陰性	リアルタイムPCR法	1～4日	・便検体は小指第1関節程度の量で十分 ・検体はスピッツ管など，滅菌容器に入れて冷蔵で送付すること

検査項目名	対象動物	検体材料・検体量（保存方法／保管期間）	評価または基準値	測定法	報告日数	備考
猫汎白血球減少症ウイルス（FPLV）　つづき						
猫下痢パネル	［項目内容］猫コロナウイルス（FCoV），猫汎白血球減少症ウイルス（FPLV），*Clostridium perfringens* αtoxin，*Giardia* spp.，*Cryptosporidium* spp.，*Salmonella* spp.，*Tritrichomonas foetus*，*Toxoplasma gondii*，*Campylobacter jejuni*，*Campylobacter coli* ［動物種］猫　［測定法］リアルタイム PCR 法 ［検体量］便 2～3 g（冷蔵）　［報告日数］1～4 日 ［評価または基準値］（－）：陰性					
●アドテック㈱						
猫汎白血球減少症ウイルス HI 抗体検査（FPLV-HI）	猫	血清または血漿 0.2 mL	抗体価	豚血球凝集抑制試験	3 日	普通郵便可
猫汎白血球減少症ウイルス PCR 抗原検査（FPLV-Ag・PCR）	猫	便 0.5 g～1 g（冷蔵）	（－）：陰性	PCR 法	2～3 日	冷蔵
●㈱ケーナインラボ						
猫汎白血球減少症ウイルス	猫	小豆大糞便（冷蔵），EDTA またはヘパリン全血（冷蔵）	検出されず	PCR 法	4～5 営業日	－
猫下痢パネル	［項目内容］猫コロナウイルス，猫パルボウイルス，猫汎白血球減少症ウイルス，トキソプラズマ，クリプトスポリジウム属，トリコモナス，ジアルジア，サルモネラ属，*Campylobacter jejuni*，*Campylobacter coli* ［動物種］猫　［測定法］PCR 法 ［検体量］小豆大糞便（冷蔵）　［報告日数］4～5 営業日					
●富士フイルム モノリス㈱						
汎白血球減少症ウイルス IgG 抗体	猫	血清またはヘパリン血漿 0.2 mL（冷蔵）	256 倍未満	IFA 法	2 日以内	－
汎白血球減少症ウイルス IgM 抗体	猫	血清またはヘパリン血漿 0.2 mL（冷蔵）	256 倍未満	IFA 法	2 日以内	－
汎白血球減少症ウイルス抗原	猫	便 0.2 g（室温）	（－）：陰性	イムノクロマト法	2 日以内	－
●マルピー・ライフテック㈱						
HI 抗体	猫	血清または血漿 0.1 mL	ワクチン効果判定基準 10 倍以上	赤血球凝集抑制試験	4 日以内	－
IgM 抗体	猫	血清または血漿 0.1 mL	ワクチン接種後 3 週間以上であれば感染と診断する	2-ME 処理赤血球凝集抑制試験	4 日以内	－
野外株遺伝子（DNA）	猫	糞便適量，全血（ヘパリンまたは EDTA），血清または血漿 0.4 mL	陽性と判定されれば感染と診断する	PCR 法	4 日以内	－
●㈱ランス						
マルピー・ライフテック㈱へ委託。詳細はマルピー・ライフテック㈱に準ずる						

検査項目名	対象動物	検体材料・検体量（保存方法／保管期間）	評価または基準値	測定法	報告日数	備考
猫カリシウイルス（FCV）						
●アイデックス ラボラトリーズ㈱						
猫カリシウイルス（FCV）	猫	結膜スワブおよび深咽頭スワブ（冷蔵）	（－）：陰性	リアルタイム PCR 法	1～4 日	結膜スワブと深咽頭スワブを一緒に容器に入れ，乾燥・密封状態のものを冷蔵で提出すること
猫上部呼吸器疾患／猫結膜炎パネル	［項目内容］猫ヘルペスウイルス 1（FHV-1），猫カリシウイルス（FCV），*Clamydophila felis*，*Mycoplasma felis*，*Bordetella bronchiseptica*，H1N1 インフルエンザウイルス ［動物種］猫　［測定法］リアルタイム PCR 法 ［検体］結膜スワブおよび／または深咽頭スワブ（冷蔵）　［報告日数］1～4 日 ［評価または基準値］（－）：陰性					

検査項目名	対象動物	検体材料・検体量（保存方法／保管期間）	評価または基準値	測定法	報告日数	備考
猫カリシウイルス(FCV)　つづき						
●アドテック㈱						
猫カリシウイルス中和抗体検査(FCV)	猫	血清または血漿 0.2 mL	抗体価	中和試験	7～12日	普通郵便可
●㈱アマネセル						
猫カリシウイルス(FCV)感染症遺伝子検査	猫	組織標本	(－)：陰性	RT-PCR法	7～10日	病理検査後の検体(口腔・咽頭・結膜粘膜の炎症病変)を使用し，㈲カホテクノへ再委託
●㈲カホテクノ						
猫カリシウイルス(FCV)遺伝子検査	猫	粘膜(咽頭／結膜)スワブ(冷蔵)	(－)：陰性	RT-PCR法	10日	－
●㈱ケーナインラボ						
猫カリシウイルス	猫	病変部のぬぐい液(冷蔵)	検出されず	RT-PCR法	4～5営業日	1.0～2.0 mLの生理食塩水を用意し，病変部をぬぐった綿棒の先端を切り落とす
●富士フイルム モノリス㈱						
カリシウイルスIgG抗体	猫	血清またはヘパリン血漿 0.2 mL(冷蔵)	3倍未満	IFA法	2日以内	－
カリシウイルスIgM抗体	猫	血清またはヘパリン血漿 0.2 mL(冷蔵)	3倍未満	IFA法	2日以内	－
カリシウイルス抗原	猫	鼻汁，眼脂，唾液(冷蔵)	(－)：陰性	RT-PCR法	8日以内	・症状の出ている部位から可能な限り材料をぬぐい(綿棒先端の全体に付着する以上の量)，滅菌スピッツに入れて依頼する。また検体の乾燥はウイルス量の減少や測定反応を弱める可能性がある ・眼脂など乾燥状態の場合は，容器に生理食塩水を入れること。または湿らせた綿棒で採取する
●マルピー・ライフテック㈱						
FCV遺伝子(RNA)	猫	鼻汁，結膜スワブまたは唾液 適量(冷蔵)	陽性と判定されれば感染と診断する	RT-PCR法	5日以内	－
キャットフルセット(猫上部気道感染症セット)	[検査項目] FCV遺伝子(RNA)，FHV-1遺伝子(DNA)，*C. felis* 遺伝子(DNA)，*B. bronchiseptica* 遺伝子(DNA)，*M. felis* 遺伝子(DNA) [動物種] 猫 [検体量] 鼻汁，結膜スワブまたは唾液 適量(冷蔵) [評価または基準値] 陽性と判定されれば感染と診断する [測定法] FCV：RT-PCR法　FHV-1，*C. felis*，*B. bronchiseptica*，*M. felis*：PCR法 [報告日数] 5日以内					
ワクチンセット検査 Vセット (FPV，FCV，FHV-1)	猫	血清，血漿 0.1 mL	※	※※	5日以内	ワクチン効果のみに利用 ※ワクチン効果判定基準 FPV：10倍以上，FCV：800倍以上，FHV-1：400倍以上 ※※FPV：HI試験，FCV：免疫ペルオキシダーゼプラック染色法 FHV-1：免疫ペルオキシダーゼプラック染色法
●㈱ランス						
マルピー・ライフテック㈱へ委託。詳細はマルピー・ライフテック㈱に準ずる						

検査項目名	対象動物	検体材料・検体量（保存方法／保管期間）	評価または基準値	測定法	報告日数	備考

猫ヘルペスウイルス（FHV）

●アイデックス ラボラトリーズ㈱

検査項目名	対象動物	検体材料・検体量（保存方法／保管期間）	評価または基準値	測定法	報告日数	備考
猫ヘルペスウイルスⅠ（FHV-1）	猫	結膜スワブおよび深咽頭スワブ（冷蔵）	（－）：陰性	リアルタイムPCR法	1～4日	結膜スワブと深咽頭スワブを一緒に容器に入れ，乾燥・湿潤状態のものを冷蔵で提出すること
猫上部呼吸器疾患／猫結膜炎パネルの項目にも含まれる。前述を参照のこと						

●アドテック㈱

検査項目名	対象動物	検体材料・検体量（保存方法／保管期間）	評価または基準値	測定法	報告日数	備考
猫ウイルス性鼻気管炎ウイルス中和抗体検査（FHV）	猫	血清または血漿 0.2 mL	抗体価	中和試験	7～12日	普通郵便可

●㈱アマネセル

検査項目名	対象動物	検体材料・検体量（保存方法／保管期間）	評価または基準値	測定法	報告日数	備考
ネコヘルペスウイルス（FHV-1）感染症遺伝子検査	猫	組織標本	（－）：陰性	nested-PCR法	7～10日	病理検査後の検体（口腔・咽頭・結膜粘膜の炎症病変）を使用し，㈲カホテクノへ再委託

●㈲カホテクノ

検査項目名	対象動物	検体材料・検体量（保存方法／保管期間）	評価または基準値	測定法	報告日数	備考
ネコヘルペスウイルス（FHV-1）	猫	粘膜（咽頭／結膜）スワブ，冷蔵	（－）：陰性	nested-PCR法	4日	－

●㈱ケーナインラボ

検査項目名	対象動物	検体材料・検体量（保存方法／保管期間）	評価または基準値	測定法	報告日数	備考
猫ヘルペスウイルスⅠ型	猫	病変部のぬぐい液（冷蔵）	検出されず	PCR法	4～5営業日	1.0～2.0 mLの生理食塩水を用意し，病変部をぬぐった綿棒の先端を切り落とす

●富士フイルム モノリス㈱

検査項目名	対象動物	検体材料・検体量（保存方法／保管期間）	評価または基準値	測定法	報告日数	備考
ヘルペスウイルスIgG抗体	猫	血清またはヘパリン血漿 0.2 mL（冷蔵）	3倍未満	IFA法	2日以内	－
ヘルペスウイルスIgM抗体	猫	血清またはヘパリン血漿 0.2 mL（冷蔵）	3倍未満	IFA法	2日以内	－
ヘルペスウイルス抗原	猫	鼻汁，眼脂，唾液（冷蔵）	（－）：陰性	PCR法	8日以内	・症状の出ている部位から可能な限り材料をぬぐい（綿棒先端の全体に付着する以上の量），滅菌スピッツに入れて依頼する。また検体の乾燥はウイルス量の減少や測定反応を弱める可能性がある ・眼脂など乾燥状態の場合は，容器に生理食塩水を入れること。または湿らせた綿棒で採取する

●マルピー・ライフテック㈱

検査項目名	対象動物	検体材料・検体量（保存方法／保管期間）	評価または基準値	測定法	報告日数	備考
FHV-1遺伝子（DNA）	猫	鼻汁，結膜スワブ，唾液適量	陽性と判定されれば感染と診断する	PCR法	4日以内	－
キャットフルセット（猫上部気道感染症セット），ワクチンセット検査 Vセットの項目にも含まれる。前述を参照のこと						

●㈱ランス

マルピー・ライフテック㈱へ委託。詳細はマルピー・ライフテック㈱に準ずる

猫白血病ウイルス（FeLV）

●アイデックス ラボラトリーズ㈱

検査項目名	対象動物	検体材料・検体量（保存方法／保管期間）	評価または基準値	測定法	報告日数	備考
猫白血病ウイルス（FeLV）抗原	猫	血清または血漿 0.2 mL（冷蔵または冷凍）	（－）：陰性	ELISA法	1～2日	－
猫白血病ウイルス（FeLV）抗原	猫	EDTA全血 0.5 mL（冷蔵）	（－）：陰性	IFA法	2～6日	・必ずELISA検査で陽性と確認できた検体のみ依頼すること ・検体は採血後翌日までに到着するように依頼すること

検査項目名	対象動物	検体材料・検体量（保存方法／保管期間）	評価または基準値	測定法	報告日数	備考
猫白血病ウイルス（FeLV）　つづき						
猫白血病ウイルス（FeLV）	猫	EDTA 全血　1 mL（冷蔵）	（−）：陰性	リアルタイム PCR 法	1～4日	−
猫輸血ドナーパネル	［項目内容］ *Anaplasma* spp.※1，*Bartonella* spp.※2，*Cytauxzoon felis*，*Ehrlichia* spp.※1，猫コロナウイルス（FCoV），猫ヘモプラズマ（FHM），猫白血病ウイルス（FeLV），猫免疫不全ウイルス（FIV） ［動物種］猫 ［検体量］EDTA 全血　1 mL（冷蔵）　［測定法］リアルタイム PCR 法 ［評価または基準値］（−）：陰性　　［報告日数］1～4日 ※1　属が陽性の場合のみ，種特異的な結果の報告 ※2　属の陽性・陰性のみの報告					
●アドテック㈱						
猫白血病ウイルス抗原検査（FeLV）	猫	血清，血漿 0.2 mL または全血 0.2 mL（冷蔵）	（−）：陰性	イムノクロマト法	2日	普通郵便可，全血は冷蔵
●㈱ケーナインラボ						
猫白血病ウイルス（FeLV）定量検査	猫	EDTA 全血 0.5 mL（冷蔵／2～3日）	検出されず	リアルタイム RT-PCR 法	4～5営業日	治療のモニタリングに有用な検査
猫白血病プロウイルス（proFeLV）定性検査	猫	EDTA 全血 0.5 mL（冷蔵／2～3日）	検出されず	PCR 法	4～5営業日	野生株の感染の有無を判別
●富士フイルム モノリス㈱						
猫白血病ウイルス抗原（FeLV）	猫	血清またはヘパリン血漿 0.2 mL（冷蔵）	（−）：陰性	イムノクロマト法	即日	−
●マルピー・ライフテック㈱						
FeLV 抗原	猫	血清，血漿，腹水，胸水 0.1 mL	陽性と判定されれば感染と診断する	ELISA 法	3日以内	−
FeLV 遺伝子（プロウイルス DNA）	猫	骨髄液，全血（EDTA 処理）0.4 mL	陽性と判定されれば感染と診断する	PCR 法	5日以内	血液材料は検出感度が低い
●㈱ランス						
マルピー・ライフテック㈱へ委託。詳細はマルピー・ライフテック㈱に準ずる						

検査項目名	対象動物	検体材料・検体量（保存方法／保管期間）	評価または基準値	測定法	報告日数	備考
猫免疫不全ウイルス（FIV）						
●アイデックス ラボラトリーズ㈱						
猫免疫不全ウイルス（FIV）抗体	猫	血清または血漿 0.2 mL（冷蔵または冷凍）	（−）：陰性	ELISA または WB 法	※	WB 法は，必ず ELISA 検査で陽性と確認できた検体のみ依頼すること ※ ELISA 法：1～2日，WB 法：7～14日
猫免疫不全ウイルス（FIV）	猫	EDTA 全血　1 mL（冷蔵）	（−）：陰性	リアルタイム PCR 法	1～4日	−
猫輸血ドナーパネルの項目にも含まれる。前述を参照のこと						
●アドテック㈱						
猫免疫不全ウイルス抗体検査（FIV）	猫	血清，血漿 0.2 mL または全血 0.2 mL（冷蔵）	（−）：陰性	イムノクロマト法	2日	普通郵便可，全血は冷蔵
猫免疫不全ウイルス PCR 抗原検査（FIV-Ag・PCR）	猫	全血 0.5 mL（冷蔵）	（−）：陰性	PCR 法	3日	冷蔵
●㈱ケーナインラボ						
猫免疫不全ウイルス（FIV）定量検査	猫	EDTA 全血 0.5 mL（冷蔵／2～3日）	※ ※検出されず（AIDS 発症猫の多くは血漿中から 10^6/mL 以上検出される）	リアルタイム RT-PCR 法	4～5営業日	予後や病期を予測する検査
猫免疫不全プロウイルス（proFIV）定性検査	猫	EDTA 全血 0.5 mL（冷蔵／2～3日）	検出されず	PCR 法	4～5営業日	野生株の感染の有無を判別

検査項目名	対象動物	検体材料・検体量（保存方法／保管期間）	評価または基準値	測定法	報告日数	備考
猫免疫不全ウイルス(FIV)　つづき						
猫免疫不全ウイルスサブタイプ分類	猫	EDTA 全血 0.5 mL（冷蔵／2・3日）	系統解析によるサブタイプの分類	DNAシークエンス法	10営業日	感染株が発症しにくい株であるのか否かを明らかにする
●富士フイルム モノリス㈱						
免疫不全ウイルス抗体(FIV)	猫	血清またはヘパリン血漿 0.2 mL（冷蔵）	(－)：陰性	イムノクロマト法	即日	－
●マルピー・ライフテック㈱						
FIV 抗体	猫	血清，血漿，腹水または胸水 0.1 mL	※	免疫ペルオキシダーゼ細胞学的検査(IP-C)	3日以内	－
			※5カ月齢以上で FIV ワクチン未接種で，陽性と判定されれば感染と診断する			
FIV 遺伝子（プロウイルス DNA）	猫	EDTA 全血 0.4 mL	陽性と判定されれば感染と診断する	PCR 法	5日以内	－
●㈱ランス						
マルピー・ライフテック㈱へ委託。詳細はマルピー・ライフテック㈱に準ずる						

検査項目名	対象動物	検体材料・検体量（保存方法／保管期間）	評価または基準値	測定法	報告日数	備考
猫コロナウイルス(FCoV)						
●アイデックス ラボラトリーズ㈱						
猫コロナウイルス(FCoV)抗体	猫	血清または血漿 0.2 mL（冷蔵または冷凍）	抗体価	IFA 法	1～2日	－
猫コロナウイルス(FCoV)	猫	便 2～3g（冷蔵）	(－)：陰性	リアルタイム PCR 法	1～4日	・便検体は小指第1関節程度の量で十分 ・検体はスピッツ管など，滅菌容器に入れて冷蔵で送付すること
猫下痢パネル，猫輸血ドナーパネルの項目にも含まれる。前述を参照のこと						
●㈱ケーナインラボ						
猫コロナウイルス	猫	EDTA 全血 0.5 mL（冷蔵），腹水・胸水・脳脊髄液 0.5 mL（冷蔵），肉芽腫の FNA（冷蔵），小豆大糞便（冷蔵）	検出されず	RT-PCR 法	4～5営業日	・肉芽腫の FNA：1.0 mL の生理食塩水に組織・細胞を懸濁 ・FIP の診断には糞便は不適
猫下痢パネルの項目にも含まれる。前述を参照のこと						
●富士フイルム モノリス㈱						
猫コロナウイルス IgG 抗体(FCoV)	猫	血清またはヘパリン血漿 0.2 mL（冷蔵）	400 倍未満	IFA 法	2日以内	－
●マルピー・ライフテック㈱						
FCoV 抗体［FCoV 感染診断］	猫	血清，血漿 0.03 mL	※	ELISA 法	3日以内	－
			※血中抗体価 800 倍以上：持続感染の可能性あり			
FCoV 遺伝子(RNA)［FCoV 感染診断］	猫	血清，血漿 0.03 mL 糞便適量	陽性と判定されれば感染と診断する	RT-PCR 法	5日以内	－

検査項目名	対象動物	検体材料・検体量（保存方法／保管期間）	評価または基準値	測定法	報告日数	備考
猫伝染性腹膜炎ウイルス(FIPV)						
●アイデックス ラボラトリーズ㈱						
猫伝染性腹膜炎ウイルス(FIPV)パネル	猫	体液：胸水，腹水 0.5 mL 以上（冷蔵） 組織：病変の存在が疑われる臓器，リンパ節，大網，脾臓，腸間膜リンパ節（冷蔵）	※	リアルタイム PCR 法	1～4日	末梢血中のウイルス量が少ないため，血液検体による検出頻度は低く，血液は推奨検体ではない
			※ FCoV 陽性または陰性，FCoV 陽性の場合は FIPV，FECV，分類不能，検出限界以下の4パターンの結果を報告			

2 外注検査

検査項目名	対象動物	検体材料・検体量（保存方法／保管期間）	評価または基準値	測定法	報告日数	備考
猫伝染性腹膜炎ウイルス（FIPV） つづき						
●アドテック㈱						
猫伝染性腹膜炎ウイルス抗体検査（FIPV）	猫	血清，血漿，胸水，腹水 0.2 mL	抗体価	IPA 法	2日	普通郵便可
●㈱アマネセル						
FIP 免疫染色	猫	組織標本，セルブロック標本	※	抗コロナウイルス抗体を用いた免疫染色	7日以内	病理組織検査，セルブロック検査後の検体を使用
			※陽性細胞が確認された場合に，病理所見と合わせて判断し「猫伝染性腹膜炎」と診断			
●㈱ヒストベット						
FIP スクリーニング	猫	血清または血漿 0.5 mL（冷蔵）	(－)：陰性	IFT 法	1～3日	2～8℃で 48 時間以内に検査の場合は冷蔵，すぐに検査できない場合は冷凍保存の上，送付すること
●マルピー・ライフテック㈱						
FCoV 抗体［FIP 発症診断］	猫	血清，血漿 0.03 mL 脳脊髄液 0.1 mL，腹水または胸水	※	ELISA 法	3日以内	腹水，胸水の場合は血中抗体価より低く測定される傾向あり
			※FIP である可能性 ［血中抗体価］ 102,400 倍以上：95％，51,200 倍：92％，25,600 倍：84％，12,800 倍：70%，6,400 倍：55% ［脳脊髄液中抗体価］ 2,560 倍以上：ほぼ 100% ［血中抗体価／脳脊髄中抗体価］ 10 以下：ほぼ 100%			
FCoV 遺伝子（RNA）［FIP 発症診断］	猫	腹水，胸水，脳脊髄液 0.3 mL，EDTA 全血 0.5 mL	※	RT-PCR 法	5日以内	−
			※陽性の場合の FIP である可能性 ［腹水，胸水］ほぼ 100%［全血］75%［脳脊髄液］ほぼ 100%			
●㈱ランス						
マルピー・ライフテック㈱へ委託。詳細はマルピー・ライフテック㈱に準ずる						

▶ 猫の細菌感染症

検査項目名	対象動物	検体材料・検体量（保存方法／保管期間）	評価または基準値	測定法	報告日数	備考
猫クラミジア						
●アイデックス ラボラトリーズ㈱						
クラミドフィラ・フェリス	猫	結膜スワブおよび／または深咽頭スワブ	(－)：陰性	リアルタイム PCR 法	1～4日	結膜スワブと深咽頭スワブを一緒に容器に入れ，乾燥・密封状態のものを冷蔵で提出すること
猫上部呼吸器疾患／猫結膜炎パネルの項目にも含まれる。前述を参照のこと						
●富士フイルム モノリス㈱						
クラミジア IgG 抗体	猫	血清またはヘパリン血漿 0.2 mL（冷蔵）	32 倍未満	IFA 法	～2日	−
クラミジア IgM 抗体	猫	血清またはヘパリン血漿 0.2 mL（冷蔵）	32 倍未満	IFA 法	～2日	−
●マルピー・ライフテック㈱						
C. felis 遺伝子（DNA）	猫	鼻汁，結膜スワブ，唾液 適量	陽性と判定されれば感染と診断する	PCR 法	4日以内	−
●㈱ランス						
マルピー・ライフテック㈱へ委託。詳細はマルピー・ライフテック㈱に準ずる						

検査項目名	対象動物	検体材料・検体量（保存方法／保管期間）	評価または基準値	測定法	報告日数	備考
バルトネラ（猫ひっかき病）						
●アイデックス ラボラトリーズ㈱						
バルトネラ	犬，猫	EDTA 全血　1 mL（冷蔵）	（－）：陰性	リアルタイム PCR 法	1～4日	属の陰性・陽性のみの報告
猫ベクター媒介疾患パネル	［項目内容］*Anaplasma* spp.※1, *Bartonella* spp.※2, *Cytauxzoon felis*., *Ehrlichia* spp.※1, 猫ヘモプラズマ（FHM） ［動物種］猫　［測定法］リアルタイム PCR 法 ［検体量］EDTA 全血　1 mL（冷蔵）　［報告日数］1～4日 ［評価または基準値］（－）：陰性 ※1 属が陽性の場合のみ，種特異的な結果の報告 ※2 属の陽性・陰性のみの報告					
猫輸血ドナーパネルの項目にも含まれる。前述を参照のこと						
●富士フイルム モノリス㈱						
猫ひっかき病（バルトネラ）IgG 抗体	猫	血清またはヘパリン血漿 0.2 mL（冷蔵）	64 倍未満	IFA 法	～2日	－

検査項目名	対象動物	検体材料・検体量（保存方法／保管期間）	評価または基準値	測定法	報告日数	備考
ヘモプラズマ（ヘモバルトネラ）						
●アイデックス ラボラトリーズ㈱						
猫ヘモプラズマパネル	［項目内容］*Mycoplasma haemofelis*, *Candidatus* Mycoplasma haemominutum, *Candidatus* Mycoplasma turicensis ［動物種］猫　［測定法］リアルタイム PCR 法 ［検体量］EDTA 全血　1 mL（冷蔵）　［報告日数］1～4日 ［評価または基準値］（－）：陰性					
猫ベクター媒介疾患パネル，猫輸血ドナーパネルの項目にも含まれる。前述を参照のこと						
●㈱アマネセル						
ネコ　ヘモプラズマ（旧ヘモバルトネラ）感染症遺伝子検査	猫	血液塗抹標本	（－）：陰性	PCR 法	7～10日	細胞診断後の塗抹標本を使用し，㈲カホテクノへ再委託
●㈲カホテクノ						
ヘモプラズマ※遺伝子検査	猫	EDTA 全血 0.2 mL（冷蔵）	検出されず	PCR 法	～3営業日	※ *Mycoplasma haemofelis* (Mhf), “*Candidatus* Mycoplasma haemominutum” (CMhm), “*Candidatus* Mycoplasma turicensis” (CMt)
●㈱ケーナインラボ						
ヘモプラズマ※	猫	EDTA 全血 0.5 mL（冷蔵）	検出されず	PCR 法	4～5営業日	※ *Mycoplasma haemofelis*, *Candidatus* M. haemominutum, *Candidatus* M. turicensis
●富士フイルム モノリス㈱						
ヘモプラズマ	猫	血液塗抹未染色（固定済）スライド（常温）	疑わしい疾患名	鏡検法	～7日	
●マルピー・ライフテック㈱						
ヘモプラズマ※	猫	EDTA 全血 0.5 mL（冷蔵）	検出されず	PCR 法	4営業日	※ *Mycoplasma haemofelis*, *Candidatus* M. haemominutum, *Candidatus* M. turicensis
●㈱ランス						
マルピー・ライフテック㈱へ委託。詳細はマルピー・ライフテック㈱に準ずる						

細菌培養同定，塗抹鏡検，薬剤感受性試験など（犬の検査と同様）

▶ 猫の内部寄生虫感染症

ジアルジア（犬の検査と同様）

検査項目名	対象動物	検体材料・検体量（保存方法／保管期間）	評価または基準値	測定法	報告日数	備考
トリコモナス						
●アイデックス ラボラトリーズ㈱						
トリトリコモナス・フィータス	猫	便 2～3g（冷蔵）	（－）：陰性	リアルタイムPCR法	1～4日	－
猫下痢パネルの項目にも含まれる。前述を参照のこと						
●㈱ケーナインラボ						
トリコモナス（*Tritrichomonas foetus*）	犬，猫	小豆大糞便（冷蔵）	検出されず	PCR法	4～5営業日	－
猫下痢パネルの項目にも含まれる。前述を参照のこと						
クリプトスポリジウム（犬の検査と同様）						
トキソプラズマ（犬の検査については前述も参照）						
●アイデックス ラボラトリーズ㈱						
トキソプラズマ	猫	便 2～3g，EDTA全血1mL，脳脊髄液（冷蔵）	（－）：陰性	リアルタイムPCR法	1～4日	－
猫下痢パネルの項目にも含まれる。前述を参照のこと						
●㈱ケーナインラボ						
トキソプラズマ（*Toxoplasma gondii*）	猫	小豆大糞便（冷蔵），脳脊髄液 0.5mL（冷蔵），米粒大組織（冷蔵）	検出されず	PCR法	4～5営業日	－
猫下痢パネルの項目にも含まれる。前述を参照のこと						
●㈱ヒストベット						
Toxoplasma 抗体スクリーニング	犬，猫	血清 0.5mL（冷蔵または冷凍）	（－）：陰性	HA法	3～5日	・2～8℃で48時間以内に検査の場合は冷蔵，すぐに検査できない場合は冷凍保存の上，送付すること ・検体には抗凝固剤を使用せず，遠心分離によって血清を分離すること
Toxoplasma gondii IgG 〈ネコ〉	猫	血清 0.5mL（冷蔵または冷凍）	＜1：50	IFA法	3～5日	・2～8℃で48時間以内に検査の場合は冷蔵，すぐに検査できない場合は冷凍保存の上，送付すること ・検体には抗凝固剤を使用せず，遠心分離によって血清を分離すること
●富士フイルム モノリス㈱						
トキソプラズマIgG抗体	猫	血清またはヘパリン血漿 0.2mL（冷蔵）	50倍未満	IFA法	～3日	－
●マルピー・ライフテック㈱						
Toxoplasma gondii 抗体	犬，猫	血清または血漿 0.05mL	陽性と判定されれば感染と診断する	ELISA法	4日以内	－
●㈱ランス						
マルピー・ライフテック㈱へ委託。詳細はマルピー・ライフテック㈱に準ずる						

検査項目名	対象動物	検体材料・検体量（保存方法／保管期間）	評価または基準値	測定法	報告日数	備考
フィラリア（犬糸状虫）						
●アイデックス ラボラトリーズ㈱						
猫糸状虫抗原	猫	血清 0.6 mL（冷蔵または冷凍）	(−)：陰性	ELISA 法	4〜8日	抗原・抗体のセットあり
猫糸状虫抗体	猫	血清 0.5 mL（冷蔵または冷凍）	(−)：陰性	ELISA 法	4〜8日	抗原・抗体のセットあり
●富士フイルム モノリス㈱						
犬糸状虫成虫抗原（猫）	猫	血清またはヘパリン血漿 0.2 mL（冷蔵）	(−)：陰性	ELISA 法	〜2日	−
犬糸状虫抗体（猫）	猫	血清またはヘパリン血漿 0.1 mL（冷蔵）	(−)：陰性	ELISA 法	〜3日	−

エキノコックス（犬の検査については前述も参照）						
●（同）環境動物フォーラム						
糞便内抗原	犬，猫	糞便 約5g（常温）	※	サンドイッチ ELISA 法	1週間〜10日程度	−
			※陽性判定の場合，駆虫剤投与後の糞便を再検査。陰転すれば感染と診断する			
虫卵（テニア科条虫卵）	犬，猫	糞便 約5g（常温）	検出されず	ショ糖液浮游法	1週間〜10日程度	−

虫卵検査，原虫検査など（犬の検査と同様）

▶ 猫の真菌感染症

マラセチア（犬の検査と同様）

皮膚糸状菌（犬の検査と同様）

クリプトコックス（クリプトコッカス）						
●㈱ケーナインラボ						
クリプトコッカス（*Cryptococcus neoformans*）	犬，猫	病変部のぬぐい液（冷蔵），米粒大組織（冷蔵）	検出されず	PCR 法	4〜5営業日	−
●㈱ヒストベット						
Cryptococcus Antigen	犬，猫	血清 0.5 mL，脳脊髄液 0.5 mL（冷蔵または冷凍）	(−)：陰性	ラテックス凝集法	3〜5日	・2〜8℃で48時間以内に検査の場合は冷蔵，すぐに検査できない場合は冷凍保存の上，送付すること ・検体には抗凝固剤を使用せず，遠心分離によって血清を分離すること
●富士フイルム モノリス㈱						
クリプトコッカス抗原	猫	血清または脳脊髄液 0.5 mL（凍結）	(−)：陰性	ラテックス凝集法	〜2日	−
●㈱ランス						
真菌培養	犬，猫，その他	鼻腔など病変部をカルチャースワブプラスなどの輸送培地に採材	(−)：陰性	サブロー培地	10〜14日	依頼書に目的菌“クリプトコッカス”と記載すること

真菌培養同定，塗抹鏡検，薬剤感受性試験など（犬の検査と同様）

3 予防・治療薬

▶ 犬用ワクチン

製品名	投与方法	対象動物 ※使用可能年齢や体重，その他の制限事項など詳細は各添付文書を参照のこと	予防効果およびワクチン内微生物の生死（*はコアワクチン）			
			狂犬病 ※法律による接種義務	犬ジステンパー*	犬伝染性肝炎*	犬アデノウイルス２型感染症*
犬用ビルバゲン DA $_2$PPi/L	皮下注射	犬		○生	２型予防に伴う効果	○生
犬用ワクチン ノビバック DHPPi	皮下注射	犬		○生	２型予防に伴う効果	○生
犬用ワクチン ノビバック DHPPi+L	皮下注射	犬		○生	２型予防に伴う効果	○生
犬用ワクチン ノビバック PUPPY DP	皮下注射	犬		○生		
キャニバック KC-3	経鼻投与	犬				○死
キャニバック５	皮下注射／筋肉内注射	犬		○生	２型予防に伴う効果	○生
キャニバック６	皮下注射／筋肉内注射	犬		○生	２型予防に伴う効果	○生
キャニバック９	皮下注射／筋肉内注射	犬		○生	２型予防に伴う効果	○生
狂犬病ワクチン-TC	皮下注射／筋肉内注射	犬および猫	○死			
狂犬病 TC ワクチン「KMB」	皮下注射／筋肉内注射	犬および猫	○死			
日生研狂犬病 TC ワクチン	皮下注射／筋肉内注射	犬および猫	○死			
バンガードプラス CPV 犬パルボウイルス感染症予防ワクチン	皮下注射	犬				
バンガードプラス５/CV 犬用６種感染症予防ワクチン	皮下注射	犬		○生	２型予防に伴う効果	○生
バンガードプラス５/CV-L 犬用８種感染症予防ワクチン	皮下注射	犬		○生	２型予防に伴う効果	○生
バンガードプラス５/CV-L4 犬用 10 種感染症予防ワクチン	皮下注射	犬		○生	２型予防に伴う効果	○生
バンガードＬ４ 犬用４種感染症予防ワクチン	皮下注射	犬				
ユーリカン５	皮下注射	犬		○生	２型予防に伴う効果	○生
ユーリカン７	皮下注射	犬		○生	２型予防に伴う効果	○生

・本付録は医薬品の概括的な情報を提供することを目的とし，各医薬品の使用上の注意事項(制限事項・副反応など含む)・適応・用法用量などの詳細については省略しています。薬剤の使用にあたっては，必ず最新の添付文書などの医薬品情報を参照し，患者の病態の評価，飼い主へのインフォームド・コンセントを行った上で各獣医師責任の下，細心の注意を払って使用して下さい。
・収載されている情報は2018年2月時点のものです。農林水産省HP(動物医薬品検査所：動物医薬品等データベース)に記載されるおもな製品をもとに，各メーカーより提供の情報を編集部でまとめています(製造中止を含む一部除外)。流通しているすべての製品は収載していませんのでご了承ください。（緑書房 編集部）

予防効果およびワクチン内微生物の生死(＊はコアワクチン)					アジュバントの有無	製造販売元 / 販売元
犬パルボウイルス感染症＊	犬コロナウイルス感染症	犬パラインフルエンザウイルス感染症	レプトスピラ症	ボルデテラ感染症		
○生		○生	○死 イクテロヘモラジー，カニコーラ		無	㈱ビルバックジャパン
○生		○生			無	㈱インターベット
○生		○生	○死 イクテロヘモラジー，カニコーラ		無	㈱インターベット
○生					無	㈱インターベット
		○死		○死 ボルデテラ・ブロンキセプチカ	無	共立製薬㈱
○生		○生			無	共立製薬㈱
○生	○死	○生			有	共立製薬㈱
○生	○死	○生	○死 イクテロヘモラジー，カニコーラ，ヘブドマディス		有	共立製薬㈱
					無	㈱微生物化学研究所
					無	KMバイオロジクス㈱
					無	製造販売元：日生研㈱ / 発売元：共立製薬㈱
○生					無	ゾエティス・ジャパン㈱
○生	○死	○生			有	ゾエティス・ジャパン㈱
○生	○死	○生	○死 イクテロヘモラジー，カニコーラ		有	ゾエティス・ジャパン㈱
○生	○死	○生	○死 イクテロヘモラジー，カニコーラ，ポモナ，グリッポチフォーサ		有	ゾエティス・ジャパン㈱
			○死 イクテロヘモラジー，カニコーラ，ポモナ，グリッポチフォーサ		有	ゾエティス・ジャパン㈱
○生		○生			無	ベーリンガーインゲルハイム アニマルヘルス ジャパン㈱ / 日本全薬工業㈱
○生		○生	○死 イクテロヘモラジー，カニコーラ		無	ベーリンガーインゲルハイム アニマルヘルス ジャパン㈱ / 日本全薬工業㈱

▶ 猫用ワクチン

製品名	接種方法	対象動物 ※使用可能年齢や体重，その他の制限事項など詳細は各添付文書を参照のこと	予防効果およびワクチン内微生物の生死（＊はコアワクチン）		
			狂犬病	猫汎白血球減少症*	猫カリシウイルス感染症*
狂犬病ワクチン-TC	皮下注射／筋肉内注射	犬および猫	○死		
狂犬病 TC ワクチン「KMB」	皮下注射／筋肉内注射	犬および猫	○死		
日生研狂犬病 TC ワクチン	皮下注射／筋肉内注射	犬および猫	○死		
猫用ビルバゲン CRP	皮下注射／筋肉内注射	猫		○生	○生
猫用ワクチン ノビバック TRICAT	皮下注射	猫		○生	○生
ピュアバックス RCP	皮下注射	猫		○生	○死（２価）
ピュアバックス RCP-FeLV	皮下注射	猫		○生	○死（２価）
ピュアバックス RCPCh-FeLV	皮下注射	猫		○生	○死（２価）
フェリバック 3	皮下注射／筋肉内注射	猫		○死	○死（３価）
フェロガード プラス３ 猫用３種感染症予防ワクチン	皮下注射	猫		○生	○生
フェロセル CVR 猫用３種感染症予防ワクチン	皮下注射	猫		○生	○生
フェロバックス 3 猫用３種感染症予防ワクチン	皮下注射／筋肉内注射	猫		○死	○死
フェロバックス 5 猫用５種感染症予防ワクチン	皮下注射／筋肉内注射	猫		○死	○死
フェロバックス FIV 猫用猫免疫不全ウイルス感染症予防ワクチン	皮下注射	猫			
リュウコゲン	皮下注射	猫			

・本付録は医薬品の概括的な情報を提供することを目的とし，各医薬品の使用上の注意事項（制限事項・副反応など含む）・適応・用法用量などの詳細については省略しています。薬剤の使用にあたっては，必ず最新の添付文書などの医薬品情報を参照し，患者の病態の評価，飼い主へのインフォームド・コンセントを行った上で各獣医師責任の下，細心の注意を払って使用して下さい。
・収載されている情報は2018年2月時点のものです。農林水産省HP（動物医薬品検査所：動物医薬品等データベース）に記載されるおもな製品などに，各メーカーより提供の情報を編集部でまとめています（製造中止を含む一部除外）。流通しているすべての製品は収載していませんのでご了承ください。

（緑書房 編集部）

予防効果およびワクチン内微生物の生死（＊はコアワクチン）				アジュバントの有無	製造販売元／販売元
猫ウイルス性鼻気管炎＊	猫白血病（持続性ウイルス血症の予防）	猫免疫不全ウイルス感染症	猫クラミジア症		
				無	㈱微生物化学研究所
				無	KMバイオロジクス㈱
				無	製造販売元：日生研㈱／発売元：共立製薬㈱
○生				無	㈱ビルバックジャパン
○生				無	㈱インターベット
○生				無	ベーリンガーインゲルハイム アニマルヘルス ジャパン㈱／日本全薬工業㈱
○生	○生（猫白血病ウイルス由来防御抗原蛋白発現遺伝子導入カナリア痘ウイルス）			無	ベーリンガーインゲルハイム アニマルヘルス ジャパン㈱／日本全薬工業㈱
○生	○生（猫白血病ウイルス由来防御抗原蛋白発現遺伝子導入カナリア痘ウイルス）		○生	無	ベーリンガーインゲルハイム アニマルヘルス ジャパン㈱／日本全薬工業㈱
○死				有	共立製薬㈱
○生				無	ゾエティス・ジャパン㈱
○生				無	ゾエティス・ジャパン㈱
○死				有	ゾエティス・ジャパン㈱
○死	○死		○死	有	ゾエティス・ジャパン㈱
		○死		有	ゾエティス・ジャパン㈱
	○死（大腸菌発現組換え猫白血病ウイルスp45精製抗原）			有	㈱ビルバックジャパン

▶ 内部寄生虫に関する主な駆除・予防薬（犬・猫）

犬糸状虫に関する薬剤は次項「犬糸状虫に関する主な予防薬（犬・猫）」も参照

対象動物 ※使用可能年齢や体重，その他の制限事項など詳細は各添付文書を参照のこと	効能効果	製品名
犬	犬糸状虫症の予防，吸血ノミ産下卵の孵化阻害ならびにノミ幼虫脱皮阻害，犬回虫・犬鉤虫および犬鞭虫の駆除	システック S
犬	犬糸状虫症の予防，吸血ノミ産下卵の孵化阻害ならびにノミ幼虫脱皮阻害，犬回虫・犬鉤虫および犬鞭虫の駆除	システック M
犬	犬糸状虫症の予防，吸血ノミ産下卵の孵化阻害ならびにノミ幼虫脱皮阻害，犬回虫・犬鉤虫および犬鞭虫の駆除	システック L
犬	犬糸状虫症の予防，吸血ノミ産下卵の孵化阻害ならびにノミ幼虫脱皮阻害，犬回虫・犬鉤虫および犬鞭虫の駆除	システック LL
犬	犬の回虫，鉤虫の駆除	ソルビー錠
犬・猫	犬：瓜実条虫，マンソン裂頭条虫，メソセストイデス属条虫，多包条虫の駆除 猫：瓜実条虫，猫条虫，マンソン裂頭条虫の駆除	ドロンシット錠
猫	猫回虫，猫鉤虫，瓜実条虫，猫条虫の駆除	ドロンタール錠
犬	犬回虫，犬鉤虫，犬鞭虫，瓜実条虫の駆除	ドロンタールプラス錠
犬	犬糸状虫症の予防，ノミおよびマダニの駆除，犬回虫・犬鉤虫および犬鞭虫の駆除	パノラミス錠 S
犬	犬糸状虫症の予防，ノミおよびマダニの駆除，犬回虫・犬鉤虫および犬鞭虫の駆除	パノラミス錠 M
犬	犬糸状虫症の予防，ノミおよびマダニの駆除，犬回虫・犬鉤虫および犬鞭虫の駆除	パノラミス錠 L
犬	犬糸状虫症の予防，ノミおよびマダニの駆除，犬回虫・犬鉤虫および犬鞭虫の駆除	パノラミス錠 LL
犬	犬糸状虫症の予防，ノミおよびマダニの駆除，犬回虫・犬鉤虫および犬鞭虫の駆除	パノラミス錠 XL
犬・猫	犬・猫：回虫，鉤虫（十二指腸虫を含む）の駆除	ピペゲン錠
犬	犬糸状虫症の予防。犬回虫および犬鉤虫の駆除。犬鞭虫の駆除	ミルベマイシン A 錠 1.25
犬	犬糸状虫症の予防。犬回虫および犬鉤虫の駆除。犬鞭虫の駆除	ミルベマイシン A 錠 2.5
犬	犬糸状虫症の予防。犬回虫および犬鉤虫の駆除。犬鞭虫の駆除	ミルベマイシン A 錠 5
犬	犬糸状虫症の予防。犬回虫および犬鉤虫の駆除。犬鞭虫の駆除	ミルベマイシン A 錠 10
犬	犬糸状虫の寄生予防。犬回虫および犬鉤虫の駆除	イベルメック DSP−34
犬	犬糸状虫の寄生予防。犬回虫および犬鉤虫の駆除	イベルメック DSP−68
犬	犬糸状虫の寄生予防。犬回虫および犬鉤虫の駆除	イベルメック DSP−136
犬	犬糸状虫の寄生予防。犬回虫および犬鉤虫の駆除	イベルメック DSP−272
犬	犬糸状虫の寄生予防。犬回虫および犬鉤虫の駆除	イベルメック PI−34
犬	犬糸状虫の寄生予防。犬回虫および犬鉤虫の駆除	イベルメック PI−68
犬	犬糸状虫の寄生予防。犬回虫および犬鉤虫の駆除	イベルメック PI−136
犬	犬糸状虫の寄生予防。犬回虫および犬鉤虫の駆除	イベルメック PI−272
犬	犬糸状虫の寄生予防ならびに犬回虫，犬鉤虫，犬鞭虫，瓜実条虫および多包条虫の駆除	インターセプター S チュアブル錠 S

・本付録は医薬品の概括的な情報を提供することを目的とし，各医薬品の使用上の注意事項(制限事項・副反応など含む)・適応・用法用量などの詳細については省略しています。薬剤の使用にあたっては，必ず最新の添付文書などの医薬品情報を参照し，患者の病態の評価，飼い主へのインフォームド・コンセントを行った上で各獣医師責任の下，細心の注意を払って使用して下さい。
・収載されている情報は2018年2月時点のものです。農林水産省HP(動物医薬品検査所：動物医薬品等データベース)に記載されるおもな製品をもとに，各メーカーより提供の情報を編集部でまとめています(製造中止を含む一部除外)。流通しているすべての製品は収載していませんのでご了承ください。
(緑書房 編集部)

区分［剤形］	主成分	備考	製造販売業者／販売元
錠剤	ミルベマイシンオキシム 2mg/1錠，ルフェヌロン 40mg/1錠	要指示	エランコジャパン㈱
錠剤	ミルベマイシンオキシム 4mg/1錠，ルフェヌロン 80mg/1錠	要指示	エランコジャパン㈱
錠剤	ミルベマイシンオキシム 8mg/1錠，ルフェヌロン 160mg/1錠	要指示	エランコジャパン㈱
錠剤	ミルベマイシンオキシム 16mg/1錠，ルフェヌロン 320mg/1錠	要指示	エランコジャパン㈱
錠剤	パモ酸ピランテル 100.9mg/1錠	－	ゾエティス・ジャパン㈱
錠剤	プラジクアンテル 50.0mg/1錠(660mg)	－	バイエル薬品㈱
錠剤	プラジクアンテル 20mg/1錠(339mg)， パモ酸ピランテル 230mg/1錠(339mg)	－	バイエル薬品㈱
錠剤	プラジクアンテル 50mg/1錠(660mg)， パモ酸ピランテル 144mg/1錠，フェバンテル 150mg/1錠(660mg)	－	バイエル薬品㈱
錠剤	ミルベマイシンオキシム 2.3mg/1錠，スピノサド 140mg/1錠	要指示	エランコジャパン㈱
錠剤	ミルベマイシンオキシム 4.5mg/1錠，スピノサド 270mg/1錠	要指示	エランコジャパン㈱
錠剤	ミルベマイシンオキシム 9.3mg/1錠，スピノサド 560mg/1錠	要指示	エランコジャパン㈱
錠剤	ミルベマイシンオキシム 13.5mg/1錠，スピノサド 810mg/1錠	要指示	エランコジャパン㈱
錠剤	ミルベマイシンオキシム 27.0mg/1錠，スピノサド 1620mg/1錠	要指示	エランコジャパン㈱
錠剤	クエン酸ピペラジン 0.30g/1包(0.5g)，サントニン 0.02g/1包(0.5g)	－	現代製薬㈱
錠剤	ミルベマイシンオキシム 1.25mg/1錠	要指示	エランコジャパン㈱
錠剤	ミルベマイシンオキシム 2.5mg/1錠	要指示	エランコジャパン㈱
錠剤	ミルベマイシンオキシム 5mg/1錠	要指示	エランコジャパン㈱
錠剤	ミルベマイシンオキシム 10mg/1錠	要指示	エランコジャパン㈱
錠剤［チュアブル］	イベルメクチン 0.034mg/1個(約2.3g)， パモ酸ピランテル 81.000mg/1個(約2.3g)	要指示	フジタ製薬㈱/DSファーマアニマルヘルス㈱
錠剤［チュアブル］	イベルメクチン 0.068mg/1個(約4.6g)， パモ酸ピランテル 163.000mg/1個(約4.6g)	要指示	フジタ製薬㈱/DSファーマアニマルヘルス㈱
錠剤［チュアブル］	イベルメクチン 0.136mg/1個(約5.5g)， パモ酸ピランテル 326.000mg/1個(約5.5g)	要指示	フジタ製薬㈱/DSファーマアニマルヘルス㈱
錠剤［チュアブル］	イベルメクチン 0.272mg/1個(約6.0g)， パモ酸ピランテル 652.000mg/1個(約6.0g)	要指示	フジタ製薬㈱/DSファーマアニマルヘルス㈱
錠剤［チュアブル］	イベルメクチン 0.034mg/1個(約2.3g)， パモ酸ピランテル 81.000mg/1個(約2.3g)	要指示	フジタ製薬㈱
錠剤［チュアブル］	イベルメクチン 0.068mg/1個(約4.6g)， パモ酸ピランテル 163.000mg/1個(約4.6g)	要指示	フジタ製薬㈱
錠剤［チュアブル］	イベルメクチン 0.136mg/1個(約5.5g)， パモ酸ピランテル 326.000mg/1個(約5.5g)	要指示	フジタ製薬㈱
錠剤［チュアブル］	イベルメクチン 0.272mg/1個(約6.0g)， パモ酸ピランテル 652.000mg/1個(約6.0g)	要指示	フジタ製薬㈱
錠剤［チュアブル］	ミルベマイシンオキシム 2.3mg/1錠，プラジクアンテル 22.8mg/1錠	要指示	エランコジャパン㈱

対象動物 ※使用可能年齢や体重，その他の制限事項など詳細は各添付文書を参照のこと	効能効果	製品名
犬	犬糸状虫の寄生予防ならびに犬回虫，犬鉤虫，犬鞭虫，瓜実条虫および多包条虫の駆除	インターセプターＳチュアブル錠Ｍ
犬	犬糸状虫の寄生予防ならびに犬回虫，犬鉤虫，犬鞭虫，瓜実条虫および多包条虫の駆除	インターセプターＳチュアブル錠Ｌ
犬	犬糸状虫の寄生予防ならびに犬回虫，犬鉤虫，犬鞭虫，瓜実条虫および多包条虫の駆除	インターセプターＳチュアブル錠LL
犬	犬糸状虫の寄生予防。犬回虫および犬鉤虫駆除	カルドメックチュアブルP34
犬	犬糸状虫の寄生予防。犬回虫および犬鉤虫駆除	カルドメックチュアブルP68
犬	犬糸状虫の寄生予防。犬回虫および犬鉤虫駆除	カルドメックチュアブルP136
犬	犬糸状虫の寄生予防。犬回虫および犬鉤虫駆除	カルドメックチュアブルP272
犬	ノミおよびマダニの駆除。回虫(犬回虫，犬小回虫)，犬鉤虫，犬鞭虫の駆除。犬糸状虫の寄生予防	ネクスガード スペクトラ11.3
犬	ノミおよびマダニの駆除。回虫(犬回虫，犬小回虫)，犬鉤虫，犬鞭虫の駆除。犬糸状虫の寄生予防	ネクスガード スペクトラ22.5
犬	ノミおよびマダニの駆除。回虫(犬回虫，犬小回虫)，犬鉤虫，犬鞭虫の駆除。犬糸状虫の寄生予防	ネクスガード スペクトラ45
犬	ノミおよびマダニの駆除。回虫(犬回虫，犬小回虫)，犬鉤虫，犬鞭虫の駆除。犬糸状虫の寄生予防	ネクスガード スペクトラ90
犬	ノミおよびマダニの駆除。回虫(犬回虫，犬小回虫)，犬鉤虫，犬鞭虫の駆除。犬糸状虫の寄生予防	ネクスガード スペクトラ180
犬	犬糸状虫の寄生予防。犬回虫および犬鉤虫の駆除	パナメクチンチュアブル「meiji」34 ※
犬	犬糸状虫の寄生予防。犬回虫および犬鉤虫の駆除	パナメクチンチュアブル「meiji」68 ※
犬	犬糸状虫の寄生予防。犬回虫および犬鉤虫の駆除	パナメクチンチュアブル「meiji」136 ※
犬	犬糸状虫の寄生予防。犬回虫および犬鉤虫の駆除	パナメクチンチュアブル「meiji」272 ※
犬	犬糸状虫の寄生予防。犬回虫および犬鉤虫の駆除。犬鞭虫の駆除	ミルベマイシンチュアブル1.25
犬	犬糸状虫の寄生予防。犬回虫および犬鉤虫の駆除。犬鞭虫の駆除	ミルベマイシンチュアブル2.5
犬	犬糸状虫の寄生予防。犬回虫および犬鉤虫の駆除。犬鞭虫の駆除	ミルベマイシンチュアブル5
犬	犬糸状虫の寄生予防。犬回虫および犬鉤虫の駆除。犬鞭虫の駆除	ミルベマイシンチュアブル10
猫	猫回虫，猫鉤虫および瓜実条虫の駆除	小型・子猫用ミルベマックスフレーバー錠
猫	猫回虫，猫鉤虫および瓜実条虫の駆除	猫用ミルベマックスフレーバー錠

※パナメクチンチュアブル「meiji」は従来品パナメクチンチュアブルＰに替わる新製品

・本付録は医薬品の概括的な情報を提供することを目的とし，各医薬品の使用上の注意事項(制限事項・副反応など含む)・適応・用法用量などの詳細については省略しています。薬剤の使用にあたっては，必ず最新の添付文書などの医薬品情報を参照し，患者の病態の評価，飼い主へのインフォームド・コンセントを行った上で各獣医師責任の下，細心の注意を払って使用して下さい。
・収載されている情報は2018年2月時点のものです。農林水産省HP(動物医薬品検査所：動物医薬品等データベース)に記載されるおもな製品をもとに，各メーカーより提供の情報を編集部でまとめています(製造中止を含む一部除外)。流通しているすべての製品は収載していませんのでご了承ください。
(緑書房 編集部)

区分［剤形］	主成分	備考	製造販売業者／販売元
錠剤［チュアブル］	ミルベマイシンオキシム 5.75 mg/ 1錠，プラジクアンテル 57 mg/ 1錠	要指示	エランコジャパン㈱
錠剤［チュアブル］	ミルベマイシンオキシム 11.5 mg/ 1錠，プラジクアンテル 114 mg/ 1錠	要指示	エランコジャパン㈱
錠剤［チュアブル］	ミルベマイシンオキシム 23 mg/ 1錠，プラジクアンテル 228 mg/ 1錠	要指示	エランコジャパン㈱
錠剤［チュアブル］	イベルメクチン 0.034 mg/ 1錠，ピランテルパモ酸塩 81 mg/ 1錠	要指示	ベーリンガーインゲルハイム アニマルヘルス ジャパン㈱/日本全薬工業㈱
錠剤［チュアブル］	イベルメクチン 0.068 mg/ 1錠，ピランテルパモ酸塩 163 mg/ 1錠	要指示	ベーリンガーインゲルハイム アニマルヘルス ジャパン㈱/日本全薬工業㈱
錠剤［チュアブル］	イベルメクチン 0.136 mg/ 1錠，ピランテルパモ酸塩 326 mg/ 1錠	要指示	ベーリンガーインゲルハイム アニマルヘルス ジャパン㈱/日本全薬工業㈱
錠剤［チュアブル］	イベルメクチン 0.272 mg/ 1錠，ピランテルパモ酸塩 652 mg/ 1錠	要指示	ベーリンガーインゲルハイム アニマルヘルス ジャパン㈱/日本全薬工業㈱
錠剤［チュアブル］	アフォキソラネル 9.38 mg/ 1錠，ミルベマイシンオキシム 1.88 mg/ 1錠	要指示	ベーリンガーインゲルハイム アニマルヘルス ジャパン㈱/日本全薬工業㈱
錠剤［チュアブル］	アフォキソラネル 18.75 mg/ 1錠，ミルベマイシンオキシム 3.75 mg/ 1錠	要指示	ベーリンガーインゲルハイム アニマルヘルス ジャパン㈱/日本全薬工業㈱
錠剤［チュアブル］	アフォキソラネル 37.5 mg/ 1錠，ミルベマイシンオキシム 7.5 mg/ 1錠	要指示	ベーリンガーインゲルハイム アニマルヘルス ジャパン㈱/日本全薬工業㈱
錠剤［チュアブル］	アフォキソラネル 75.0 mg/ 1錠，ミルベマイシンオキシム 15.0 mg/ 1錠	要指示	ベーリンガーインゲルハイム アニマルヘルス ジャパン㈱/日本全薬工業㈱
錠剤［チュアブル］	アフォキソラネル 150.0 mg/ 1錠，ミルベマイシンオキシム 30.0 mg/ 1錠	要指示	ベーリンガーインゲルハイム アニマルヘルス ジャパン㈱/日本全薬工業㈱
錠剤［チュアブル］	イベルメクチン 34 μg/ 1個，ピランテルパモ酸塩 81 mg/ 1個	要指示	フジタ製薬㈱/Meiji Seikaファルマ㈱
錠剤［チュアブル］	イベルメクチン 68 μg/ 1個，ピランテルパモ酸塩 163 mg/ 1個	要指示	フジタ製薬㈱/Meiji Seikaファルマ㈱
錠剤［チュアブル］	イベルメクチン 136 μg/ 1個，ピランテルパモ酸塩 326 mg/ 1個	要指示	フジタ製薬㈱/Meiji Seikaファルマ㈱
錠剤［チュアブル］	イベルメクチン 272 μg/ 1個，ピランテルパモ酸塩 652 mg/ 1個	要指示	フジタ製薬㈱/Meiji Seikaファルマ㈱
錠剤［チュアブル］	ミルベマイシンオキシム 1.250 mg/ 1個(約0.5 g)	要指示	フジタ製薬㈱
錠剤［チュアブル］	ミルベマイシンオキシム 2.500 mg/ 1個(約0.5 g)	要指示	フジタ製薬㈱
錠剤［チュアブル］	ミルベマイシンオキシム 5.000 mg/ 1個(約0.5 g)	要指示	フジタ製薬㈱
錠剤［チュアブル］	ミルベマイシンオキシム 10.000 mg/ 1個(約0.5 g)	要指示	フジタ製薬㈱
錠剤［フレーバー錠］	ミルベマイシンオキシム 4 mg/ 1錠，プラジクアンテル 10 mg/ 1錠	要指示	エランコジャパン㈱
錠剤［フレーバー錠］	ミルベマイシンオキシム 16 mg/ 1錠，プラジクアンテル 40 mg/ 1錠	要指示	エランコジャパン㈱

対象動物 ※使用可能年齢や体重，その他の制限事項など詳細は各添付文書を参照のこと	効能効果	製品名
犬	犬糸状虫症の予防。犬回虫および犬鉤虫の駆除。犬鞭虫の駆除	ミルベガード錠 1.25
犬	犬糸状虫症の予防。犬回虫および犬鉤虫の駆除。犬鞭虫の駆除	ミルベガード錠 2.5
犬	犬糸状虫症の予防。犬回虫および犬鉤虫の駆除。犬鞭虫の駆除	ミルベガード錠 5
犬	犬糸状虫症の予防。犬回虫および犬鉤虫の駆除。犬鞭虫の駆除	ミルベガード錠 10
犬・猫	犬・猫：回虫，鉤虫（十二指腸虫を含む）の駆除	犬猫の虫下し「ゲンダイ」
犬	犬糸状虫症の予防，犬回虫および犬鉤虫の駆除。犬鞭虫の駆除	ミルベマイシン A 顆粒
犬	犬糸状虫症の予防，犬回虫および犬鉤虫の駆除。犬鞭虫の駆除	ミルベマイシン A 顆粒 10
犬	犬の回虫および鉤虫（十二指腸虫を含む）の駆除	ネオ犬の虫下し犬チョコ
犬	犬の回虫の駆除	犬チョコシロップ
犬・猫	犬：犬回虫の駆除 猫：猫回虫の駆除	ピペラックスシロップ
犬	犬回虫，犬鉤虫，犬鞭虫およびコクシジウム（イソスポラ属原虫）の駆除	プロコックス
犬・猫	犬：瓜実条虫，マンソン裂頭条虫，メソセストイデス属条虫の駆除 猫：瓜実条虫，猫条虫，マンソン裂頭条虫，壺形吸虫の駆除	ドロンシット注射液
犬	犬糸状虫症の予防，ノミ，犬回虫および犬鉤虫の駆除	アドボケート 犬用
猫	犬糸状虫症の予防，ノミ，ミミヒゼンダニ，猫回虫および猫鉤虫の駆除	アドボケート 猫用
猫	犬糸状虫の寄生予防。ノミおよびマダニの駆除。ノミ卵の孵化阻害およびノミ幼虫の変態阻害によるノミ寄生予防。回虫（猫回虫），鉤虫（猫鉤虫）および条虫（瓜実条虫，猫条虫，多包条虫）の駆除	ブロードライン
猫	猫回虫，猫鉤虫，瓜実条虫，猫条虫および多包条虫の駆除	プロフェンダー スポット
犬・猫	犬：犬糸状虫の寄生予防，ノミ成虫の駆除，ノミ卵の孵化阻害および殺幼虫作用によるノミ寄生予防，ミミヒゼンダニの駆除 猫：犬糸状虫の寄生予防，ノミ成虫の駆除，ノミ卵の孵化阻害および殺幼虫作用によるノミ寄生予防，ミミヒゼンダニの駆除，回虫の駆除	レボリューション6％

・本付録は医薬品の概括的な情報を提供することを目的とし，各医薬品の使用上の注意事項（制限事項・副反応など含む）・適応・用法用量などの詳細については省略しています。薬剤の使用にあたっては，必ず最新の添付文書などの医薬品情報を参照し，患者の病態の評価，飼い主へのインフォームド・コンセントを行った上で各獣医師責任の下，細心の注意を払って使用して下さい。
・収載されている情報は2018年2月時点のものです。農林水産省HP（動物医薬品検査所：動物医薬品等データベース）に記載されるおもな製品をもとに，各メーカーより提供の情報を編集部でまとめています（製造中止を含む　部除外）。流通しているすべての製品は収載していませんのでご了承ください。
（緑書房 編集部）

区分［剤形］	主成分	備考	製造販売業者／販売元
錠剤［フレーバー錠］	ミルベマイシン オキシム 1.25 mg/ 1錠	要指示	開発元：獣医医療開発㈱／製造販売業者：三宝製薬㈱／販売元：共立製薬㈱
錠剤［フレーバー錠］	ミルベマイシン オキシム 2.5 mg/ 1錠	要指示	開発元：獣医医療開発㈱／製造販売業者：三宝製薬㈱／販売元：共立製薬㈱
錠剤［フレーバー錠］	ミルベマイシン オキシム 5 mg/ 1錠	要指示	開発元：獣医医療開発㈱／製造販売業者：三宝製薬㈱／販売元：共立製薬㈱
錠剤［フレーバー錠］	ミルベマイシン オキシム 10 mg/ 1錠	要指示	開発元：獣医医療開発㈱／製造販売業者：三宝製薬㈱／販売元：共立製薬㈱
粒・散剤（準散剤・顆粒剤を含む）［散剤］	クエン酸ピペラジン 0.30 g/ 1包（0.5 g），サントニン 0.02 g/ 1包（0.5 g）	－	現代製薬㈱
粒・散剤（準散剤・顆粒剤を含む）［顆粒剤］	ミルベマイシンオキシム 2.5 mg/g	要指示	エランコジャパン㈱
粒・散剤（準散剤・顆粒剤を含む）［顆粒剤］	ミルベマイシンオキシム 10 mg/g	要指示	エランコジャパン㈱
固形剤（舐剤・坐剤等を含む）［固形剤（板チョコ状）］	クエン酸ピペラジン（クエン酸ピペラジン無水物として0.95 g）1.100 g/20 g中，サントニン 0.050 g/20 g中	－	内外製薬㈱
液剤（乳剤・油剤・チンキ剤を含む）［シロップ剤］	クエン酸ピペラジン（クエン酸ピペラジン無水物として26.3 g）30.0 g/100 mL中	－	内外製薬㈱
液剤（乳剤・油剤・チンキ剤を含む）［シロップ剤］	クエン酸ピペラジン 22.5 g/100 mL	－	現代製薬㈱
液剤（乳剤・油剤・チンキ剤を含む）［経口懸濁液］	エモデプシド 0.1 g/100 g（111 mL），トルトラズリル 2.0 g/100 g（111 mL）	要指示	バイエル薬品㈱
注射剤	プラジクアンテル 5.68 g/100 mL	－	バイエル薬品㈱
液剤（乳剤・油剤・チンキ剤を含む）［スポット剤］	イミダクロプリド 100.0 mg/ 1 mL，モキシデクチン 25.0 mg/ 1 mL	劇薬，要指示	バイエル薬品㈱
液剤（乳剤・油剤・チンキ剤を含む）［スポット剤］	イミダクロプリド 100.0 mg/ 1 mL，モキシデクチン 10.0 mg/ 1 mL	劇薬，要指示	バイエル薬品㈱
液剤（乳剤・油剤・チンキ剤を含む）［スポット剤］	フィプロニル 83.0 mg/ 1 mL，(S)-メトプレン 100.0 mg/ 1 mL，プラジクアンテル 83.0 mg/ 1 mL，エプリノメクチン 4.0 mg/ 1 mL	要指示	ベーリンガーインゲルハイム アニマルヘルス ジャパン㈱／日本全薬工業㈱
液剤（乳剤・油剤・チンキ剤を含む）［スポット剤］	エモデプシド 21.43 mg/ 1 mL，プラジクアンテル 85.75 mg/ 1 mL	－	バイエル薬品㈱
液剤（乳剤・油剤・チンキ剤を含む）［スポット剤］	セラメクチン 60 mg/mL	要指示	ゾエティス・ジャパン㈱

▶ 犬糸状虫に関する主な予防薬（犬・猫）

一部は前述の「内部寄生虫に関する主な駆除・予防薬（犬・猫）」と同じ

対象動物 ※使用可能年齢や体重，その他の制限事項など詳細は各添付文書を参照のこと	効能効果	製品名
犬	犬糸状虫の寄生予防	アザバスカ錠 23
犬	犬糸状虫の寄生予防	アザバスカ錠 68
犬	犬糸状虫の寄生予防	アザバスカ錠 136
犬	犬糸状虫症の予防，吸血ノミ産下卵の孵化阻害ならびにノミ幼虫脱皮阻害，犬回虫・犬鉤虫および犬鞭虫の駆除	システック S
犬	犬糸状虫症の予防，吸血ノミ産下卵の孵化阻害ならびにノミ幼虫脱皮阻害，犬回虫・犬鉤虫および犬鞭虫の駆除	システック M
犬	犬糸状虫症の予防，吸血ノミ産下卵の孵化阻害ならびにノミ幼虫脱皮阻害，犬回虫・犬鉤虫および犬鞭虫の駆除	システック L
犬	犬糸状虫症の予防，吸血ノミ産下卵の孵化阻害ならびにノミ幼虫脱皮阻害，犬回虫・犬鉤虫および犬鞭虫の駆除	システック LL
犬	犬糸状虫の寄生予防	ハートメクチン錠 23
犬	犬糸状虫の寄生予防	ハートメクチン錠 68
犬	犬糸状虫の寄生予防	ハートメクチン錠 136
犬	犬糸状虫の寄生予防	パナメクチン錠 S34
犬	犬糸状虫の寄生予防	パナメクチン錠 S68
犬	犬糸状虫の寄生予防	パナメクチン錠 S136
犬	犬糸状虫の寄生予防	パナメクチン錠 S272
犬	犬糸状虫症の予防，ノミおよびマダニの駆除，犬回虫・犬鉤虫および犬鞭虫の駆除	パノラミス錠 S
犬	犬糸状虫症の予防，ノミおよびマダニの駆除，犬回虫・犬鉤虫および犬鞭虫の駆除	パノラミス錠 M
犬	犬糸状虫症の予防，ノミおよびマダニの駆除，犬回虫・犬鉤虫および犬鞭虫の駆除	パノラミス錠 L
犬	犬糸状虫症の予防，ノミおよびマダニの駆除，犬回虫・犬鉤虫および犬鞭虫の駆除	パノラミス錠 LL
犬	犬糸状虫症の予防，ノミおよびマダニの駆除，犬回虫・犬鉤虫および犬鞭虫の駆除	パノラミス錠 XL
犬	犬糸状虫症の予防。犬回虫および犬鉤虫の駆除。犬鞭虫の駆除	ミルベマイシン A 錠 1.25
犬	犬糸状虫症の予防。犬回虫および犬鉤虫の駆除。犬鞭虫の駆除	ミルベマイシン A 錠 2.5
犬	犬糸状虫症の予防。犬回虫および犬鉤虫の駆除。犬鞭虫の駆除	ミルベマイシン A 錠 5
犬	犬糸状虫症の予防。犬回虫および犬鉤虫の駆除。犬鞭虫の駆除	ミルベマイシン A 錠 10
犬	犬糸状虫の寄生予防	モキシデック錠7.5
犬	犬糸状虫の寄生予防	モキシデック錠15
犬	犬糸状虫の寄生予防	モキシデック錠30
犬	犬糸状虫の寄生予防	モキシデック錠60
犬	犬糸状虫の寄生予防	モキシデック錠136
犬	犬糸状虫の寄生予防。犬回虫および犬鉤虫の駆除	イベルメック DSP−34
犬	犬糸状虫の寄生予防。犬回虫および犬鉤虫の駆除	イベルメック DSP−68
犬	犬糸状虫の寄生予防。犬回虫および犬鉤虫の駆除	イベルメック DSP−136
犬	犬糸状虫の寄生予防。犬回虫および犬鉤虫の駆除	イベルメック DSP−272
犬	犬糸状虫の寄生予防。犬回虫および犬鉤虫の駆除	イベルメック PI−34
犬	犬糸状虫の寄生予防。犬回虫および犬鉤虫の駆除	イベルメック PI−68

・本付録は医薬品の概括的な情報を提供することを目的とし，各医薬品の使用上の注意事項（制限事項・副反応など含む）・適応・用法用量などの詳細については省略しています。薬剤の使用にあたっては，必ず最新の添付文書などの医薬品情報を参照し，患者の病態の評価，飼い主へのインフォームド・コンセントを行った上で各獣医師責任の下，細心の注意を払って使用して下さい。
・収載されている情報は2018年2月時点のものです。農林水産省HP（動物医薬品検査所：動物医薬品等データベース）に記載されるおもな製品をもとに，各メーカーより提供の情報を編集部でまとめています（製造中止を含む一部除外）。流通しているすべての製品は収載していませんのでご了承ください。（緑書房 編集部）

区分［剤形］	主成分	備考	製造販売業者／販売元
錠剤	イベルメクチン 23 μg/1錠	要指示	製造販売業者：日新製薬㈱／発売元：日新薬品㈱
錠剤	イベルメクチン 68 μg/1錠	要指示	製造販売業者：日新製薬㈱／発売元：日新薬品㈱
錠剤	イベルメクチン 136 μg/1錠	要指示	製造販売業者：日新製薬㈱／発売元：日新薬品㈱
錠剤	ミルベマイシンオキシム 2mg/1錠，ルフェヌロン 40mg/1錠	要指示	エランコジャパン㈱
錠剤	ミルベマイシンオキシム 4mg/1錠，ルフェヌロン 80mg/1錠	要指示	エランコジャパン㈱
錠剤	ミルベマイシンオキシム 8mg/1錠，ルフェヌロン 160mg/1錠	要指示	エランコジャパン㈱
錠剤	ミルベマイシンオキシム 16mg/1錠，ルフェヌロン 320mg/1錠	要指示	エランコジャパン㈱
錠剤	イベルメクチン 23 μg/1錠	要指示	あすかアニマルヘルス㈱
錠剤	イベルメクチン 68 μg/1錠	要指示	あすかアニマルヘルス㈱
錠剤	イベルメクチン 136 μg/1錠	要指示	あすかアニマルヘルス㈱
錠剤	イベルメクチン 34 μg/1錠	要指示	Meiji Seika ファルマ㈱
錠剤	イベルメクチン 68 μg/1錠	要指示	Meiji Seika ファルマ㈱
錠剤	イベルメクチン 136 μg/1錠	要指示	Meiji Seika ファルマ㈱
錠剤	イベルメクチン 272 μg/1錠	要指示	Meiji Seika ファルマ㈱
錠剤	ミルベマイシンオキシム 2.3mg/1錠，スピノサド 140mg/1錠	要指示	エランコジャパン㈱
錠剤	ミルベマイシンオキシム 4.5mg/1錠，スピノサド 270mg/1錠	要指示	エランコジャパン㈱
錠剤	ミルベマイシンオキシム 9.3mg/1錠，スピノサド 560mg/1錠	要指示	エランコジャパン㈱
錠剤	ミルベマイシンオキシム 13.5mg/1錠，スピノサド 810mg/1錠	要指示	エランコジャパン㈱
錠剤	ミルベマイシンオキシム 27.0mg/1錠，スピノサド 1620mg/1錠	要指示	エランコジャパン㈱
錠剤	ミルベマイシンオキシム 1.25mg/1錠	要指示	エランコジャパン㈱
錠剤	ミルベマイシンオキシム 2.5mg/1錠	要指示	エランコジャパン㈱
錠剤	ミルベマイシンオキシム 5mg/1錠	要指示	エランコジャパン㈱
錠剤	ミルベマイシンオキシム 10mg/1錠	要指示	エランコジャパン㈱
錠剤	モキシデクチン 7.5 μg/1錠	要指示	ゾエティス・ジャパン㈱
錠剤	モキシデクチン 15 μg/1錠	要指示	ゾエティス・ジャパン㈱
錠剤	モキシデクチン 30 μg/1錠	要指示	ゾエティス・ジャパン㈱
錠剤	モキシデクチン 60 μg/1錠	要指示	ゾエティス・ジャパン㈱
錠剤	モキシデクチン 136 μg/1錠	要指示	ゾエティス・ジャパン㈱
錠剤［チュアブル］	イベルメクチン 0.034mg/1個（約2.3g），パモ酸ピランテル 81.000mg/1個（約2.3g）	要指示	フジタ製薬㈱／DSファーマアニマルヘルス㈱
錠剤［チュアブル］	イベルメクチン 0.068mg/1個（約4.6g），パモ酸ピランテル 163.000mg/1個（約4.6g）	要指示	フジタ製薬㈱／DSファーマアニマルヘルス㈱
錠剤［チュアブル］	イベルメクチン 0.136mg/1個（約5.5g），パモ酸ピランテル 326.000mg/1個（約5.5g）	要指示	フジタ製薬㈱／DSファーマアニマルヘルス㈱
錠剤［チュアブル］	イベルメクチン 0.272mg/1個（約6.0g），パモ酸ピランテル 652.000mg/1個（約6.0g）	要指示	フジタ製薬㈱／DSファーマアニマルヘルス㈱
錠剤［チュアブル］	イベルメクチン 0.034mg/1個（約2.3g），パモ酸ピランテル 81.000mg/1個（約2.3g）	要指示	フジタ製薬㈱
錠剤［チュアブル］	イベルメクチン 0.068mg/1個（約4.6g），パモ酸ピランテル 163.000mg/1個（約4.6g）	要指示	フジタ製薬㈱

対象動物 ※使用可能年齢や体重，その他の制限事項など詳細は各添付文書を参照のこと	効能効果	製品名
犬	犬糸状虫の寄生予防。犬回虫および犬鉤虫の駆除	イベルメック PI－136
犬	犬糸状虫の寄生予防。犬回虫および犬鉤虫の駆除	イベルメック PI－272
犬	犬糸状虫の寄生予防ならびに犬回虫，犬鉤虫，犬鞭虫，瓜実条虫および多包条虫の駆除	インターセプター S チュアブル錠 S
犬	犬糸状虫の寄生予防ならびに犬回虫，犬鉤虫，犬鞭虫，瓜実条虫および多包条虫の駆除	インターセプター S チュアブル錠 M
犬	犬糸状虫の寄生予防ならびに犬回虫，犬鉤虫，犬鞭虫，瓜実条虫および多包条虫の駆除	インターセプター S チュアブル錠 L
犬	犬糸状虫の寄生予防ならびに犬回虫，犬鉤虫，犬鞭虫，瓜実条虫および多包条虫の駆除	インターセプター S チュアブル錠 LL
犬	犬糸状虫の寄生予防。犬回虫および犬鉤虫駆除	カルドメックチュアブル P34
犬	犬糸状虫の寄生予防。犬回虫および犬鉤虫駆除	カルドメックチュアブル P68
犬	犬糸状虫の寄生予防。犬回虫および犬鉤虫駆除	カルドメックチュアブル P136
犬	犬糸状虫の寄生予防。犬回虫および犬鉤虫駆除	カルドメックチュアブル P272
犬	ノミおよびマダニの駆除。回虫(犬回虫，犬小回虫)，犬鉤虫，犬鞭虫の駆除。犬糸状虫の寄生予防	ネクスガード スペクトラ 11.3
犬	ノミおよびマダニの駆除。回虫(犬回虫，犬小回虫)，犬鉤虫，犬鞭虫の駆除。犬糸状虫の寄生予防	ネクスガード スペクトラ 22.5
犬	ノミおよびマダニの駆除。回虫(犬回虫，犬小回虫)，犬鉤虫，犬鞭虫の駆除。犬糸状虫の寄生予防	ネクスガード スペクトラ 45
犬	ノミおよびマダニの駆除。回虫(犬回虫，犬小回虫)，犬鉤虫，犬鞭虫の駆除。犬糸状虫の寄生予防	ネクスガード スペクトラ 90
犬	ノミおよびマダニの駆除。回虫(犬回虫，犬小回虫)，犬鉤虫，犬鞭虫の駆除。犬糸状虫の寄生予防	ネクスガード スペクトラ 180
犬	犬糸状虫の寄生予防。犬回虫および犬鉤虫の駆除	パナメクチンチュアブル「meiji」34 ※
犬	犬糸状虫の寄生予防。犬回虫および犬鉤虫の駆除	パナメクチンチュアブル「meiji」68 ※
犬	犬糸状虫の寄生予防。犬回虫および犬鉤虫の駆除	パナメクチンチュアブル「meiji」136 ※
犬	犬糸状虫の寄生予防。犬回虫および犬鉤虫の駆除	パナメクチンチュアブル「meiji」272 ※
犬	犬糸状虫の寄生予防。犬回虫および犬鉤虫の駆除。犬鞭虫の駆除	ミルベマイシンチュアブル 1.25

※パナメクチンチュアブル「meiji」は従来品パナメクチンチュアブル P に替わる新製品

・本付録は医薬品の概括的な情報を提供することを目的とし，各医薬品の使用上の注意事項(制限事項・副反応など含む)・適応・用法用量などの詳細については省略しています。薬剤の使用にあたっては，必ず最新の添付文書などの医薬品情報を参照し，患者の病態の評価，飼い主へのインフォームド・コンセントを行った上で各獣医師責任の下，細心の注意を払って使用して下さい。
・収載されている情報は 2018 年 2 月時点のものです。農林水産省 HP(動物医薬品検査所：動物医薬品等データベース)に記載されるおもな製品をもとに，各メーカーより提供の情報を編集部でまとめています(製造中止を含む一部除外)。流通しているすべての製品は収載していませんのでご了承ください。
(緑書房 編集部)

区分［剤形］	主成分	備考	製造販売業者／販売元
錠剤［チュアブル］	イベルメクチン 0.136 mg/ 1 個(約 5.5 g)， パモ酸ピランテル 326.000 mg/ 1 個(約 5.5 g)	要指示	フジタ製薬㈱
錠剤［チュアブル］	イベルメクチン 0.272 mg/ 1 個(約 6.0 g)， パモ酸ピランテル 652.000 mg/ 1 個(約 6.0 g)	要指示	フジタ製薬㈱
錠剤［チュアブル］	ミルベマイシンオキシム 2.3 mg/ 1 錠，プラジクアンテル 22.8 mg/ 1 錠	要指示	エランコジャパン㈱
錠剤［チュアブル］	ミルベマイシンオキシム 5.75 mg/ 1 錠，プラジクアンテル 57 mg/ 1 錠	要指示	エランコジャパン㈱
錠剤［チュアブル］	ミルベマイシンオキシム 11.5 mg/ 1 錠，プラジクアンテル 114 mg/ 1 錠	要指示	エランコジャパン㈱
錠剤［チュアブル］	ミルベマイシンオキシム 23 mg/ 1 錠，プラジクアンテル 228 mg/ 1 錠	要指示	エランコジャパン㈱
錠剤［チュアブル］	イベルメクチン 0.034 mg/ 1 錠，ピランテルパモ酸塩 81 mg/ 1 錠	要指示	ベーリンガーインゲルハイム アニマルヘルス ジャパン㈱／日本全薬工業㈱
錠剤［チュアブル］	イベルメクチン 0.068 mg/ 1 錠，ピランテルパモ酸塩 163 mg/ 1 錠	要指示	ベーリンガーインゲルハイム アニマルヘルス ジャパン㈱／日本全薬工業㈱
錠剤［チュアブル］	イベルメクチン 0.136 mg/ 1 錠，ピランテルパモ酸塩 326 mg/ 1 錠	要指示	ベーリンガーインゲルハイム アニマルヘルス ジャパン㈱／日本全薬工業㈱
錠剤［チュアブル］	イベルメクチン 0.272 mg/ 1 錠，ピランテルパモ酸塩 652 mg/ 1 錠	要指示	ベーリンガーインゲルハイム アニマルヘルス ジャパン㈱／日本全薬工業㈱
錠剤［チュアブル］	アフォキソラネル 9.38 mg/ 1 錠，ミルベマイシンオキシム 1.88 mg/ 1 錠	要指示	ベーリンガーインゲルハイム アニマルヘルス ジャパン㈱／日本全薬工業㈱
錠剤［チュアブル］	アフォキソラネル 18.75 mg/ 1 錠，ミルベマイシンオキシム 3.75 mg/ 1 錠	要指示	ベーリンガーインゲルハイム アニマルヘルス ジャパン㈱／日本全薬工業㈱
錠剤［チュアブル］	アフォキソラネル 37.5 mg/ 1 錠，ミルベマイシンオキシム 7.5 mg/ 1 錠	要指示	ベーリンガーインゲルハイム アニマルヘルス ジャパン㈱／日本全薬工業㈱
錠剤［チュアブル］	アフォキソラネル 75.0 mg/ 1 錠，ミルベマイシンオキシム 15.0 mg/ 1 錠	要指示	ベーリンガーインゲルハイム アニマルヘルス ジャパン㈱／日本全薬工業㈱
錠剤［チュアブル］	アフォキソラネル 150.0 mg/ 1 錠，ミルベマイシンオキシム 30.0 mg/ 1 錠	要指示	ベーリンガーインゲルハイム アニマルヘルス ジャパン㈱／日本全薬工業㈱
錠剤［チュアブル］	イベルメクチン 34 μg/ 1 個，ピランテルパモ酸塩 81 mg/ 1 個	要指示	フジタ製薬㈱/Meiji Seika ファルマ㈱
錠剤［チュアブル］	イベルメクチン 68 μg/ 1 個，ピランテルパモ酸塩 163 mg/ 1 個	要指示	フジタ製薬㈱/Meiji Seika ファルマ㈱
錠剤［チュアブル］	イベルメクチン 136 μg/ 1 個，ピランテルパモ酸塩 326 mg/ 1 個	要指示	フジタ製薬㈱/Meiji Seika ファルマ㈱
錠剤［チュアブル］	イベルメクチン 272 μg/ 1 個，ピランテルパモ酸塩 652 mg/ 1 個	要指示	フジタ製薬㈱/Meiji Seika ファルマ㈱
錠剤［チュアブル］	ミルベマイシンオキシム 1.250 mg/ 1 個(約 0.5 g)	要指示	フジタ製薬㈱

対象動物 ※使用可能年齢や体重，その他の制限事項など詳細は各添付文書を参照のこと	効能効果	製品名
犬	犬糸状虫の寄生予防。犬回虫および犬鉤虫の駆除。犬鞭虫の駆除	ミルベマイシンチュアブル 2.5
犬	犬糸状虫の寄生予防。犬回虫および犬鉤虫の駆除。犬鞭虫の駆除	ミルベマイシンチュアブル 5
犬	犬糸状虫の寄生予防。犬回虫および犬鉤虫の駆除。犬鞭虫の駆除	ミルベマイシンチュアブル 10
犬	犬糸状虫の寄生予防	モキシハートチュアブル 7.5
犬	犬糸状虫の寄生予防	モキシハートチュアブル 15
犬	犬糸状虫の寄生予防	モキシハートチュアブル 30
犬	犬糸状虫の寄生予防	モキシハートチュアブル 60
犬	犬糸状虫の寄生予防	モキシハートチュアブル 136
犬	犬糸状虫症の予防。犬回虫および犬鉤虫の駆除。犬鞭虫の駆除	ミルベガード錠 1.25
犬	犬糸状虫症の予防。犬回虫および犬鉤虫の駆除。犬鞭虫の駆除	ミルベガード錠 2.5
犬	犬糸状虫症の予防。犬回虫および犬鉤虫の駆除。犬鞭虫の駆除	ミルベガード錠 5
犬	犬糸状虫症の予防。犬回虫および犬鉤虫の駆除。犬鞭虫の駆除	ミルベガード錠 10
犬	犬糸状虫症の予防。犬回虫および犬鉤虫の駆除。犬鞭虫の駆除	ミルベマイシン A 顆粒
犬	犬糸状虫症の予防。犬回虫および犬鉤虫の駆除。犬鞭虫の駆除	ミルベマイシン A 顆粒 10
犬	犬糸状虫の寄生予防	注射用プロハート12
犬	犬糸状虫症の予防，ノミ，犬回虫および犬鉤虫の駆除	アドボケート 犬用
猫	犬糸状虫症の予防，ノミ，ミミヒゼンダニ，猫回虫および猫鉤虫の駆除	アドボケート 猫用
猫	犬糸状虫の寄生予防。ノミおよびマダニの駆除。ノミ卵の孵化阻害およびノミ幼虫の変態阻害によるノミ寄生予防。回虫(猫回虫)，鉤虫(猫鉤虫)および条虫(瓜実条虫，猫条虫，多包条虫)の駆除	ブロードライン
犬	犬糸状虫の寄生予防。ノミ成虫の駆除。ノミ卵の孵化阻害および殺幼虫作用によるノミ寄生予防。ミミヒゼンダニの駆除	レボリューション12%
犬・猫	犬：犬糸状虫の寄生予防。ノミ成虫の駆除。ノミ卵の孵化阻害および殺幼虫作用によるノミ寄生予防。ミミヒゼンダニの駆除 猫：犬糸状虫の寄生予防。ノミ成虫の駆除。ノミ卵の孵化阻害及び殺幼虫作用によるノミ寄生予防。ミミヒゼンダニの駆除。回虫の駆除	レボリューション6%

・本付録は医薬品の概括的な情報を提供することを目的とし，各医薬品の使用上の注意事項(制限事項・副反応など含む)・適応・用法用量などの詳細については省略しています。薬剤の使用にあたっては，必ず最新の添付文書などの医薬品情報を参照し，患者の病態の評価，飼い主へのインフォームド・コンセントを行った上で各獣医師責任の下，細心の注意を払って使用して下さい。
・収載されている情報は2018年2月時点のものです。農林水産省HP(動物医薬品検査所：動物医薬品等データベース)に記載されるおもな製品をもとに，各メーカーより提供の情報を編集部でまとめています(製造中止を含む一部除外)。流通しているすべての製品は収載していませんのでご了承ください。 (緑書房 編集部)

区分［剤形］	主成分	備考	製造販売業者／販売元
錠剤［チュアブル］	ミルベマイシンオキシム 2.500 mg/ 1個(約0.5 g)	要指示	フジタ製薬㈱
錠剤［チュアブル］	ミルベマイシンオキシム 5.000 mg/ 1個(約0.5 g)	要指示	フジタ製薬㈱
錠剤［チュアブル］	ミルベマイシンオキシム 10.000 mg/ 1個(約0.5 g)	要指示	フジタ製薬㈱
錠剤［チュアブル］	モキシデクチン 0.0075 mg/ 1個(約0.45 g)	要指示	フジタ製薬㈱/㈱ビルバックジャパン
錠剤［チュアブル］	モキシデクチン 0.0150 mg/ 1個(約0.45 g)	要指示	フジタ製薬㈱/㈱ビルバックジャパン
錠剤［チュアブル］	モキシデクチン 0.0300 mg/ 1個(約0.45 g)	要指示	フジタ製薬㈱/㈱ビルバックジャパン
錠剤［チュアブル］	モキシデクチン 0.0600 mg/ 1個(約0.45 g)	要指示	フジタ製薬㈱/㈱ビルバックジャパン
錠剤［チュアブル］	モキシデクチン 0.1360 mg/ 1個(約0.45 g)	要指示	フジタ製薬㈱/㈱ビルバックジャパン
錠剤［フレーバー錠］	ミルベマイシン オキシム 1.25 mg/ 1錠	要指示	開発元：獣医医療開発㈱/製造販売業者：三宝製薬㈱/販売元：共立製薬㈱
錠剤［フレーバー錠］	ミルベマイシン オキシム 2.5 mg/ 1錠	要指示	開発元：獣医医療開発㈱/製造販売業者：三宝製薬㈱/販売元：共立製薬㈱
錠剤［フレーバー錠］	ミルベマイシン オキシム 5 mg/ 1錠	要指示	開発元：獣医医療開発㈱/製造販売業者：三宝製薬㈱/販売元：共立製薬㈱
錠剤［フレーバー錠］	ミルベマイシン オキシム 10 mg/ 1錠	要指示	開発元：獣医医療開発㈱/製造販売業者：三宝製薬㈱/販売元：共立製薬㈱
粒・散剤(準散剤・顆粒剤を含む)［顆粒剤］	ミルベマイシンオキシム 2.5 mg/g	要指示	エランコジャパン㈱
粒・散剤(準散剤・顆粒剤を含む)［顆粒剤］	ミルベマイシンオキシム 10 mg/g	要指示	エランコジャパン㈱
注射剤	モキシデクチン 10.0 mg	要指示	ゾエティス・ジャパン㈱
液剤(乳剤・油剤・チンキ剤を含む)［スポット剤］	イミダクロプリド 100.0 mg/ 1 mL，モキシデクチン 25.0 mg/ 1 mL	劇薬，要指示	バイエル薬品㈱
液剤(乳剤・油剤・チンキ剤を含む)［スポット剤］	イミダクロプリド 100.0 mg/ 1 mL，モキシデクチン 10.0 mg/ 1 mL	劇薬，要指示	バイエル薬品㈱
液剤(乳剤・油剤・チンキ剤を含む)［スポット剤］	フィプロニル 83.0 mg/ 1 mL，(S)-メトプレン 100.0 mg/ 1 mL，プラジクアンテル 83.0 mg/ 1 mL，エプリノメクチン 4.0 mg/ 1 mL	要指示	ベーリンガーインゲルハイム アニマルヘルス ジャパン㈱/日本全薬工業㈱
液剤(乳剤・油剤・チンキ剤を含む)［スポット剤］	セラメクチン 120 mg/mL	要指示	ゾエティス・ジャパン㈱
液剤(乳剤・油剤・チンキ剤を含む)［スポット剤］	セラメクチン 60 mg/mL	要指示	ゾエティス・ジャパン㈱

▶外部寄生虫に関する主な駆除・予防薬(犬・猫)

一部は前述の「内部寄生虫に関する主な駆除・予防薬(犬・猫)」,「犬糸状虫に関する主な予防薬(犬・猫)」と同じ

対象動物 ※使用可能年齢や体重,その他の制限事項など詳細は各添付文書を参照のこと	効能効果	製品名
犬・猫	犬:ノミおよびマダニの駆除。猫:ノミの駆除	コンフォティス錠S
犬・猫	犬:ノミおよびマダニの駆除。猫:ノミの駆除	コンフォティス錠M
犬・猫	犬:ノミおよびマダニの駆除。猫:ノミの駆除	コンフォティス錠L
犬	ノミおよびマダニの駆除	コンフォティス錠LL
犬	ノミおよびマダニの駆除	コンフォティス錠XL
犬	犬糸状虫症の予防,吸血ノミ産下卵の孵化阻害ならびにノミ幼虫脱皮阻害,犬回虫・犬鉤虫および犬鞭虫の駆除	システックS
犬	犬糸状虫症の予防,吸血ノミ産下卵の孵化阻害ならびにノミ幼虫脱皮阻害,犬回虫・犬鉤虫および犬鞭虫の駆除	システックM
犬	犬糸状虫症の予防,吸血ノミ産下卵の孵化阻害ならびにノミ幼虫脱皮阻害,犬回虫・犬鉤虫および犬鞭虫の駆除	システックL
犬	犬糸状虫症の予防,吸血ノミ産下卵の孵化阻害ならびにノミ幼虫脱皮阻害,犬回虫・犬鉤虫および犬鞭虫の駆除	システックLL
犬	犬糸状虫症の予防,ノミおよびマダニの駆除,犬回虫・犬鉤虫および犬鞭虫の駆除	パノラミス錠S
犬	犬糸状虫症の予防,ノミおよびマダニの駆除,犬回虫・犬鉤虫および犬鞭虫の駆除	パノラミス錠M
犬	犬糸状虫症の予防,ノミおよびマダニの駆除,犬回虫・犬鉤虫および犬鞭虫の駆除	パノラミス錠L
犬	犬糸状虫症の予防,ノミおよびマダニの駆除,犬回虫・犬鉤虫および犬鞭虫の駆除	パノラミス錠LL
犬	犬糸状虫症の予防,ノミおよびマダニの駆除,犬回虫・犬鉤虫および犬鞭虫の駆除	パノラミス錠XL
犬	ノミおよびマダニの駆除	シンパリカ5
犬	ノミおよびマダニの駆除	シンパリカ10
犬	ノミおよびマダニの駆除	シンパリカ20
犬	ノミおよびマダニの駆除	シンパリカ40
犬	ノミおよびマダニの駆除	シンパリカ80
犬	ノミおよびマダニの駆除	ネクスガード11.3
犬	ノミおよびマダニの駆除	ネクスガード28.3
犬	ノミおよびマダニの駆除	ネクスガード68
犬	ノミおよびマダニの駆除	ネクスガード136
犬	ノミおよびマダニの駆除。回虫(犬回虫,犬小回虫),犬鉤虫,犬鞭虫の駆除。犬糸状虫の寄生予防	ネクスガード スペクトラ11.3
犬	ノミおよびマダニの駆除。回虫(犬回虫,犬小回虫),犬鉤虫,犬鞭虫の駆除。犬糸状虫の寄生予防	ネクスガード スペクトラ22.5
犬	ノミおよびマダニの駆除。回虫(犬回虫,犬小回虫),犬鉤虫,犬鞭虫の駆除。犬糸状虫の寄生予防	ネクスガード スペクトラ45
犬	ノミおよびマダニの駆除。回虫(犬回虫,犬小回虫),犬鉤虫,犬鞭虫の駆除。犬糸状虫の寄生予防	ネクスガード スペクトラ90

・本付録は医薬品の概括的な情報を提供することを目的とし，各医薬品の使用上の注意事項（制限事項・副反応など含む）・適応・用法用量などの詳細については省略しています。薬剤の使用にあたっては，必ず最新の添付文書などの医薬品情報を参照し，患者の病態の評価，飼い主へのインフォームド・コンセントを行った上で各獣医師責任の下，細心の注意を払って使用して下さい。
・収載されている情報は2018年2月時点のものです。農林水産省HP（動物医薬品検査所「動物医薬品等データベース」）に記載されるおもな製品をもとに，各メーカーより提供の情報を編集部でまとめています（製造中止を含む一部除外）。流通しているすべての製品は収載しておりませんのでご了承ください。
（緑書房 編集部）

区分［剤形］	主成分	備考	製造販売業者／販売元
錠剤	スピノサド 140 mg/ 1 錠	－	エランコジャパン㈱
錠剤	スピノサド 270 mg/ 1 錠	－	エランコジャパン㈱
錠剤	スピノサド 560 mg/ 1 錠	－	エランコジャパン㈱
錠剤	スピノサド 810 mg/ 1 錠	－	エランコジャパン㈱
錠剤	スピノサド 1620 mg/ 1 錠	－	エランコジャパン㈱
錠剤	ミルベマイシンオキシム 2 mg/ 1 錠，ルフェヌロン 40 mg/ 1 錠	要指示	エランコジャパン㈱
錠剤	ミルベマイシンオキシム 4 mg/ 1 錠，ルフェヌロン 80 mg/ 1 錠	要指示	エランコジャパン㈱
錠剤	ミルベマイシンオキシム 8 mg/ 1 錠，ルフェヌロン 160 mg/ 1 錠	要指示	エランコジャパン㈱
錠剤	ミルベマイシンオキシム 16 mg/ 1 錠，ルフェヌロン 320 mg/ 1 錠	要指示	エランコジャパン㈱
錠剤	ミルベマイシンオキシム 2.3 mg/ 1 錠，スピノサド 140 mg/ 1 錠	要指示	エランコジャパン㈱
錠剤	ミルベマイシンオキシム 4.5 mg/ 1 錠，スピノサド 270 mg/ 1 錠	要指示	エランコジャパン㈱
錠剤	ミルベマイシンオキシム 9.3 mg/ 1 錠，スピノサド 560 mg/ 1 錠	要指示	エランコジャパン㈱
錠剤	ミルベマイシンオキシム 13.5 mg/ 1 錠，スピノサド 810 mg/ 1 錠	要指示	エランコジャパン㈱
錠剤	ミルベマイシンオキシム 27.0 mg/ 1 錠，スピノサド 1620 mg/ 1 錠	要指示	エランコジャパン㈱
錠剤［チュアブル］	サロラネル 5 mg/ 1 錠	－	ゾエティス・ジャパン㈱
錠剤［チュアブル］	サロラネル 10 mg/ 1 錠	－	ゾエティス・ジャパン㈱
錠剤［チュアブル］	サロラネル 20 mg/ 1 錠	－	ゾエティス・ジャパン㈱
錠剤［チュアブル］	サロラネル 40 mg/ 1 錠	－	ゾエティス・ジャパン㈱
錠剤［チュアブル］	サロラネル 80 mg/ 1 錠	－	ゾエティス・ジャパン㈱
錠剤［チュアブル］	アフォキソラネル 11.3 mg/ 1 錠	－	ベーリンガーインゲルハイム アニマルヘルス ジャパン㈱／日本全薬工業㈱
錠剤［チュアブル］	アフォキソラネル 28.3 mg/ 1 錠	－	ベーリンガーインゲルハイム アニマルヘルス ジャパン㈱／日本全薬工業㈱
錠剤［チュアブル］	アフォキソラネル 68.0 mg/ 1 錠	－	ベーリンガーインゲルハイム アニマルヘルス ジャパン㈱／日本全薬工業㈱
錠剤［チュアブル］	アフォキソラネル 136.0 mg/ 1 錠	－	ベーリンガーインゲルハイム アニマルヘルス ジャパン㈱／日本全薬工業㈱
錠剤［チュアブル］	アフォキソラネル 9.38 mg/ 1 錠，ミルベマイシンオキシム 1.88 mg/ 1 錠	要指示	ベーリンガーインゲルハイム アニマルヘルス ジャパン㈱／日本全薬工業㈱
錠剤［チュアブル］	アフォキソラネル 18.75 mg/ 1 錠，ミルベマイシンオキシム 3.75 mg/ 1 錠	要指示	ベーリンガーインゲルハイム アニマルヘルス ジャパン㈱／日本全薬工業㈱
錠剤［チュアブル］	アフォキソラネル 37.5 mg/ 1 錠，ミルベマイシンオキシム 7.5 mg/ 1 錠	要指示	ベーリンガーインゲルハイム アニマルヘルス ジャパン㈱／日本全薬工業㈱
錠剤［チュアブル］	アフォキソラネル 75.0 mg/ 1 錠，ミルベマイシンオキシム 15.0 mg/ 1 錠	要指示	ベーリンガーインゲルハイム アニマルヘルス ジャパン㈱／日本全薬工業㈱

対象動物 ※使用可能年齢や体重，その他の制限事項など詳細は各添付文書を参照のこと	効能効果	製品名
犬	ノミおよびマダニの駆除。回虫(犬回虫，犬小回虫)，犬鉤虫，犬鞭虫の駆除。犬糸状虫の寄生予防	ネクスガード スペクトラ 180
犬	ノミおよびマダニの駆除	ブラベクト錠 112.5 mg
犬	ノミおよびマダニの駆除	ブラベクト錠 250 mg
犬	ノミおよびマダニの駆除	ブラベクト錠 500 mg
犬	ノミおよびマダニの駆除	ブラベクト錠 1000 mg
犬	ノミおよびマダニの駆除	クレデリオ錠 S
犬	ノミおよびマダニの駆除	クレデリオ錠 M
犬	ノミおよびマダニの駆除	クレデリオ錠 L
犬	ノミおよびマダニの駆除	クレデリオ錠 LL
犬・猫	犬・猫：ノミおよびマダニの駆除	フロントライン・スプレー
猫	ノミの駆除，ノミ卵の孵化阻害および幼虫の脱皮阻害によるノミ成虫の寄生予防	アドバンテージ プラス猫用
犬	犬糸状虫症の予防，ノミ，犬回虫および犬鉤虫の駆除	アドボケート 犬用
猫	犬糸状虫症の予防，ノミ，ミミヒゼンダニ，猫回虫および猫鉤虫の駆除	アドボケート 猫用
犬	ノミ，マダニの駆除	フィプロスポットドッグ S
犬	ノミ，マダニの駆除	フィプロスポットドッグ M
犬	ノミ，マダニの駆除	フィプロスポットドッグ L
犬	ノミ，マダニの駆除	フィプロスポット ドッグ XL
猫	ノミ，マダニの駆除	フィプロスポットキャット
犬	ノミ，マダニ，シラミおよびハジラミの駆除。ノミ卵の孵化阻害およびノミ幼虫の変態阻害によるノミ寄生予防	フィプロスポットプラス ドッグ XS
犬	ノミ，マダニ，シラミおよびハジラミの駆除。ノミ卵の孵化阻害およびノミ幼虫の変態阻害によるノミ寄生予防	フィプロスポットプラス ドッグ S
犬	ノミ，マダニ，シラミおよびハジラミの駆除。ノミ卵の孵化阻害およびノミ幼虫の変態阻害によるノミ寄生予防	フィプロスポットプラス ドッグ M
犬	ノミ，マダニ，シラミおよびハジラミの駆除。ノミ卵の孵化阻害およびノミ幼虫の変態阻害によるノミ寄生予防	フィプロスポットプラス ドッグ L
犬	ノミ，マダニ，シラミおよびハジラミの駆除。ノミ卵の孵化阻害およびノミ幼虫の変態阻害によるノミ寄生予防	フィプロスポットプラス ドッグ XL
猫	ノミ，マダニおよびハジラミの駆除。ノミ卵の孵化阻害およびノミ幼虫の変態阻害によるノミ寄生予防	フィプロスポットプラス キャット
犬	ノミおよびマダニの駆除，蚊の忌避	フォートレオン
犬	ノミおよびマダニの駆除	プラクーティック 0.45 mL

・本付録は医薬品の概括的な情報を提供することを目的とし，各医薬品の使用上の注意事項（制限事項・副反応など含む）・適応・用法用量などの詳細については省略しています。薬剤の使用にあたっては，必ず最新の添付文書などの医薬品情報を参照し，患者の病態の評価，飼い主へのインフォームド・コンセントを行った上で各獣医師責任の下，細心の注意を払って使用して下さい。
・収載されている情報は2018年2月時点のものです。農林水産省HP（動物医薬品検査所：動物医薬品等データベース）に記載されるおもな製品をもとに，各メーカーより提供の情報を編集部でまとめています（製造中止を含む一部除外）。流通しているすべての製品は収載していませんのでご了承ください。
（緑書房 編集部）

区分［剤形］	主成分	備考	製造販売業者／販売元
錠剤［チュアブル］	アフォキソラネル 150.0 mg/ 1 錠，ミルベマイシンオキシム 30.0 mg/ 1 錠	要指示	ベーリンガーインゲルハイム アニマルヘルス ジャパン㈱／日本全薬工業㈱
錠剤［チュアブル］	フルララネル 112.5 mg/ 1 錠	－	㈱インターベット
錠剤［チュアブル］	フルララネル 250 mg/ 1 錠	－	㈱インターベット
錠剤［チュアブル］	フルララネル 500 mg/ 1 錠	－	㈱インターベット
錠剤［チュアブル］	フルララネル 1000 mg/ 1 錠	－	㈱インターベット
錠剤［フレーバー錠］	ロチラネル 56.25 mg/ 1 錠	－	エランコジャパン㈱
錠剤［フレーバー錠］	ロチラネル 112.5 mg/ 1 錠	－	エランコジャパン㈱
錠剤［フレーバー錠］	ロチラネル 225 mg/ 1 錠	－	エランコジャパン㈱
錠剤［フレーバー錠］	ロチラネル 450 mg/ 1 錠	－	エランコジャパン㈱
液剤（乳剤・油剤・チンキ剤を含む）［スプレー剤］	フィプロニル 0.25 g/100 mL	－	ベーリンガーインゲルハイム アニマルヘルス ジャパン㈱／日本全薬工業㈱
液剤（乳剤・油剤・チンキ剤を含む）［スポット剤］	イミダクロプリド 100.0 mg/ 1 mL，ピリプロキシフェン 5.0 mg/ 1 mL	－	バイエル薬品㈱
液剤（乳剤・油剤・チンキ剤を含む）［スポット剤］	イミダクロプリド 100.0 mg/ 1 mL，モキシデクチン 25.0 mg/ 1 mL	劇薬，要指示	バイエル薬品㈱
液剤（乳剤・油剤・チンキ剤を含む）［スポット剤］	イミダクロプリド 100.0 mg/ 1 mL，モキシデクチン 10.0 mg/ 1 mL	劇薬，要指示	バイエル薬品㈱
液剤（乳剤・油剤・チンキ剤を含む）［スポット剤］	フィプロニル 100 mg/mL	－	共立製薬㈱
液剤（乳剤・油剤・チンキ剤を含む）［スポット剤］	フィプロニル 100 mg/mL	－	共立製薬㈱
液剤（乳剤・油剤・チンキ剤を含む）［スポット剤］	フィプロニル 100 mg/mL	－	共立製薬㈱
液剤（乳剤・油剤・チンキ剤を含む）［スポット剤］	フィプロニル 100 mg/mL	－	共立製薬㈱
液剤（乳剤・油剤・チンキ剤を含む）［スポット剤］	フィプロニル 100 mg/mL	－	共立製薬㈱
液剤（乳剤・油剤・チンキ剤を含む）［スポット剤］	フィプロニル 100 mg/mL，S-メトプレン 90 mg/mL	－	共立製薬㈱
液剤（乳剤・油剤・チンキ剤を含む）［スポット剤］	フィプロニル 100 mg/mL，S-メトプレン 90 mg/mL	－	共立製薬㈱
液剤（乳剤・油剤・チンキ剤を含む）［スポット剤］	フィプロニル 100 mg/mL，S-メトプレン 90 mg/mL	－	共立製薬㈱
液剤（乳剤・油剤・チンキ剤を含む）［スポット剤］	フィプロニル 100 mg/mL，S-メトプレン 90 mg/mL	－	共立製薬㈱
液剤（乳剤・油剤・チンキ剤を含む）［スポット剤］	フィプロニル 100 mg/mL，S-メトプレン 90 mg/mL	－	共立製薬㈱
液剤（乳剤・油剤・チンキ剤を含む）［スポット剤］	フィプロニル 100 mg/mL，S-メトプレン 120 mg/mL	－	共立製薬㈱
液剤（乳剤・油剤・チンキ剤を含む）［スポット剤］	イミダクロプリド 100 mg/ 1 mL，ペルメトリン 500 mg/ 1 mL	－	バイエル薬品㈱
液剤（乳剤・油剤・チンキ剤を含む）［スポット剤］	ピリプロール 12.5 g/100 mL	－	エランコジャパン㈱

対象動物 ※使用可能年齢や体重，その他の制限事項など詳細は各添付文書を参照のこと	効能効果	製品名
犬	ノミおよびマダニの駆除	プラクーティック 1.1 mL
犬	ノミおよびマダニの駆除	プラクーティック 2.2 mL
犬	ノミおよびマダニの駆除	プラクーティック 5.0 mL
猫	犬糸状虫の寄生予防。ノミおよびマダニの駆除。ノミ卵の孵化阻害およびノミ幼虫の変態阻害によるノミ寄生予防。回虫(猫回虫)，鉤虫(猫鉤虫)および条虫(瓜実条虫，猫条虫，多包条虫)の駆除	ブロードライン
犬	ノミおよびマダニの駆除	フロントライン スポット オン ドッグ
猫	ノミおよびマダニの駆除	フロントライン スポット オン キャット
犬	ノミ，マダニ，シラミおよびハジラミの駆除。ノミ卵の孵化阻害およびノミ幼虫の変態阻害によるノミ寄生予防	フロントライン プラス ドッグ
猫	ノミ，マダニおよびハジラミの駆除。ノミ卵の孵化阻害およびノミ幼虫の変態阻害によるノミ寄生予防	フロントライン プラス キャット
犬	ノミ，マダニの駆除	マイフリーガード犬用
猫	ノミ，マダニの駆除	マイフリーガード猫用
犬	ノミ，マダニ，シラミおよびハジラミの駆除。ノミ卵の孵化阻害およびノミ幼虫の変態阻害によるノミ寄生予防	マイフリーガードα犬用
猫	ノミ，マダニおよびハジラミの駆除。ノミ卵の孵化阻害およびノミ幼虫の変態阻害によるノミ寄生予防	マイフリーガードα猫用
犬・猫	犬・猫：ノミおよびマダニの駆除，蚊の忌避	薬用アースサンスポット(大型犬用／中型犬用／小型犬用／猫用)
犬	ノミ，マダニの駆除および蚊の忌避	薬用ペッツテクト＋小型犬用(1本入り／3本入り)
犬	ノミ，マダニの駆除および蚊の忌避	薬用ペッツテクト＋中型犬用(1本入り／3本入り)
犬	ノミ，マダニの駆除および蚊の忌避	薬用ペッツテクト＋大型犬用(1本入り／3本入り)
猫	ノミ，マダニの駆除および蚊の忌避	薬用ペッツテクト＋猫用(1本入り／3本入り)
犬	犬糸状虫の寄生予防。ノミ成虫の駆除。ノミ卵の孵化阻害および殺幼虫作用によるノミ寄生予防。ミミヒゼンダニの駆除	レボリューション12%
犬・猫	犬：犬糸状虫の寄生予防。ノミ成虫の駆除。ノミ卵の孵化阻害および殺幼虫作用によるノミ寄生予防。ミミヒゼンダニの駆除 猫：犬糸状虫の寄生予防。ノミ成虫の駆除。ノミ卵の孵化阻害及び殺幼虫作用によるノミ寄生予防。ミミヒゼンダニの駆除。回虫の駆除	レボリューション6%
犬	皮膚，被毛を殺菌，消毒し細菌の繁殖を防ぎ，ノミ，シラミを駆除する	コ・ペット薬用ゼネラルシャンプー

・本付録は医薬品の概括的な情報を提供することを目的とし，各医薬品の使用上の注意事項(制限事項・副反応など含む)・適応・用法用量などの詳細については省略しています。薬剤の使用にあたっては，必ず最新の添付文書などの医薬品情報を参照し，患者の病態の評価，飼い主へのインフォームド・コンセントを行った上で各獣医師責任の下，細心の注意を払って使用して下さい。
・収載されている情報は2018年2月時点のものです。農林水産省HP(動物医薬品検査所：動物医薬品等データベース)に記載されるおもな製品をもとに，各メーカーより提供の情報を編集部でまとめています(製造中止を含む一部除外)。流通しているすべての製品は収載していませんのでご了承ください。
（緑書房 編集部）

区分［剤形］	主成分	備考	製造販売業者／販売元
液剤(乳剤・油剤・チンキ剤を含む)[スポット剤]	ピリプロール 12.5 g/100 mL	—	エランコジャパン㈱
液剤(乳剤・油剤・チンキ剤を含む)[スポット剤]	ピリプロール 12.5 g/100 mL	—	エランコジャパン㈱
液剤(乳剤・油剤・チンキ剤を含む)[スポット剤]	ピリプロール 12.5 g/100 mL	—	エランコジャパン㈱
液剤(乳剤・油剤・チンキ剤を含む)[スポット剤]	フィプロニル 83.0 mg/ 1 mL，(S)-メトプレン 100.0 mg/ 1 mL，プラジクアンテル 83.0 mg/ 1 mL，エプリノメクチン 4.0 mg/ 1 mL	要指示	ベーリンガーインゲルハイム アニマルヘルス ジャパン㈱／日本全薬工業㈱
液剤(乳剤・油剤・チンキ剤を含む)[スポット剤]	フィプロニル 10.00 g/100 mL	—	ベーリンガーインゲルハイム アニマルヘルス ジャパン㈱／日本全薬工業㈱
液剤(乳剤・油剤・チンキ剤を含む)[スポット剤]	フィプロニル 10.00 g/100 mL	—	ベーリンガーインゲルハイム アニマルヘルス ジャパン㈱／日本全薬工業㈱
液剤(乳剤・油剤・チンキ剤を含む)[スポット剤]	フィプロニル 100.0 mg/ 1 mL，(S)-メトプレン 90.0 mg/ 1 mL	—	ベーリンガーインゲルハイム アニマルヘルス ジャパン㈱／日本全薬工業㈱
液剤(乳剤・油剤・チンキ剤を含む)[スポット剤]	フィプロニル 100.0 mg/ 1 mL，(S)-メトプレン 120.0 mg/ 1 mL	—	ベーリンガーインゲルハイム アニマルヘルス ジャパン㈱／日本全薬工業㈱
液剤(乳剤・油剤・チンキ剤を含む)[スポット剤]	フィプロニル 100.0 mg/ 1 mL	—	フジタ製薬㈱／フジタ製薬㈱，DSファーマアニマルヘルス㈱
液剤(乳剤・油剤・チンキ剤を含む)[スポット剤]	フィプロニル 100.0 mg/ 1 mL	—	フジタ製薬㈱／フジタ製薬㈱，DSファーマアニマルヘルス㈱
液剤(乳剤・油剤・チンキ剤を含む)[スポット剤]	フィプロニル 100.0 mg/ 1 mL，(S)-メトプレン 90.0 mg/ 1 mL	—	フジタ製薬㈱／フジタ製薬㈱，DSファーマアニマルヘルス㈱
液剤(乳剤・油剤・チンキ剤を含む)[スポット剤]	フィプロニル 100.0 mg/ 1 mL，(S)-メトプレン 120.0 mg/ 1 mL	—	フジタ製薬㈱／フジタ製薬㈱，DSファーマアニマルヘルス㈱
液剤(乳剤・油剤・チンキ剤を含む)[スポット剤]	フェノトリン，ジョチュウギクエキス，ピリプロキシフェン	部外品	アース・ペット㈱
液剤(乳剤・油剤・チンキ剤を含む)[スポット剤]	フェノトリン，dl・d-T80-アレスリン，ピリプロキシフェン	部外品	ドギーマンハヤシ㈱
液剤(乳剤・油剤・チンキ剤を含む)[スポット剤]	フェノトリン，dl・d-T80-アレスリン，ピリプロキシフェン	部外品	ドギーマンハヤシ㈱
液剤(乳剤・油剤・チンキ剤を含む)[スポット剤]	フェノトリン，dl・d-T80-アレスリン，ピリプロキシフェン	部外品	ドギーマンハヤシ㈱
液剤(乳剤・油剤・チンキ剤を含む)[スポット剤]	フェノトリン，dl・d-T80-アレスリン，ピリプロキシフェン	部外品	ドギーマンハヤシ㈱
液剤(乳剤・油剤・チンキ剤を含む)[スポット剤]	セラメクチン 120 mg/mL	要指示	ゾエティス・ジャパン㈱
液剤(乳剤・油剤・チンキ剤を含む)[スポット剤]	セラメクチン 60 mg/mL	要指示	ゾエティス・ジャパン㈱
液剤(乳剤・液剤・チンキ剤を含む)[シャンプー]	アレスリン，水溶性イオウ	部外品	㈱昭和化学

対象動物 ※使用可能年齢や体重，その他の制限事項など詳細は各添付文書を参照のこと	効能効果	製品名
犬・猫	犬・猫の被毛，皮膚の洗浄ならびにノミおよびマダニの駆除	薬用マダニとノミとりリンスインシャンプー(330 mL，430 mL，600 mL)
犬	外部寄生虫の駆除：ノミ，マダニ	ボルホプラスカラーS
犬	外部寄生虫の駆除：ノミ，マダニ	ボルホプラスカラーL
犬・猫	犬・猫：ノミの駆除	薬用ノミとりファッションカラー(中型・大型犬用／小型犬用／猫用)
犬・猫	犬・猫：ノミおよびマダニの駆除，蚊の忌避	薬用ノミ・マダニとり&蚊よけ首輪(中型・大型犬用／小型犬用／猫用)
犬	ノミの駆除，蚊の忌避	薬用ノミ取り首輪+蚊よけ 小型犬用 効果6カ月
犬	ノミの駆除，蚊の忌避	薬用ノミ取り首輪+蚊よけ 中型・大型犬用 効果6カ月
猫	ノミの駆除，蚊の忌避	薬用ノミ取り首輪+蚊よけ 猫用 効果6カ月

・本付録は医薬品の概括的な情報を提供することを目的とし，各医薬品の使用上の注意事項(制限事項・副反応など含む)・適応・用法用量などの詳細については省略しています。薬剤の使用にあたっては，必ず最新の添付文書などの医薬品情報を参照し，患者の病態の評価，飼い主へのインフォームド・コンセントを行った上で各獣医師責任の下，細心の注意を払って使用して下さい。
・収載されている情報は2018年2月時点のものです。農林水産省HP(動物医薬品検査所：動物医薬品等データベース)に記載されるおもな製品をもとに，各メーカーより提供の情報を編集部でまとめています(製造中止を含む一部除外)。流通しているすべての製品は収載していませんのでご了承ください。
(緑書房 編集部)

区分［剤形］	主成分	備考	製造販売業者／販売元
液剤(乳剤・液剤・チンキ剤を含む)[シャンプー(リンスイン)]	フェノトリン	部外品	アース・ペット(株)
その他(首輪，イヤータッグ等)[首輪]	プロポクスル 1.25 g/ 1個(12.5 g)，フルメトリン 0.281 g/ 1個(12.5 g)	劇薬	バイエル薬品(株)
その他(首輪，イヤータッグ等)[首輪]	プロポクスル 4.5 g/ 1個(45.0 g)，フルメトリン 1.013 g/ 1個(45.0 g)	劇薬	バイエル薬品(株)
その他(首輪，イヤータッグ等)[首輪]	フェノトリン，ピロプロキシフェン	部外品	アース・ペット(株)
その他(首輪，イヤータッグ等)[首輪]	フェノトリン，ピロプロキシフェン	部外品	アース・ペット(株)
その他(首輪，イヤータッグ等)[首輪]	フェノトリン，ピリプロキシフェン	部外品	ドギーマンハヤシ(株)
その他(首輪，イヤータッグ等)[首輪]	フェノトリン，ピリプロキシフェン	部外品	ドギーマンハヤシ(株)
その他(首輪，イヤータッグ等)[首輪]	フェノトリン，ピリプロキシフェン	部外品	ドギーマンハヤシ(株)

索引

ギリシャ文字・数字

A

B

C

D

E

F

G

H

I

K・L

M

き

く

け

こ

さ

し

す

せ

そ

た

ち

つ

て

と

な

に

監修者プロフィール

前田　健（まえだ けん）

1968年山梨県生まれ。獣医学博士。
東京大学農学部獣医学科卒。東京大学大学院農学生命科学研究科博士課程修了。山口大学助教授，マサチューセッツ州立大学医学部客員研究員を経て，2009年から山口大学農学部獣医学科教授。山口大学中高温微生物研究センター副センター長，山口大学連合獣医学研究科副研究科長。日本ウイルス学会将来構想検討委員，日本獣医学会評議員，日本衛生動物学会理事，日本ウマ科学会編集委員，ヘルペスウイルス研究会世話人，中国四国ウイルス研究会幹事，トガ・フラビ・ペスチウイルス研究会常任世話人など歴任。

佐藤　宏（さとう ひろし）

1961年島根県生まれ。獣医学博士。
鳥取大学農学部獣医学科卒。鳥取大学大学院農学研究科修士課程修了，北海道大学大学院獣医学研究科博士後期課程修了。学術振興会特別研究員（北海道大学獣医学部家畜寄生虫学教室），弘前大学医学部助手，講師（寄生虫学教室）を経て，2006年山口大学農学部獣医学科助教授（2007年准教授に呼称変更），2010年に教授，獣医学科長。山口大学教育研究評議会員，山口大学大学院連合獣医学研究科長，獣医寄生虫学会誌（11巻～15巻1号）編集委員長など歴任。

臨床獣医師のための犬と猫の感染症診療

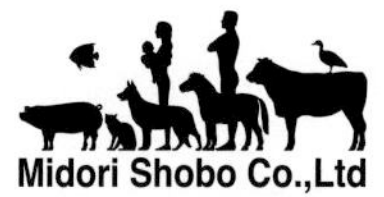

2018年11月20日　第1刷発行

監修者……………………前田　健，佐藤　宏

発行者……………………森田　猛

発行所……………………株式会社 緑書房
〒103-0004
東京都中央区東日本橋3丁目4番14号
TEL 03-6833-0560
http://www.pet-honpo.com

編　集……………………村上美由紀，齊藤真央，池田俊之

カバーデザイン………メルシング

印刷所……………………アイワード

ISBN978-4-89531-351-3 Printed in Japan